国医大师李今庸医学全集

中华自然疗法

(上册)

李今庸　主编

學苑出版社

图书在版编目（CIP）数据

中华自然疗法/李今庸主编．—北京：学苑出版社，2021.9
（国医大师李今庸医学全集）
ISBN 978-7-5077-6227-3

Ⅰ.①中… Ⅱ.①李… Ⅲ.①中医疗法 Ⅳ.①R242
中国版本图书馆 CIP 数据核字（2021）第 149204 号

责任编辑：黄小龙
出版发行：学苑出版社
社　　址：北京市丰台区南方庄 2 号院 1 号楼
邮政编码：100079
网　　址：www.book001.com
电子邮箱：xueyuanpress@163.com
销售电话：010-67601101（销售部）67603091（总编室）
印 刷 厂：北京兰星球彩色印刷有限公司
开本尺寸：710×1000　1/16
印　　张：63
字　　数：937 千字
版　　次：2021 年 9 月第 1 版
印　　次：2021 年 9 月第 1 次印刷
定　　价：300.00 元（上下册）

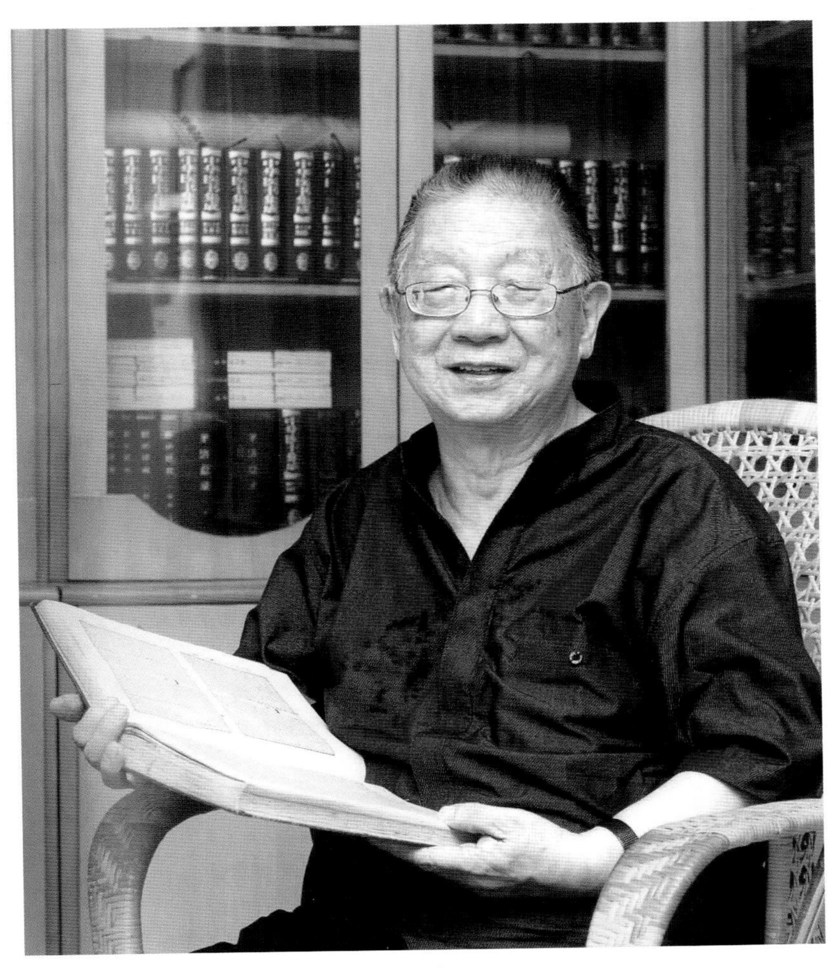

李今庸，男，1925年出生，湖北枣阳市人，当代著名中医学家，中医教育学家，湖北中医药大学终身教授，国医大师，国家中医药管理局评定的第一批全国老中医药专家学术经验继承工作指导老师。

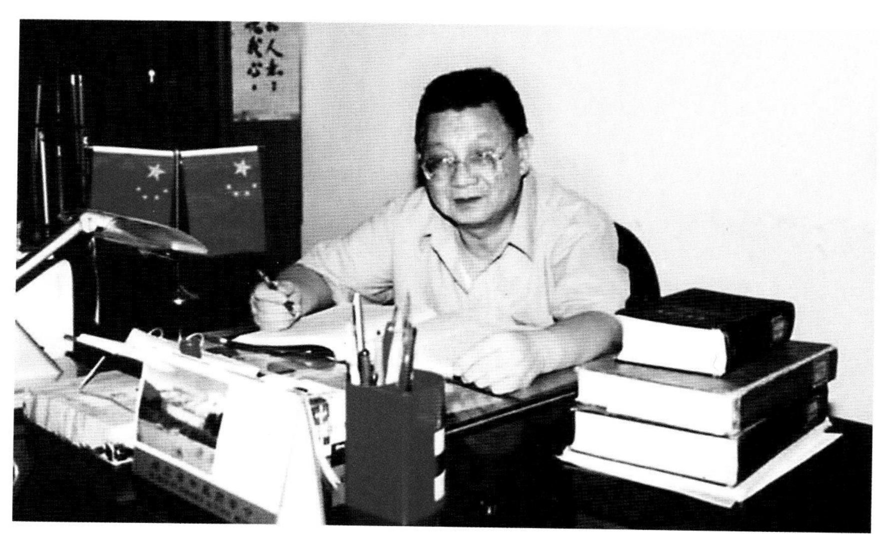

李今庸教授主持湖北省中医药学会工作20余年

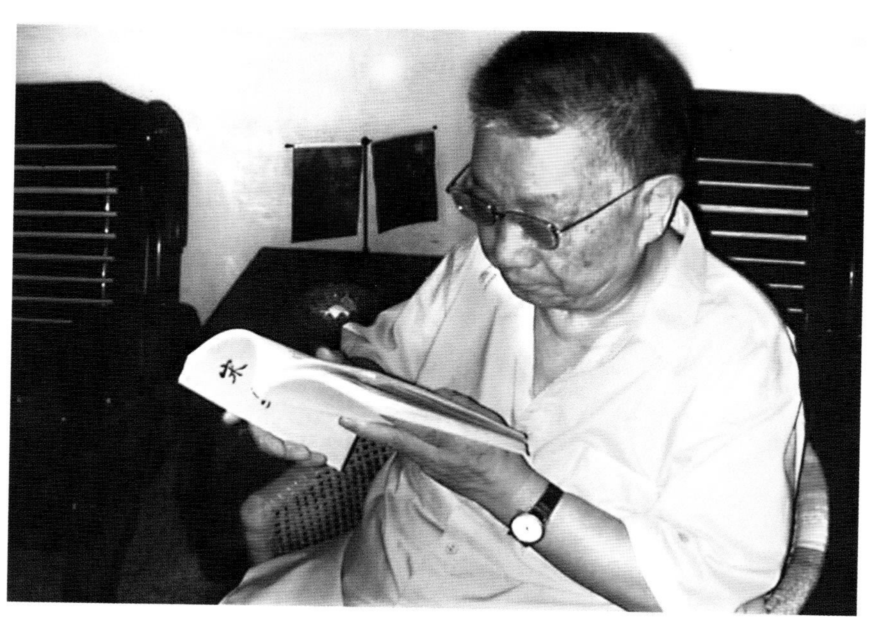

李今庸教授在研读史书

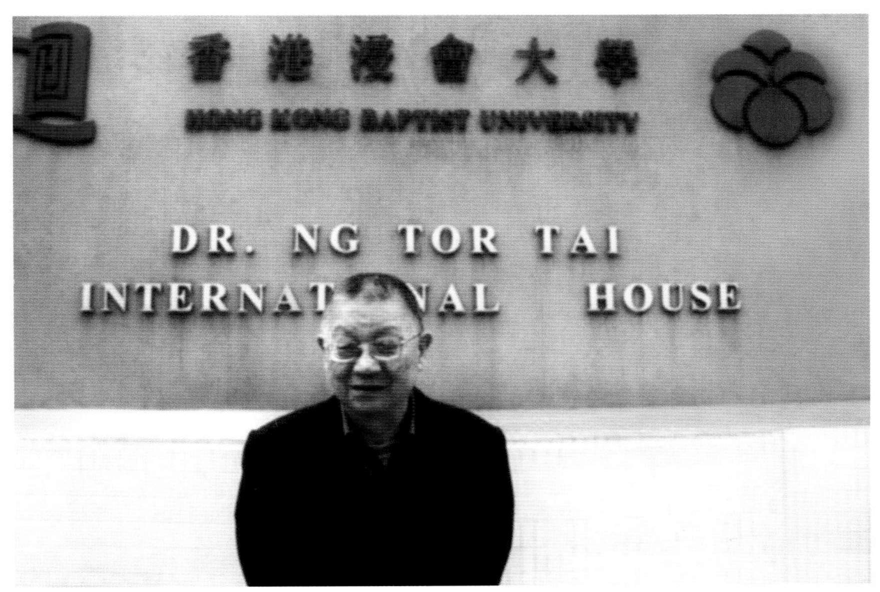

李今庸教授在香港浸会大学讲学期间留影

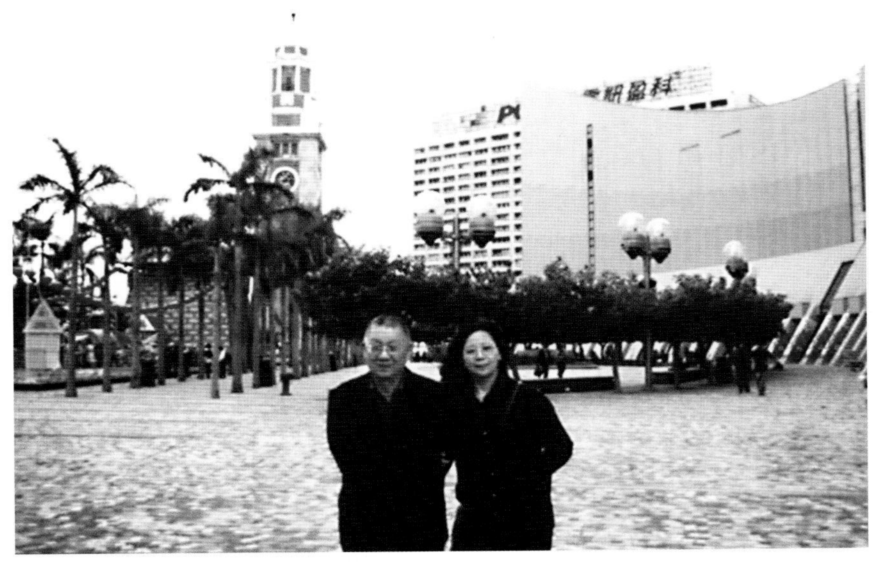

李今庸教授在香港讲学期间与女儿李琳合影

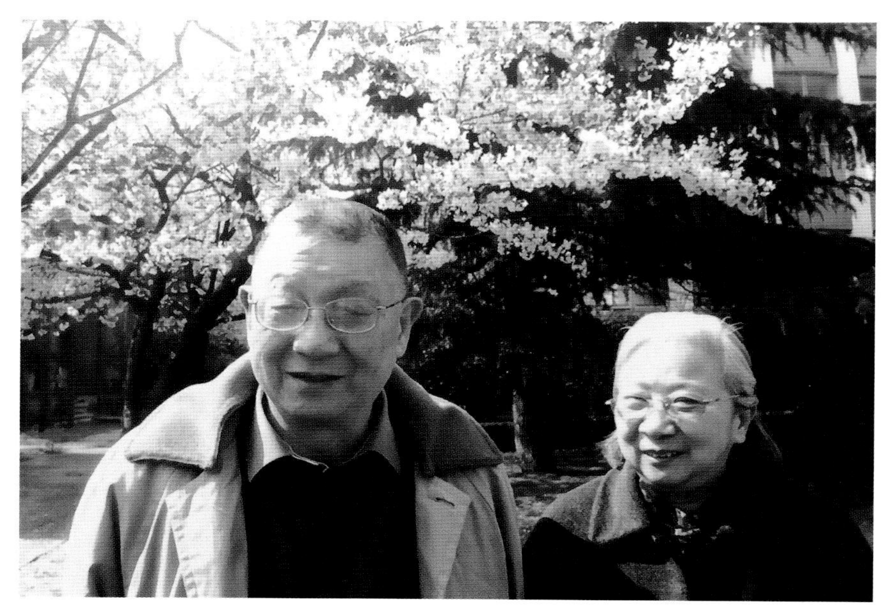

李今庸教授与夫人齐立秀合影

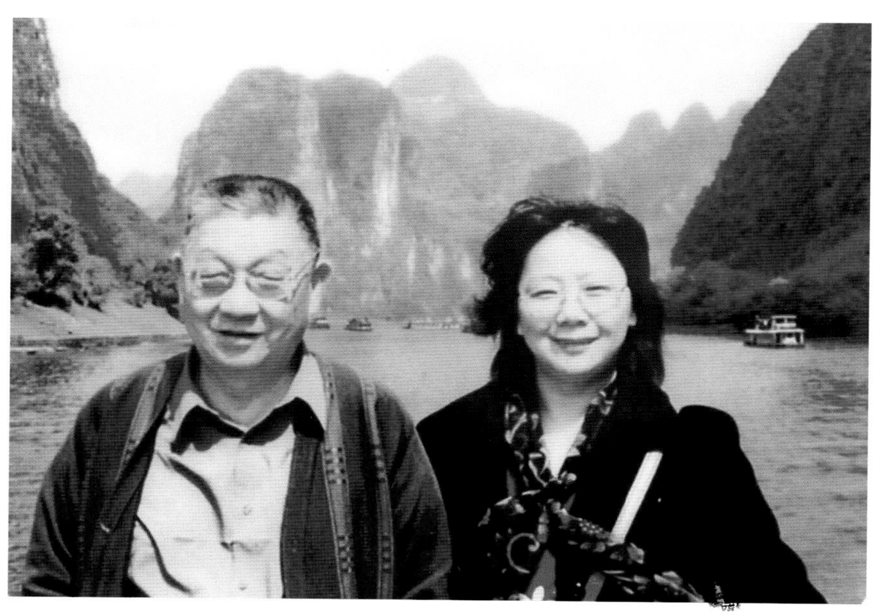

李今庸教授与女儿李琳合影

中国的长期封建社会中，創造了燦爛的古代文化。清理古代文化的发展过程，剔除其封建性的糟粕，吸收其民主性的精华，是发展民族新文化提高民族自信心的必要条件；但是决不能无批判地兼收並蓄。

摘自《新民主主义论》

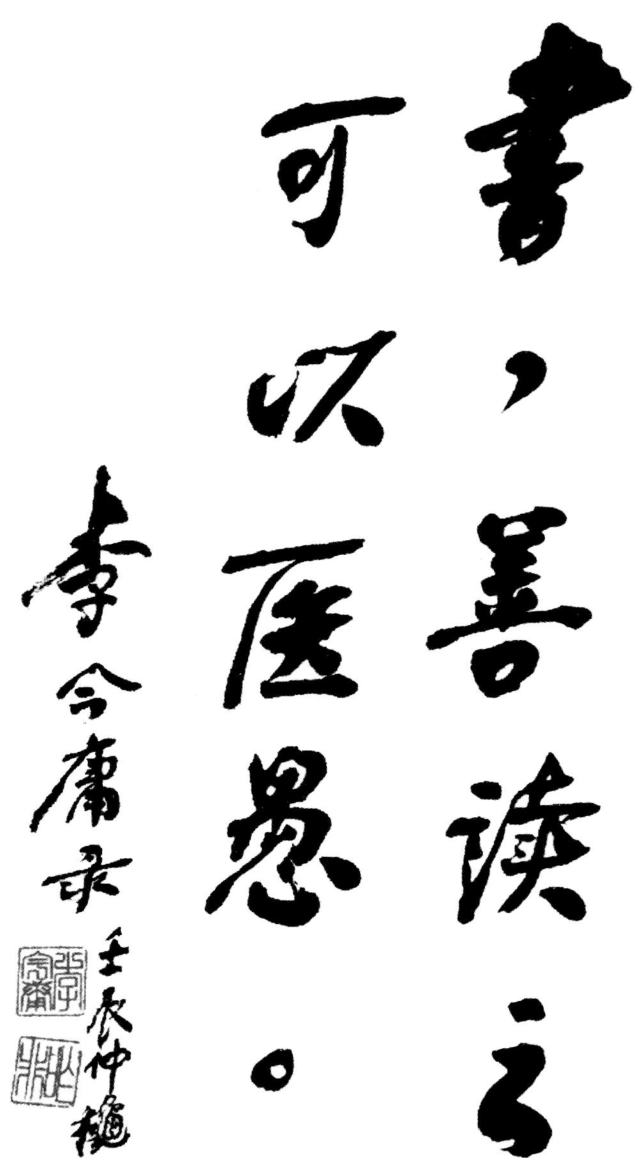

李今庸教授书法（二）

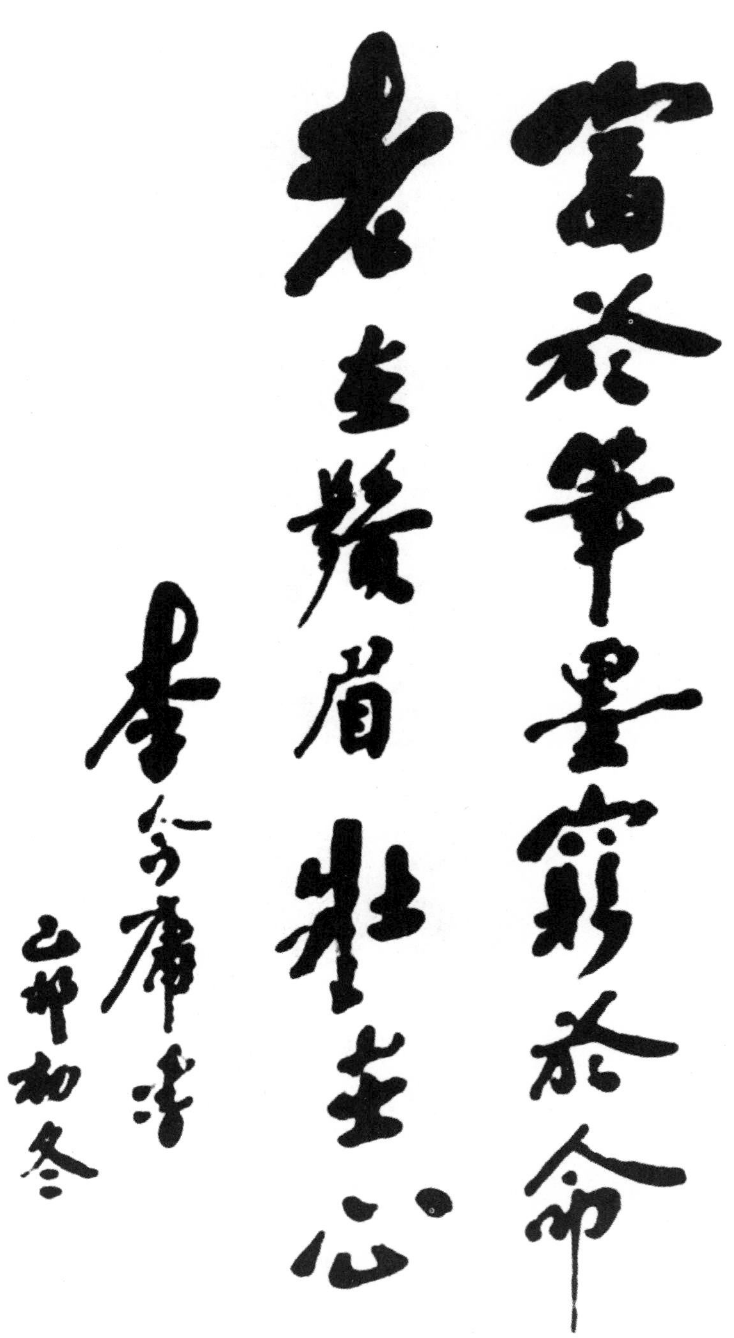
富於筆墨窮於命
老去鬚眉壯在心
李今庸書
乙卯初冬

李今庸教授书法（三）

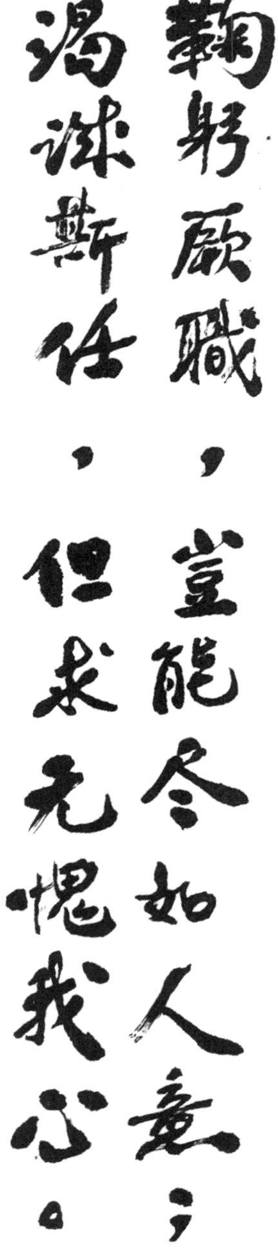
鞠躬尽职，岂能尽如人意；
竭诚斯任，但求无愧我心。

李今庸教授书法（四）

通古博今研岐黄　精勤不倦育桃李

（代总序）

李今庸先生，字昨非，1925 年出生于湖北省枣阳市唐家店镇一个世医之家。今庸之名取自《三字经》：“中不偏，庸不易。”意为立定志向，矢志不移，永不改易。昨非，语出陶渊明《归去来兮辞》：“实迷途其未远，觉今是而昨非。”含有不断修正自己错误认识的意思。书斋曰莲花书屋，义出周敦颐《爱莲说》：“出淤泥而不染，濯清涟而不妖。”李今庸先生平生行止，诚如斯言。《孟子·滕文公章句上》说：“舜何人也，予何人也，有为者亦若是。”他把这句话作为座右铭。

李今庸先生从医 80 载，执教 62 年，在漫长的医教研生涯中积累了宝贵的治学经验。其治学之道，建造了弟子成才的阶梯，是后学登堂入室的通途。听其教、守其道、恭其行者，多能登堂入室，攀登高峰。

博学强志　医教研优

李今庸先生 7 岁入私塾读书，开始攻读《论语》《孟子》《大学》《中庸》《礼记》等儒家经典，他博闻强志，日记千言，常过目成诵。1938 年随父学医，兼修文学，先后研读《黄帝内经》《针灸甲乙经》《难经》《伤寒论》《金匮要略》《脉经》《诸病源候论》《千金要方》《千金翼方》《外台秘要》《神农本草经》等，随后其父又命其继续攻读历代各家论著和各科著作，并指导他阅读《毛诗序》《周易》《尚书》等书。对于《黄帝内经》，他大约只用了一年的时间，即将其内容烂熟于心。现在只要提到《黄帝内经》的某一内容，他都能不假思索明确无误地给你指出，本段内容是在《素问》或《灵枢》的某一篇，所以被人们誉为“《内经》王”“活字典”。

1961 年，时任湖北中医学院副院长的蒋立庵先生，将一本《江汉论坛》杂志给了李今庸先生。他认真阅读后，敏锐地意识到蒋老是希望他掌握校勘训诂学的知识，以便有效地研究整理古典医籍。从20世纪60年代初开始，他先后阅读了大量有关古代小学类书籍。通过认真阅读《说文解字》《说文解字注》《说文通训定声》《说文解字义证》《说文解字注笺》等，他对许学相当熟悉，又广泛阅读了雅学、韵书以及与小学有关的书籍。从此，他掌握了治学之道，并以此助推医教之道。

一般而言，做学问应具备三个条件：一为深厚的家学，二为名师指点，三为个人勤奋。这三点李今庸先生都具备了，所以先生才有了今天的成就。

李今庸先生在1987年到1999年间，先后被中国中医研究院（现中国中医科学院）研究生部、张仲景国医大学、长春中医学院（现长春中医药大学）等单位聘为客座教授和临床教授，为这些单位的中医药人才培养做出了贡献。1991年5月被确认为第一批全国老中医药专家学术经验继承工作指导老师，同年获国务院政府特殊津贴；1999年被中华中医药学会授予全国十大“国医楷模”称号；2002年获“中医药学术最高成就奖”；2006年获中华中医药学会“中医药传承特别贡献奖”；2011年被国家中医药管理局确定为全国名老中医药专家传承工作室建设项目专家；2013年1月被国家中医药管理局确定为首批中医药传承博士后合作导师，为国家培养中医药高层次人才。

校勘医典　著作等身

李今庸先生在治学上锲而不舍，勇攀高峰，正所谓“路漫漫其修远兮，吾将上下而求索”。他在20世纪60年代就步入了校勘医典这条漫长而又崎岖的治学之路。在这方面他着力最勤，费神最深，几乎是举毕生之力。他曾说道：首先要善于发现古书中的问题，然后对所发现的问题进行深入研究考证，并搜集大量的古代文献加以证实。当写成文章时，又必须考虑所选用文献的排列先后，使层次分明，说明透彻，让人易于读懂。如此每写一篇文章，头痛数日不已，然而他仍乐此不疲。虽是辛苦，然也获得了丰硕的成果。经一番整理后，不仅使这些古籍中的文字义理畅达，而且其医学理论也明白易晓，从而使千百年的疑窦涣然冰释，实有功于后学。

李今庸先生首创以治经学方法研究古典医籍。他将清朝乾嘉时期所兴起的治经学方法，引入到古医籍的研究整理之中。他依据训诂学、校勘学、音韵学、古文字学的基本原理，以及方言学、历史学、古文献学、考古学和历代避讳规律等相关知识，结合中医药学理论和临床实际经验，对古医书中的疑难问题进行了深入研究。对古医书中有问题的内容，则采用多者刈之、脱者补之、隐者彰之、错者正之、难者考之、疑者存之的方法，细心疏爬。他治学态度严谨，一言之取舍必有据，一说之弃留必合理。其研究所涉及的范围相当广泛，如《素问》《灵枢》《难经》《甲乙经》《太素》《伤寒论》《金匮要略》《神农本草经》《肘后方》《新修本草》《千金要方》《千金翼方》《马王堆汉墓帛书》以及周秦两汉典籍中有关医学的内容。每有得则笔之以文，其研究的千古疑难问题多达数百处。从20世纪50年代末至现在，他发表了诸如“析疑”“揭疑”“考释”“考义”类文章200多篇。2008年，他在外地休养的时候，凭记忆又搜集了古医书中疑难之处88条；同时，还从《吕氏春秋》高诱训解的文字中，总结出声转可通的文字121例，其中部分内容现已整理成文，由此可见先生对古医籍疏爬之勤。

设帐杏坛　传道授业

李今庸先生执教已62个春秋，在中医教育学上，开创和建立了两门中医经典学科（《黄帝内经》《金匮要略》）。他先后长期系统性地给师资班、西学中班、本科生、研究生等各类不同层次学生讲授《金匮要略》《黄帝内经》《难经》及《中医学基础》等课程。自1978年开始，又在全国中医界率先开展《内经》专业研究生教育。同时，李今庸先生还担任北京中医两院（中国中医研究院、北京中医学院）研究生班《金匮要略》授课老师。1973年起，李今庸先生受邀赴原北京中医学院、原上海中医学院讲授《中医学基础》；1978年起，并先后赴辽宁、广西、上海等地的中医药院校讲授《黄帝内经》《金匮要略》等经典课程。

李今庸先生非常重视教材建设。1958年，他首先在原湖北中医学院筹建金匮（内科）教研组，并担任组长，其间独立编写了《金匮讲义》，作为本院本科专业使用。1963年独立编写了全国中医学院第二版试用教材《金匮要略讲义》，从而将《金匮》这一学科推向了全国；1973年，为适应社会上的需求，对该书稍作润色，作为全国中医学院第三版试用教材再版发行。1960年，独立编写了《医经选讲义》《内经讲义》，供湖北中医学院本科专业使用；1961 年，独立编写了《难经选读》《黄帝内经素问讲义》，供湖北中医学院本科专业、西医学习中医班使用；1962 年，独立编写了中医学院讲义《内经》（蓝本）；1963 年，赴江西庐山参加了全国中医学院第二版试用教材《内经讲义》的审稿定稿。1974 年协编全国中医学院教材《中医学基础》；1979 年，主编《内经选读》，作为原湖北中医学院中医研究生班前期课程中的《内经》试用教材，并亦供中医本科专业使用，该教材受到全国《内经》教师的好评；1978 年，参与编著高等中医药院校教学参考丛书《内经》；1982 年主编高等中医药院校本科生、研究生两用教材《黄帝内经选读》，1987 年为光明中医函授大学编写出版了《金匮要略讲解》。几十年来，李今庸先生为中医药院校教材建设，倾注了满腔心血。

李今庸先生注重师资队伍建设。先生在主持原湖北中医学院内经教研室工作时，非常重视对教师的培养。1981 年，他在教研室提出了“知识非博不能返约，非深不能至精”的思想。他要求教师养成“读书习惯和写作习惯”。为配合教师读书方便，他在教研室创建了图书资料室，收藏各类图书 800 余册，并随时对教师的学习情况进行督促检查。1983 年，他组织主持教研室教师编写刊印了《黄帝内经索引》；同时，他又组织主持教研室教师编写了《新编黄帝内经纲目》，作为本院及部分兄弟院校《内经》专业研究生学位使用教材。通过编辑书籍及教学参考资料，提高教师的专业水平。在对教师的使用上，尽量做到人尽其才，才尽其用。通过十几年坚持不懈努力，现已培养出一批较高素质的中医药教师队伍。

在半个多世纪的中医药教学生涯中，先生主张择人而教、因材施教，注重传授真知和问答教学。他要求学生学习中医时必须树立辩证唯物主义和历史唯物主义思维方式，将不同时代形成的医学著作和理论体系置于特定历史时代背景中研究，重视经典著作教学和学生临床实践。1962 年，先生辅导高级西医离职学习中医班集体写作《从藏府学说看祖国医学的理论体系》一文，全文刊登于《光明日报》，并被《人民日报》摘要登载、《中医杂志》全文收载，在全国产生了很大影响。

扎根一线　累起沉疴

李今庸先生在 80 年的医疗实践中，形成了独特的医疗风格、完整的临床医学思想，积累了大量的临床经验。其一，形成了完整的临床医学指导思想，即坚持辩证历史唯物主义思想指导下的“辨证论治”；其二，独创个人的临床医疗经验病证证型治疗分类约580余种，著有《李今庸临床经验辑要》《中国百年百名中医临床家丛书·李今庸》《李今庸医案医论精华》等临床著作。

李今庸先生通晓中医内外妇儿及五官各科，尤长于治疗内科和妇科疾病。在80年的临床实践中，他在内伤杂病的补泻运用上形成了自己独特的风格，即泻重痰瘀，补主脾肾。脾肾两藏，一为后天之本，一为先天之本，是人体精气的主要来源。二藏荣则一身俱荣，二藏损则一身俱损。因此，在治虚损证时，补主脾肾。在临床运用中，具体又有所侧重，小儿重脾胃，老人重脾肾，妇女重肝肾。慢性久病，津血易滞，痰瘀易生，痰瘀互结互病，易成窠囊。他对于此类病证的治疗是泻重痰瘀，或治其痰，或泻其瘀，或痰瘀同治。他临床经验丰富，辨证准确，用药精良，常出奇兵以制胜，其经验可见于《国医大师李今庸医学全集》中。

李今庸先生非常强调临床实践对理论的依赖性，他常说：“治病如同打仗一样，没有一定的医学理论做指导，就不可能进行正确的医疗活动。”如1954年长江流域发大水，遭受特大洪涝灾害之时，奔赴一线的李今庸“抗洪抢险防病治病”工作队，以中医理论为指导，运用中药枯矾等，成功控制住了即将暴发的急性传染性消化道疾病；再如一壮年男子，突发前阴上缩，疼痛难忍，呼叫不已，李今庸先生据《素问·厥论》“前阴者，宗筋之所聚”，《素问·痿论》“阳明者，五藏六府之海，主润宗筋”的理论，为之针刺足阳明经之归来穴，留针10分钟，病愈，后数十年未再发，此案正印证了其善于以经典理论对临床的指导运用。李老常言：“方不在大，对证则效；药不在贵，中病即灵。”

从1976年起，李老应邀赴北京、上海、南京、南宁、福州、香港、韩国大田等多地讲学，传授临床经验，深入开展中外学术交流。

振兴中医　奔走疾呼

李今庸先生作为一代中医药思想家，从未停止过对中医药学理论、临床、教育的反复深入思考。1982年、1984年，他两次同全国十余名中医药专家联名上书党中央、国务院，建议成立国家中医药管理总局，加强党对中医药事业的领导，受到中央领导重视和采纳。1986年国务院批示，1988 年，国家中医药管理局挂牌成立。其后，又积极支持组建中医药专业出版社。1989 年，中国中医药出版社成立。2003 年，向党中央和国务院领导写信陈述中医药学优越性和东方医学特色，建议制定保护和发展中医药的法规，同年，国务院颁布《中华人民共和国中医药条例》。

李老在担任湖北省政协常委及教科文卫体委员会副主任期间，深入基层考察调研，写了大量提案及信函建议。在湖北省第五届政协会议上，提出“请求省委、省政府批准和积极筹建‘湖北省中医管理局’，以振兴我省中医药事业”等提案。2006 年，湖北省中医药管理局成立。

1980 年、1983 年等分别向省委、省政府致信建议召开李时珍学术会议，成立李时珍研究会，开展相关研究，为在全国范围内形成纪念李时珍学术活动氛围奠定了坚实根基。

1986 年李老当选为湖北省中医药学会理事长。此后，主持湖北省中医药学会工作长达二十余年。组织举行“鄂港澳台国际学术交流大会”“国际传统医学大会”等各种大型中医药学术研讨会和国际学术交流会议。期间，连续数年主编有《湖北中医药信息》《中医药文化有关资料选编》等。

近年来，李老对中医药学术发展方向继续进行深入思考与研究。认为中西医学不能互相取代，只能在发展的基础上取长补短，必须努力促使西医中国化、中医现代化，先后撰写和发表了《论中医药学理论体系的构成和意义》《发扬中医药学特色和优势提高民族自信心和自豪感》《试论我国“天人合一”思想的产生及中医药文化的思想特征》《中医药学应以东方文化的面貌走向现代化》《关于中西医结合与中医药现代化的思考》《略论中医学史和发展前景》等文章。

今将李今庸先生历年写作刊印、出版和未出版的各种学术著作，集中起来编辑整理，勒成一部总集，定名为《国医大师李今庸医学全集》，予以出版，一则是彰显李老半个多世纪以来，在中医药学术上所取得的具有系统性和创造性的重要成就，二则是为中医药学的传承留下一份丰厚的学术遗产。

李今庸先生历年写作并刊印和出版的各种著作数十部，附列如下（以年代先后为序）：

《金匮讲义》，李今庸编著，原湖北中医学院中医专业本科生用教材。1959 年，内部油印。

《内科学讲义》，李今庸编著，原湖北中医学院中医专业本科生用教材。1959 年，内部刊印。

《中医学概论》，李今庸编著，原湖北中医学院中医专业本科生用教材。1959 年，内部刊印。

《医经选讲义》，李今庸编著，原湖北中医学院中医专业本科生用教材。1960 年，内部刊印。

《内经讲义》，李今庸编著，原湖北中医学院中医专业本科生用教材。1960 年，内部刊印。

《难经选读》，李今庸编著，原湖北中医学院中医专业本科生用教材。1961 年，内部刊印。

《黄帝内经素问讲义》，李今庸编著，原湖北中医学院中医专业本科生用、高级西医离职学习中医班用教材，1961 年，内部刊印。

《内经》（蓝本），李今庸编著，原中医学院讲义，中医专业本科生用教材，1962 年 4 月，内部刊印。

《金匮要略讲义》（蓝本），李今庸编著，原中医学院讲义，中医专业本科生用教材，1963 年 4 月，内部刊印。

《金匮要略讲义》，李今庸编著，全国中医学院中医专业本科生用第二版统一教材。1963 年 9 月，上海科学技术出版社出版。

《中医概论》，李今庸编著，原湖北中医学院中医专业本科生用教材，1965 年 9 月，内部刊印。

《中医学基础》，李今庸编著，原湖北中医学院中医专业用教材。1971 年，内部铅印。

《金匮要略释义》，李今庸编著，中医临床参考丛书，全国中医学院西医学习中医者、中医专业用第三版统一教材。1973 年 9 月，上海科学技术出版社出版。

《内经选编》，李今庸编著，原湖北中医学院中医专业用教材，1973 年，内部刊印。

《内经选编》，李今庸编著，原湖北中医学院中医专业本科生用教材，1977 年，内部刊印。

《内经选读》，李今庸主编，原湖北中医学院中医专业本科生用教材。1979 年 5 月，内部刊印。

《黄帝内经选读》，李今庸主编，原湖北中医学院中医专业本科生、研究生两用教材。1982年，内部刊印。

《内经函授辅导资料》，李今庸主编，原湖北中医学院中医专业函授辅导教材。1983年，内部刊印。

《读医心得》，李今庸著，研究中医古典著作中理论部分的学术专著。1982年4月，上海科学技术出版社出版。

《中医学辩证法简论》，李今庸主编，全国中医院校教学教材参考用书。1983年1月，山西人民出版社出版。

《黄帝内经索引》，李今庸主编，原湖北中医学院中医《内经》专业教学参考用书。1983年12月，内部刊印。

《读古医书随笔》，李今庸著，运用考据学知识和方法研究古典医籍的学术专著。1984年6月，人民卫生出版社出版。

《金匮要略讲解》，李今庸著，全国高等中医函授教材。1987年5月，光明日报出版社出版，后由人民卫生出版社于2008年更名为《李今庸金匮要略讲稿》再版。

《新编黄帝内经纲目》，李今庸主编，中医内经专业研究生学位教材，以及西医学习中医者教学参考用书。1988年11月，上海科学技术出版社出版。

《奇治外用方》，李今庸编著，运用现代思想和通俗语言，对中医药古今奇治外用方治给予整理的专著。1993年1月，中国中医药出版社出版。

《湖北医学史稿》，李今庸主编，是整理和研究湖北地方医学史事的专门著作。1993年5月，湖北科学技术出版社出版。

《李今庸临床经验辑要》，李今庸著，作者集数十年临床医疗实践之学术思想和临证经验的总结专著。1998年1月，中国医药科技出版社出版。

《古代医事编注》，李今庸编著，选录了古代著名典籍笔记中关于中医药医事史料文献而编注的人文著作。1999年，内部手稿。

《中华自然疗法图解》，李今庸主编，刮痧疗法、按摩疗法、针灸疗法和天然药食疗法等中医自然疗法治病图解的专著。2001年1月，湖北科学技术出版社出版。

《中国百年百名中医临床家丛书·李今庸》，李今庸著，作者集多年临床学术经验之专著。2002年4月，中国中医药出版社出版。

《中医药学发展方向研究》，李今庸著，研究中医药学发展方向的专著。2002年9月，内部刊印。

《古医书研究》，李今庸著，继《读古医书随笔》之后，再以校勘学、训诂学、音韵学、古文字学、方言学、历史学以及古代避讳知识等，研究考证中医古典著作的学术专著。2003年4月，中国中医药出版社出版。

《中医药治疗非典型传染性肺炎》，李今庸编著，选用报刊上有关中医药治疗

"非典"（严重急性呼吸综合征）的内容，集而成册。2003 年 8 月，内部刊印。

《汉字、教育、中医药文化资料选编》（1－6 编），李今庸编著，选用报刊上发表的有关文字文化、教育和中医药文化资料而汇编的专门集册。2003—2009 年，内部刊印。

《舌耕馀话》，李今庸著，作者在兼任政协等多项社会职务期间，从事中医药事业的医政医事专门著作。2004 年 10 月，中国中医药出版社出版。

《古籍录语》，李今庸编著，选录古代典籍中关于启迪思想，予人智慧，为人道德之锦句名言而编著的人文专著。2006 年 8 月，内部刊印。

《李今庸医案医论精华》，李今庸著，作者临床验案精选和中医学术问题研究的专著。2009 年 4 月，北京科学技术出版社出版。

《李今庸中医科学理论研究》，李今庸著，中医科学基础理论体系和基本学术思想研究的专著。2015 年 1 月，中国中医药出版社出版。

《李今庸黄帝内经考义》，李今庸著，作者历半个世纪对《黄帝内经》疑难问题研究的学术专著。2015 年 1 月，中国中医药出版社出版。

《李今庸临床用方集粹》，李今庸著，是收集荟萃作者数十年临床医疗经验用方的专著。2015 年 1 月，中国中医药出版社出版。

《李今庸读古医书札记》，李今庸著，辑作者历年来在全国各地刊物上发表的关于古典医籍和古典文献的考释、考义、揭疑、析疑类文章的学术著作。2015 年 4 月，科学出版社出版。

《李今庸特色疗法》，李今庸主编，整理和总结了具有中医学特色的穴敷疗法、艾灸疗法、拔罐疗法、耳穴贴压法等治疗病证的专著。2015 年 4 月，科学出版社出版。

《李今庸经典医教与临床研究》，李今庸著，作者集中医经典教学和经典性临床研究的教研专著。2016 年 1 月，科学出版社出版。

《李今庸医惑辨识与经典讲析》，李今庸著，对有关经典医籍、医学疑问的解疑辨惑及经典著作课堂讲解分析的学术专著。2016 年 1 月，科学出版社出版。

《李今庸临床医论医话》，李今庸著，作者关于中医临床的医学论述和医语医话的学术专著。2017 年 3 月，中国中医药出版社出版。

《李今庸中医思考·读医心得》，李今庸著，作者独立思考中医药学实质和中医药学术发展方向性研究的学术专著。2018 年 3 月，学苑出版社出版。

《续古医书研究》，李今庸著，为《古医书研究》续笔，再以开创性的中医治经学方法继续研究中医古典著作之学术力作。

另有待出版著作（略）。

李琳　湖北中医药大学

2018 年 5 月 1 日

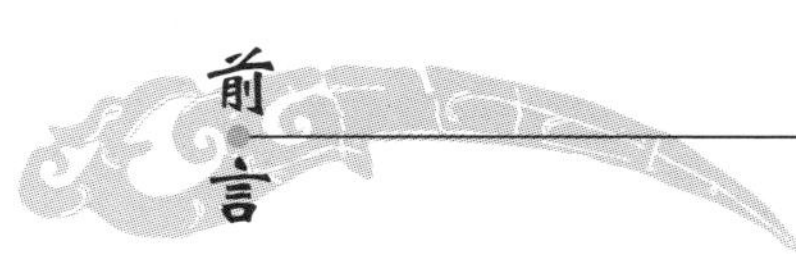

前言

中华自然疗法源远流长，有着几千年的悠久历史，从古至今，一直为人类的健康事业服务，发挥着极为重要的作用，它们是古老而又新兴的治疗学科。

自然疗法，即刮痧疗法、按摩疗法、针灸疗法、天然药食物疗法等，它们都具有简、便、验、廉之共同特点，在治疗疾病和家庭保健过程中，都深受广大人民群众的欢迎，因而，特编写了本书。

本书分上、下两册，包含按摩、刮痧、拔罐、天然药食、针灸、艾灸、穴敷、耳穴贴压八种疗法。每种疗法的编写体例相同，都分为两个部分。第一部分简要介绍了各种疗法的基本概念，治病的基本原理和治疗作用，工具的使用，操作方法和实施步骤，注意事项及适应证、禁忌证等等；第二部分介绍了每种疗法对各种病证的治疗，各种病证的治疗都配上相应的图谱加以形象说明。集中介绍各种病证的主要表现，最后，人体经络循行及腧穴的位置、主治病证，方便读者查阅。

中华自然疗法种类丰富，同一种疾病，可以用多种方法治疗。每一种疾病的不同疗法，我们分别于各种疗法之章节下进行介绍，读者可自行在相应章节下查询、选用。本丛书的出版，若能对广大爱好中华自然疗法的读者们有所帮助，解决一些实际问题，那么，我们的目的也就达到了。

编者

2021 年 7 月

目录

第一章　按摩疗法　/ 1
第一节　按摩疗法简介　/ 1
第二节　病证治疗　/ 28
附录　小儿常用穴位示意图　/ 154
第二章　刮痧疗法　/ 157
第一节　刮痧疗法简介　/ 157
第二节　病证治疗　/ 169
附录　人体十二皮部示意图　/ 357
第三章　拔罐疗法　/ 359
第一节　拔罐疗法简介　/ 359
第二节　病证治疗　/ 367
第四章　天然药食疗法　/ 400
第一节　天然药食疗法简介　/ 400
第二节　病证治疗　/ 407
附录　常用天然药物图片　/ 500
第五章　艾灸疗法　/ 541
第一节　艾灸疗法简介　/ 541
第二节　病证治疗　/ 549
第六章　针灸疗法　/ 582
第一节　针灸疗法简介　/ 582
第二节　病证治疗　/ 593
第七章　穴敷疗法　/ 781
第一节　穴敷疗法简介　/ 781

第二节　病证治疗　/ 784
第三节　穴敷疗法常用药物　/ 836
第八章　耳穴贴压法　/ 865
第一节　耳穴贴压法简介　/ 865
第二节　病证治疗　/ 869
第三节　耳穴简介及常用药物　/ 903
第九章　各种病证的临床表现　/ 920
第十章　常用腧穴和主治病症　/ 941
第一节　人体十四经脉循环分布示意图　/ 941
第二节　人体全身常用腧穴示意图　/ 944
第三节　人体十四经脉循行及腧穴　/ 950

第一章 按摩疗法

第一节 按摩疗法简介

一、什么是按摩疗法?

按摩，又称推拿，是各种手法操作活动的总称。它是以中医理论为指导，以局部、经络、穴位相结合，运用各种手法作用于人体体表某一部位或穴位，进行疾病的预防和治疗，从而达到治愈疾病、恢复健康的目的。按摩疗法是祖国医学的一个重要组成部分，属于中医外治疗法范畴，它具有简便易行、经济实惠等特点，深受广大患者的欢迎。

二、按摩疗法的起源和发展

按摩疗法已有几千年历史，是我国劳动人民长期同疾病做斗争的经验总结。早在殷商时期，就有了“按摩”形象意义的文字记载；汉代《史记·扁鹊仓公列传》载有“上古之时，医有俞跗，治病不以汤液、醴酒、寅石、挢引、案杌、毒熨”，其中“案抓”指的就是按摩法；中医经典理论著作《黄帝内经》就有按摩疗法的较为全面而系统的论述，如：“中央者，其地平以湿，天地所生万物也众，其民食杂而不劳，故其病多痿厥寒热，其治宜导引按跷，故导引按跷者，亦从中央出矣。”说明病痿厥寒热，可以用按摩治疗。“形数惊恐，经络不通，病生于不仁，治之以按摩、醪酒”，指出了经络不通，气血不畅，病麻木不仁，可以用按摩法疏通经络使气血流畅，人体恢复正常。

魏晋时期，按摩法比较盛行，与气功一道，同时作为养生延寿的主要方法；隋代和唐代是按摩法的兴旺时期，在行政上设置有专门的按摩学科，并对按摩学科人员授以一定的职务，同时也进行等级分配，如《百官志》中记有“太医院有主药二人，……按摩博士二人”；《旧唐书·职官志》中记有“太医院掌医疗之法，承之为二，其属有四……三日按摩，皆以博士以教之”；《新唐书·百官志》有“按摩博士一人，按摩师四人……掌教按摩导引之法以除疾病，损伤折跌者正之”。唐代时有了医学教育，如《唐六典》载：太医置有按摩工 56 人，按摩生 115 人。对于疾病治疗，在这个时期，除药物治疗外，也用按摩与气功同疗，这在许多著作中都有记载，如《诸病源候论》《千金方》《外台秘要》等等。许多病症多采取按摩与药物相互配合运用，既内服药物，也外用按摩法，内外同时治疗。

宋元时期，儿科按摩得到了发展，到了明代就形成了一个独特体系。《针灸大成·按摩经》认为按摩治疗小儿科疾病是“以手代针之神术也”，在治疗上可以运用掐、揉、按、推、运、搓、摇、摩等手法，并分补和泻；《小儿推拿方脉活婴秘旨全书》详论了小儿推拿十二法，并对推拿穴位、手法、治法也进行了阐述；另外还有关于小儿推拿著作：《小儿推拿秘诀》《补要袖珍小儿方论》，其中有些内容多被后来的小儿按摩著作所录用。

清代，按摩学中又形成了一个新的分支，即“正骨按摩”。《医宗金鉴·正骨心法要旨》里，把按摩列入正骨八法之中；《摄生要旨》中介绍了 16 种自我按摩和医疗体育的方法。清代小儿按摩的著作也有新的发展和提高，形成了独立而完整的一门治疗学科，广泛运用于医疗实践和人们的生活当中，发挥着重要作用。

三、按摩疗法的作用原理

按摩疗法是一种外治法范畴的物理疗法，它是通过按摩手法产生的物理效应作用于人体体表的特定部位，以调节机体内生理、病理状况从而达到治疗目的。按摩疗法的作用原理是：

1. 通经活络，调气和血

经络遍布全身，内属于脏腑，外络于肢节，沟通和联系人体所有脏腑器官、孔窍及皮毛、筋肉、骨骼等组织，再通过气血在经络中的运行，构成了整体的联系。外感六淫、内伤七情、饮食劳逸等因素，都可以导致经络滞涩不通、气血流行不畅而发病。《素问·血气形志》篇说：形数惊恐，经络不通，病生于不仁，治之以按摩、醪药。《素问·举痛论》说：寒气客于背俞之脉则脉泣，脉泣则血虚，血虚则痛，其俞注于心，故相引而痛，按之则热气至，热气至则痛止矣。可见机体发病，多由经络不通、气血不和，而产生麻木不仁，“相引而痛”“不通则痛”。按摩作用于体表，以面（局部）、线（经络）、点（穴位）相结合，运用各种手法和操作方法，进行推穴位、走经络，从而达到疏通经络、调和气血的目的。

2. 平衡阴阳，调整脏腑功能

一切致病因素作用于人体，势必破坏人体阴阳相对平衡，使脏腑气机升降失常，气血功能紊乱，从而产生各种病理变化。推拿对阴阳失调、脏腑功能失常具有明显的调整作用。例如：胃肠蠕动功能紊乱，在中脘、天枢、胃俞、大肠俞、足三里、上巨虚和腹部、背部，按胃肠蠕动规律进行按摩，可直接调整胃肠蠕动功能。胃肠蠕动功能亢进者，运用重刺激手法，可使亢进受到抑制；而蠕动功能减弱者，运用轻缓柔和的手法，又可促进蠕功能恢复正常。这是推拿手法作用于局部，使局部经络通、气血调，通过经络、气血影响到内脏及其他部位。故《厘正按摩要术》说：俾血脉流动，筋脉宣通，可以和气血，可以活经络而脏腑无闭塞之虑矣。按摩不同的部位、经穴及选择不同的操作手法，起到的调节作用不同。因此，通过按摩可以平衡阴阳、调整脏腑功能。

3. 松缓肌肉，滑利关节

按摩是解除肌肉紧张、缓解痉挛的有效方法。临床上，凡属机体受到外邪侵袭，有关肌肉的附着点、筋膜、韧带、关节囊受损害的组织发生疼痛，可通过经络的传导作用，而出现肌肉的收缩、紧张，直到痉挛等病理变化。外伤性的肌肉紧张和疼痛是互为因果的两个方面，凡有疼痛则肌肉紧张又势必引起疼痛。根据不同病情，采用按、摩、褶、擦等手法和各种被动动作（如摇法、扳法、牵拉、提抖等），可以活血散瘀、使气血流通，“通则不痛”。适当的被动活动，可增加肌肉的伸展性，缓解肌肉紧张状态，消除粘连，改善加强局部血液循环，促使关节修复及其功能恢复。正如《厘正按摩要术》中说：摇动可以活经络，可以和气血。《医宗金鉴》说：因跌扑闪失，以致骨缝开错，气血郁滞，为肿为痛，宜用按摩法，按其经络，以通闭塞之气，摩其壅聚，以散郁结之肿，其患可愈。

总之，推拿治病的作用原理，是以中医理论为指导，以病变部位、经络、穴位相结合，运用各种手法刺激，起到疏通经络，调和气血，平衡阴阳，调整脏腑功能，驱外邪于肌表之外，导宿滞于肠胃之间的作用。

四、按摩疗法的常用介质

临床上，在运用某些手法时，常用一些媒介物质作传递，来加强手法的作用，提高治疗效果，或起到滑润作用，这种物质称为介质。常用介质有：

葱姜汁：即用葱、姜捣碎取汁，涂于施术部位，可加强温热发散作用，用于治疗小儿虚寒证、胃肠病等。

滑石粉：操作时用少许滑石粉，可起到滑润作用，防止皮肤破损，一般多用于夏季。

冬青油、植物油：擦揉法时，用于操作部位，可加强透热作用。

其他还可用松节油、红花油、舒筋活络药水涂于患处进行擦揉，以增强滑润透热作用。

五、按摩手法

临床上，以手或肢体其他部位，具有各种特定的规范和技巧动作的操作方法，称按摩手法。

手法是按摩治病的主要手段，其熟练程度及如何适当运用，对治疗效果有直接的影响。因此，要想提高治疗效果，除了辨证确切外，在适当的部位或穴位上运用相宜的手法，是按摩治病的重要环节。

对手法总的要求是：持久、有力、均匀、柔和、达到深透。这些要求是相互联系、不可分割的，要熟练掌握各种手法，并能在临床上灵活运用，必须经过一定时期刻苦的手法练习和临床实践，才能熟能生巧，得心应手，运用自如。

按摩手法的种类很多，手法名称亦不一样，有的手法动作相似，但名称不同；有的名称相似，而手法动作却不同。也有把两种手法结合起来组成复合手法，如按揉、推摩、捏拿等。在治疗某种疾病时，往往要采取多种手法互相配合运用。这里重点介绍以下常用手法。

（一）按法

手法定义：用拇指腹、大鱼际、掌根、掌面等部位，用一定的力量按于患者的某一部位或穴位，按压一定的时间，称为按法（见图）。

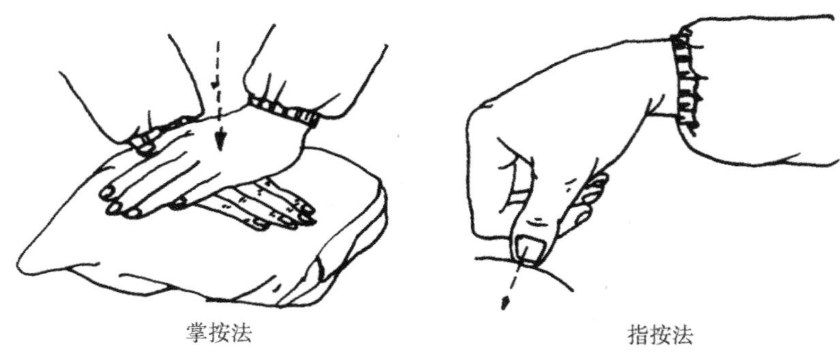

掌按法　　指按法

操作要领：按法操作时，用力要稳实、持久、由轻到重，切忌蛮劲、暴力。

临床运用：按法有镇痉止痛、开通闭塞的作用。适用于全身各个部位和穴位。

（二）摩法

手法定义：用大鱼际或掌根、全掌、四指并拢附着于一定的部位做环形的、有节律的摩动，称为摩法（见图）。

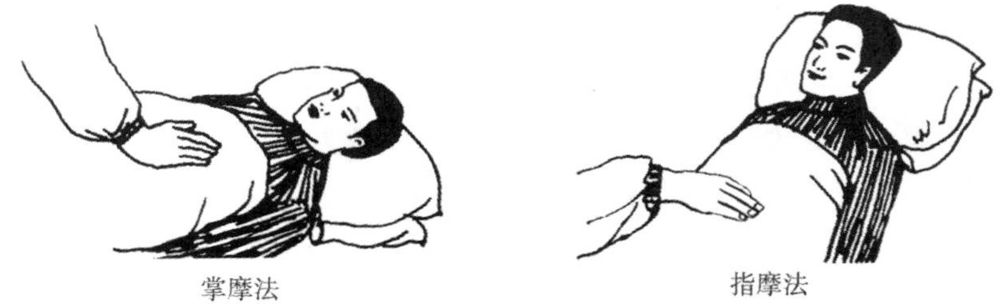

掌摩法　　指摩法

操作要领：肘微屈、腕关节放松、指掌自然伸直，放在一定的部位，以腕关节为主动，做节律性的环形抚摩。可顺时针或逆时针操作。

临床应用：本法具有放松肌肉、理气和中、消积导滞、散瘀消肿的作用。常用于治疗的开始和收功。多用于肩背、胸腹、胁肋和四肢。

（三）一指禅推法

手法定义：用拇指螺纹面或偏峰，着力于一定的部位或穴位上，以肘为支点，前臂摆动带动腕部和拇指关节屈伸活动，称为一指禅推法（见图）。

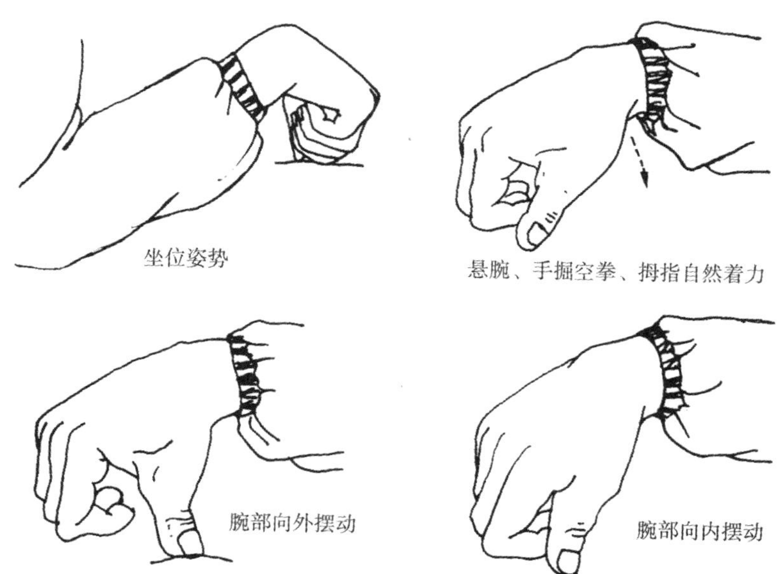

操作要领：沉肩、垂肘、悬腕、指实、掌虚、紧推、慢移。摆动幅度要均匀，动作要灵活；频率每分钟120～160次。

临床应用：具有舒筋活络、调和营卫、祛瘀消积、健脾和胃等作用。常用于头面部、胸腹部和四肢。

附1　直推法

用指或掌着力于机体的一定的部位，做单方向推动为直推。要求用力着实、速度均匀、紧贴皮肤、动作协调柔和。多用于胸背腰骶及四肢（见图）。

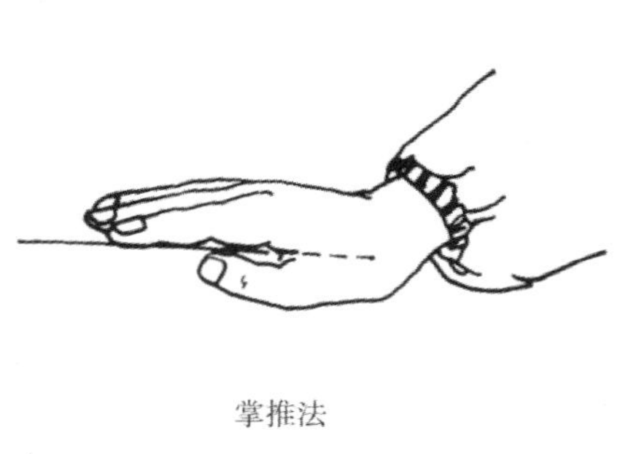
掌推法

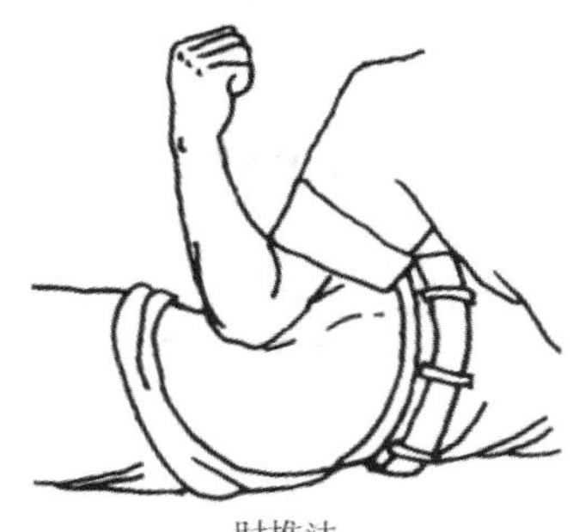
肘推法

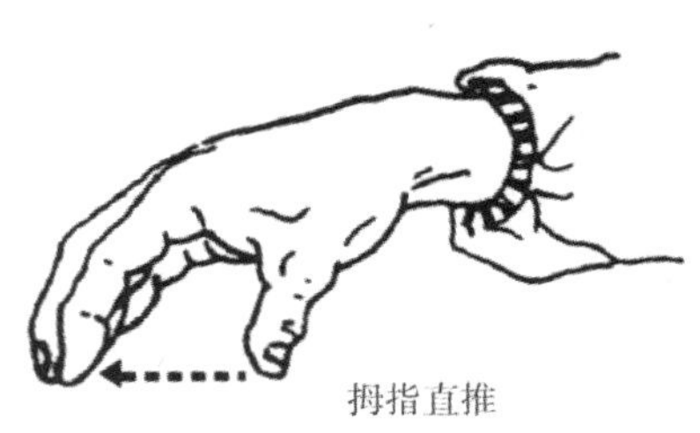
拇指直推

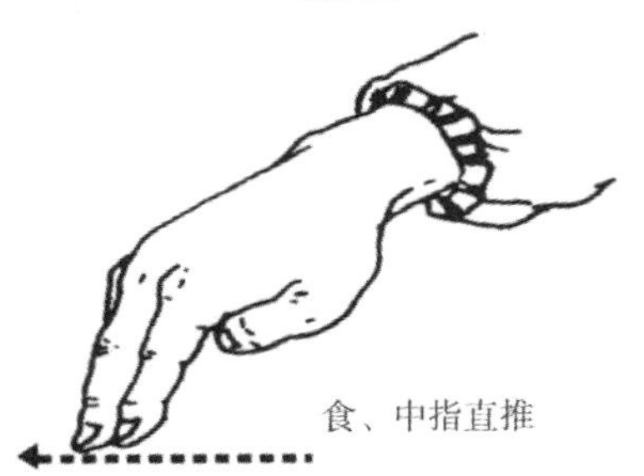
食、中指直推

附2　抹法

用拇指或大、小鱼际紧贴皮肤做上下左右方向直线推抹的方法，称为抹法。操作时要轻而不浮，重而不滞，动作缓和。常用于头面、颈项、胸腹、腰背部（见图）。

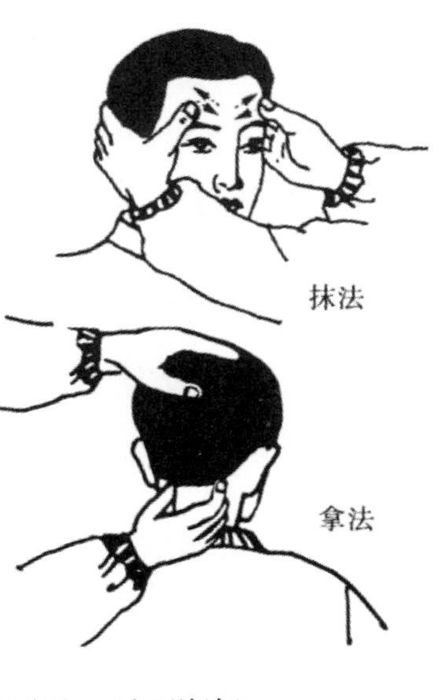
抹法

拿法

（四）拿法

手法定义：用拇指和食、中指或拇指和其余四指对称用力提捏一定部位，称为拿法（见图）。

操作要领：捏拿的方向与肌肉走向垂直，拿起某一肌腱一挤一松，或辗转提拿，动作缓和而连贯，指腹着力，由轻到重，后而渐轻。

临床应用：祛风散寒，开窍止痛，舒筋通络，缓解痉挛，消除肌肉酸胀，解除疲劳。多用于颈项、肩背、四肢和胸腹部。可用于各科疾病。

（五）揉法

手法定义：用拇指和掌、掌根、大鱼际、肘部紧贴于体表部位或穴位，做缓和回旋揉转，称为揉法（见图）。

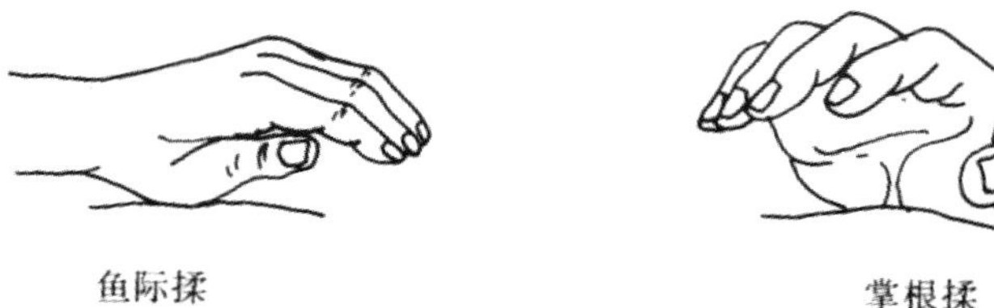
鱼际揉　　掌根揉

操作要领：操作时腕部放松，以肘部为支点，前臂作主动摆动，带动腕部做轻柔缓和的回旋揉转。用力适宜，做到轻而不浮，重而不滞，使皮下组织随揉动而滑动。

临床应用：祛风散寒，舒筋活络，活血化瘀，消肿止痛，宽胸理气，消积导滞，缓解肌肉痉挛等。用于全身各部。

（六）搓法

手法定义：用双手掌面夹住肢体某一部位交替搓动，称为搓法（见图）。

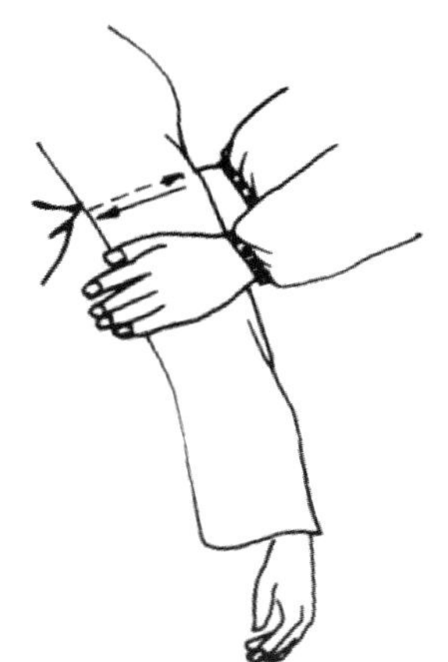

操作要领：用双手掌面相对夹住肢体如搓绳状快速搓动，或用单手虎口螺旋状搓动。

临床应用：温经通络，祛风散寒，调和营卫，消除疲劳。适用于腰背、四肢部的疼痛、皮肉坚紧。

（七）㨰法（擦法）

手法定义：用小鱼际和指掌关节部附着于一定的部位上，通过腕关节的屈伸和回旋连续滚动，称为㨰法（见图）。

操作要领：肘关节微屈，手腕放松，小鱼际紧贴体表，五指微微张开，滚动往返自如，用力均匀，动作协调而有节律，每分钟 120 ~

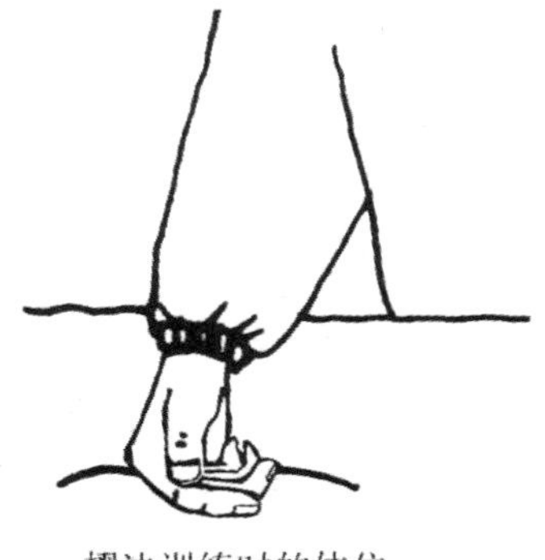

㨰法训练时的体位

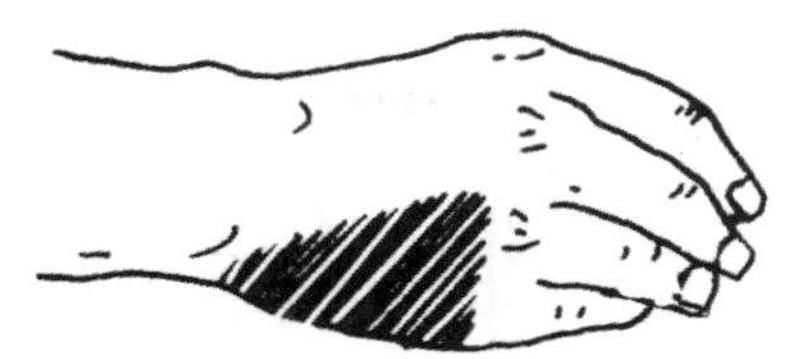

㨰法吸定部位和接触部位

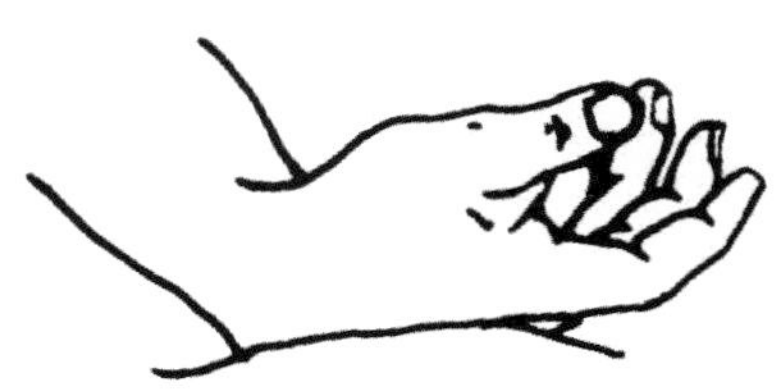

屈腕和前臂旋后

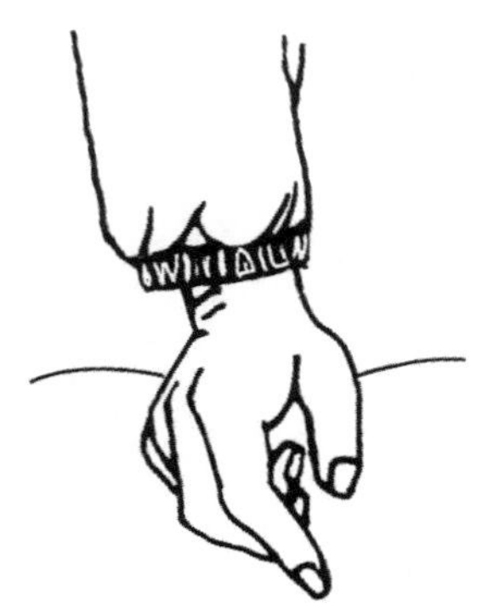

伸腕和前臂旋前

160 次。

临床应用：舒筋活血，滑利关节，缓解肌肉痉挛，促进血循环等。常用于肩背腰臀部及四肢。适合治疗四肢酸痛、麻木不仁、肢体瘫痪、运动功能障碍等。

（八）叩击法

手法定义：本法分拍法和叩击法两种。拍法即以手掌自然微屈，五指并拢为空心掌，在体表上进行有节律的拍打，称为拍法；而以侧拳、侧掌、拳背、五指端叩击和柳条、桑枝棒等叩打，称为叩击法（见图）。

操作要领：操作时，肘关节放松，腕关节为主动，进行有节律性、弹跳式的叩打。

临床应用：舒筋通络、行气和血、提神解疲。常用于风湿痹痛、肢体麻木、腰肌劳损、神疲乏力，亦可用于神经衰弱、头痛等。

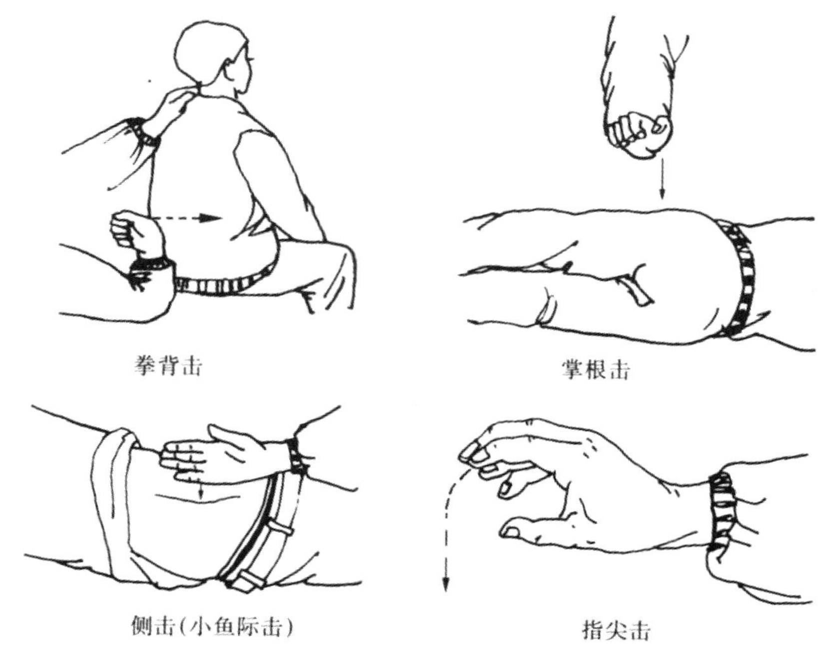

拳背击　掌根击

侧击(小鱼际击)　指尖击

（九）拨法

手法定义：用拇指端做与肌腱呈垂直方向的拨动，称为拨法。(见图)

操作要领：拨动时拇指端要深压肌腱旁，与肌腱垂直弹拨。

临床应用：剥离粘连，疏通狭窄，解痉止痛。常用于挛缩、粘连性病症，如肩周炎、梨状肌损伤等。

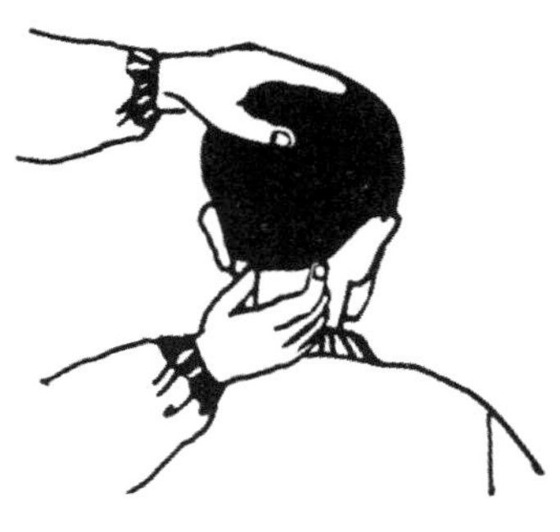

拨法

（十）擦法

手法定义：用掌或大鱼际、小鱼际着力于体表部位上往返摩擦，称为擦法（见图）。

操作要领：用手掌或大、小鱼际紧贴皮肤往返摩擦。操作时要轻快柔和，忌重滞，以防损伤皮肤。

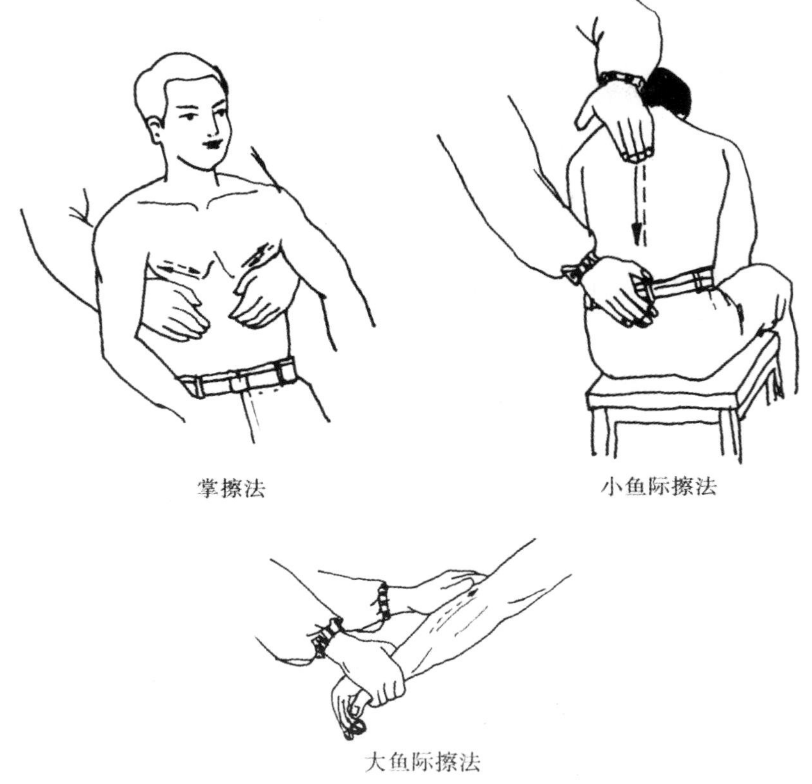
掌擦法　　小鱼际擦法

大鱼际擦法

临床应用：温经通络，行气活血，消肿止痛。多用于胸、腹、背、腰部及四肢。

（十一）抖法

手法定义：用手握住患肢或双手抱住双侧腋下作频率适当的抖动，称为抖法（见图）。

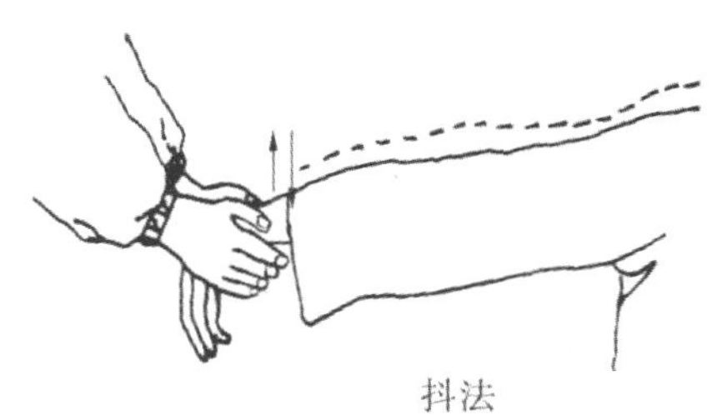
抖法

操作要领：用双手握患腕或踝关节进行幅度小、频率快的抖动，或双手从腋下伸出身前抱持上半身做较大幅度的上下抖动。

临床应用：舒筋通络，调和气血，松解粘连，滑利关节。常用于四肢、胸胁、脊柱等，如胸、腰扭伤，肩、肘关节功能障碍。

（十二）掐法

手法定义：用指端指甲着力掐之，称为掐法（见图）。

操作要领：拇指关节屈曲，指尖掐住穴位，由轻到重，逐渐加力。手法刺激较强，使局部酸痛，约半分钟放松，用轻揉法缓解。

临床应用：醒脑开窍，回阳救逆。用于急救，如昏厥、气闭、惊风、抽搐等。

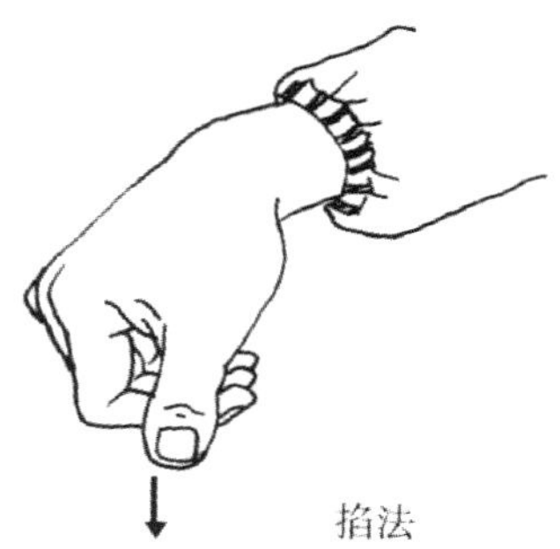

掐法

（十三）捏法

手法定义：用两指或三指指腹相对着力挤压、揪捏，或拿挤捏提的对称动作，称为捏法（见图）。

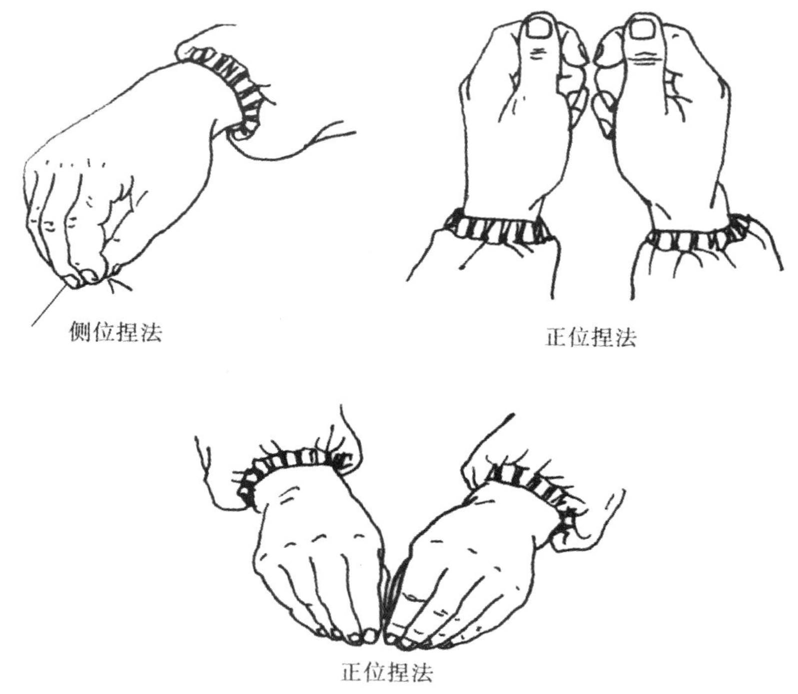

侧位捏法

正位捏法

正位捏法

操作要领：用力要均匀适宜，连贯而有节律。

临床应用：舒筋活络，行气活血，调和脏腑。常用于头面部、腰背部、胸胁部和四肢，主治神经麻痹、肌肉痉挛、筋骨疼痛、肌肉萎缩、痞积等。

（十四）摇法

手法定义：用一手握住或扶住关节近端的肢体，另一手握住关节的远端，做轻缓环旋的摇转，称为摇法（见图）。

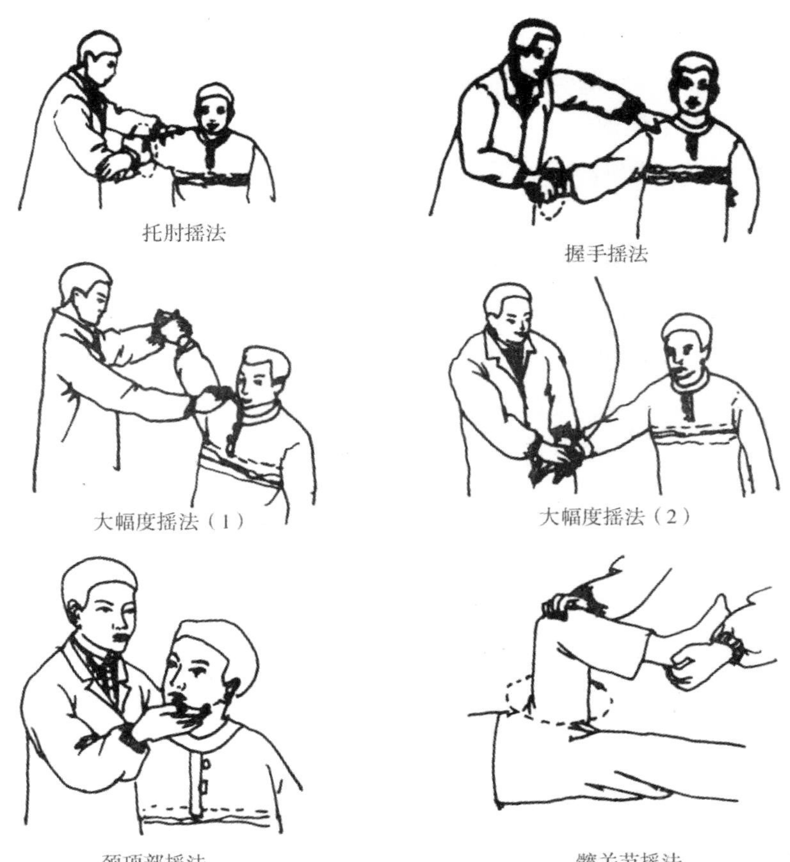

托肘摇法

握手摇法

大幅度摇法（1）

大幅度摇法（2）

颈项部摇法

髋关节摇法

操作要领：双手协调动作，缓缓旋转摇动，幅度逐渐加大，使关节滑利松弛。

1. 颈部摇法

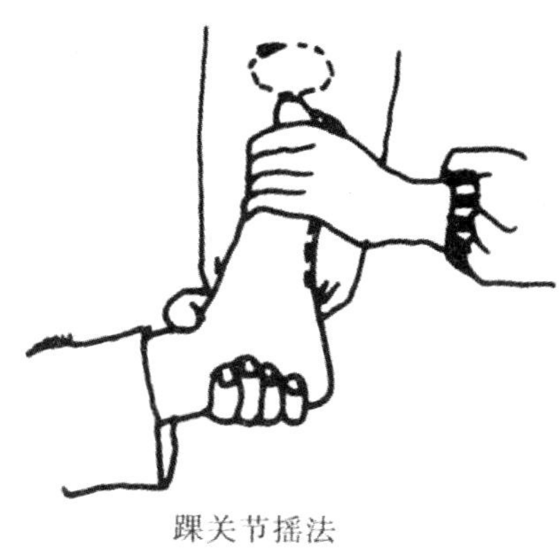
踝关节摇法

用一手扶住后枕部，另一手托住下颌，做环转摇动。临床多用于颈椎病、落枕等。

2. 肩关节摇法

用一手扶住肩部，另一手握住腕部，做纺车式的正反方向环旋摇动；或一手扶肩部，另一手托住肘部，做正反方向的旋转摇动。常用于肩周炎、肩部伤筋等。

3. 髋关节摇法

髋、膝关节屈曲，一手扶膝部，一下握住踝关节，作缓和旋转摇动。多用于下肢痹痛、坐骨神经痛、梨状肌损伤等。

4. 踝关节摇法

一手握住小腿下端，另一于握住足前掌，扭转、旋转踝关节。

各关节的摇法具有滑利关节、松解粘连、整复错位、矫正关节畸形、增大关节间隙、减轻压迫刺激的作用，适用于全身各关节。

（十五）扳法

手法定义：用双手对某一肢体部位进行屈伸、旋转的扳动，称力扳法。

操作要领：本手法应在生理活动范围内进行操作，并根据不同情况循序渐进，缓慢稳妥，灵活施用。

1. 颈部扳法

(1) 旋转扳法：患者坐位，医者立式，一手扶后枕部，另一手托下颌部，将头上提，微向前倾，双手同时向相反的方向扳动，常可听到响声；左右操作方法相同。常用于颈椎病、落枕等

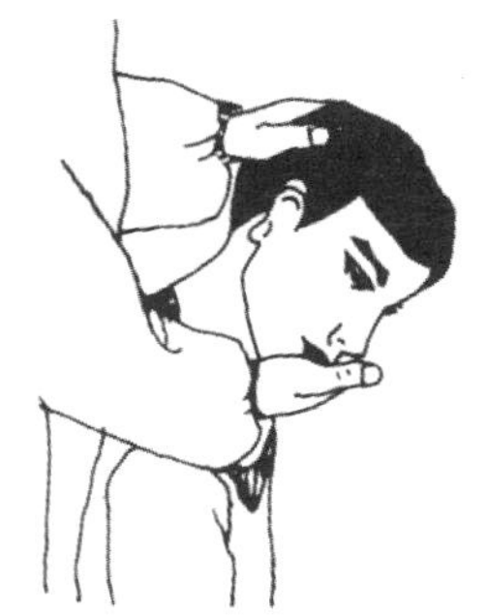
颈项部旋转定位板法

（见图）。

（2）颈椎复位扳法：用一肘部托住下颌部，手掌扶在后枕部，将头上提、旋转；另一手按住错位的颈椎，在旋转的情况下，向健侧推动，使其复位。常用于颈椎错位症。

2. 肩部扳法

肩部扳法常用于肩周炎、肩部扭伤等。

（1）内收扳法：以左肩为例。患者坐位，医者立其后，用一手握住患侧肘部，另一手托住健侧肩后，双手内挤扳动（见图）。

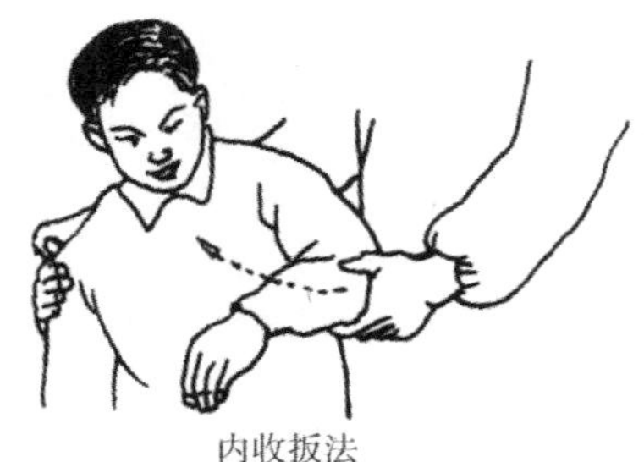

内收扳法

（2）上举扳法：以右侧为例。患者坐位，医者立于侧前，双手抱住患肩，患侧手臂搭于医者左肩上，将患臂慢慢向上扛起，同时双手揉动肩关节周围，扛起时要一紧一松（见图）。

（3）向后扳法：一手握肩部向前推，另一手握肘部向后拉，双手同时用力扳动（见图）。

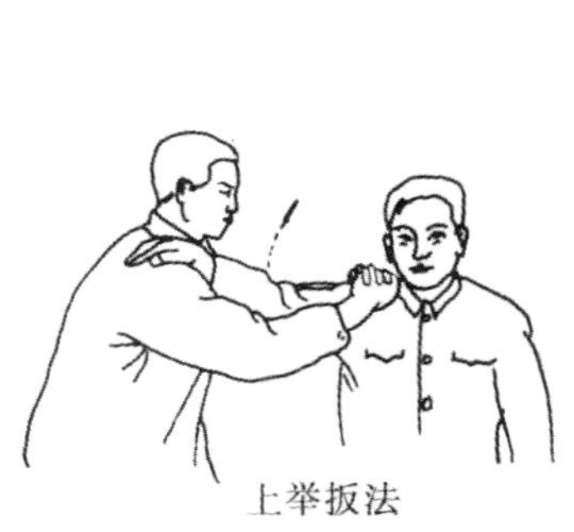

上举扳法

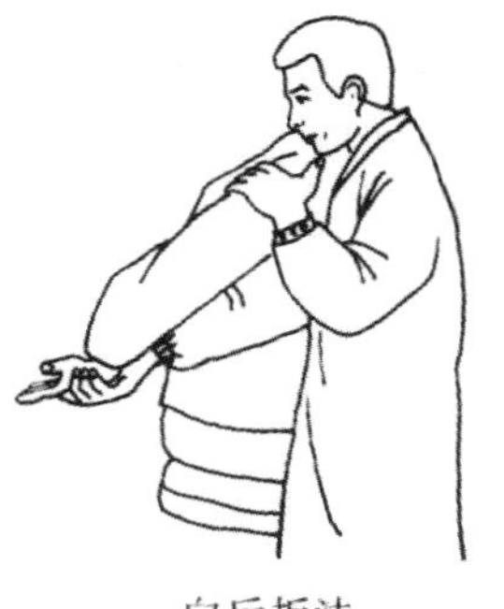

向后扳法

3. 胸背部扳法

操作方法有两种：

（1）扩胸扳法：患者正坐，令双手交叉扣住项部，医者立于后，两手托住患者两肘部，并用一侧膝部顶住患者背部，嘱患者自行俯仰，并配合深呼吸作扩胸扳动（见图）。

（2）胸部对抗扳法：患者正坐，令患者两手交叉置于头上部。医者立于后面，一手握住患者两上臂之前（肘关节部），向后扳动；另一手拇指顶住背部脊柱向前推住，做协调的前推后扳动作（见图）。

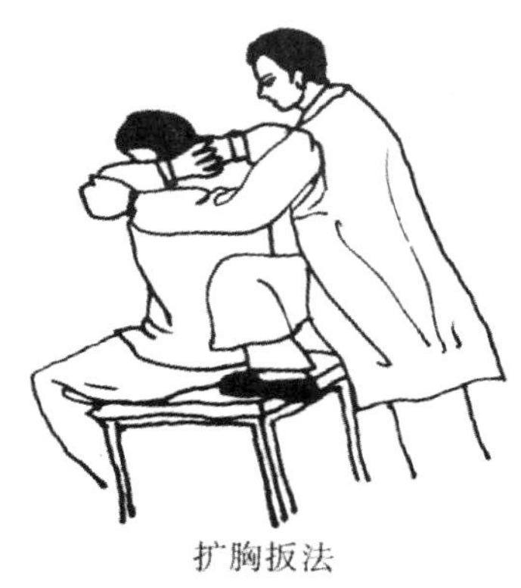
扩胸扳法

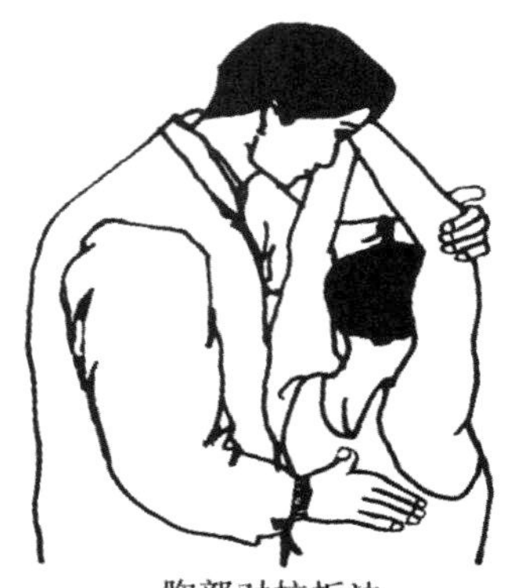
胸部对抗扳法

4. 腰部扳法

（1）腰部旋转扳法：有两种操作方法。

①直腰旋转扳法：患者坐位，医者用腿挟住患者下肢，一手抵住患者近医生侧的肩后部，另一手从患者另一侧腋下伸入抵住肩前部，两手同时用力做相反方向扳动（见图）。

②弯腰旋转扳法：患者坐位，腰前屈到某一需要角度后，助手固定患者下肢及骨盆。医生用一手拇指按住需要扳动的脊椎的棘突（向左旋转时用右手），另一手勾扶患者项背部（向左旋转时用左手），使其腰部在前屈位时再向患侧旋转。旋转至最大限度时，再使其腰部向健侧弯方向扳冲（见图）。

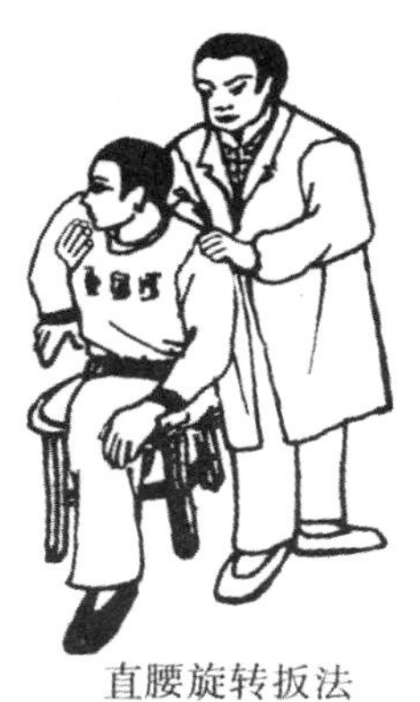
直腰旋转扳法

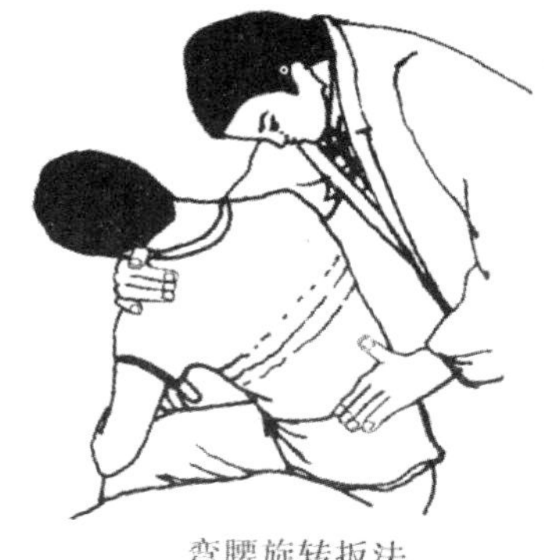
弯腰旋转扳法

（2）腰后伸扳法：患者俯卧，医者立于侧，一手压腰，另一手托住一腿或双腿膝部向后拉起，两手同时用力扳动。

（3）腰部斜扳法：患者侧卧，医者一手向后推肩部，另一手下向前压臀部，双手同时用力做相反方向扳动。左右操作方法相同。

腰部扳法常用于腰肌劳损、腰部扭挫伤、腰椎间盘突出症等。

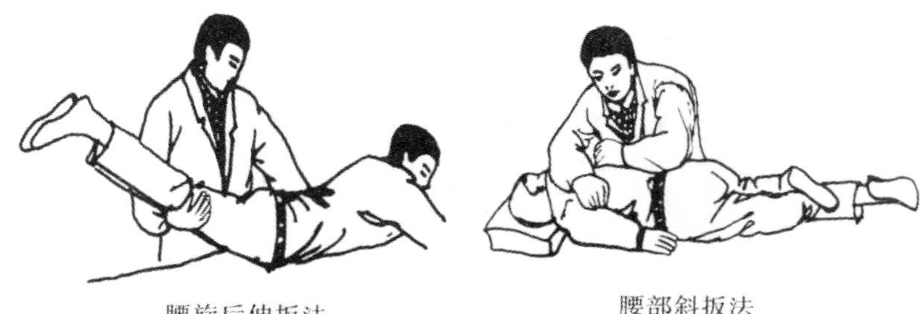

腰旋后伸扳法　　腰部斜扳法

（十五）拔伸法

手法定义：对颈、肩、腰、腿等部位做拔伸牵引的方法，称为拔伸法。

操作要领：在做拔伸操作时，需做缓慢的摇动，以滑动关节、解粘连、增大关节间隙、减轻压迫刺激。

（1）颈部拔伸法：患者坐位，医者立于其后，双手托起头部，向上拔伸牵引。常用于颈椎病（见图）。

（2）肩部拔伸法：患者坐位。一医者双手抱住腋下，另一医者用手握住患侧腕部，同时对抗用力拔伸。常用于肩周炎等（见图）。

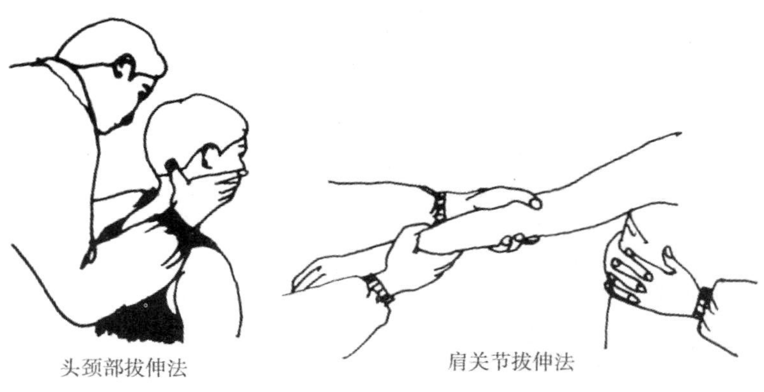

头颈部拔伸法　　肩关节拔伸法

(3) 腕关节拔伸法：医生一手握住患者前臂下段，另一手握住其下部，两手同时向反方向用力，逐渐牵拉（见图）。

(4) 指间关节拔伸法：医生一手捏住患者被拔伸的腕部，另一手捏住指端，两手同时用力向相反的方向牵拉（见图）。

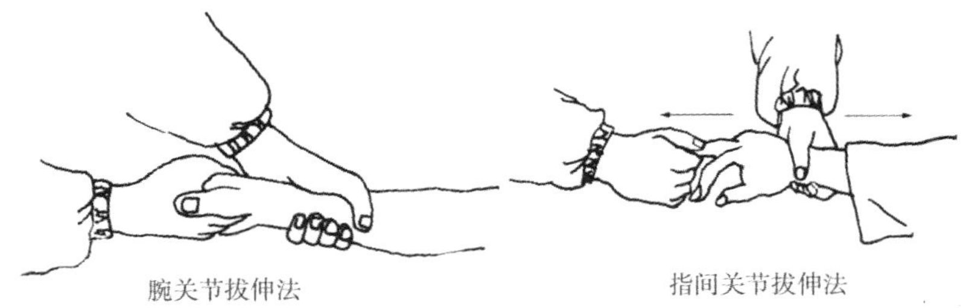

腕关节拔伸法　　指间关节拔伸法

(5) 腰和下肢部拔伸法：患者俯卧；一医者立于头前，向前拉住双腋下，另一医者立于脚后握住踝关节处向后牵拉，同时用力牵引。常用于腰椎、髋关节和膝关节病变（见图）。

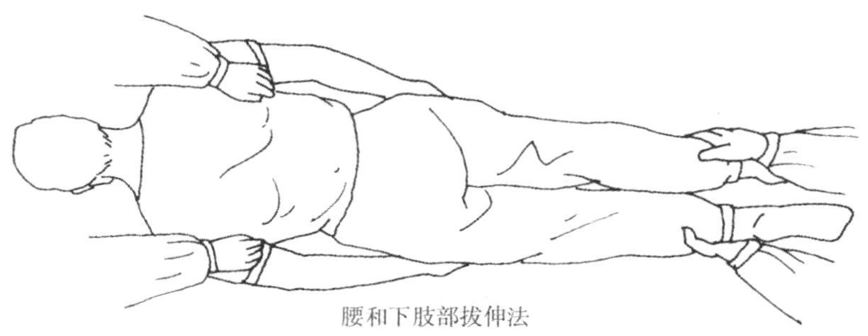

腰和下肢部拔伸法

六、按摩疗法的适应证和禁忌证

1. 适应证

按摩治疗范围很广，不仅对骨伤劳损和四肢关节、腰背疼痛有显著疗效，还用于治疗内科、外科、妇科、小儿科和五官科的常见病、多发病及某些疑难杂症。尤其是治疗各种痛症，往往能收到立竿见影的效果。

2. 禁忌证

按摩的适应证虽然很多，但也有一定的禁忌证，有下列情况者禁用或慎用按摩。

（1）各种传染病：如伤寒、霍乱、脑炎、麻风、梅毒等。

（2）各种皮肤病外渗性化脓菌感染和恶性肿瘤症等。

（3）血液病：如败血症、白血病、毒血症等。

（4）各种结核病：如骨结核、关节结核等。

（5）严重的出血疾病：如内脏破裂、开放性外伤等。

（6）年老、体弱、极度衰竭、妊娠期等慎用按摩。

七、按摩疗法的注意事项

按摩治病除辨证、选择部位外，手法是否熟练、准确，体位与姿势是否得当，可影响治疗功效。因此，临床要根据患者的病情和医者运用手法的需要，恰当地选用体位和姿势。在选择体位时应考虑既有利于病人的舒适和肌肉放松，又利于医生运用手法方便。颜面、胸腹和四肢前侧操作时，常采用仰卧位（头面部和上肢也可采用端坐位）；背、腰、臀部和四肢后侧操作时，常采用俯卧位（颈项和肩部也可采用端坐位）；臀部和下肢外侧操作时，采用侧卧位。

在进行手法操作时，要注意：

（1）要全神贯注，以防意外。

（2）冬季要注意保暖，夏季要注意空气流通，以防感冒或中暑。

（3）态度端正、严肃。

八、小儿按摩常用手法

1. 推法

以拇指或食、中指指腹在一定部位或穴位上沿一定方向往返移动，称推法。推法可分为直推法（见前图）、旋推法、分推法等（见图）。其中旋推为补法，直推为泻法。

手法要求：用力柔和，平稳均匀，大约每分钟200～300次为宜。

2. 拿法

用手指在一定部位上相对用力捏并提起称为拿法。此法可分为三指拿法、五指拿法、弹筋拿法等（见前图）。

手法要求：操作时，手指要相对用力，均匀柔和。

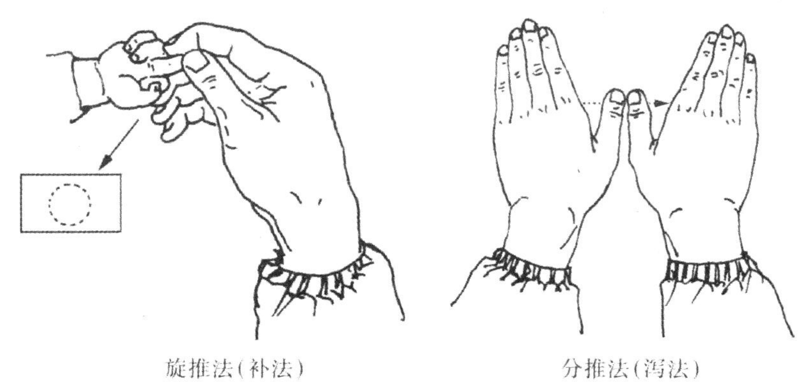

旋推法（补法）　　分推法（泻法）

3. 按法

以拇指或掌在一定部位或穴位上，逐渐用力按而留之，称为按法。按法可分为指按法和掌按法（见前图）。

手法要求：徐徐用力，稳而持续。

4. 摩法

用掌、指面附着于一定的部位上和穴位上，做环形移动，称为摩法。摩法可分为指摩法和掌摩法（见前图）。

手法要求：手法轻柔，用力均匀，每分钟 120～160 次。

5. 揉法

用指腹、掌紧贴某一部位回旋揉动称为揉法。揉法可分为指揉法（见图）和掌揉法（见前图）。

手法要求：动作柔和，用力均匀，快慢适宜。

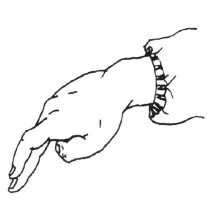

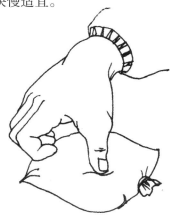

中指揉　　拇指揉

6. 运法

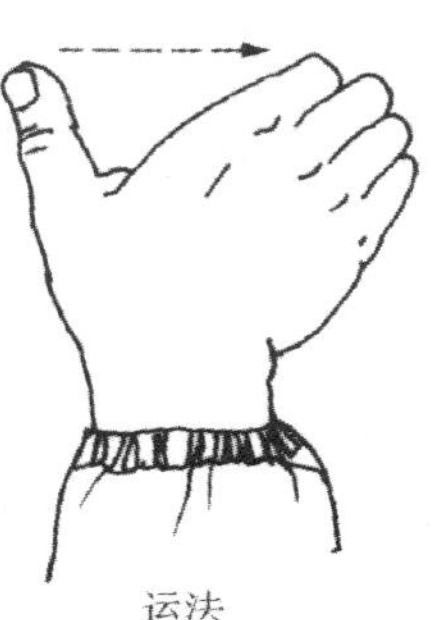
运法

用指腹于一定部位上，做弧形移动，称为运法（见图）。

手法要求：动作轻缓，每分钟 80~120 次。

7. 掐法

用爪甲重刺激穴位称为掐法。此法可分为单指掐和双指掐（见前图）。

手法要求：用力适宜。

8. 捏法

捏法是手指相对用力于一定部位上捏起肌肤的动作。此法可分为两指捏和多指捏（见前图）。

手法要求：用力适宜，部位准确。

附　捏脊疗法

捏脊法系以捏提手法为主的复合性动作（见图）。

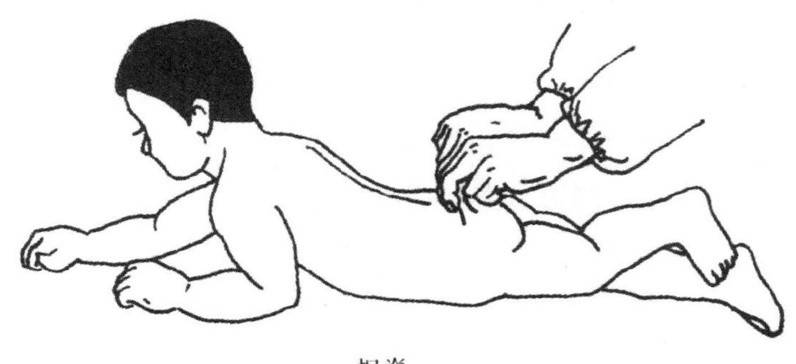
捏脊

手法要求：用指腹相对着力于脊柱两侧自龟尾捏、提、捻、推至大椎。提起皮肤的多少要适宜，动作要连贯。

九、足部按摩

足部按摩，是指用手或物来按摩和刺激足部穴位，从而达到防治疾病的一种方法。足部按摩疗法认为：脚部有人体各器官的反射带，人体若有疾病，可由反射带反射出来，反射带的位置与人体器官的位置有一种关联关系。按摩反射带，便能产生很强的刺激作用，促进血液及淋巴循环，以产生治疗效果。

足部按摩的检查方法实际上就是在脚的反射带找压痛点，某一反射带有痛点即代表其相关联的器官患病。

一般检查以手指按压脚底反射带即可，但是有些部位会因手不易按压而影响效果，而且手也容易发酸，故也可用一小治疗棒代替。一般治疗以拇指指腹按压，脚根部可用任何一个手指关节角处不软不硬的部位按压：其按压力度为 3～4 公斤，在软的部位可稍轻，在硬的部位稍硬。

1. 足部治疗方法

（1）治疗前将手脚洗净，剪短指甲，在脚下铺一块治疗巾或毛巾，亦可在脚底擦些护肤霜作润滑介质。

（2）任何疾病的治疗都要先依膀胱→输尿管→肾→肾上腺反射带做轻轻按摩，然后再做反射带的治疗。因为刺激这四个反射带后，结晶性的尿酸会溶化，体内废物会从尿中排出体外。

（3）治疗后应立即饮用 500～1000 毫升温开水，以利体内毒物迅速从尿中排除。

2. 足部治疗禁忌：

（1）饭后或饮酒后不宜立即做治疗。

（2）下列疾病患者禁止做本治疗：结核病，性传播疾病（淋病、梅毒等），癌症，严重的心、肝、肾脏疾病，咯血、脑出血后不能立即做治疗，高烧患者，长服荷尔蒙剂患者，极度疲劳者以及妇女经期、孕期。

附　足反射范围图

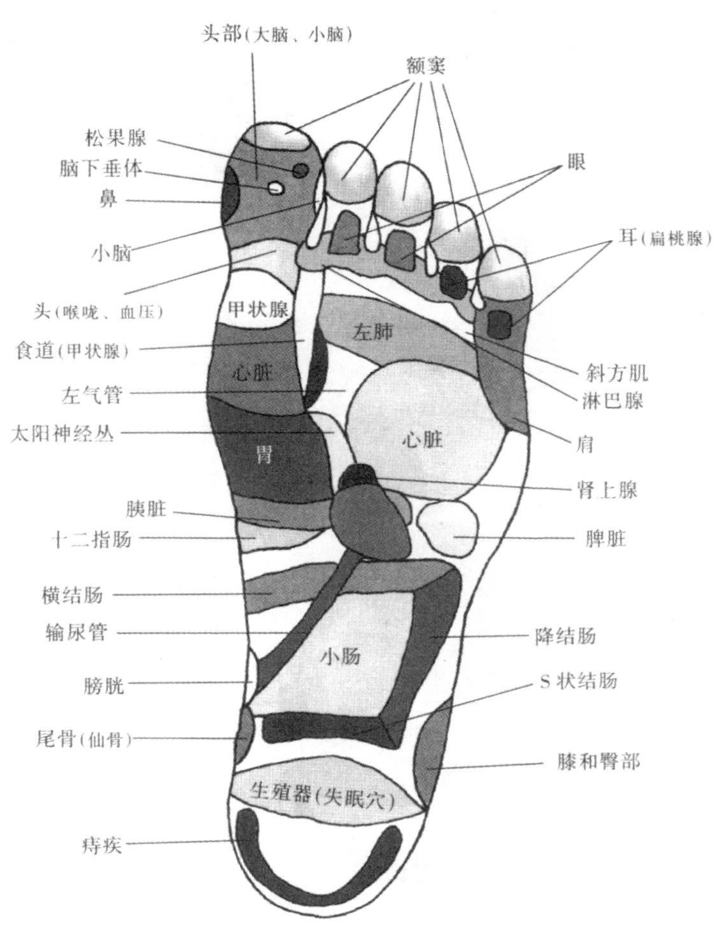

脚底的反射范围(左脚)

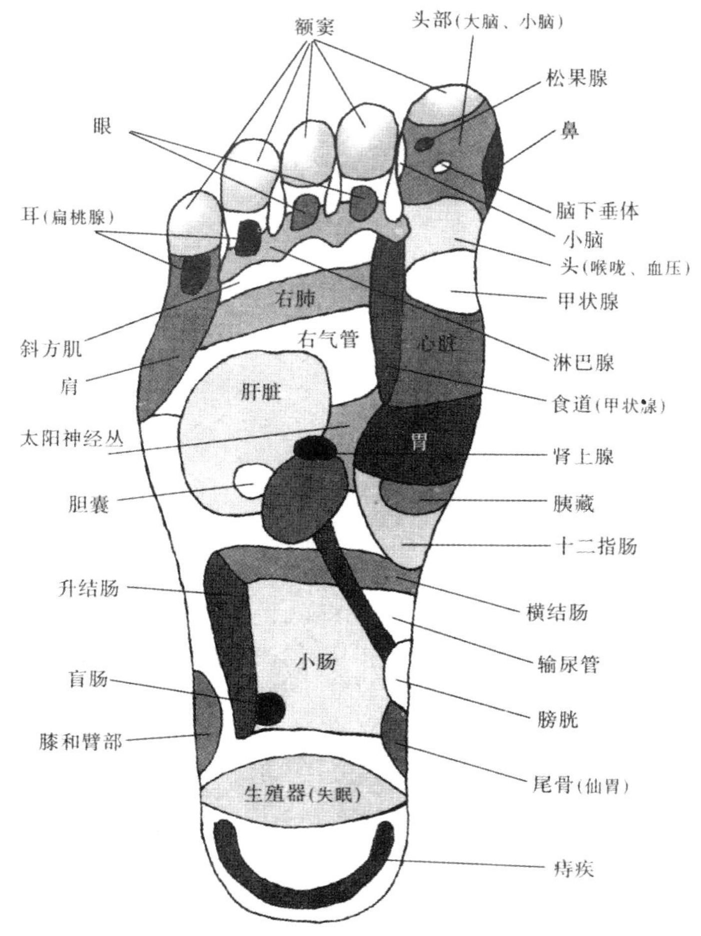
额窦
头部(大脑、小脑)
松果腺
鼻
眼
耳(扁桃腺)
脑下垂体
小脑
头(喉咙、血压)
甲状腺
右肺
右气管
斜方肌
心脏
淋巴腺
肩
肝脏
食道(甲状腺)
太阳神经丛
胃
肾上腺
胆囊
胰藏
十二指肠
升结肠
横结肠
输尿管
小肠
盲肠
膀胱
膝和臂部
尾骨(仙胃)
生殖器(失眠)
痔疾

脚底的反射范围(右脚)

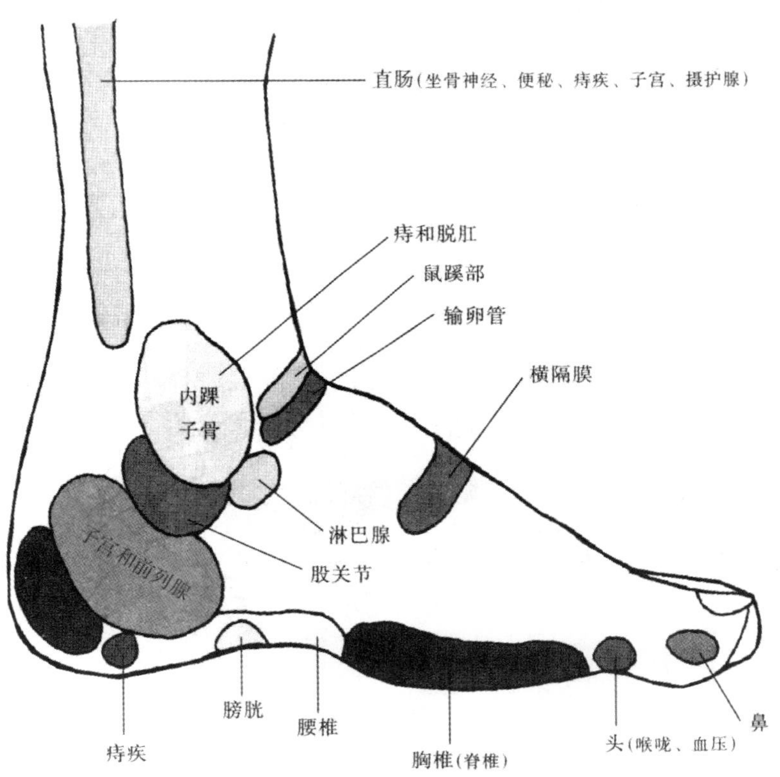
直肠(坐骨神经、便秘、痔疾、子宫、摄护腺)
痔和脱肛
鼠蹊部
输卵管
横隔膜
内踝
子骨
淋巴腺
股关节
子宫和前列腺
膀胱
腰椎
痔疾
胸椎(脊椎)
头(喉咙、血压)
鼻

脚部的反射范围(内侧)

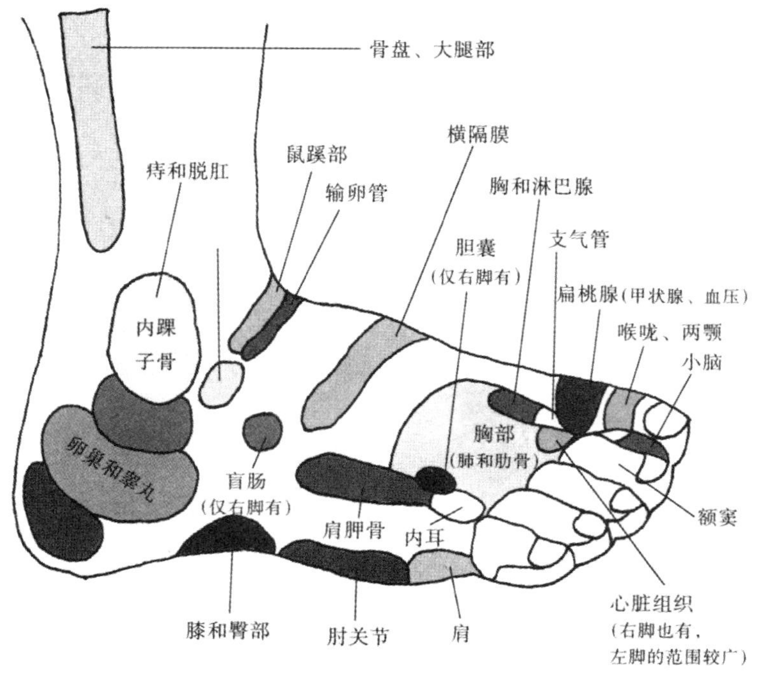
骨盘、大腿部
横隔膜
鼠蹊部
痔和脱肛
输卵管
胸和淋巴腺
胆囊
（仅右脚有）
支气管
扁桃腺（甲状腺、血压）
喉咙、两颚
小脑
内踝
子骨
胸部
（肺和肋骨）
卵巢和睾丸
盲肠
（仅右脚有）
额窦
肩胛骨
内耳
心脏组织
（右脚也有，
左脚的范围较广）
膝和臀部
肘关节
肩

脚部的反射范围（外侧）

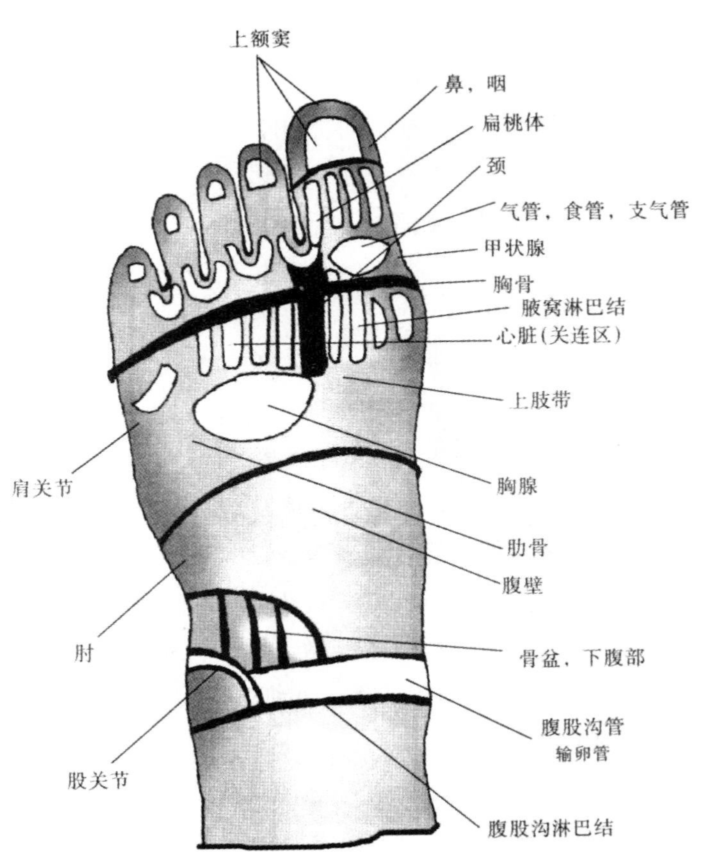
上额窦
鼻，咽
扁桃体
颈
气管，食管，支气管
甲状腺
胸骨
腋窝淋巴结
心脏(关连区)
上肢带
肩关节
胸腺
肋骨
腹壁
肘
骨盆，下腹部
腹股沟管
输卵管
股关节
腹股沟淋巴结

脚部的反射范围（上面）

第二节　病证治疗

一、感冒

病症

恶寒，头痛，鼻塞，流清涕，周身四肢酸楚疼痛，咳嗽吐稀痰，无汗，脉浮紧，舌苔薄白；或发热汗出，微恶风寒，头痛、咳嗽吐稠痰，咽喉痛痒，口中干燥作渴，脉浮数，舌苔薄微黄。

治疗

主穴　风池、天柱、大椎、肩井、风门、肺俞、曲池、合谷。

配穴　头痛加印堂、头维、太阳、外关；鼻塞加禾髎、迎香。

方法　①按揉法：用拇指或大鱼际或掌根按揉项背部上述各穴5～8分钟。②捏拿法：用拇指、食指、中指捏拿风池、天柱、肩井等穴。上述两法，手法较重，刺激量较大，酸胀感明显。③摩擦法：先用全掌在项背部抚摩2～3分钟，继用全掌横擦2～3分钟，以皮肤发热、红润为度。④拿曲池、合谷、外关，重刺激，要有明显的酸胀感。⑤如头痛、鼻塞，加按揉印堂、太阳、迎香、头维等。

附　足部按摩

穴位　膀胱、输尿管、肾、肾上腺、肺、支气管、喉。

方法　①膀胱、输尿管、肾、肾上腺按摩5分钟（以下称常规治疗）。②其余各2分钟。③鼻塞、咽痛加按扁桃体、鼻各2分钟。

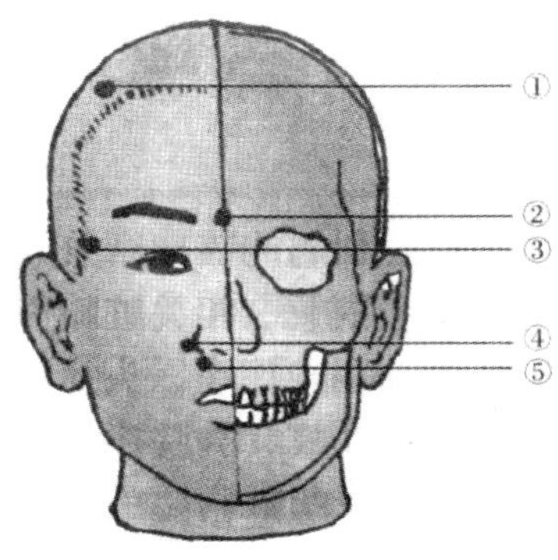

①头维
②印堂
③太阳
④迎香
⑤禾髎

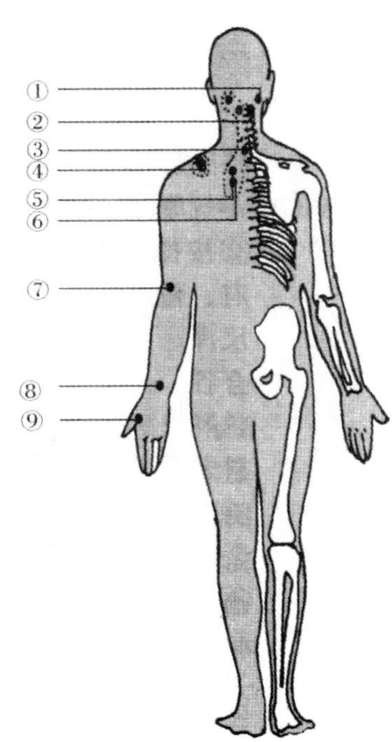

①风池
②天柱
③大椎
④肩井
⑤风门
⑥肺俞
⑦曲池
⑧外关
⑨合谷

二、咳嗽

病症

以咳嗽为主：如因外感引起的咳嗽则兼有表证；如因内伤引起的咳嗽则兼有相关脏腑失调的病变证候。咳嗽吐痰，咽喉作痒，头痛寒热，脉浮，苔薄；或是咳嗽吐痰，胸脘痞闷，纳呆食少，脉滑，苔白腻；或咳嗽胸胁引痛，面赤咽干，苔黄少津，脉弦数。

治疗

主穴　风门、肺俞、中府，膻中、尺泽、太渊。

配穴　外感加风池、大椎、列缺、合谷。

方法　①抚摩法：用全掌在背部抚摩，以皮肤发热为适宜。②按揉法：用拇指或掌根重点按揉风门、肺俞、中府、膻中等穴位3～5分钟，要有明显酸胀感。③按拿尺泽、列缺，太渊等。④外感者加按拿风池、大椎、合谷。

燥热咳嗽者，加按揉脾俞、肾俞，并搓擦前胸、后背和胁肋部。痰多而喘者加按揉脾俞、胃俞、天突、足三里、丰隆等。本法对急、慢性支气管炎患者均适用，但慢性者治疗时间较长，一般10次为1疗程，2～3疗程可收到明显效果。

①中府
②膻中
③尺泽
④列缺
⑤太渊

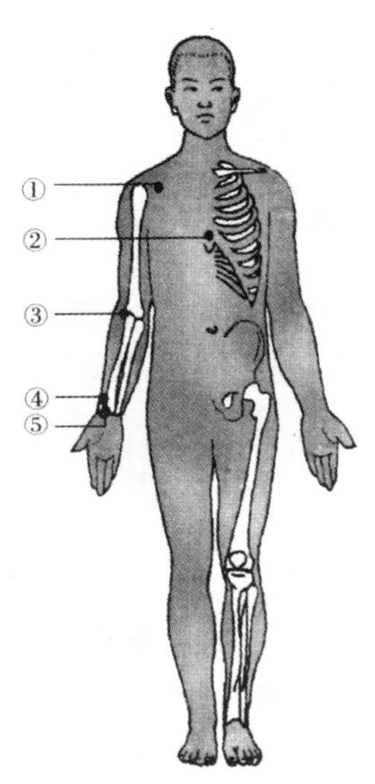

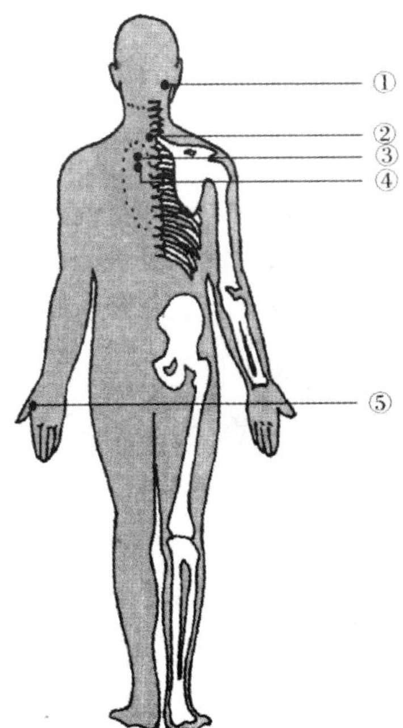

①风池
②大椎
③风门
④肺俞
⑤合谷

三、哮喘

病症

呼吸急促，胸闷气粗，喉中有哮鸣声，喘息不得平卧，甚则张口抬肩。如风寒引起的兼见痰多清稀色白，形寒肢冷；风热引起的兼见咳吐黄稠痰，发热汗出，口渴，小便黄；如病久体虚的，则气短乏力，神疲劳倦，无力气喘，脉弱。

治疗

主穴　风门、肺俞、定喘、膏肓、天突、中府、膻中、尺泽、列缺、夹脊和胸背部。

配穴　肺肾虚弱加脾俞、肾俞、关元、足三里。

方法　①抚摩法：同咳嗽治法。②按揉法：用拇指或掌根重点按揉风门、肺俞、定喘、膏肓等3～5分钟，继按中府、天突、膻中等。③用拇指或掌根沿夹脊、膀胱经第一至十四椎段和肩胛部重点按揉，手法稍重。④推擦法：用全掌横擦背部和胸部，以发热为度。⑤按拿尺泽、列缺等。⑥肺、肾虚者，重点加按摩脾俞、肾俞、关元等，并在腰部和小腹部进行摩擦法。

外感而喘者，配方同咳嗽。

附　足部按摩

穴位　膀胱、输尿管、肾、肾上腺、支气管、淋巴、胸。

方法　①常规治疗后按压肺、支气管、胸各3分钟，用治疗棒按压淋巴2分钟。②若炎症较重，可加鼻、喉各2分钟。

①天突
②中府
③膻中
④关元
⑤列缺
⑥足三里

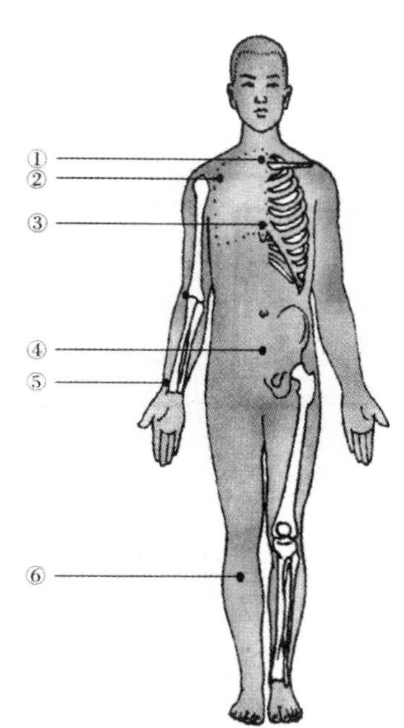

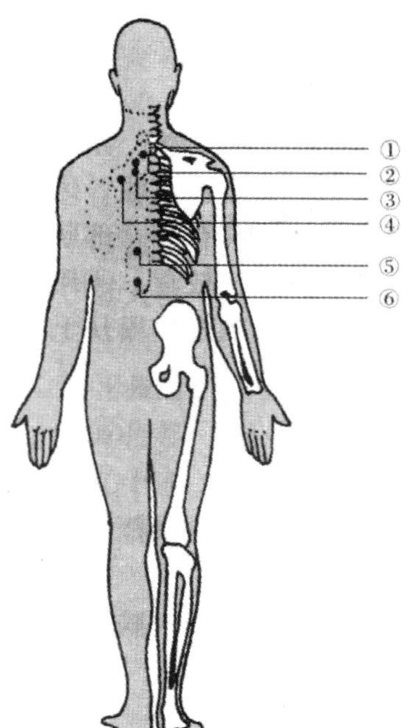

①定喘
②风门
③肺俞
④膏肓
⑤脾俞
⑥肾俞

四、中暑

病症

头晕头痛，身热，汗出不畅，胸闷烦躁，口渴，恶心呕吐，身体倦怠，神疲无力；甚至高热神昏，心慌、抽搐，汗出气短，面色苍白，两眼发黑，忽然昏倒。

治疗

主穴　风池、风府、大椎、肩井、曲池、合谷、外关，十宣、人中、承山、昆仑。

配穴　高热加夹柱、背部膀胱经、委中等。

方法　①高热神志昏迷者，先掐人中，拿曲池、合谷、外关、十宣、委中、承山、昆仑。②按揉风池、风府、大椎、肩井等。③拇指或掌根按揉夹脊和背部膀胱经第一至七胸椎节段。以上三法，手法较重。④用掌根沿脊柱和双侧膀胱经路线第一至十四椎节段从上向下直推10次左右。

附　足部按摩

穴位　主穴：膀胱、输尿管、肾、肾上腺、肺、胃、脾、大脑、头；配穴：心、脑垂体。

方法　常规治疗后轻按肺、胃、脾各3分钟，再按大脑、头、心及脑垂体各2分钟。

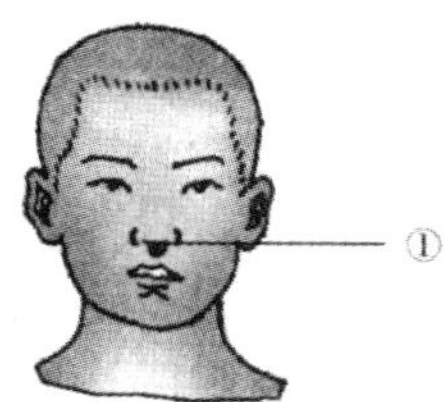

①人中

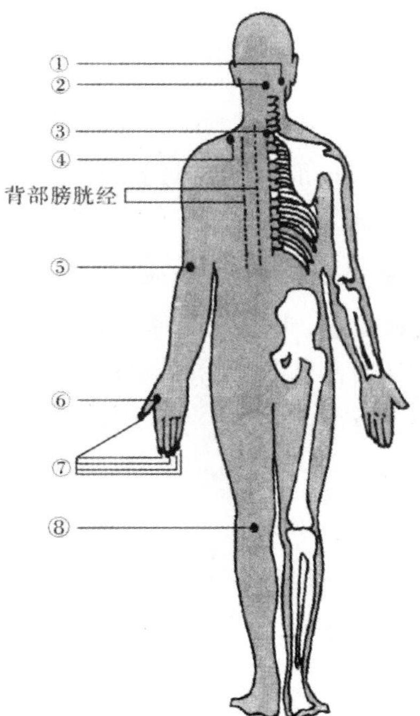

①风池
②风府
③大椎
④肩井
⑤曲池
⑥合谷
⑦十宣
⑧委中

五、呕吐

病症

胃寒呕吐，吐出清水稀涎，畏寒喜温，苔白脉迟；胃热呕吐，吐出物酸苦味臭，口中秽气，口渴喜冷饮；食积者，脘腹胀满疼痛，嗳腐吞酸，大便干而多矢气，苔厚腻，脉滑实。

治疗

主穴　膈俞、胃俞、天突、缺盆、膻中、中脘、内关。

配穴　外邪犯胃加风门、肺俞、合谷；肝气犯胃加肝俞、胆俞、期门、阳陵泉、太冲等。

方法　①按揉法：用拇指、掌根按揉膈俞、肝俞、胆俞、胃俞；继按天突、缺盆、脑中等，手法稍重。②直推法：用掌根先由大椎推至胃俞10次左右；继由天突推至神阙10次左右。③按拿内关、合谷等。

附　足部按摩

穴位　主穴：膀胱、输尿管、肾、肾上腺、胃、脾、大肠、胰；配穴：胆、肝、小肠。

方法　常规治疗后重按胃、脾、大肠3分钟，再轻按胰、小肠、胆、肝各2分钟。

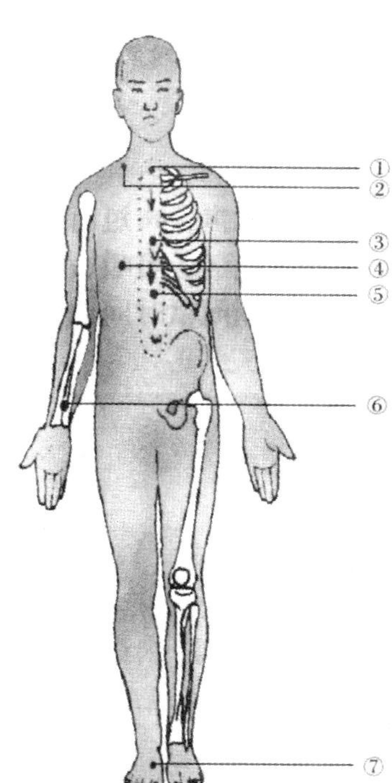

①天突
②缺盆
③膻中
④期门
⑤中脘
⑥内关
⑦太冲

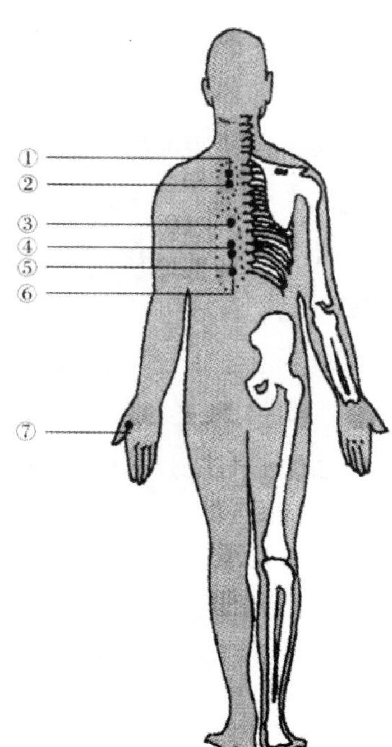

①风门
②肺俞
③膈俞
④肝俞
⑤胆俞
⑥胃俞
⑦合谷

六、呃逆

病症

胸闷气逆上冲，喉间呃呃连声，声短而频繁，不能自行控制，甚则妨碍说话、咀嚼、呼吸、睡眠等，其呃声或疏或密，间歇时间没有定时。

治疗

主穴　膈俞、胃俞、膻中、中脘、内关。

配穴　久病体虚加脾俞、肾俞、足三里、气海、关元。

方法　①先用拇指、掌根按揉上述五穴，手法刺激较重。②用全空心掌或侧拳拍打，叩击背部（以膈俞为重点）5～10次。③按内关、足三里等处。④用全掌在胸部、背部摩擦，以放松肌肉、解除痉挛。

附　足部按摩

穴位　主穴：膀胱、输尿管、肾、肾上腺、胃、脾、胰；配穴：肝、膈、胆。

方法　常规治疗后轻按肾、脾、胰各3分钟，再按揉肝、膈、胆各2分钟。

①膻中
②中脘
③气海
④关元
⑤内关
⑥足三里

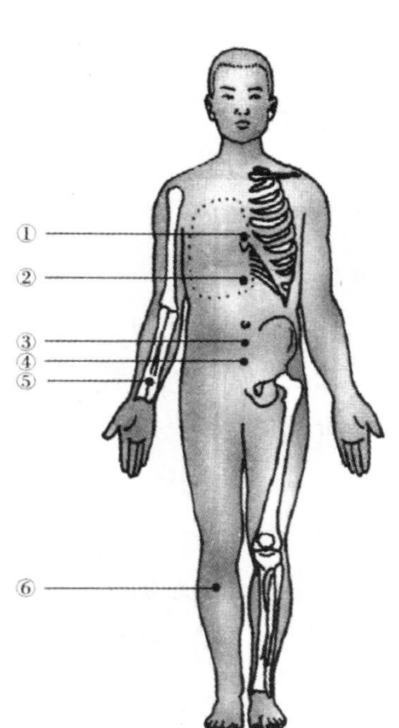

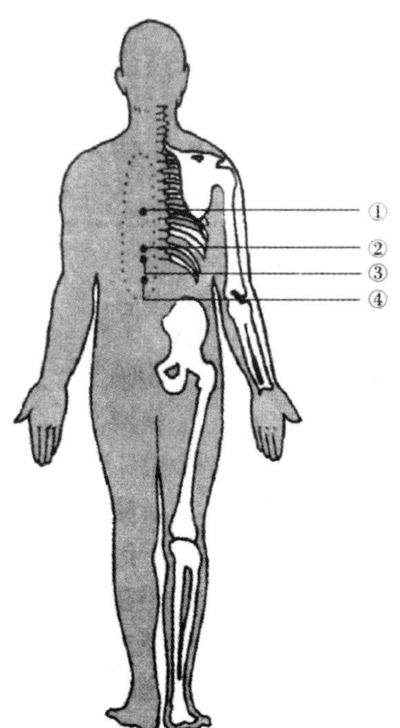

①膈俞
②脾俞
③胃俞
④肾俞

七、泄泻、痢疾

病症

泄泻：腹痛、肠鸣、腹泻，大便稀薄，甚至如水样。或恶寒发热，头痛鼻塞；或腹痛即泻，泻后痛减，泻下粪臭便腐；或大便时泻时止，反复发作，胸闷纳差；或黎明时泻，泻后即痛减，四肢不温，舌淡苔白，脉沉细等。

痢疾：腹部疼痛，里急后重，下利赤白脓血；或肛门灼热，小便短赤，口渴心烦，身体寒热；或痢下黏稀白冻，下腹隐痛，胸脘痞闷，神疲肢冷，舌淡，脉细弱；或高热神昏，烦躁不安，甚则昏迷抽搐；或下痢时发时止，发作时便下脓血，里急后重，消瘦，体无力，舌淡，苔腻，脉弱。

治疗

主穴　脾俞、胃俞、三焦俞、大肠俞、下脘、天枢、足三里、上巨虚。

配穴　感受外邪加曲池、手三里、合谷；脾肾虚弱加肾俞、命门和腰骶部。

方法　①按揉法：用拇指、掌根按揉以上诸穴，手法较重，每穴按揉1～2分钟；②摩擦法：全掌摩擦腰骶部，以皮肤发热为度；继用掌根自长强推至胃俞5～10次。③按揉下脘、天枢、关元、足三里、上巨虚等穴3～5分钟。外感者加按拿曲池、合谷等。

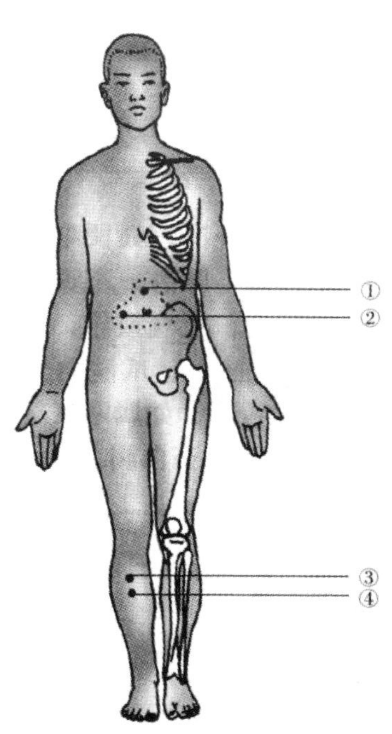

①下脘
②天枢
③足三里
④上巨虚

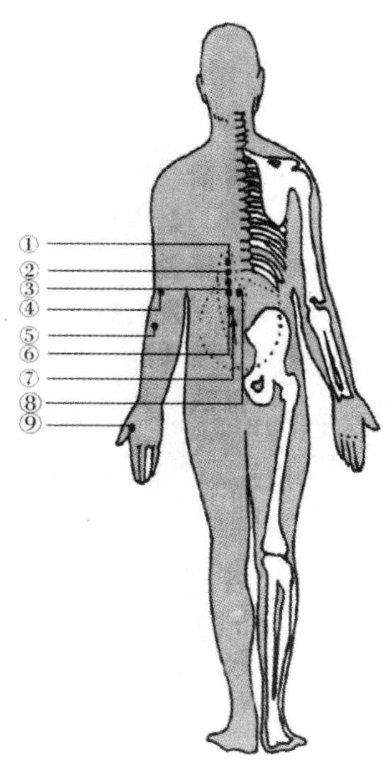

①脾俞
②胃俞
③三焦俞
④曲池
⑤手三里
⑥命门
⑦大肠俞
⑧肾俞
⑨合谷

八、便秘

病症

大便数次减少，数日方行一次，粪便难以解出。如属热壅，则身热口渴，脉滑，苔黄；如属气郁，则胁腹胀满或疼痛，嗳气频作，脉弦，苔腻；如属气血虚，则面气唇爪晄白无华，头晕目眩，心悸，脉弱，舌淡；如属寒气凝滞，则腹中冷痛，喜暖，脉沉迟，苔白润。

治疗

主穴　胃俞、三焦俞、大肠俞、下脘、天枢、气海、手三里、支沟、上巨虚、腰骶部和腹部。

配穴　气秘者加肝俞、章门；气血虚者加脾俞、气海俞、肾俞、关元、足三里等。

方法　①按揉法：拇指、掌根按揉背部俞穴 3～5 分钟。②直推法：用掌根自三焦俞向下推至长强穴 7～10 次；如属气血虚者在背、腰骶加用横擦法，以发热为度。③旋摩法：用双手全掌自然伸直沿升结肠、横结肠、降结肠方向（顺时针）旋摩 5～10 分钟；继用拇指按揉腹部各穴，按揉后再用拇、食、中指提拿双侧腹直肌各 3～5 次。④最后按点曲池、手三里、支沟、合谷、上巨虚等穴，手法稍重，要有明显的酸胀感。

①下脘
②章门
③天枢
④气海
⑤关元
⑥足三里
⑦上巨虚

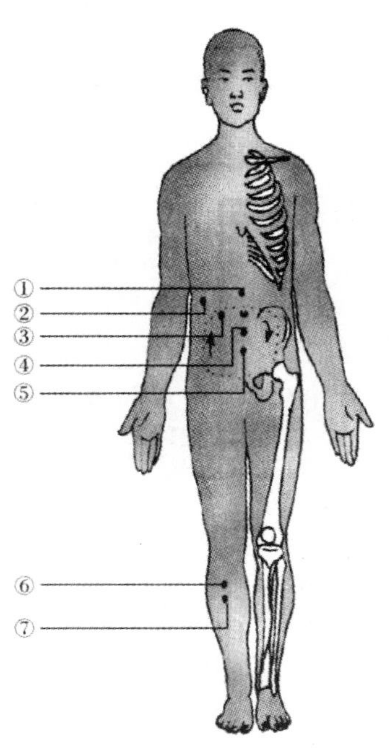

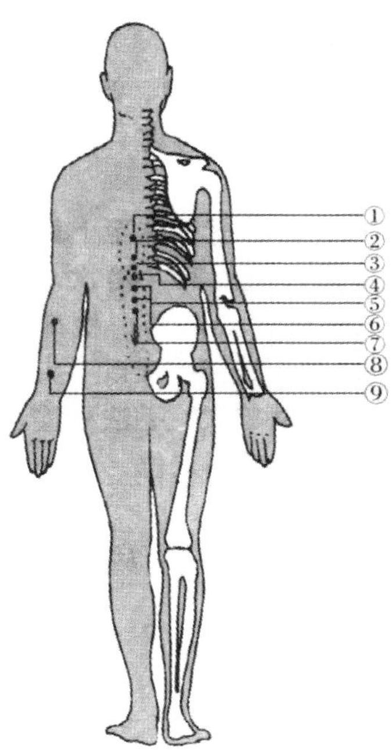

①肝俞
②脾俞
③胃俞
④三焦俞
⑤肾俞
⑥气海俞
⑦大肠俞
⑧手三里
⑨支沟

九、眩晕

病症

头晕旋转，两目昏黑，泛泛欲吐，甚者有倒地现象，兼耳鸣耳聋，恶心呕吐，汗出身倦，肢体震颤。如兼肢体乏力，面色晄白，心悸倦怠者，为气血不足；如兼腰酸脚软，舌红脉弦，又因情志而发作者，为肝阳上亢；如胸脘痞闷，食欲不振，呕吐纳差，苔腻脉滑，为痰浊中阻。

治疗

主穴　印堂、太阳、头维、百会、风池和头额、颞、枕部。

配穴　肝阳上亢加肝俞、太冲、涌泉；体虚加脾俞、肾俞、足三里。

方法　①推抹法：用双手拇指自印堂穴交替向上推抹至上星穴处，再由印堂左右分推抹至太阳穴处各 30 ~ 40 次。②推擦法：用拇指和大鱼际自额部向头颞部、枕部推擦，左右各 30 ~ 40 次。③按揉法：拇指按揉以上头面部各穴 5 ~ 8 分钟；继拿风池、肩井等穴，手法稍重。④肝阳上亢和体虚者，加按配方中有关穴位，手法宜轻柔和缓。最后重复①推抹法和②推擦法等，而后结束治疗。

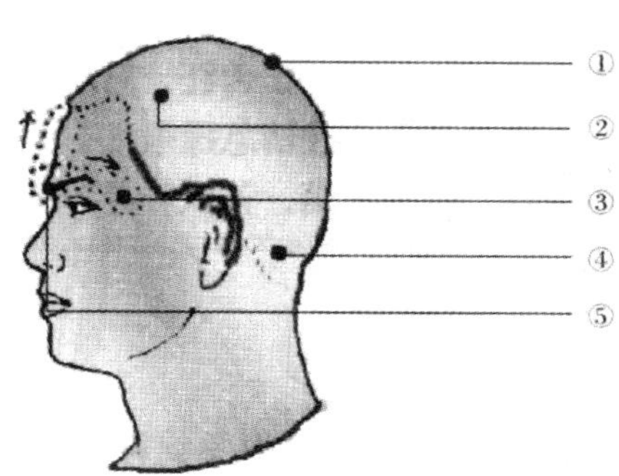

①百会
②头维
③太阳
④风池
⑤印堂

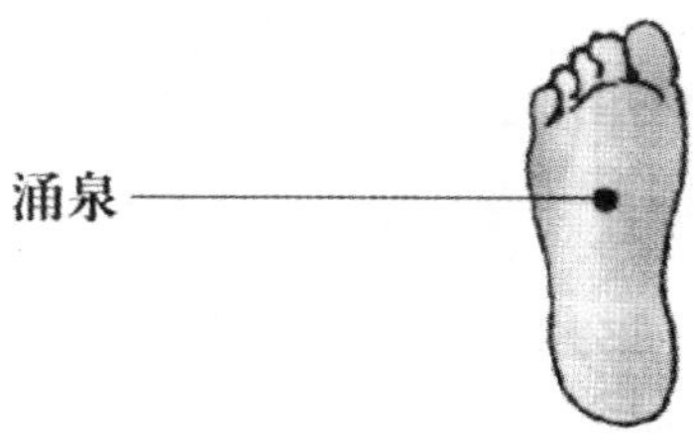

十、失眠健忘

病症

不睡或少睡，睡时难以成眠，甚至通宵达旦。其因不同而各有兼证：或多梦易惊，健忘汗出；或头晕耳鸣，腰酸，舌红，脉细数；或善惊易怒，心悸多梦；或性情急躁烦乱，头晕头痛；或脘闷嗳气，腹部胀满，苔腻脉浮等。

治疗

主穴　百会、风府、安眠、心俞、内关、神门、后枕部、夹脊。

配穴　消化不良加胃俞、中脘、足三里、天枢。

方法　①按揉法：用拇指按揉各主穴 5 ~ 8 分钟，手法轻缓柔和；继用双掌重叠按揉双侧夹脊和膀胱经 3 ~ 5 分钟，手法适中。②推脊法：用掌根自大椎推至命门（包括双侧膀胱经），反复 5 ~ 7 次；③摩擦法：用全掌自后枕至心俞段横擦 3 ~ 5 遍；继用全掌抚摩法，手法宜轻。

注：健忘一证，可参照后页惊悸一证的全身按摩治疗法进行治疗，但手法稍轻。

附　足部按摩

穴位　主穴：头、肝、生殖器；配穴：心、脾。

方法　①常规治疗后用手指或治疗棒上下加压头、肝、生殖器各 3 分钟，尤其是生殖器区，其位置在脚底，所以要加大力度。②因贫血引起的失眠，心、脾各按压 2 分钟。

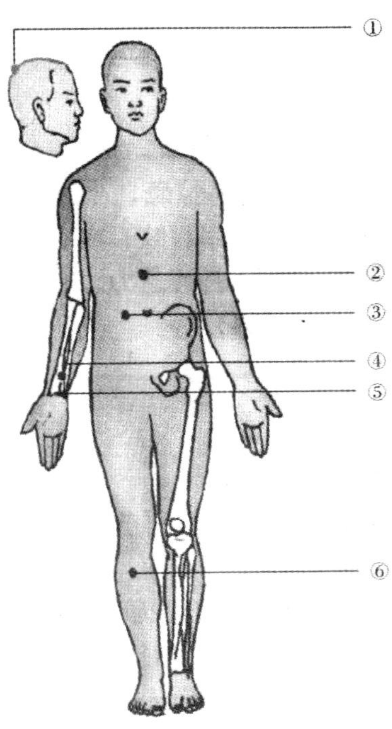

①百会
②中脘
③天枢
④内关
⑤神门
⑥足三里

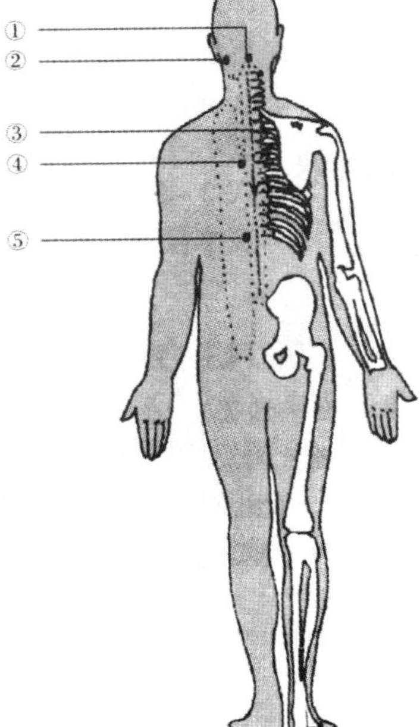

①风府
②安眠
③夹脊
④心俞
⑤胃俞

十一、惊悸怔忡

病症

心中悸动，时发时止，善易惊恐，坐卧不安，多梦易醒。或面色无华，头晕目眩；或心烦少寐，头昏耳鸣；或胸腹痞闷，神疲乏力，形寒肢冷；或心绪烦躁不宁，恍惚多梦等。

治疗

主穴　厥阴俞、心俞、督俞、极泉、内关、神门、劳宫。

配穴　失眠加百会、风府、安眠。

方法　①抚摩法：用全掌在背部第一至七椎节段抚摩 2～3 分钟，手法宜轻快柔和。②按揉法：用拇指按揉以上诸穴 2～3 分钟，手法宜较重。③按拿四穴法：双手同时按拿极泉、内关、神门、太渊 2～3 分钟。

附　足部按摩

穴位　主穴：头、心脏组织；配穴：脚趾的第二趾和第三趾。

方法　治疗时轻轻按压心和心脏组织各 1 分钟，按揉第二趾、第三趾各 1 分钟，若效果明显，可逐步增加力度。切忌重力按压，时间不可过长；不可做常规治疗。

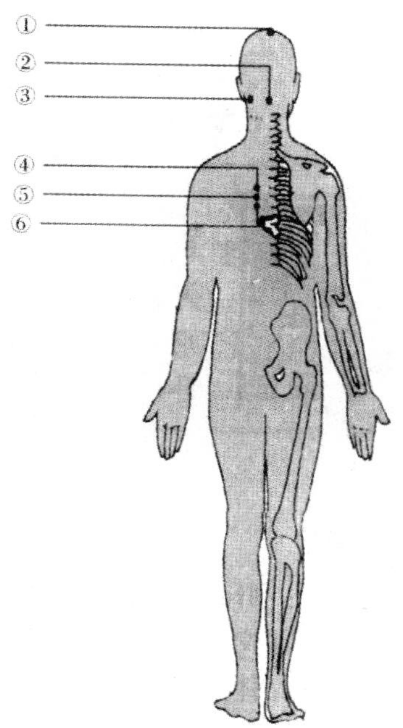

①百会
②风府
③安眠
④厥阴俞
⑤心俞
⑥督俞

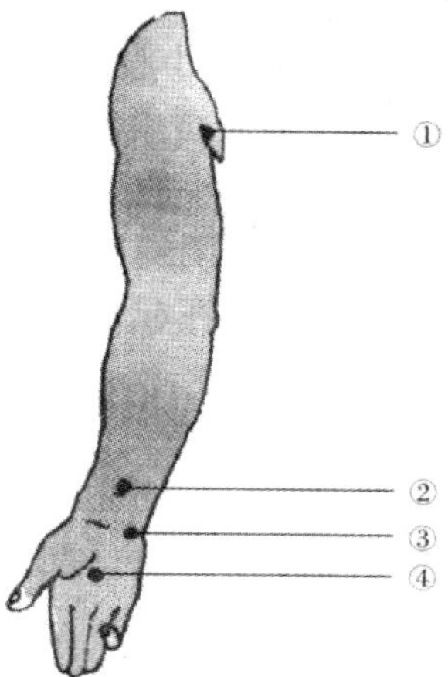

①极泉
②内关
③神门
④劳宫

十二、疝气

病症

少腹痛引睾丸，或睾丸阴囊肿大胀痛。如为寒疝，则阴囊冷痛，睾丸坚硬拘急控引少腹；如为湿热疝，则阴囊肿热，睾丸胀痛；如为狐疝，则少腹“气冲”部与阴囊牵连胀痛，立则下坠，卧则入腹，久之形成阴囊偏大。

治疗

主穴　肝俞、三焦俞、大肠俞、小肠俞、气海、天枢、三阴交、太冲、腹部。

配穴　体虚加脾俞、足三里。

方法　①按揉法：俯卧，用拇指或掌根按揉背部诸穴如肝俞，三焦俞，大、小肠俞；继按下肢各穴 5～8 分钟，手法稍重。②抚摩法：仰卧，用全掌在小腹部抚摩 5～8 分钟，继按揉天枢、气海，手法宜轻缓柔和。③掌托法：仰卧，如果属嵌顿疝（狐疝）者，小腹下坠明显，或有物下坠于阴囊中，则用右手掌将阴囊肿物向上推托，继用掌根按压在耻骨上缘，向上托起，以阴囊肿物消失为度。

附　足部按摩

穴位　主穴：膀胱、输尿管、肾、肾上腺、前列腺；配穴：肝、脾、小肠。

方法　常规治疗后重按前列腺 5 分钟，轻按肝、脾、小肠各 3 分钟。

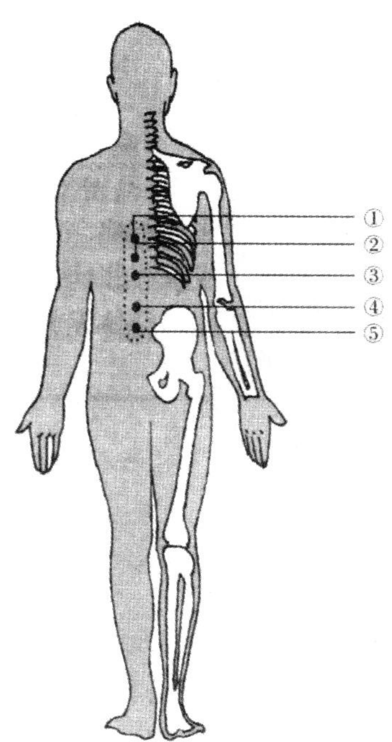

①肝俞
②脾俞
③三焦俞
④大肠俞
⑤小肠俞

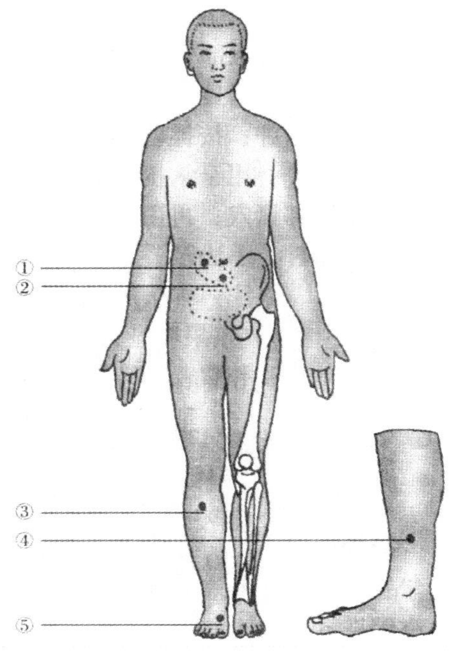

①天枢
②气海
③足三里
④三阴交
⑤太冲

十三、积聚

病症

腹内胀满，按之有结块，或痛或不痛。或胸胁胀痛，情志不遂，易悲易忧；或脘腹胀痞，纳呆，便秘；或时有寒热，面黯消瘦，身体无力。

治疗

主穴　肝俞、胃俞、三焦俞、气海俞、大肠俞、中脘、气海、腹部、足三里、三阴交。

配穴　气滞明显加期门、章门、天枢。

方法　①俯卧，按揉以上背部各穴5～8分钟，手法稍重。②仰卧，用全掌抚摩上腹部和小腹部5～8分钟；继按揉腹部诸穴；再用双手掌自然伸直，并列旋摩腹部5～8分钟，手法轻缓柔和。

注：本法适用于气滞型（肿块时聚时散或游走无定处），效果明显；如属血瘀肿块不散者，疗效尚欠佳；如属肿瘤者，局部禁推。

附　药、食调理

虎林根酒：虎林根150克，酒100毫升。将虎林根细锉，用酒浸泡，7日后去渣备用。每日2次，每次50～100毫升。

大黄蜂蜜丸：生姜、大黄、蜂蜜各适量。大黄研为细末，炼蜜为丸，如绿豆子大，每次30粒，以生姜汤送下。

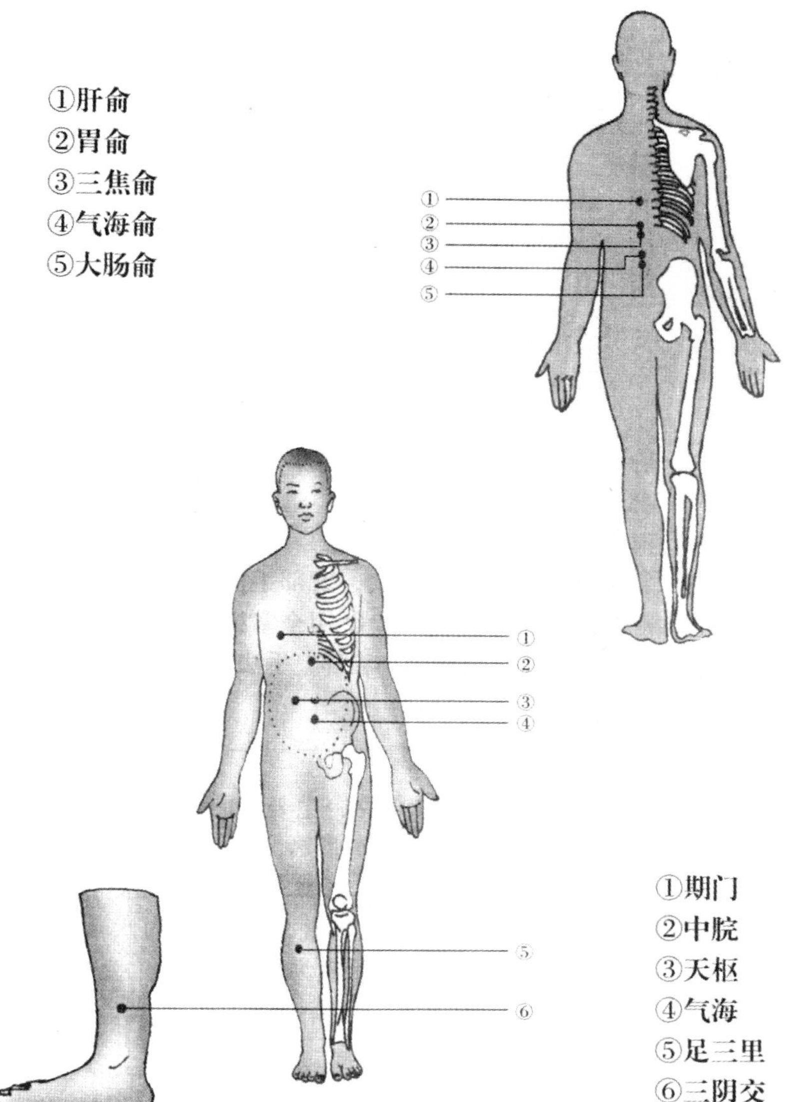
①肝俞
②胃俞
③三焦俞
④气海俞
⑤大肠俞
①
②
③
④
⑤
①
②
③
④
⑤
⑥
①期门
②中脘
③天枢
④气海
⑤足三里
⑥三阴交

十四、淋证

病症

排尿时茎中涩痛，淋沥不尽。或见少腹胀满，点滴难下，甚或忽然腰痛，有兼尿中见血；或尿中时挟带砂石；或小便浑浊，黏稠如膏；亦有不耐劳累，遇劳则发作者。

治疗

主穴　脾俞、肾俞、膀胱俞、次髎、中极、三阴交、腰骶部、腹部。

配穴　湿热重者加三焦俞、阴陵泉、足三里。

方法　①用拇指按揉以上诸穴，背部手法宜重，要有明显酸胀感，腹部手法宜轻。②用全掌横擦腰骶部，以发热为度。③用全掌抚摩小腹部，手法宜轻缓柔和。

附　药、食调理

扁蓄生姜煮鸡蛋：鲜扁蓄 60 克，生姜 10 克，鸡蛋 2 个。将三味同煮至鸡蛋熟，1 日 1 剂，分 2 次服。

葱白车前粳米粥：葱白 30 克，新鲜车前草叶 60 克，粳米适量。将前二味洗净切碎，加水煎煮，去渣，放入粳米煮为稀粥，早晚各服 1 次。

①脾俞
②三焦俞
③肾俞
④膀胱俞
⑤次髎

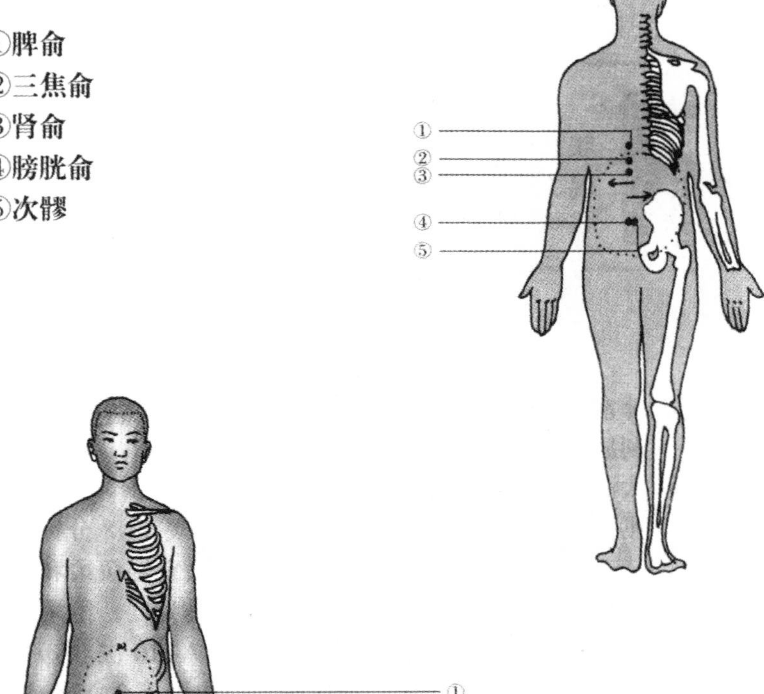

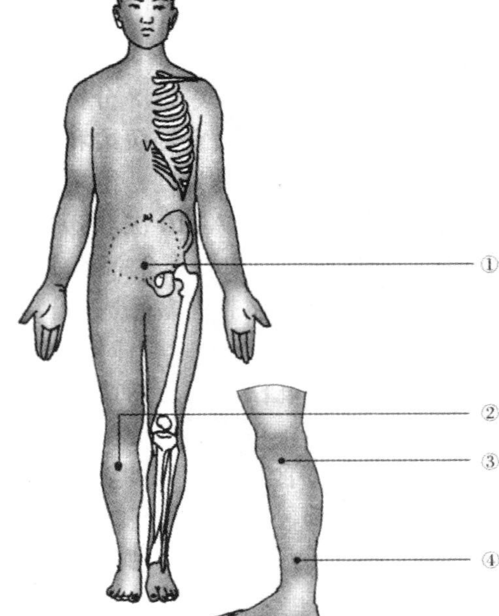

①中极
②足三里
③阴陵泉
④三阴交

十五、癃闭

病症

小便涓滴不利，或点滴全无。少腹急痛，或胀或不胀；或面色皖白，神气怯弱；或烦热口渴，舌红，苔黄，脉数。

治疗

主穴　肺俞、三焦俞、肾俞、膀胱俞、次髎、关元、中极、利尿穴、三阴交、腰骶部和小腹部。

配穴　太溪、水泉。

方法　①按揉法：用拇指或掌根按揉背部各穴 5～8 分钟，实证手法宜重，刺激量较大，虚证手法宜轻缓柔和。②推擦法：用全掌横擦腰骶部，以发热为度；继用掌根自三焦俞向下直推至尾骶部，反复 7～10 次。③抚摩法：用全掌抚摩小腹，按揉关元、中极等 3～5 分钟；继用双掌左右分推小腹部，两手多指捏拿腰大肌，左右轻拨小腹部腹直肌。

其他方法：①取喷嚏或探吐法：即用纸或棉球签向鼻中取嚏或喉中探吐的动作，可开肺气、举中气、通利下焦元气、通利小便。②食盐 50 克炒热，布包熨小腹。③麝香 0.15 克敷脐部，并以胶布盖之。

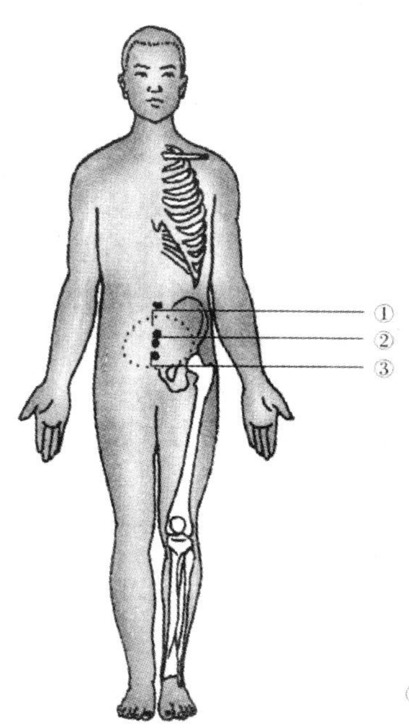

①关元
②利尿穴
③中极

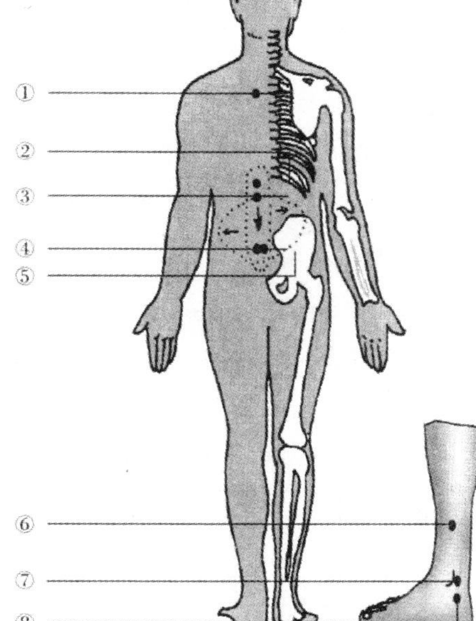

①肺俞
②三焦俞
③肾俞
④膀胱俞
⑤次髎
⑥三阴交
⑦太溪
⑧涌泉

十六、遗精、阳痿

病症

遗精：梦中遗精，夜寐不安，阳强易举。或头目晕眩，心悸，耳鸣，腰酸，精神不振等。滑精则不拘昼夜，动念则常有精液滑出，形体瘦弱，脉象细软。

阳痿：阴茎萎软无力，不能勃起或勃而不坚。头晕目眩，面色㿠白，神疲乏力，腰膝酸软，脉象细弱。

治疗

主穴　命门、肾俞、次髎、气海、关元、中极、腰骶部、小腹部、阴陵泉、三阴交。

配穴　心神不宁梦中遗精者，加安眠、心俞、神门、劳宫、涌泉等。

方法　①按揉法：用拇指按揉上述诸穴，手法较重适度。②横擦法：用全掌自腰至骶部横擦2～3分钟，以发热为度。③抚摩法：用全掌抚摩小腹部3～5分钟，手法宜轻缓柔和。④最后点按神门、劳宫等穴。

注：阳痿的按摩重点是按揉腰部、腹部的穴位，尤其是摩擦腰骶部和抚摩小腹部。

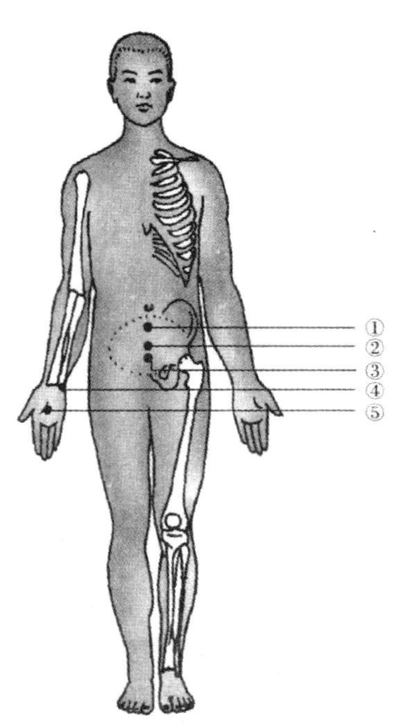

①气海
②关元
③中极
④神门
⑤劳宫

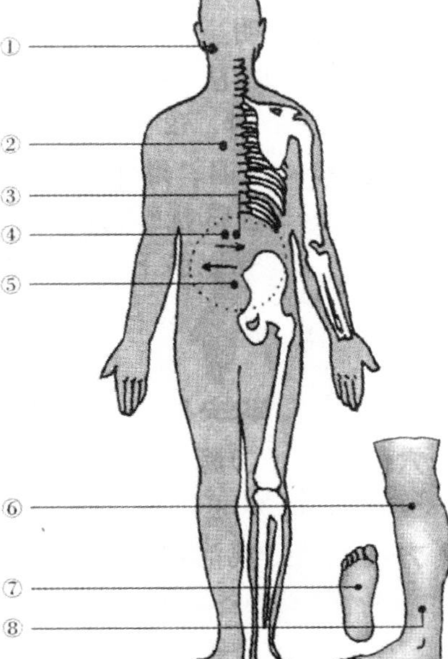

①安眠
②心俞
③命门
④肾俞
⑤次髎
⑥阴陵泉
⑦涌泉
⑧三阴交

十七、消渴

病症

上消口渴引饮，中消多食消瘦，下消小便频数而量多，舌红，苔黄，脉数。或大便干结，头昏无力，腰膝酸软。

治疗

主穴　肺俞、脾俞、三焦俞、肾俞、上脘、中脘、中极、关元、曲池、合谷。

配穴　体虚明显加命门、足三里。

方法　①按揉法：先按揉背部穴 8～10 分钟，继按腹部穴 8～10 分钟。②捏脊法：双手从长强向上捏至肺俞，反复 7～10 遍；继用全掌在腰骶部横擦 1～2 分钟，以发热为度。③抚摩法：用全掌抚摩腹部 2～3分钟，继按腹部任脉，以脐下为重点。④最后按拿曲池、合谷、足三里等穴。

附　足部按摩

穴位　主穴：膀胱、输尿管、肾、肾上腺；肺、胃、脾、肾；配穴：心、颈、肝、胰、肾上腺、生殖器。

方法　①常规治疗后按压肺、胃、脾、肾各 3 分钟。②上消加按心、颈各 2 分钟；中消加肝、胰各 2 分钟；下消加肾上腺、生殖器各 3 分钟。③如上、中、下同时发病，综合配穴治疗。

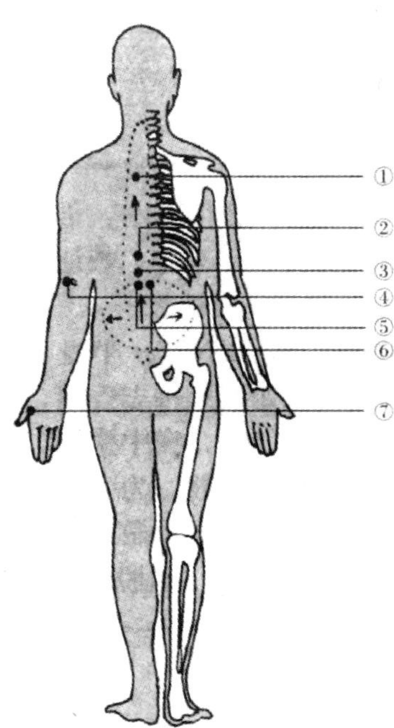

①肺俞
②脾俞
③三焦俞
④曲池
⑤肾俞
⑥命门
⑦合谷

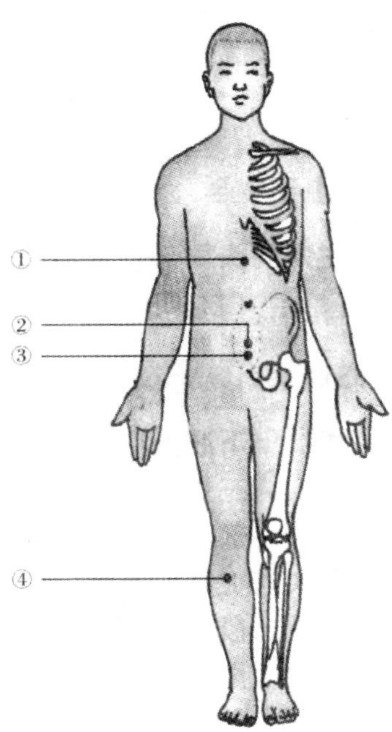

①中脘
②关元
③中极
④足三里

十八、中风

病症

中经络：突然口眼歪斜，肢体麻木，语言不利，口角流涎，甚则出现半身不遂；兼证见身体寒热，舌苔薄白，脉象弦细或浮数。

中脏腑：突然昏仆，神志不清，半身不遂，舌强语涩，口眼歪斜。如证见神志昏迷，牙关紧闭，两手握固，面赤气粗，喉中痰鸣，二便闭塞，舌苔黄腻，脉弦滑而数，为中风闭证；如证见目合口张，鼻鼾息微，手撒遗尿，四肢厥冷，汗出，脉象细微，则为中风脱证。

治疗

主穴　头面部：百会、风池、风府、头维、攒竹、睛明、阳白、四白、下关、颊车、迎香、地仓。

上肢：肩井、肩髃、肩贞、肩髎、天宗、曲池、手三里、合谷及肩肘局部。

下肢：居髎、环跳、风市、髀关、犊鼻、阳陵泉、足三里、丰隆、委中、承山、丘墟及髋、膝、踝关节局部。

配穴　上肢偏瘫者，加背部督脉、膀胱经胸椎第一至七节段；下肢偏瘫者，加腰骶部督脉、膀胱经四腰椎至尾骶节段；语言不利者，加哑门、承浆、廉泉、人迎等。

方法　头面部：①推揉法：先用一指禅推法推面部，以常用穴为重点，反复推5～8分钟，继按揉头面部诸穴5～8分钟。②抚摩法：用大、小鱼际反复抚摩面部3～5分钟，以发热为度。③推抹法：用双拇指交替由印堂推抹至上星，再由印堂分抹至太阳穴各20～30次。④按拿法：用拇、食指或多指按拿风府、风池、哑门及上肢常用穴。

上肢部：①㨰法：从肩部至肩关节周围及上臂、前臂内外施以㨰法，往返2～3遍。②按揉法：用拇指在肩肘关节周围进行按揉，边按揉边弹拨，手法宜重。③捏拿法：用拇、食指捏拿曲池、手三里、合谷、外关等。④摇法：一手扶患肩、一手握患肢肘部或腕部向内、向外旋摇多次。最后搓肩部和臂部。

下肢部：①㨰法：自环跳开始沿下肢足阳明胃经、少阳胆经、太阳膀胱经循行路线自上而下㨰法操作2～3遍。②点揉法：用肘尖和掌根点揉环跳、髀关、阳陵泉、足三里等穴，手法宜重，要有明显的酸胀感。③拿法：用拇、食、中指拿委中、承山、昆仑等，刺激量较大。④摇法：屈膝、屈髋，旋摇髋关节。最后用叩击法和抖法。

上肢或下肢偏瘫者，应分别在肩背部或腰骶部采用㨰法、揉法，以加强疗效。

附　足部按摩

穴位　主穴：膀胱、输尿管、肾、肾上腺、头、大脑、小脑、脑垂体、颈、心、脾、肾、尾椎、肝；配穴：肩、膝、喉。

方法　常规治疗后轻轻按揉头、大脑、小脑、脑垂体、颈、心各3分钟，再按脾、肾、尾椎、肝各3分钟。

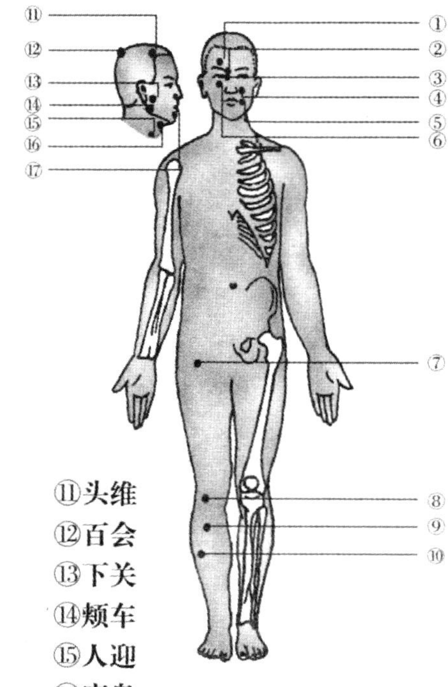

①阳白
②攒竹
③睛明
④迎香
⑤地仓
⑥四白
⑦髀关
⑧犊鼻
⑨足三里
⑩丰隆
⑪头维
⑫百会
⑬下关
⑭颊车
⑮人迎
⑯廉泉
⑰承浆

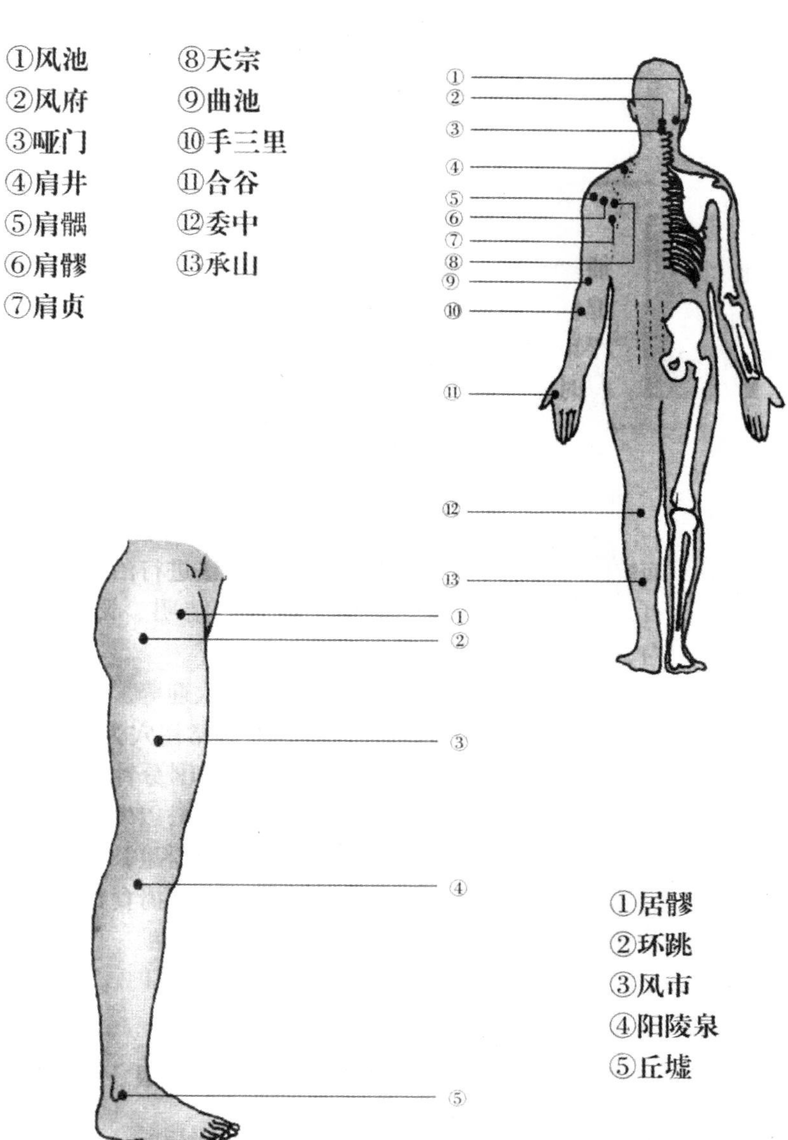
①风池
②风府
③哑门
④肩井
⑤肩髃
⑥肩髎
⑦肩贞
⑧天宗
⑨曲池
⑩手三里
⑪合谷
⑫委中
⑬承山
①居髎
②环跳
③风市
④阳陵泉
⑤丘墟

十九、面瘫

病症

睡眠醒来时，突然一侧面部麻木松弛，不能作蹙额、皱眉、露齿、鼓颊等动作，口角向健侧歪斜，漱口漏水，患侧额纹消失，鼻唇沟平坦，眼睑闭合不全，迎风流泪，少数病人初起时有耳后、耳下及面部疼痛。

治疗

主穴　面瘫病可参照中风头面部的处方和方法进行治疗。百会、风池、风府、头维、攒竹、睛明、阳白、四白、下关、颊车、迎香、地仓。

配穴　语言不利者，加哑门、承浆、廉泉、人迎等。

方法　①推揉法：先用一指禅推法推面部，以常用穴为重点，反复推 5～8 分钟，继按揉头面部诸穴 5～8 分钟。②抚摩法：用大、小鱼际反复抚摩面部3～5分钟，以发热为度。③推抹法：用双拇指交替由印堂推抹至上星，再由印堂分抹至太阳穴各 20～30 次。④按拿法：用拇、食指或多指按拿风府、风池、哑门及上肢常用穴。

附　足部按摩

穴位　膀胱、输尿管、肾、肾上腺、头、侧头、眼、耳、鼻、颈。

方法　常规治疗后轻轻按压头、侧头、眼、耳、鼻、颈各 2 分钟。

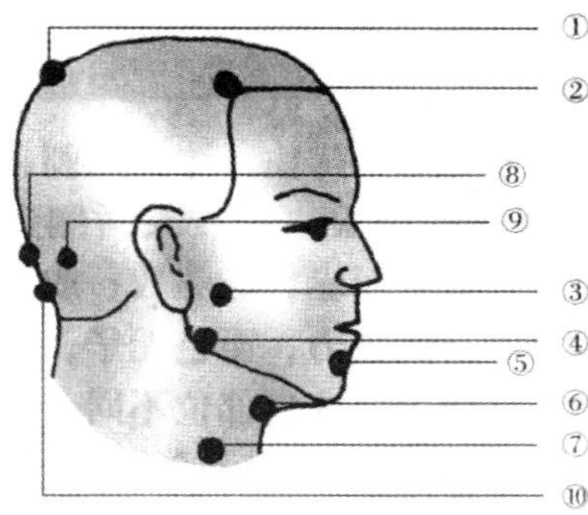

①百会
②头维
③下关
④颊车
⑤承浆
⑥廉泉
⑦人迎
⑧风池
⑨风府
⑩哑门

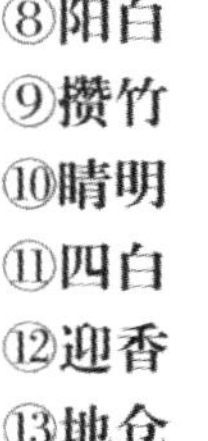

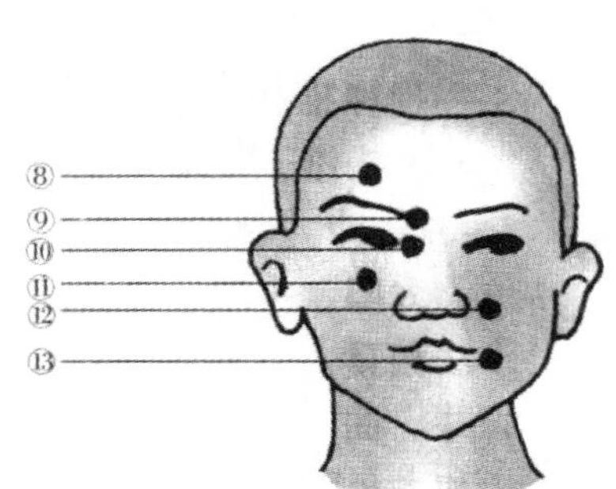

二十、头痛

病症

头痛，或发时痛势阵作，如锥如刺，痛有定处，甚则头皮肿起成块；或头两侧痛，目眩，心烦善怒，口苦面赤，脉弦数；或痛势绵绵，头目昏重，神疲乏力，面色无华，畏寒喜暖，脉细弱。临床上以疼痛部位不同，分前头痛、后头痛、头顶痛、偏头痛、全头痛。

治疗

主穴　印堂、太阳、阳白、头维、百会、风池、大椎、肩井、外关、合谷和头顶局部。

配穴　外感头痛加风门、曲池、列缺；气虚头痛加脾俞、胃俞。

方法　①一指禅推法：用拇指螺纹面沿印堂→百会，印堂→太阳、头维，反复推3～5分钟，继推头顶部和后枕部2～3分钟。②按揉法：双手拇指同时按揉印堂、攒竹、太阳、头维、百会、风池、大椎等穴3～5分钟，手法稍重。③捏拿法：用拇指、食指、中指拿风池、肩井、曲池、合谷等穴，手法稍重。④扫散法：用拇指和大鱼际推擦头颞部2～3分钟。⑤叩击法：用双手十指自然弯曲似爪状，同时叩击头部1～2分钟。⑥抹法：用拇指先自印堂向发际推抹，继向两侧太阳穴推抹各20～30次。

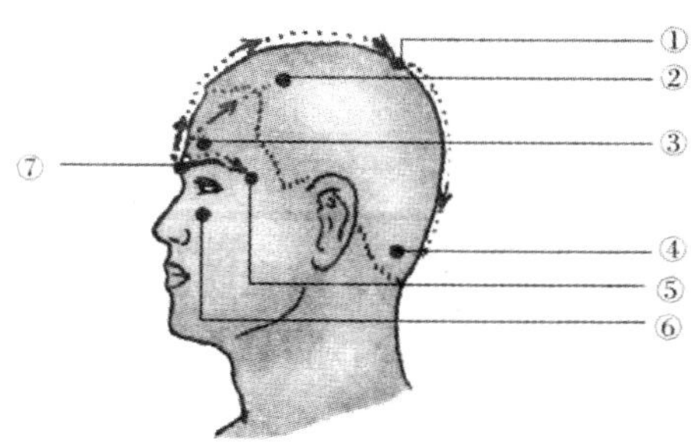

①百会
②头维
③阳白
④风池
⑤太阳
⑥四白
⑦印堂

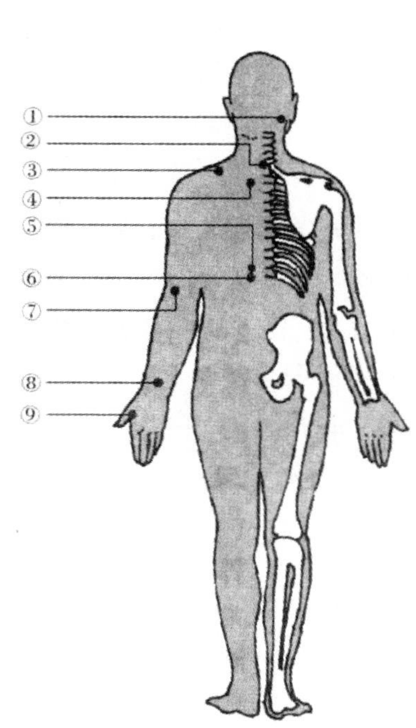

①风池
②大椎
③肩井
④风门
⑤脾俞
⑥胃俞
⑦曲池
⑧外关
⑨合谷

二十一、胸痹

病症

胸闷如窒，呼吸不畅，咳嗽喘息，心悸，甚则胸痛彻背，背痛彻心，喘息不能平卧，面色苍白，自汗出，四肢逆冷，舌淡苔白，脉象沉细。

治疗

主穴　肺俞、心俞、膈俞、中府、缺盆、膻中、期门、内关。

配穴　心慌胸闷者加神门、极泉。

方法　①背部：先按揉胸椎第一至九节段，以肺俞、心俞、膈俞、肝俞为重点，手法较重；继用掌根自胸椎第一至九节段直推和横擦1～2分钟。②胸部：先用全掌在胸部抚摩2～3分钟，继用拇指按揉上述胸部诸穴2～3分钟。③用全掌横擦胸部，以发热为度。④最后按拿上肢诸穴，手法宜重刺激。

附　足部按摩

穴位　主穴：膀胱、输尿管、肾、肾上腺、心、心包、肺、胃；配穴：肝、胸椎。

方法　常规治疗后轻按心、心包、肺、胃各5分钟，然后再按肝、胸椎各2分钟。

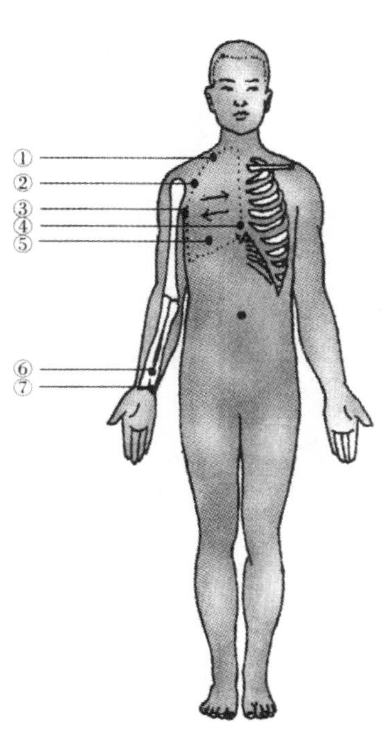

①缺盆
②中府
③极泉
④膻中
⑤期门
⑥内关
⑦神门

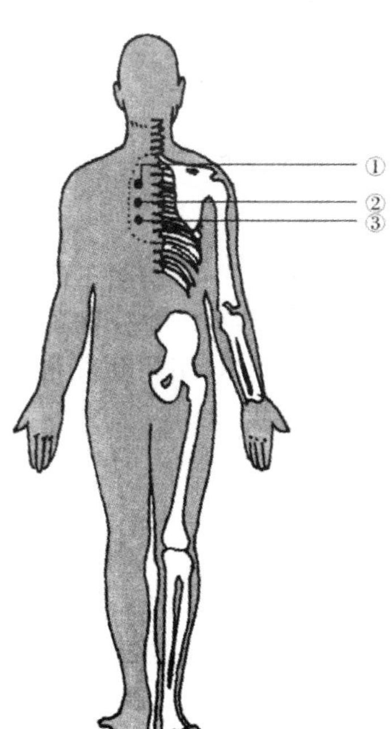

①肺俞
②心俞
③膈俞

二十二、胁痛

病症

一侧或两侧胁肋疼痛；或疼痛攻窜不定，每因情志不遂而发，胸闷，食少，嗳气，脉弦；或胁痛，口苦，胸脘痞闷，纳呆，恶心，呕吐，便黄，苔黄腻，脉弦数；或胁痛如刺，痛处不移，入夜更甚，胁下或见癥块，舌紫黯，脉沉涩；或两胁引痛，劳累而发，口干，心中烦热，头晕目眩，舌红少苔，脉弦细。

治疗

主穴　膈俞、肝俞、胆俞、期门、章门、上脘和胁肋部。

配穴　胸胁俱痛者，可结合胸痹治疗方法。

方法　①按揉法；拇指或掌根按揉上述诸穴3～5分钟。②分推法：沿肋间隙用拇指自膻中同时向双侧分推胸胁部，反复多遍，③搓摩法：用双掌在双侧胁肋部自上而下搓摩2～3分钟，以舒适痛减为度。

附　足部按摩

穴位　主穴：肾、输尿管、膀胱、肾上腺、肺、心；配穴：胰、肝、胆。

方法　常规治疗后重按肺、心各3分钟，然后再轻按胰、肝、胆各2分钟。

①期门
②上脘
③章门

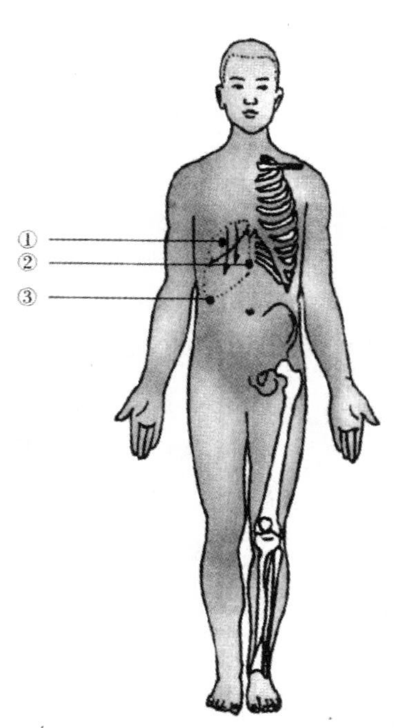

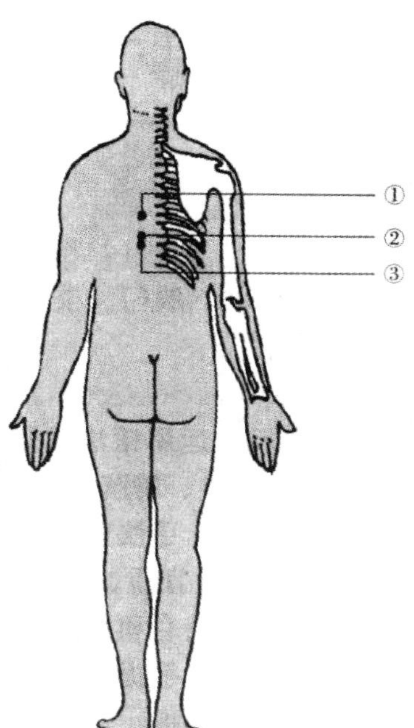

①膈俞
②肝俞
③胆俞

二十三、腰痛

病症

腰部一侧或两侧疼痛。遇阴雨寒冷则发病或加重。如血瘀气滞腰肌劳损者，则腰痛固定不移，痛如针刺。轻者俯仰不便，重者因痛剧而不能转侧，痛处不可触摸，如肾虚腰痛者，则腰部酸软空虚，隐隐作痛，绵绵不已，腿膝无力，劳累后则更甚，卧则减轻。有的可伴有神疲乏力倦怠、面色皖白、手足不温、精冷等证；有的可伴有心烦失眠、口燥咽干、手足心热、尿黄、舌红、苔黄、脉数等证。

治疗

主穴　肾俞、命门、大肠俞、膀胱俞、环跳、殷门、委中、昆仑和腰局部。

配穴　肾虚腰痛者加志室、太溪、关元。

方法　①掐揉法：自第一腰椎至尾骶部反复运用掖法操作 5 分钟，继而用拇指、掌根按揉双侧夹脊、膀胱经（以常用穴为重点）5 分钟。肾虚和新扭伤者，手法宜轻重适度；风湿和陈旧性伤痛者，手法刺激宜重；②点拿法：用肘尖点环跳、殷门，拿委中、昆仑和大腿后面膀胱经。③摇扳法：一手压腰部，另一手提腿后伸摇扳，继而一手推臀，另一手压肩进行斜扳，最后屈膝屈髋摇法和拿委中、昆仑等结束。

①命门
②肾俞
③志室
④大肠俞
⑤膀胱俞
⑥环跳
⑦殷门
⑧委中
⑨昆仑

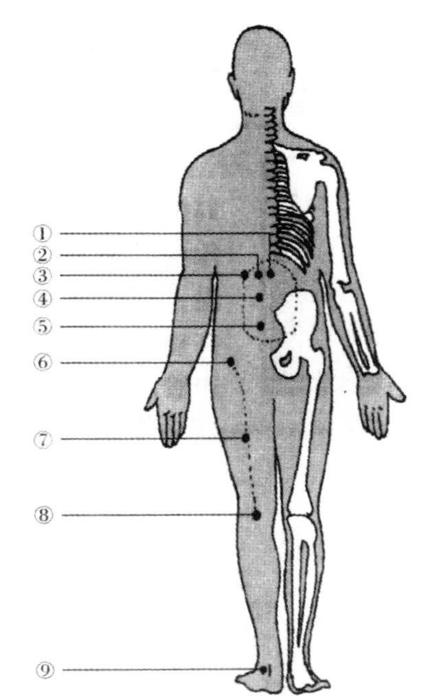

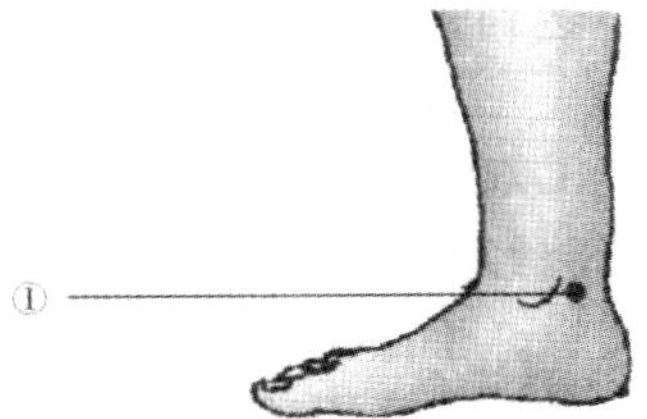

①太溪

二十四、胃痛

病症

胃脘疼痛：或突然发作疼痛，身体寒热，局部喜暖怕冷，口淡不渴，苔白；或胃中隐隐作痛，呕恶，泛吐清水，喜暖喜按，手足不温，神疲乏力，脉虚软。如肝气犯胃，则胃脘疼痛胀满，并疼痛牵引两胁下，嗳气频频，呕逆酸苦，苔薄白，脉象沉弦。

治疗

主穴　灵台、至阳、脾俞、胃俞、内关、足三里、伏兔。

配穴　肝气犯胃者加肝俞、胆俞、期门、章门。

方法　第一法：①用双拇指同时按揉脾俞、胃俞，如有肝气犯胃者加按揉肝俞、胆俞 2～3 分钟，手法刺激量较大，要有明显酸胀感。②双拇指同时按揉双伏兔穴，用强刺激，酸胀强烈。经上两法可立即缓解疼痛。

第二法：用双拇指同时点按灵台、至阳两穴，手法由轻到重，达到强刺激。对各种胃痛也可立即止痛或缓解疼痛。

第三法：①双拇指同时按揉双侧第七胸椎至第十二胸椎旁夹脊和膀胱经路线，以常用穴为重点，按揉后，再弹拨双侧夹脊，手法较重。②按点中脘和抚摩腹部 3～5 分钟（溃疡者慎用或不用）。③按点内关、足三里等。本法治疗效果也很好。

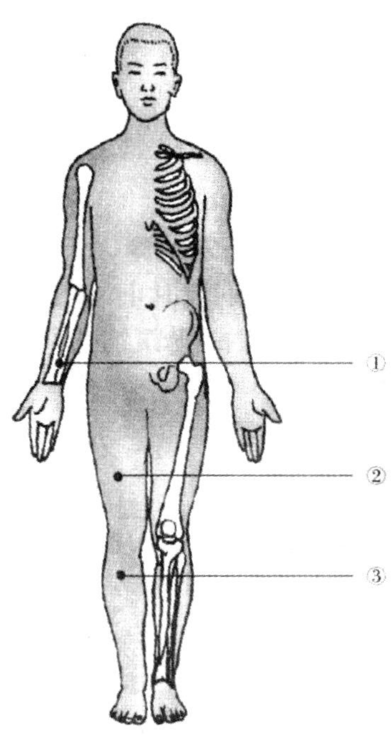

①内关
②伏兔
③足三里

①灵台
②至阳
③肝俞
④胆俞
⑤脾俞
⑥胃俞

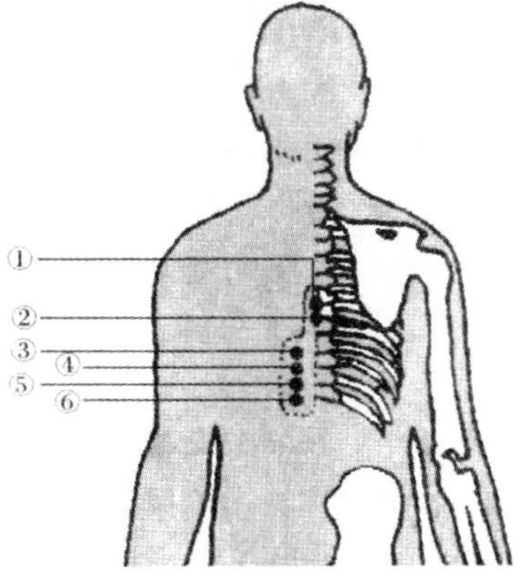

二十五、腹痛

病症

腹部疼痛，胀满，拒按，厌食，嗳腐吞酸；或腹部痞痛，痛势急暴，畏寒怕冷，大便溏薄，四肢不温；或腹痛绵绵，时发时止，痛时喜温喜按，神疲乏力，舌淡苔薄白，脉沉细。

治疗

主穴　三焦俞、气海俞、大肠俞、下脘、天枢、大横、梁门、足三里、委中、三阴交。

配穴　肝郁气滞者加肝俞、太冲等。

方法　①按揉法：用拇指按揉背部上述俞穴3～5分钟，手法较重。②抚摩法：全掌抚摩腹部3～5分钟，再按揉天枢、下脘、大横等穴，继而捏拿腹直肌。③按拿法：按点或拿足三里、三阴交、委中等，刺激量较大。④如疼痛累及胃脘、胁肋部，可从第七胸椎至骶椎节段，自上而下按揉夹脊和膀胱经路线，手法稍重。⑤气胀明显者，可用双掌自然伸直并列顺时针方向旋摩3腹部～5分钟，手法要轻缓柔和。

附　足部按摩

穴位　膀胱、输尿管、肾、肾上腺、胃、脾、心、肝、大肠、小肠。

方法　常规治疗后轻按胃、脾、心、肝、大肠、小肠各3分钟。

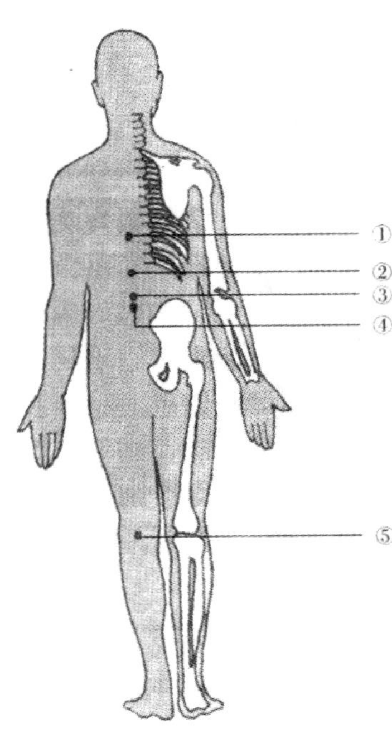

①肝俞
②三焦俞
③气海俞
④大肠俞
⑤委中

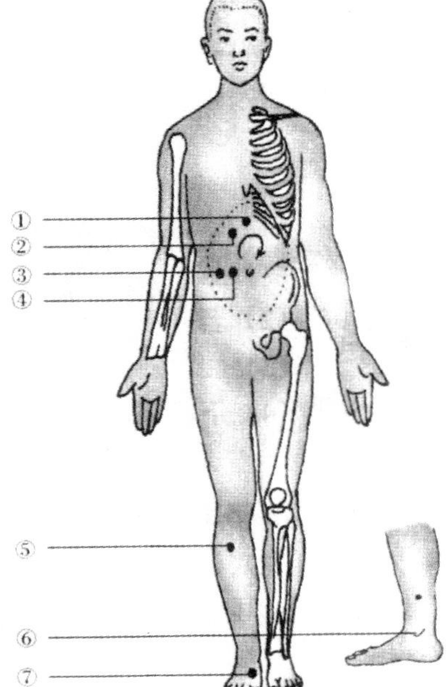

①上脘
②梁门
③大横
④天枢
⑤足三里
⑥三阴交
⑦太冲

二十六、痹证

病症

风寒湿痹：肢体关节酸痛，活动则疼痛加剧，或部分肌肉酸重麻木，迁延日久，可致肢体拘急，甚则各部大小关节肿大。如风气偏重者，则疼痛呈游走性；如寒气偏重者，则局部痛甚而冷，得热可减轻；如湿气偏重者，则肢体沉重酸痛。风热湿痹：关节疼痛，痛处有灼热感，或见红肿，痛不可触近，得冷则舒缓，关节活动障碍，并兼有发热、口渴、烦闷不安、舌苔黄燥、脉象滑数等证。

治疗

本病的处方、配方、方法，可分别参照漏肩风、腰痛和坐骨神经痛等病。

（1）若是肩臂痹痛者，按漏肩风的方法治疗。

（2）腰部痹痛者，按腰痛方法治疗。

（3）下肢痛者，按坐骨神经痛的方法治疗。

附　足部按摩

穴位　主穴：膀胱、输尿管、肾、肾上腺；配穴：若颈肩痛加颈、肩、耳、眼；若腰背痛加胸椎、腰椎；若下肢痛加腿、前列腺（女性为子宫）。

方法　主穴按摩5分钟（即常规治疗）后轻按配穴各3分钟。

二十七、痿证

病症

四肢肌肉弛缓无力，运动障碍，肌肉日渐消瘦，日久则肌肉萎缩不用。如为肺热阴伤，则有发热，咳嗽，心烦，口渴，小便短赤；如为湿热蕴蒸，则见体重，胸闷，小便混浊，苔黄腻，脉濡数；如为肝肾不足，则见有腰脊酸软无力，遗精早泄，头目晕眩，舌苔红，脉细数。

治疗

本病的按摩可参照中风的操作方法进行治疗，但有几个重点需加强：

（1）上肢痿者，需加强肩背部和上肢手阳明大肠经路线及常用穴的治疗；下肢痿者，需加强腰骶部和下肢足阳明胃经路线及常用穴的治疗。

（2）加强对上肢或下肢肌群的按揉法、捏拿法和搓擦法，以有酸胀和发热为度。

附　足部按摩

穴位　主穴：膀胱、输尿管、肾、肾上腺、脾、胃、肝；配穴：大肠、小肠、腰椎。

方法　常规治疗后轻按脾、胃、肝各 5 分钟；然后再轻按大肠、小肠、腰椎各 2 分钟。

二十八、疟证

病症

寒热往来，汗出而息，休作有时。病之初，呵欠乏力，毛孔栗起，旋即寒战鼓颔，肢体酸楚，继而内外皆热，体若燔炭，头痛如裂，面赤唇红，口渴引饮，得汗则热退身凉。舌苔白腻，其脉寒战时弦紧，发热时滑数。间时而作，有一日一发、二日一发、三日一发的。

治疗

主穴　大椎、陶道、外关、合谷和上肢三焦经路线。

配穴　高热者加夹脊、风池、风门、曲池。

方法　①按揉法：用双拇指按揉风池、大椎、陶道等穴，手法刺激较强，酸胀明显。②摩擦法：用全掌自风池至陶道横擦3~5分钟，以皮肤发热为度。③捏拿上肢手少阳三焦经路线和曲池、合谷、外关等3~5分钟，手法宜重。④高热者，加推脊法，即用掌根自大椎至肝俞（包括督脉和膀胱经路线）直推10次左右。

附　药、食调理

藜芦鸡蛋：藜芦3根，鸡蛋一个。将前味插入鸡蛋内烧熟，去药吃蛋，于发病前1~2小时食用。

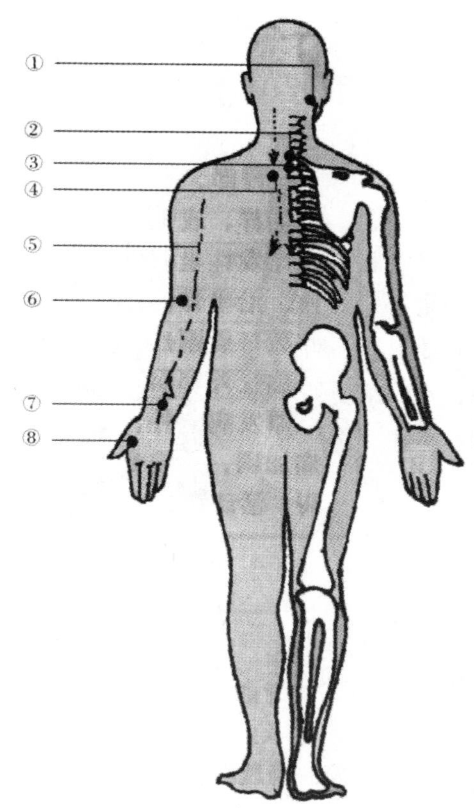

①风池
②大椎
③陶道
④风门
⑤三焦经路线
⑥曲池
⑦外关
⑧合谷

二十九、坐骨神经痛

病症

臀部、大腿后侧、小腿后外侧及足部发生烧灼样或针刺样疼痛，活动则疼痛加重。如属原发性坐骨神经痛，起病呈急性或亚急性发作，沿坐骨神经有放射痛和明显的压痛点，起病数日最剧烈，经数周或数月则渐渐缓解，常因感受外邪而诱发；如属继发性坐骨神经痛，除原发病症外，咳嗽、喷嚏、排便等均可使疼痛加剧，腰椎旁有压痛及叩击痛，腰部活动障碍，活动时下肢有放射性疼痛感。

治疗

主穴　命门、肾俞、大肠俞、膀胱俞、环跳、风市、殷门、委中、承山、昆仑、阳陵泉、足三里、腰骶部和下肢胆经、膀胱经、胃经路线。

配穴　如属梨状肌损伤者，当以臀部为重点。

方法　①㨰法：先在腰骶、臀部用㨰法操作3～5分钟，继在大、小腿前后和侧面（即膀胱经、胆经和胃经路线），用㨰法操作3～5分钟，手法稍重。②按揉法：用拇指按揉腰骶部夹脊和膀胱经路线，要有酸胀感，继用肘尖点居髎、环跳、承扶，用较强刺激。③捏拿法：用多指捏拿大、小腿膀胱经、胆经、胃经，以委中、承山、昆仑穴为重点。④摇抖法：用屈膝屈髋旋转双下肢，继用抖法结束治疗。

①命门
②肾俞
③大肠俞
④膀胱俞
⑤环跳
⑥承扶
⑦膀胱经路线
⑧殷门
⑨委中
⑩承山
⑪昆仑

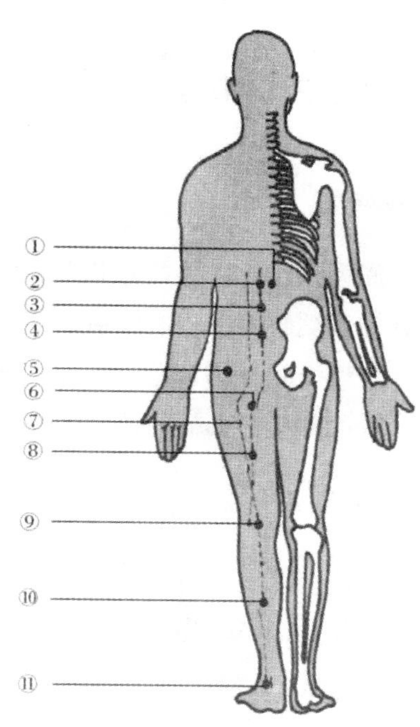

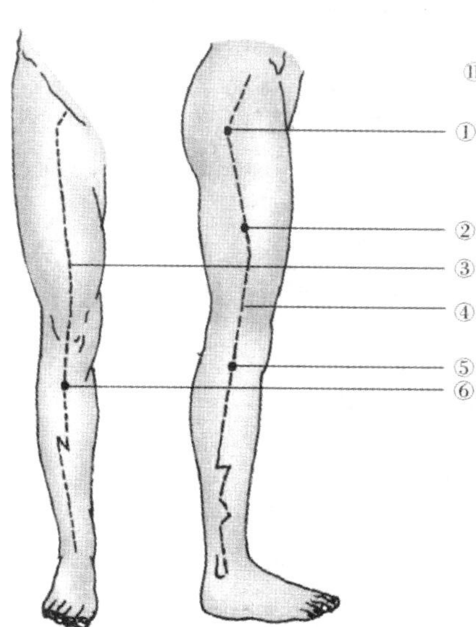

①环跳
②风市
③胃经路线
④胆经路线
⑤阳陵泉
⑥足三里

三十、三叉神经痛

病症

疼痛突然发作，以面颊和上、下颌部为主，病发时间短暂，数秒钟或数分钟后缓解，一段时间后又可反复发作，并常因触及面部的某一点而诱发，疼痛时呈阵发性闪电样剧痛，其痛如刀割、针刺、火灼，可伴有疼痛侧面部肌肉抽搐、流泪、流涕及流涎等现象。

治疗

主穴　头维、率谷、太阳、下关、颊车、合谷及头颞、面部。

配穴　剧痛者加攒竹、风池、肩井等。

方法　①抚摩法，用大鱼际、小鱼际抚摩头颞、面部 3 ~ 5 分钟，手法宜轻缓柔和。②按揉法：用拇指按揉上述诸穴 2 ~ 3 分钟，手法稍重。③推擦（扫散）法：用拇指偏峰、大鱼际推擦头颞部 1 ~ 2 分钟。④捏拿法；用拇指、食指和中指捏拿风池、肩井、曲池、手三里、外关、合谷等 2 ~ 3 分钟，手法刺激量较大，有明显的酸胀感。

附　足部按摩

穴位　膀胱、输尿管、肾、肾上腺，眼、耳、淋巴结、甲状腺、侧头、头。

方法　常规治疗每穴 3 分钟，再按压耳、眼各 3 分钟，再轻按淋巴结、甲状腺、头、侧头各 2 分钟。

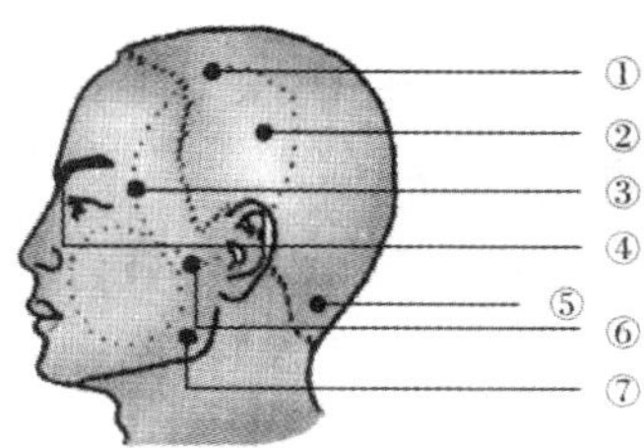

①头维
②率谷
③太阳
④攒竹
⑤风池
⑥下关
⑦颊车

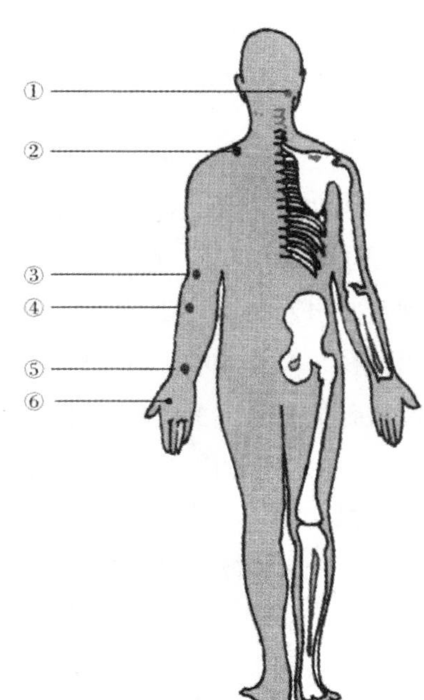

①风池
②肩井
③曲池
④手三里
⑤外关
⑥合谷

三十一、漏肩风（肩关节周围炎）

病症

风寒外感者，肩部散漫疼痛，昼轻夜重，动则疼痛加剧，活动受限，局部畏寒，得温痛减，舌淡苔白，脉浮弦或浮紧；经脉失养证者，肩痛日久，肩部筋经肌肉失养，挛缩而软短，举臂不及头，后旋不及背，酸痛乏力，局部畏寒，得温则减，受寒则剧，舌淡苔白，脉细。

治疗

主穴　肩井、肩髃、肩贞、天宗、极泉、曲池、合谷和肩臂局部。

配穴　风寒重者加风池、风门。

方法　①松弛肌筋：在患部进行柔和的摩法、㨰法 3～5 分钟，手法由轻到重，自浅及深。②疏通经络：在上述穴位并沿一定的经脉循行路线采用按揉、捏拿等手法 3～5 分钟。③弹拨肌腱：在肩关节周围用拇指弹拨肌腱韧带 2～3 分钟。④动摇关节：首先采用多种旋转摇法，再采用向内、向后、向上扳法，继而采用拔伸牵引法。

附　足部按摩

穴位　主穴：膀胱、输尿管、肾、肾上腺、颈、肩、耳；配穴：胸椎、头、小脑。

方法　常规治疗后重按颈、肩、耳各 3 分钟，再轻按胸椎、头、小脑各 2 分钟。

①风池
②风门
③肩井
④肩髃
⑤肩贞
⑥天宗
⑦曲池
⑧合谷

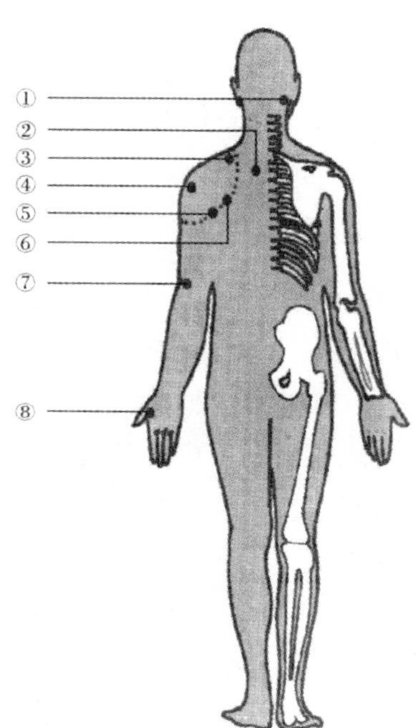

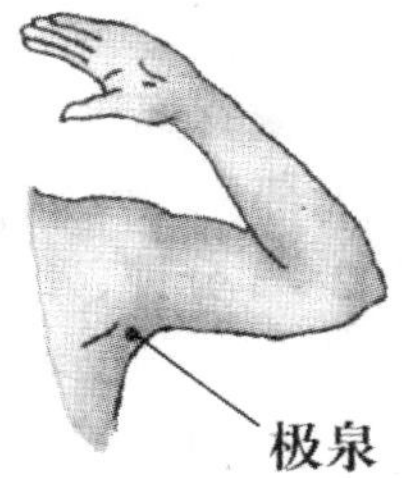

三十二、月经不调

病症

月经或先期或后期或先后不定期。先期者，即月经提前而至，甚至经行一月二次，经色鲜红而紫，伴有烦热，口干渴而喜冷饮，舌红，苔黄，脉数；后期者，即月经推迟未潮，甚至四五十天一次，经色暗淡，畏寒喜暖，小腹发凉，舌淡苔白，脉迟弱；先后不定期者，即月经来潮无固定期限，经量或多或少，经色或紫或淡，体质虚弱，面色萎黄，舌淡，脉象细涩。

治疗

主穴　膈俞、肝俞、脾俞、肾俞、次髎、三阴交。

配穴　血热气滞者加三焦俞、大肠俞、期门、小腹、血海、太冲；虚寒者加腰骶部、八髎、中脘、关元、归来、足三里。

方法　①按揉法：拇指按揉背部诸穴 8～10 分钟，手法轻重适度；继横擦腰骶部，以皮肤发热为度。②抚摩法：用全掌抚摩小腹 2～3 分钟，继按揉腹部中脘、关元、归来等穴，手法轻柔。③按拿法：拇指、食指、中指按拿血海、足三里、太冲等穴，手法刺激稍重。

①膈俞
②肝俞
③脾俞
④肾俞
⑤八髎

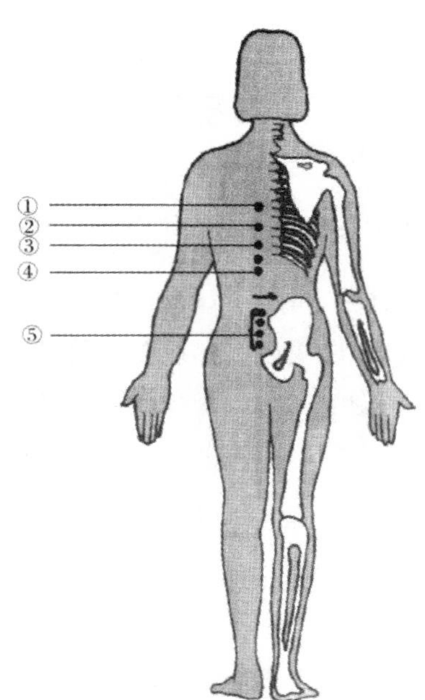

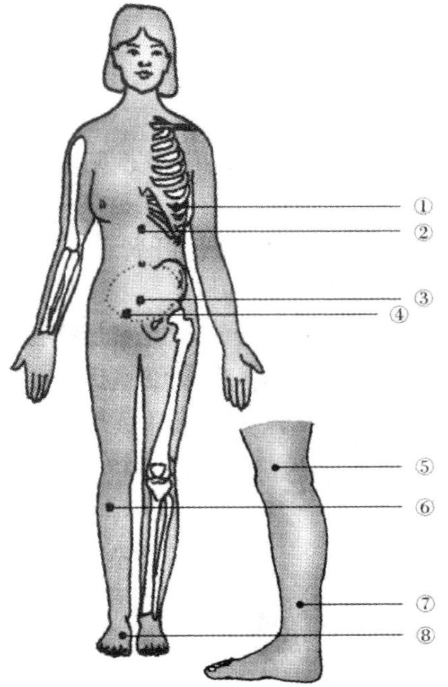

①期门
②中脘
③关元
④归来
⑤血海
⑥足三里
⑦三阴交
⑧太冲

三十三、痛经

病症

实证：行经不畅，少腹疼痛。血瘀者，腹痛拒按，经色紫红而夹有血块，下血块后痛即缓解，脉象沉涩，舌质紫黯；气滞者，胀甚于痛，或胀连胸胁，胸闷泛恶，脉象弦。虚证：月经净后腹痛，痛势绵绵不休，少腹柔软，喜温喜按，经量减少，并每伴有腰酸肢倦、纳呆、心悸、头晕、舌淡、脉弱等证。

治疗

主穴　肝俞、三焦俞、肾俞、八体、环跳、中极、阳陵泉、三阴交、腰部、腹部。

配穴　气滞血瘀加天枢、血海；气血虚弱、肝肾亏损加脾俞、腰阳关、关元、足三里。

方法　①俯卧：拇指按揉腰背诸穴 2～3 分钟；虚寒加横擦腰骶部，发热为度。②仰卧：用全掌或大鱼际抚摩小腹部 2～3 分钟，继按揉腹部穴位，拿腹肌。③按拿阳陵泉、足三里、三阴交、血海等穴，手法较重。

附　足部按摩

穴位　膀胱、输尿管、肾、肾上腺、子宫、卵巢、颈、肝。

方法　常规治疗 3 分钟后，点按子宫、卵巢各 3 分钟，然后轻轻按揉颈 2 分钟，最后按肝 2 分钟。

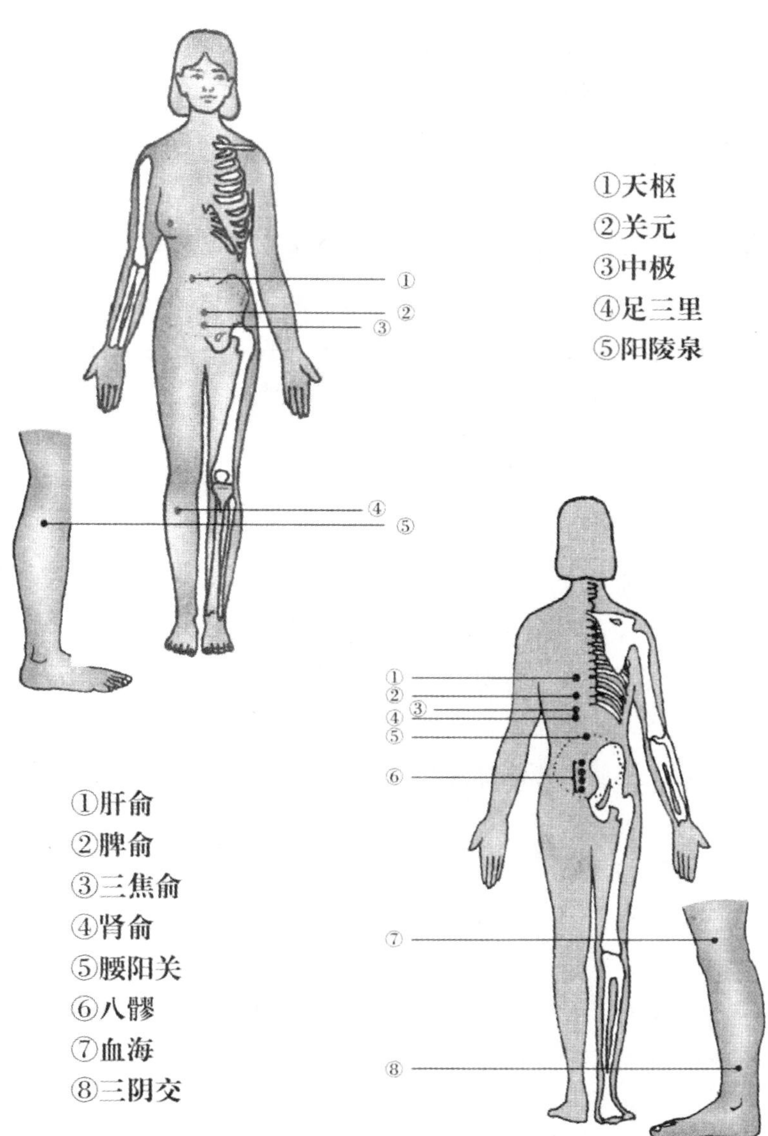
①天枢
②关元
③中极
④足三里
⑤阳陵泉
①
②
③
④
⑤
①肝俞
②脾俞
③三焦俞
④肾俞
⑤腰阳关
⑥八髎
⑦血海
⑧三阴交
①
②
③
④
⑤
⑥
⑦
⑧

三十四、闭经

病症

如果血枯经闭，则经量逐渐减少，终乃闭止，并见有纳呆食少，大便稀溏，面色唇爪色泽不荣，头晕心悸，精神疲倦，舌淡脉细涩；如果血滞经闭，则月经闭止，少腹作胀作痛，并伴有烦热、口渴、胸闷等证，重证时则腹部出现癥瘕，大便干结，肌肤甲错，舌质紫黯或瘀点，脉沉弦而涩。

治疗

主穴　膈俞、肝俞、脾俞、肾俞、次髎、中脘、气海、关元、三阴交、腰部、腹部。

配穴　气滞血瘀加章门、天枢、血海；虚寒加足三里、公孙。

方法　①基本方法见痛经。②自肝俞至尾骶部加用掌根直推 10 次左右，继用大鱼际在腰骶部同时向两侧分推 20 次左右。③捏拿腰大肌、腹直肌等。

附　足部按摩

穴位　膀胱、输尿管、肾、肾上腺、子宫、卵巢、颈、腰、生殖器。

方法　常规治疗 3 分钟后，按子宫、卵巢各 3 分钟，然后轻轻按揉颈 2 分钟，重按腰、生殖器各 2 分钟。

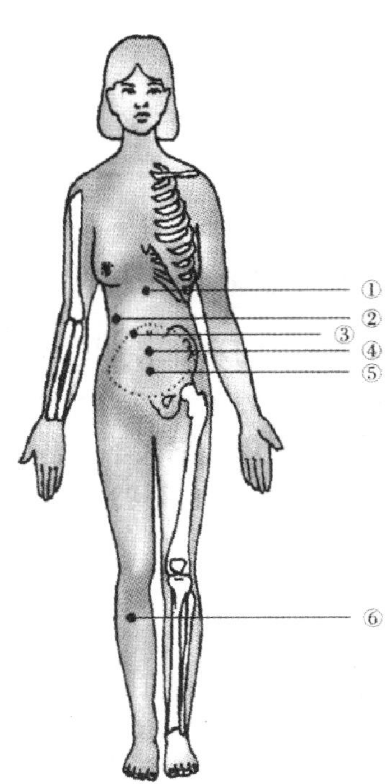

①中脘
②章门
③天枢
④气海
⑤关元
⑥足三里

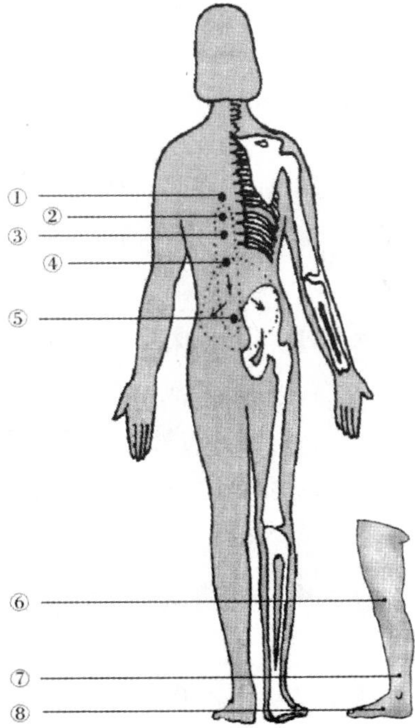

①膈俞
②肝俞
③脾俞
④肾俞
⑤次髎
⑥血海
⑦三阴交
⑧公孙

三十五、崩漏

病症

崩中漏下。初起血量多，颜色紫红，血浓稠而夹有瘀块，腹痛拒按，便秘，口干作渴，是为实热者；血色鲜红，头晕耳鸣，心悸失眠，午后潮热，是为阴虚者；病久漏下，血色淡或晦暗，少腹冷痛，面色㿠白，神疲乏力，倦怠嗜卧，胃纳减少，是为气虚者。漏久不止，或崩血过多，出现昏厥，面色苍白，冷汗淋漓，呼吸急促，四肢逆冷，脉微欲绝。

治疗

主穴　脾俞、肾俞、次髎、关元、气海、足三里、三阴交、腰骶部、腹部。

配穴　血热加血海、水泉；脾肾虚加腰阳关、太溪。

方法　①拇指按揉双侧脾俞、肾俞、次髎等，继用全掌横擦腰骶部10分钟左右。②推按关元、气海等，继用全掌抚摩小腹部5~8分钟。(注：如出血量多，腹部只能用轻柔缓和手法，或不做腹部治疗，以防引起出更多血。）③按拿下肢诸穴，手法较重，刺激量较大。

附　药、食调理

米醋豆腐：米醋200毫升，豆腐250克。将两味煮熟，饭前一次服完。

云南白药：每次0.6克，温水吞服，每日2~3次。

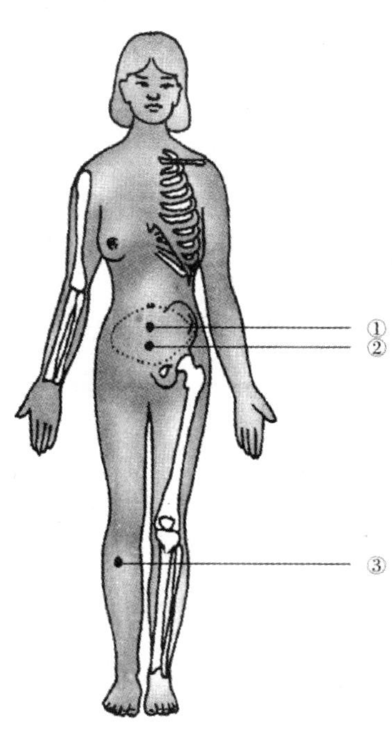

①气海
②关元
③足三里

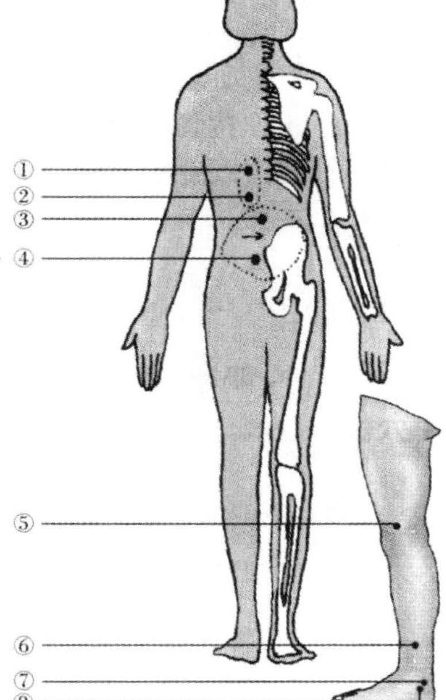

①脾俞
②肾俞
③腰阳关
④次髎
⑤血海
⑥三阴交
⑦太溪
⑧水泉

三十六、白带过多

病症

带下量多，色白气腥，质稠无臭，绵绵不断，伴有腰膝酸重无力，神疲乏力，头晕肢软，食欲不振，便溏腹冷，舌淡苔白或腻或白滑，脉象缓弱或沉迟。

治疗

主穴　脾俞、胃俞、肾俞、次髎、中脘、关元、足三里、三阴交。

配穴　湿热加带脉、阴陵泉、太冲。

方法　①推按揉背部上述常用穴，手法稍重，继横擦腰骶部，以发热为度。②推按中脘、关元，继用全掌抚摩腹部，手法轻缓柔和。③按揉足三里、阴陵泉、三阴交等。

附　足部按摩

穴位　膀胱、输尿管、肾、肾上腺、子宫、卵巢、生殖器、脾、腰。

方法　常规治疗后再加按揉肾 2 分钟，然后按子宫、卵巢各 3 分钟，点按脾、腰各 2 分钟，最后重按生殖器 2 分钟。

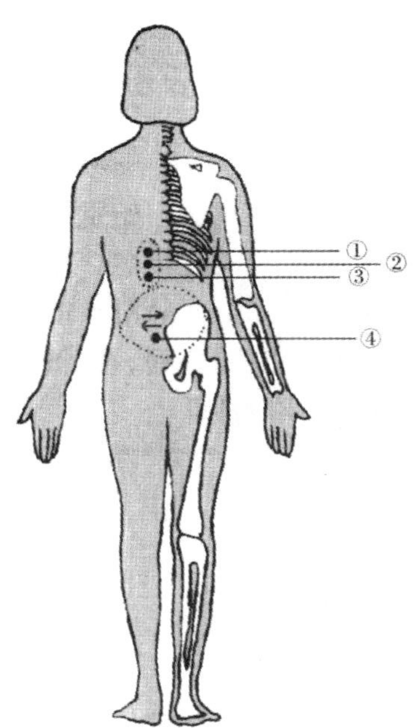

①脾俞
②胃俞
③肾俞
④次髎

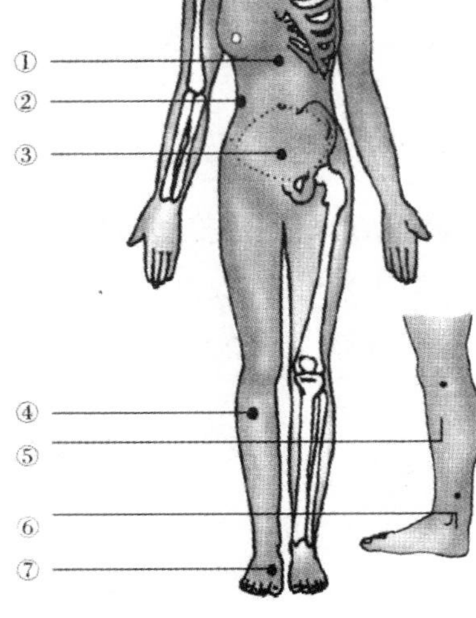

①中脘
②带脉
③关元
④足三里
⑤阴陵泉
⑥三阴交
⑦太冲

三十七、妊娠恶阻

病症

脾胃虚弱者，妊娠四五十天左右，始觉脘腹痞胀，呕恶不食或食入即吐，四肢倦怠，思睡懒言，舌质淡或边有齿印，苔白，脉滑；肝胃不和者，呕吐苦水或酸水，脘闷胀痛，嗳气叹息，精神抑郁，舌淡苔白，脉弦滑。

治疗

主穴　脾俞、胃俞、天突、内关、足三里、公孙。

配穴　肝胃不和者，加肝俞、期门、胁肋部。

方法　首先用拇指按揉背部上述常用穴3～5分钟，继按天突、膻中2～3分钟，最后按揉足三里、公孙等。本病各部位，各种手法均宜轻柔，以防动胎。

附　药、食调理

姜汁糯米散：生姜、糯米各适量。将生姜洗净、捣烂取汁，同糯米共炒，至糯米爆裂后，取出研为细末。每用时，用温开水冲服，每日服2～3次，每次10～20克。

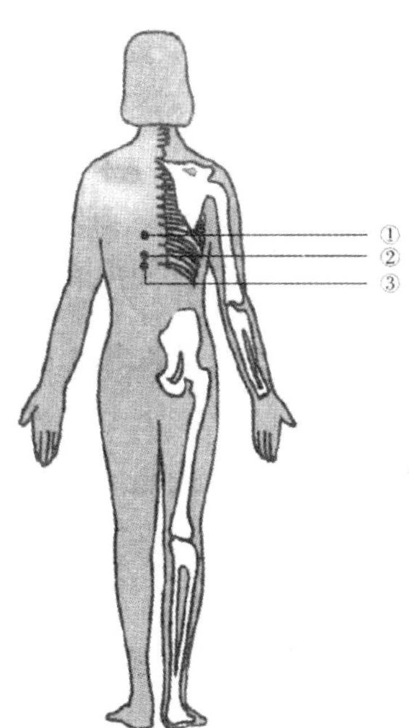

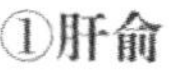

①肝俞
②脾俞
③胃俞

①天突
②期门
③内关
④足三里
⑤公孙

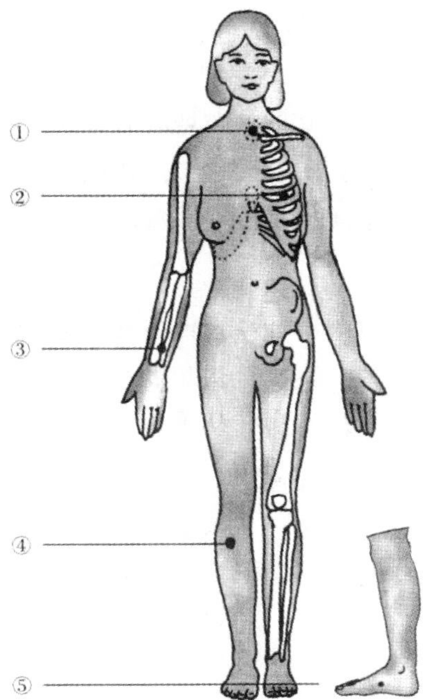

三十八、乳缺

病症

乳少甚至全无，乳汁清稀，乳房柔软而无胀痛感，面色唇爪无华，心悸气短，纳少便溏，舌淡红，脉细弱；或乳汁不行，乳房胀硬而痛，胸胁胀满，食欲减退，大便干结，小便短赤，舌苔薄黄，脉弦或弦数。

治疗

主穴　肺俞、膈俞、脾俞、缺盆、膻中、中脘、背脊、乳房周围及胸部。

配穴　肝郁气滞加肝俞、期门；体虚加足三里、公孙。

方法　①按揉法：拇指按揉背部脊旁多遍，其中重点按揉上述背部穴位，手法较重。②抚摩法：全掌抚摩患侧胸部，以膻中、乳房及乳房周围为重点，反复抚摩 3～5 遍，以发热为度。③推挤法：用双手同时握住患侧乳房，从乳根向乳头方向推挤 10～20 次。④掐拿法：用拇指掐双少泽，按揉足三里、公孙，继用双手同时拿肩井和肩部 5～7 次，最后双手搓双胁肋结束。

附　足部按摩

穴位　膀胱、输尿管、肾、肾上腺、胃、心、肝。

方法　常规治疗后轻按心脏 2 分钟，然后重按肝、胃各 1 分钟。

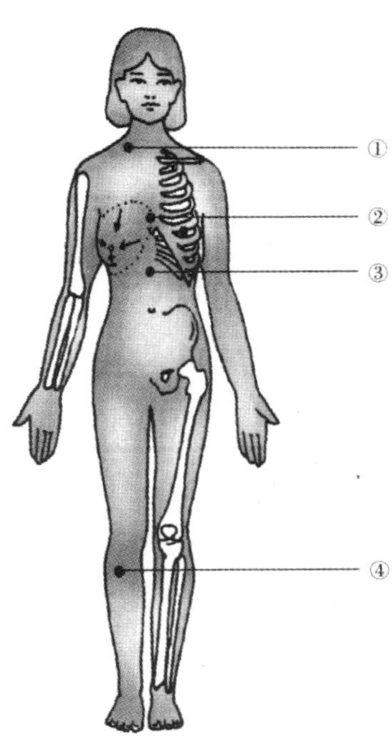

①缺盆
②膻中
③中脘
④足三里

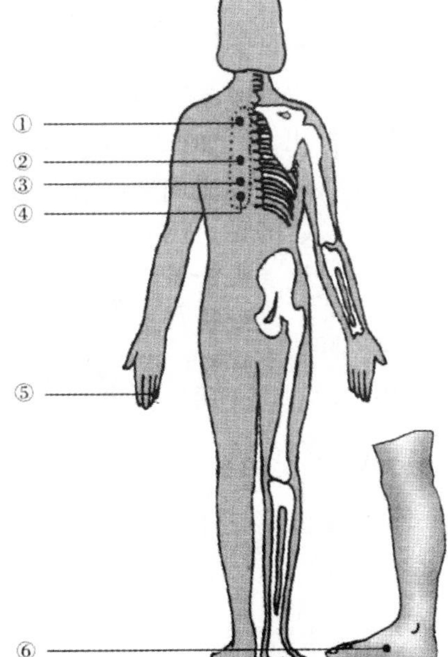

①肺俞
②膈俞
③肝俞
④脾俞
⑤少泽
⑥公孙

三十九、乳痈

病症

乳房结块，并红、肿、热、痛，严重时则腐烂化脓外溃。本病往往发生在产后哺乳期间，尤以初产妇多见。

治疗

本病可参照乳缺的基本方法进行治疗，但有几点补充说明：①推拿对本病的治疗，一般适合于乳痈初起者，如已化脓，则禁用按摩。②在操作时，先从胸部及乳房周围开始，逐渐移向乳房和乳痈局部。③在推挤时，用多指腹向乳头梳刮乳腺数十次，并由乳根向乳头推挤数遍，以疏通乳腺，排出乳汁为度。④可采用蹬腋牵指法，即一足顶紧患侧腋部，用双手分别握拿患侧五指用力牵拉数次。

附　足部按摩

穴位　主穴：膀胱、输尿管、肾、肾上腺、乳腺、胸、心、肺；配穴：子宫、卵巢、淋巴。

方法　常规治疗后轻按乳腺、胸、心、肺各 3 分钟，再轻按子宫、卵巢、淋巴各 2 分钟。

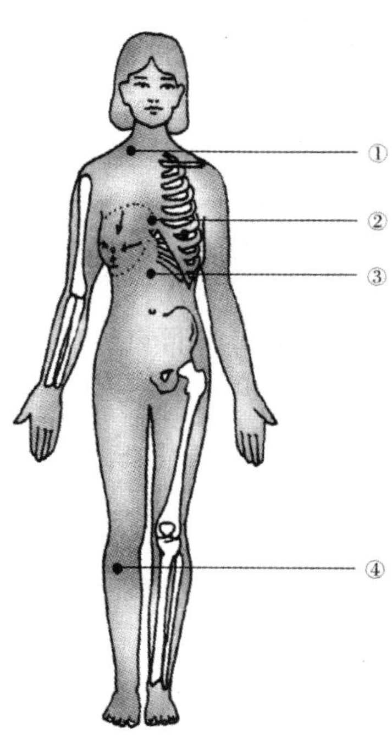

①缺盆
②膻中
③中脘
④足三里

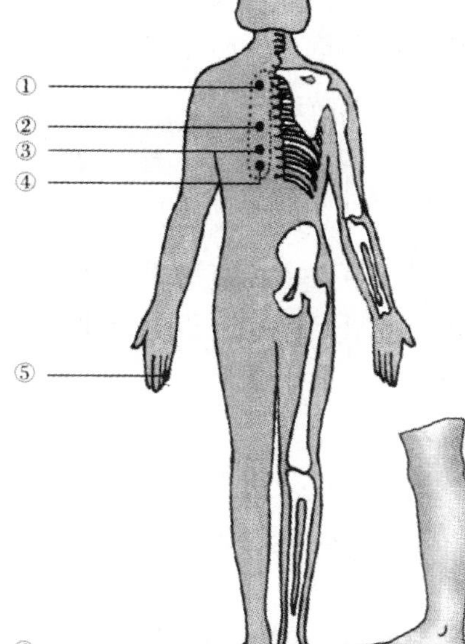

①肺俞
②膈俞
③肝俞
④脾俞
⑤少泽
⑥公孙

四十、产后腹痛

病症

产后小腹隐隐作痛，腹软而喜按，恶露量少色淡，头晕耳鸣，大便干燥，舌淡苔薄，脉虚细；或产后小腹疼痛，拒按；或得热稍减，恶露量少，涩滞不畅，色紫暗而有块；或胸胁胀痛，面色青白，四肢不温，舌质黯，苔白滑，脉沉紧或弦涩。

治疗

本病可参照内科腹痛（见前）治疗方法进行治疗，但应以腰部和四肢常用穴为重点，而腹部则用轻缓柔和手法，不宜重刺激。

附　足部按摩

穴位　主穴：膀胱、输尿管、肾、肾上腺、子宫、卵巢、胃、大肠、小肠；配穴：淋巴、肝、脾、心。

方法　常规治疗后轻按子宫、卵巢、胃、大肠、小肠各 3 分钟，再轻按淋巴、肝、脾、心各 2 分钟。

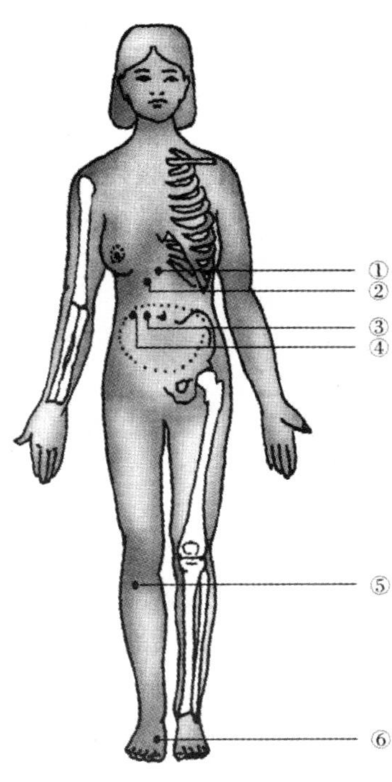

①上脘
②梁门
③大横
④天枢
⑤足三里
⑥太冲

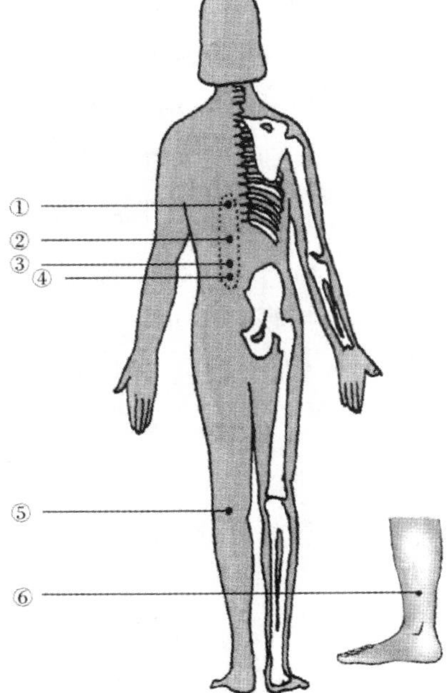

①肝俞
②三焦俞
③气海俞
④大肠俞
⑤委中
⑥三阴交

四十一、产后发热

病症

产后身体发热，或发热恶寒，小腹疼痛拒按，恶露有臭气；或寒热时作，恶露量少或不下，小腹疼痛拒按；或恶寒发热，肢作疼痛，咳嗽流涕；或产后失血过多，微热自汗，头晕目眩，心悸失眠等。

治疗

本病可参照感冒的治疗方法进行治疗（见前），但要根据产后的生理、病理特点进行辨证施治。如产后恶露不去、瘀血停留而发热者，在采用治疗外感发热的同时，当加按揉大肠俞、八髎、天枢、归来、血海、三阴交、太冲等，以去瘀导滞；若产后去血过多，阴血不足而导致血虚发热者，又当加按揉中脘、关元、脾俞、肾俞、足三里等，以健脾补肾。

附　足部按摩

穴位　主穴：膀胱、输尿管、肾、肾上腺、肺、胃、淋巴；配穴：脾、肝、子宫、头、耳、鼻。

方法　常规治疗后轻按肺、胃、淋巴各5分钟，再轻按脾、肝、子宫、头、耳、鼻各3分钟。

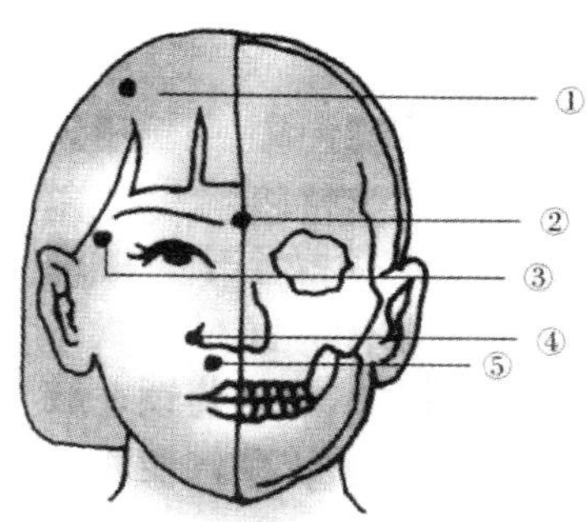

①头维
②印堂
③太阳
④迎香
⑤禾髎

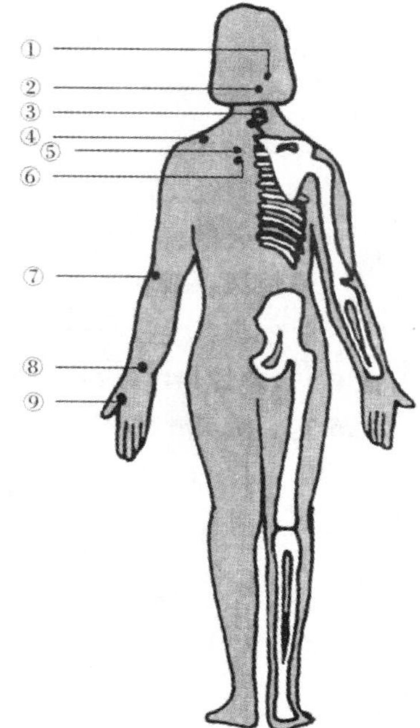

①风池
②天柱
③大椎
④肩井
⑤风门
⑥肺俞
⑦曲池
⑧外关
⑨合谷

四十二、小儿惊风

病症

急惊风：初起壮热面赤，烦躁不宁，继则神志昏迷，两目直视，牙关紧闭，角弓反张，四肢抽搐。慢惊风：面黄肌瘦，精神委顿，肢体倦怠，呼吸气缓，昏睡露睛，肢冷，便溏，时有项强，手足抽搐。

治疗

主穴　急惊风：人中、端正、老龙、十宣、威灵、小天星、合谷、肩井、百虫、委中、承山、昆仑、太冲、肝经、心经、肺经、天河水、六腑、脊、脾经、大肠、膻中、中脘、天枢、胸腹、胁肋、肺俞、胃俞、足三里、丰隆。慢惊风：脾经、板门、胃经、肝经、百会、三关、中脘、腹、足三里、脊。

方法　急惊风：①开窍止痉：掐人中、掐端正、老龙、十宣、威灵、小天星等；拿合谷、肩井、百虫、委中、承山、昆仑、太冲 2～3 分钟。②清热泻火：清肝经、心经、肺经、天河水，退六腑，推脊（由上向下直推），每穴 1～2 分钟。③消食导痰：补脾经，清肺经、大肠，揉膻中、中脘、天枢，摩胸腹，搓胁肋，按肺俞、胃俞、足三里、丰隆，每穴 1～2 分钟。慢惊风：补脾经，揉板门，补胃经，清肝经，按百会，推三关，揉中脘，摩腹，按足三里，每穴 2～3 分钟。捏脊（自下而上）6～10 遍。

①百会 ⑪板门
②人中 ⑫脾经
③天枢 ⑬大肠
④膻中 ⑭肝经
⑤胁肋 ⑮心经
⑥中脘 ⑯肺经
⑦三关 ⑰肾经
⑧六腑 ⑱百虫
⑨天河水 ⑲足三里
⑩小天星 ⑳太冲

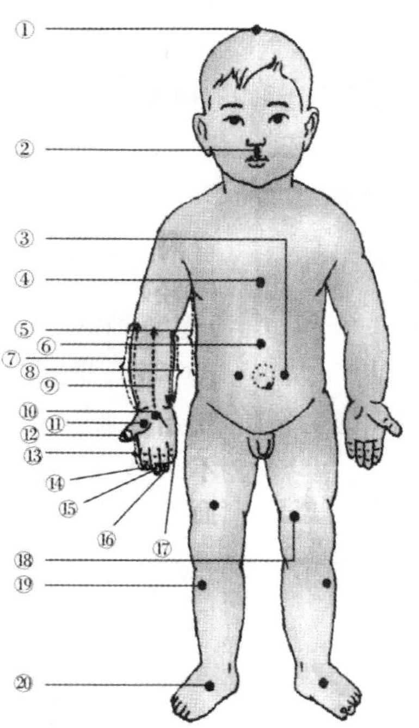

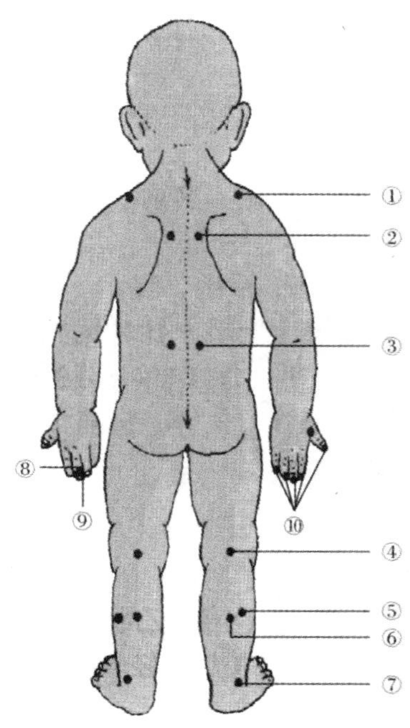

①肩井
②肺俞
③胃俞
④委中
⑤丰隆
⑥承山
⑦昆仑
⑧老龙
⑨端正
⑩十宣
(小天星)

四十三、小儿泄泻

病症

腹痛泄泻，便黄气臭，或泻下急迫如注，口渴，有热，小便短少；或便下稀溏色淡，臭气轻轻或为腥气，腹痛喜温喜按。前者为有热，后者为有寒。如果伤食而泻，则腹胀腹痛，泻后痛胀减轻，口臭纳呆，大便腐秽酸臭如臭蛋；如果脾胃虚弱而致泄泻，则为久泻不愈，大便清稀如水样，并伴有不消化食谷，面黄肌瘦，精神不佳等现象。

治疗

主穴　脾经、大肠、内八卦、上七节、龟尾、脾俞、胃俞、大肠俞、天枢、足三里。

配穴　三关、外劳宫、腹脊；六腑、小肠；中脘、腹。

方法　补脾经，推大肠，运内八卦，推上七节，揉龟尾、脾俞、胃俞、大肠俞、天枢、足三里，每穴1～2分钟。如虚寒加推三关，揉外劳宫，摩腹，捏脊；湿热加退六腑，清小肠；食滞加揉中脘，摩腹。

附　足部按摩

穴位　膀胱、输尿管、肾、肾上腺、胃、脾、肝、小肠、乙状结肠。

方法　常规治疗后轻按胃、脾、肝各1分钟，然后轻轻点揉小肠、乙状结肠各2分钟。

①中脘
②天枢
③三关
④六腑
⑤内劳宫
⑥脾经
⑦大肠
⑧小肠

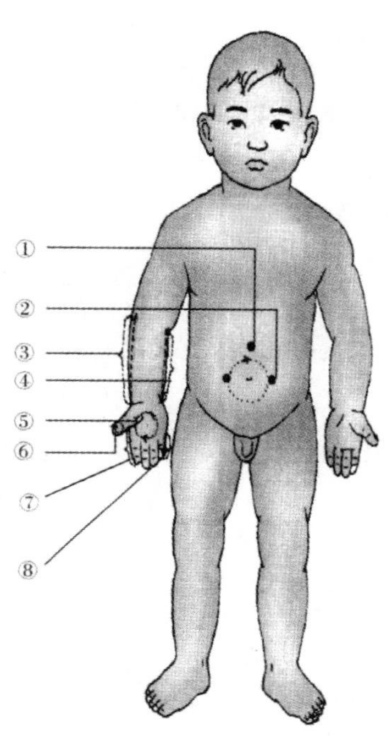

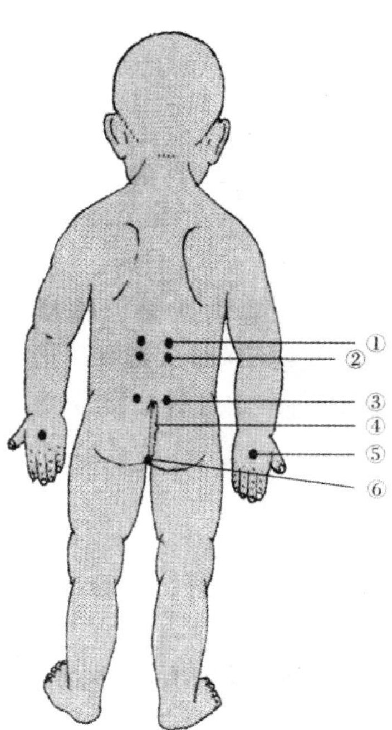

①脾俞
②胃俞
③大肠俞
④七节
⑤外劳宫
⑥龟尾

四十四、小儿积滞

病症

伤乳者，呕吐乳片，口中有乳酸味，不欲吮乳，烦躁不安，腹痛哭啼，苔白厚，指纹紫滞；伤食者，呕吐酸馊食物残渣，脘腹胀痛拒按，烦躁，纳呆厌食，大便臭秽，脉弦滑；如有脾虚者，兼见有面色萎黄，纳呆不欲食，便溏稀薄，腹胀满，舌淡苔白而厚腻，脉象细弱，指纹青淡。

治疗

主穴　脾经、大肠、四横纹、内八针、脾俞、胃俞、中脘、天枢、足三里。

配穴　天河水、内劳宫。

方法　补脾经，清大肠，掐推四横纹，运内八卦，按揉脾俞、胃俞、中脘、天枢，分推腹阴阳（即从剑突下沿肋骨下缘向两侧分推）、足三里各1~2分钟。如发热加天河水，揉内劳宫；体虚加捏脊。

附　足部按摩

穴位　膀胱、输尿管、肾、肾上腺、胃、脾、肝、小肠、下行结肠、乙状结肠。

方法　常规治疗后轻按胃、脾、肝各1分钟，然后轻轻点揉小肠、乙状结肠各2分钟，最后由上向下推按乙状结肠2分钟。

①中脘
②天枢
③天河水
④内八卦
⑤内劳宫
⑥脾经
⑦大肠
⑧四横纹
⑨足三里

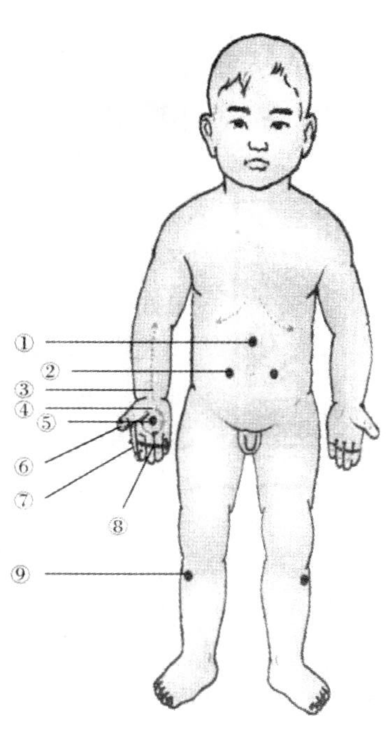

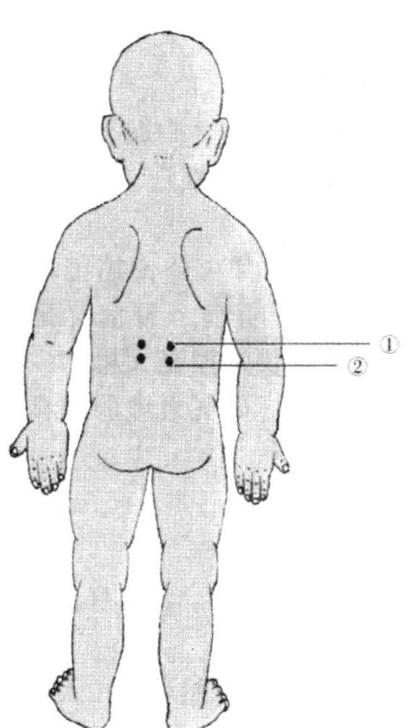

①脾俞
②胃俞

四十五、小儿疳积

病症

发病缓慢，初起身微发热，或午后潮热，喜食香咸、酸味等物，口干腹膨，便泻秽臭，尿如米泔，烦躁不安，啼哭，不思饮食；继则肚大脐突，面色萎黄，形体消瘦，肌肤甲错，毛发稀疏；久延则见神疲肢软、面色晄白、气虚乏力等证。

治疗

主穴　脾经、板门、三关、内八卦、四横纹、中脘、腹、脾俞、胃俞、肾俞、足三里、脊（长强→大椎）、腰背部。

配穴　关元、气海。

方法　①补脾经，揉板门，推三关，运内八卦，掐推四横纹，揉中脘，摩腹，按揉脾俞、胃俞、肾俞、足三里，每穴1～2分钟。②捏脊（自长强捏至大椎）7～10遍。③最后抚摩腰背以发热为度。如气血虚弱明显加关元、气海。

附　足部按摩

穴位　主穴：膀胱、输尿管、肾、肾上腺、脾、胃、肝；配穴：大肠、小肠。

方法　常规治疗后轻按脾、胃、肝各5分钟，然后再按大肠、小肠各3分钟。

①中脘
②三关
③气海
④关元
⑤板门
⑥内八卦
⑦脾经
⑧四横纹
⑨足三里

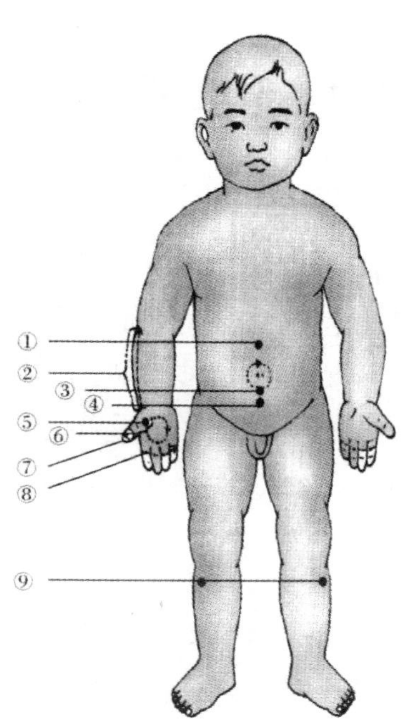

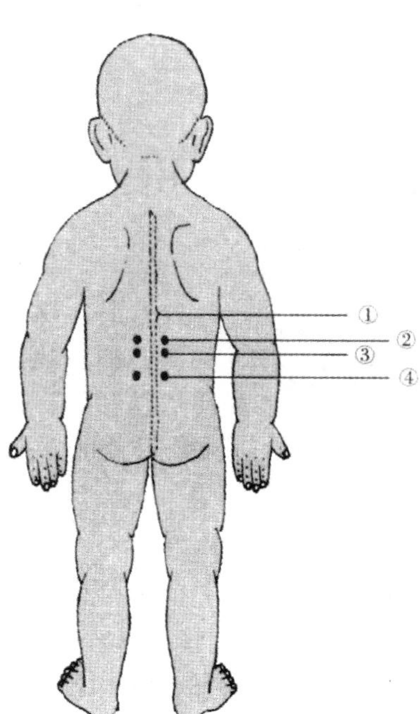

①脊
②脾俞
③胃俞
④肾俞

四十六、小儿顿咳

病症

初咳时期，症似外感，常有咳嗽，流涕，微热，以后外感证消失，而咳嗽逐日加重；痉咳时期，咳嗽频频阵作，咳后有回吼声，反复不已，入夜尤甚，痰多而黏，吐后阵咳暂止；末咳时期，咳嗽次数减少，且持续时期缩短，咳嗽无力，气短声怯，咳痰清稀而少，面色淡白，纳食减少，舌淡，脉虚弱。

治疗

主穴　脾经、板门、肺经、胃经、内八卦、膻中、乳根、乳旁、肺俞、脾俞、胸背部。

配穴　肾经、肾顶、脊。

方法　补脾经，揉板门，清肺经，清胃经，运内八卦，揉膻中、乳根、乳旁、肺俞、脾俞、背、胸部；如发热加掐揉二扇门，推攒竹、坎宫；体虚多汗加补肾经，揉肾顶。以上各穴操作 1 ~ 2 分钟，并抚摩胸背部 2 ~ 3 分钟；体虚并加捏脊疗法 7 ~ 10 遍。

附　足部按摩

穴位　膀胱、输尿管、肾、肾上腺、肺、支气管、颈。

方法　常规治疗后点按肺、支气管各 2 分钟，然后轻揉颈 2 分钟。

①坎宫　　⑦胃经
②攒竹　　⑧脾经
③膻中　　⑨内八卦
④乳旁　　⑩肺经
⑤乳根　　⑪肾顶
⑥板门　　⑫肾经

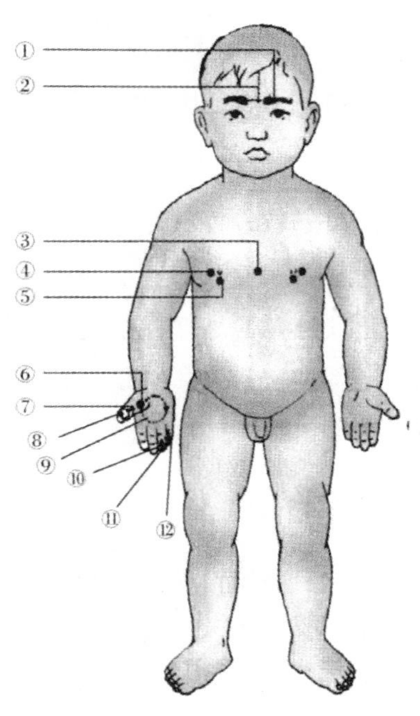

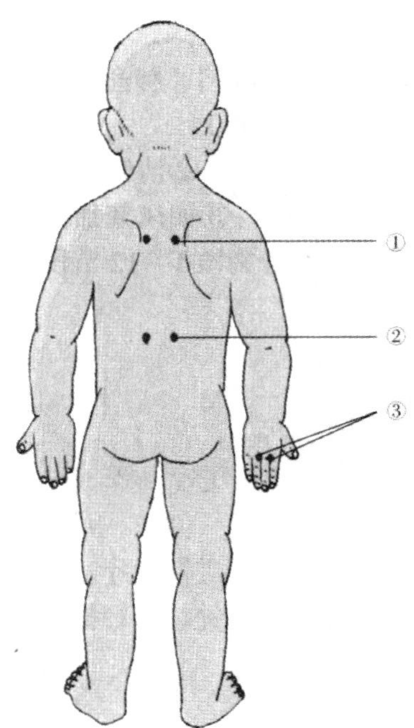

①肺俞
②脾俞
③二扇门

四十七、小儿发热

病症

小儿身体发热，或恶寒头痛，鼻塞流涕，咳嗽胸闷，吐痰，咽干，口渴喜饮，苔薄脉浮；或发热少气，肢体无力倦怠；或发热，午后、夜间加重，消瘦，盗汗，颧红，头晕；或发热腹胀满，嗳腐吐酸，纳差，苔腻等。

治疗

主穴　攒竹、坎宫、太阳、肺经、天河水、风门、肺俞。

配穴　三关、二扇门、风池、脊椎、胸椎1～12。

方法　①推攒竹、坎宫，揉太阳各30～50次。②清肺经，清天河水，揉风门、肺俞各1～2分钟。③如风寒加推三关，掐二扇门，拿风池；风热加推脊胸椎1～12节段，自上向下推10～20次。

附　足部按摩

穴位　膀胱、输尿管、肾、肾上腺、肺、支气管、颈、淋巴结。

方法　对膀胱、输尿管、肾、肾上腺穴应加倍进行治疗，时间共治6分钟，然后按肺、支气管各2分钟，再轻揉颈、淋巴结各2分钟。

①坎宫
②攒竹
③太阳
④天河水
⑤三关
⑥肺经

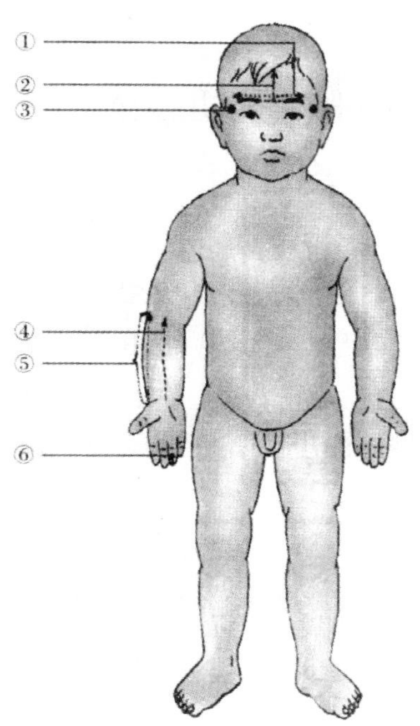

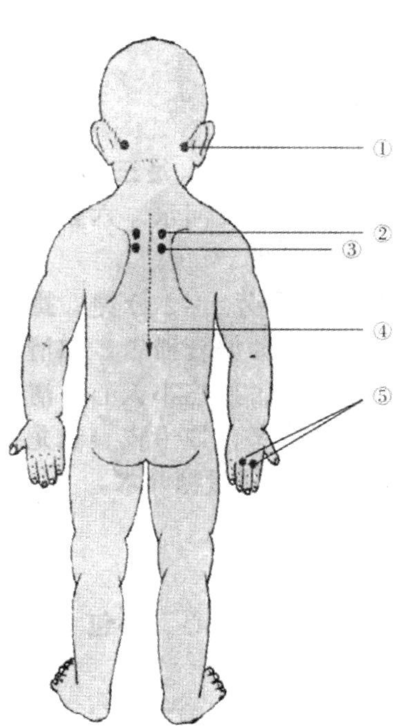

①风池
②风门
③肺俞
④胸1~12椎
⑤二扇门

四十八、小儿夜啼

病症

小儿睡喜伏卧，入夜则曲腰啼哭，四肢不温，食少便溏，面色青白，唇舌淡而舌苔白，脉象沉细，指纹青红；或睡喜仰卧，见灯火则啼哭愈甚，烦躁不安，小便短赤，面唇红赤，舌红，苔白，指纹青紫；或小儿时受惊骇恐惧，睡中时作惊惕，紧偎母怀；或夜间脉来弦急而数。

治疗

主穴　脾经、心经、肝经、外劳宫、心俞、腹、足三里。

配穴　大肠、中脘、腹；小天心、心经、天河水、六腑；十宣、老龙、精宁、威灵。

方法　补脾经，清心经，清肝经，揉外劳宫 1～2 分钟；揉心俞，摩腹，按足三里各 1 分钟。如偏食滞者，加清大肠，摩中脘，摩腹；偏心火盛者，加掐小天心，清心经，清天河水，退六腑；偏惊恐者，加十宣、老龙，揉精宁、威灵等。治疗完后可给予适量糖开水。

附　足部按摩

穴位　主穴：膀胱，输尿管、肾、肾上腺、心、心包、脑垂体、大脑、小脑；配穴：肺、脾。

方法　常规治疗后轻按主穴各 3 分钟、配穴各 2 分钟。

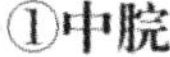

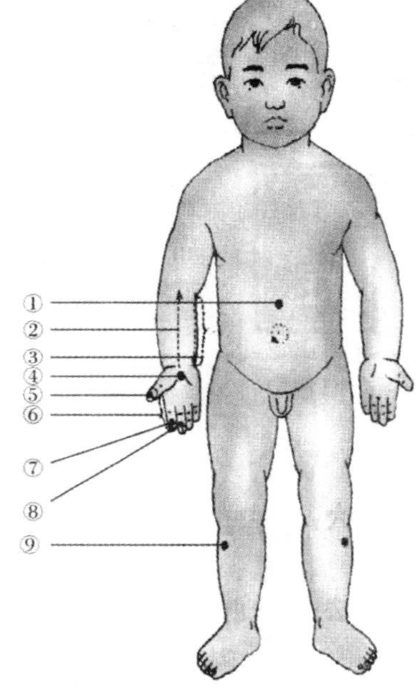
①中脘
②天河水
③六腑
④小天星
⑤脾经
⑥大肠
⑦肝经
⑧心经
⑨足三里

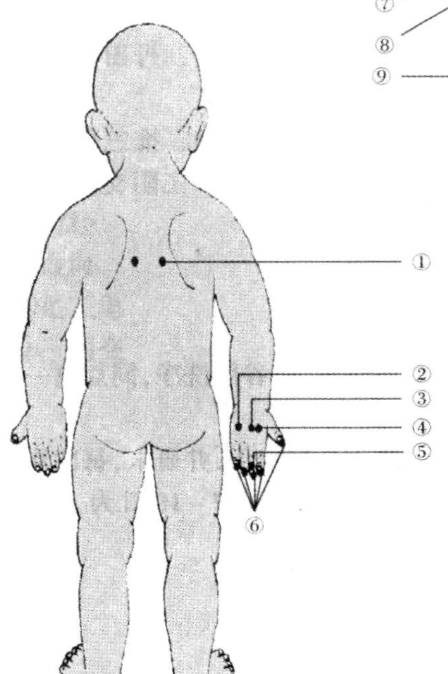
①心俞
②精宁
③外劳宫
④威灵
⑤老龙
⑥十宣

四十九、小儿疝气

病症

睾丸、阴囊肿胀疼痛，以及小腹牵引作痛，甚则痛剧难忍；或寒热，苔黄白，脉弦或沉细。

治疗

主穴　肝经、脾经、胃经、小肠、三关、丹田、血海、足三里、三阴交。

方法　清肝经，补脾经、胃经，清小肠，推三关，揉丹田各 1 ~ 2 分钟；按揉血海、足三里、三阴交。如狐疝者加掌托法（见前疝气的治法）。

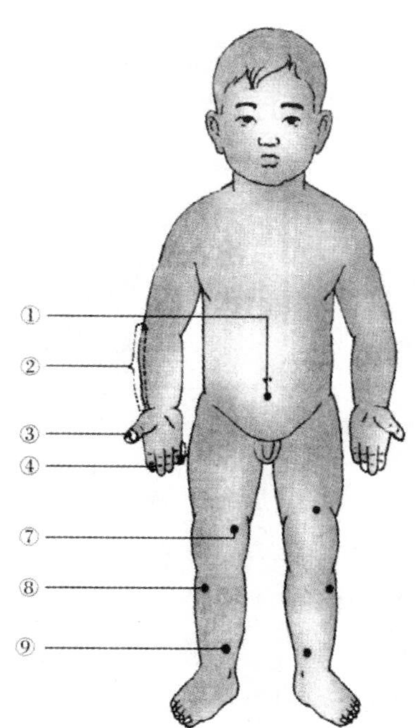

①丹田
②三关
③脾经
④肝经
⑤小肠
⑥肾经
⑦血海
⑧足三里
⑨三阴交

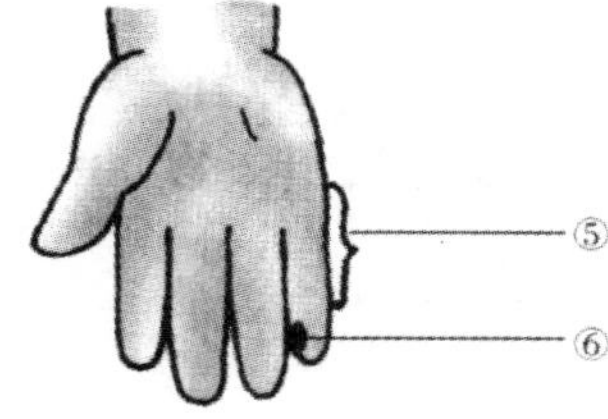

五十、小儿尿床

病症

睡梦中尿床，轻者数夜一次，重者一夜数次，醒后方始察觉。常伴有面色㿠白、精神疲软、四肢无力、纳差消瘦等证。

治疗

主穴　肺经、脾经、肾经、三关、外劳宫、百会、丹田、肾俞、膀胱俞、三阴交、腰骶、腹。

配穴　脾俞、足三里、脊。

方法　补肺经，补脾经，补肾经，推三关，揉外劳宫，揉百会，揉丹田，揉肾俞、膀胱俞、三阴交各 1 ~ 2 分钟；擦腰骶部，摩腹各 2 ~ 3 分钟。如体虚盛者，加脾俞、足三里，捏脊。

附　足部按摩

穴位　膀胱、输尿管、肾、肾上腺、生殖器、脊柱、子宫（前列腺）、肝、胃、淋巴、颈。

方法　常规治疗 6 分钟后，点按肝、胃各 1 分钟，轻揉颈、淋巴结各 2 分钟，再上下轻刮脊柱 2 分钟，最后以轻快手法点按子宫（前列腺）2 分钟。

①百会
②三关
③脾经
④肺经
⑤肾经
⑥足三里
⑦三阴交

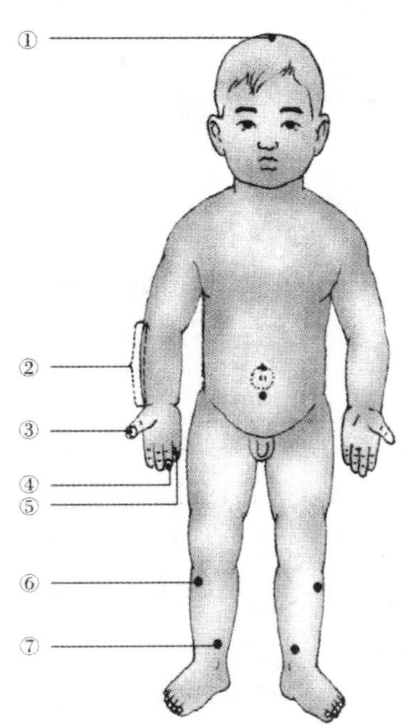

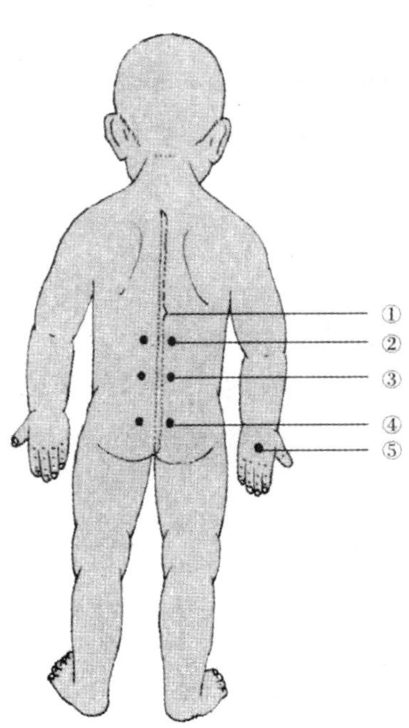

①脊
②脾俞
③肾俞
④膀胱俞
⑤外劳宫

五十一、扭伤

病症

临床表现为受伤部位肿胀、疼痛、关节活动障碍等。

治疗

主穴　扭伤局部和邻近关节、软组织。

配穴　因扭伤的部位不同（如颈、肩、腰、腿各个关节），而配方亦有不同，除以扭伤的局部和邻近关节、软组织为主治疗外，还可按损伤的不同部位，循经取穴，例如肩扭伤取曲池、合谷；腰扭伤取委中、昆仑。

方法　各个部位的损伤均可采取以下方法治疗。①抚摩法：用大鱼际或全掌在损伤局部及周围软组织、关节处进行轻缓柔和的抚摩 1～2 分钟，以松弛肌肉，扩张血管，促进血液循环。②按揉法：用拇指或大鱼际按揉损伤的局部关节间隙。新伤手法宜轻，陈旧伤手法宜重。③摇法和拔伸法：即用内外旋转法摇动损伤的关节，继用上下相反的方向拔伸损伤的关节。（注：①软组织损伤有青紫者局部不宜按摩。②新伤骨折者禁用按摩。）

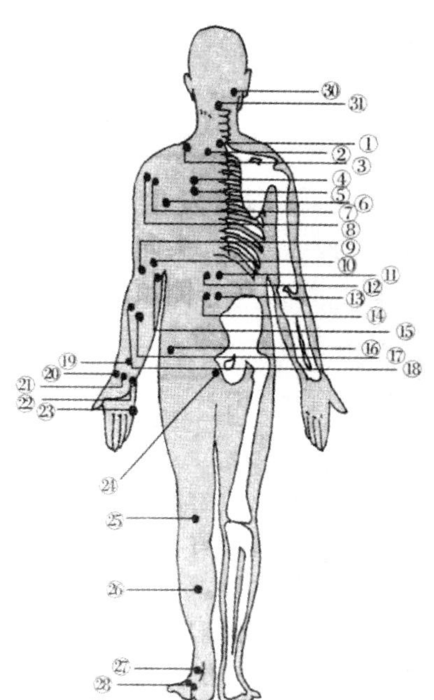

①大椎 ②大杼 ③肩井 ④膏肓 ⑤神堂 ⑥肩贞 ⑦肩髎 ⑧肩髃 ⑨曲池 ⑩天井 ⑪命门

⑫肾俞 ⑬腰阳关 ⑭大肠俞 ⑮小海 ⑯环跳 ⑰四渎 ⑱手三里 ⑲外关 ⑳阳溪 ㉑阳池 ㉒阳谷

㉓后溪 ㉔长强 ㉕委中 ㉖承山 ㉗昆仑 ㉘丘墟 ㉙申脉 ㉚风池 ㉛哑门

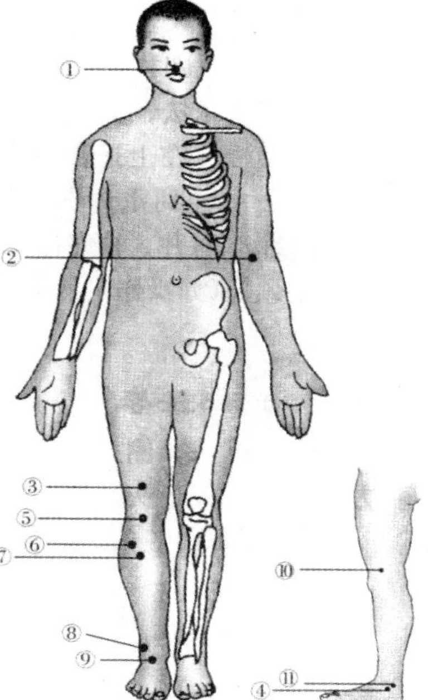

①人中 ②曲泽 ③梁丘 ④照海 ⑤犊鼻 ⑥阳陵泉

⑦足三里 ⑧悬钟 ⑨解溪 ⑩血海 ⑪太溪

五十二、落枕

病症

多在早晨起床后，一侧项背发生牵拉疼痛，甚则向同侧肩部及上臂扩散，头向一侧歪斜，颈项活动受到限制，并常在一侧颈肩部或肩胛间有明显压痛点和肌肉痉挛现象。

治疗

主穴　风池、天柱、肩井、曲池、合谷和颈、肩、肩胛部。

配穴　如累及胸背者，加风门、肺俞、缺盆等。

方法　①抚摩法，用全掌在项、肩、背部抚摩1～2分钟。②㨰揉法：在上述部位进行㨰揉法，以斜方肌为重点，手法由轻到重。③捏拿法：用拇、食、中指捏拿风池、天柱、肩井、曲池、合谷等。④摇扳法：左右旋转摇扳颈部（如操作不熟练，不能扳颈，以防事故）。

附　足部按摩

穴位　颈、头、侧头。

方法　轻揉颈、头、侧头各2分钟之后，再按揉颈2分钟。

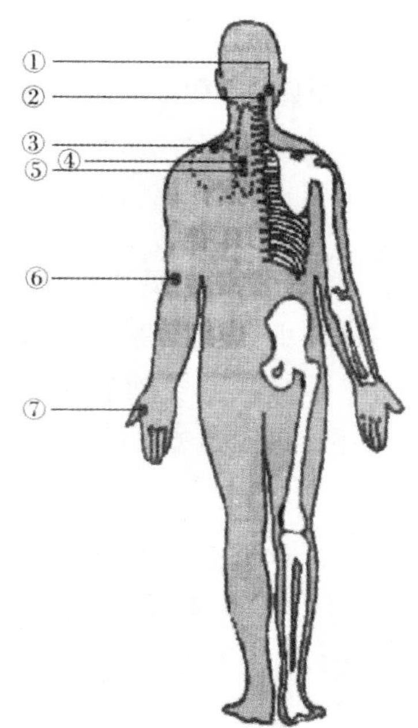

①风池
②天柱
③肩井
④风门
⑤肺俞
⑥曲池
⑦合谷

五十三、耳鸣耳聋

病症

实证者，暴病耳聋，或耳中觉胀，鸣声不断，按之不减，兼见面赤口干，烦躁易怒，脉弦；或兼见寒热头痛，脉浮等。虚证者，久病耳聋，或耳鸣时作时止，过劳则加剧，按之鸣声减弱，多兼有头昏、腰酸、遗精、带下、脉虚细等。

治疗

主穴　耳门、听宫、听会、翳风、外关、中渚。

配穴　风火者加风池；肾虚者加肾俞、太溪；聋哑者加哑门、廉泉。

方法　①按、点、拿上述诸穴，手法较重，酸胀明显。②用大、小鱼际抚摩耳轮周围，以发热为度。

附　足部按摩

穴位　膀胱、输尿管、肾、肾上腺、耳、头、淋巴结、内耳。

方法　先按揉耳、头、淋巴结、内耳各 3 分钟，然后再进行常规治疗 3 分钟，最后再按揉耳与内耳各 2 分钟。

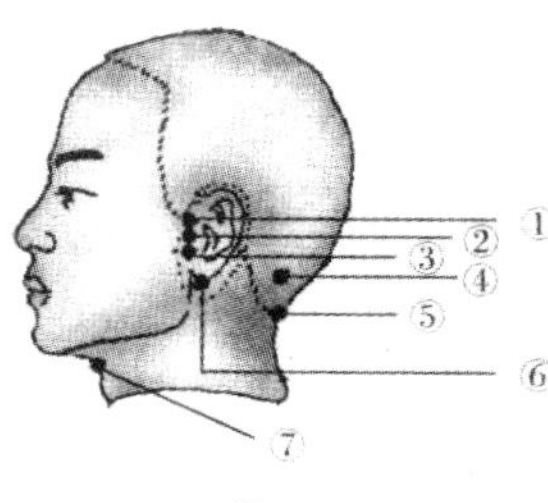

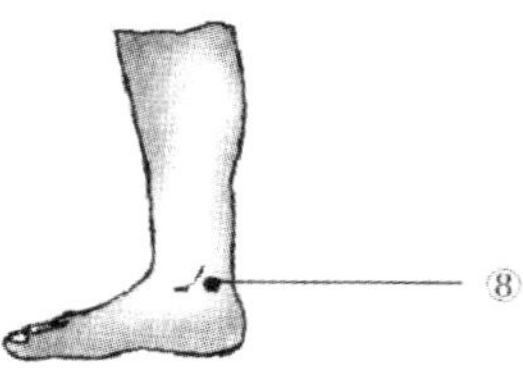

①耳门
②听宫
③听会
④风池
⑤哑门
⑥翳风
⑦廉泉
⑧太溪

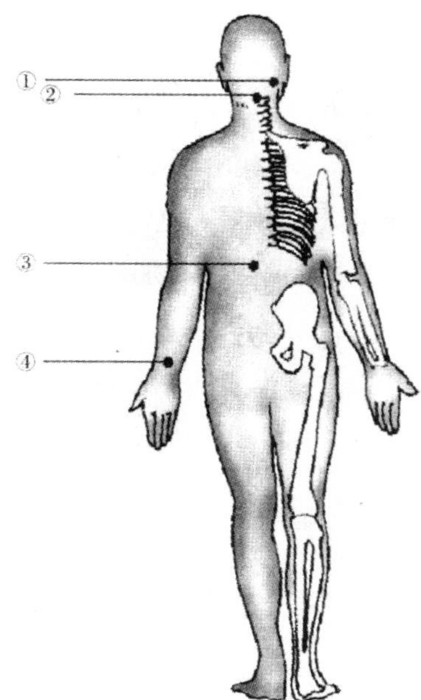

①风池
②哑门
③肾俞
④外关

五十四、聤耳

病症

耳内流脓。如果是肝胆湿热，则起病迅速，耳痛剧烈，耳鸣耳聋、头目疼痛，或兼有发热、口苦、咽干，便秘、尿黄等证；如果是脾胃虚弱，则耳内流脓日久，时发时止，脓液或黏稠或稀如蛋清，耳鸣耳聋，或兼有身体倦怠、纳呆食少、腹胀便溏等证。

治疗

本病的处方、治疗可参照“五十三、耳鸣耳聋”项。

附　药、食调理

聤耳流水方：麦冬6克，石膏6克，甘草4克，连翘5克，龙胆草4克，薄荷3克。前六味药加清水煎煮，去渣取药汁，服用。1日1剂，分2次服。

聤耳流脓方：当归6克，丹皮5克，紫草3克，栀子5克，黄芩5克，甘草4克。前六味药加清水煎煮，去渣取药汁服用。每日1剂，分作2次服。

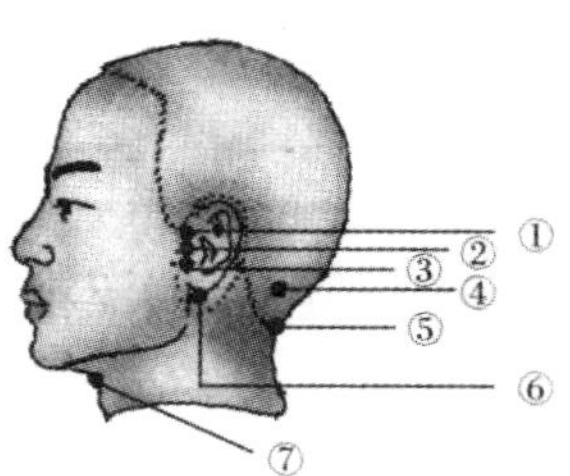

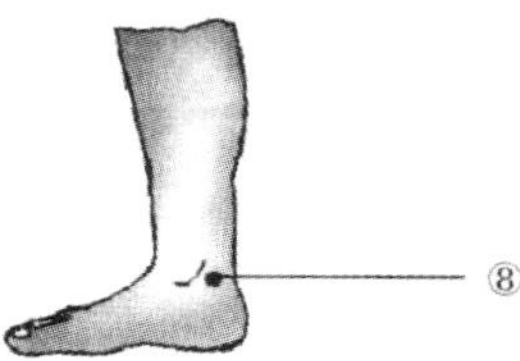

①耳门
②听宫
③听会
④风池
⑤哑门
⑥翳风
⑦廉泉
⑧太溪

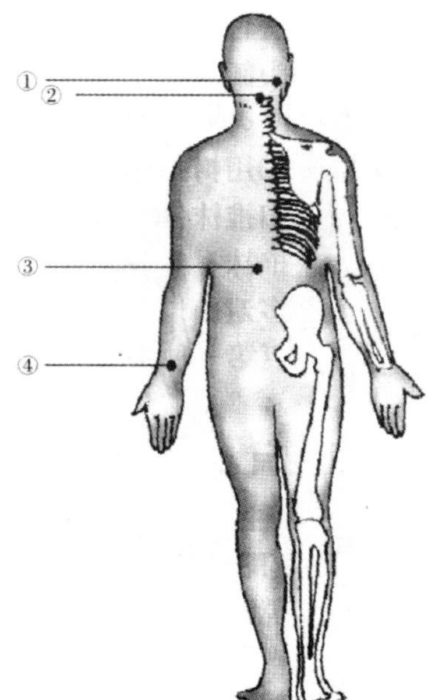

①风池
②哑门
③肾俞
④外关

五十五、目赤肿痛

病症

目赤肿痛，畏光，流泪，泪涩难开；或兼有头痛，发热，脉浮数证；或兼有口苦，烦热，脉弦数证。

治疗

主穴　攒竹、鱼腰、丝竹空、瞳子髎、太阳、风池、合谷和头额部。

配穴　肝火盛加太冲、行间。

方法　①用拇指、大鱼际自印堂向发际推抹，继自印堂向太阳推抹各30～50次。如属风火眼者，可用白酒作介质推抹，效果更佳。②拇指按揉上述头面部诸穴，反复多遍，以酸胀为度。③按拿风池、合谷等。④最后重复方法①结束。

附　足部按摩

穴位　主穴：膀胱、输尿管、肾、肾上腺、眼、头、淋巴；配穴：肺、支气管。

方法　常规治疗后重按眼、头、淋巴各3分钟，再轻按肺、支气管各2分钟。

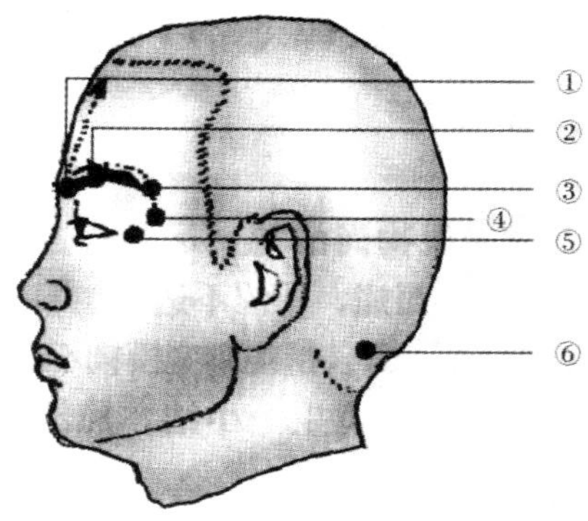

①攒竹
②鱼腰
③丝竹空
④太阳
⑤瞳子髎
⑥风池

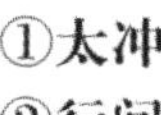

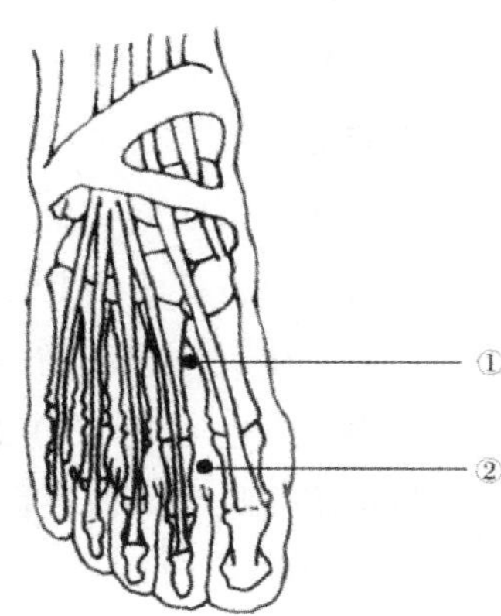

五十六、近视、夜盲、针眼

病症

近视：就近处视物尚清楚，远处望去却模糊，久视则目珠隐胀而痛，干涩不适。

夜盲：视力白天正常，夜晚则变模糊不清。

针眼：初起眼睑部位生一小结，局部轻微痒痛，继则红肿热痛而拒按。

治疗

主穴　印堂、睛明、攒竹、鱼腰、丝竹空、瞳子髎、太阳、四白、风池，肝俞、头额、面部、项部。

配穴　肾虚者加肾俞；脾胃虚者加脾俞、足三里。

方法　头面部：①平推法：双手拇指螺纹面自印堂→上星路线，继自印堂→太阳路线分别向上直推抹和向两侧横推抹各 30～50 次。②按揉法：用双拇指同时按揉两侧上述诸穴，反复多遍，以酸胀为度。③扫散法（推擦法）：用拇指桡侧面推擦双侧头颞部，反复 20～30 次。④叩击法：用双手多指同时叩击双侧头颞部和头顶部 10～20 次。颈项部：①按揉法：用拇指先后自风府→大椎路线，继从风池→肩井路线各按揉 3～5 遍，要有酸胀感。②捏拿法：用拇、食、中指提拿风池、肩井等各 5～8 次。③摇扳法：左右旋转摇颈各 3～5 次，继左右斜扳颈部（如操作不熟练，不扳为好，以防事故）。最后按揉肝俞、肾俞等，边按边揉，以酸胀为度。

①印堂
②鱼腰
③瞳子髎
④太阳
⑤四白
⑥睛明

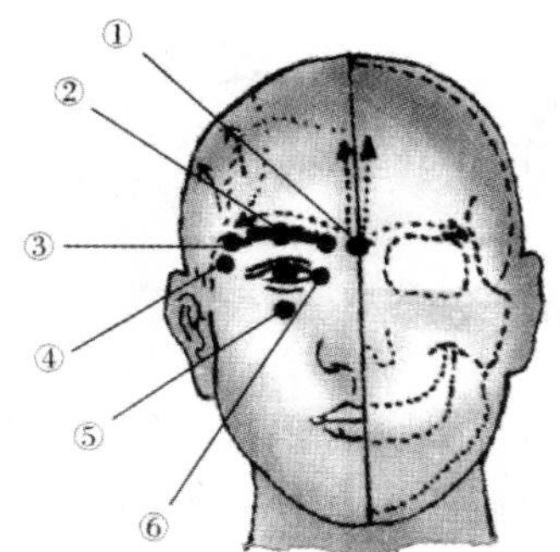

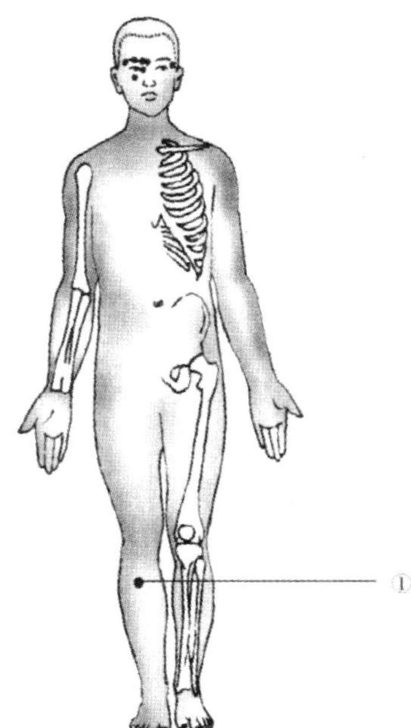

①足三里

五十七、眼睑下垂

病症

轻者上眼睑下垂半掩瞳孔，重者遮盖整个黑睛，无力睁开。日久额皮皱折，眉毛高耸，甚则须用手指拈起上眼胞才能视物。双侧下垂者，每有仰头视物的姿态，亦有晨起较轻，午后、疲劳或连续眨眼而下垂加重。

治疗

主穴　印堂、睛明、攒竹、鱼腰、丝竹空、瞳子髎、太阳、四白、风池、肝俞、头额、面部、项部。

配穴　肾虚者加肾俞；脾胃虚者加脾俞、足三里。

方法　①可按近视基本方法治疗。②按揉百会、脾俞、足三里 3 ~ 5 分钟。③按揉夹脊 2 ~ 3 遍，捏脊 7 ~ 10 遍。

附　足部按摩

穴位　膀胱、输尿管、肾、肾上腺、眼、头、颈、肝、胃、脾、生殖器。

方法　常规治疗后按揉头、眼、颈各 3 分钟，再点按肝、胃、脾各 5 分钟，最后重按生殖器 3 分钟。

①印堂
②鱼腰
③瞳子髎
④太阳
⑤四白
⑥睛明

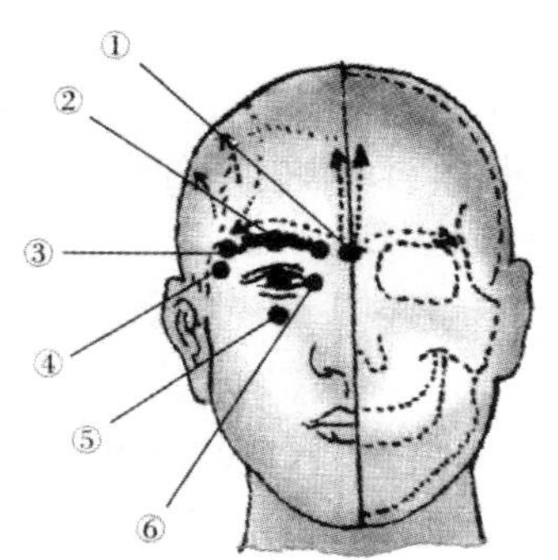

①风池
②肝俞
③脾俞
④肾俞
⑤百会

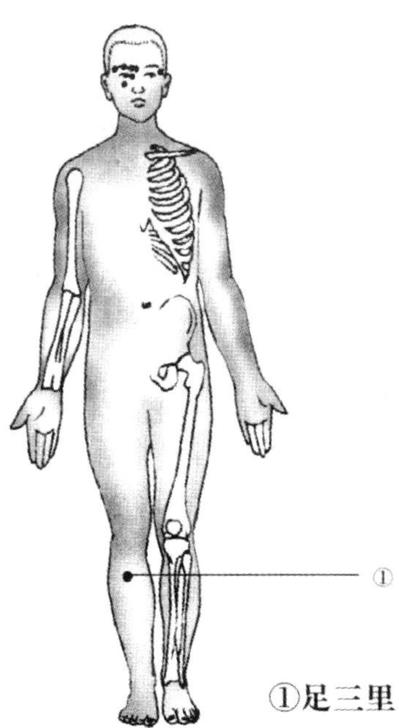

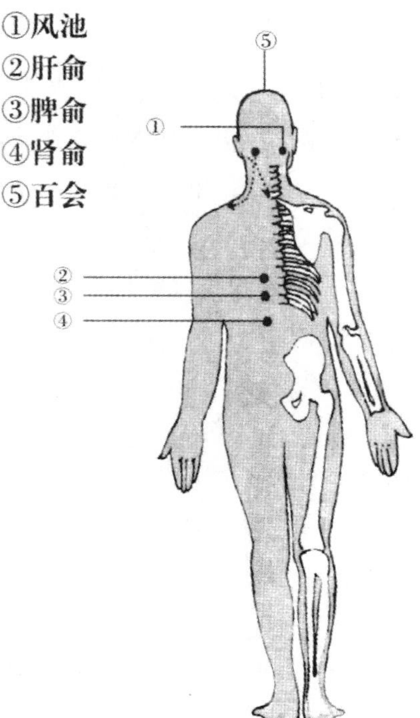

①足三里

五十八、咽喉肿痛

病症

咽喉红肿疼痛，局部灼热，进食吞咽不利，伴有咳嗽，口渴，便秘等；如为阴虚者，则咽喉稍见红肿，疼痛较轻，或吞咽时感觉痛楚，微有热象，入夜则见症较重。

治疗

主穴　风池、风府、天突、肩井、曲池、合谷、颈部。

配穴　虚火上炎者加太溪、涌泉。

方法　①在颈部喉结两旁用一指禅推法，配合揉法和捏拿法上下反复多遍。②按揉风池、风府、肩井、曲池、合谷。在治疗过程中，如咽喉部有分泌物排出，应随时吐尽。

附　足部按摩

穴位　头、颈（即咽部反射带）、鼻、扁桃体、淋巴结、肺、气管、胸、输尿管、膀胱。

方法　先轻轻按揉头、颈、鼻、扁桃体、淋巴结各 3 分钟，再按肺、气管、输尿管、膀胱各 3 分钟，再按揉胸部反射带 2 分钟，最后再轻轻按揉颈 2 分钟。

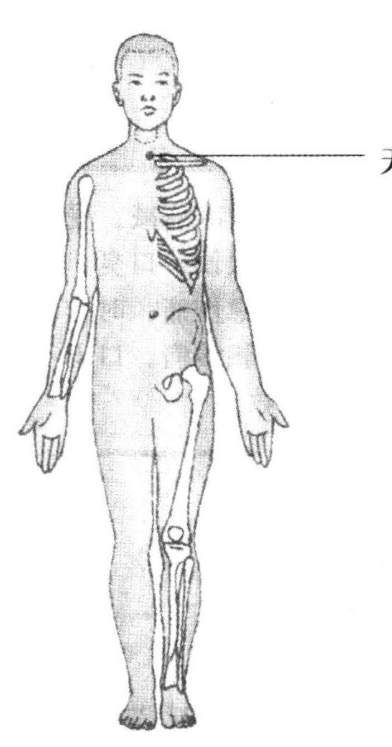

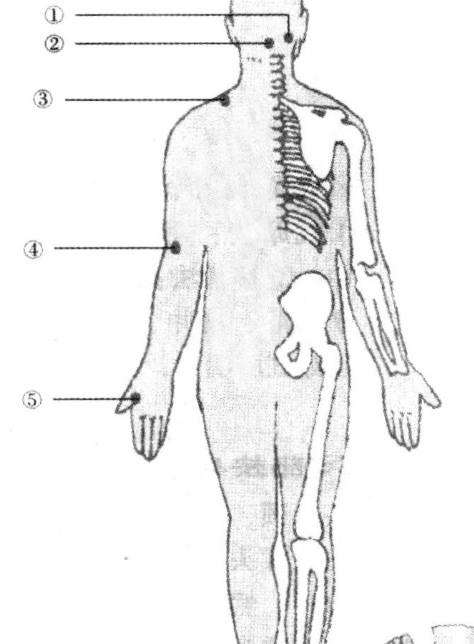

①风池
②风府
③肩井
④曲池
⑤合谷
⑥涌泉
⑦太溪

五十九、牙痛

病症

牙痛剧烈，或呈阵发性，遇冷痛减，受风或热则痛势增剧，头痛，口渴欲饮，口臭，舌苔黄腻，脉洪数；抑或牙齿隐隐作痛，时作时息，牙齿松动，头晕眼花，腰膝酸痛，口干不欲饮，舌红无苔或少苔，脉细数。

治疗

主穴　下关、颊车、合谷、内庭、面颊部。

配穴　风火痛者加风池、太阳、肩井。

方法　①抚摩法：用大、小鱼际在面颊部轻柔抚摩1～2分钟。②按揉法：拇指按揉上述面部穴位1～2分钟。③拿风池、肩井、合谷、内庭，手法较重。（注：胃火盛牙龈红肿明显，面颊部不宜按摩。）

附　足部按摩

穴位　头、颈、侧头、淋巴结、扁桃体、膀胱、输尿管。

方法　先按揉头、侧头、颈、扁桃体各3分钟，再按淋巴结4分钟，然后以拇指角刮按输尿管、膀胱各3分钟，最后再按揉头、淋巴结各2分钟。

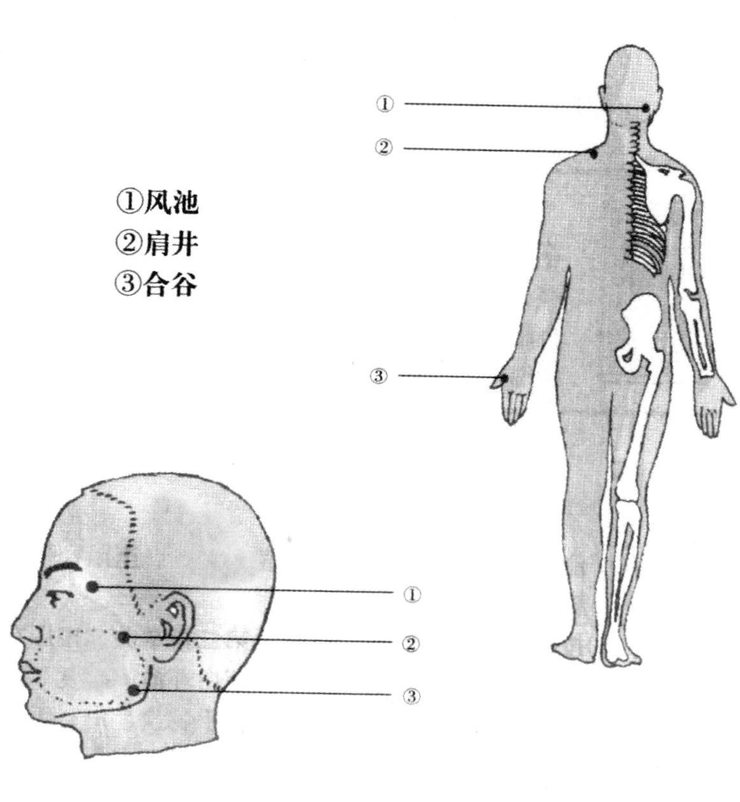

①风池
②肩井
③合谷

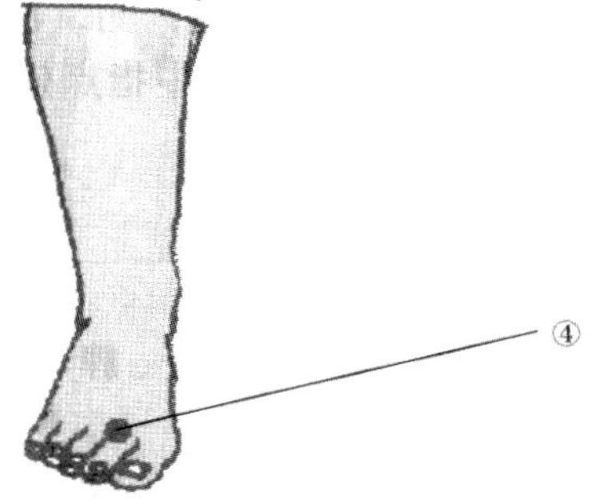

①太阳
②下关
③颊车
④内庭

六十、面部色斑

病症

面部色斑，其色黄褐或深褐，斑片大小不等，且形状不规则，边界清楚，常分布于颧颊、口鼻周围，一般无任何自觉症状。间或有胸胁胀痛，经血不调，脉弦缓或弦滑；抑或有腹胀纳呆、气短肢乏、头晕耳鸣、腰膝酸软等证。

治疗

主穴　肝俞、白环俞、关元俞、中极、长强、至阳、腰部及两小腿内侧。

方法　①按揉搓擦法：握拳，以两手第二指掌关节按压在脊柱两侧肝俞穴处，然后顺经按揉至白环俞，反复3遍；继将双掌分别置于腰部两侧，以两手的食、中、无名指分别按压在两侧关元俞部位，从关元俞至白环俞反复搓擦以透热为度。②掐捏法：掐至阴，并揉捏两脚小足趾片刻。③毛刷刺激法：用毛刷在两小腿内侧，自上而下作直线刺激数次。④点揉法：用右手中指点揉小腹中极穴，左手中指点揉长强穴1分钟。

附　足部按摩

穴位　主穴：膀胱、输尿管、肾、肾上腺、肝、脾、心、淋巴；配穴：头、耳、鼻、手。

方法　常规治疗后重按肝、脾、心、淋巴各5分钟、配穴各3分钟。

①至阳
②肝俞
③腰部
④关元俞
⑤白环俞
⑥长强
⑦小腿内侧

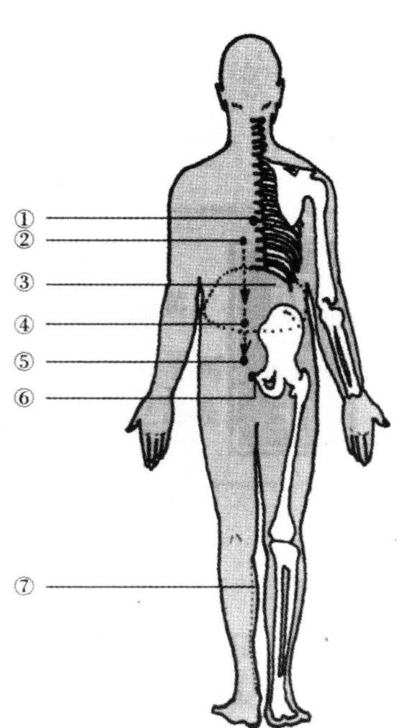

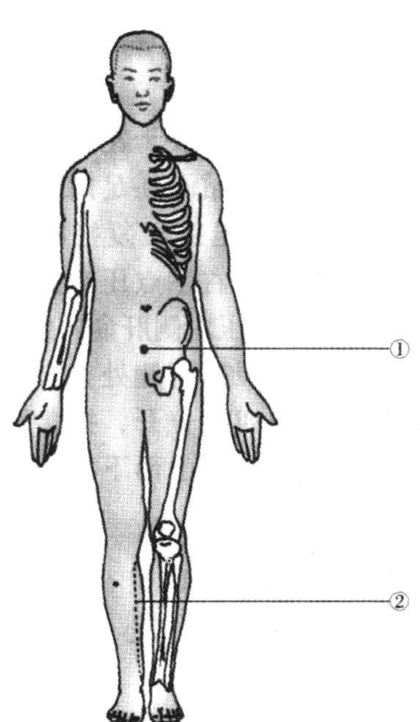

①关元
②小腿内侧

六十一、雀斑

病症

鼻面部及颈项、肩背、手背等处皮肤生有黄褐色斑点，并呈对称性分布，斑点疏密不一，多少不等。其斑点表面光滑，边界清晰整齐，圆形或椭圆，日晒后可使其颜色加深，常伴有胸胁胀满、舌红、苔黄、脉数等证。

治疗

主穴　肝俞，蠡沟，足踝至足趾部，腹部两侧及胁肋部，足三阴经。

方法　①搓擦法：左脚跟踏于椅凳边缘，右手放于左脚内踝处，拇指贴附在足背的前内侧，食指贴附在足内侧，中指贴附在足底处，然后由足踝至足趾反复搓擦数次。②点压法：右足盘架在左腿上，右手点压右腿蠡沟处，左手握拳，以食指指掌关节点压左侧肝俞穴约 1 分钟。③毛刷刺激法：用毛刷刺激腹部两侧处，自上而下直线刺激多次。④两手拇指与四指分开，拇指贴附在胁肋前侧，四指在胁肋后侧，作自上而下推动，往返推擦 40 次左右。

附　足部按摩

穴位　主穴：膀胱、输尿管、肾、肾上腺、肝、脾、心、淋巴；配穴：头、耳、鼻、手。

方法　常规治疗后重按肝、脾、心、淋巴各 5 分钟，再按头、耳、鼻、手各 3 分钟。

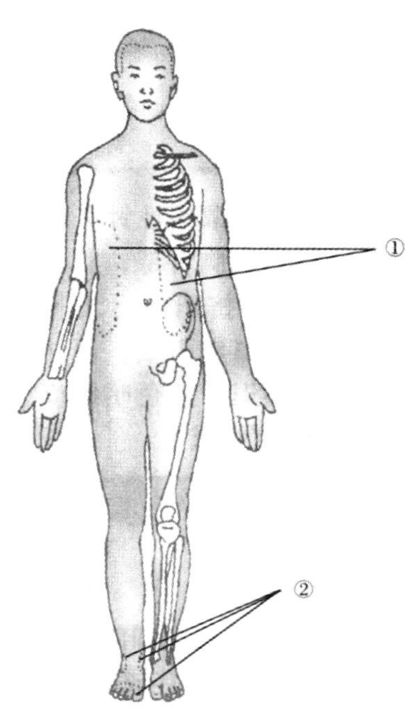

①腹部两侧及胁肋部
②足踝及足趾部

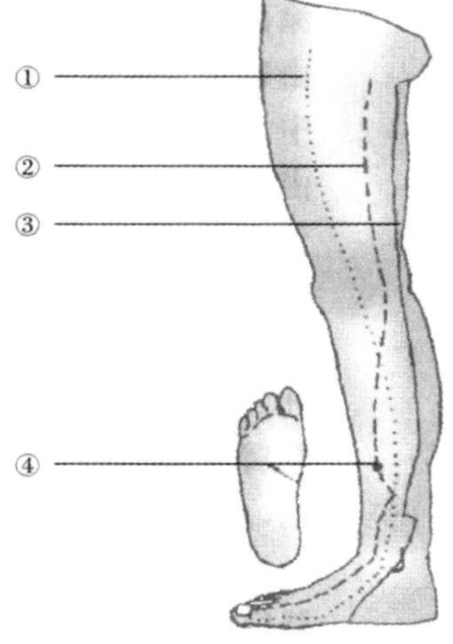

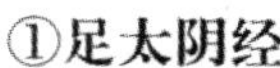

①足太阴经
②足厥阴经
③足少阴经
④蠡沟

六十二、痤疮（粉刺）

病症

前额、颧部、下巴等处可见散在性针头或米粒大小的皮疹，重者亦可见于胸背部，其色红或稍红，皮疹顶端有黑头，挤压时可出粉刺，有时还可见脓头。常伴有口渴引饮、便结尿赤等症。痤疮日久或经年不退，其色暗红或紫暗，舌质黯红或有瘀斑，脉沉细或涩。

治疗

主穴　曲池、血海、太阳、面部及大腿内侧上下、足底和前臂。

方法　①洗面：大黄、牛黄等量研细末，用茶水搅拌成膏，以膏涂面而按摩。两手四指先由下巴向两耳垂方向推按，再由口角及鼻翼向耳前推摩，并将两手四指贴附于前额正中，向耳角及太阳穴方向分摩，最后以两掌面由下而上、由内向外按摩整个面部。②面部热敷按压：用热毛巾盖于面部，用两手掌依次按压前额、额角、眼外角、耳前、面颊、口角、腮处，时间2～3分钟。③刷法：用毛刷在大腿内侧上下作直线刺激，并刺激两足底处和前臂处。④点揉法：以左手拇指点压左腿血海，右手中指点压左臂曲池，按揉1～2分钟；再以同样方法按揉右侧曲池、血海。⑤指疏经脉：以手掌五指分开，随着于额前、中指按压在头中线的督脉，食指、无名指按压两侧的膀胱经，拇指、小指按压胆经，反复多次。

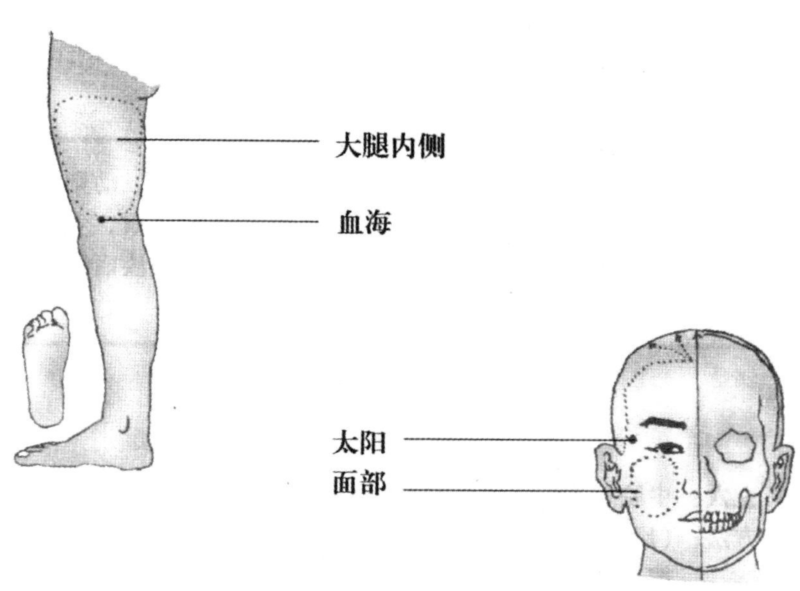
大腿内侧
血海
太阳
面部

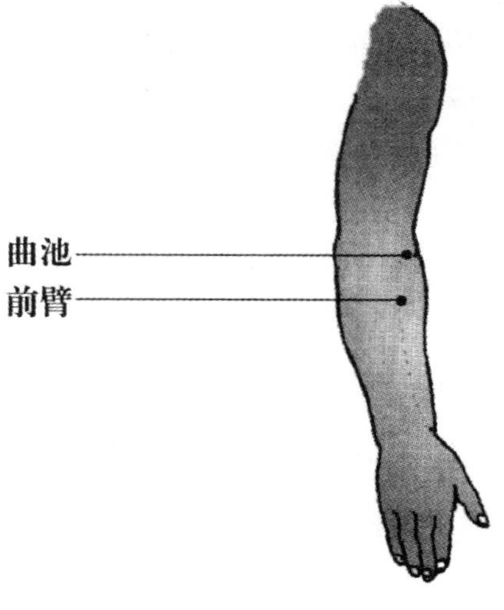
曲池
前臂

六十三、肥胖

病症

形体肥胖，肌肉松弛，嗜睡倦怠，动则气短，口淡食少，或乳房肥大，腰酸腿软，女子月经不调，量少，男子阳痿早泄，舌淡而胖，脉缓弱或濡细。

治疗

主穴　中脘、天枢、腹部及四肢部。

方法　①点按揉法：患者仰卧位，医者居其右侧，以手指点按中脘、天枢穴；再以手掌在腹部以脐为中心做逆时针方向按揉3分钟。②提拿法：用双手前后交叉，将腹直肌提起，自上腹部提拿至下腹部，反复多次。③颤动法：以四指在左右腹上中下等距离选定三点上下颤动，每点颤动7～10次。④按摩法：最后在腹部以肚脐为中心顺时针按摩3分钟左右。⑤四肢按摩以提拿、弹拨、颤抖手法交替运用。

附　足部按摩

穴位　膀胱、输尿管、肾、肾上腺、胃、脾、胰腺、淋巴、肝、胆。

方法　常规治疗后再重按胃、脾、胰腺、肝、胆各5分钟，再按头、垂体、颈、心各3分钟。

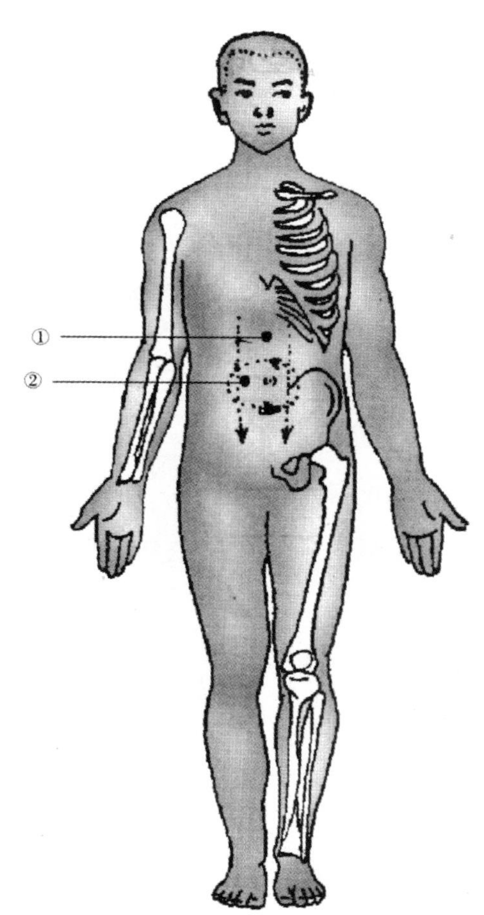

①中脘
②天枢

附录　小儿常用穴位示意图

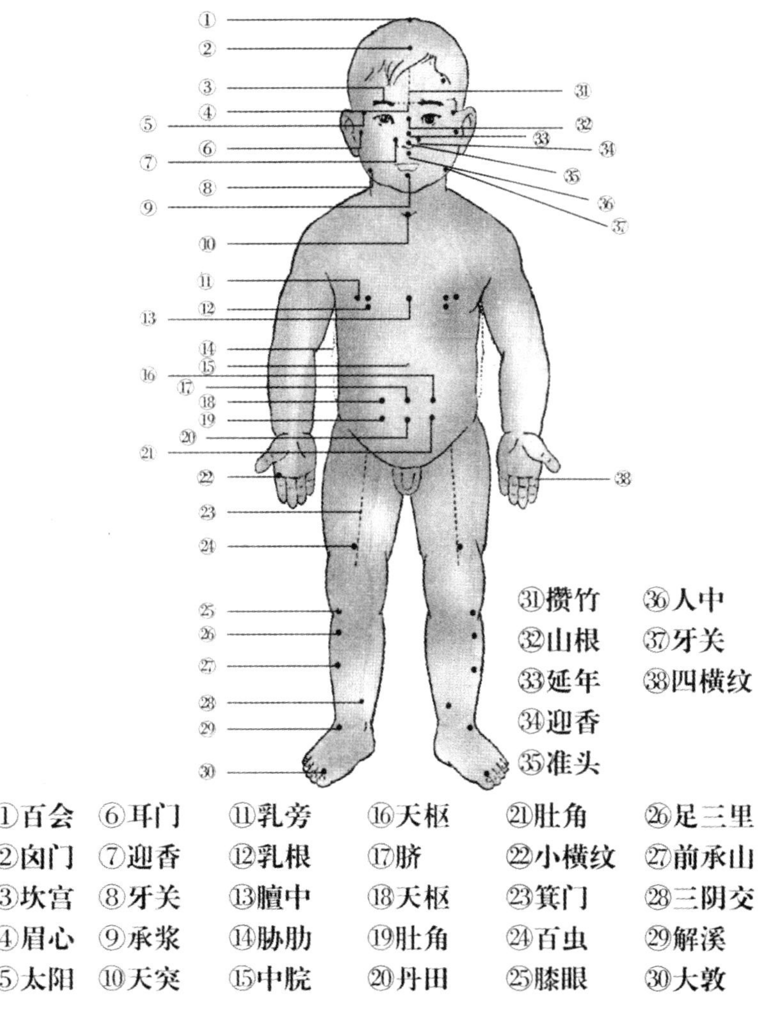

（一）正面

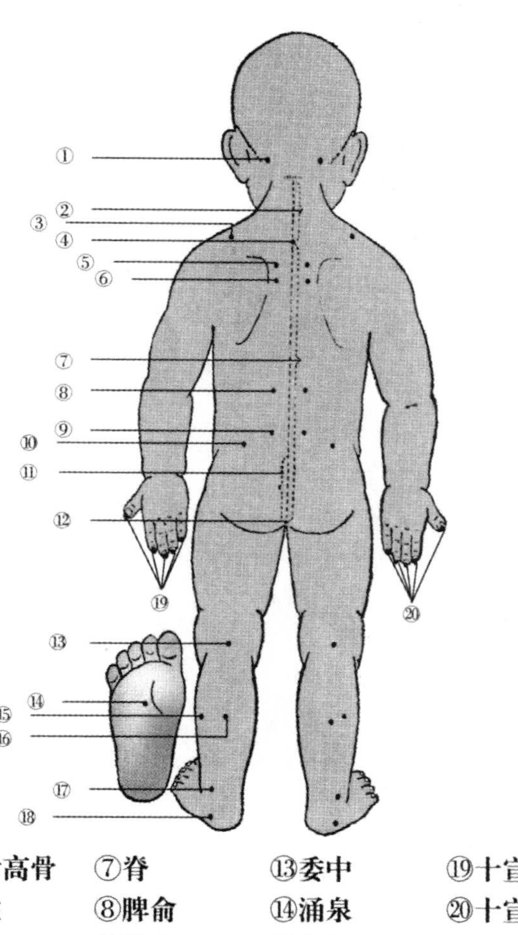

①耳后高骨　⑦脊　⑬委中　⑲十宣
②天柱　⑧脾俞　⑭涌泉　⑳十宣
③肩井　⑨肾俞　⑮丰隆
④大椎　⑩腰俞　⑯后承山
⑤风门　⑪七节　⑰昆仑
⑥肺俞　⑫龟尾　⑱仆参

（二）背面

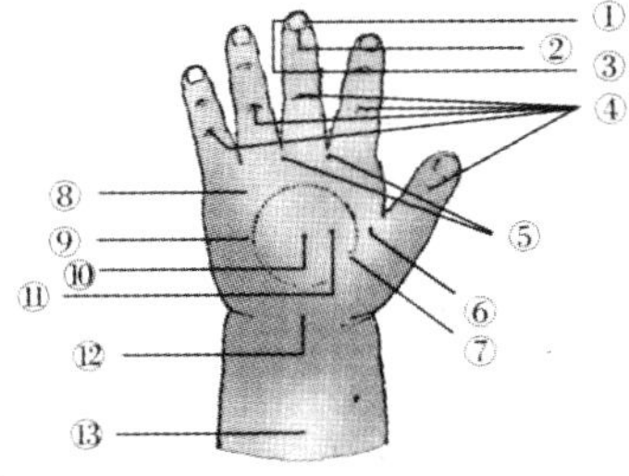

①左端正
②老龙
③右端正
④五指节
⑤二扇门
⑥合谷
⑦外八卦
⑧上马
⑨精宁
⑩外劳宫
⑪威灵
⑫窝风
⑬膊阳池

①心经
②肝经
③大肠
④内八卦
⑤脾经
⑥胃经
⑦运土入水
⑧阳池
⑨三关
⑩曲池
⑪肺经
⑫肾顶
⑬肾经
⑭肾纹
⑮小肠
⑯内劳宫
⑰掌小横纹
⑱阴池
⑲小天心
⑳天河水
㉑六腑
㉒洪池
㉓肸肘
㉔运水入土
㉕板门
㉖总筋

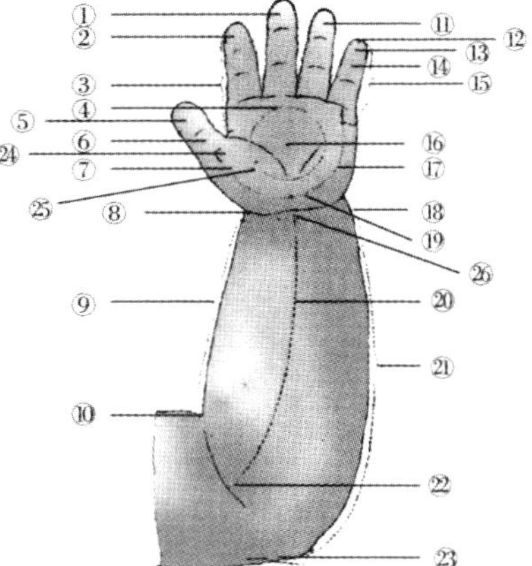

第二章　刮痧疗法

第一节　刮痧疗法简介

一、什么是刮痧疗法？

刮痧疗法，就是运用各种工具，如苎麻、麻线、棉纱线团、铜钱、银圆、瓷碗、瓷调羹，或水牛角板等等（见图），蘸上水或香油，或桐油，或芫荽酒，或具有一定药物治疗作用的润滑剂、润肤露之类，在人体某一部位的皮肤上进行刮摩，使皮肤发红充血，出现一片片或一块块的青紫瘀斑或瘀点，即所谓"出痧"，从而达到预防疾病和治疗疾病目的的治疗方法。它具有简便易行、治疗范围广泛等优点，是一项值得运用和推广的自然疗法之一。

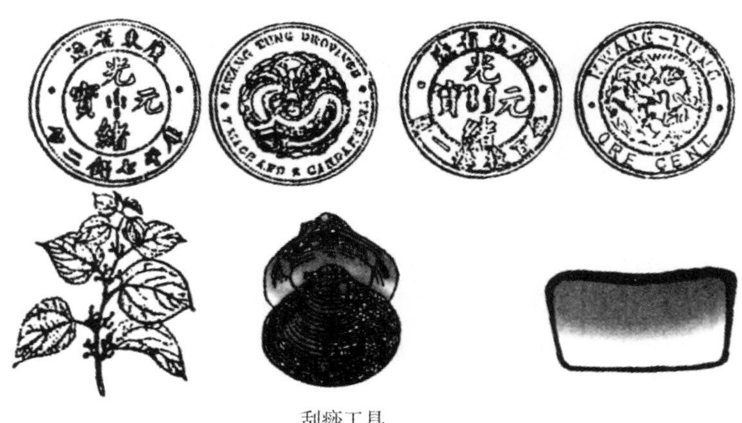

刮痧工具

二、刮痧疗法的起源和发展

刮痧疗法起源于何时，到目前为止，我们不太清楚，关于此疗法的记载，最早见于元代的著作中。元代医家危亦林在公元 1337 年撰写的《世医得效方》卷二就有“沙证”（古“沙”“痧”通）。说沙证“古方不载……所感如伤寒，头痛呕恶，浑身壮热，手足指末微厥，或腹痛闷乱、须臾能杀人”，又说：“心腹绞痛，冷汗出，胀闷欲绝，俗谓搅肠沙，今考之，此证乃名干霍乱，此亦由山岚瘴气，或因饥饱失时，阴阳暴乱而致。”元代杨清叟撰，明代赵宜真集《仙传外科秘方》中的《救解诸毒伤寒杂病一切等证》里论有：“搅肠沙证发，即腹痛难忍，但阴沙腹痛而手足冷，看其身上红点，以灯草蘸油点火烧之；阳沙则腹痛而手足暖，以针刺其十指背，近爪甲处一分半许，即动爪甲而指背皮肉动处，血出即安。仍先自两臂将下其恶血，会聚指头出血为好。又痛不可忍，须臾能令人死，古方名干霍乱，急用盐一两，热汤调灌入病人口中，盐气到腹即定……”从上两段文字来看，痧证是指心腹绞痛，高热头痛，欲吐不得吐，欲泻不得泻，心中烦闷难耐，冷汗出，手足或冷或暖，短时即可致人死命的一种干霍乱病证，其病是由于感受了山岚瘴气，或因饥饱失时，阴阳暴乱所致，治疗或用“灯草蘸油点火烧之”，或“以针刺其十指背，近爪甲处一分半许……下其恶血”。

明代时有了更具体的运用刮痧疗法治疗痧症的记载及关于痧证的病候论述。《证治准绳》里：“干霍乱：忽然心腹胀满，搅痛，欲吐不吐，欲泻不泻，燥乱，愦愦无奈，俗名‘搅肠痧’者是也……刺委中穴并十指头出血亦好。”《万世家传保命歌括》中：“干霍乱者，忽然心腹胀满，绞刺疼痛，蛊毒烦冤，欲吐不吐，欲利不利，状若心灵所附，顷刻之间，便致闷绝，俗呼‘绞肠沙’者是也。宜用吐法、刺法、灸法……刺法：委中二穴，以冷水，手拍起青，三棱针刺，去紫黑血，效。如腹痛而手足暖者，此名阳沙，以针刺其手十指头近爪甲处，令其血出，仍先自两臂捋下其恶血，令其指头出血为妙。如腹痛而手足冷者，此名阴沙，看其身上红点，以灯草蘸油，火淬之。”《医学正传》：治痧证，或先用热水蘸搭臂膊而以苎麻刮之，甚者针刺十指出血。或以香油灯照视胸背，有红点处皆烙之。

清代出现了具有代表性的痧证著作，那就是《痧胀玉衡》，为郭志邃所写，是关于痧证及痧证治疗的专门著作，在这本书里，全面论述了痧证的种类以及各种痧证的辨证和治疗。痧证种类有：闷痧、暗痧、落弓痧、噤口痧、伤风咳嗽痧、胎前产后痧、霍乱痧、绞痛痧、蛔结痧、头痛痧等等。在治疗上，主张："痧在肌肤者，刮之而愈；痧在血肉者，放之而愈。""凡气分有痧，宜用刮；血分有痧，宜用放，此不易之法，至脏腑经络有痧，若昏迷不醒等症，非放刮所得治，兼用药疗之，无是怪也。"即：痧证期间，若病邪浅在肌表、气分时，用刮痧疗法；病邪深在筋肉、血分时，用放痧疗法；若痧毒深入脏腑体内，致昏迷不醒者，则兼用药物治疗之。反映了病邪所在部位的深浅不同，采用的治法亦不相同。而刮痧所用的工具和所刮拭的部位，在《痧胀玉衡》中也叙述得很清楚具体：在"背脊颈骨上下及胸前胁肋两背肩臂痧证，用铜钱蘸香油刮之，或用刮舌刷子脚蘸香油刮之；头额腿上之痧，用棉纱线或麻线蘸香油刮之；大小腹软肉内之痧，用食盐以手擦之"。从上述可见痧证所刮拭的工具有多种，刮拭的部位亦不尽一样。

在古代，人们治疗痧证，运用了多种工具，诸如苎麻、棉纱线团、麻线、刮刷子脚等等，蘸上水、香油、桐油、芫荽酒之类，进行治疗，取得了很好的效果，并使这一古老疗法一直流传下来，散播在民间当中。过去在农村、山区及边远地方，老百姓们常常用瓷碗、瓷调羹或姜盐等，蘸上水或香油，治疗急性霍乱或突然中暑等疾病，疗效独特，这是一种非常经济实效的治病疗法。

三、刮痧疗法的治病原理和治疗作用

刮痧疗法所以能够治疗疾病，是基于中医学的理论思想作指导。我们知道，人体有脏腑、营卫、经络、腧穴。脏腑，是人体的重要组成部分，是人体生命活动的根本，脏腑的功能活动维持着人体生命活动的一切；营卫，是人体脏腑功能活动的产物，循行于人体的经脉内外，运行不止，环周不休，保证着人体的内外上下各部组织正常功能活动，维护着人体生命，它来源于先天，又不断地从后天得到补充；经络分布于人体全身，大到手足三阴三阳经，小到无数的浮络和孙络，其主要作用是联系脏腑、肢体和运行气血营卫，濡润滋养人身；腧穴，是脏腑、营卫、经络之气输注于体表，并且在体表互为相通的点，人体的腧穴共有365个，分布在各条经脉之上，其主要作用是通调人体营卫气血。脏腑、营卫、经络、腧穴四者连结成为一体，就构成了人体从内及外和从外达内的反应通路，而我们运用刮痧疗法治疗疾病，正是基于人体这四者的关系，它们连结成为一个从内及外与从外达内的治疗反应通路，我们运用刮板刮拭人体一定经穴部位上的皮肤，使之产生一定的刺激作用，从而达到疏通经络、通调营卫、和谐脏腑的目的。脏腑协调，营卫通利，经络顺畅，腧穴透达，则人体生命活动正常，人体健康无病。

据《中国民间刮痧术》载：现代医学认为运用刮痧自然疗法，就是通过刮拭手段，对一定的经穴部位或人体某个局部进行一定程度的刺激，使人体神经末梢或感受器产生效应，一方面通过神经反射或物质传递，对中枢神经系统发出刺激信号，通过中枢神经的分析综合，对机体各部功能产生协调作用并达到新的平衡；另一方面由于刮拭面宽，使局部产生热效应，局部的微血管扩张，致局部的血容量和血流量增加，有利于受损的细胞活化或死亡，促进代谢产物的交换、排出；也有利于受损组织的再修复、更新与功能的恢复，重新建立起人体顺应自然生理循环的医疗保健效应。用通俗的话讲，就是用刮痧术刺激皮肤，使皮下充血，毛细孔扩张，使秽浊之气由里出表，体内邪气宣泄，把阻滞在经络的病源透出体表，使病变器官、细胞得到营养和氧气的补充，使全身血脉畅通，促进人体的新陈代谢，使汗腺充血而开泄腠理，病邪从汗而解，周身气血畅通，人体损伤细胞活化，五脏六腑平衡协调，人体恢复健康。

四、刮痧疗法的工具和使用

1. 刮具和使用

传统上治疗痧证，使用的工具很多，如前所述。现在使用的工具（见图），多是用水牛角精心制作的刮痧板，它具有精致、小巧、光滑、圆润的特点，使用起来很方便，不会伤害皮肤，可以治疗包括痧证在内的许多疾病。

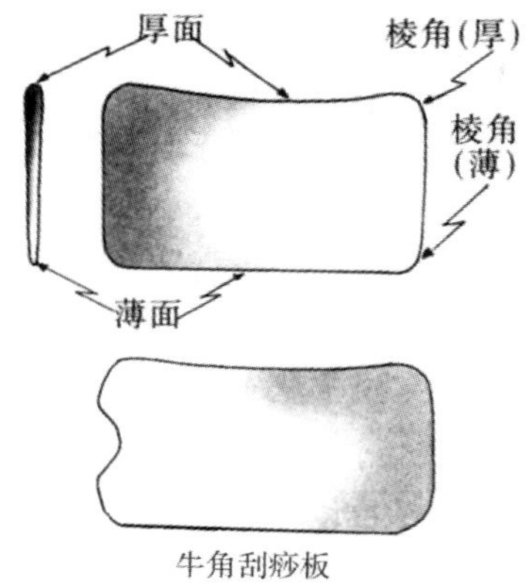

牛角刮痧板

2. 辅助材料及使用

刮痧使用的辅助材料有很多种，如润滑剂、润肤露、活血通络酊、去痛灵、正红花油等等，都是采用有油性的调配剂，配上一些天然的具有某些治疗作用的药物，经过科学的工艺方法精制而成的。这些材料应用的目的，一方面起到光滑滋润作用，使刮摩起来不至于伤害皮肤，另一方面也可起到某种治疗作用。

五、刮痧疗法的种类和刮拭手法

1. 种类

刮痧的种类一般有两种：直接刮痧和间接刮痧。直接刮痧，就是医生用工具直接作用于人体一定部位的皮肤上，通过直接刮拭，使其皮肤发红发紫，出现青紫红色瘀斑痧点来。这种方法多用于体质较强壮而病证又属于实盛的病人。间接刮痧，就是医生先用毛巾或棉布之类物品，覆盖在病人需要刮拭的部位上，然后用工具在毛巾或棉布上进行刮拭，使其皮肤发红发紫，或出现紫红色瘀点瘀斑来。这种方法多用于婴幼儿、年老体弱以及患有某些皮肤病的患者。

2. 刮拭手法

刮痧的操作手法有平刮、竖刮、斜刮、棱角刮、边角刮等等。平刮，就是用刮板的平边，着力于施刮部位上，按一定方向进行较大面积的平行刮拭。竖刮，就是用刮板的平边，着力于施刮的部位上，方向为竖直上下而进行的大面积刮拭。斜刮，就是用刮板的平边、弯着力于施刮的部位上，进行斜向刮拭。棱角刮与边角刮，就是用刮板的棱角和边角，着力于施刮的部位上，进行较小面积或沟、窝、凹陷地方的刮拭，如鼻沟处、耳屏处、肘窝处、听宫、听会、神阙、骨骼、关节等等。

根据《经络全息刮痧法》：

①面刮法：用手持刮板，刮拭时用刮板的1/3边缘接触皮肤，刮板向刮拭的方向倾斜30度至60度，以45度角应用最为广泛，利用腕力多次向同一方向刮拭，要有一定的刮拭长度。这种手法适用于身体比较平坦部位的经穴（见图）。

②角刮法：用刮板角部在经穴上自上而下刮拭，刮板面与刮拭皮肤呈45度角倾斜。这种手法多用于肩部、胸部的某些经穴部位（见图）。

③点按法：用刮板角与经穴呈90度角垂直，由轻到重，逐渐加力，片刻后猛然抬起，使肌肉复原，多次重复，手法连贯。这种手法适用于无骨骼的软组织或处在骨骼凹陷的部位，如人中、膝眼等经穴（见图）。

④拍打法：用刮板一端的平面拍打体表部位的经穴。拍打法多在四肢，特别是肘窝和腘窝进行，拍打时一定要在拍打部位先涂上刮痧润滑剂之类（见图）。

⑤按揉法：用刮板角部20度角倾斜按压在穴位上，做柔和的旋转运动，刮板角平面始终不离开所接触的皮肤，速度较慢，按揉力度应深透至皮下组织或肌肉。此法常用于对脏腑有强壮作用的经穴，如合谷、足三里、内关等（见图）。

⑥厉刮法：用刮板角部与经穴呈90度角垂直，刮板始终不离皮肤，并施以一定的压力做短距离（约1寸长）前后或左右摩擦。这种手法适用于头部经穴（见图）。

⑦疏理经气法：按经络走向，用刮板自上而下循经刮拭，用力轻柔均匀、平稳和缓、连续不断。一次刮拭面宜长，一般从肘膝关节部位刮至指趾尖。常用于刮痧结束后或保健刮痧时对经络进行整体调理，松弛肌肉，消除疲劳（见图）。

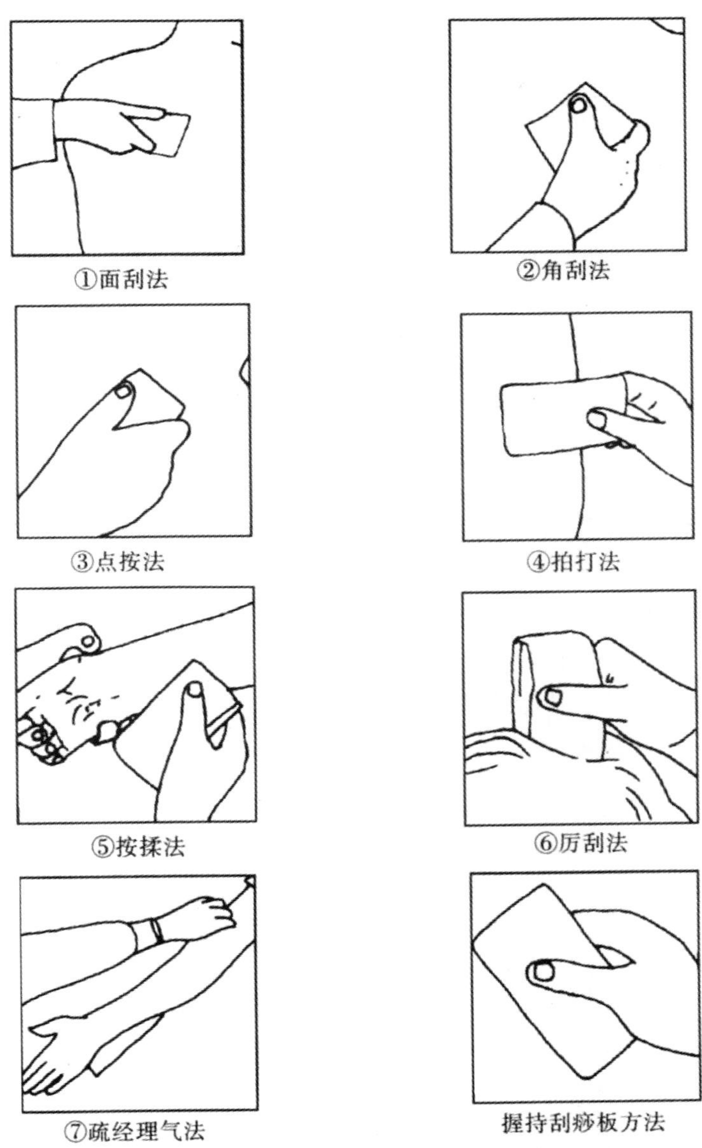

①面刮法 ②角刮法 ③点按法 ④拍打法 ⑤按揉法 ⑥厉刮法 ⑦疏经理气法 握持刮痧板方法

六、刮痧疗法的治疗原则和治疗方法

1. 治疗原则

总体上讲，就是要调整人体内外各组织器官的功能活动，使它们协调一致，维持正常生命活动。具体来说：第一，要因时、因地、因人制宜，不同的时令季节、不同的地理环境、不同的男女老幼，治疗都是不相同的；第二，分清疾病的先后缓急，一般应先治疗急性病，后治疗慢性病；第三，要辨别疾病的虚和实，疾病属虚证，就用补法，疾病属实证，就用泻法；第四，要精选适宜的治疗部位，每一种疾病都可以精选到最具有疗效的经穴部位进行刮拭。

2. 治疗方法

刮痧法有补法和泻法。补法，就是用轻柔和缓的方法，进行较长时间的刮摩，这样可以使人体正气得到补助，主要用于虚证的治疗。泻法，就是用强烈有力的手法，进行较短时间的刮摩，这种方法可以祛除病邪，主要用于实证的治疗。

七、刮痧疗法的实施步骤

1. 医者手法的练习

首先选择一块棉布料做成口袋子，圆柱形，或是正、长方形的均可，装上大米或小米，或细小沙粒之类，封住口边，成为纱布米袋子、沙袋子，以此作为操作对象；再选用一块好的、光滑而小巧的刮板，然后左手持着米袋子或沙袋子，右手拿着刮板进行手法练习，从上到下，从内到外，按同一个方向刮拭，反反复复地练习。

2. 消毒工作

医生刮痧治疗时，要用蘸上75%酒精的棉球，擦拭刮具和要刮拭部位的皮肤，这样可以防止病菌的感染，免招不良后果。运用的辅助材料，也一定是经过严格的消毒后，才可以使用。

3. 病人的体位

刮痧治疗时，除医生要掌握一定方法外，病人也要有一个正确的姿势和体位，如坐式、卧式、俯式、仰式、侧式、屈曲式等等。具体地说：如果刮拭人体头面、颈项、肩胛等部位，可以采取坐式、侧式、仰式和俯卧式等；如果刮拭人体胸腹、胁肋、腰背等部位，可以采取仰卧、侧卧和俯卧等式；如果刮拭人体臀部、四肢、肘窝、腘窝等部位，可以采取坐式、侧卧式、屈曲式等（见图）。另外，还有一些经穴部位和一些特殊刮拭部位，必须通过局部运动，以及一定姿势，运用不同的体位方式。

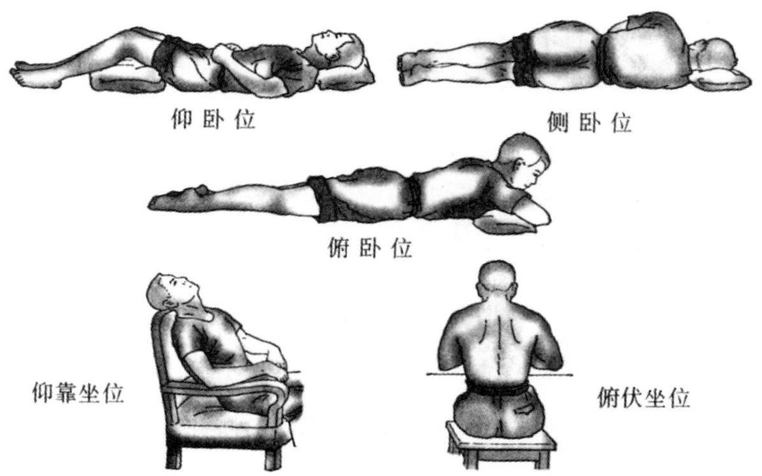

4. 刮拭操作方法

前面已叙述了各种刮拭手法，这里作进一步补充。根据病情，选择好有关的刮拭部位，或是主刮经穴部位，或是配刮经穴部位，然后在相关的经穴部位上涂抹上一些润滑剂或润肤剂之类，使皮肤光滑滋润，再用消毒过的刮板，在涂抹的皮肤上，以 45 度的倾斜角度，平面或上或下，或内或外，沿一定方向刮拭。一般是由上而下，由内及外，依次顺刮。在刮拭过程中，由点到线到面，或是由面到线到点，刮拭面或线可以尽量拉大拉长，如果是同一经脉上的经穴部位更是可以这样刮拭。在一些骨骼、关节、肘窝、腿弯等部位上，可以采取棱角刮拭，用力要均匀、适中，不要一时用力过猛，又一时用力过轻，刮至皮肤发红充血，出现青紫瘀点瘀斑，就可以换一个部位刮拭。

注意拿刮板方法：用手掌握着刮板，刮拭时刮板厚的一面要对着手掌部位（见图）。

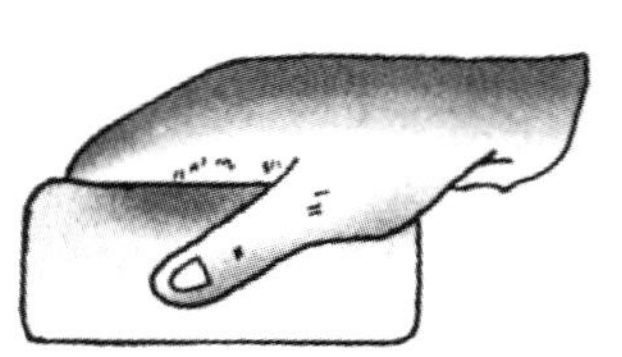
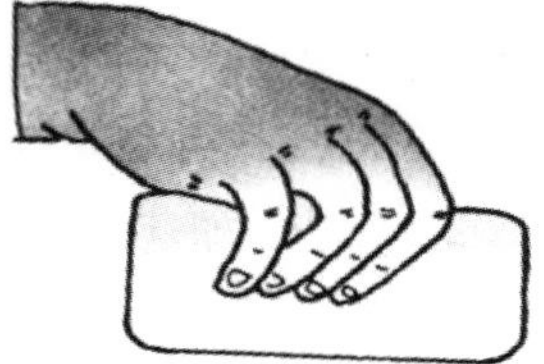

手握刮板方法

人体刮拭方向示意图：

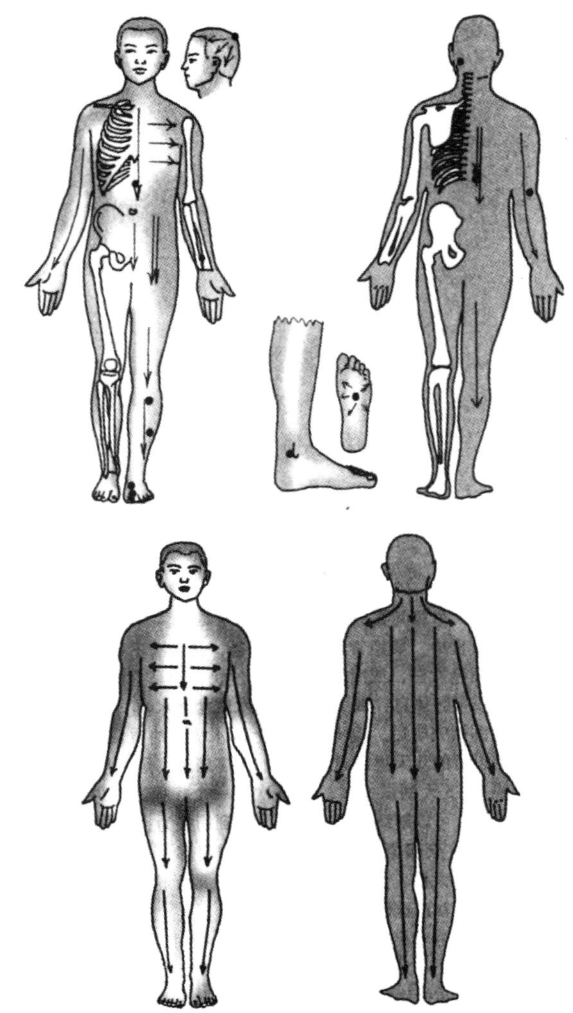

八、刮痧之经穴配伍的原则与方法

1. 局部取经穴

即在疼痛的部位，或表现出不舒适症状的部位，以及病变邻近部位取经穴。

2. 背部取经穴

即取脊背部督脉和膀胱经的腧穴。

3. 远端取经穴

即在距离病变处较远的部位取经穴。

4. 随症取经穴

即对症取经穴，针对全身性的某些疾病或证候取穴的一种方法。

九、刮痧之候气

刮痧之候气，是指刮拭时，除了让皮肤发红发紫，出现紫红色斑点外，还要令患者有酸、麻、胀、重、沉的感觉。这种酸、麻、胀、重、沉的感觉是呈放射性的、扩散性的，并且是线状和片状的反应。

十、刮痧应用时的总体注意事项

①首先要选择一个好的治疗场所，空气流通清新，冬天里房间要暖和，夏天里房间要凉爽。

②刮拭过程中，要经常询问病人感受，是否有不适感，如烦躁不安，或面色发白，或冷汗，或脉跳过快，即马上停止刮拭，让病人坐下或平卧休息，喝上一些糖开水或盐开水。

③每当刮拭完毕后，擦干病人身上的水渍、油质，让病人穿上衣服。嘱其在以后的几天里注意休息，如有疼痛感，是正常反应。

④间隔 3 ~5 天刮拭一次，5 ~6 次为一个疗程。如果一个疗程不解决问题，可以继续第二个疗程，直到病好为止。

⑤刮拭的重点部位是脊椎、颈项、胸腹部、肘窝、腘窝等处；重点经穴有大椎、大杼、膏肓、神堂，即无论是治疗疾病还是预防保健都要首选这四个经穴部位刮拭。

⑥不可片面追求出痧，也就是说刮痧治疗时，有的病容易出痧，但有的病却不一定，不要因为没有太多的出痧现象，就过分地刮拭，以免使某些病情加重。

⑦对于某些病情复杂危重的病人，除用刮痧治疗，更应配合其他诸如药物治疗等，以免延误疾病。

十一、刮痧疗法的适应证、慎用症和禁忌证

1. 适应证

刮痧疗法的适应证比较广泛，它可以用于多种病证的治疗，如感冒、咳嗽、哮喘、中暑、呕吐、呃逆、泄泻、痢疾、便秘、眩晕、失眠、健忘、惊悸怔忡、汗证、肺痈、吐衄、黄疸、水肿、积聚、淋证、癃闭、消渴、遗精、阳痿、疝气、中风、面瘫、头痛、胸痹、胁痛、胃痛、腹痛、腰痛、痹证、痿证、痉证、坐骨神经痛、三叉神经痛、漏肩风；月经不调、痛经、经闭、崩漏、白带、妊娠恶阻、胎位不正、滞产、胞衣不下、乳缺、乳痈、产后恶露不尽、产后腹痛、产后血晕、产后发热；小儿惊风、小儿泄泻、小儿积滞、小儿疳疾、小儿顿咳、小儿发热、小儿疝气、小儿夜啼、小儿尿床、小儿痄腮、小儿鹅口疮、口疮、小儿虫病；丹毒、疔疮、风疹、湿疹、牛皮癣、带状疱疹、肠痈、痔疮、扭伤、落枕、耳鸣耳聋、聤耳、目赤肿痛、夜盲、针眼、眼睑下垂、近视、斜视、鼻渊、咽喉肿痛、牙痛、冻伤、毒蛇咬伤、面部色斑、扁平疣、痤疮、酒糟鼻、脱发、肥胖等等。

2. 慎用症和禁忌证

刮痧疗法尽管可以用于多种病症治疗，但它也有慎用症和禁忌证，如有出血倾向的疾病，如血小板减少症、白血病、过敏性紫癜症等，不宜用泻法刮拭，甚或不用此疗法；新发生的骨折部位不宜刮拭，恶性肿瘤术后、疤痕处不要刮；化脓性炎症，渗液溃烂之局部皮肤表面，以及传染性皮肤病的病变局部禁止刮拭；原因不明的肿块及恶性肿瘤部位不可刮拭；经期、妊娠期下腹部要慎刮或禁刮；某些年老体弱，或久病虚弱、心血管疾患等慎刮之。

第二节　病证治疗

一、感冒

病症

恶寒，头痛，鼻塞，流清涕，周身四肢酸楚疼痛，咳嗽吐稀痰，无汗，脉浮紧，舌苔薄白；或发热汗出，微恶风寒，头痛，咳嗽吐稠痰，咽喉痛痒，口中干燥作渴，脉浮数，苔薄微黄。

治疗

主穴　大椎、大杼、膏肓、神堂、风门、风池、合谷、列缺、前胸内外。

配穴　发烧加脊椎、肩胛一带；头痛加太阳；鼻塞不通加迎香；咽痛加少商。

方法　泻法刮拭大椎、大杼、膏肓、神堂等主刮经穴部位，待出现紫红色瘀点多处后，再配合刮拭其他经穴部位，每穴刮 3 ~ 5 分钟，以局部出现瘀点为好。少商经穴用放痧疗法。

附　药、食调理

葱酒小米粥：葱白 3 根，白酒、小米适量。加清水适量煮粥，热服取汗。

茶叶薄荷饮：茶叶 5 克，薄荷 2 克。用开水冲泡二味，饮服。

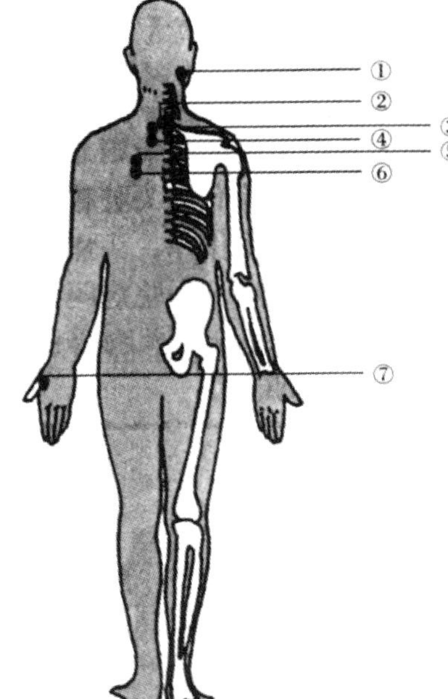

①风池
②大椎
③大杼
④风门
⑤膏肓
⑥神堂
⑦合谷

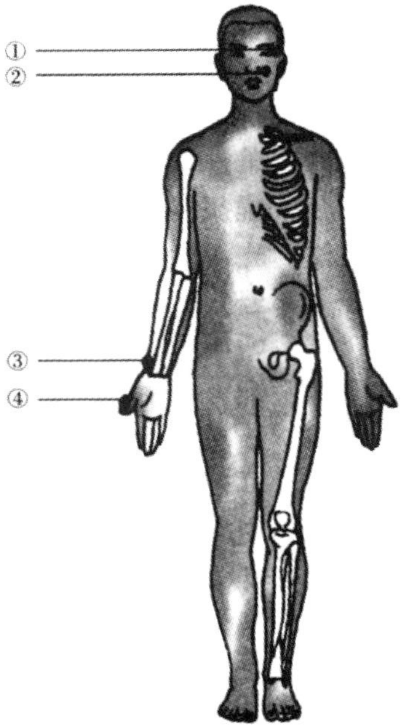

①太阳
②迎香
③列缺
④少商

二、咳嗽

病症

以咳嗽为主。如外感引起的咳嗽则兼有表证；如内伤引起的咳嗽则兼有相关脏腑失调的病变证候。咳嗽吐痰，咽喉作痒，头痛寒热，脉浮，苔薄；或是咳嗽吐痰，胸脘痞闷，纳呆食少，脉濡滑，苔白腻；或咳嗽胸胁引痛，面赤咽干，苔黄少津，脉弦数。

治疗

主穴　大椎、大杼、风池、身柱、膏肓、神堂、肺俞、脾俞、膻中、曲池、尺泽、列缺、太渊。

配穴　外感发热加合谷；胸闷兼喘加内关、天突、定喘；脾虚痰多加足三里、丰隆。

方法　先泻法刮拭大椎、大杼、风池、身柱、膏肓、神堂等经穴部位，使局部出现紫红色瘀点，继以泻法刮拭膻中、曲池、尺泽、列缺、太渊各经穴，同样刮至局部发红为度。若咳嗽为肺脾虚者，用补法轻刮肺俞、脾俞经穴部位。

附　药、食调理

饴糖豆浆：饴糖 1 汤匙，豆浆适量。将饴糖倒入大碗中，用滚沸的浓豆浆冲入碗内，搅匀，顿服。

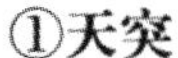

①天突
②膻中
③尺泽
④内关
⑤列缺
⑥太渊
⑦足三里
⑧丰隆

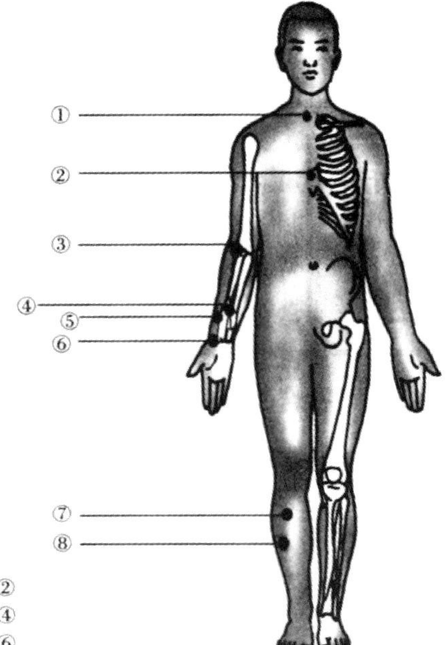

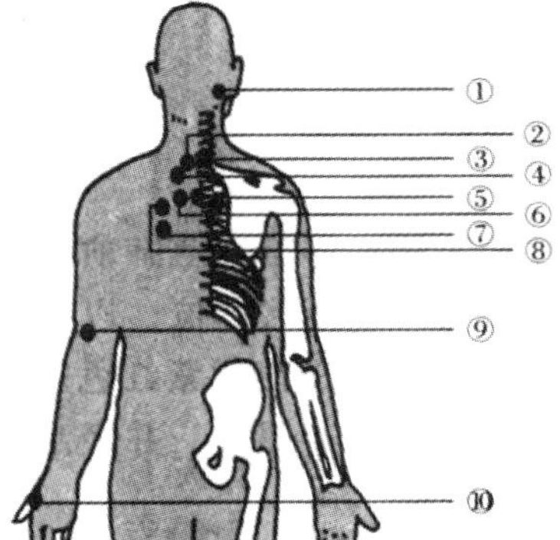

①风池
②定喘
③大椎
④大杼
⑤身柱
⑥肺俞
⑦神堂
⑧膏肓
⑨曲池
⑩合谷

三、哮喘

病症

呼吸急促，胸闷气粗，喉中有哮鸣声，喘息不得平卧，甚则张口抬肩。如风寒引起的兼见痰多清稀色白，形寒肢冷；风热引起的兼见咳吐黄稠痰，发热汗出，口渴，小便黄；如病久体虚的，则气短乏力，神疲劳倦，无力气喘，脉弱。

治疗

主穴　大椎、大杼、风门、肺俞、膏肓、神堂、天突、膻中、定喘、丰隆、足三里。

配穴　风寒外束加尺泽、列缺；痰热壅肺加合谷、鱼际；肾虚而喘加肾俞、太溪。

方法　背部从大椎经穴部位通过定喘经穴部位直至肺俞经穴部位，胸部自天穴经穴部位至膻中经穴部位，以重手法泻法刮拭 3 ~ 5 分钟，并使每一局部出现紫红色瘀点瘀斑；再重刮丰隆、足三里经穴部位，并轻刮肾俞、太溪经穴部位，各 3 ~ 5 分钟。

附　药、食调理

杏仁蜜：杏仁 50 克，蜂蜜 50 克。以水煎服。每日 1 次，服用 15 天。

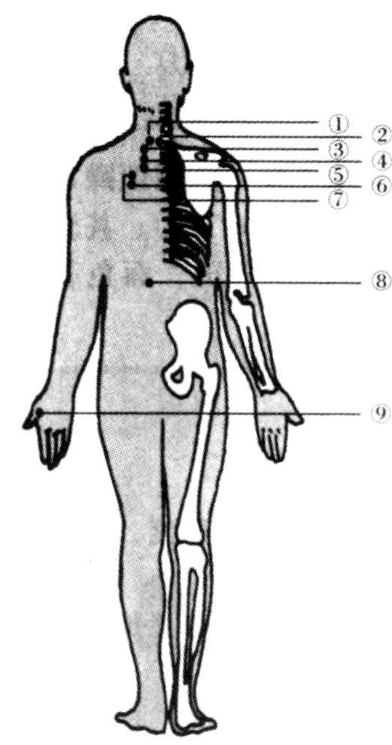

①定喘
②大椎
③大杼
④风门
⑤肺俞
⑥神堂
⑦膏肓
⑧肾俞
⑨合谷

①天突
②膻中
③尺泽
④列缺
⑤鱼际

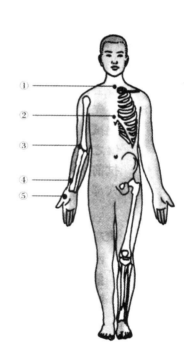

四、中暑

病症

头晕头痛，身热，汗出不畅，胸闷烦躁，口渴，恶心呕吐，身体倦怠，神疲无力；甚至高热神昏，心慌，抽搐，汗出气短，面色苍白，两眼发黑，忽然昏倒。

治疗

主穴　前胸内外，脊椎、脊背及肩胛一带，两侧腋窝、肘窝、腘窝等处。

配穴　头痛加头维、太阳；呕吐加中脘、内关；昏迷加人中、百会；抽搐加太冲、合谷。

方法　首先重手法刮拭脊椎、脊背及肩胛一带部位，反复多次刮拭，并快速使局部现出大量紫红色痧点和青紫瘀斑，继之以重手法刮拭腋窝、肘窝、腘窝等处，同时稍轻刮拭前胸内外，以每一部位发红发紫为好。太阳、人中经穴部位，可用扯痧 20～30 次。

①百会
②头维
③太阳
④人中
⑤腋窝
⑥中脘
⑦肘窝
⑧内关
⑨太冲

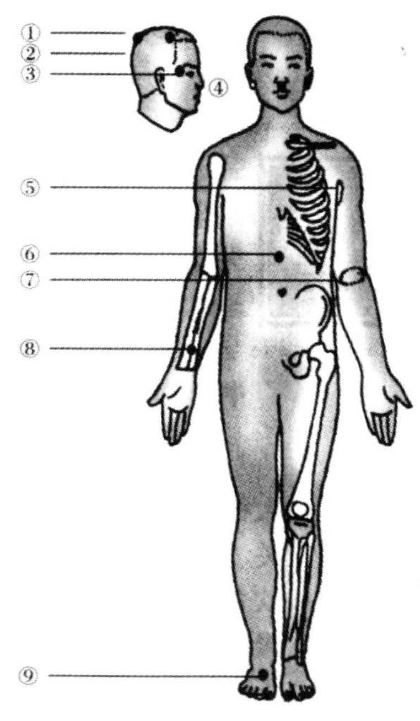

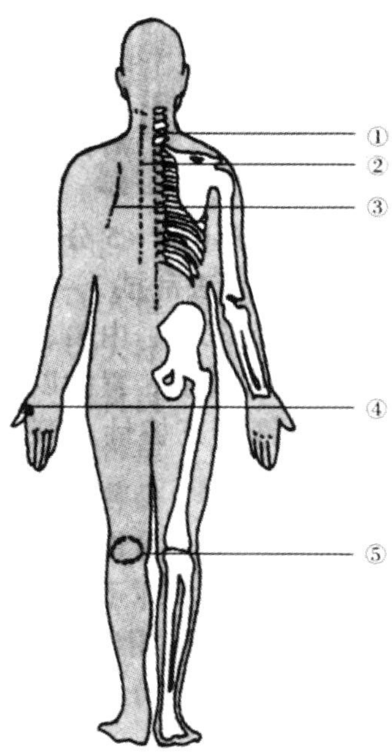

①脊椎
②脊椎带
③肩胛带
④合谷
⑤腘窝

五、呕吐

病症

胃寒呕吐，吐出清水稀涎，畏寒喜暖，苔白脉迟；胃热呕吐，吐时酸苦味臭，口中秽气，口渴喜冷饮；食积者，脘腹胀满疼痛，嗳气吞酸，厌食，大便干而多矢气，苔厚腻，脉滑实。

治疗

主穴　大椎、大杼、膏肓、神堂、膻中至中脘、足三里、内关、公孙。

配穴　饮食停滞加天枢；肝气犯胃而呕酸加太冲；痰多加丰隆；脾胃虚弱吐稀涎，畏寒喜暖加脾俞、胃俞；呕吐不止加金津、玉液。

方法　重刮大椎、大杼、膏肓、神堂等经穴部位3～5分钟，然后从膻中至中脘、由上至下以重手法刮拭3～5分钟，待局部出现青紫或痧点为好。足三里、内关、公孙经穴部位亦分别重刮3分钟左右；脾俞、胃俞以轻手法刮拭3～5分钟；金津、玉液用三棱针点刺放痧；其余经穴均以中等手法刮拭之。

附　药、食调理

蔗姜饮：甘蔗汁1杯，生姜汁8滴。将二味混合服用，每日1～2次。

萝卜蜜泥：萝卜1个，蜂蜜50克。将萝卜洗净切丝，捣烂成泥状，加蜂蜜拌食，分2次吃完。

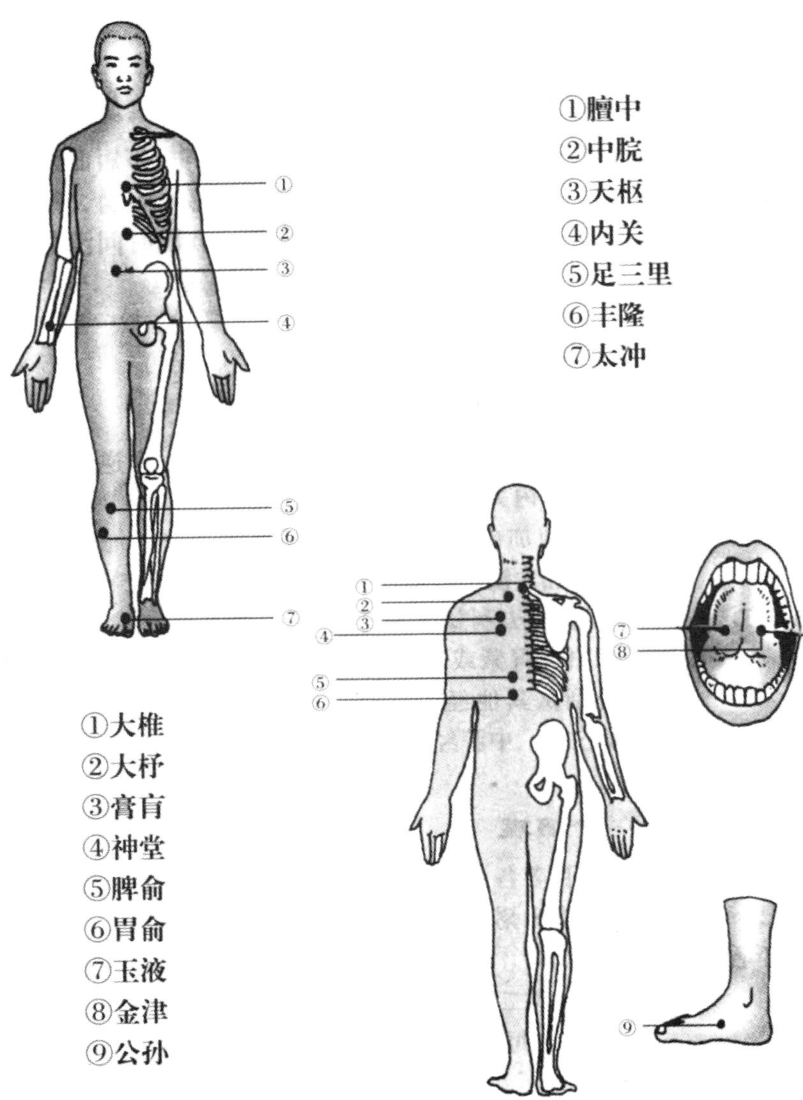
①膻中
②中脘
③天枢
④内关
⑤足三里
⑥丰隆
⑦太冲
①大椎
②大杼
③膏肓
④神堂
⑤脾俞
⑥胃俞
⑦玉液
⑧金津
⑨公孙

六、呃逆

病症

胸闷气逆上冲，喉间呃呃连声，声短而频繁，不能自行控制，甚则妨碍说话、咀嚼、呼吸、睡眠等，其呃声或疏或密，间歇没有定时。

治疗

主穴　大椎、大杼、膏肓、神堂、膈俞、胃俞、呃逆穴、缺盆、膻中、内关。

配穴　胃寒而呃逆加中脘；胃热加内庭；胃虚加气海、足三里；阴虚加太溪；肝郁加太冲；痰多加丰隆。

方法　泻法。重手法刮拭大椎、大杼、膏肓、神堂经穴部位，待出现青紫或紫红色痧点瘀斑后，再同样以重手法配合刮拭其他经穴部位，每穴 3 ~5 分钟。其中气海、足三里、中脘经穴可用补法刮拭。

附　药、食调理

姜米粥：干姜、良姜各 6 克，粳米适量。将二姜煎煮取汁，再入粳米煮为粥，食之。

丁香糖茶：绿茶 1 克，丁香 9 克，冰糖 25 克。将丁香捣烂，与茶、糖二味拌匀，加清水 300 毫升，浸泡一段时间即可。每日服 2 次。

①缺盆
②膻中
③呃逆穴
④中脘
⑤气海
⑥内关
⑦足三里
⑧丰隆
⑨太冲
⑩内庭

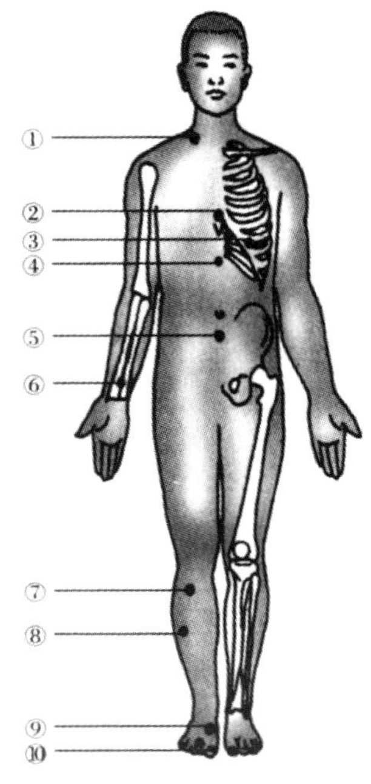

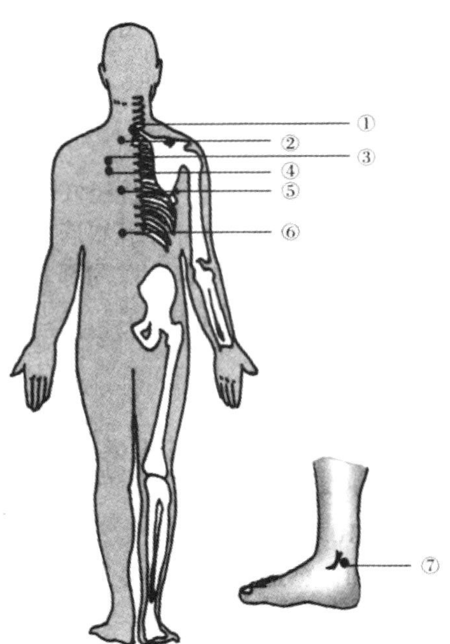

①大椎
②大杼
③膏肓
④神堂
⑤膈俞
⑥胃俞
⑦太溪

七、泄泻

病症

腹痛、肠鸣、腹泻，大便稀薄，甚至如水样。或恶寒发热，头痛鼻塞；或腹痛即泻，泻后痛减，泻下粪臭便腐；或大便时泻时止，反复发作，胸闷纳差；或黎明时泻，泻后即痛减，四肢不温，舌淡苔白，脉沉细等。

治疗

主穴　大椎、大杼、膏肓、神堂、中脘、天枢、足三里至上巨虚、阴陵泉、内关。

配穴　脾胃虚弱加脾俞、关元俞、胃俞、大肠俞；肾气虚衰加肾俞、命门。

方法　泻法。重手法刮拭大椎、大杼、膏肓、神堂经穴部位 3 ~ 5 分钟，使局部出现青紫或紫红痧点来，然后再以重手法刮拭其余经穴部位 3 ~ 5 分钟左右，以局部发红为好。脾胃肾气虚弱者可用补法刮拭有关经穴。

附　药、食调理

板栗茯苓粥：栗子肉 1 两，大枣 10 枚，茯苓 12 克，大米 100 克。四味共煮粥，加白糖适量食用，每日服食。

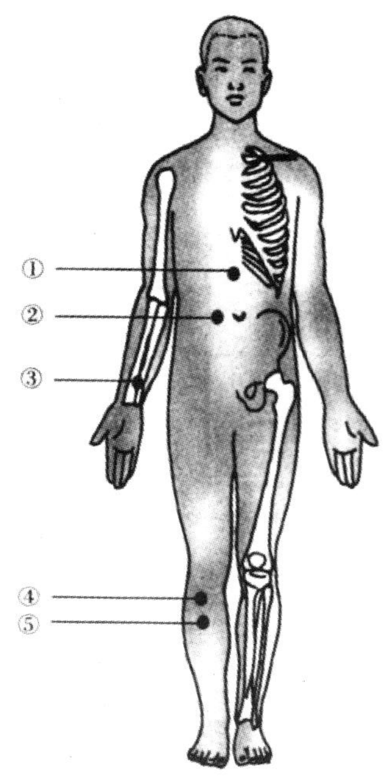

①中脘
②天枢
③内关
④足三里
⑤上巨虚

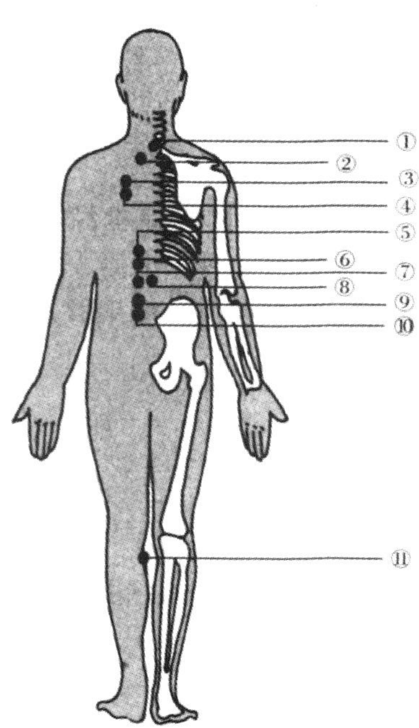

①大椎
②大杼
③膏肓
④神堂
⑤脾俞
⑥胃俞
⑦肾俞
⑧命门
⑨大肠俞
⑩关元俞
⑪阴陵泉

八、痢疾

病症

腹部疼痛，里急后重，下利赤白脓血；或肛门灼热，小便短赤，口渴心烦，畏寒发热；或痢下黏稀白冻，下腹隐痛，胸脘痞闷，神疲肢冷，舌淡，脉细弱；或高热神昏，烦躁不安，甚则昏迷抽搐；或下痢时发时止，发作时便下脓血，里急后重，消瘦，肢体无力，舌淡，苔腻，脉弱。

治疗

主穴　大椎、大杼、膏肓、神堂、脾俞、胃俞至小肠俞、中脘、天枢、水分、梁丘、足三里、大敦。

配穴　泻法。重手法刮拭大椎、大杼、膏肓、神堂经穴部位，致局部呈现青紫或紫红色痧点，再以中等手法刮拭其他经穴部位各 3～5 分钟。如病程日久属虚者，可用补法治疗。

附　药、食调理

大蒜醋泥：大蒜数瓣，醋 1 小杯。将大蒜捣烂如泥，入醋中浸渍。缓食之。

葱白粥：葱白 60 克，大米 50 克。将葱切细，合大米共煮粥。空腹食之。

①百会
②中脘
③水分
④天枢
⑤梁丘
⑥足三里
⑦大敦

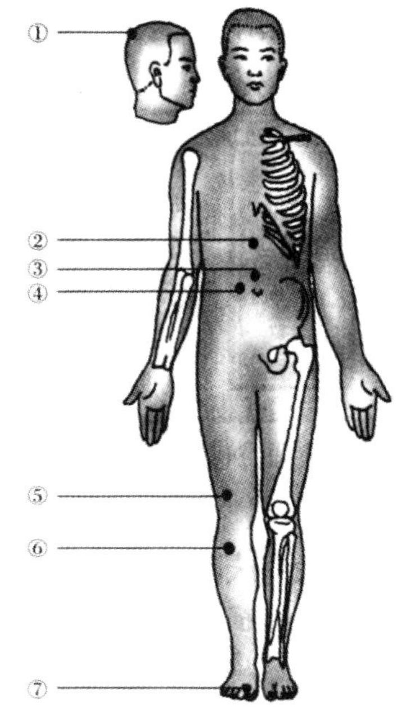

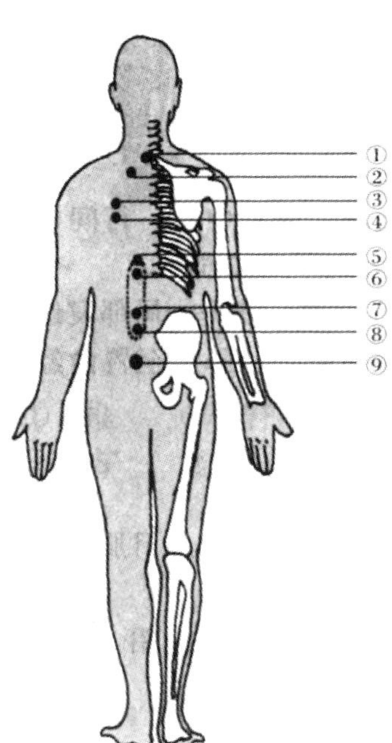

①大椎
②大杼
③膏肓
④神堂
⑤脾俞
⑥胃俞
⑦大肠俞
⑧小肠俞
⑨中膂俞

九、便秘

病症

大便数次减少，数日方行一次，粪便难以解出；如属热壅，则身热口渴，脉滑，苔黄；如属气郁，则胁腹胀满或疼痛，噫气频作，脉弦，苔腻；如属气血虚，则面色㿠白唇爪白无华，头眩心悸，脉弱，舌淡；如属寒气凝滞，则腹中冷痛，脉沉迟，苔白润。

治疗

主穴　大椎、大杼、膏肓、神堂、小肠俞、中髎、次髎、大横、天枢、腹结、外陵、关元、支沟、足三里、上巨虚、公孙。

配穴　热结便秘加曲池、合谷；气滞不通加中脘、行间；气血亏虚加脾俞、胃俞；下焦元气不足加气海。

方法　泻法刮拭各经穴部位3～5分钟，使每一局部发红发紫为佳，其中补法刮拭气海至关元、脾俞至胃俞经穴部位，时间5分钟左右，也可以拉长时间。

附　药、食调理

黄豆皮汤：黄豆皮200克。用适量水煎黄豆皮。每日服1剂，分3次服。

冰糖香蕉：香蕉2根，冰糖适量。用冰糖煮香蕉食用。每日1～2次，连食数日。

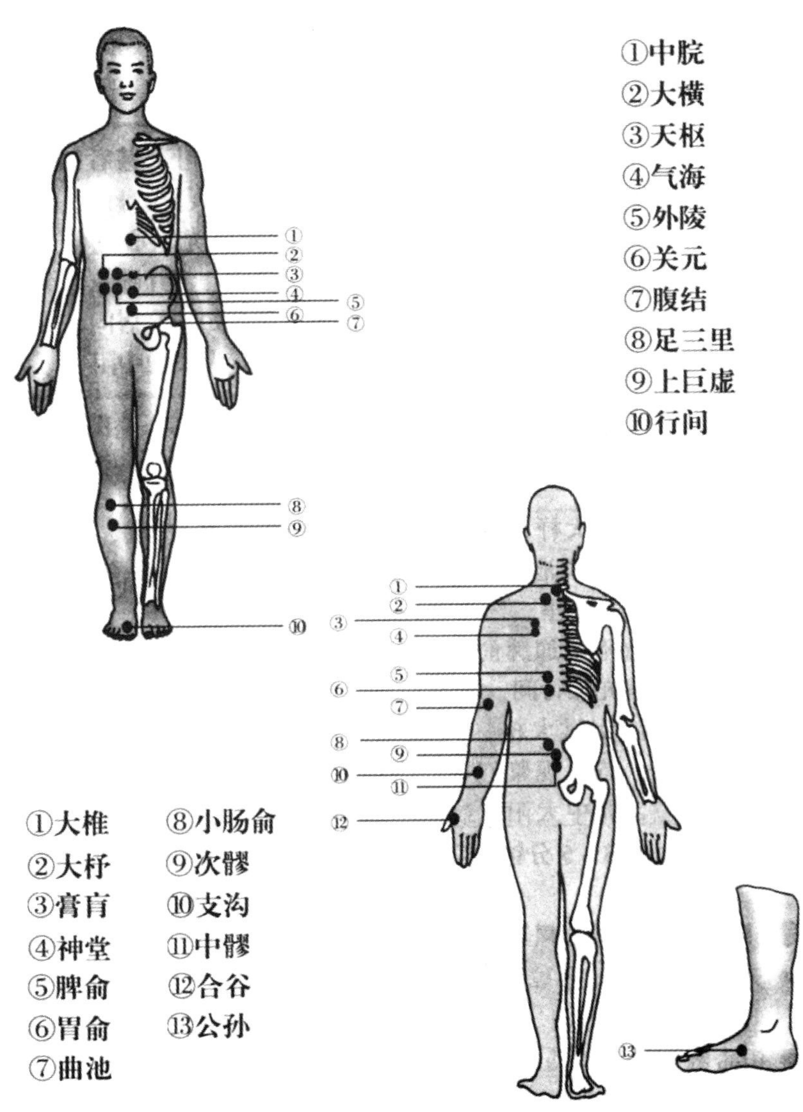
①中脘
②大横
③天枢
④气海
⑤外陵
⑥关元
⑦腹结
⑧足三里
⑨上巨虚
⑩行间
①大椎
②大杼
③膏肓
④神堂
⑤脾俞
⑥胃俞
⑦曲池
⑧小肠俞
⑨次髎
⑩支沟
⑪中髎
⑫合谷
⑬公孙

十、眩晕

病症

头晕眩转，两目昏黑，泛泛欲吐，甚者有倒地现象，兼耳鸣耳聋，恶心呕吐，汗出身倦，肢体震颤。如兼肢体乏力，面色㿠白，心悸倦怠者，为气血不足；如兼腰酸脚软，舌红脉弦，又因情志而发作者，为肝阳上亢；如胸脘痞闷，食欲不振，呕吐纳差，苔腻脉滑，为痰浊中阻。

治疗

主穴　大椎、大杼、膏肓、神堂、颈侧至肩井（天柱、百会、风府、风池）、太阳、翳风、印堂、曲池、合谷、风市、足三里、三阴交、大敦、侠溪、涌泉。

配穴　气血不足加脾俞、气海；肾阴亏虚加肾俞、太溪；肝阳偏亢加行间、太冲；痰湿中阻加丰隆。

方法　泻法刮拭大椎、大杼、膏肓、神堂、颈侧至肩井一带，待出现紫红痧点瘀斑后，再配合刮拭其他经穴部位，其中太阳、翳风、脾俞、气海等经穴部位轻刮，每穴3~5分钟左右。

附　药、食调理

天麻蛋：天麻（粉）2克，鸡蛋1个。用蛋调匀天麻粉，蒸熟食。每日1~2次。

银杏红枣汤：银杏仁3~6克，红枣适量。将银杏仁炒熟研粉，用红枣煎汤调服。每日1剂，分2次服。

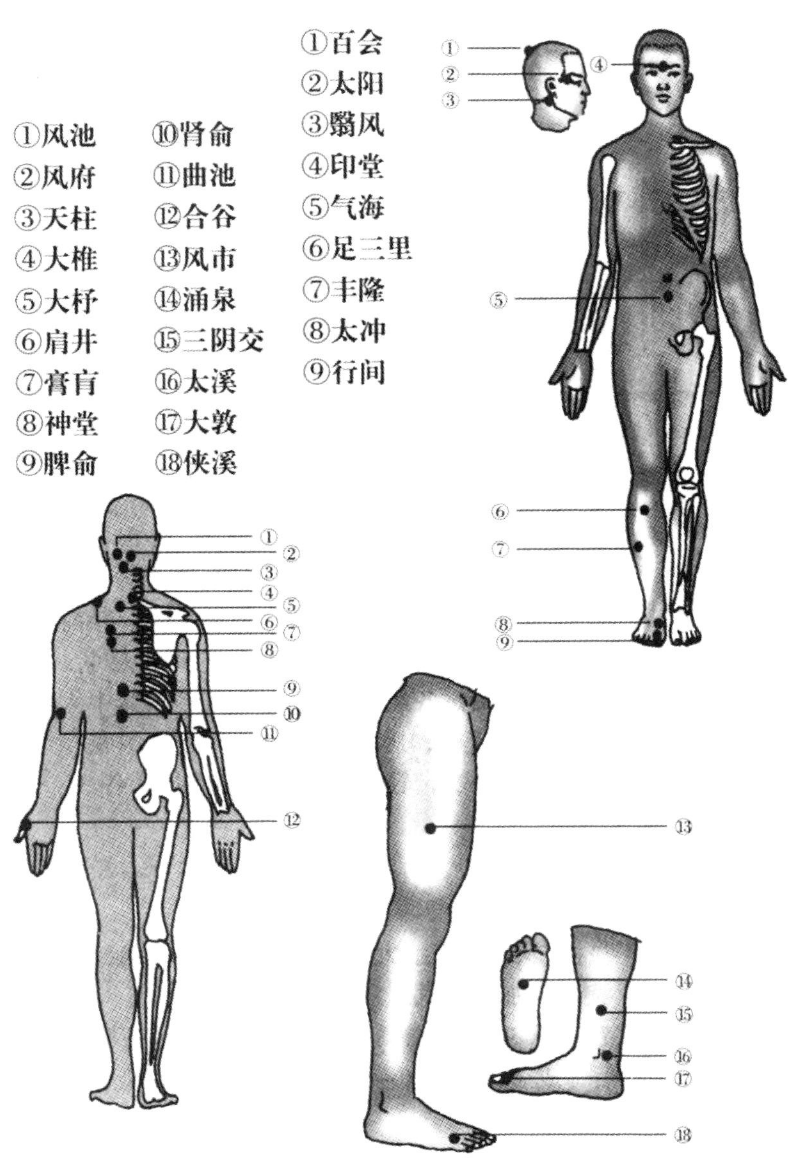
①百会
②太阳
③翳风
④印堂
⑤气海
⑥足三里
⑦丰隆
⑧太冲
⑨行间
①风池
②风府
③天柱
④大椎
⑤大杼
⑥肩井
⑦膏肓
⑧神堂
⑨脾俞
⑩肾俞
⑪曲池
⑫合谷
⑬风市
⑭涌泉
⑮三阴交
⑯太溪
⑰大敦
⑱侠溪

十一、失眠健忘

病症

不易入睡或少睡，或睡而易醒，甚至彻夜难眠。其因病不同而各有兼证：或多梦易惊，健忘汗出；或头晕耳鸣，腰酸，舌红，脉细数；或善惊易怒，心悸多梦；或性情急躁烦乱，头晕头痛；或脘闷嗳气，腹部胀满，苔腻脉濡等。

治疗

主穴　百会、太阳、天柱、颈侧至肩井一带、膏肓、神堂、志室、内关、神门、三阴交、太溪。

配穴　心脾亏虚加心俞、脾俞；心肾不交加心俞、肾俞；脾胃不和加中脘、足三里；肝火上扰加行间、太冲。

方法　泻法、重手法刮拭各经穴部位 3～5 分钟，其中太阳经穴轻刮以免伤皮肤；脾俞、心俞、肾俞、中脘、足三里、太溪等用补法、轻刮或中等手法刮拭，各 3～5 分钟。

附　药、食调理

核桃仁粥：核桃仁 50 克，细大米适量。将核桃仁捣碎，大米淘净，加清水煮粥食用。每日用。

五味子酒：五味子 30 克，白酒 1 斤。用白酒浸泡五味子 7 天后即成。每日服 1～2 次，每次 10～20 毫升。

①百会
②太阳
③中脘
④内关
⑤足三里
⑥太冲
⑦行间

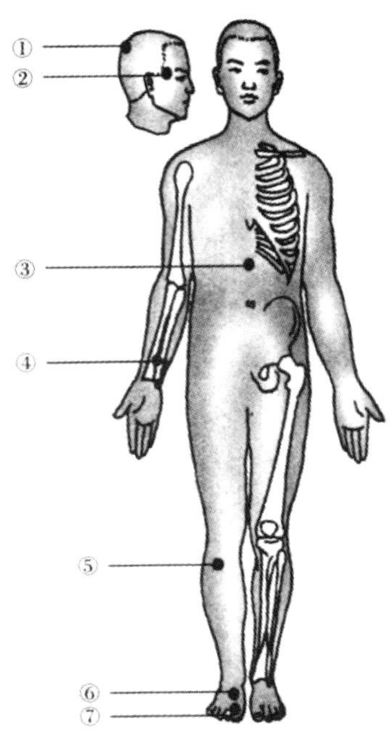

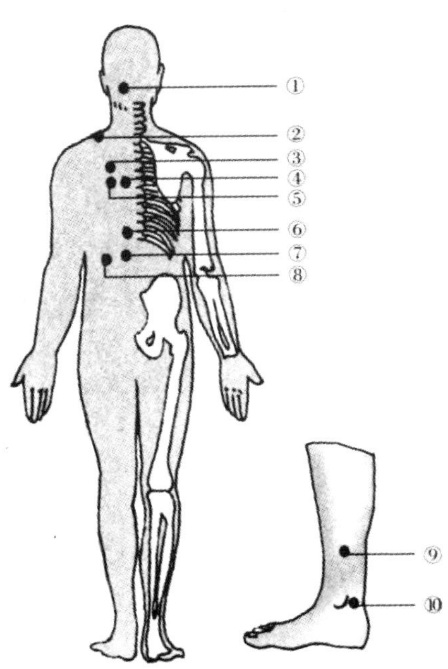

①天柱
②肩井
③膏肓
④心俞
⑤神堂
⑥脾俞
⑦肾俞
⑧志室
⑨三阴交
⑩太溪

十二、惊悸怔忡

病症

心中悸动，时发时止，善惊易恐，坐卧不安，多梦易醒。或面色无华，头晕目眩；或心烦少寐，头昏耳鸣；或胸腹痞闷，神疲乏力，形寒肢冷；或心绪烦躁不宁，恍惚多梦等。

治疗

主穴　大椎、大杼、风池、肩井、膏肓、神堂、心俞、前胸部、膻中至巨阙、神门、郄门、内关。

配穴　心血不足加脾俞、足三里；痰火内动加丰隆、阴陵泉；水饮内停加脾俞、三焦俞。

方法　先泻法刮拭大椎、大杼、风池、肩井、膏肓、神堂等经穴部位 3 ~5 分钟，再继以补法或泻法刮拭其余经穴部位。

附　药、食调理

仙人掌饮：仙人掌 60 克，白糖适量。将仙人掌捣绒取汁，开水冲化，调入白糖服用。

参耳冰糖：白木耳 15 克，太子参 25 克，冰糖适量。二味煎煮熟，加冰糖再熬，食用之。

①膻中
②巨阙
③郄门
④内关
⑤神门
⑥足三里
⑦丰隆

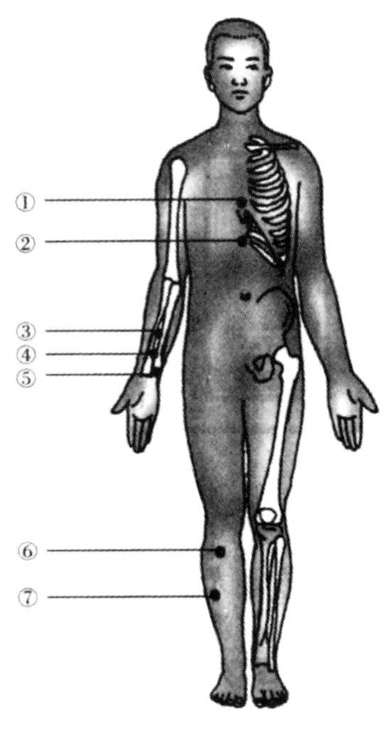

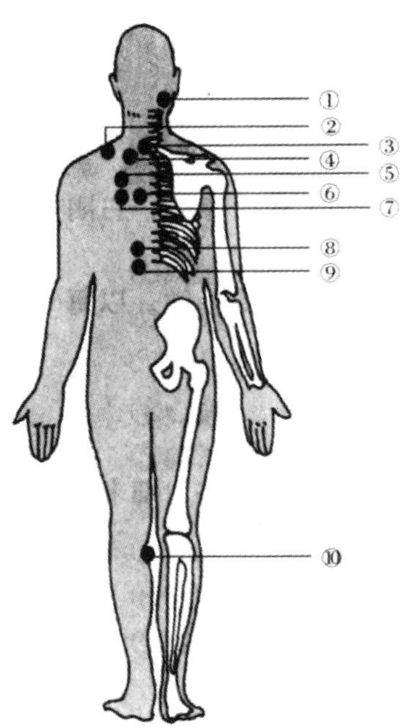

①风池
②肩井
③大椎
④大杼
⑤膏肓
⑥心俞
⑦神堂
⑧脾俞
⑨三焦俞
⑩阴陵泉

十三、汗证

病症

自汗：汗出恶风，身体酸楚，寒热。或面色皖白，畏寒肢冷，动则汗出甚；或蒸蒸汗出，口渴喜饮，面赤心烦，大便干结。盗汗：睡时汗出，醒时汗止，心悸少寐，面色无华或潮热盗汗，虚烦少寐，五心烦热，舌红少苔，脉细数。

治疗

主穴　大椎、肺俞、心俞、神阙、关元、合谷、阴郄、复溜。

配穴　外感风寒身体寒热加风池、列缺；面赤口渴，蒸蒸汗出加曲池、外关、内庭；心悸少寐加神门、三阴交；劳倦内伤加气海、足三里。

方法　以中等适度手法刮拭各经穴部位3～5分钟，以每一局部呈现青紫红色或痧点瘀斑为佳。

附　药、食调理

参枣茯苓饮：酸枣仁、人参、茯苓等分。三味共为细末，以米汤调服。每日3次，每次6克。

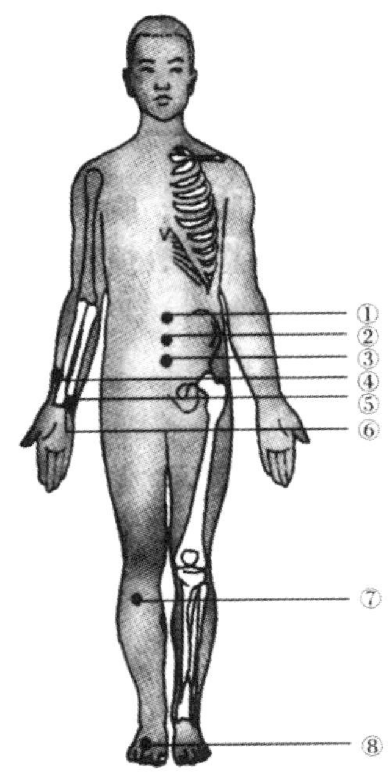

①神阙
②气海
③关元
④列缺
⑤阴郄
⑥神门
⑦足三里
⑧内庭

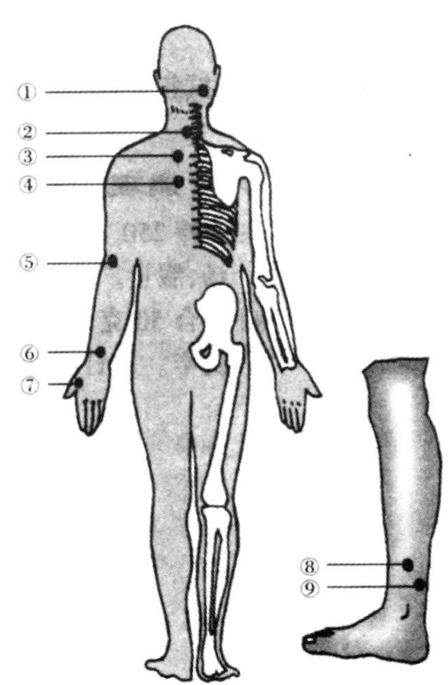

①风池
②大椎
③肺俞
④心俞
⑤曲池
⑥外关
⑦合谷
⑧三阴交
⑨复溜

十四、肺痈

病症

咳嗽吐稠痰腥臭，甚者咳吐脓血，胸中疼痛，呼吸不利，口鼻干燥，口渴喜饮，烦躁，小便黄赤，舌红苔黄，脉滑数。

治疗

主穴　大椎、大杼、膏肓、神堂、肺俞、膈俞、孔最、足三里。

方法　泻法刮拭各经穴部位 3～5 分钟。

附　药、食调理

猪肺绿白汤：猪肺 250 克，绿豆 200 克，白果 100 克。三味共煮汤，服食。

百合薏米煎：百合 50 克，薏米 200 克。二味加水 5 碗，煎煮至 2 碗半。每日 1 剂，分 3 次服完。

①大椎
②大杼
③肺俞
④膏肓
⑤神堂
⑥膈俞

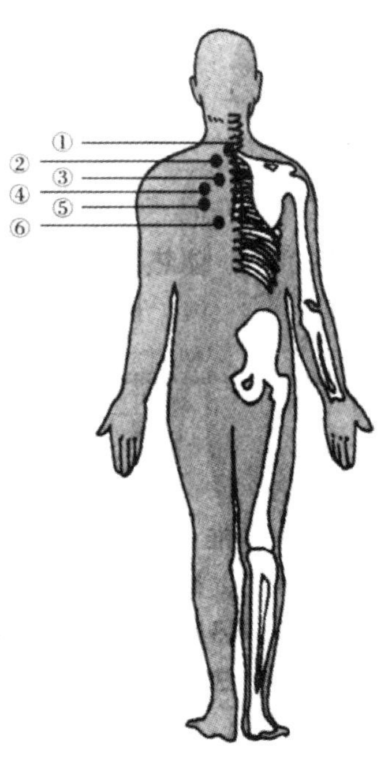

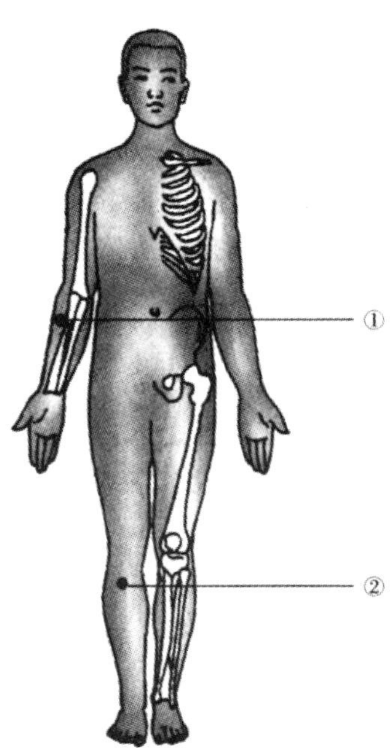

①孔最
②足三里

十五、吐衄

病症

口中或鼻中出血，或发热咳嗽；或口渴，烦热便秘；或口苦胁痛，烦躁易怒；或面色㿠白，神疲乏力，头晕，心悸，耳鸣等。

治疗

主穴　大椎、大杼、膏肓、神堂、风池、上星、迎香、上脘、郄门、大陵、神门、合谷、二间、鱼际、厉兑。

配穴　肺热盛加少商；胃热盛加内庭；阴虚火旺加太溪。

方法　泻法，重刮大椎、大杼、膏肓、神堂、风池经穴部位；补法，轻刮太溪、上脘经穴部位；其余经穴以中等强度手法刮拭 3 ~5 分钟，其中刮拭迎香穴时当注意手法，不可损伤皮肤。

附　药、食调理

麦冬煎：鲜麦冬 1 斤。将麦冬捣绒绞汁或榨汁，入白蜜隔水加热至成饴糖状。每日服 1 ~2 次，每次 2 ~3 匙，温酒或开水化服。

茅根生地煎：鲜茅根 100 克，细生地 50 克。二味水煎服。每日 1 剂，2 次服（注：忌辛辣之品）。

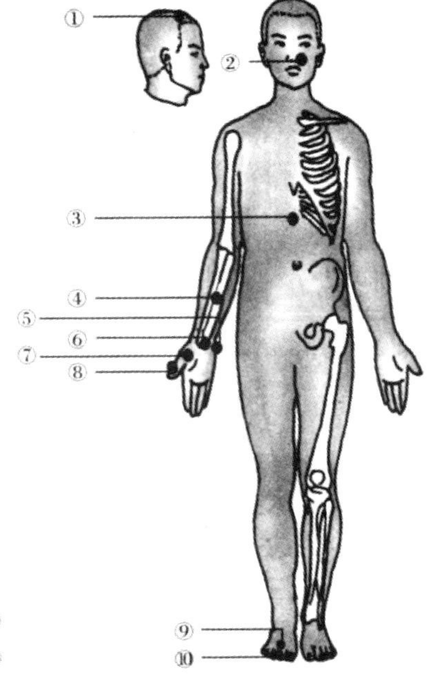

①上星
②迎香
③上脘
④郄门
⑤神门
⑥大陵
⑦鱼际
⑧少商
⑨内庭
⑩厉兑

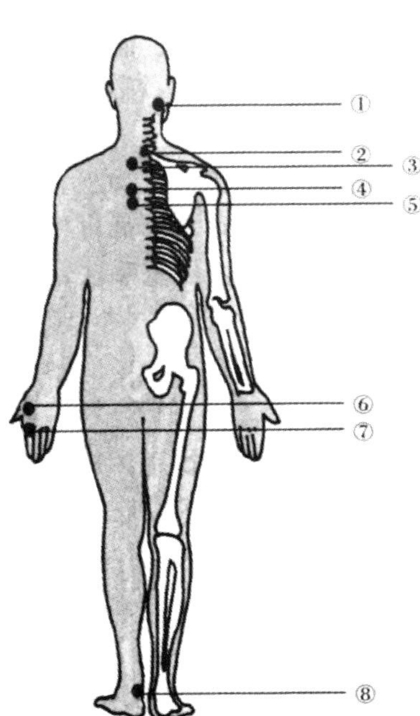

①风池
②大椎
③大杼
④膏肓
⑤神堂
⑥合谷
⑦二间
⑧太溪

十六、黄疸

病症

目黄，身黄，小便黄赤。若湿热黄疸，则面色黄而鲜明，发热，口渴，小便短少，腹胀便秘，舌红，脉滑数；若寒湿黄疸，则面色黄而晦暗，神疲乏力，食少便溏，畏寒肢冷，脘腹痞胀，舌淡，脉沉迟无力。

治疗

主穴　大椎、大杼、肩井、膏肓、神堂、肝俞、胆俞、三焦俞、日月、水分、中脘、水道、阴陵泉、阳陵泉、足三里、内庭、太冲、胆囊穴。

配穴　恶心呕吐加公孙、内关；腹胀便秘加天枢、大肠俞。

方法　泻法。先重手法刮拭大椎、大杼、肩井、膏肓、神堂经穴部位，待局部出现紫红瘀斑后，再重手法刮拭其他各经穴部位3～5分钟。

附　药、食调理

荸荠茶：荸荠半斤，打碎，煎汤，代茶饮用，每日用。

泥鳅豆腐：泥鳅、豆腐。将泥鳅洗净，同豆腐炖食吃。每日食之。

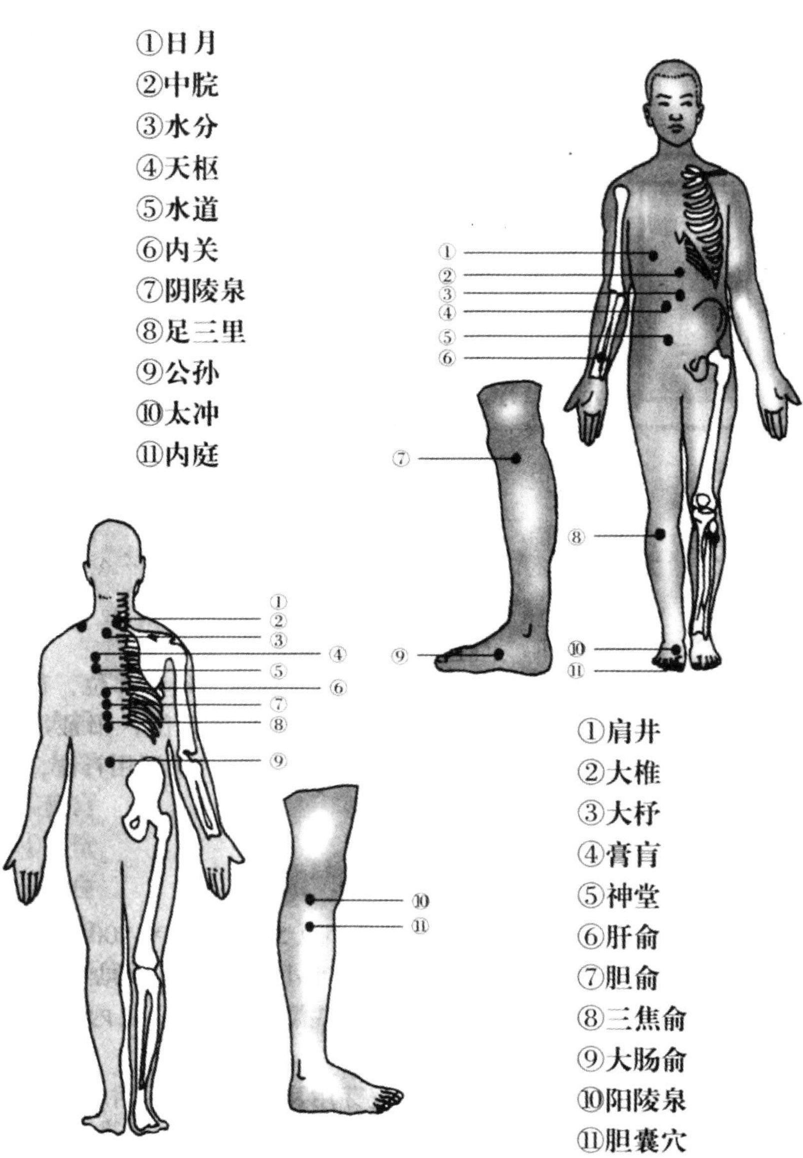
①日月
②中脘
③水分
④天枢
⑤水道
⑥内关
⑦阴陵泉
⑧足三里
⑨公孙
⑩太冲
⑪内庭
①肩井
②大椎
③大杼
④膏肓
⑤神堂
⑥肝俞
⑦胆俞
⑧三焦俞
⑨大肠俞
⑩阳陵泉
⑪胆囊穴

十七、水肿

病症

初起面目微肿，或足跗微肿，继则肿于四肢，甚或全身，皮肤光泽，按之没指，小便短少。如属阳证，多为急性发作，兼寒热咳喘，胸闷，或身体困重倦怠；如属阴证，则发病多由渐而始，兼面色苍白，不思饮食，腰酸楚，形寒肢冷，神疲，舌淡，苔白，脉沉。

治疗

主穴　大椎、大杼、膏肓、神堂、肺俞、脾俞、三焦俞、肾俞、水分、气海、足三里、三阴交、合谷。

配穴　面部肿胀加水沟；四肢肿大加偏历、阴陵泉。

方法　重刮大椎、大杼、膏肓、神堂等主刮经穴部位，待出现紫红色瘀点后，再刮拭其他经穴部位，阳证用泻法，重刮水分、三焦俞等3～5分钟；阴证用补法，轻刮脾俞、肾俞等3～5分钟。

附　药、食调理

茅根赤豆粥：鲜茅根200克，赤小豆50克，大米200克。将茅根洗净，加水煎煮半小时，去渣，再加入淘净的赤小豆和大米，共煮粥食。1日之内分餐食用。

麦芽煎：小麦芽10克。将小麦芽用瓦焙黄，然后用水煎煮成浓汁，去渣，服之。每日2次。

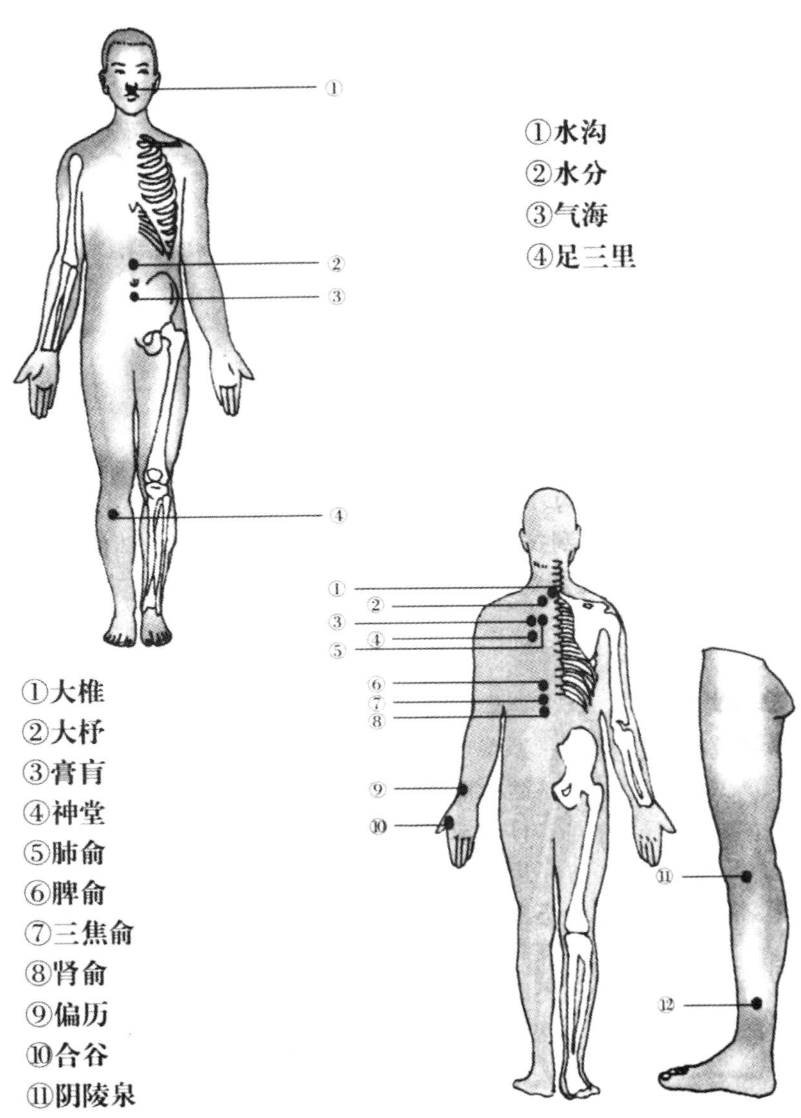
①水沟
②水分
③气海
④足三里
①大椎
②大杼
③膏肓
④神堂
⑤肺俞
⑥脾俞
⑦三焦俞
⑧肾俞
⑨偏历
⑩合谷
⑪阴陵泉
⑫三阴交

十八、积聚

病症

腹内胀满，按之有结块，或痛或不痛。或胸胁胀痛，情志不遂，易悲易忧；或脘腹胀痞，纳呆，便秘；或时有寒热，面黯消瘦，身体无力。

治疗

主穴　大椎、大杼、膏肓、神堂、气海至中极、八髎、三阴交、蠡沟、中都、太冲、行间、交信。

方法　先泻法刮拭大椎、大杼、膏肓、神堂经穴部位，待局部呈现紫红色瘀斑后，再配合补法刮拭其余经穴部位。

附　药、食调理

木天蓼枝叶酒：木天蓼枝叶 1000 克，黄酒 2000 毫升。前味去皮细切，布袋装，浸于酒中，春夏 7 天，秋冬 14 天即成。每服 10 毫升。

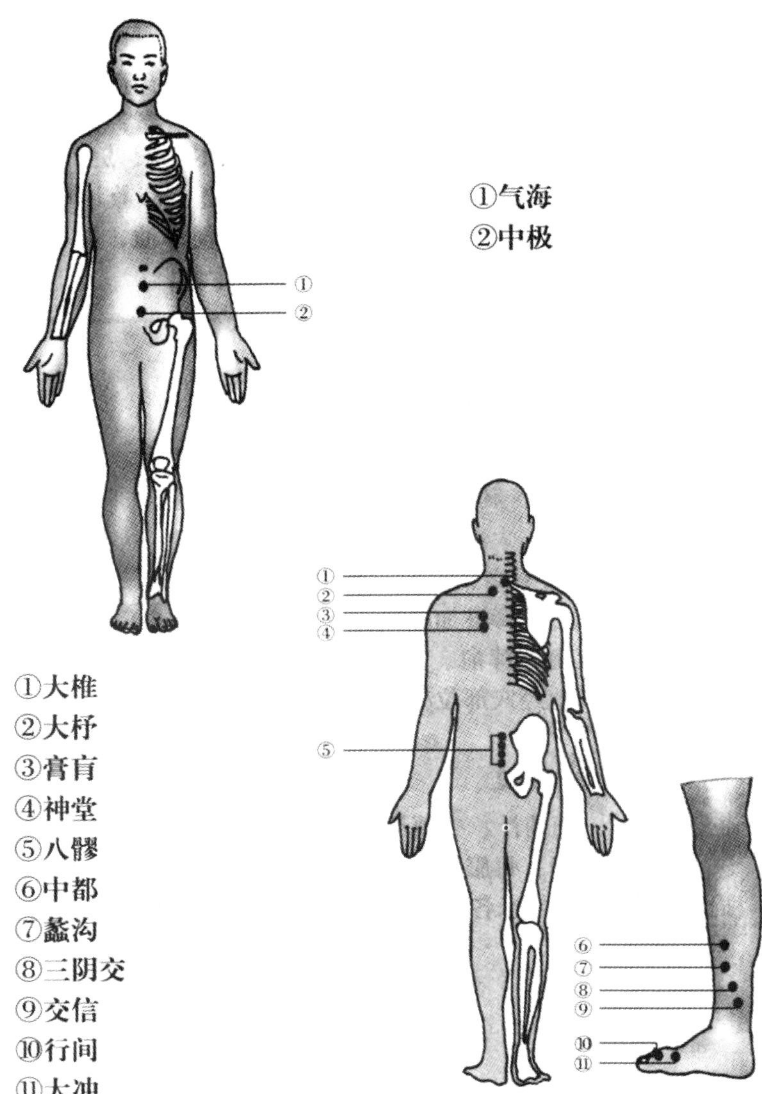
①气海
②中极
①大椎
②大杼
③膏肓
④神堂
⑤八髎
⑥中都
⑦蠡沟
⑧三阴交
⑨交信
⑩行间
⑪太冲

十九、淋证

病症

排尿时茎中涩痛，淋沥不尽或见少腹胀满，点滴难下，甚或忽然腰痛，行兼尿中见血；或尿中时挟带砂石；或小便浑浊，黏稠如膏；亦有不耐劳累，遇劳则发作者。

治疗

主穴　大杼、大椎、膏肓、神堂、肺俞、三焦俞、大肠俞、关元俞、膀胱俞、中极、气海、水道、曲泉、阴陵泉、太溪、太冲。

配穴　热淋加三阴交、内庭；石淋加水泉；血淋加血海；气淋加气海；膏淋加脾俞、肾俞、百会。

方法　轻刮气海、脾俞、肾俞、百会等经穴部位 3 ~5 分钟；重刮其他经穴部位亦各自 3 ~5 分钟。

附　药、食调理

葡萄藕地饮：葡萄汁、生藕汁、地黄汁各等分。三味汁混合服用，每服半盅，入蜜温服。

柿饼粥：柿饼、糯米各适量。柿饼细切，同糯米煮粥，食用。

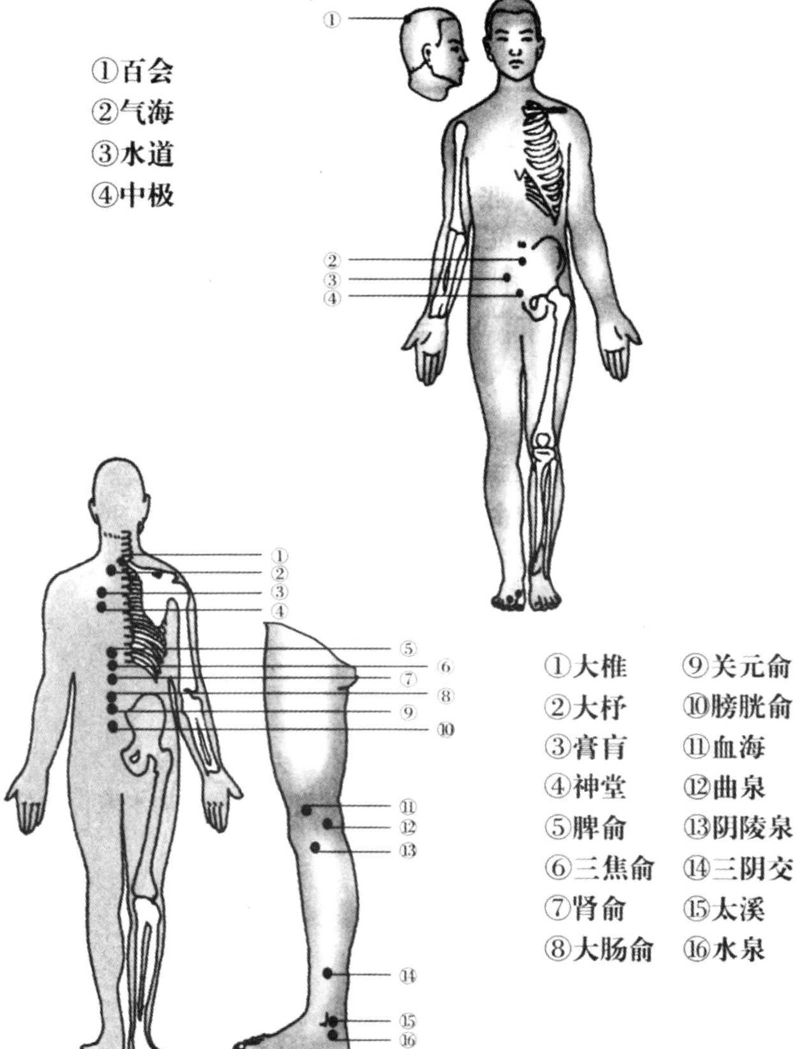
①百会
②气海
③水道
④中极
①大椎
②大杼
③膏肓
④神堂
⑤脾俞
⑥三焦俞
⑦肾俞
⑧大肠俞
⑨关元俞
⑩膀胱俞
⑪血海
⑫曲泉
⑬阴陵泉
⑭三阴交
⑮太溪
⑯水泉

二十、癃闭

病症

小便涓滴不利，或点滴全无。少腹急痛，或胀或不胀；或面色皖白，神气怯弱；或烦热口渴，舌红，苔黄，脉数。

治疗

主穴 大椎、大杼、膏肓、神堂、中极、气海、大赫、曲泉、三焦俞、膀胱俞、水道、阴陵泉、三阴交。

配穴 肾虚不足加肾俞、太溪；中焦不化加足三里、尺泽。

方法 泻法刮拭大椎、大杼、膏肓、神堂经穴部位，待局部出现紫红色瘀点后，再配合刮拭其他经穴部位各 3～5 分钟，以每一局部发红发紫为佳。

附 药、食调理

葱白煎：葱白适量。将葱白加水煎煮，去渣，分服。

冬葵子蜂蜜：冬葵子 60 克，蜂蜜 60 克。冬葵子加水煎，后兑入蜂蜜，分 3 次服用。

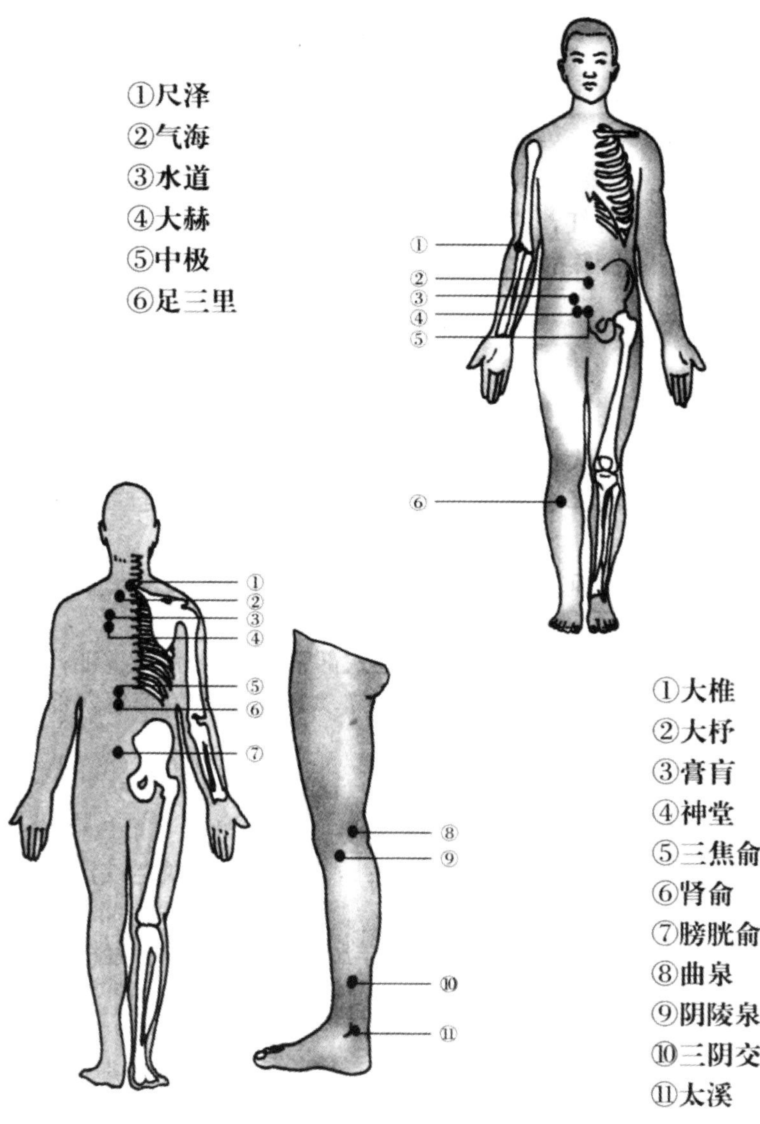
①尺泽
②气海
③水道
④大赫
⑤中极
⑥足三里
①大椎
②大杼
③膏肓
④神堂
⑤三焦俞
⑥肾俞
⑦膀胱俞
⑧曲泉
⑨阴陵泉
⑩三阴交
⑪太溪

二十一、消渴

病症

口渴引饮，多食消瘦，小便频数而量多，舌红，苔黄，脉数；或大便干结，头昏无力，腰膝酸软。

治疗

主穴　大椎、大杼、膏肓、神堂、肺俞、脾俞、胃俞、肾俞、尺泽、曲池、内关、血海、曲泉、足三里、太溪。

配穴　肺热盛加太渊、鱼际；胃火旺加内庭、厉兑；肾气虚加关元、复溜。

方法　实证以泻法刮拭以上各经穴部位 3～5 分钟；虚证以补法刮拭关元、复溜、肾俞、太溪、足三里等经穴部位 3～5 分钟。

附　药、食调理

水煮豌豆：青豌豆煮熟，淡食之；或用嫩豌豆苗捣烂绞汁，每服半杯，1 日 2 次。

豆叶羊肺汤：羊肺、小豆叶。将羊肺、豆叶共煮熟，食用。

①尺泽
②关元
③内关
④太渊
⑤鱼际
⑥足三里
⑦内庭
⑧厉兑

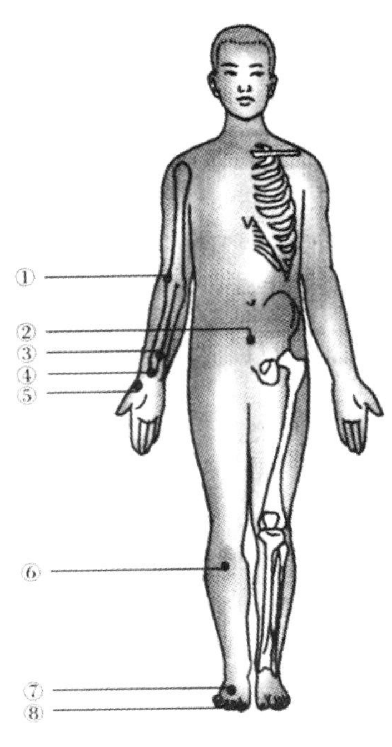

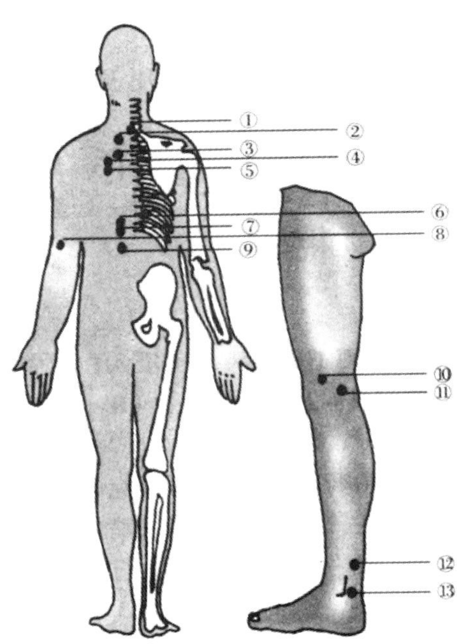

①大椎	⑧曲池
②大杼	⑨肾俞
③肺俞	⑩血海
④膏肓	⑪曲泉
⑤神堂	⑫复溜
⑥脾俞	⑬太溪
⑦胃俞	

二十二、遗精

病症

梦中遗精，夜寐不安，阳强易举，或头目晕眩，心悸，耳鸣，腰酸，精神不振等。滑精则不拘昼夜，动念则常有精液滑出，形体瘦弱，脉象细软。

治疗

主穴　大椎、大杼、膏肓、神堂、肾俞、八髎、志室、气海至关元、大赫。

配穴　梦中遗精加心俞、内关、神门；精自滑出加太溪、足三里、三阴交。

方法　泻法刮拭大椎、大杼、膏肓、神堂经穴部位 3 ~5 分钟；补法刮拭其余经穴部位 3 ~5 分钟，以每一局部发红发紫为佳。

附　药、食调理

山茱萸酒：山茱萸 30 ~50 克，白酒 1 斤。将山萸浸入白酒中泡 7 天后即成。每日 1 ~2 次服，每次 10 ~20 毫升。

莲子银耳鸡蛋汤：莲子 9 克，淮山药 15 克，银耳 6 克，鸡蛋 1 ~2 个。将前三味共煎汤，打入鸡蛋，调上适量砂糖，服用。

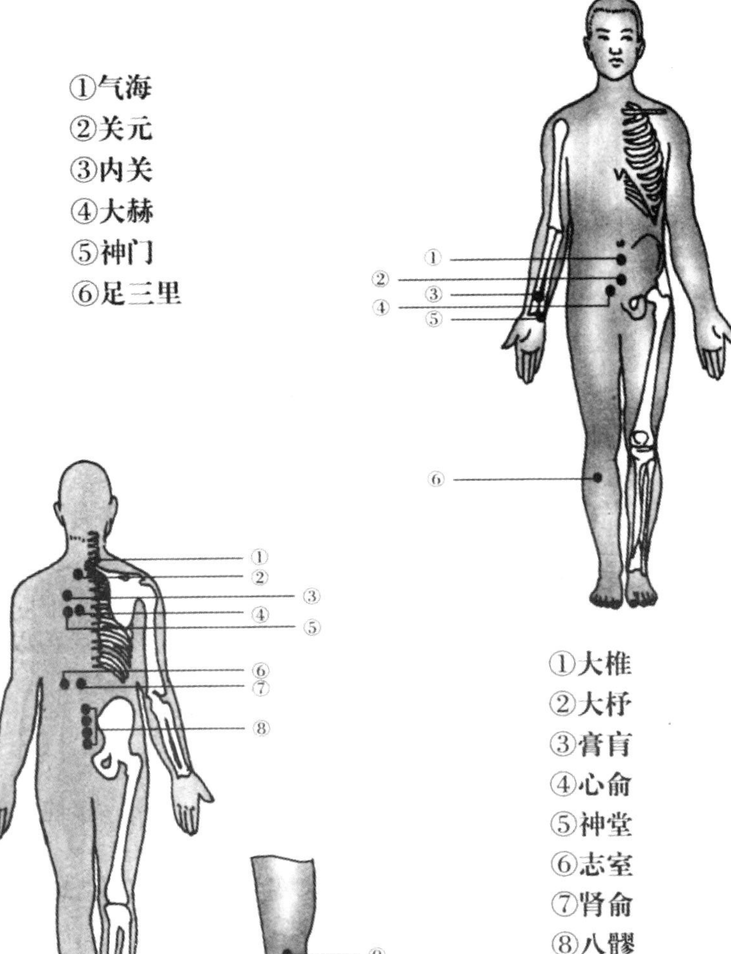
①气海
②关元
③内关
④大赫
⑤神门
⑥足三里
①
②
③
④
⑤
⑥
①
②
③
④
⑤
⑥
⑦
⑧
⑨
⑩
①大椎
②大杼
③膏肓
④心俞
⑤神堂
⑥志室
⑦肾俞
⑧八髎
⑨三阴交
⑩太溪

二十三、阳痿

病症

阴茎萎软无力，不能勃起或勃而不坚。头晕目眩，面色皖白，神疲乏力，腰膝酸软，脉象细弱。

治疗

主穴　大椎、大杼、膏肓、神堂、关元至气海、大赫、肾俞、次髎、曲泉、三阴交。

配穴　心气不足加心俞、阴郄；湿热下注加阴陵泉、三阴交、脾俞；宗筋弛缓加肝俞。

方法　泻法，以中等强度手法刮拭主刮经穴部位大椎、大杼、膏肓、神堂，使局部呈现紫红色瘀斑；后再以补法刮拭其他经穴部位各3～5分钟或时间稍长些。

附　药、食调理

狗肾汤：黄狗肾1具，羊肉1斤。将狗肾、羊肉一起炖煮熟烂，调入食盐即成。吃肉喝汤。

桃核芡实苡仁煎：胡桃核20克，芡实20克，薏苡仁20克。三味，以水煎服之。

①气海
②关元
③大赫
④阴郄
⑤曲泉
⑥阴陵泉
⑦三阴交

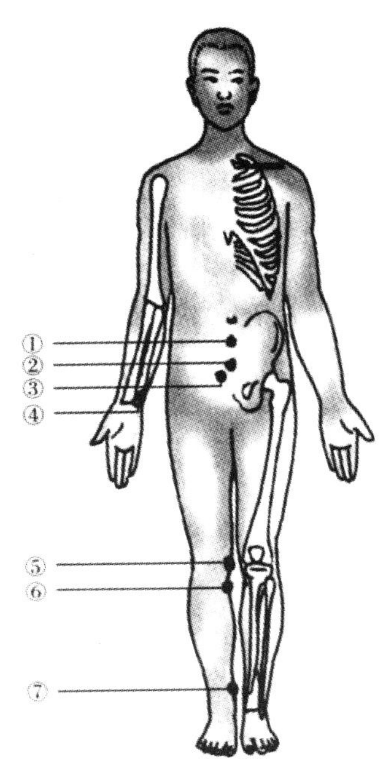

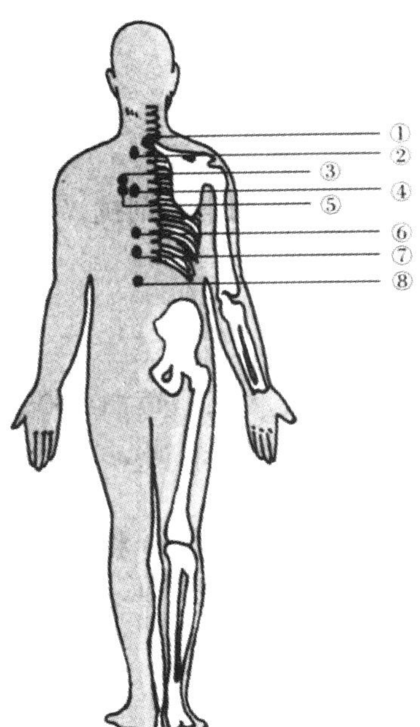

①大椎
②大杼
③膏肓
④心俞
⑤神堂
⑥肝俞
⑦脾俞
⑧肾俞

二十四、疝气

病症

少腹痛引睾丸，或睾丸阴囊肿大胀痛。如为寒疝，则阴囊冷痛，睾丸坚硬拘急控引少腹；如为湿热疝，则阴囊肿热，睾丸胀痛；如为狐疝，则少腹“气冲”部与阴囊牵连胀痛，立则下坠，卧则入腹，久之形成阴囊偏大。

治疗

主穴　大椎、大杼、膏肓、神堂、关元、三阴交、太冲、大敦。

配穴　寒疝加归来；湿热疝加曲泉、阴陵泉；狐疝加三角灸。

方法　补法刮拭三角灸 3 ~ 5 分钟，余者皆用泻法刮拭，使每一局部发红发紫为度。

附　药、食调理

吴萸生姜萸酒煎：吴茱萸 14 克，生姜 7 克，萸酒 200 毫升。将药研碎，用酒煎煮沸，温分服之。

酒煮大蒜：大蒜 1 瓣，黄酒 120 克，烧酒 60 毫升。将大蒜同酒放在 1 个碗内蒸熟。1 日分 3 次服用。

①三角灸
②关元
③归来
④太冲

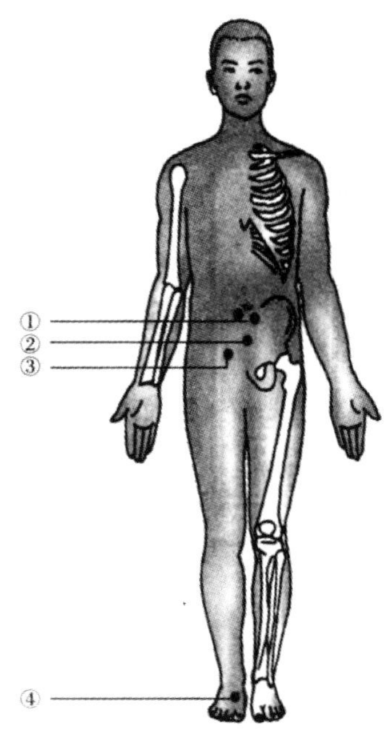

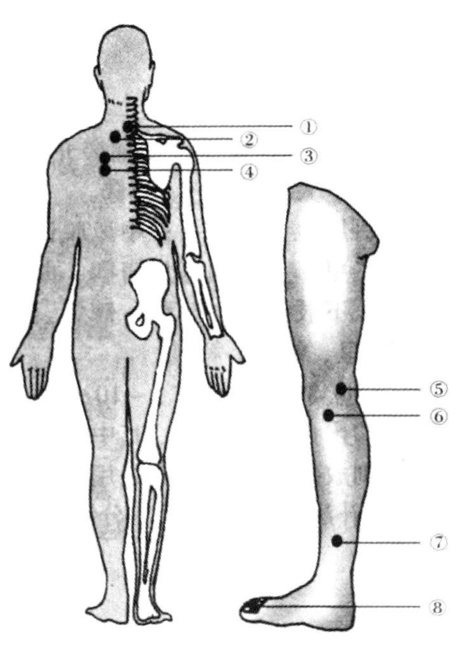

①大椎
②大杼
③膏肓
④神堂
⑤曲泉
⑥阴陵泉
⑦三阴交
⑧大敦

二十五、中风

病症

中经络：突然口眼歪斜，肢体麻木，语言不利，口角流涎，甚则出现半身不遂，或兼见恶寒发热，舌苔薄白，脉象弦细或浮数。中脏腑：突然昏仆，神志不清，半身不遂，舌强语涩，口眼斜。如证见神志昏迷，牙关紧闭，两手握固，面赤气粗，喉中痰鸣，二便闭塞，舌苔黄腻，脉弦滑而数，为中风闭证；如证见目合口张，鼻鼾息微，手撒遗尿，四肢厥冷，汗出，脉象细微，则为中风脱证。

治疗

主穴　大椎、大杼、天柱、膏肓、神堂（脊椎及脊柱旁开 1.5 寸处）、天宗、肝俞、肾俞、太冲、劳宫、丰隆。

配穴　中风闭证加人中、百会、风池、十二井；中风脱证加百会、关元、气海、足三里。上肢偏瘫加肩髎、曲池至手三里、外关、合谷；下肢偏瘫加环跳、髀关、梁丘、承扶、阳陵泉、足三里、绝骨、解溪。

方法　泻法，重刮以上各经穴部位 3～5 分钟或 5～10 分钟，使局部出现紫红瘀斑或渗出血液于皮下。其中人中、十二井穴可用三棱针点刺放痧；中风脱证则用百会、关元、气海、足三里，以补法轻轻刮拭 3～5分钟。

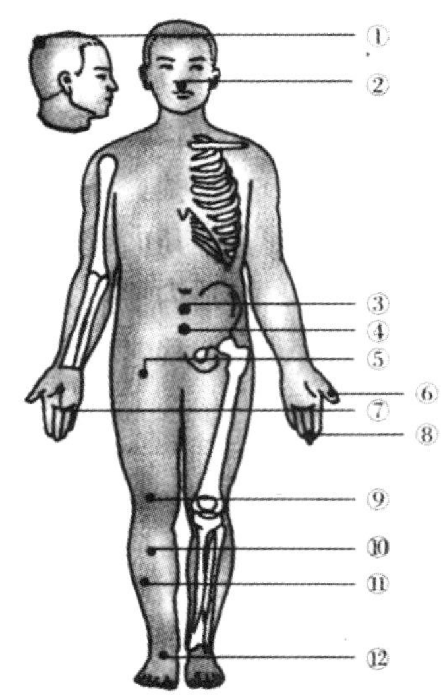

①百会
②人中
③气海
④关元
⑤髀关
⑥十二井穴
⑦劳宫
⑧十二井穴
⑨梁丘
⑩足三里
⑪丰隆
⑫解溪

①风池
②大椎
③大杼
④膏肓
⑤肩髃
⑥天宗
⑦神堂
⑧肝俞
⑨曲池
⑩肾俞
⑪手三里
⑫外关
⑬承扶
⑭合谷
⑮十二井穴
⑯环跳
⑰阳陵泉
⑱绝骨

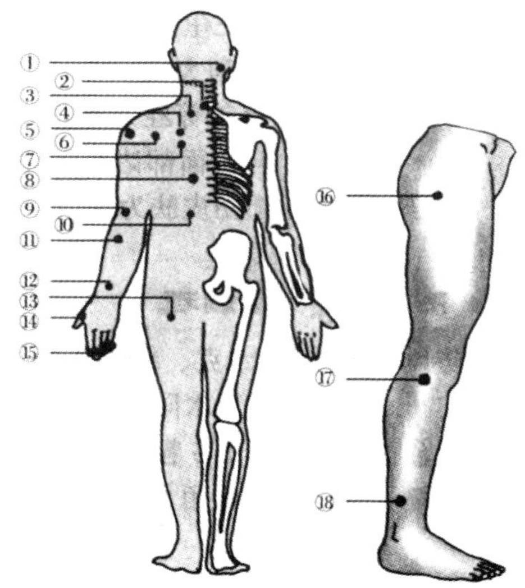

二十六、面瘫

病症

睡眠醒来时，突然一侧面部麻木松弛，不能作蹙额、皱眉、露齿、鼓颊等动作，口角向健侧歪斜，漱口漏水，患侧额纹消失，鼻唇沟平坦，眼睑闭合不全，迎风流泪，少数病人初起时有耳后、耳下及面部疼痛。

治疗

主穴　大椎、大杼、风池、翳风、太阳、阳白、四白、听会、颊车、颧髎、地仓、迎香、合谷。

配穴　风寒加曲池、列缺；风热加外关、内庭；病程长久加百会、足三里。

方法　泻法，重刮大椎、大杼、风池、曲池、列缺、外关、内庭、合谷等经穴部位，以局部出现紫红色或瘀斑为好；再轻刮面部诸经穴部位3～5分钟，以面之局部微红而不损伤皮肤为度。

附　药、食调理

防风煎：防风25克、蜈蚣2条。将蜈蚣研细末，用防风与蜈蚣细末加水同煎。每日1次服用。

千金子散：千金子5粒。将其捣细散末，撒在膏药上，涂于瘫侧上眼角及颊车穴位处。

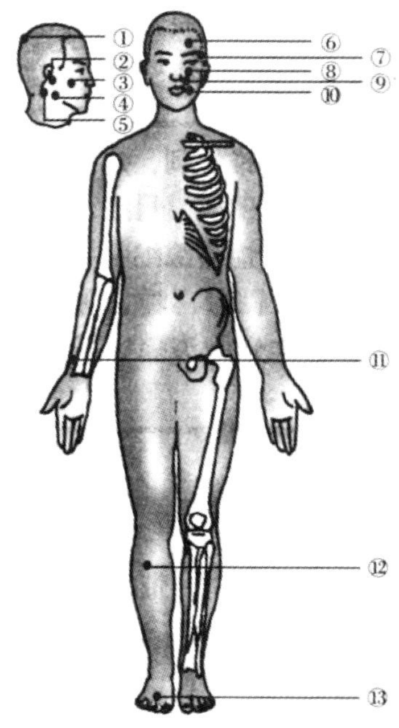

①百会　⑧四白
②听会　⑨迎香
③颧髎　⑩地仓
④颊车　⑪列缺
⑤翳风　⑫足三里
⑥阳白　⑬内庭
⑦太阳

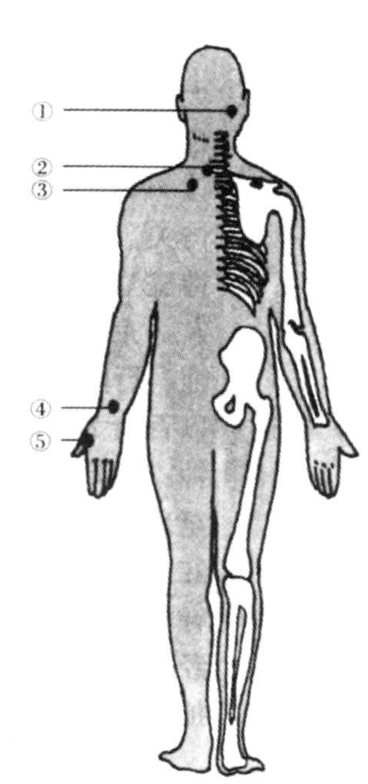

①风池
②大椎
③大杼
④外关
⑤合谷

二十七、头痛

病症

头痛。或发时痛势阵作，如锥如刺，痛有定处，甚则头皮肿起成块；或头两侧痛，目眩，心烦善怒，口苦面赤，脉弦数；或痛势绵绵，头目昏重，神疲乏力，面色无华，畏寒喜暖，脉细弱。临床上以疼痛部位不同，分前头痛、后头痛、头顶痛、偏头痛、全头痛。

治疗

主穴　大椎、大杼、膏肓、神堂、颈侧至肩井一带、百会、足三里、合谷。

配穴　偏头痛加太阳、率谷、风池、头维、丝竹空、禾髎、内关、侠溪至足临泣；前头痛加印堂、阳白、上星至神庭、头临泣、头维、列缺；后头痛加风池、安眠穴、后顶至脑户、天柱、昆仑；头顶痛加通天、风池、行间至太冲、涌泉。

方法　以百会为中心，向前后左右方向，各分别刮拭 3 ~ 5 分钟；然后再以大椎、大杼、风池、膏肓、神堂、颈侧至肩井一带为重点，泻法刮拭之，使其出现青紫或紫红色瘀斑来。其余经穴，根据病证所在位置，或采用补法，或采用泻法，分别轻刮或重刮之。其中头面部经穴部位刮拭时，不要伤其皮肤；印堂经穴可以用手扯痧 20 ~ 30 次上下。

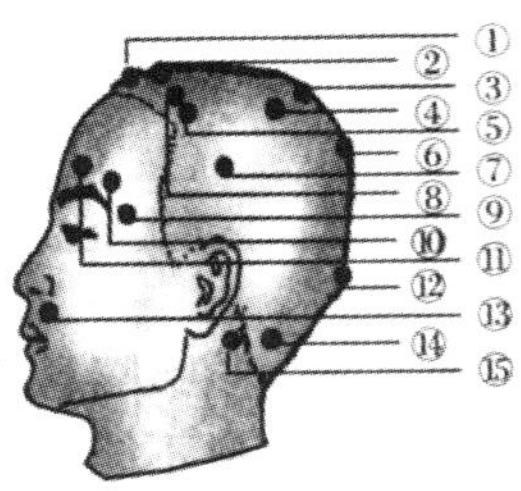

①神庭　⑩丝竹空
②上星　⑪阳白
③百会　⑫脑户
④通天　⑬禾髎
⑤头维　⑭风池
⑥后顶　⑮安眠
⑦率谷　⑯涌泉
⑧头临泣　⑰足临泣
⑨太阳　⑱侠溪

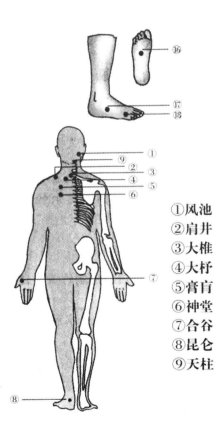

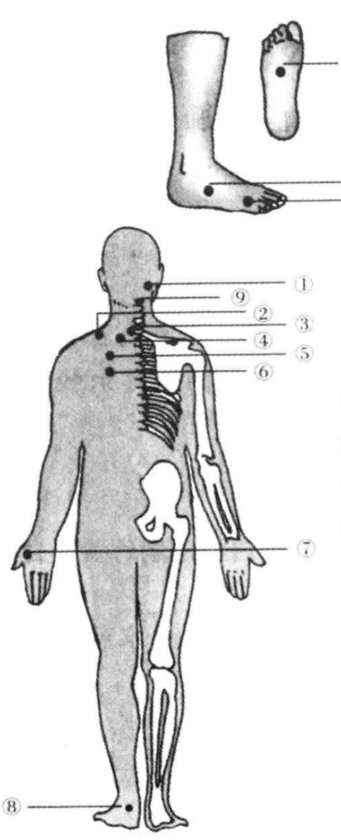

①风池
②肩井
③大椎
④大杼
⑤膏肓
⑥神堂
⑦合谷
⑧昆仑
⑨天柱

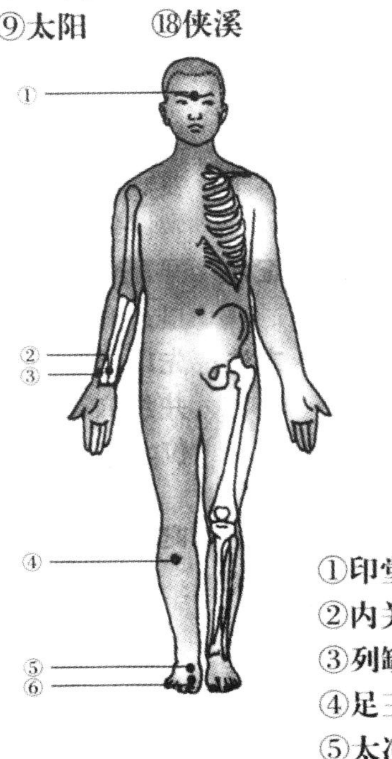

①印堂
②内关
③列缺
④足三里
⑤太冲
⑥行间

二十、胸痹

病症

胸闷如窒，呼吸不畅，咳嗽喘息，心悸，甚则胸痛彻背，背痛彻心，喘息不能平卧，面色苍白，自汗出，四肢逆冷，舌淡苔白，脉象沉细。

治疗

主穴　大椎、大杼、膏肓、神堂、肩井、肺俞、紫宫、玉堂、膻中、巨阙、中府、郄门至内关、通里至神门、解溪。

配穴　寒凝气滞加心俞、厥阴俞；痰浊壅盛加丰隆、足三里；瘀血阻滞加膈俞、三阴交。

方法　先以泻法，重手法刮拭大椎，大杼、膏肓、神堂、肩井经穴部位；后再以中等强度手法刮拭其余经穴部位，使每一局部呈现青紫色或紫红色为度。

附　药、食调理

竹黄酒：竹黄 60 克，白酒 1000 毫升。用白酒浸制竹黄 5 日即成。每日服 2 次，每次 1 小盅。

①中府
②紫宫
③玉堂
④郄门
⑤内关
⑥通里
⑦神门
⑧足三里
⑨丰隆
⑩三阴交
⑪解溪

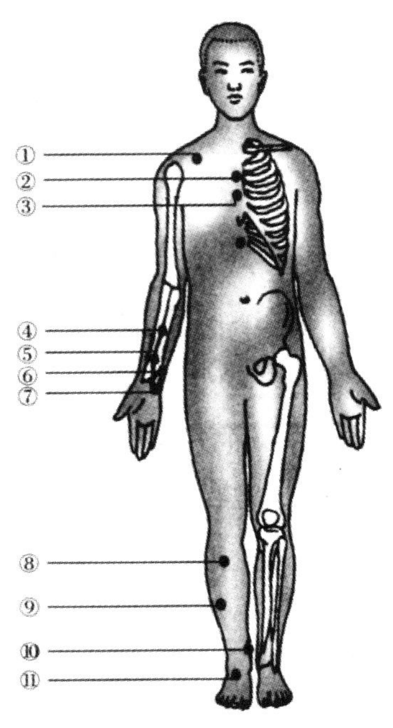

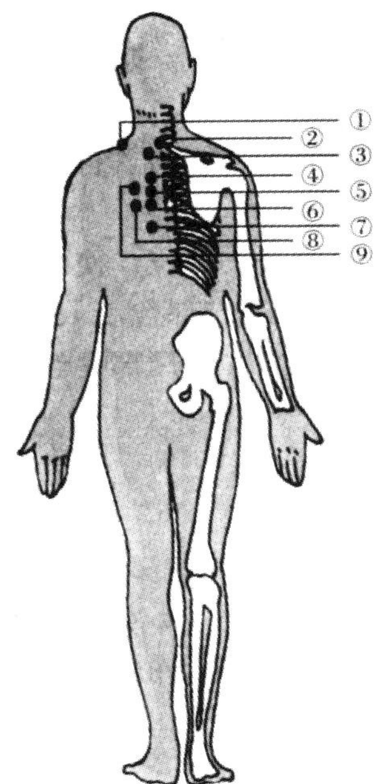

①肩井
②大椎
③大杼
④肺俞
⑤厥阴俞
⑥心俞
⑦膈俞
⑧神堂
⑨膏肓

二十九、胁痛

病症

一侧或两侧胁肋疼痛。或疼痛攻窜不定，每因情志因素而发，胸闷，食少，嗳气，脉弦。或胁痛，口苦，胸脘痞闷，纳呆，恶心，呕吐，便黄，苔黄腻，脉弦数；或胁痛如刺，痛处不移，入夜更甚，胁下或见癥块，舌紫黯，脉沉涩；或两胁引痛，劳累而发，口干，心中烦热，头晕目眩，舌红少苔，脉弦细。

治疗

主穴　大椎、大杼、膏肓、神堂、肝俞、胆俞、期门、章门、日月、内关、太冲。

配穴　肝气郁结加行间、阳陵泉；胁肋失养加脾俞、肾俞、足三里；闪挫外伤加膈俞、三阴交。

方法　泻法刮拭大椎、大杼、膏肓、神堂经穴部位，使出现紫红色痧点瘀斑；再泻法刮拭其余经穴部位 3 ~ 5 分钟，其中脾俞、肾俞是用补法轻刮之，以局部发红为度。

附　药、食调理

香附子酒：制香附子 30 克，白酒 1 斤。将香附子浸入白酒中泡 7 天后即成。每服 20 毫升，每日 3 ~4 次。

土豆汁：土豆适量。将土豆洗净，切碎，以洁净纱布绞汁。每日饭前饮 1 汤匙。

①期门
②日月
③章门
④内关
⑤足三里
⑥三阴交
⑦太冲
⑧行间

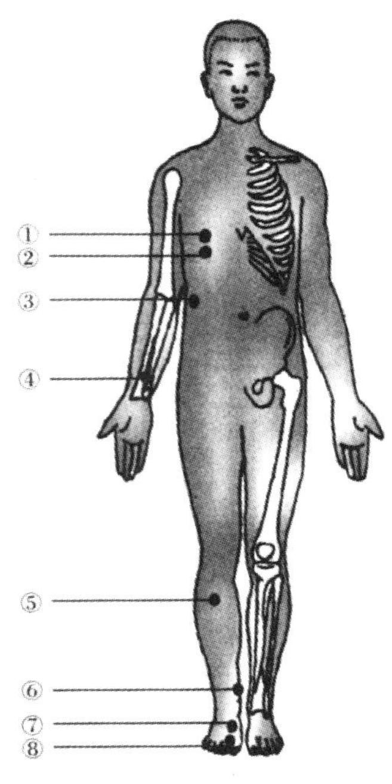

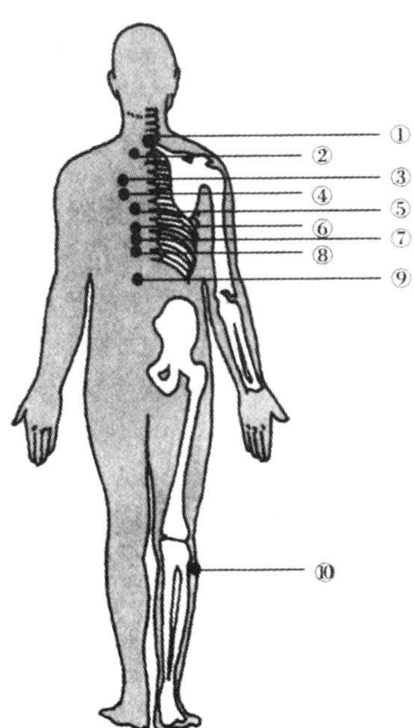

①大椎
②大杼
③膏肓
④神堂
⑤膈俞
⑥肝俞
⑦胆俞
⑧脾俞
⑨肾俞
⑩阳陵泉

三十、胃痛

病症

胃脘疼痛。或突然发作疼痛，身体寒热，局部喜暖怕冷，口淡不渴，苔白；或胃中隐隐作痛，呕恶，泛吐清水，喜暖喜按，手足不温，神疲乏力，脉虚软。如肝气犯胃，则胃脘疼痛胀满，并疼痛牵引两胁下，嗳气频频，呕逆酸苦，苔薄白，脉象沉弦。

治疗

主穴　大椎、大杼、膏肓、神堂、脾俞、胃俞、中脘、天枢、内关、合谷、足三里。

配穴　胃气虚弱加气海、章门；肝气犯胃加太冲、期门、阳陵泉；外感邪气加列缺、风池。

方法　泻法，重手法刮拭大椎、大杼、膏肓、神堂经穴部位，待出现紫红色瘀斑后，再重刮其他经穴部位各 3 ~5 分钟，其中脾俞、胃俞、中脘、章门经穴部位是以补法轻刮之。

附　药、食调理

糯米红枣粥：糯米、红枣适量。加清水煮二味成粥，食用。

花椒姜糖水：花椒 2 克，老姜 6 克，红糖适量。三味加水煎服。每日 1 ~2 次。

①期门
②中脘
③章门
④天枢
⑤气海
⑥内关
⑦列缺
⑧阳陵泉
⑨足三里
⑩太冲

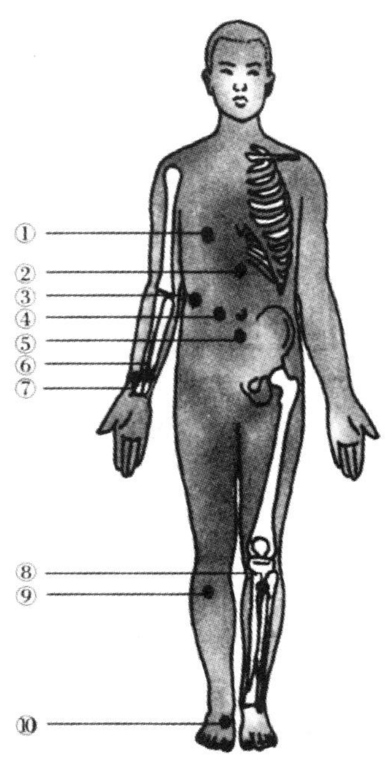

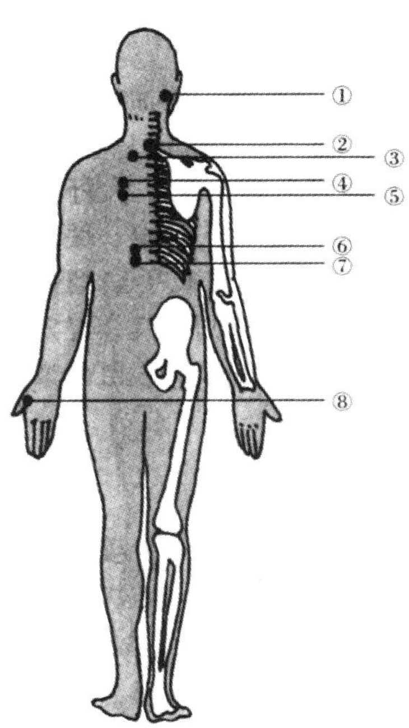

①风池
②大椎
③大杼
④膏肓
⑤神堂
⑥脾俞
⑦胃俞
⑧合谷

三十一、腹痛

病症

腹部疼痛，胀满，拒按，厌食，嗳腐吞酸；或腹部痞痛，痛势急暴，畏寒怕冷，大便溏薄，四肢不温；或腹痛绵绵，时发时止，痛时喜温喜按，神疲乏力，舌淡苔薄白，脉沉细。

治疗

主穴　大椎、大杼、膏肓、神堂、胃俞、大肠俞、中脘、天枢、关元、梁丘、足三里。

配穴　寒邪盛脾阳不振加气海、脾俞；食滞内停加内庭、厉兑；少腹痛甚加三阴交。

方法　泻法，以重手法刮拭主刮经穴部位大椎、大杼、膏肓、神堂，以及胃俞、大肠俞、中脘、天枢、关元、梁丘、足三里等经穴部位；补法，以轻手法刮拭气海、脾俞经穴部位；再以中等手法刮拭其余经穴部位，时间均为 3 ~5 分钟，以每一局部发红发紫为好。

附　药、食调理

鲜藕姜汁：鲜藕（去节）500 克，生姜 50 克。将藕、姜洗净、剁碎，用洁净纱布绞取汁液。1 日内分数次服完。

羊肉汤：肥羊肉 500 克，去筋膜，切片，蒸熟或煮熟，加姜、蒜、酱油、食盐等调料，食用之。

①中脘
②天枢
③气海
④关元
⑤梁丘
⑥足三里
⑦三阴交
⑧内庭
⑨厉兑

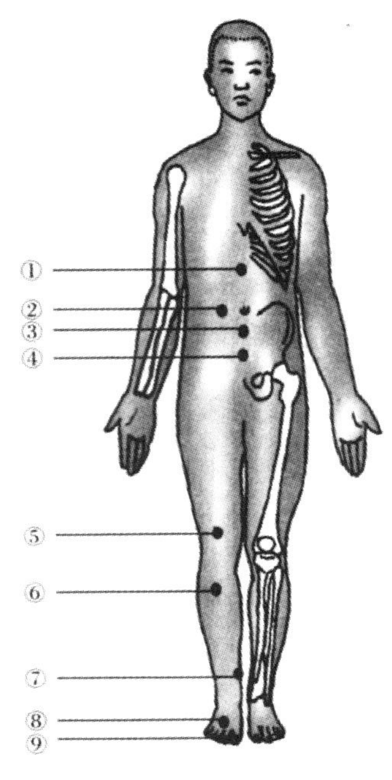

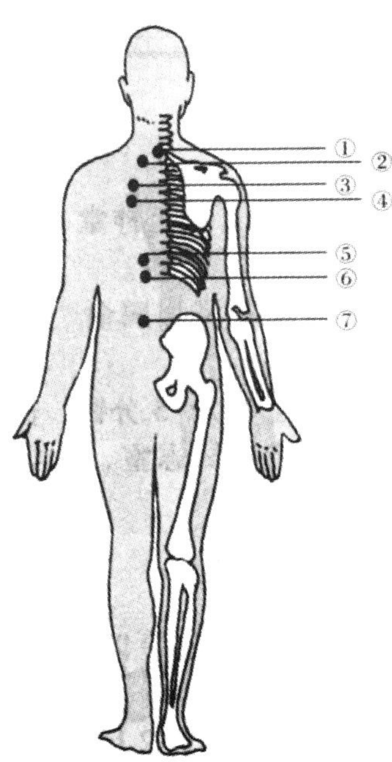

①大椎
②大杼
③膏肓
④神堂
⑤脾俞
⑥胃俞
⑦大肠俞

三十二、腰痛

病症

腰部一侧或两侧疼痛。如外感寒湿者，则腰部冷痛重着，转侧不利，遇阴雨寒冷则发病或加重。如血瘀气滞腰肌劳损者，则腰痛固定不移，痛如针刺，轻者俯仰不便，重者因痛剧而不能转侧，痛处不可触摸。如肾虚腰痛者，则腰部酸软空虚，隐隐作痛，绵绵不已，腿膝无力，劳累后则更甚，卧则减轻，有的可伴有神疲乏力倦怠、面色㿠白、手足不温、精冷等证；有的可伴有心烦失眠、口燥咽干、手足心热、尿黄、舌红、苔黄、脉数等证。

治疗

主穴　大椎，天柱至大杼、至魄户、至膏肓、至神堂，命门至腰阳关，肾俞至腰眼，委中，委阳，昆仑。

配穴　寒湿盛加阴陵泉、三阴交；劳损腰痛加膈俞、三阴交；慢性腰痛加志室、太溪。

方法　泻法，重手法刮拭以上各经穴部位各 3～5 分钟，使每一局部出现青红紫色。慢性腰痛刮拭志室、太溪经穴，可以用补法轻轻刮拭之。

附　药、食调理

猪肾黑豆汤：猪肾 1 对，黑豆 100 克，茴香 3 克，生姜 9 克。四味共煮熟。吃肉、豆，喝汤。

羊藿血藤酒：淫羊藿、巴戟天、鸡血藤各 30 克，白酒 2 斤，冰糖 60 克。五味共泡 7 天后服用。

①天柱
②大椎
③肩井
④大杼
⑤魄户
⑥膏肓
⑦神堂
⑧膈俞
⑨命门
⑩肾俞
⑪志室
⑫腰眼
⑬腰阳关
⑭委阳
⑮委中
⑯昆仑

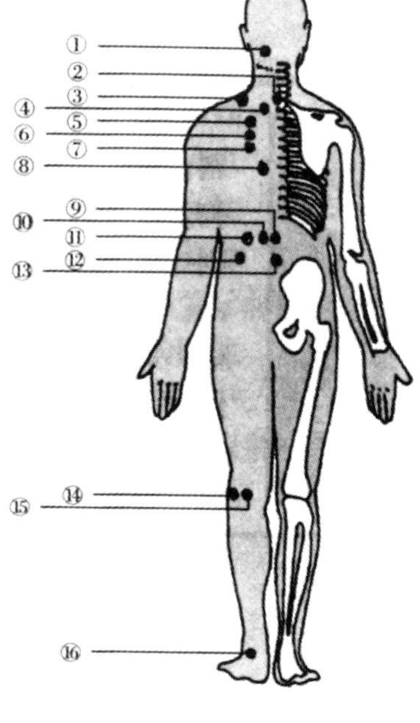

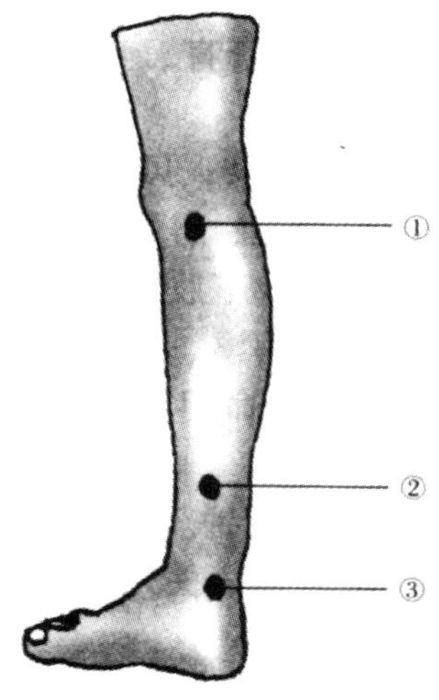

①阴陵泉
②三阴交
③太溪

三十三、痹证

病症

风寒湿痹：肢体关节酸痛，活动则疼痛加剧，或部分肌肉酸重麻木，迁延日久，可致肢体拘急，甚则各部大小关节肿大。如风气偏重者，则疼痛呈游走性；如寒气偏重者，则局部痛甚而冷，得热可减轻；如湿气偏重者，则肢体沉重酸痛。风热湿痹：关节疼痛，痛处灼热感，或见红肿，痛不可触摸，得冷则舒缓，关节活动障碍，并兼有发热、口渴、烦闷不安、舌苔黄燥、脉象滑数等证。

治疗

主穴　大椎，天柱至肩井、至大杼、至膏肓、至神堂，膈俞，肾俞，关元俞。

配穴　风寒湿痹加血海、足三里、阴陵泉；风湿热痹加曲池、外关、合谷；上肢痹痛加肩髎、肩贞、曲泽、手三里、阳池、大陵、腕骨；下肢痹痛加环跳、委中、犊鼻、足三里、阳陵泉、解溪、昆仑、太溪；腰脊背部痹痛加脊椎部及身柱、命门、腰阳关、水沟。

方法　泻法，重刮以上各经穴部位 3 ~ 5 分钟。各关节部位可以用水牛角板的边角刮拭之；肾俞、关元俞也可用补法轻轻刮之。

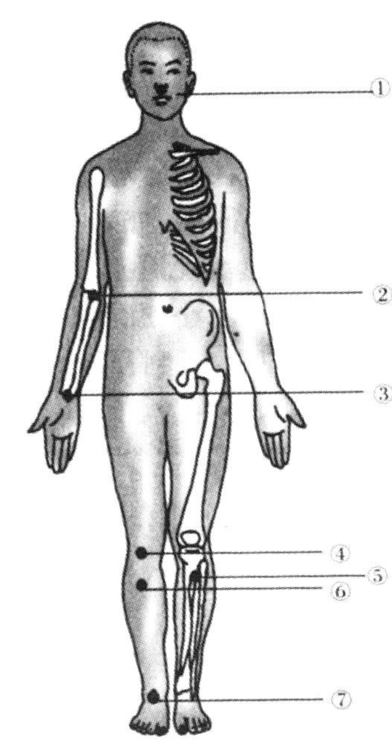

①水沟
②曲泽
③大陵
④犊鼻
⑤阳陵泉
⑥足三里
⑦解溪

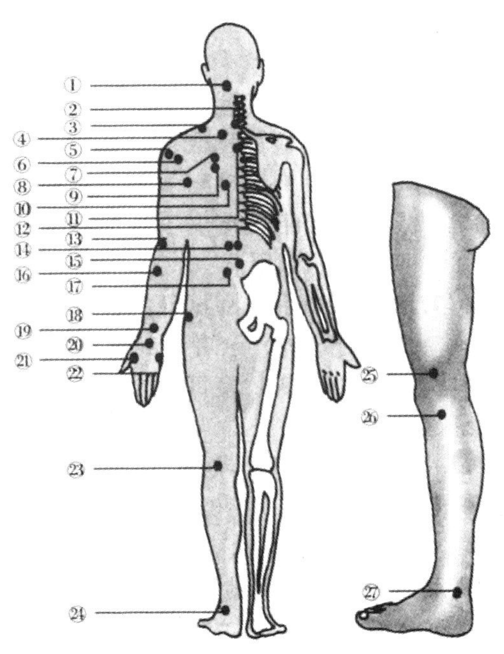

①天柱
②大椎
③肩井
④大杼
⑤肩髃
⑥肩髎
⑦膏肓
⑧肩贞
⑨神堂
⑩膈俞
⑪身柱
⑫命门
⑬曲池
⑭肾俞
⑮腰阳关
⑯手三里
⑰关元俞
⑱环跳
⑲外关
⑳阳池
㉑合谷
㉒腕骨
㉓委中
㉔昆仑
㉕血海
㉖阴陵泉
㉗太溪

三十四、痿证

病症

四肢肌肉弛缓无力，运动障碍，甚则全无，肌肉日渐消瘦，日久不已则肌肉萎缩不用。如为肺热阴伤，则有发热，咳嗽，心烦，口渴，小便短赤；如为湿热蕴蒸，则见有身体发热重，胸闷，小便混浊，苔黄腻，脉濡数；如为肝肾不足，则见有腰脊酸软无力，遗精早泄，头目晕眩，舌质红，脉细数。

治疗

主穴　大椎、大杼、膏肓、神堂、肺俞、肝俞、胃俞、中脘、足三里、肾俞。

配穴　肺热盛加尺泽；湿热不化加脾俞、阴陵泉；精血亏加太溪；上肢痿弱不用加肩髃、曲池、阳溪、外关、合谷；下肢痿弱不用加环跳、伏兔、梁丘、阳陵泉、悬钟、解溪。

方法　以轻手法刮拭肝俞、脾俞、肾俞、太溪经穴部位而为补法外，其余主刮经穴与配刮经穴均以重手法刮拭5~10分钟，使每一局部出现紫青红色瘀斑为止。

附　药、食调理

杜仲水酒煎：杜仲30克，加半酒半水煎，连服数剂，三日行，五日愈。

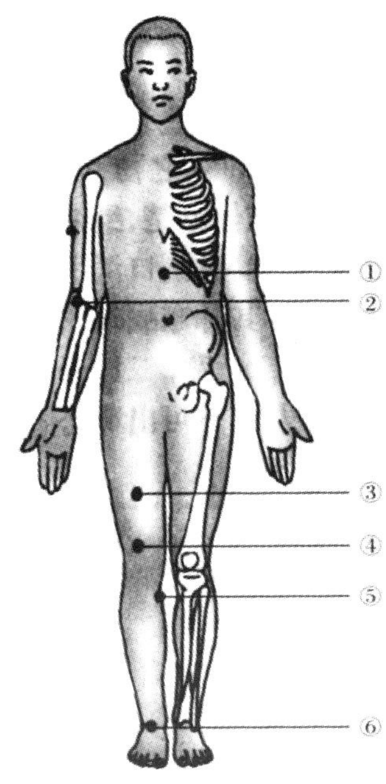

①中脘
②尺泽
③伏兔
④梁丘
⑤阴陵泉
⑥解溪

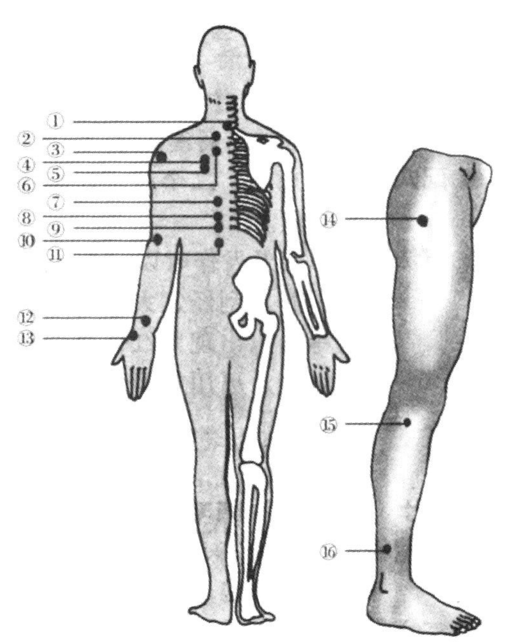

①大椎　⑨胃俞
②大杼　⑩曲池
③肩髃　⑪肾俞
④膏肓　⑫外关
⑤神堂　⑬阳溪
⑥肺俞　⑭环跳
⑦肝俞　⑮阳陵泉
⑧脾俞　⑯悬钟

三十五、疟证

病症

寒热往来，汗出而息，休作有时。病之初，呵欠乏力，毛孔粟起，旋即寒战鼓颔，肢体酸楚，继而内外皆热，体若燔炭，头痛如裂，面赤唇红，口渴引饮，得汗则热退身凉。舌苔白腻，其脉寒战时弦紧、发热时滑数。间时而作，有一日一发、二日一发，三日一发的。如果久疟不愈，左胁下可出现痞块，按之作痛或不痛，叫作疟母。

治疗

主穴　大椎至陶道，风池至肩井、至大杼、至膏肓、至神堂，间使，后溪。

配穴　热盛加一二个井穴；痰浊凝聚加丰隆；日久体虚加足三里。

方法　发作前及发作时以重手法刮拭以上各经穴部位 3～5 分钟，其主刮经穴大椎、风池、肩井、大杼、膏肓、神堂等处以出现紫红色瘀斑为佳。其病发作时，舌色现紫红者，可用放痧疗法，用三棱针点刺所选井穴，使血毒排出。

附　药、食调理

二姜散：干姜、高良姜各 30 克。二味共研细末散，装瓶备用。每取 9 克，病发前 2 小时温酒送服。

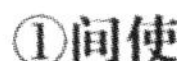

①间使
②足三里
③丰隆

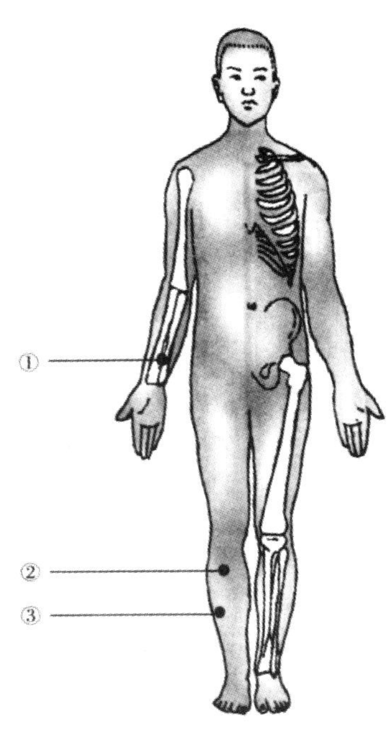

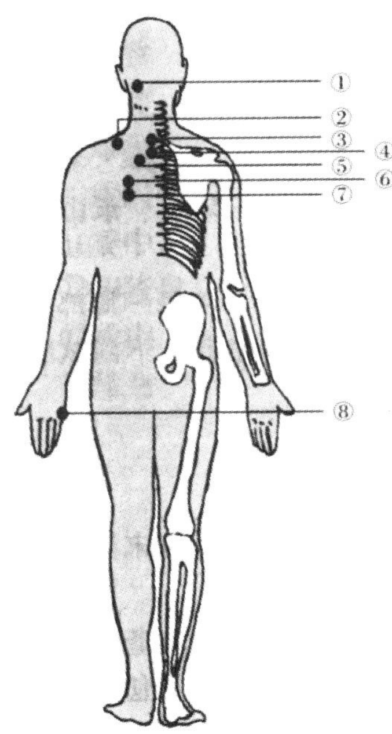

①风池
②肩井
③大椎
④陶道
⑤大杼
⑥膏肓
⑦神堂
⑧后溪

三十六、坐骨神经痛

病症

臀部、大腿后侧、小腿后外侧及足部发生烧灼样，或针刺样疼痛，活动则疼痛加重。如属原发性坐骨神经痛，起病呈急性或亚急性发作，沿坐骨神经有放射痛和明显的压痛点，起病数日最剧烈，经数周或数月则渐渐缓解，常因感受外邪而诱发；如属继发性坐骨神经痛，除原发病症外，咳嗽、喷嚏、排便等均可使疼痛加剧，腰椎旁有压痛及叩击痛，腰部活动障碍，活动时下肢有放射性疼痛感。

治疗

主穴　大椎，天柱至大杼、至膏肓、至神堂，腰 3 ~ 5 夹脊，环跳，秩边，殷门，上髎，委中，阳陵泉，承山，昆仑。

方法　泻法刮拭以上各经穴部位 3 ~ 5 分钟，使每一局部呈现紫红色度。其中属原发性坐骨神经痛者，不刮拭腰夹脊，而只从患侧部位起始刮拭。

附　药、食调理

威灵仙散：威灵仙、白酒各适量。将威灵仙研为细末散。每服 1 汤匙，白酒送下。

八角刺根皮酒：鲜八角刺根皮 500 克，白酒 1500 毫升。将前味放入锅内炒干，再浸入白酒中泡 1 周后，取药液擦痛处，并早晚各服 15 克。

①天柱
②大椎
③大杼
④膏肓
⑤神堂
⑥腰 3 ~ 5 夹脊
⑦上髎
⑧秩边
⑨环跳
⑩殷门
⑪委中
⑫阳陵泉
⑬承山
⑭昆仑

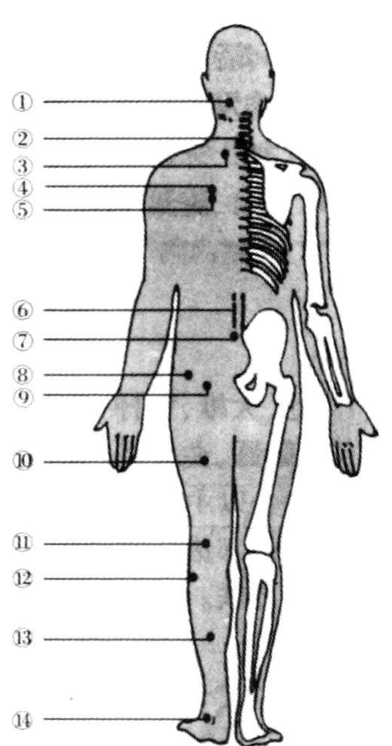

三十七、三叉神经痛

病症

疼痛突然发作，以面颊和上、下颌部为主，病发时间短暂，数秒钟或数分钟后缓解，一段时间后又可反复发作，并常因触及面部的某一点而诱发，疼痛时呈阵发性闪电样剧痛，其痛如刀割、针刺、火灼，可伴有痛侧面部肌肉抽搐、流泪、流涕及流涎等现象。

治疗

主穴　风池、大椎、大杼、膏肓、神堂、攒竹、阳白、鱼腰、四白、巨髎、颧髎、夹承浆、颊车、下关、合谷、内庭。

方法　泻法，以中等强度手法刮拭以上各经穴部位 3 ~ 5 分钟，其中面部诸经穴部位，用水牛角的边角刮拭，不要伤损面部皮肤。

附　药、食调理

芍药甘草煎：芍药（酒制）50 克，甘草（蜜炙）20 克。以水煎服之。

麻黄附子细辛煎：麻黄、黑附子、细辛各 15 克，若左边痛加龙胆草 25 克，若右边痛加生石膏 25 克（先煎）。诸药加水共煎服，每日 2 ~ 3次服。

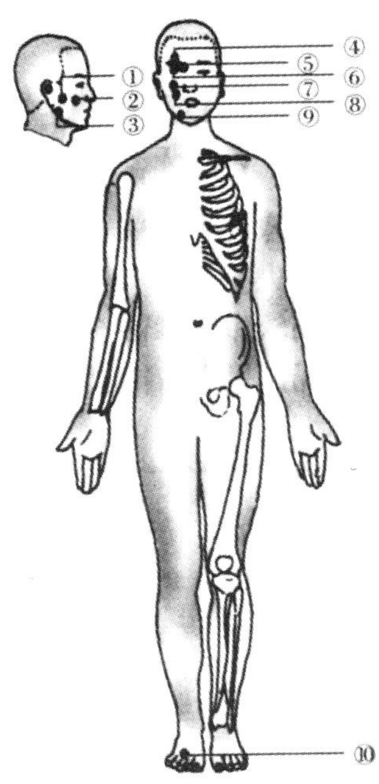

①下关
②颧髎
③颊车
④阳白
⑤攒竹
⑥鱼腰
⑦四白
⑧巨髎
⑨夹承浆
⑩内庭

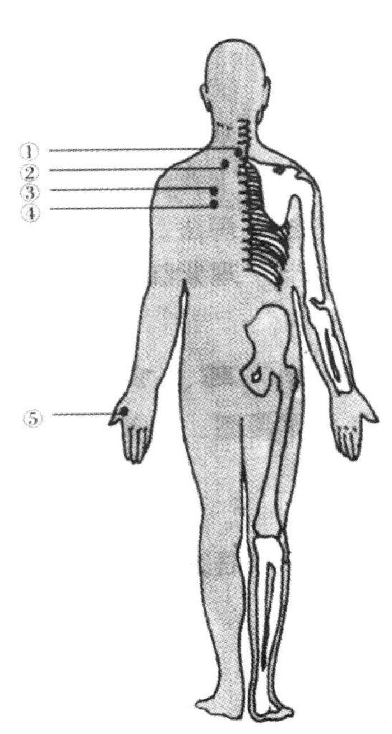

①大椎
②大杼
③膏肓
④神堂
⑤合谷

三十八、漏肩风（肩关节周围炎）

病症

风寒外感者，肩部散漫疼痛，昼轻夜重，动则疼痛加剧，活动受限，局部畏寒，得温痛减，舌淡苔白，脉浮弦或浮紧；经脉失养者，肩痛日久，肩部筋经肌肉失养，挛缩而软短，举臂不及头，后旋不及背，酸痛乏力，局部畏寒，得温则减，受寒则剧，舌淡苔白，脉细。

治疗

主穴　天柱至胸椎，颈侧至肩井、至魄户、至膏肓、至天髎、至大宗，臑关，肩贞，肩髎，中府，压痛点。

配穴　上臂疼痛加曲池至外关。

方法　泻法，以重手法刮拭以上各经穴部位，刮拭以局部出现紫红色瘀斑为止。

附　药、食调理

当归米酒饮：全当归 60 克，米酒 2 斤。将当归切片，浸入米酒中，泡 7 天后饮用。

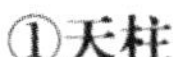

①天柱
②肩井
③天髎
④魄户
⑤肩髃
⑥天宗
⑦肩贞
⑧膏肓
⑨膈关
⑩曲池
⑪外关

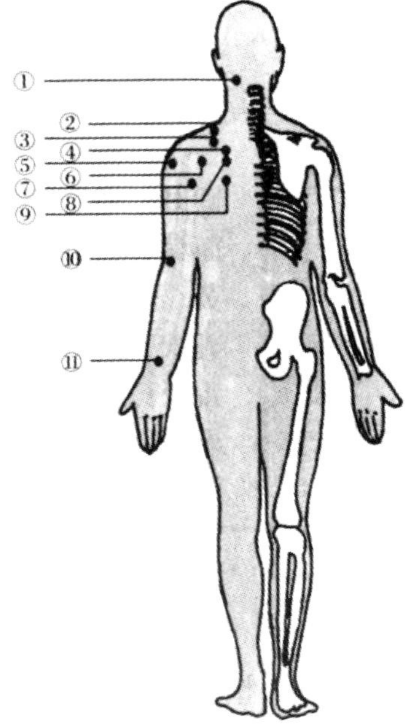

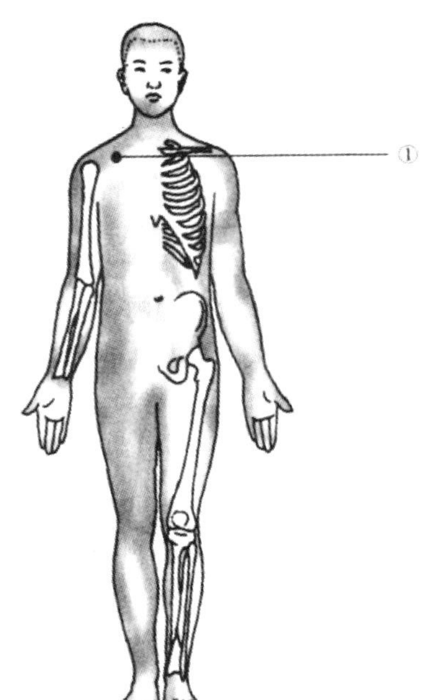

①中府

三十九、月经不调

病症

月经或先期或后期或先后不定期。先期者，即月经提前而至，甚至经行一月二次，经色鲜红而紫，伴有烦热，口干渴而喜冷饮，舌红，苔黄，脉数；后期者，即月经推迟未潮，甚至四五十天一次，经色暗淡，畏寒喜暖，小腹发凉，舌淡苔白，脉迟弱；先后不定期者，即月经来潮无固定期限，经量或多或少，经色或紫或淡，体质虚弱，面色萎黄，舌淡，脉象细涩。

治疗

主穴　大椎，大杼，肩井，膏肓，神堂，膈俞，气海至关元、至中极，血海，三阴交。

配穴　月经先期加太冲、太溪；月经后期加归来、足三里；月经先后不定期加肝俞、肾俞、脾俞、照海。

方法　重刮主刮经穴大椎、大杼、肩井、膏肓、神堂，并配合轻刮其余经穴各 3 ~5 分钟，使局部发红紫。

附　药、食调理

黑红苏木汤：黑豆 50 克，苏木 12 克。将黑豆炒熟研末，苏木水煎。服用时加红糖。

生姜豆腐羊肉汤：豆腐 2 块，羊肉 50 克，生姜 15 克。加盐调味，煮熟食。

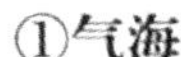

①气海
②关元
③归来
④中极
⑤足三里
⑥太冲

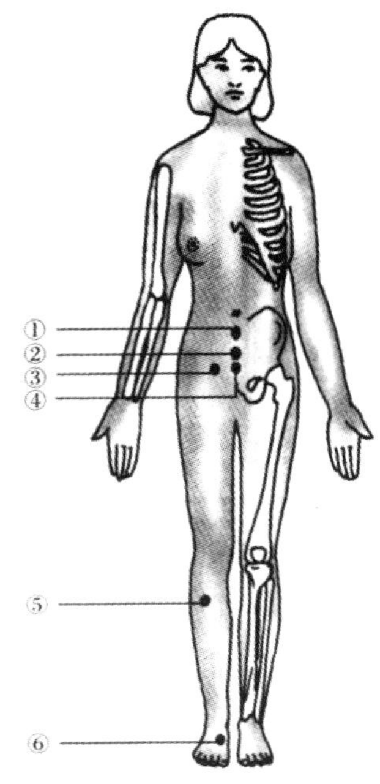

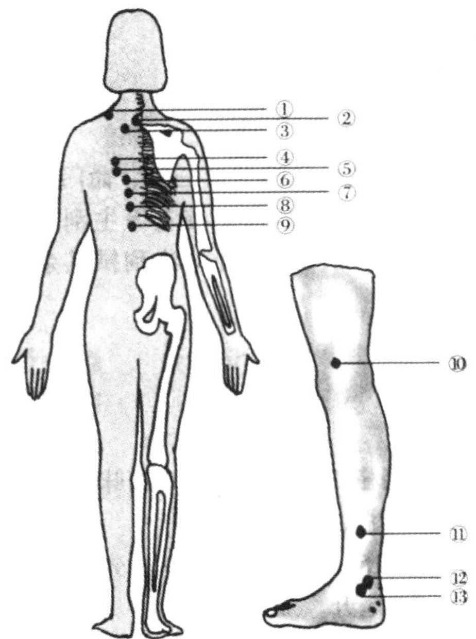

①肩井
②大椎
③大杼
④膏肓
⑤神堂
⑥膈俞
⑦肝俞
⑧脾俞
⑨肾俞
⑩血海
⑪三阴交
⑫太溪
⑬照海

四十、痛经

病症

实证：行经不畅，少腹疼痛。血瘀者，腹痛拒按，经色紫红而夹有血块，下血块后痛即缓解，脉象沉涩，舌质紫黯。气滞者，胀甚于痛，或胀连胸胁，胸闷泛恶，脉象弦。虚证：月经净后腹痛，痛势绵绵不休，少腹柔软，喜温喜按，经量减少，并每伴有腰酸肢倦、纳呆、心悸、头晕、舌淡、脉弱等证。

治疗

主穴　大椎、大杼、肩井、膏肓、神堂、气海、关元、中极、胞肓、膀胱、次髎、血海、三阴交、地机。

配穴　肝郁胁痛加期门、太冲；气血亏虚加足三里、命门。

方法　泻法刮拭大椎、大杼、肩井、膏肓、神堂等主刮经穴部位，使局部现紫红色瘀斑，再配合补法刮拭其余经穴部位，一般3~5分钟。

附　药、食调理

艾叶胡椒煎：炒艾叶10克，胡椒30粒（捣碎）。二味煎水去渣，加红糖适量调服。

红花糖水：红花3克，益母草15克，红糖20克。先煎前二味，去渣，取汁50毫升，加入红糖服用。

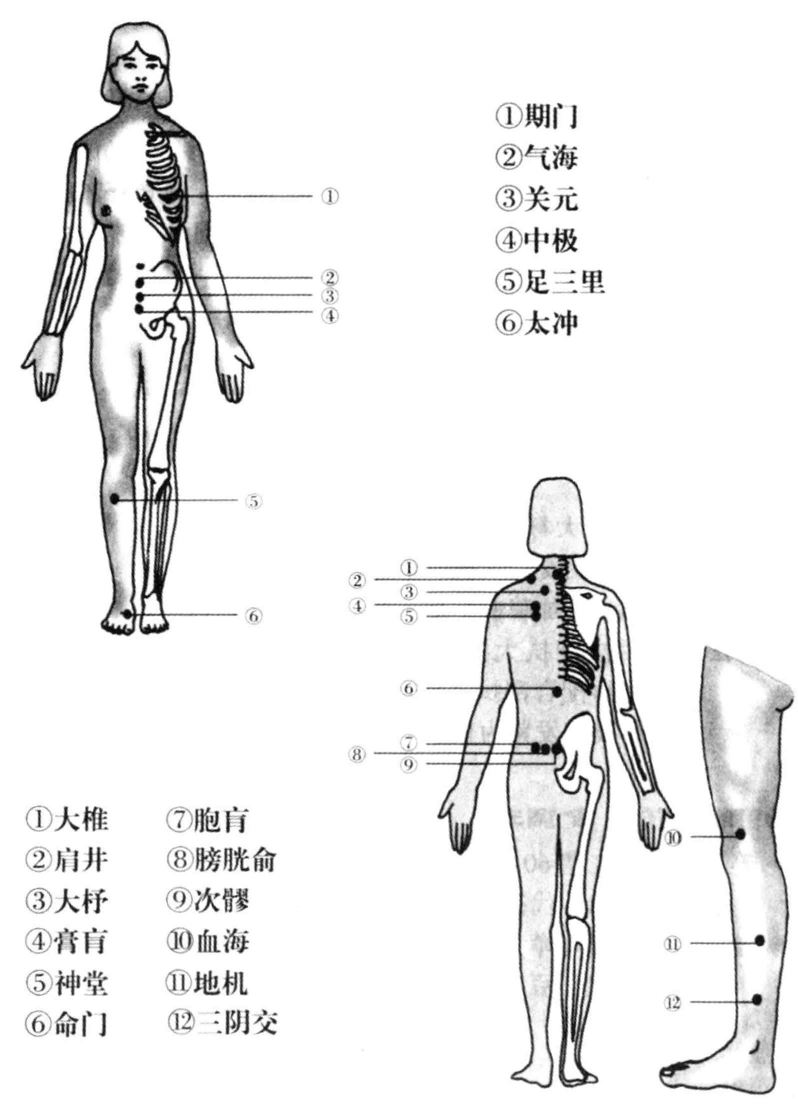
①期门
②气海
③关元
④中极
⑤足三里
⑥太冲
①大椎
②肩井
③大杼
④膏肓
⑤神堂
⑥命门
⑦胞肓
⑧膀胱俞
⑨次髎
⑩血海
⑪地机
⑫三阴交

四十一、经闭

病症

如果血枯经闭，则经量逐渐减少，终乃闭止，并见有纳呆食少，大便稀溏，面色唇爪色泽不荣，头晕心悸，精神疲倦，舌淡脉细涩；如果血滞经闭，则月经闭止，少腹作胀作痛，并伴有烦热、口渴、胸闷等证，重证时则腹部出现癥瘕，大便干结，肌肤甲错，舌质紫黯或瘀点，脉沉弦而涩。

治疗

主穴　大椎、大杼、肩井、膏肓、神堂、气海至关元、血海、三阴交、次髎、章门、阴陵泉、归来。

配穴　血枯经闭加脾俞、足三里；血滞经闭加肝俞、太冲。

方法　先泻法刮拭大椎、大杼、肩井、膏肓、神堂经穴部位，再配合刮拭其他经穴部位，约 3 ~5 分钟，以每一局部发红发紫为佳。

附　药、食调理

姜枣糖水：红糖 60 克，大枣 60 克，生姜 20 克。三味共煎汤水，代茶饮用。

益母草煎：益母草、黑豆、红糖各 30 克，酒 30 毫升。药与糖、豆加水酒共煎煮。连续服用 1 周。

①章门
②气海
③关元
④归来
⑤足三里
⑥太冲

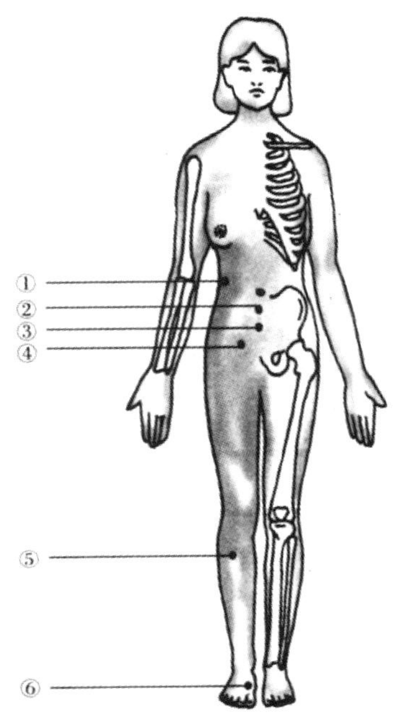

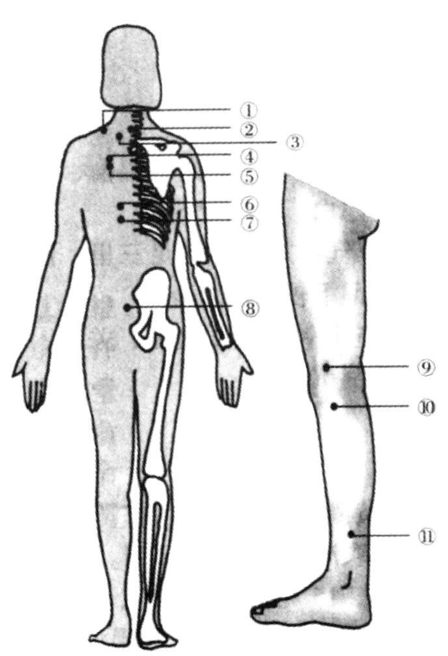

①肩井
②大椎
③大杼
④膏肓
⑤神堂
⑥肝俞
⑦脾俞
⑧次髎
⑨血海
⑩阴陵泉
⑪三阴交

四十二、崩漏

病症

崩中漏下。初起血量多，颜色紫红，血浓稠而夹有瘀块，腹痛拒按，便秘，口干作渴，是为实热者；血色鲜红，头晕耳鸣，心悸失眠，午后潮热，是为阴虚者；病久漏下，血色淡或晦暗，少腹冷痛，面色㿠白，神疲乏力，倦怠嗜卧，胃纳减少，是为气虚者；漏久不止，或崩血过多，出现昏厥，面色苍白，冷汗淋漓，呼吸急促，四肢逆冷，脉微欲绝是为血脱者。

治疗

主穴　大椎、大杼、肩井、膏肓、神堂、肝俞、膈俞、气海至关元、次髎、三阴交、隐白。

配穴　肾阴虚加肾俞、太溪；脾气虚加脾俞、足三里；肝郁实热加行间、太冲；崩中漏下较多加百会。

方法　刮拭以上各经穴部位 3～5 分钟，其中气海、关元、肾俞、脾俞经穴部位用补法刮拭。

附　药、食调理

翻白草黄酒煎：翻白草 25 克，黄酒适量。将翻白草切碎，用黄酒煎煮，去渣取汁。1 日 2 次服用。

当归山鸡汤：山鸡肉 250 克，当归 15 克，熟地 15 克，女贞子 12 克。药与鸡共炖煮熟，调味，吃肉喝汤。

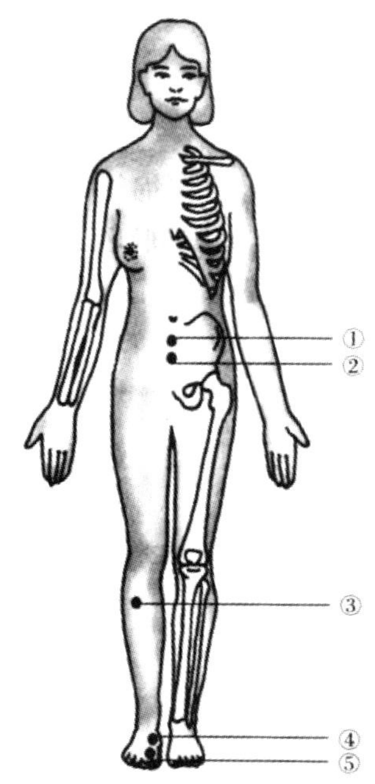

①气海
②关元
③足三里
④太冲
⑤行间

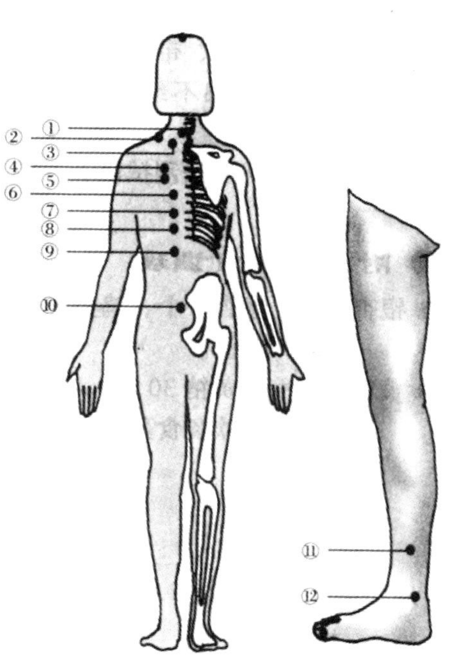

①大椎	⑦肝俞
②肩井	⑧脾俞
③大杼	⑨肾俞
④膏肓	⑩次髎
⑤神堂	⑪三阴交
⑥膈俞	⑫太溪

四十三、白带过多

病症

带下量多，色白气腥，质稠无臭，绵绵不断，伴有腰膝酸重无力，神疲乏力，头晕肢软，食欲不振，便溏腹冷，舌淡苔白或腻或白滑，脉象缓弱或沉迟。

治疗

主穴　大椎、大杼、肩井、膏肓、神堂、脾俞、肾俞、八髎、气海、带脉、三阴交、阴陵泉、太溪。

配穴　带下连绵不绝加冲门、气冲；带下量多加大赫、气穴。

方法　以中等手法刮拭以上各经穴部位各 3 ~5 分钟。

附　药、食调理

银杏鸡蛋：银杏 3 个，鸡蛋 3 个。二味共煮熟。食蛋与果，并喝汤。

黄精冰糖煎：黄精 30 克，冰糖 30 克。药与糖共煎 1 小时成。饮汤食药，每日 2 次。

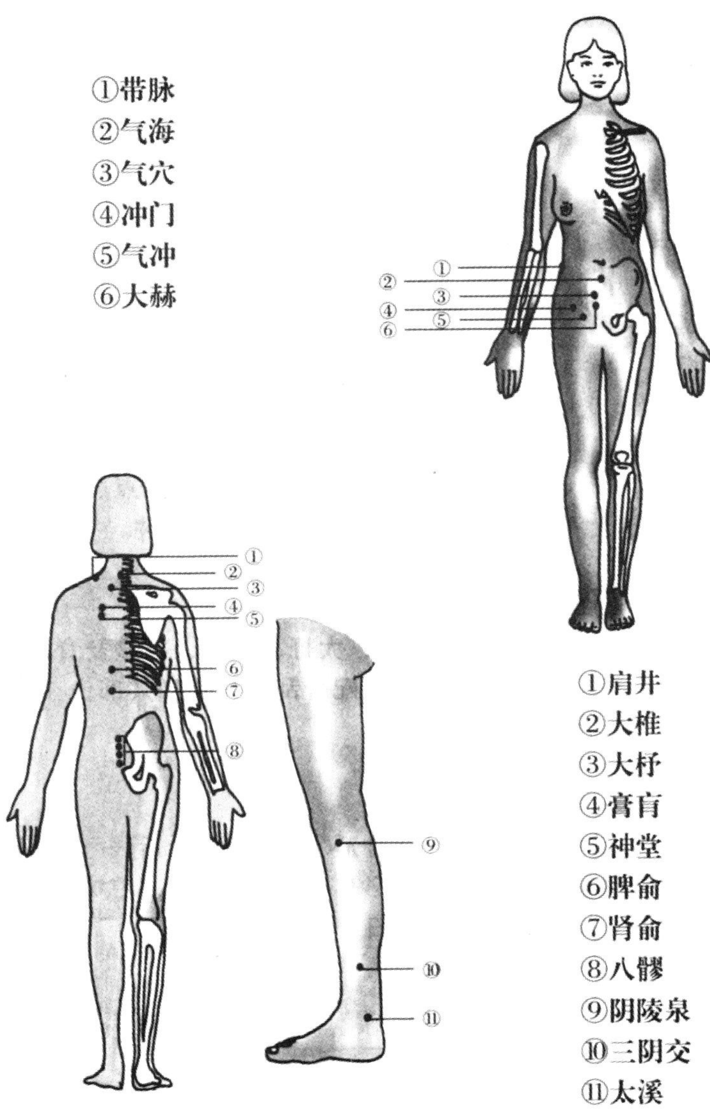
①带脉
②气海
③气穴
④冲门
⑤气冲
⑥大赫
①
②
③
④
⑤
⑥
①
②
③
④
⑤
⑥
⑦
⑧
⑨
⑩
⑪
①肩井
②大椎
③大杼
④膏肓
⑤神堂
⑥脾俞
⑦肾俞
⑧八髎
⑨阴陵泉
⑩三阴交
⑪太溪

四十四、妊娠恶阻

病症

脾胃虚弱者，妊娠四五十天左右，始觉脘腹痞胀，呕恶不食或食入即吐，四肢倦怠，思睡懒言，舌质淡或边有齿印，苔白，脉滑；肝胃不和者，呕吐苦水或酸水，脘闷胀痛，嗳气叹息，精神抑郁，舌淡苔白，脉弦滑。

治疗

主穴　大椎、大杼、膏肓、神堂、背腹部压痛点、幽门、天突、中脘、内关、足三里、阴陵泉、太冲。

配穴　痰湿壅盛加公孙、丰隆；呕吐苦水加阳陵泉；头晕头胀加百会、印堂、太阳。

方法　先刮拭主刮经穴大椎、大杼、膏肓、神堂及背、腹部压痛点3～5分钟，再配合刮拭其他经穴部位3～5分钟。

附　药、食调理

生姜砂仁粳米粥：生姜汁、砂仁、粳米各适量。三味共煮粥。食之，每日2次。

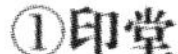

①印堂
②太阳
③天突
④幽门
⑤中脘
⑥内关
⑦足三里
⑧丰隆
⑨太冲

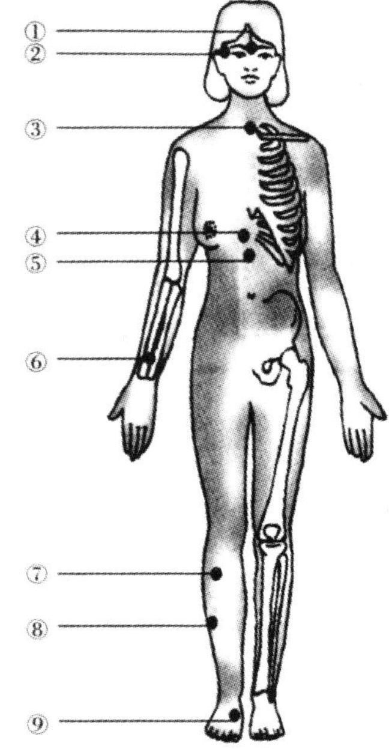

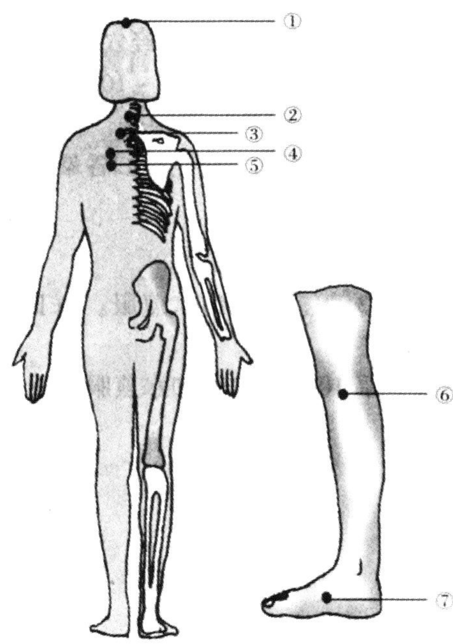

①百会
②大椎
③大杼
④膏肓
⑤神堂
⑥阴陵泉
⑦公孙

四十五、胎位不正

病症

胎位异于胞宫的正常位置，如臀位、横位等。原因有多种，中医认为气血阻滞、肾阳受损，是导致胎位不正的主要原因。

治疗

主穴　大椎、大杼、膏肓、神堂、至阴。

方法　先取坐式，刮拭大椎、大杼、膏肓、神堂经穴 3 ~ 5 分钟；后仰卧式，再刮拭双脚至阴经穴 5 ~ 10 分钟左右。在刮拭至阴经穴时，当松解孕妇裤腰带，并随时注意在刮拭过程中孕妇神情等变化，防止孕妇昏晕。

附　药、食调理

升麻人参煎：升麻 9 克，人参 3 克。二味加水煎服。每日 1 剂，连服 5 剂。

木枝甘草煎：柞木枝 60 克，甘草 10 克。二味加水煎服。每日 1 剂，分 2 次服。

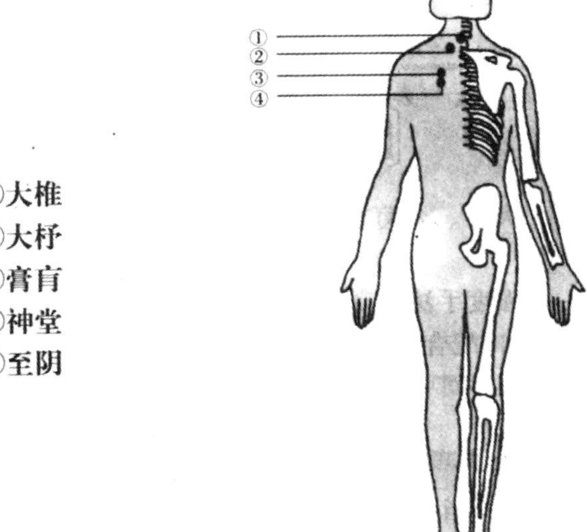
①
②
③
④
⑤
①大椎
②大杼
③膏肓
④神堂
⑤至阴

四十六、滞产

病症

孕妇临产时浆水已下，阵痛减弱，胎儿却不能娩出，并伴有精神疲倦，脉象沉细，甚或散乱。

治疗

主穴　大椎、大杼、膏肓、神堂、合谷、三阳交、至阴、独阴。

方法　以中等强度手法先刮拭大椎等主刮经穴部位（坐式、侧卧式），再配合刮拭合谷、三阴交、至阴、独阴经穴部位。刮拭时间可视具体情况定。

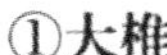

①大椎
②大杼
③膏肓
④神堂
⑤合谷
⑥三阴交
⑦至阴

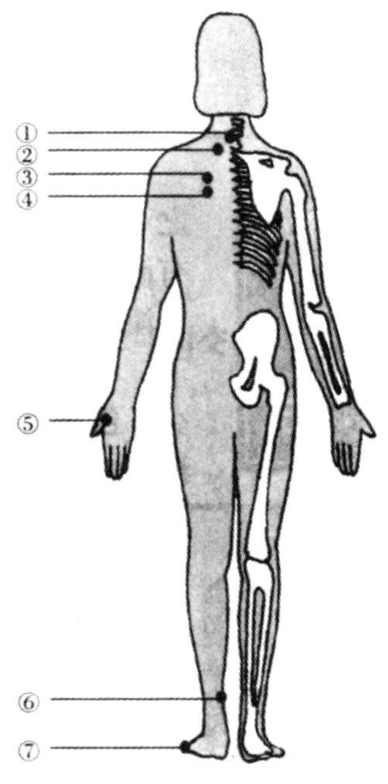

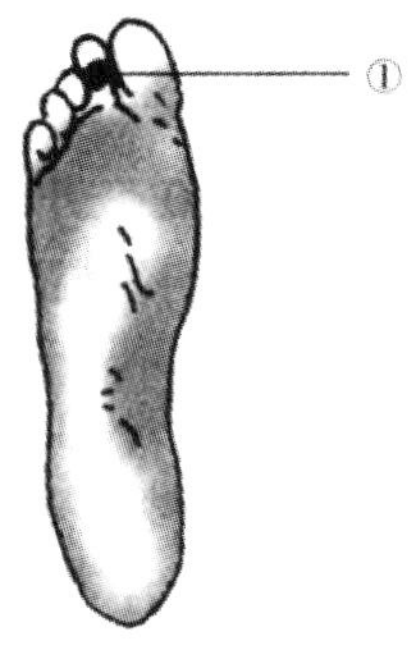

①独阴

四十七、胞衣不下

病症

如果是气虚，产后胞衣不下，少腹微胀，按之不痛，有块不坚，阴道流血量多，色淡，并伴有面色㿠白，头晕心悸，神疲气短，畏寒喜暖，舌淡苔薄白，脉虚弱；如果是血瘀，产后胞衣不下，小腹疼痛，拒按，按之有块而硬，恶露甚少，色黯红，面色紫暗，舌质黯红，脉沉弦或沉涩。

治疗

主穴　大椎、大杼、膏肓、神堂、气海、合谷、三阴交。

方法　先刮拭大椎等主刮经穴部位，再刮拭气海、合谷、三阴交经穴，时间约 3 ~5 分钟，均以泻法刮之。

附　药、食调理

干姜艾叶米醋煎：干姜、艾叶各 9 克，米醋 100 毫升。前二味水煮后去渣，入米醋再煎片刻，温服之。

白蜜饮：白蜜适量。用开水冲化，饮服之。

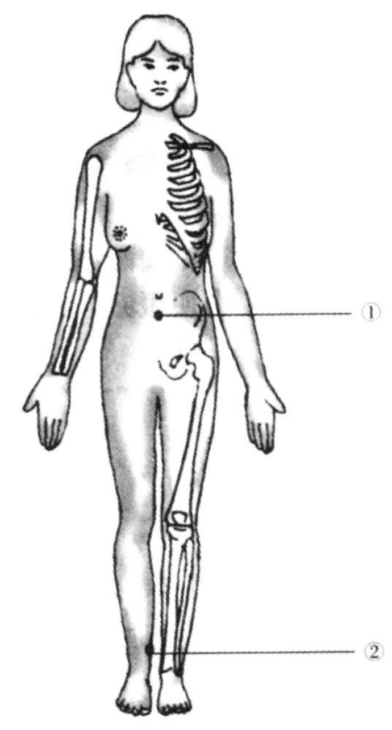

①气海
②三阴交

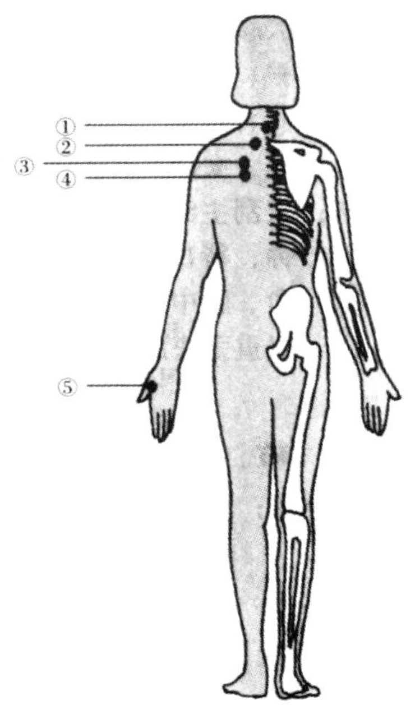

①大椎
②大杼
③膏肓
④神堂
⑤合谷

四十八、乳缺

病症

乳少甚至全无，乳汁清稀，乳房柔软而无胀痛感，面色唇爪无华，心悸气短，纳少便溏，舌淡红，脉细弱；或乳汁不行，乳房胀硬而痛，胸胁胀满，食欲减退，大便干结，小便短赤，舌苔薄黄，脉弦或弦数。

治疗

主穴　大椎、大杼、肩井、膏肓、神堂、膻中至天溪、乳根、关元、气穴、耻骨、曲骨一带、足三里、脾俞。

配穴　乳汁分泌过少加尺泽；乳房胸胁胀满甚加内关、期门、太冲。

方法　重刮主刮经穴大椎、大杼、肩井、膏肓、神堂3～5分钟，待出现紫红色瘀斑后，再用补法刮拭足三里、脾俞、膻中、乳根等经穴部位3～5分钟，其余经穴部位以重手法刮拭，使局部发红为度。

附　药、食调理

红糖豆腐：豆腐250克，红糖100克。水煎，待红糖溶解后，加米酒50克。一次性服完，连服5天。

沙参炖肉：南沙参30克，瘦猪肉1斤。药与肉共炖煮熟。饮汤吃肉。

①天溪
②膻中
③乳根
④期门
⑤尺泽
⑥关元
⑦气穴
⑧内关
⑨曲骨
⑩足三里
⑪太冲

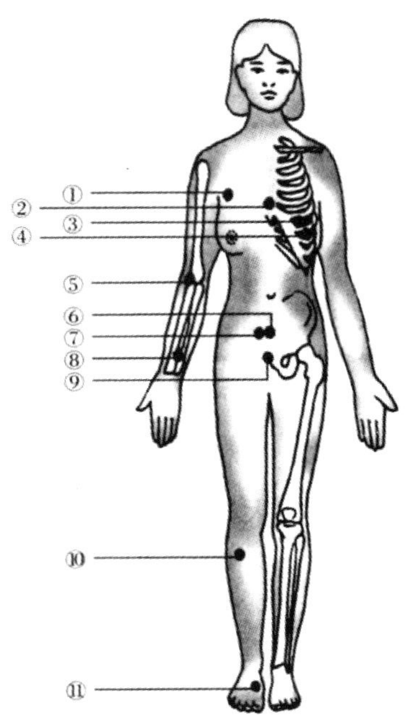

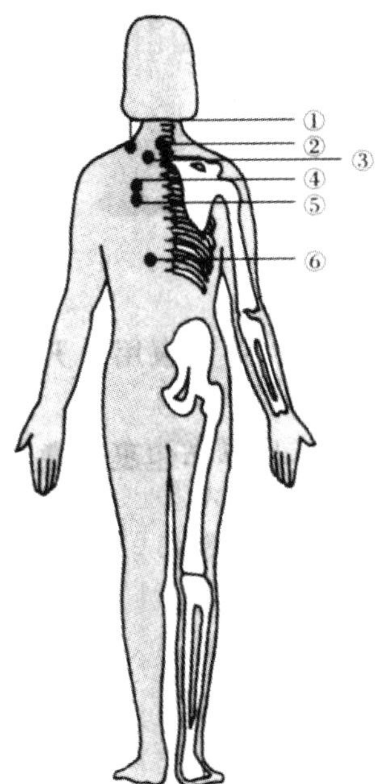

①肩井
②大椎
③大杼
④膏肓
⑤神堂
⑥脾俞

四十九、乳痈

病症

乳房结块，并红、肿、热、痛，证重时则腐烂化脓外溃。本病往往发生在产后哺乳期间，尤以初产妇为多见。

治疗

主穴　大椎、大杼、肩井、天宗、膏肓、神堂、膺窗、乳根、膻中、曲泽、足三里。

配穴　胃经积热加上巨虚；肝郁气结加太冲。

方法　泻法，重手法刮拭以上各经穴部位各 3 ~ 5 分钟，使每一局部发红或出现紫红色瘀斑。

附　药、食调理

生绿豆粉：生绿豆 50 克，研细末。每次 9 克服用，开水吞服。

猪蹄通草羹：猪蹄 2 只，通草 2 克。二味用纱布包裹共煮熟，做羹食之。

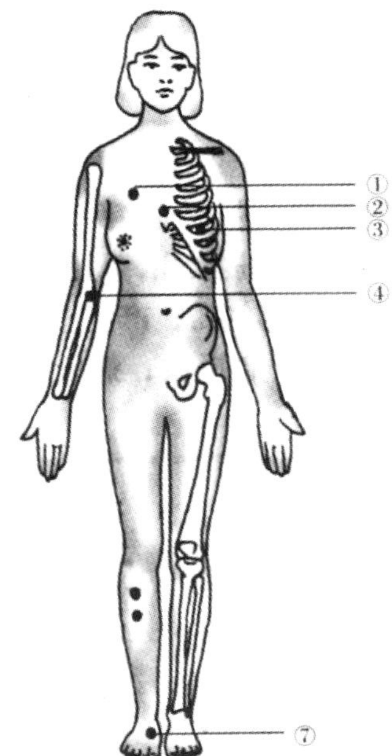

①膺窗
②膻中
③乳根
④曲泽
⑤足三里
⑥上巨虚
⑦太冲

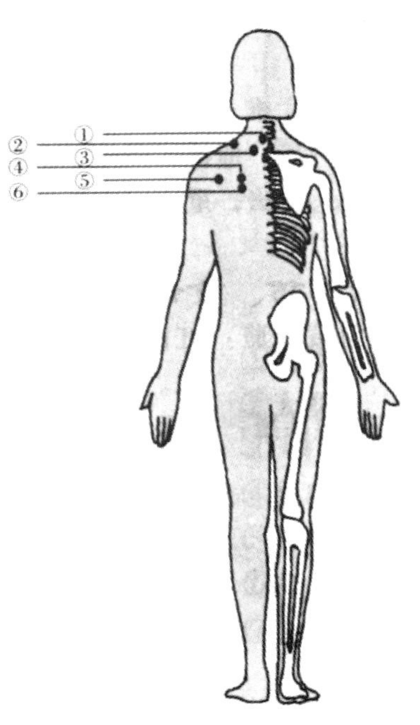

①大椎
②肩井
③大杼
④膏肓
⑤天宗
⑥神堂

五十、产后恶露不下

病症

“恶露”，是指产妇分娩后，由阴道内排出的余血和浊液。产后恶露不下临床上常见行气滞和血瘀两种。产后恶露不下，或下亦甚少，小腹胀痛，胸胁胀满，舌淡苔薄白，脉象弦，是为气滞；产后恶露甚少或不下，色紫暗，小腹疼痛拒按，痛处有块，舌紫黯，脉涩，足为血瘀。

治疗

主穴　大椎，大杼，肩井，膏肓，神堂，气海至关元，至中极，地机，间使，太冲。

方法　泻法，重刮以上各经穴部位 3～5 分钟。

附　药、食调理

红曲黄酒煎：红曲 10～12 克，黄酒适量。二味煎汁，温服之。

黄酒蒸活蟹：活蟹 200 克，黄酒 100 毫升。二味共放锅内蒸熟食。吃蟹喝汤，每日 1 次吃完。

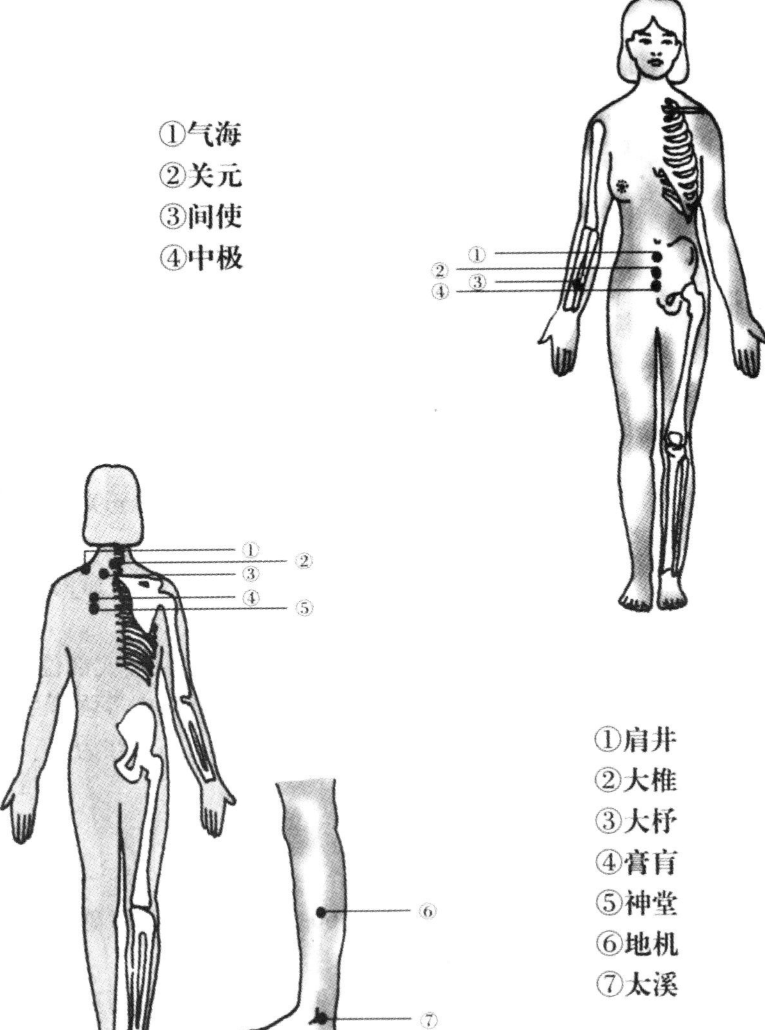
①气海
②关元
③间使
④中极
①
②
③
④
①
②
③
④
⑤
⑥
⑦
①肩井
②大椎
③大杼
④膏肓
⑤神堂
⑥地机
⑦太溪

五十一、产后腹痛

病症

产后小腹隐隐作痛，腹软而喜按，恶露量少色淡，头晕耳鸣，大便干燥，舌淡苔薄，脉虚细；或产后小腹疼痛，拒按；或得热稍减，恶露量少，涩滞不畅，色紫暗而有块；或胸胁胀痛，面色青白，四肢不温，舌质黯，苔白滑，脉沉紧或弦涩。

治疗

主穴　大椎、大杼、大宗、膏肓、神堂、气海至关元、八髎、三阴交。

配穴　血虚加膈俞、足三里；寒凝气滞加命门、血海、太冲。

方法　泻法刮拭大椎、大杼、天宗、膏肓、神堂经穴部位 3 ~5 分钟，待出现紫红色痧点瘀斑后，再以中等强度于法刮拭其他经穴部位各 3 ~5 分钟，以局部发红为好。膈俞、足三里可用补法利拭。

附　药、食调理

羊肉生姜炖：羊肉适量，老生姜 60 克。二味共炖煮熟烂，食之。

①气海
②关元
③血海
④足三里
⑤三阴交
⑥太冲

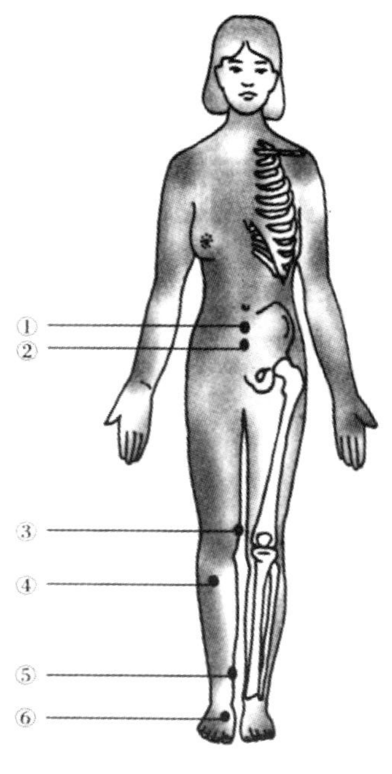

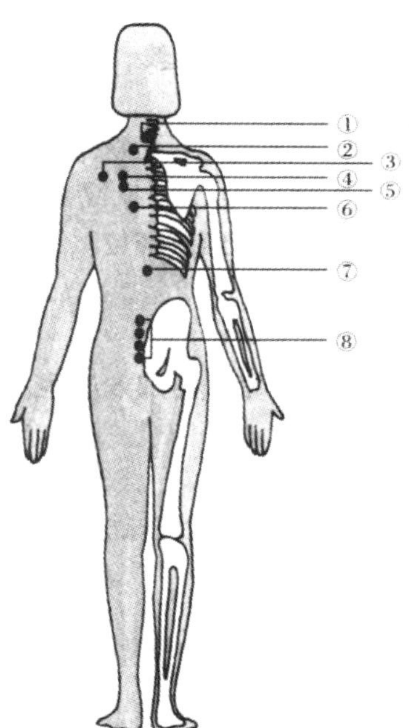

①大椎
②大杼
③天宗
④膏肓
⑤神堂
⑥膈俞
⑦命门
⑧八髎

五十二、产后血晕

病症

产后阴道出血量多，人突然昏晕，面色苍白，心悸，愦闷不适，昏不知人，甚则四肢厥冷，冷汗淋漓，舌淡无苔，脉微欲绝或浮大而虚。

治疗

主穴　风池、天柱、百会、大椎、大杼、膏肓、神堂、膻中、上脘、下脘、足三里、三阴交、大敦、侠溪、涌泉、内关、中冲。

方法　昏厥时用泻法，重刮以上各经穴部位3～5分钟，并可采用放痧疗法，用三棱针点刺中冲、涌泉或商阳经穴；待醒或平日寸可用补法刮拭以上各经穴部位。

附　药、食调理

糯米粥：糯米适量，葱数茎。糯米煮粥，临熟时加入葱茎，煮二、三沸后食用。

生姜煎：生姜60克，加水煎服之。

童便酒饮：童便、酒各适量。二味混合调匀成汁，饮服。

①膻中
②上脘
③下脘
④内关
⑤中冲
⑥足三里
⑦侠溪

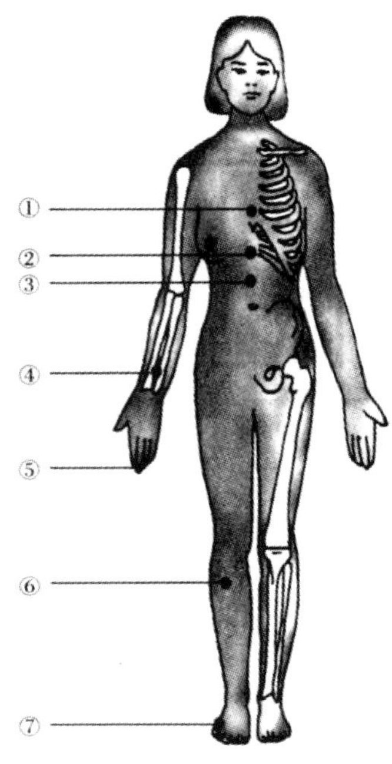

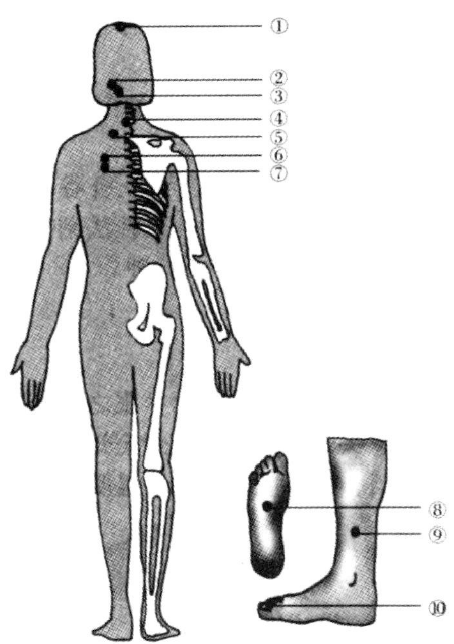

①百会
②风池
③天柱
④大椎
⑤大杼
⑥膏肓
⑦神堂
⑧涌泉
⑨三阴交
⑩大敦

五十三、产后发热

病症

产后身体发热，或发热恶寒，小腹疼痛拒按，恶露有臭气；或寒热时作，恶露量少或不下，小腹疼痛拒按；或恶寒发热，肢体疼痛，咳嗽流涕；或产后失血过多，微热自汗，头晕目眩，心悸失眠等。

治疗

主穴　大椎、大杼、膏肓、神堂、曲池、外关、合谷、三阴交。

配穴　外感邪气加风池、列缺；产后血虚不足加气海、血海、足三里、脾俞。

方法　泻法刮拭大椎、大杼、膏肓、神堂、曲池、合谷、三阴交、风池、列缺等经穴部位 3～5 分钟；补法刮拭脾俞、气海、血海、足三里经穴部位 3～5 分钟。

附　药、食调理

藕地汁：生藕汁 1 升，生地汁适量。二味汁混合，服之。

黑豆葱头煎：黑豆适量，连根葱头 5 个。将黑豆炒至烟起，入葱头同炒，随入酒、水各适量煎煮，温服。

①大椎
②大杼
③膏肓
④神堂
⑤曲池
⑥外关
⑦合谷

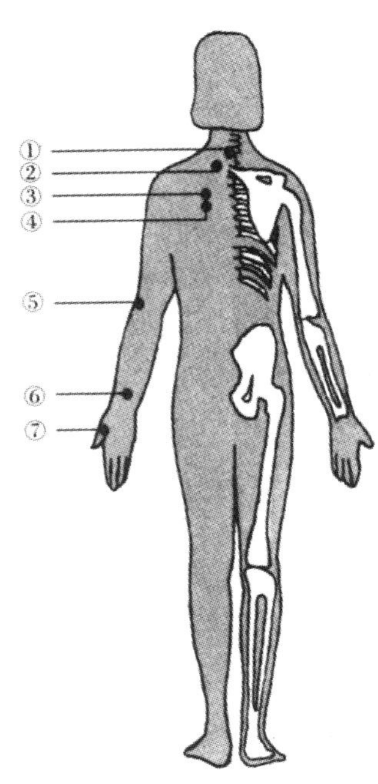

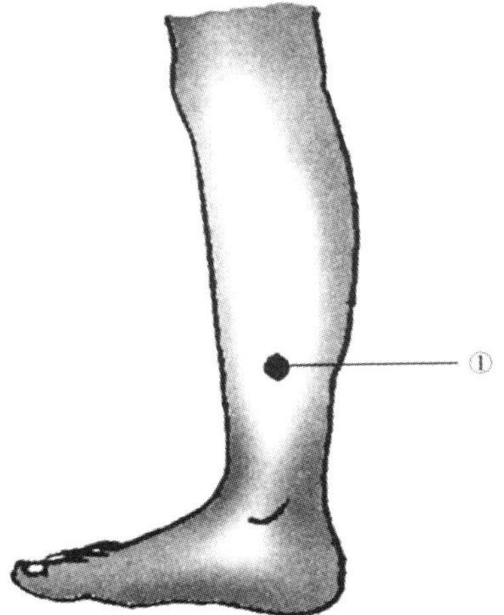

①三阴交

五十四、小儿惊风

病症

急惊风：初起壮热面赤、摇头弄舌，咬牙错齿，睡中惊悸，手足乱动，烦躁不宁；继则神志昏迷，两目直视，牙关紧闭，角弓反张，四肢抽搐、颤动，或阵发或持续不已；或呼吸急促，便秘尿赤，脉象浮数紧弦，指纹青紫相兼。慢惊风：面黄肌瘦，精神委顿，肢体倦怠，呼吸气缓，口鼻气冷，不思饮食，囟门低陷，昏睡露睛，四肢厥冷，或有吐逆，尿清便溏，或完谷不化，时有颈项强直，手足抽搐，脉象沉迟无力，舌淡苔白，指纹青淡。

治疗

主穴　第七颈椎前后左右四处、脊柱两旁、胸背胁肋间隙、双肘窝、双腘窝。

配穴　急惊风加人中、印堂、合谷、涌泉；慢惊风加合谷、太冲、筋缩、足三里。

方法　泻法，中等强度手法刮拭以上各有关部位和经穴部位 3 分钟左右。由于小儿皮肤娇嫩，刮拭时不可太重，以免伤及皮肤。其中人中、太冲、涌泉经穴可用放痧疗法，印堂可用扯痧疗法。

附　药、食调理

甘遂乳香散：甘遂、乳香各 15 克。二药同研散末。每服 15 克，用乳香汤送下，或小便亦可。

蝉芍黄芩煎：蚱蝉 0.9 克（去翅足，炙），赤芍药 0.9 克，黄芩 0.6 克。上药加清水 2 大杯，煎至 1 杯，温服。

①印堂
②人中
③肘窝
④足三里
⑤太冲

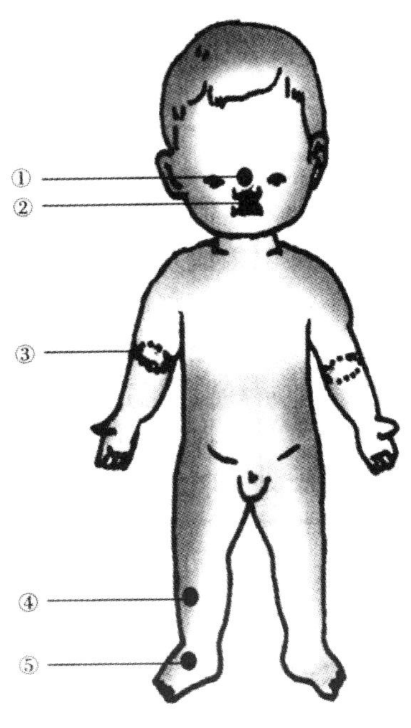

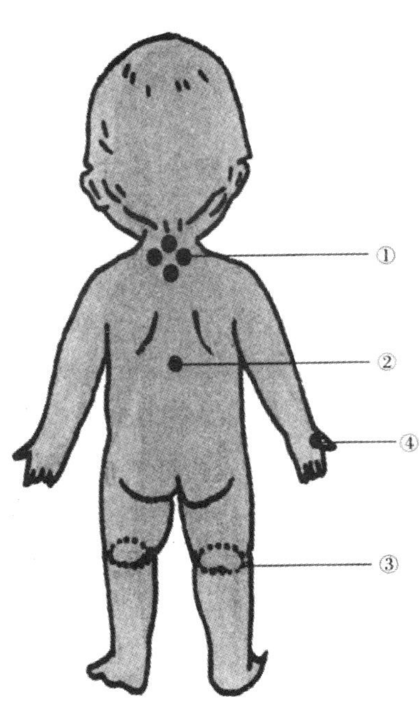

①第七颈椎前后左右四处
②身柱
③腘窝
④合谷

五十五、小儿泄泻

病症

腹痛泄泻，便黄气臭，或泻下急迫如注，口渴，身热，小便短少；或便下稀溏色淡，臭气轻或为腥气，腹痛喜温喜按；前者为有热，后者为有寒。如果伤食而泻，则腹胀腹痛，泻后痛胀减轻，口臭纳呆，便腐秽酸臭，状如败卵；如果脾胃虚弱而致泄泻，则为久泻不愈，大便清稀如水样，并伴有不消化食物、面黄肌瘦、精神不佳等现象。

治疗

主穴　脊椎两旁、手臂内侧直至肘窝、腘窝、身柱、大肠俞、天枢、水分、足三里。

配穴　呕吐加内关；腹胀加内庭；发热加合谷、曲池；泄泻甚加阴陵泉。

方法　补法，轻刮以上有关部位和经穴处3分钟左右。

附　药、食调理

丁香蜜米饮：丁香2克、陈皮3克。二味煎水取汁，加适量蜂蜜、米汤服。

炮姜大米粥：炮姜5克，大米30克。二味共煮成粥，加盐或糖食用。

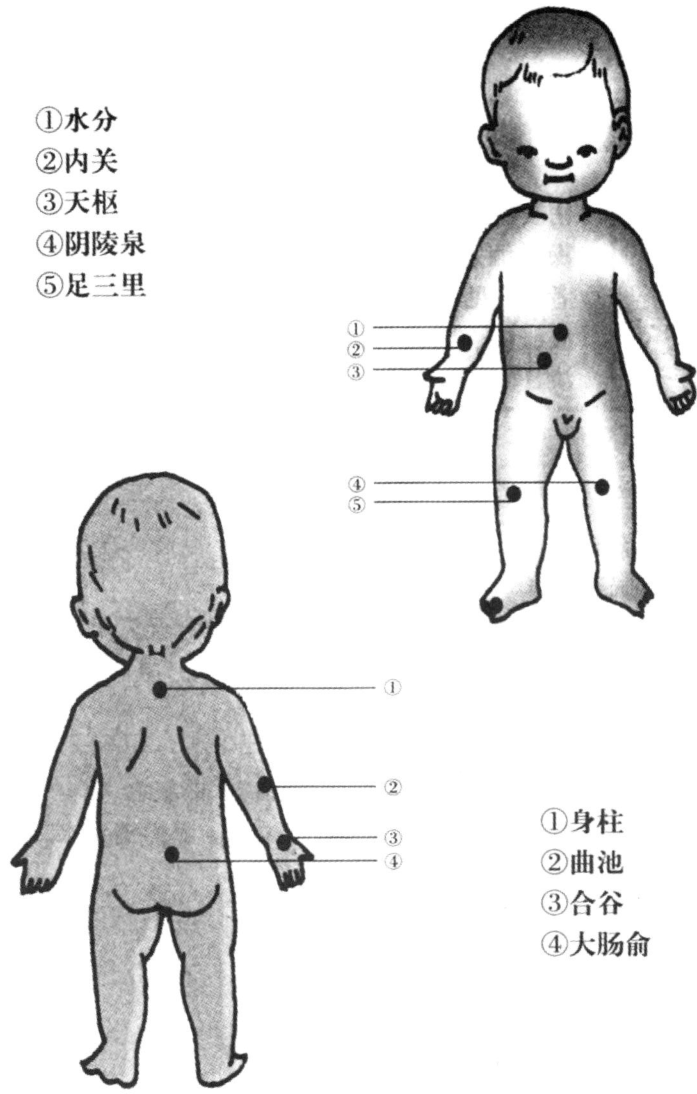
①水分
②内关
③天枢
④阴陵泉
⑤足三里
①
②
③
④
⑤
①
②
③
④
①身柱
②曲池
③合谷
④大肠俞

五十六、小儿积滞

病症

伤乳者，呕吐乳片，口中有乳酸味，不欲吮乳，烦躁不安，腹痛哭啼，苔白厚，指纹紫滞；伤食者，呕吐酸馊食物残渣，脘腹胀痛拒按，烦躁，纳呆厌食，大便臭秽，脉弦滑；如有脾虚者，兼见有面色萎黄，纳呆不欲食，便溏稀薄，腹胀满，舌淡苔白而厚腻，脉象细弱，指纹青淡。

治疗

主穴　脊椎两旁、大椎至长强、脾俞、胃俞、大肠俞、中脘、气海、足三里。

方法　以中等强度手法刮拭以上有关部位和经穴处3分钟左右。

附　药、食调理

山楂煎：焦山楂10克，红糖适量。加清水煎服之。

隔山消白糖饮：隔山消30克，白糖适量。隔山消煎水，加糖当茶饮。每日3~5次。

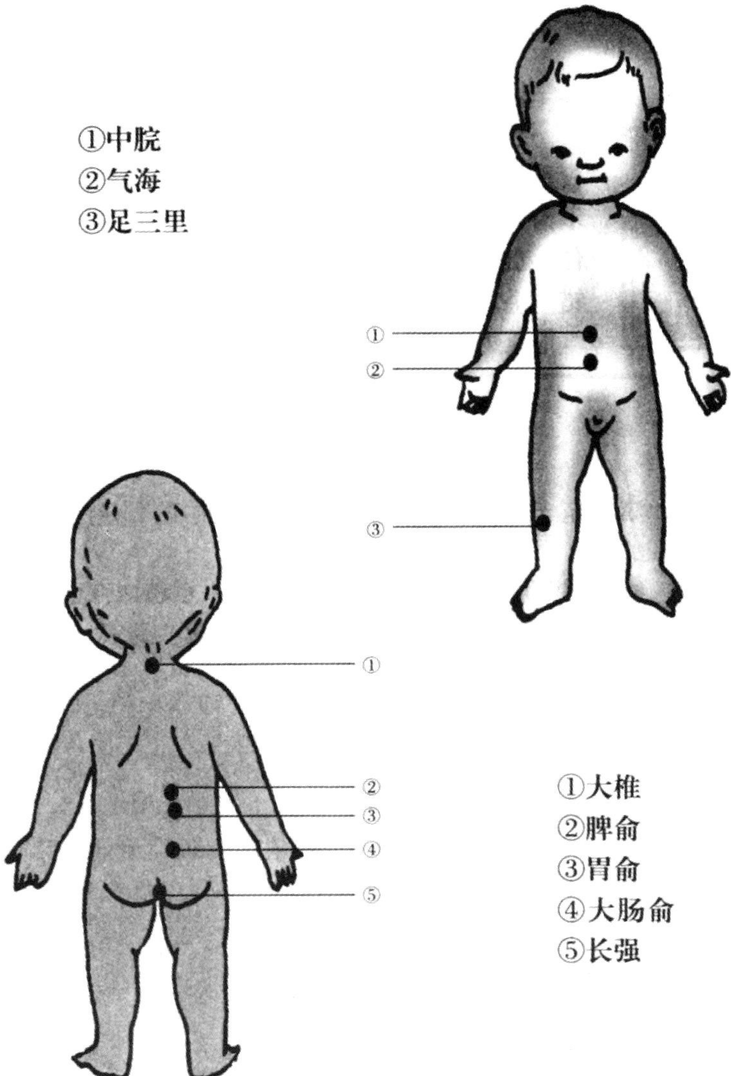
①中脘
②气海
③足三里
①
②
③
①
②
③
④
⑤
①大椎
②脾俞
③胃俞
④大肠俞
⑤长强

五十七、小儿疳积

病症

发病缓慢，初起身微发热，或午后潮热，喜食香咸、酸味等物，口干腹膨，便泻秽臭，尿如米泔，烦躁不安，啼哭，不思饮食；继则积滞内停，肚大脐突，面色萎黄，形体消瘦，肌肤甲错，毛发稀疏；久延则见神疲肢软、面色㿠白、气虚乏力等证。

治疗

主穴　第七至十七椎两旁、身柱、大杼、中脘、足三里、四缝。

配穴　腹胀便溏加天枢；夜卧不宁加间使；虫积加百虫窝。

方法　放痧，用三棱针点刺四缝经穴，放出少量黄水；并轻刮其他各经穴部位3分钟左右。

附　药、食调理

炒蚕蛹：蚕蛹适量，炒熟，调蜜吃。

香姜牛奶：丁香2粒，姜汁1茶匙，牛奶250毫升。三味同放锅内煮沸，除去丁香，加白糖少许，即可食用之。

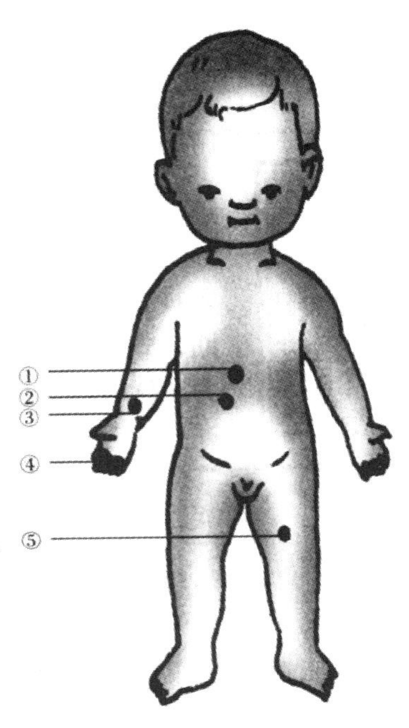

①中脘
②天枢
③间使
④四缝
⑤百虫窝

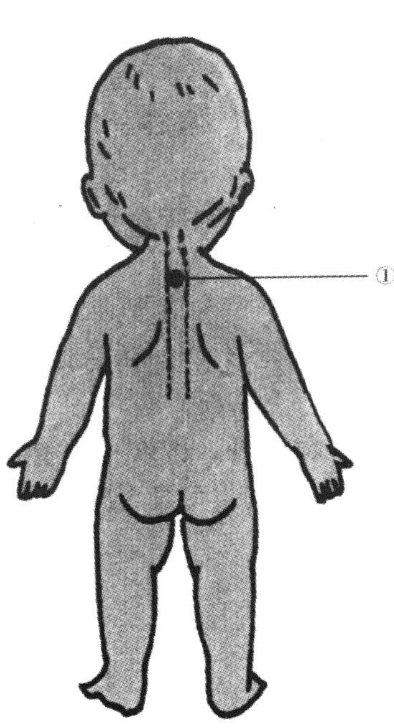

①身柱

五十八、小儿顿咳

病症

初咳时期，症似外感，常有咳嗽，流涕，微热，以后外感证消失，而咳嗽逐日加重；痉咳时期，咳嗽频频阵作，咳后有回吼声，反复不已，入夜尤甚，痰多而黏，吐后阵咳暂止；末咳时期，咳嗽次数减少，且持续时期缩短，咳嗽无力，气短声怯，咳痰清稀而少，面色淡白，纳食减少，舌淡，脉虚弱。

治疗

主穴　大椎、大杼、风门、肺俞、膏肓、身柱、尺泽、列缺、太渊、丰隆、足三里。

方法　中等强度手法刮拭以上各经穴部位 3 分钟左右。

附　药、食调理

姜蒜红糖煎：大蒜 15 克，生姜 3 克，红糖 6 克。三味加水煎煮，分服之。

饴糖萝卜汁：白萝卜汁 30 毫升，饴糖 20 毫升。将萝卜汁、饴糖、沸水适量一起混合、搅匀。顿服，每日 3 次。

①尺泽
②列缺
③太渊
④足三里
⑤丰隆

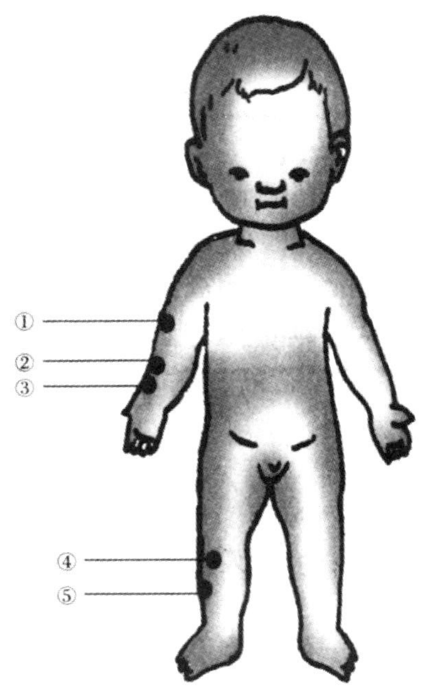

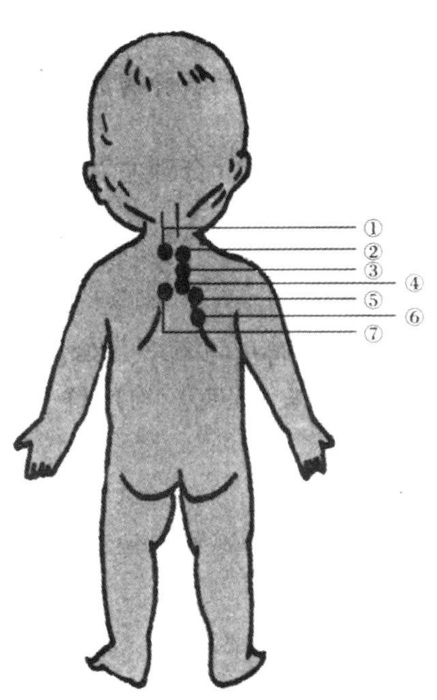

①大椎
②大杼
③风门
④肺俞
⑤膏肓
⑥神堂
⑦身柱

五十九、小儿发热

病症

小儿身体发热，或恶寒头痛，鼻塞流涕，咳嗽胸闷，吐痰，咽干，口渴喜饮，苔薄脉浮；或发热少气，肢体无力倦怠；或发热，午后、夜间加重，消瘦，盗汗，颧红，头晕；或发热腹胀满，嗳腐吐酸，纳差，苔腻等。

治疗

主穴　风池、大椎、曲池、合谷、外关。

配穴　食积发热加天枢、中脘、足三里；咽喉肿痛加太渊、少商。

方法　中等强度手法刮拭以上各经穴部位3分钟左右，其中少商经穴用三棱针点刺放痧。

附　药、食调理

四叶二皮煎：南瓜叶、丝瓜叶各2片，苦瓜叶4片，荷叶1/4片，梨皮15克，西瓜皮30克。均用鲜品洗净，加水煎2次，当茶饮用。

①中脘
②天枢
③太渊
④少商
⑤足三里

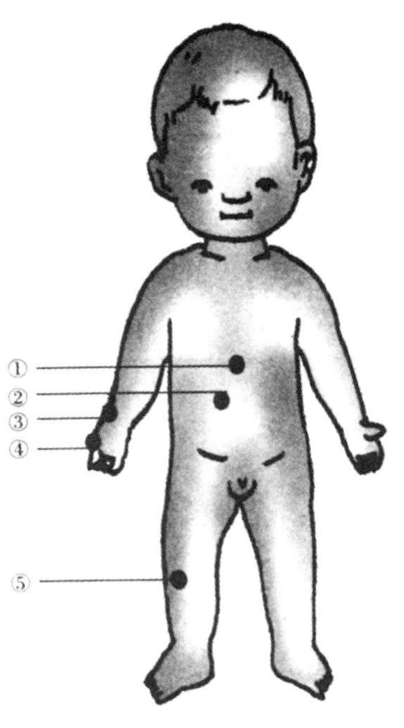

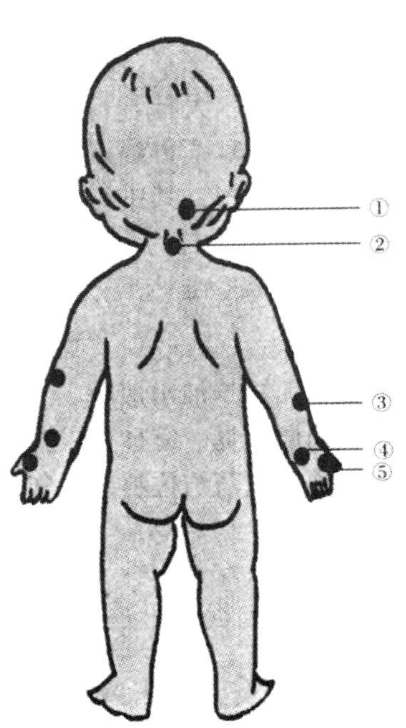

①风池
②大椎
③曲池
④外关
⑤合谷

六十、小儿疝气

病症

睾丸、阴囊肿胀疼痛，以及小腹牵引作痛，甚则痛剧难忍；或寒热，苔黄白，脉弦或沉细。

治疗

主穴　大椎、大杼、膏肓、神堂、百会、气海、关元、三阴交、大敦、太冲。

方法　先以中等强度手法刮拭百会、大椎、大杼、膏肓、神堂经穴部位，待局部呈现紫红颜色时，再继以中等强度手法刮拭其余经穴部位3分钟左右，其中气海、关元经穴可用补法刮拭。

附　药、食调理

茴香无花果：无花果2个，小茴香9克。二味加水煎服。

纸煨麻雀：生麻雀3只，茴香9克，胡椒3克，缩砂仁、肉桂各6克。将麻雀去毛及内脏，把药与佐料装入雀肚内，湿纸裹，煨熟，空腹酒下。

①气海
②关元
③三阴交
④太冲
⑤大敦

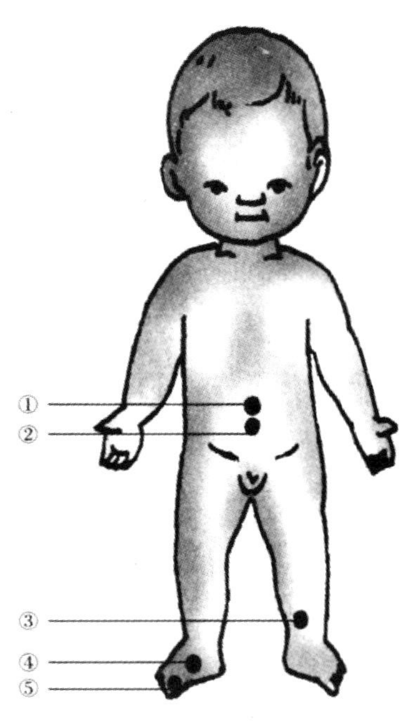

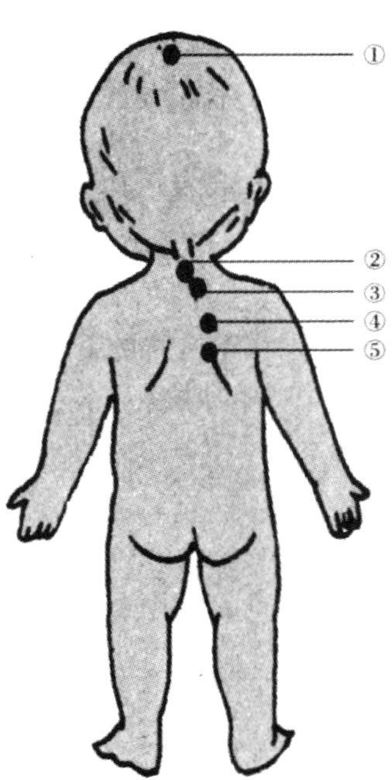

①百会
②大椎
③大杼
④膏肓
⑤神堂

六十一、小儿夜啼

病症

小儿睡喜伏卧，入夜则曲腰啼哭，四肢不温，食少便溏，面色青白，唇舌淡而舌苔白，脉象沉细，指纹青红；或睡喜仰卧，见灯火则啼哭愈甚，烦躁不安，小便短赤，面唇红赤，舌红，苔白，脉数，指纹青紫；或小儿时受惊骇恐惧，睡中时作惊惕，紧偎母怀；或夜间脉来弦急而数。

治疗

主穴　大椎、大杼、膏肓、神堂、身柱、中脘、足三里、中冲。

方法　中等强度手法刮拭以上各经穴部位3分钟左右。

附　药、食调理

百合蜂蜜：百合15～30克，蜂蜜适量。二味煮熟，食用。

葱白生姜煎：葱白3段，生姜5片。二味加水煎服。

①中脘
②中冲
③足三里

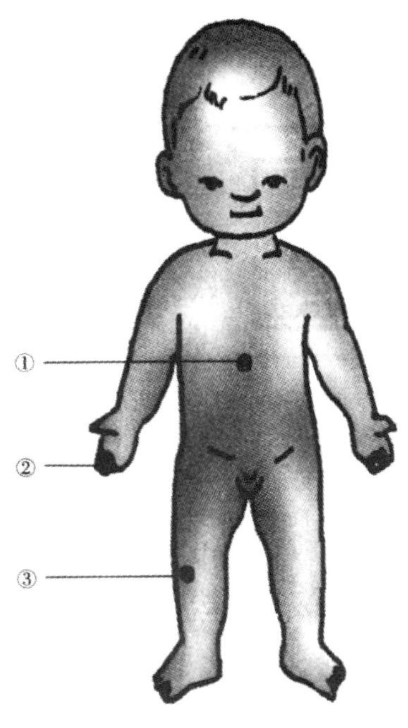

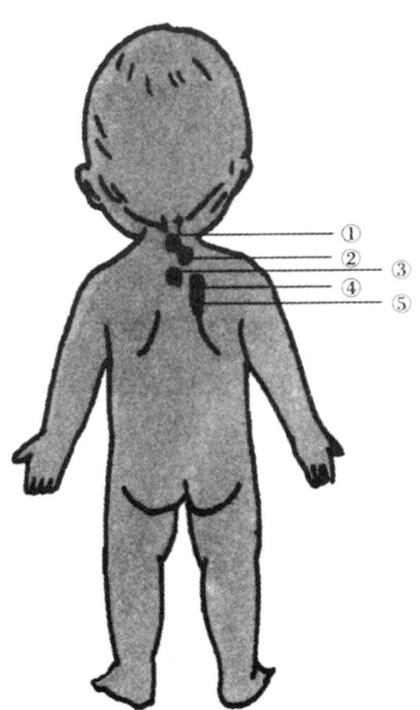

①大椎
②大杼
③身柱
④膏肓
⑤神堂

六十二、小儿尿床

病症

睡梦中尿床，轻者数夜一次，重者一夜数次，醒后方始察觉。常伴有面色㿠白、精神疲软、四肢无力、纳差消瘦等证。

治疗

主穴　脊柱两旁、身柱、百会、三焦俞、肾俞、膀胱俞、次髎、中极、关元、命门、曲骨、三阴交、足三里。

方法　先泻法后补法，刮拭以上各经穴部位3分钟左右。

附　药、食调理

茶叶红糖红枣：茶叶5克，白糖10克，红枣10枚。红枣加水煮烂，入白糖、茶叶，搅匀后饮食之。

韭菜烙饼：韭菜籽15克，面粉适量。将韭菜籽研细末，合于面里，烙饼吃。

①关元
②中极
③曲骨
④足三里
⑤三阴交

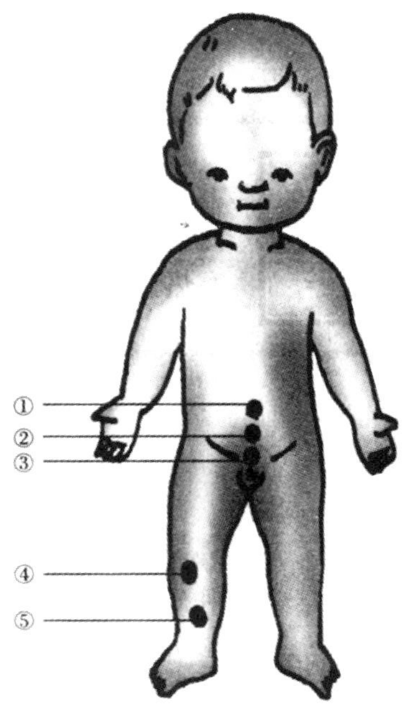

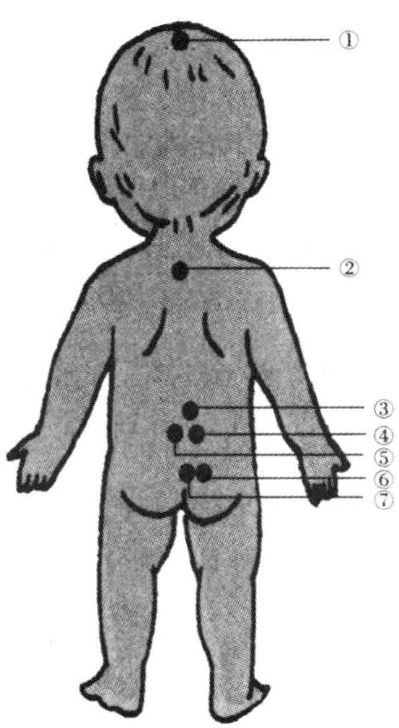

①百会
②身柱
③三焦俞
④肾俞
⑤命门
⑥膀胱俞
⑦次髎

六十三、小儿痄腮

病症

发热，以耳垂为中心出现弥漫性肿胀疼痛，甚则肿处拒按，咀嚼困难，口渴烦躁，伴有寒热头痛、倦怠无力、舌红苔黄、脉浮数等证。

治疗

主穴　大椎、风池至肩井、大杼、角孙、翳风、颊车、手三里、外关、合谷、少商。

配穴　睾丸肿痛加太冲、曲池；惊厥抽搐加人中、涌泉。

方法　泻法，先放痧，点刺少商经穴，使其出血；后刮痧，重手法刮拭以上各经穴部位3~5分钟，以局部发红为度。

附　药、食调理

绿豆菜心粥：绿豆100克，白菜心3个。绿豆洗净，加水适量煮烂成粥，加入白菜心，再煮20分钟成。1日分2次食用，连吃4天。

板蓝甘草煎：板蓝根25克，双花20克，蒲公英15克，甘草10克。四味加水同煎服。每日1剂，分2次服。

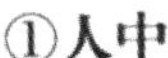

①人中
②颊车
③少商
④太冲

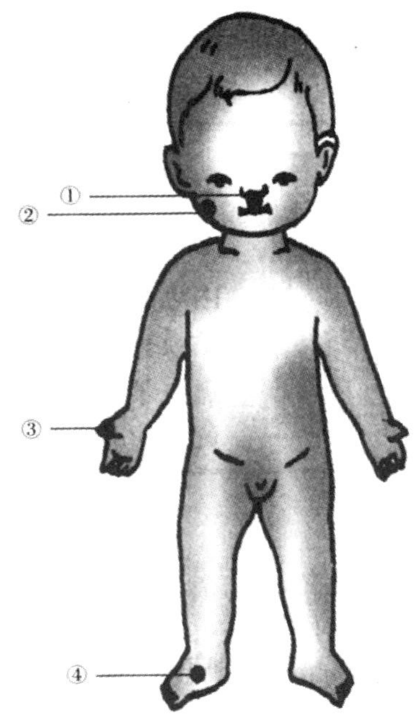

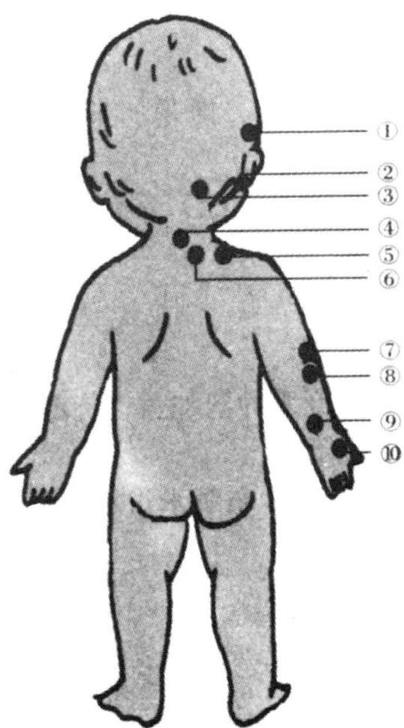

①角孙
②翳风
③风池
④大椎
⑤肩井
⑥大杼
⑦曲池
⑧手三里
⑨外关
⑩合谷

六十四、小儿鹅口疮、口疮

病症

鹅口疮：口腔内出现白屑，逐渐蔓延，白屑互为堆积，状为凝乳块，随擦随生，不易清除，伴有烦躁不安，啼哭不休，甚则妨碍饮食，吞咽困难，呼吸不利。口疮：唇舌或颊内、齿龈等处黏膜有大小不等、数目不一的黄白色或白色溃烂点，兼有发热、颧红、烦躁、小便短赤、舌红苔黄、脉数等证。

治疗

主穴　大椎、大杼、膏肓、神堂、地仓、廉泉、曲池、合谷、通里、劳宫、足三里。

方法　泻法，以中等强度手法刮拭以上各经穴部位3～5分钟，使每一局部发红为好。

附　药、食调理

米泔水擦：米泔水（即淘米水）适量。每日用干净棉纱布蘸米泔水涂擦患处。

①地仓
②廉泉
③通里
④劳宫
⑤足三里

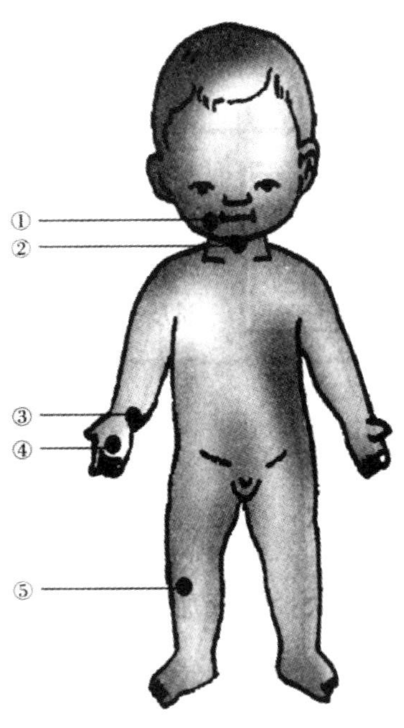

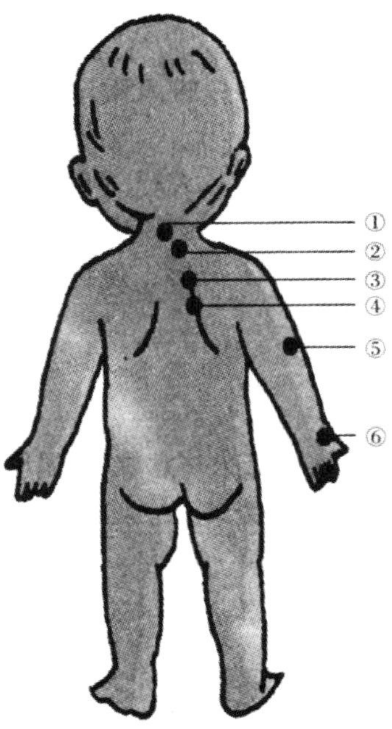

①大椎
②大杼
③膏肓
④神堂
⑤外关
⑥合谷

六十五、小儿虫证

病症

脐腹周围疼痛，时作时止，食欲不振，恶心呕吐，口角流涎，面黄不泽，消瘦，睡中错齿，鼻孔作痒；或饮食异常，夜间睡眠不安，肛门周围及会阴部瘙痒，大便时排出有虫体。

治疗

主穴　大椎、大杼、膏肓、神堂、天柱、中脘、足三里、阳陵泉、内关。

配穴　蛔厥加迎香、四白、胆囊穴、人中；蛔入阑尾加阑尾穴。

方法　泻法，先以中等强度手法刮拭大椎、大杼、膏肓、神堂经穴部位，待出现青紫色或紫红色瘀斑后，再以中等强度手法刮拭其余经穴部位 3 ~5 分钟，使局部发红发紫。

附　药、食调理

独蒜牛乳羹：牛乳 250 克，独头蒜 25 克。二味共煮成羹，温服。

白矾葱椒煎：白矾 1. 5 克，红葱 3 寸，花椒 21 粒。三味加水煎服。每日 1 剂，分 2 次服。

①迎香
②四白
③人中
④中脘
⑤内关
⑥天枢
⑦阳陵泉
⑧足三里
⑨胆囊穴
⑩阑尾穴

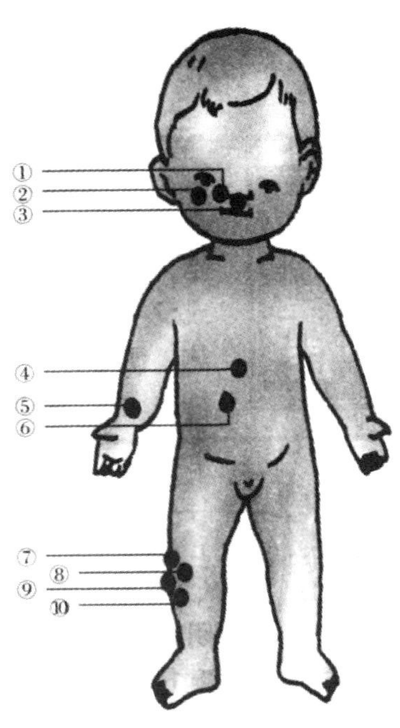

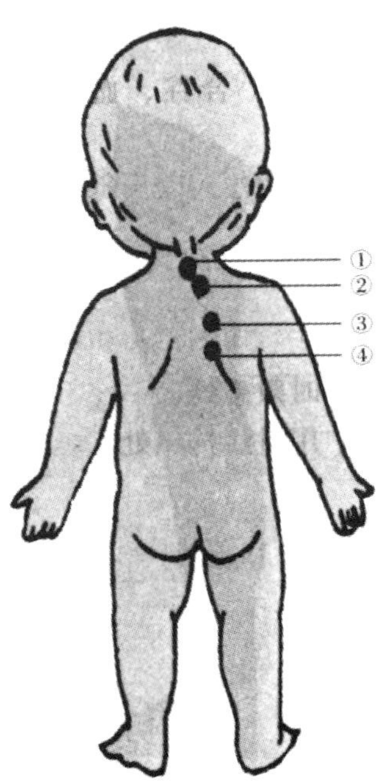

①大椎
②大杼
③膏肓
④神堂

六十六、丹毒

病症

发病迅速突然，患处皮肤焮红灼热疼痛，按之更甚，局部边缘清楚而稍突起，很快向四周蔓延，中间由鲜红转为暗红，经数天后脱屑而愈。或发生水泡，破烂流水，疼痛作痒；亦有烦渴身热，便秘，小便短亦等，甚至见有壮热、呕吐、神昏谵语、痉厥等邪毒内攻之证。

治疗

主穴　大椎、大杼、膏肓、神堂、曲池、合谷、血海、委中、阴陵泉。

方法　泻法刮拭以上各经穴部位 5 分钟左右，以局部出现青紫红色为度。

附　药、食调理

大蒜泥：大蒜适量。捣大蒜如泥状。用时敷患处。

葱白汁：葱白适量。将葱白捣烂取汁。用时涂抹患处。

①大椎
②大杼
③膏肓
④神堂
⑤曲池
⑥合谷
⑦委中

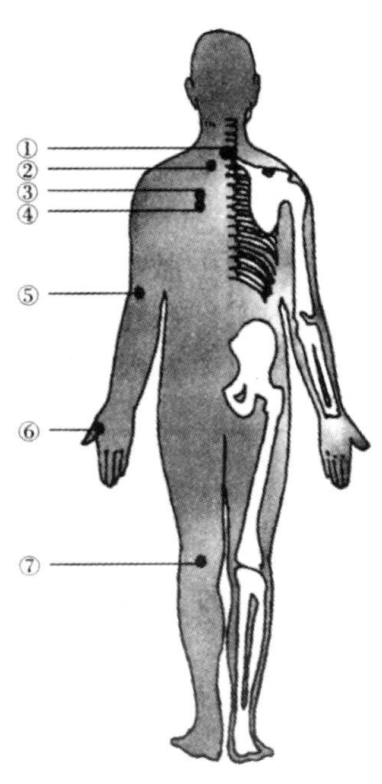

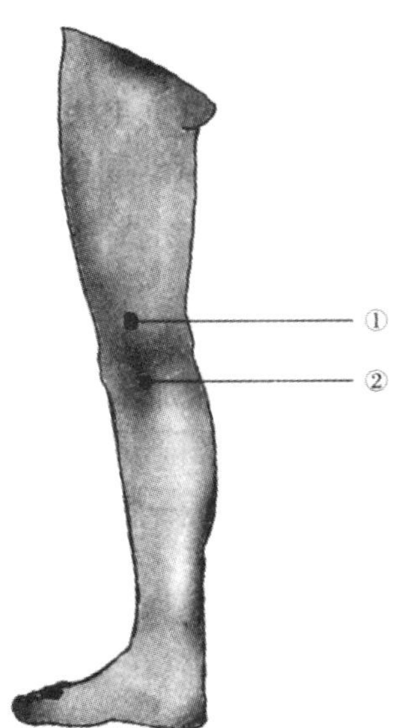

①血海
②阴陵泉

六十七、疔疮

病症

初起状如粟粒，颜色或黄或紫，或起水泡，脓疮，根结坚硬如钉，自觉麻、痒而疼痛微，继则红肿灼热，肿势蔓延，疼痛增剧，多有寒热，甚则壮热躁烦，呕吐，神志昏愦。

治疗

主穴　大椎、大杼、膏肓、神堂、灵台、曲池、手三里、养老、合谷、足三里、阳陵泉、筑宾及局部。

方法　泻法，先以重手法刮拭大椎、大杼、膏肓、神堂经穴部位，使之出现紫红色瘀斑，再继以重手法刮拭其余经穴部位 3 ~ 5 分钟，使其同样出现紫红颜色。病变之局部处当轻刮之。

附　药、食调理

白芷生姜煎：白芷 3 克，生姜 30 克。二味加水酒煎煮，去渣，顿服。

菊花甘草汤：白菊花 120 克，甘草 12 克。二味加水煎，顿服，渣可再煎服。

①大椎
②大杼
③膏肓
④神堂
⑤灵台
⑥曲池
⑦手三里
⑧养老
⑨合谷

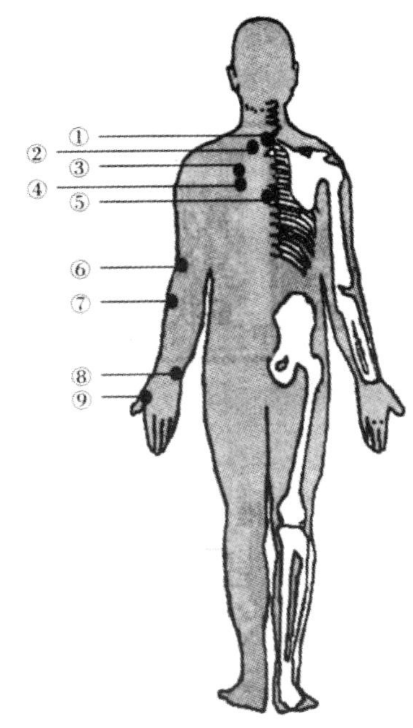

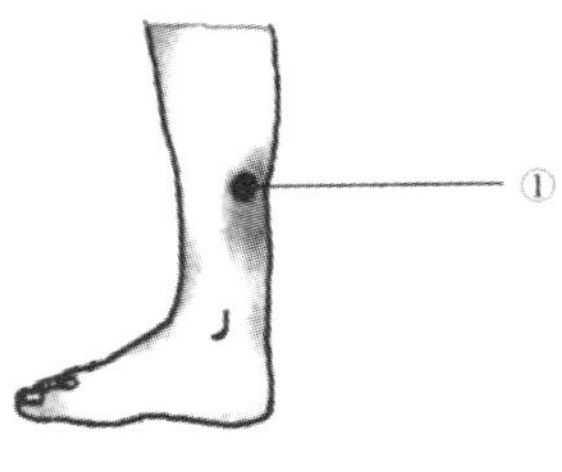

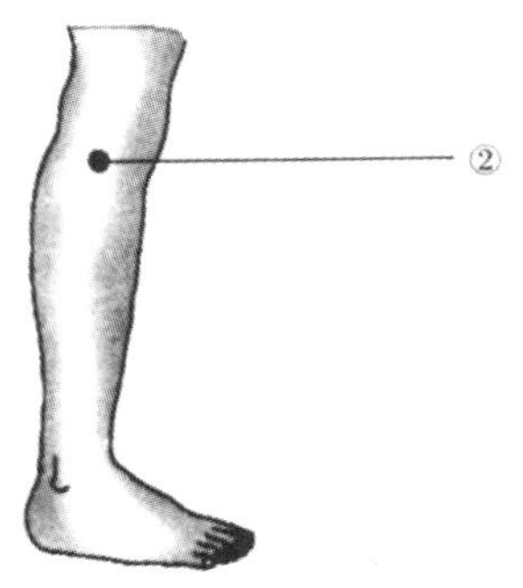

①筑宾
②阳陵泉

六十八、风疹

病症

发病迅速突然，身上突现疹块，数十分钟或数小时后自行消退，或退后又发，发时皮肤瘙痒异常，局部成块成片，可伴有呼吸困难，腹痛等症状。

治疗

主穴　大椎、风池至肩井、大杼、膏肓、神堂、曲池、合谷、血海。

配穴　恶心呕吐加内关；腹痛腹泻加天枢；疹色鲜红加膈俞、委中；疹色淡白加气海、足三里。

方法　泻法刮拭大椎、风池、肩井、大杼、膏肓、神堂经穴部位，待局部发红充血、出现紫红瘀斑后，再配合刮拭曲池、合谷、血海经穴部位3～5分钟，使其皮肤发红为度。

附　药、食调理

鸡冠花饮：白鸡冠花、向日葵各9克，冰糖50克。药煎汁，冰糖调味顿服之。

薄荷蝉蜕散：薄荷、蝉蜕等分为末。温酒调服，每次3克。

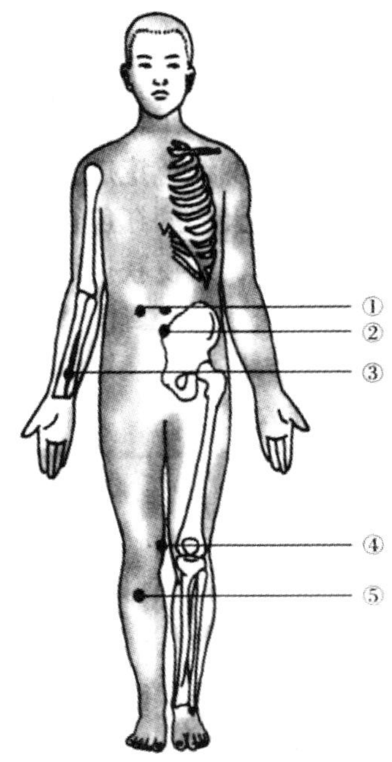

①天枢
②气海
③内关
④血海
⑤足三里

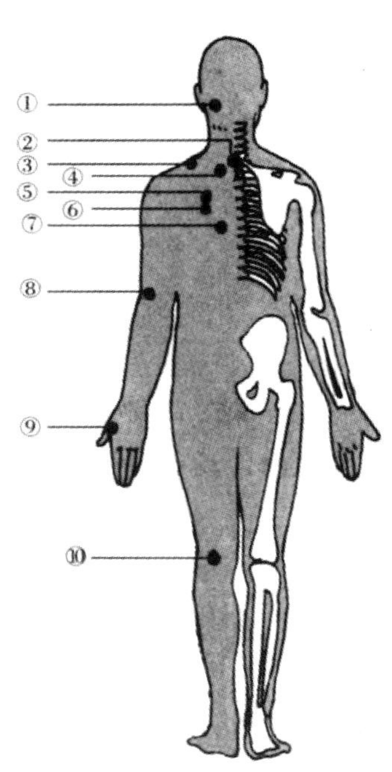

①风池
②大椎
③肩井
④大杼
⑤膏肓
⑥神堂
⑦膈俞
⑧曲池
⑨合谷
⑩委中

六十九、湿疹

病症

周身或胸背、腰腹四肢都出现红色疙瘩，或皮肤潮红而有集簇或散发性粟米大小的红色丘疹或丘疹水泡，瘙痒，抓破流黄水，或皮肤损坏溃烂；常伴有心烦、口渴、便干尿赤等证。慢性的经常反复发作，绵绵不愈，日久皮肤逐渐增厚，皮纹增粗，出现鳞屑，苔藓样改变。

治疗

主穴　大椎、大杼、膏肓、神堂、肺俞、脾俞、曲池、内关、合谷、足三里、三阴交。

方法　泻法，先刮拭大椎、大杼、膏肓、神堂，再刮拭肺俞、脾俞、曲池、内关、合谷、足三里、三阴交，以每一经穴部位发红发紫为度。

附　药、食调理

绿豆海带汤：绿豆、海带、海藻、云香（臭草）。四味加水煎，入红糖调服。

绿豆鸡蛋清：绿豆 60 克，鸡蛋清 1 只。将绿豆研末，和鸡蛋清调匀，涂敷患处。

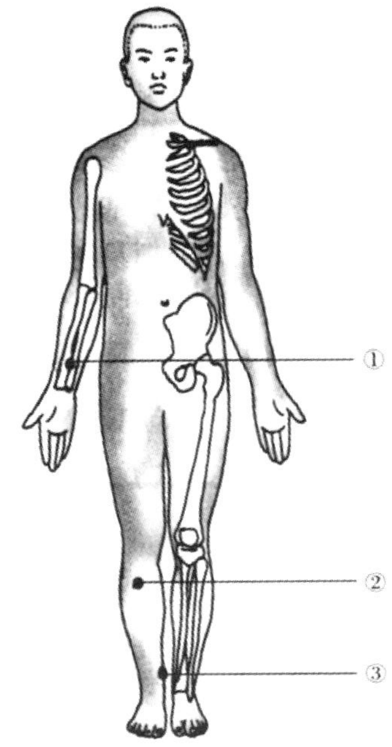

①内关
②足三里
③三阴交

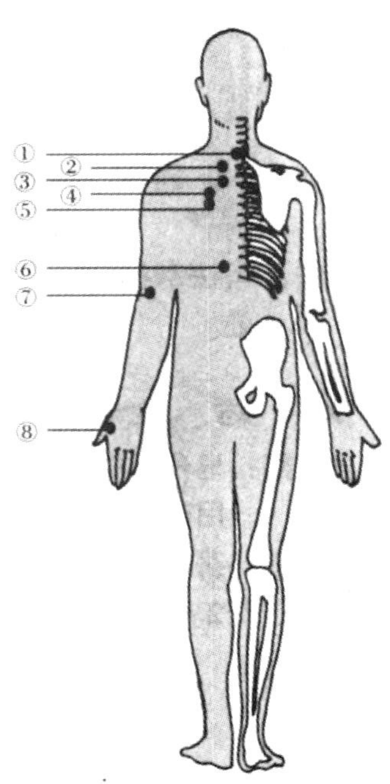

①大椎
②大杼
③肺俞
④膏肓
⑤神堂
⑥脾俞
⑦曲池
⑧合谷

七十、牛皮癣

病症

皮疹发生及发展迅速，皮肤潮红，皮疹多呈对称性点滴状，鳞屑较多，表层易剥离，基底有点状出血，瘙痒，并伴有口舌干燥，心烦易怒，大便干结，小便黄赤，舌红苔黄或腻，脉弦滑或数。病程日久则皮疹色淡，皮损肥厚，颜色暗红，经久不退，舌质紫黯或见瘀点，瘀斑，脉涩或细缓。

治疗

主穴　风池、大椎、大杼、膏肓、神堂、肺俞、肝俞、肾俞、曲池、内关、神门、血海、足三里、三阴交、飞扬。

方法　泻法刮拭以上各经穴部位 3 ~ 5 分钟左右。不要伤及患处。

附　药、食调理

皂角醋：皂角、醋各适量。将皂角去皮研碎，加醋煎煮少许，用时涂抹患处。每日用 4 次。

茶树根：茶树根 50 ~ 100 克。将茶树根切片，加水煎浓。每日 2 ~ 3 次服。

①风池
②大椎
③大杼
④肺俞
⑤膏肓
⑥神堂
⑦肝俞
⑧曲池
⑨肾俞
⑩飞扬

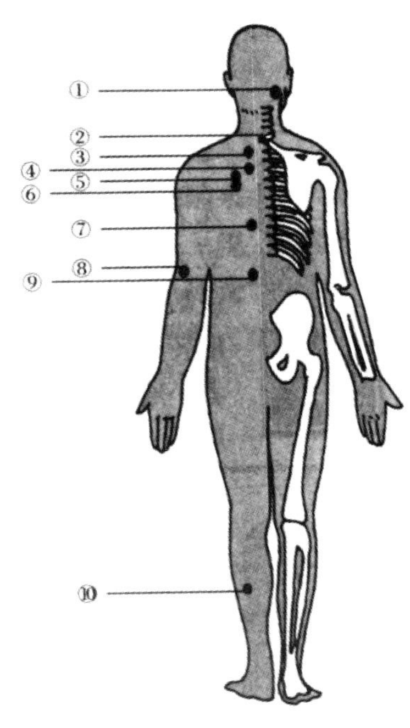

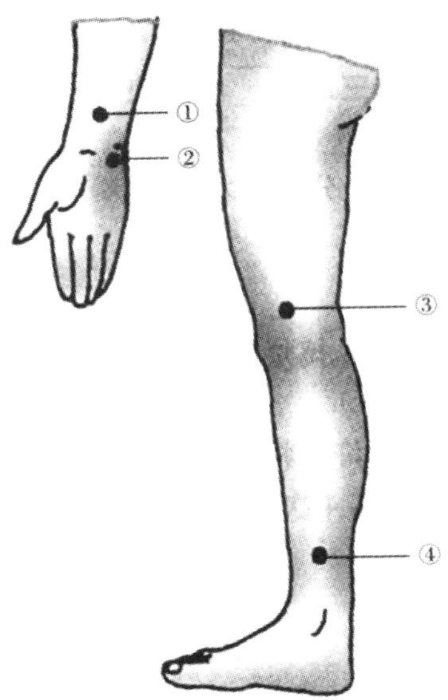

①内关
②神门
③血海
④三阴交

七十一、带状疱疹

病症

初起皮肤发热灼痛，或伴有轻度发热，疲乏无力，食欲不振；继则皮肤潮红，出现绿豆或黄豆大小的簇集成群水疱，累累如串珠，聚集一处或数处，排列成带状。疱液初起透明，5～6天后转为浑浊。轻者仅皮肤刺痛，无典型水疱，重者小疱变成大疱或血疱，疼痛剧烈，后期（2～3周），疱疹逐渐干燥，结痂，最后结痂退掉而愈。

治疗

主穴　大椎、大杼、膏肓、神堂、太阳、头维、曲池、外关、合谷、血海、足三里、三阴交、阳陵泉、侠溪、内庭。

方法　泻法刮拭以上各经穴部位3～5分钟左右。

附　药物外用

雄黄烟袋油：雄黄末适量，烟袋油少许。将二味混合调匀。用时涂敷患处，每日涂3～4次。

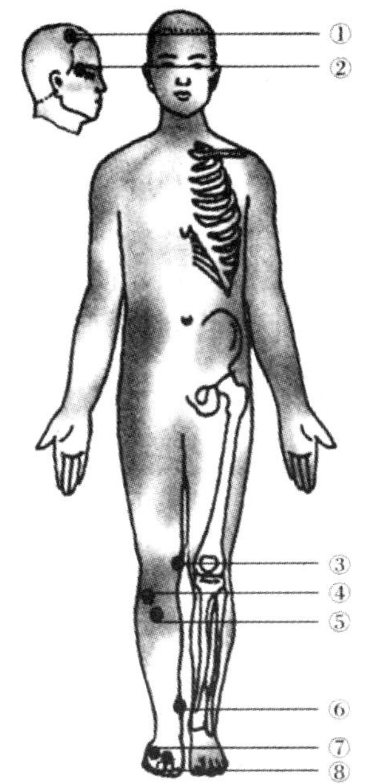

①头维
②太阳
③血海
④阳陵泉
⑤足三里
⑥三阴交
⑦侠溪
⑧内庭

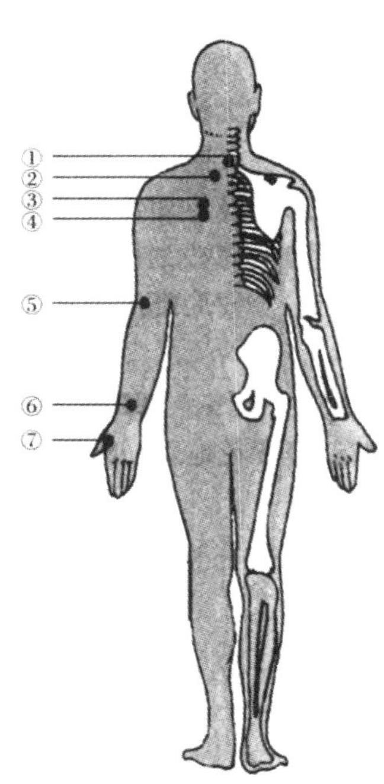

①大椎
②大杼
③膏肓
④神堂
⑤曲池
⑥外关
⑦合谷

七十二、肠痈

病症

初起脘脐部作痛，旋即移至右下腹部，以手按之则疼痛加剧，痛处固定不移，腹皮微急，右腿屈而难伸，并有发热恶寒、恶心呕吐、便秘尿黄、苔薄黄而腻、脉数有力等证。若痛势剧烈，腹皮拘急拒按，局部或可触及肿块，壮热自汗，脉象洪数，则为重证。

治疗

主穴　大椎、大杼、膏肓、神堂、天枢、阑尾穴、足三里至上巨虚、曲池。

配穴　发热加合谷、外关；腹胀便秘加中脘、支沟。

方法　泻法刮拭以上各主刮经穴与配刮经穴部位 3～5 分钟，使局部出现紫红瘀斑为好。

附　药、食调理

红藤紫花地丁：红藤 10 克，紫花地丁 10 克。二味加水煎服。每 2 小时服 1 次。

花地川军煎：川军 6 克，双花 20 克，生地、花粉、丹皮、蒲公英、紫花地丁各 4 克，连翘 3 克。诸药加水共煎服。每日 1 剂，2 次服。

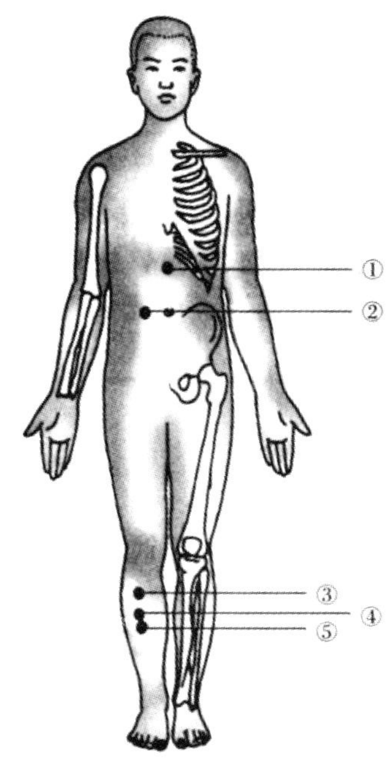

①中脘
②天枢
③足三里
④阑尾穴
⑤上巨虚

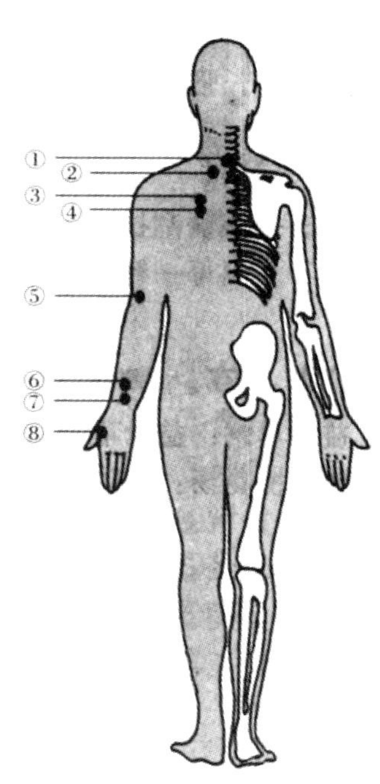

①大椎
②大杼
③膏肓
④神堂
⑤曲池
⑥支沟
⑦外关
⑧合谷

七十三、痔疮

病症

自觉肛门处有异物感，实为痔核突起，出血，但血量不等，其颜色鲜红或暗红，疼痛或不痛，严重时可致局部肿胀、糜烂、坏死。

治疗

主穴　第七胸椎两旁、大杼、膏肓、神堂、腰骶部、肾俞至长强、百会、孔最、足三里、三阴交。

配穴　湿热壅聚加阴陵泉、三阴交；气虚日久加关元、气海。

方法　泻法刮拭以上各经穴部位 3 ~ 5 分钟，除长强经穴外，以每一经穴处刮拭发红充血为止。

附　药、食调理

益母草粥：益母草叶适量，粳米适量。以上加清水煮粥食用。

猪肉槐花汤：瘦猪肉 100 克，槐花 50 克。二味煮汤服食。

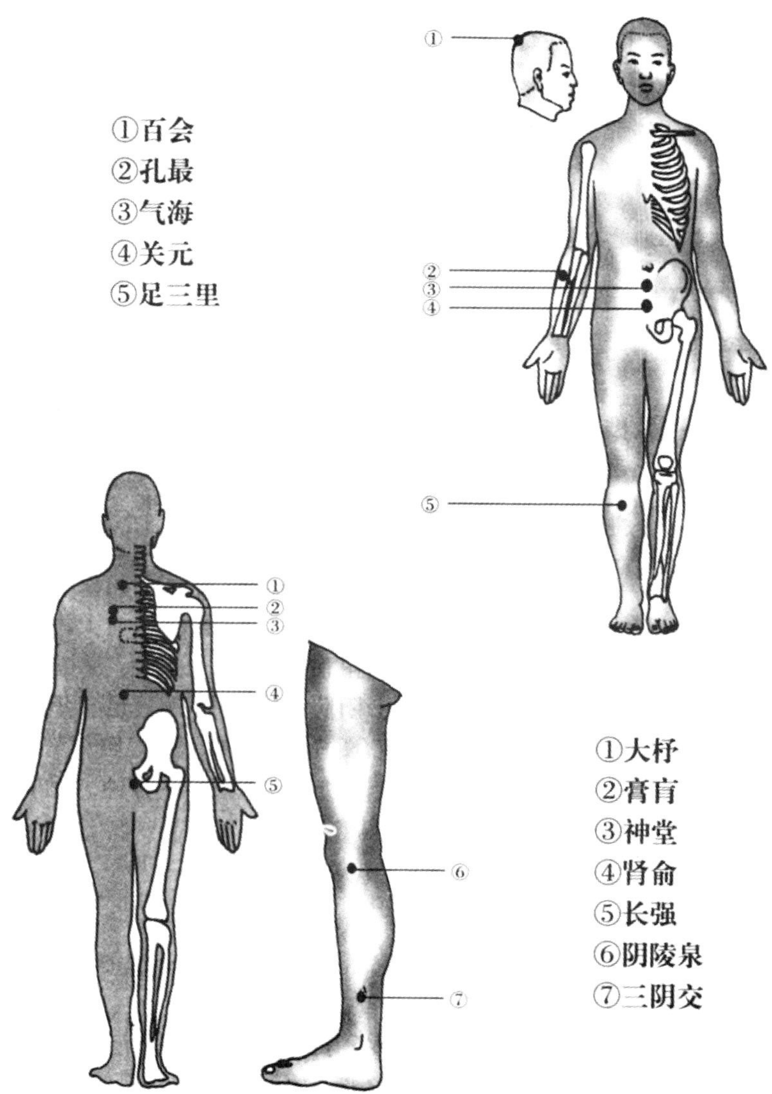
①百会
②孔最
③气海
④关元
⑤足三里
①
②
③
④
⑤
①
②
③
④
⑤
⑥
⑦
①大杼
②膏肓
③神堂
④肾俞
⑤长强
⑥阴陵泉
⑦三阴交

七十四、扭伤

病症

临床表现为受伤部位肿胀、疼痛，关节活动障碍等。

治疗

主穴　大椎、大杼、膏肓、神堂、肩井。

配穴　颈部扭伤加后溪、风池、悬钟；肩部扭伤加肩髃、肩髎、肩贞、肩内陵；肘部扭伤加手三里、曲池、小海、天井、曲泽、四渎；腕部扭伤加阳溪、阳池、阳谷、外关、阿是穴；腰部扭伤加肾俞、大肠俞、腰阳关、承山、委中、后溪、人中；骶部扭伤加大椎、命门、长强、哑门；髋部扭伤加环跳、悬钟；膝部扭伤加梁丘、血海、犊鼻、阳陵泉、治瘫穴、足三里；踝部扭伤加解溪、申脉、昆仑、丘墟、悬钟、太溪、照海。

方法　泻法，重手法刮拭以上各经穴部位 3～5 分钟，尤其重刮患处经穴部位。

附　药、食调理

三七散：三七适量，研细末散，用酒冲服。每日 2 次，每次 1 克。

骨脂延胡散：补骨脂、延胡索各等分。二味共研细末散。每次服 6 克，每日 2 次，用开水或酒送下（此用于腰扭伤）。

①风池
②哑门
③大椎
④肩井
⑤大杼
⑥肩髃
⑦肩髎
⑧肩贞
⑨膏肓
⑩神堂
⑪肾俞
⑫天井
⑬曲池
⑭小海
⑮大肠俞
⑯手三里
⑰四渎
⑱腰阳关
⑲命门
⑳环跳
㉑外关
㉒阳溪
㉓阳池
㉔阳谷
㉕后溪
㉖长强
㉗委中
㉘承山
㉙昆仑
㉚丘墟
㉛申脉

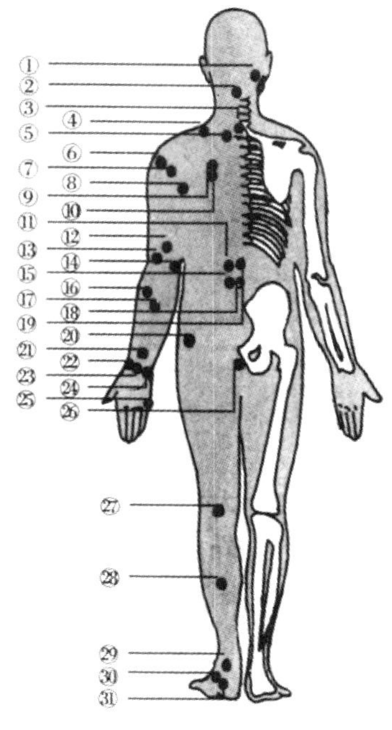

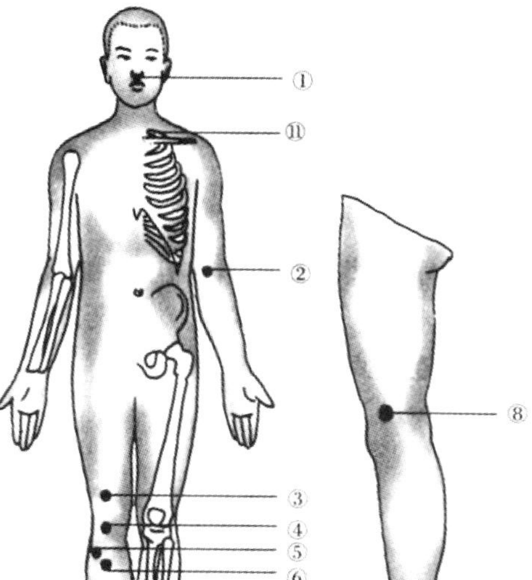

①人中
②曲泽
③梁丘
④犊鼻
⑤阳陵泉
⑥足三里
⑦解溪
⑧血海
⑨太溪
⑩照海
⑪肩内陵

七十五、落枕

病症

多在早晨起床后，一侧项背发生牵拉疼痛，甚则向同侧肩部及上臂扩散，头向一侧歪斜，颈项活动受到限制，并常在一侧颈肩部或肩胛间有明显压痛点和肌肉痉挛现象。

治疗

主穴　大椎、大杼、风池、风府、天宗、颈侧至肩井一带、外关、合谷、液门、光明、悬钟。

方法　泻法，重手法刮拭以上各经穴部位 3 ~ 5 分钟，尤其颈部经穴部位要刮至局部紫红色瘀斑为好。

①风池
②风府
③大椎
④肩井
⑤大杼
⑥天宗
⑦外关
⑧合谷
⑨液门

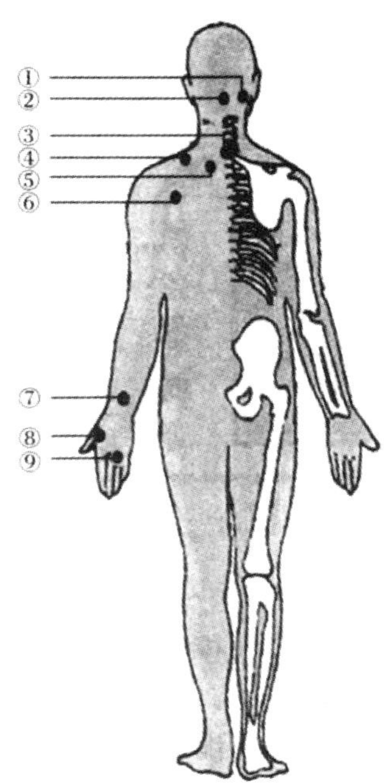

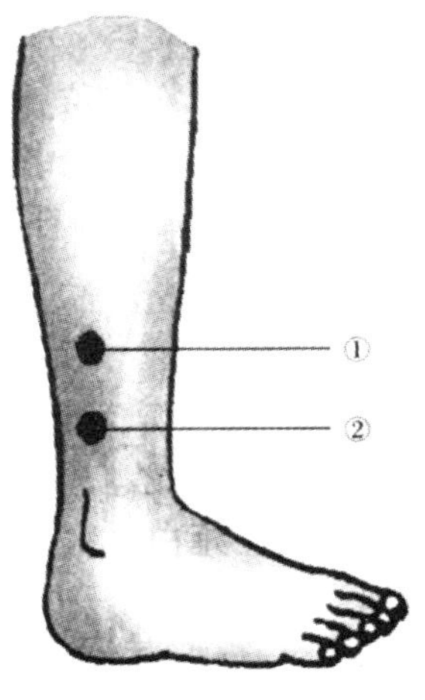

①光明
②悬钟

七十六、耳鸣、耳聋

病症

实证者，暴病耳聋，或耳中觉胀，鸣声不断，按之不减，兼见面赤口干，烦躁易怒，脉弦；或兼见寒热头痛，脉浮等。虚证者，久病耳聋，或耳鸣时作时止，过劳则加剧，按之鸣声减弱，多兼有头昏、腰酸、遗精、带下、脉虚细等。

治疗

主穴　大椎、大杼、膏肓、神堂、耳门、听宫、听会、翳风、少海、中渚、侠溪、解溪。

配穴　肾虚加肾俞、太溪；肝胆火盛加液门、浮白；外感风邪加风池。

方法　泻法刮拭大椎、大杼、膏肓、神堂经穴部位，待出现紫红瘀斑后，再配合中等强度手法刮拭其余各经穴部位 3～5 分钟，其中轻刮太溪、肾俞经穴以为补法。

附　药、食调理

黑豆狗肉汤：狗肉 250 克，黑豆 30 克，盐、姜、五香粉、糖各少许。肉、豆、佐料共煮熟食之。

猪肾参防粥：猪肾、党参、防风、葱白、薤白、糯米等各适量，共煮粥食用。

①浮白
②耳门
③听宫
④翳风
⑤听会
⑥少海
⑦神门
⑧解溪
⑨侠溪

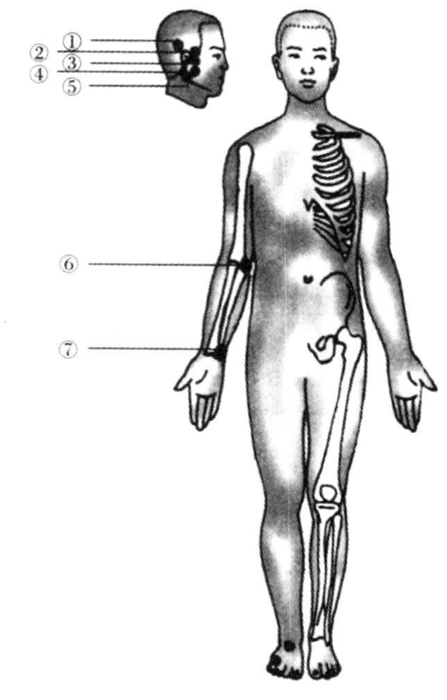

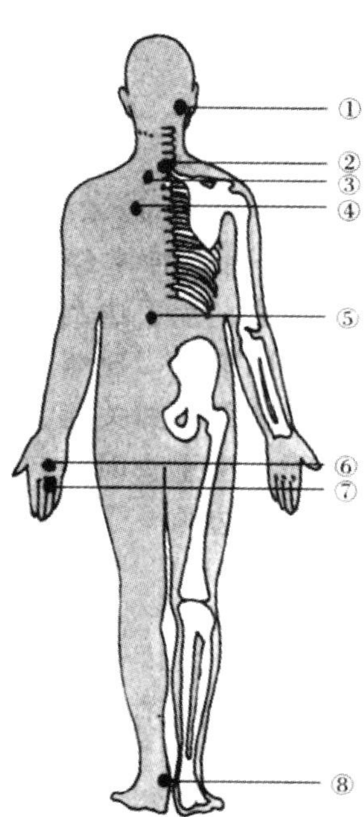

①风池
②大椎
③大杼
④膏肓
⑤肾俞
⑥中渚
⑦液门
⑧太溪

七十七、聤耳

病症

耳内流脓。如果是肝胆湿热，则起病迅速，耳痛剧烈，耳鸣耳聋，头目疼痛，或兼有发热、口苦、咽干、便秘尿黄等证；如果是脾胃虚弱，则耳内流脓日久，时发时止，脓液或黏稠或稀如蛋清，耳鸣耳聋，或兼有身体倦怠、纳呆食少、腹胀便溏等证。

治疗

主穴　大椎、大杼、膏肓、神堂、听宫、听会、翳风、风池、关元、气海、列缺、少商、三阴交、足三里。

配穴　肝胆湿热加阳陵泉、丘墟；脾肾虚弱加脾俞、肾俞、太溪。

方法　先泻法刮拭大椎、大杼、风池、膏肓、神堂经穴部位，再根据病情虚实，实证配合泻法，重手法刮拭有关经穴部位如翳风、列缺、少商、阳陵泉、丘墟等；虚证配合补法，轻手法刮拭有关经穴部位如关元、气海、足三里、脾俞、肾俞、太溪等。注意头面经穴部位听宫、听会、翳风刮拭时用水牛角边角，手法不要太重，以免损伤皮肤。

附　药、食调理

三黄散：雄黄、硫黄、雌黄各等分。三味共研细末散。用时将耳内擦净，卷小细纸筒，把药末吹入耳内。

蚯蚓末：蚯蚓 3 条。将其焙干研末。用时先清洗耳道，后将药末少许吹入耳内患处。

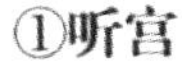

①听宫
②听会
③翳风
④气海
⑤关元
⑥列缺
⑦少商
⑧足三里
⑨三阴交

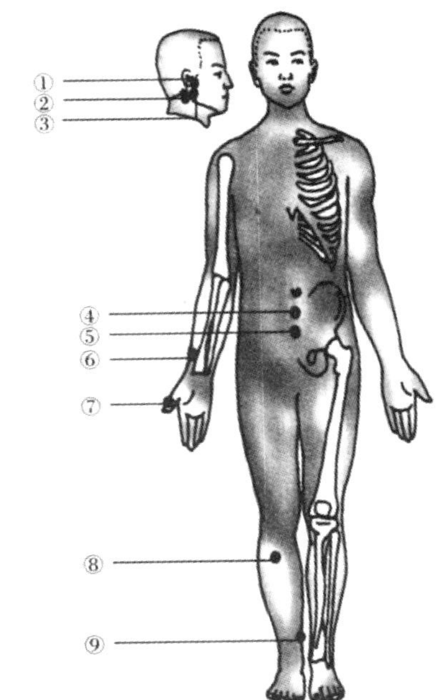

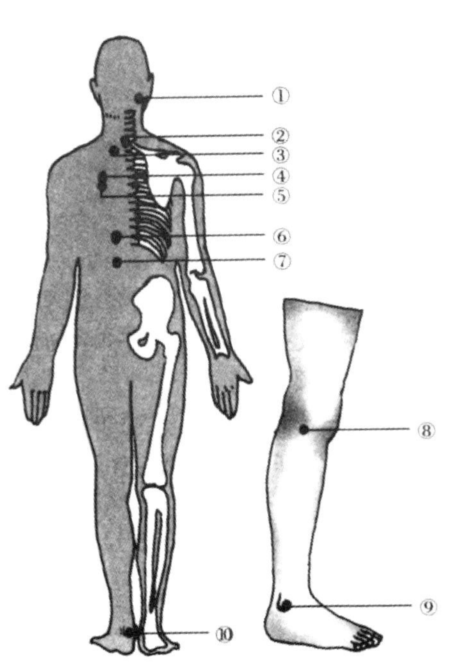

①风池
②大椎
③大杼
④膏肓
⑤神堂
⑥脾俞
⑦肾俞
⑧阳陵泉
⑨丘墟
⑩太溪

七十八、目赤肿痛

病症

目赤肿痛，畏光，流泪，眵多难睁。或兼有头痛、发热、脉浮数证；或兼有口苦、烦热、脉弦数证。

治疗

主穴　大椎、大杼、风池、膏肓、神堂、太阳、攒竹至睛明、少商、合谷、太冲、侠溪。

方法　先放痧少商经穴，使其出血数滴，后泻法刮拭以上各经穴部位3~5分钟，尤其颈项部位经穴，重刮至皮下出现紫红色瘀斑为好。

附　药、食调理

桑菊薄竹饮：桑叶、菊花各5克，苦竹叶、白茅根各30克，薄荷3克。五味药共放壶内，用沸水冲泡，盖严，温浸10分钟，频饮之。

猪油炒苦瓜：苦瓜250克，洗净去子切丝，用猪油于锅中爆炒，调上葱、姜、食盐少许，佐餐随量食用。

①攒竹
②太阳
③睛明
④少商
⑤太冲
⑥侠溪

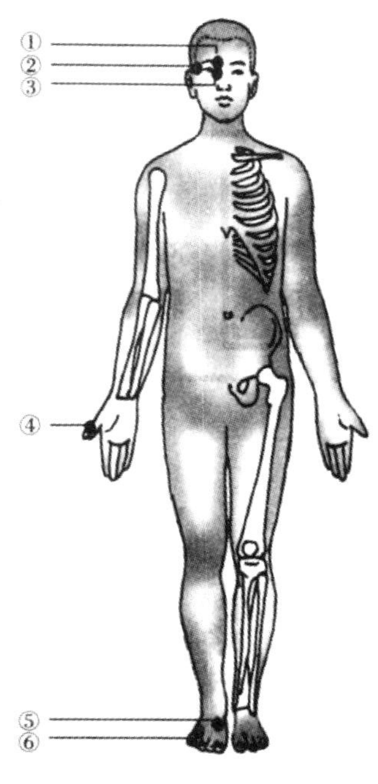

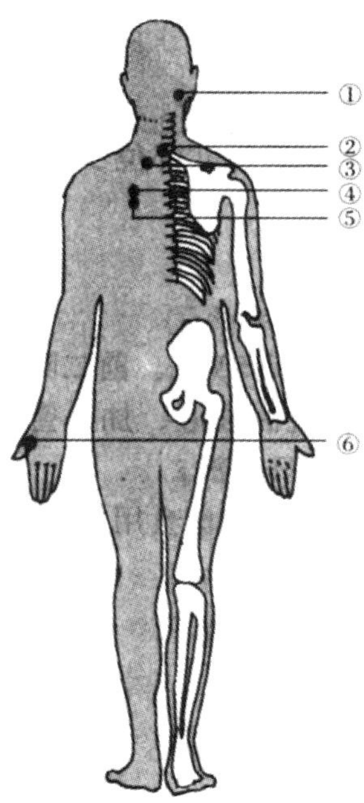

①风池
②大椎
③大杼
④膏肓
⑤神堂
⑥合谷

七十九、夜盲

病症

视力白天正常，夜晚则变模糊不清。常伴有头晕头痛、耳鸣、眼睛干涩、健忘少寐、腰膝酸软等证。

治疗

主穴　大椎、大杼、膏肓、神堂、肝俞、肾俞、睛明、光明、养老。

方法　先刮拭大椎、大杼、膏肓、神堂经穴部位，再补法刮拭肝俞、肾俞、睛明、光明、养老诸经穴部位 3～5 分钟，以局部发红为度。

附　药、食调理

绿茶花蜜煎：绿茶 1 克，密蒙花 5 克，蜜糖 25 克。前二味加水 350 毫升煮沸 3 分钟，过滤去渣，加入蜜糖再煎沸。分 3 次饭后服，每日 1 剂。

菠菜猪肝汤：猪肝 100 克，菠菜 50 克。二味煮汤食用。

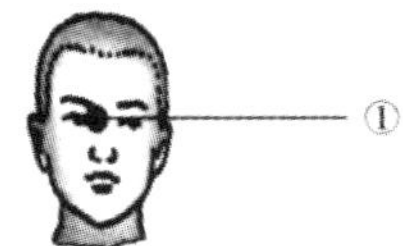

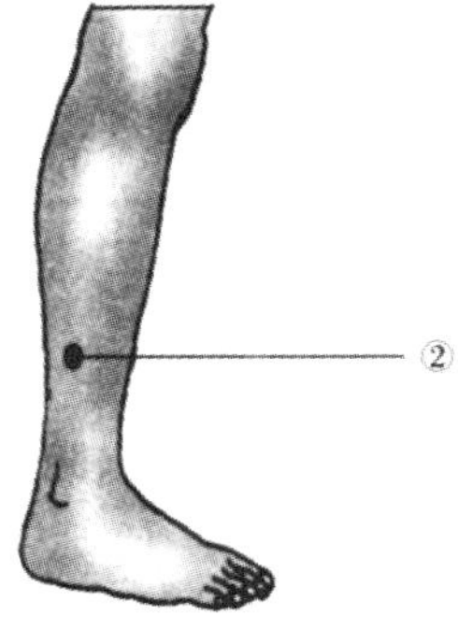

①睛明
②光明

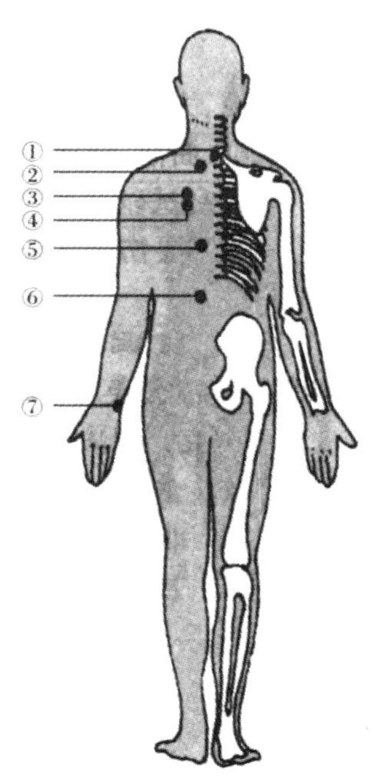

①大椎
②大杼
③膏肓
④神堂
⑤肝俞
⑥肾俞
⑦养老

八十、针眼

病症

初起眼睑部位生一小结，局部轻微痒痛，继则红肿热痛而拒按，轻者数月内可自行消散，较重者经三至四个月后出现脓点，溃破排脓后始愈，如严重时可致整个眼睑部位漫肿，作胀剧痛。

治疗

主穴　大椎、大杼、风池、肺俞、膏肓、神堂、太阳、攒竹、瞳子髎、承泣、曲池、合谷、阴陵泉、行间、内庭。

方法　泻法刮拭以上各经穴部位 3 ~5 分钟，其中面部经穴刮拭时不要伤及皮肤，其余经穴部位刮拭紫红为度。

附　药、食调理

蒲公英煎：蒲公英 50 克。加水煎药服之（或用紫花地丁 50 克，同法）。

全蝎大黄散：全蝎 3 克，大黄 1.5 克，双花 9 克，甘草 1 克。四药共研细末散。每次服 1 克，早晚各服 1 次，白开水送下。

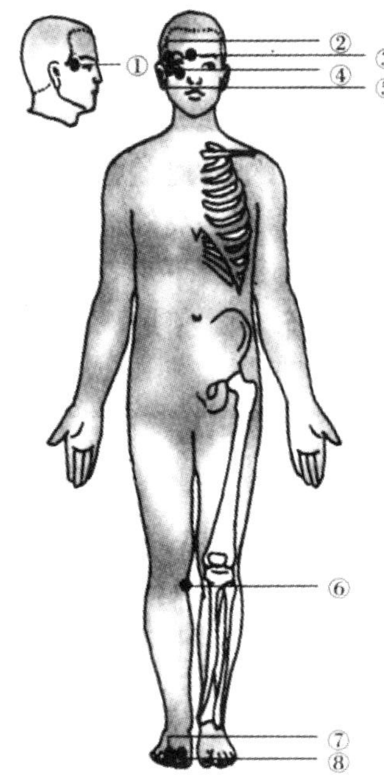

①太阳
②太阳
③攒竹
④承泣
⑤瞳子髎
⑥阴陵泉
⑦内庭
⑧行间

①风池
②大椎
③大杼
④肺俞
⑤膏肓
⑥神堂
⑦曲池
⑧合谷

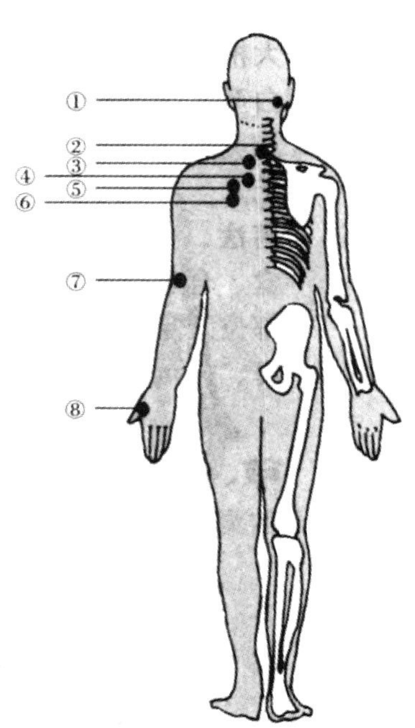

八十一、眼睑下垂

病症

轻者上眼睑下垂半掩瞳孔，重者遮盖整个黑睛，无力睁开。日久额皮皱褶，眉毛高耸、甚则须用手指拈起上眼胞才能视物。双侧下垂者，每有仰头视物的姿态，亦有晨起较轻，午后、疲劳或连续眨眼而下垂加重。

治疗

主穴　大椎、大杼、风池、膏肓、神堂、攒竹至丝竹空、阳白至鱼腰、太阳、瞳子髎、合谷、足三里、三阴交。

配穴　如为先天不足或脾肾气虚加肾俞、脾俞、气海、关元。

方法　泻法，先重手法刮拭大椎、大杼、风池、膏肓、神堂、合谷经穴部位，再中等强度手法刮拭头面诸经穴部位及足三里、三阴交；补法，刮拭肾俞、脾俞、气海、关元经穴部位，各穴刮拭3 ~5 分钟。

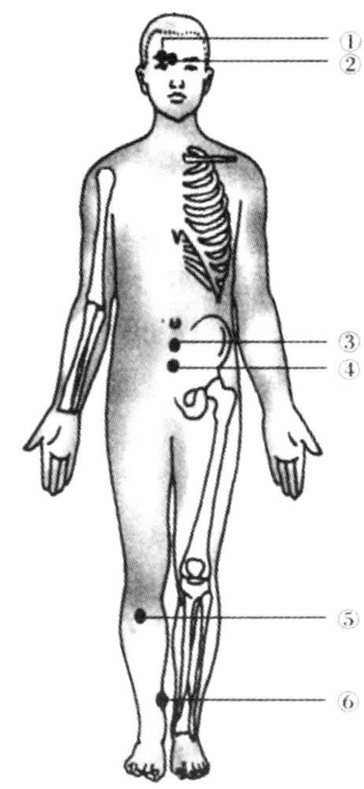

①攒竹
②鱼腰
③气海
④关元
⑤足三里
⑥三阴交

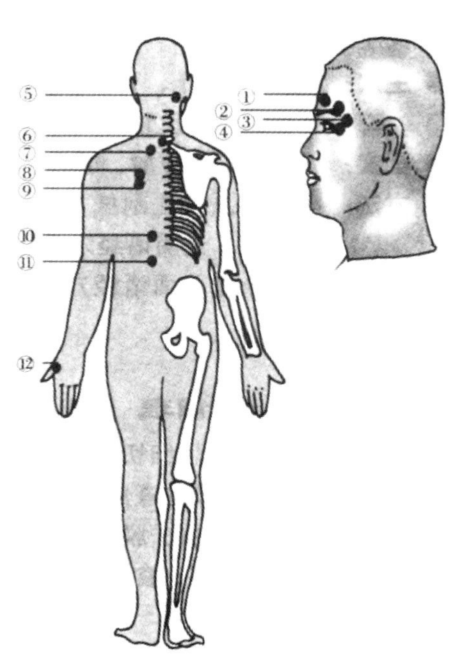

①阳白	⑦大杼
②丝竹空	⑧膏肓
③太阳	⑨神堂
④瞳子髎	⑩脾俞
⑤风池	⑪肾俞
⑥大椎	⑫合谷

八十二、近视

病症

就近处视物尚清楚，远处望去却模糊，久视则目珠隐胀而痛，干涩不适，伴有头晕耳鸣，腰膝酸软，脉沉细，舌质淡红少苔。如为先天所致，则望远朦胧，阅近较清晰，但久视亦昏，伴见有双影，兼见面色不华、畏寒肢冷、腰膝酸软、舌淡苔白、脉沉缓等证。

治疗

主穴　大椎、大杼、膏肓、神堂、太阳至风池、睛明、攒竹、鱼腰、丝竹空、合谷、足三里、光明。

配穴　肝肾亏虚加脾俞、肝俞、肾俞。

方法　泻法，重手法刮拭大椎、大杼、膏肓、神堂、合谷、足三里、光明诸经穴部位 3 ~ 5 分钟；再中等强度手法刮拭其余头面诸经穴部位 3 分钟，以不损伤皮肤为原则。

附　药、食调理

猪肝羹：猪肝 1 具（细切，去筋膜），葱白 1 根（去须，切）。二味共以豉汁煮做羹，临熟时打入鸡蛋 1 个，食之。

羊肝粥：羊肝 1 具（去膜，细切），葱子 1 勺，水煮熟，去渣，入米煮粥，食用。

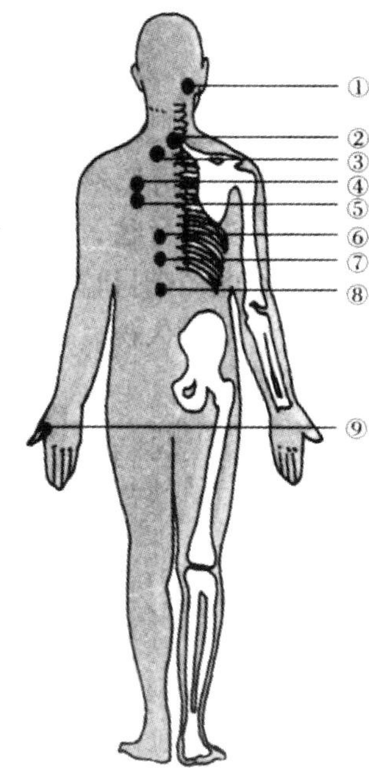

①风池
②大椎
③大杼
④膏肓
⑤神堂
⑥肝俞
⑦脾俞
⑧肾俞
⑨合谷

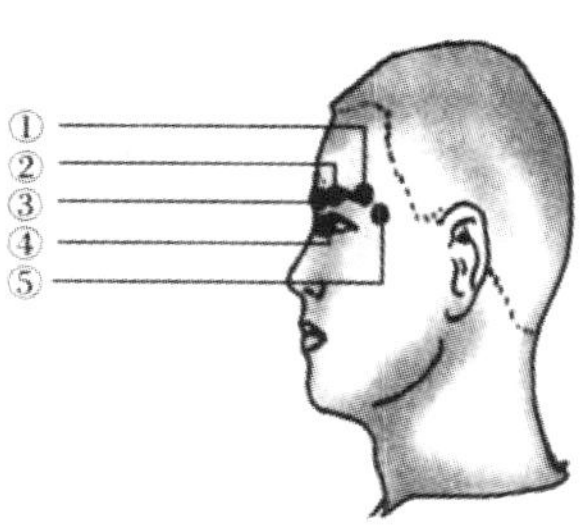

①丝竹空
②鱼腰
③攒竹
④睛明
⑤太阳
⑥光明

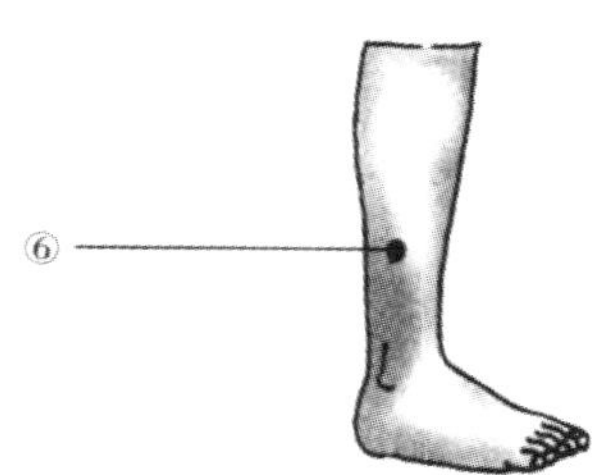

八十三、斜视

病症

如为风痰阻络，则发病骤然，目睛偏斜一方，并兼有恶心呕吐、步履不稳、头晕目眩、舌苔白腻、脉弦滑等证；如为脾肾亏虚，则目睛偏斜且逐渐加重，并伴有视物不清、不耐久视、神情呆木、体倦乏力、舌淡脉细弱等证。

治疗

主穴　大椎、大杼、膏肓、神堂、风池、足临泣、瞳子髎、丝竹空。

配穴　眼睛向内斜视加球后、合谷；眼睛向外斜视加睛明、攒竹；斜视向内或向外而为脾肾亏虚者加百会、脾俞、肾俞。

方法　补法刮拭百会、脾俞、肾俞经穴部位5分钟左右；泻法刮拭大椎、大杼、风池等其余经穴部位3～5分钟，其中头面部经穴刮拭时注意不要伤害皮肤。

附　药、食调理

二香砂铜麻仁药膏：松香1.5克，乳香0.75克，朱砂0.75克，铜绿0.75克，蓖麻仁适量。将诸药研末捣烂，制成膏药。用时摊于油纸上，贴太阳穴，左贴右，右贴左，瞳正即去。

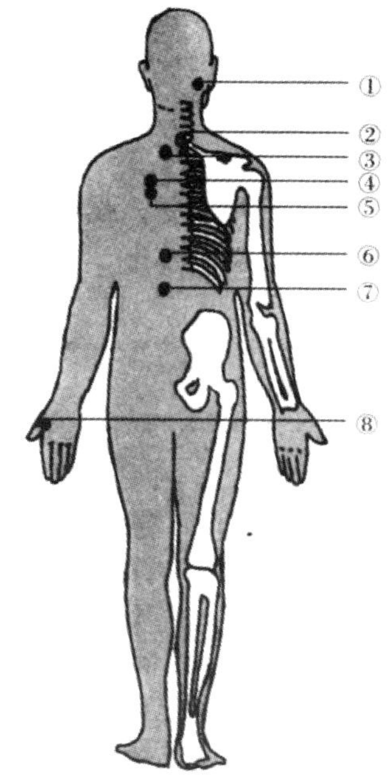

①风池
②大椎
③大杼
④膏肓
⑤神堂
⑥脾俞
⑦肾俞
⑧合谷

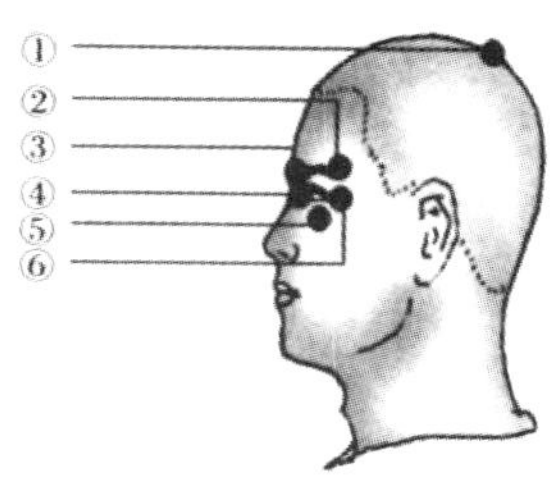

①百会
②丝竹空
③攒竹
④睛明
⑤球后
⑥瞳子髎
⑦足临泣

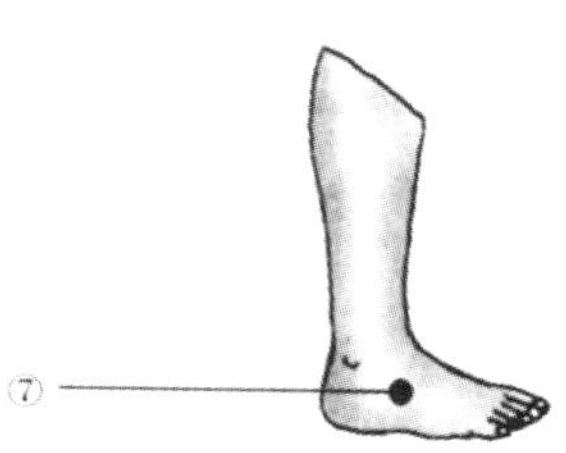

八十四、鼻渊

病症

时流浊涕，色黄腥秽，鼻塞不闻香臭，或兼有咳嗽、头额隐痛、舌红苔白腻、脉数等证。

治疗

主穴　大椎、大杼、风池、肺俞、膏肓、神堂、迎香、印堂、鼻通、列缺、合谷。

配穴　头痛加太阳、头维；眉棱骨痛加鱼腰、攒竹。

方法　泻法刮拭大椎、大杼、风池、肺俞、膏肓、神堂、列缺、合谷等经穴部位3～5分钟，再以中等强度手法刮拭迎香、印堂、鼻通、太阳、头维、鱼腰、攒竹等经穴部位，同样3～5分钟时间，不要伤损局部皮肤。

附　药、食调理

刀豆散：老刀豆适量，小火焙干，研为细散。每次9克，以酒冲服。

葱汁滴：葱汁适量。每用时以葱汁滴入鼻腔内。

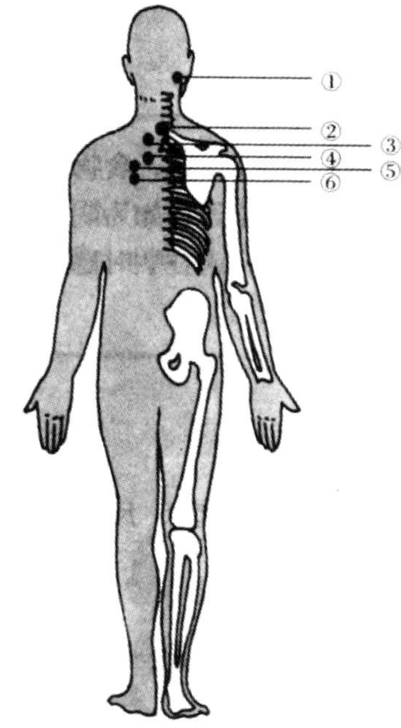

①风池
②大椎
③大杼
④肺俞
⑤膏肓
⑥神堂

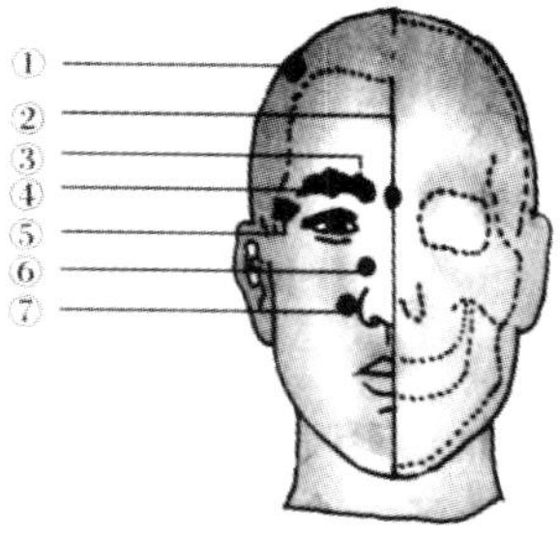

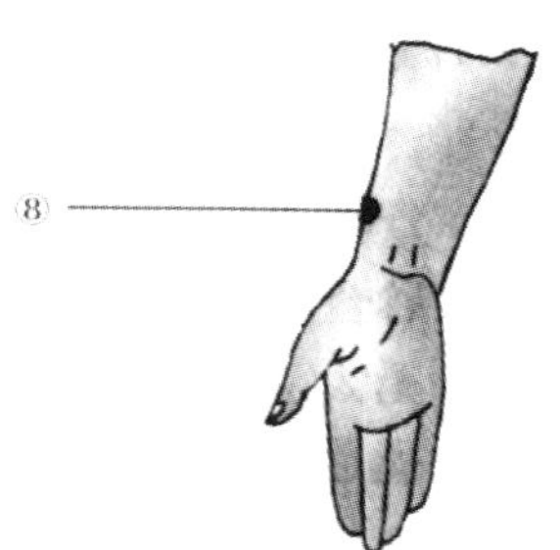

①头维
②印堂
③攒竹
④鱼腰
⑤太阳
⑥鼻通
⑦迎香
⑧列缺

八十五、咽喉肿痛

病症

实热者，咽喉红肿疼痛，局部灼热，食物时吞咽不利，伴有咳嗽、口渴、便秘等；如为阴虚者，则咽喉稍见红肿，疼痛较轻，或吞咽时感觉痛楚，微有热象，入夜则见症较重。

治疗

主穴　大椎、大杼、膏肓、神堂、风池、天容、尺泽、合谷、少商、内庭。

配穴　慢性咽喉肿痛加照海、太溪。

方法　先放痧点刺少商经穴，后泻法刮拭以上各经穴部位 3～5 分钟，以每一局部现紫红色为佳。

附　药、食调理

淡盐汤：食盐 1～2 克，温开水 1 杯，兑成淡盐汤水。每日早晨空腹饮之。

饴糖拌萝卜：红皮萝卜 1 个，切片，拌上饴糖，放置过夜，溶成糖水饮服。

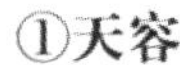

①天容
②尺泽
③少商
④内庭

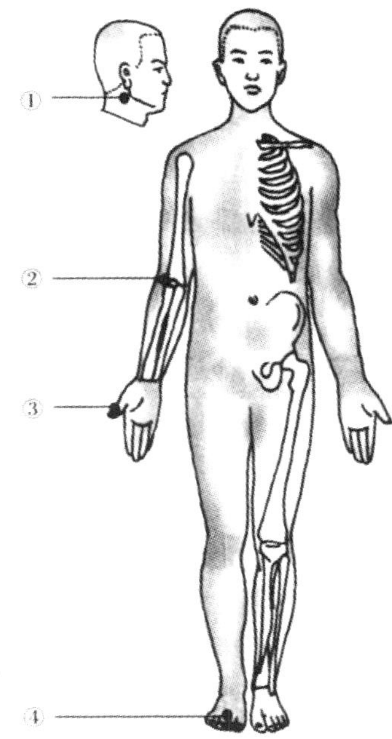

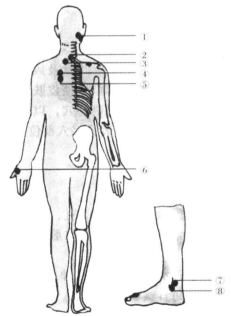

①风池
②大椎
③大杼
④膏肓
⑤神堂
⑥合谷
⑦太溪
⑧照海

八十六、牙痛

病症

牙痛剧烈，或呈阵发性，遇冷痛减，受风或热则痛势增剧，头痛，口渴欲饮，口臭，舌苔黄腻，脉洪数；抑或牙齿隐隐作痛，时作时息，牙齿松动，头晕眼花，腰膝酸痛，口干不欲饮，舌红无苔或少苔，脉细数。

治疗

主穴　大椎、大杼、风池、肩井、膏肓、神堂、颧髎、下关、巨髎、禾髎、大迎、颊车、手三里至合谷、内庭。

配穴　肾阴虚加肾俞、太溪。

方法　泻法刮拭主刮经穴大椎、大杼、膏肓、神堂及风池、肩井、合谷、手三里、内庭等经穴部位，使皮肤发红发紫；再以中等强度手法刮拭头面部诸经穴，以不损伤皮肤为度。以较轻手法补刮太溪、肾俞经穴部位3～5分钟。

附　药、食调理

姜艾葱椒煎：生姜、连须葱白、艾叶、食盐各18克，花椒15克，黑豆30克。诸味水煎去渣，取煎汁常漱口。

茶醋汁：茶叶3克，陈醋1杯。开水冲泡茶叶5分钟，滤出茶叶，以茶汁加醋饮用。每日饮3次。

①风池
②大椎
③肩井
④大杼
⑤膏肓
⑥神堂
⑦肾俞
⑧曲池
⑨合谷

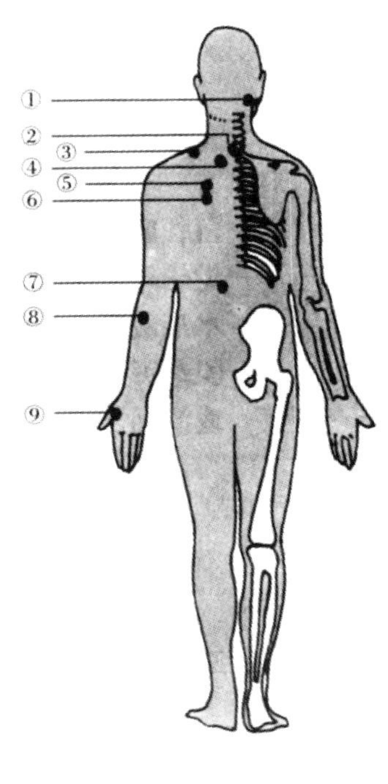

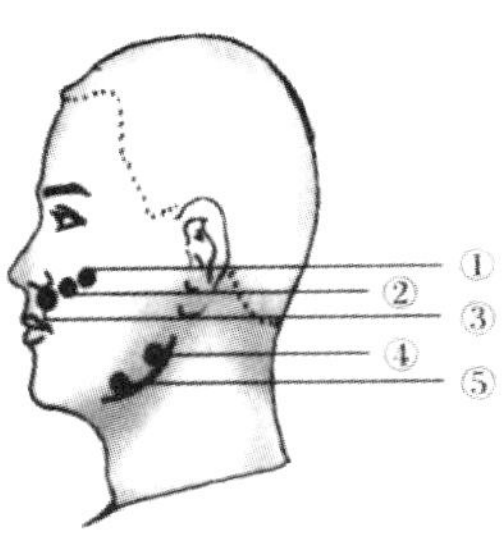

①颧髎
②巨髎
③禾髎
④颊车
⑤大迎
⑥内庭

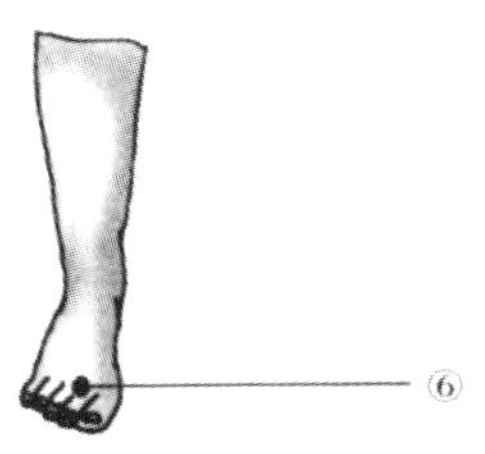

八十七、冻伤

病症

手足、鼻尖、面颊等部受冻，初起皮肤苍白，麻冷感觉，继则成肿、青紫，形成瘀斑，自觉灼热、痒痛，有时出现大小不等的水疱，如果水疱破损，无感染则逐渐干枯，结成黑痂，不久脱落可愈；如有水疱破损并受感染，则局部糜烂或溃疡。

治疗

主穴　大椎、大杼、膏肓、神堂、曲池、外关及局部、足三里、三阴交。

方法　以中等强度手法刮拭以上各经穴部位，使其皮肤发红发热。其中局部处不要损伤皮肤肌肉。

附　药、食调理

姜汁煎膏：生姜适量，捣烂取汁，煎膏涂于患处。

花椒酒：花椒 15 克，生姜汁 3 毫升，甘油 6 毫升，白酒 30 毫升。用白酒浸花椒，1 周内去掉花椒，加入姜汁、甘油，涂于患处。

①大椎
②大杼
③膏肓
④神堂
⑤曲池
⑥外关
⑦三阴交

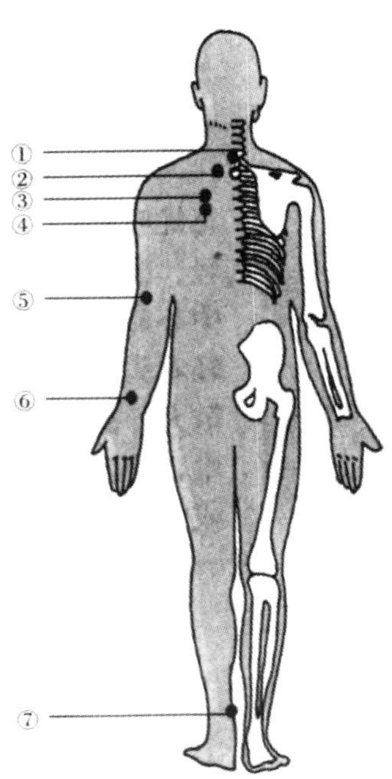

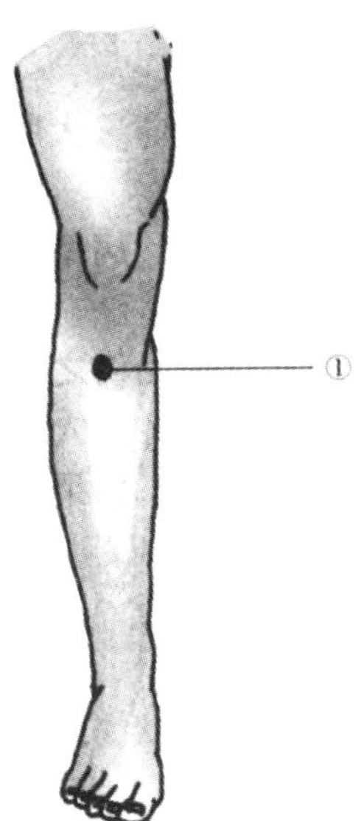

①足三里

八十八、毒蛇咬伤

病症

局部症状：患处有较粗大而深的毒牙齿痕。毒蛇咬伤后，或局部不红不肿，无渗液，痛感轻，麻木；或伤口剧痛、肿胀、起水泡；或伤口中心麻木，周围有红肿热痛和水泡。全身症状：轻者头昏头痛，出汗，胸闷，肢软；重者或瞳孔散大，视力模糊，语言不清，牙关紧闭，呼吸困难，昏迷，脉弱；或寒战发热，全身肌肉疼痛，皮下或内脏出血，甚者中毒性休克，循环衰竭。

治疗

主穴　大椎、大杼、膏肓、神堂、筑宾、肾俞、大肠俞、血海及局部。

配穴　中毒而昏迷不醒加人中、委中、十宣；病情转危为安可加各背俞经穴。

方法　先施放痧疗法，用不锈钢三棱针点刺受伤之处，放出毒血；后再用水牛角刮板以泻法重刮各经穴部位，直到每一经穴部位出现紫红色瘀斑为止。如果中毒深而致昏迷不醒，加刺人中、委中、十宣经穴以苏厥。

附　药、食调理

风仙大蒜泥：凤仙花、大蒜。二味共捣烂成泥状，外敷患处。

干姜散：干姜 30 克，研细末散，以胶布敷贴患处。

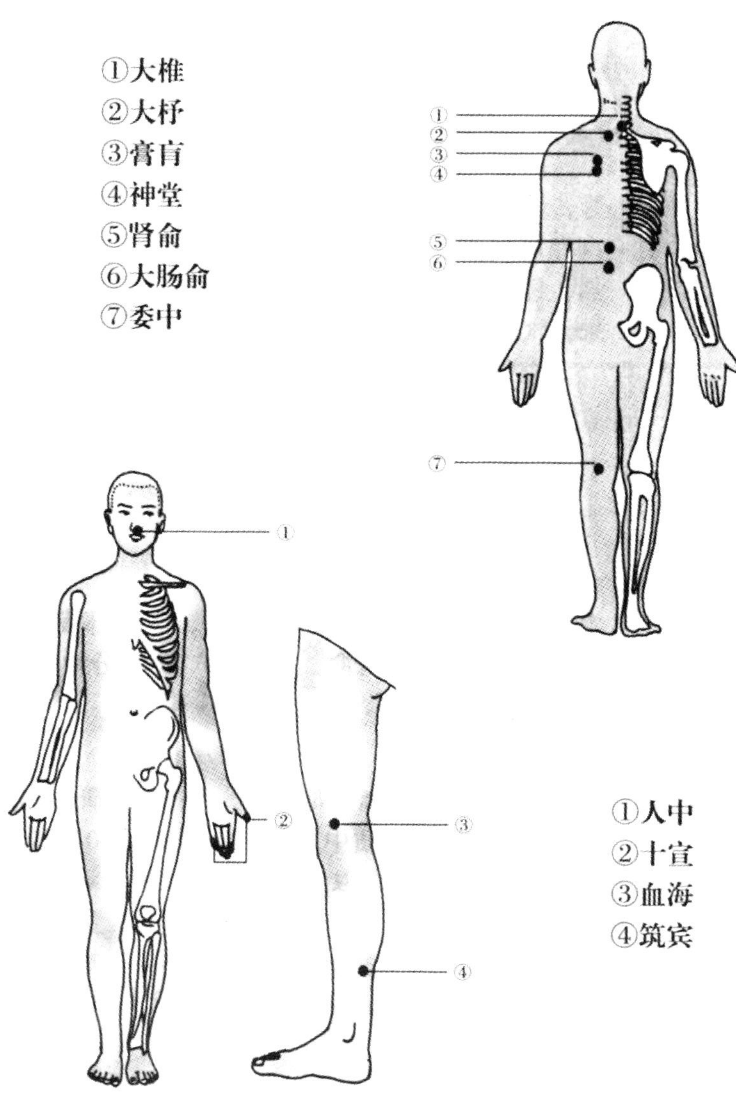
①大椎
②大杼
③膏肓
④神堂
⑤肾俞
⑥大肠俞
⑦委中
①
②
③
④
⑤
⑥
⑦
①
②
③
④
①人中
②十宣
③血海
④筑宾

八十九、面部色斑

病症

面部色斑，其色黄褐或深褐，斑片大小不等，且形状不规则，边界清楚，常分布于颧颊、口鼻周围，一般无任何自觉症状。间或有胸胁胀痛，经血不调，脉弦缓或弦滑；抑或有腹胀纳呆、气短肢乏、头晕耳鸣、腰膝酸软等证。

治疗

主穴　大椎、大杼、膏肓、神堂、肝俞、脾俞、足三里、三阴交、阴陵泉、太冲。

配穴　肾虚则面黑褐色斑加肾俞、太溪。

方法　泻法刮拭以上各经穴部位 3 ~5 分钟，使局部发红发紫。肾虚则用补法刮拭肾俞、太溪经穴 3 ~5 分钟。

附　药、食调理

二白贝母膏：白及、白附子、浙贝母各等分。三味共研细末，在一叶兰软膏基质中，每盒加本散末 40 克，备用。每日早、晚各取此膏药涂擦 1 次。

花粉蛋清膏：天花粉、鸡蛋清各适量。花粉研细末，蛋清调匀成膏。用时先洗净脸部，热毛巾将其捂热，涂上此膏。睡前用，起床后洗去，连用 1 ~3 个月。

①大椎
②大杼
③膏肓
④神堂
⑤肝俞
⑥脾俞
⑦肾俞

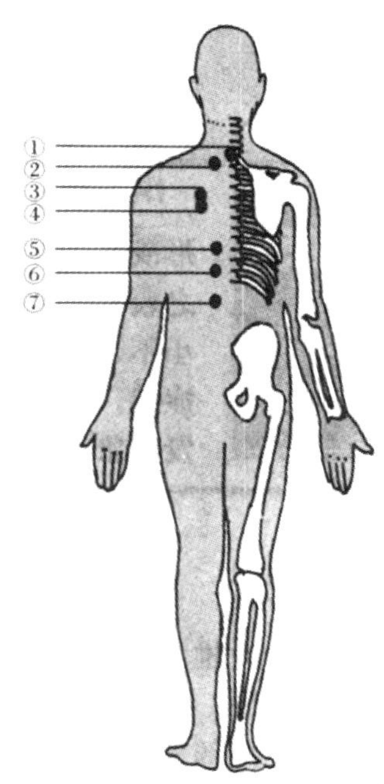

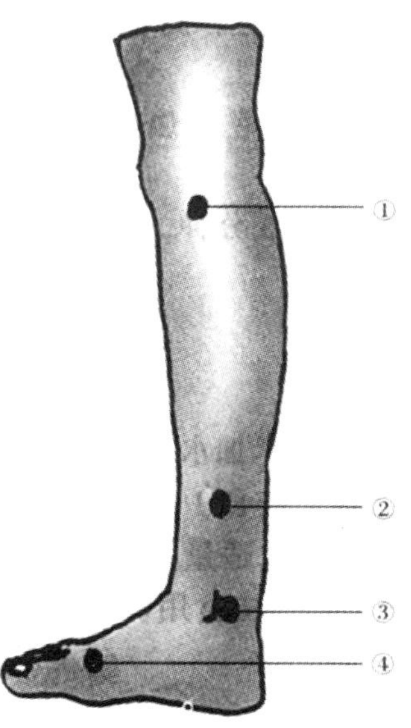

①阴陵泉
②三阴交
③太溪
④太冲

九十、扁平疣

病症

皮肤扁平丘疹，大小如针尖至粟粒样，呈圆形或不规则形，表面光滑，略高出皮肤表面，触之较硬，呈浅褐色、灰白色或正常皮色，疣体大小不等，数目有多有少，略有痒感，无其他自觉症状。本病病程进展缓慢，有自愈性，亦可有复发现象。

治疗

主穴　大椎、大杼、膏肓、神堂、风池、曲池、合谷、血海、行间、侠溪。

配穴　面部多发者加太阳、阳白；疣体色红瘙痒者加鱼际、风市。

方法　泻法，重刮以上各经穴部位 3 ~ 5 分钟，以局部发红发紫为度。

附　药、食调理

薏米粥：薏米 50 克，白糖适量。薏米加水煮烂成粥，调入白糖，1 顿食用。每日 1 次，连食 1 个月。

清水黄豆芽：黄豆芽，随食量定，加水适量煮熟烂，食用。吃豆喝汤，连续 3 日作为主食用（注：忌食油与其他粮食）。

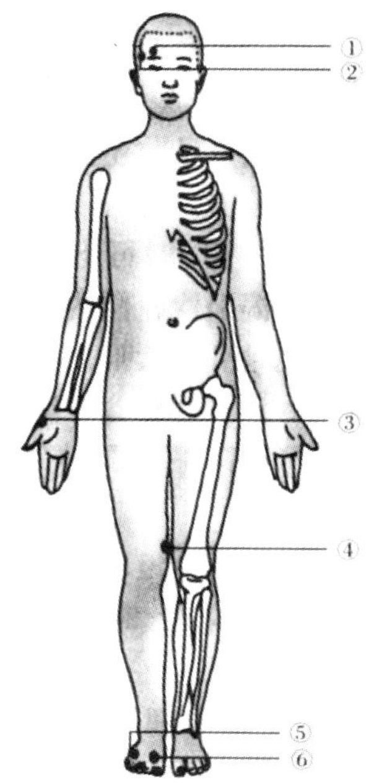

①阳白
②太阳
③鱼际
④血海
⑤侠溪
⑥内庭

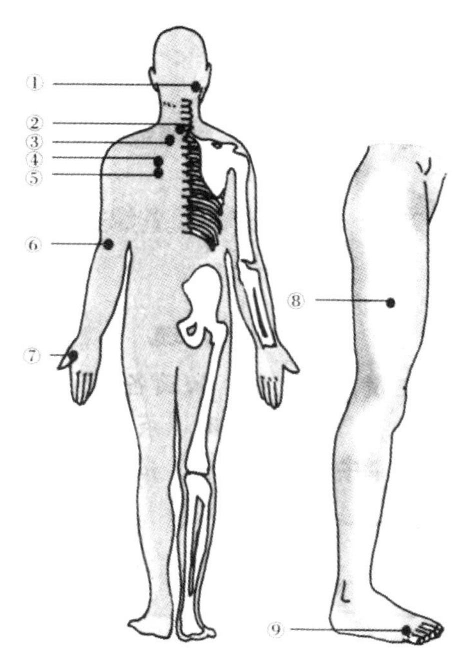

①风池
②大椎
③大杼
④膏肓
⑤神堂
⑥曲池
⑦合谷
⑧风市
⑨侠溪

九十一、痤疮（粉刺）

病症

颜面、前额、颧部、下巴等处可见散在性针头或米粒大小的皮疹，重者亦可见于胸背部，其色红或稍红，皮疹顶端有黑头，挤压时可出粉刺，有时还可见脓头，常伴有口渴引饮、便结尿赤等证。日久或经年不退，其色暗红或紫暗，舌质黯红或有瘀斑，脉沉细或涩。

治疗

主穴　大椎、大杼、膏肓、神堂、肺俞、肾俞、曲池、合谷、足三里、三阴交。

配穴　痰瘀而皮肤痤疮反复发作、经久不消者加丰隆、血海、地机。

方法　泻法刮拭以上各经穴部位 3 ~5 分钟，以局部皮肤发紫发红为佳。

附　药、食调理

二黄散：大黄、硫黄各等分，茶叶适量。前二味研为细末散，用时以茶水调搽。

白牵牛散：白牵牛、白酒各适量。牵牛浸酒，研为细末散，外搽。

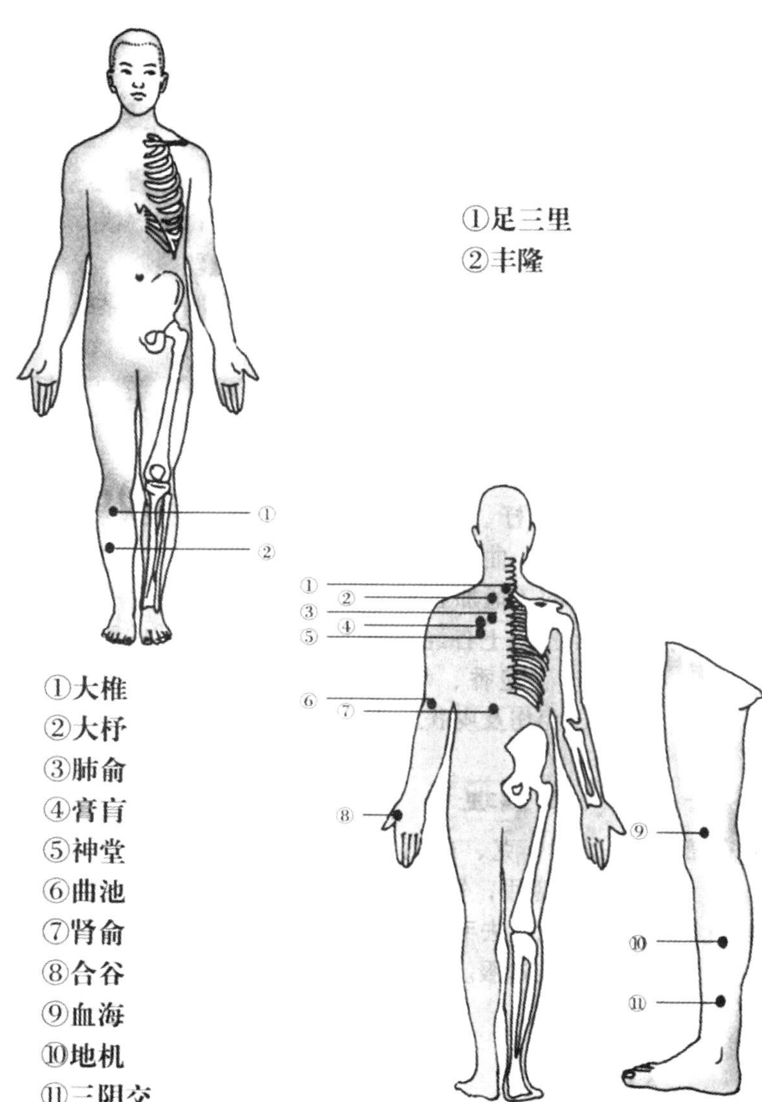
①
②
①足三里
②丰隆
①
②
③
④
⑤
⑥
⑦
⑧
⑨
⑩
⑪
①大椎
②大杼
③肺俞
④膏肓
⑤神堂
⑥曲池
⑦肾俞
⑧合谷
⑨血海
⑩地机
⑪三阴交

九十二、酒糟鼻

病症

鼻尖及鼻翼部发红充血。如为肺胃积热，则其皮肤光亮，鼻部油腻、赤热，口干渴饮；如为血热集聚，则鼻部颜色深红，血缝显露，丘疹脓疮；如为血瘀凝滞，则鼻部颜色暗红或紫红，肥厚增大，增生如瘤。

治疗

主穴　大椎、大杼、膏肓、神堂、印堂、迎香、承浆、养老、支沟、曲池、合谷、内庭。

配穴　脉络郁滞不通加血海、足三里、三阴交。

方法　泻法刮拭以上各经穴部位3～5分钟，其中面部经穴部位印堂、迎香、承浆用刮板边角刮拭，手法不要太重，以免伤及皮肤。

附　药、食调理

枇杷叶散：枇杷叶去毛，茶水适量。将枇杷叶焙干研细末散，用茶送服。每次6克，每日3次。

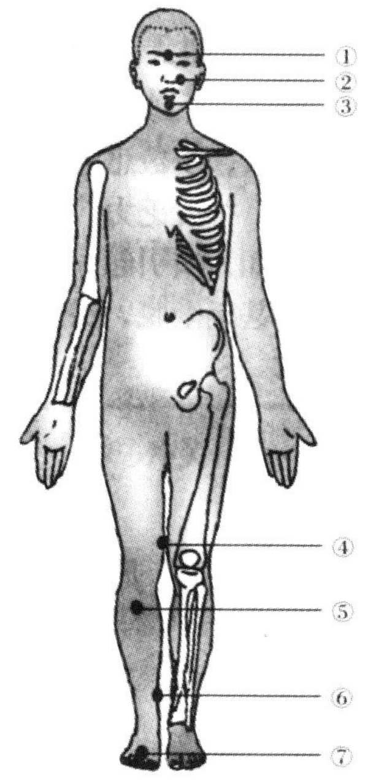

①印堂
②迎香
③承浆
④血海
⑤足三里
⑥三阴交
⑦内庭

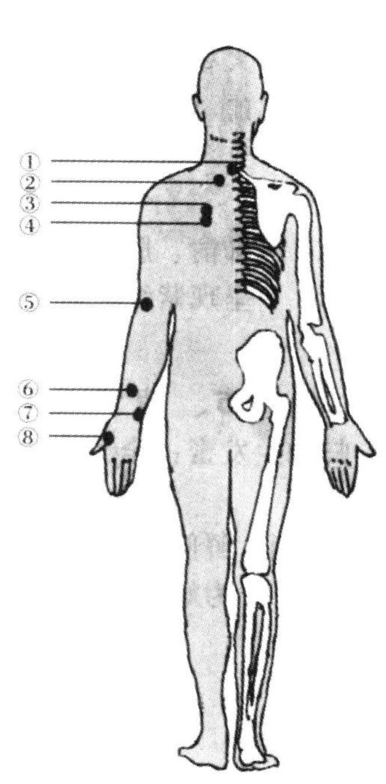

①大椎
②大杼
③膏肓
④神堂
⑤曲池
⑥支沟
⑦养老
⑧合谷

九十三、脱发

病症

如为虚引起，则脱发呈稀疏状，少数患者亦可呈片状脱落，毛发枯槁无光泽，神疲乏力，腰膝酸软，舌红少苔，脉沉无力；如为实引起，则脱发可呈稀疏状，也可呈片状，甚至全脱，头皮灼热瘙痒，舌红苔黄，脉弦滑数。

治疗

主穴　大椎、大杼、肩井、膏肓、神堂、肺俞、肝俞、肾俞、外关、足三里、阳陵泉。

方法　先泻法刮拭大椎、大杼、肩井、膏肓神堂经穴部位 3～5 分钟，再分别泻法刮拭外关、阳陵泉，补法刮拭肺俞、肝俞、肾俞、足三里各 3～5 分钟，以局部皮肤呈现紫红色斑点为度。

附　药物外用

侧柏酒：鲜侧柏叶 30～60 克，用 60% 的酒精浸泡（以淹过药面为好）7 天。搽患处，每日 3 次。

①大椎
②肩井
③大杼
④肺俞
⑤膏肓
⑥神堂
⑦肝俞
⑧肾俞
⑨外关

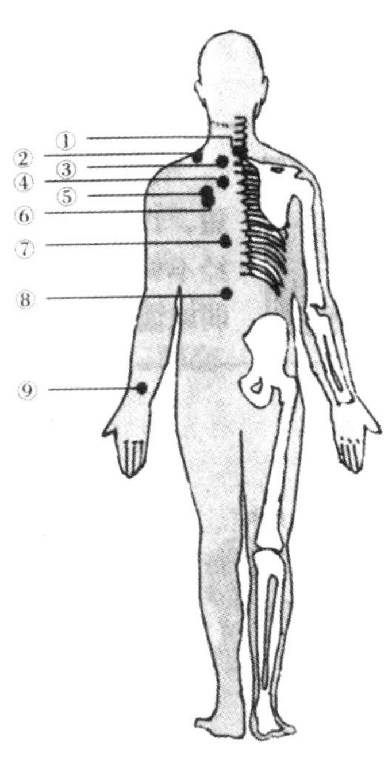

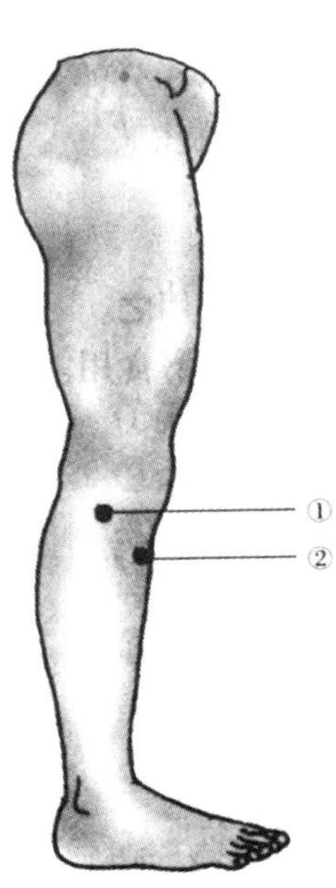

①阳陵泉
②足三里

九十四、肥胖

病症

形体肥胖，肌肉松弛，嗜睡倦怠，动则气短，口淡食少，或乳房肥大，腰酸腿软，女子月经不调，量少，男子阳痿早泄，舌淡而胖，脉缓弱或濡细。

治疗

主穴　大椎、大杼、膏肓、神堂、膻中、中脘上下部位、关元、肾俞、丰隆、三阴交。

方法　泻法，重手法刮拭以上各经穴部位 3 ~ 5 分钟，使局部皮肤红紫为度。刮拭膻中穴时不要损伤皮肤。

附　药、食调理

玉米须茶：玉米须适量，用开水冲沏成茶，饮用之。

海带绿豆粥：海带、绿豆各 100 克。二味煮粥食用。每日 1 次，久服之。

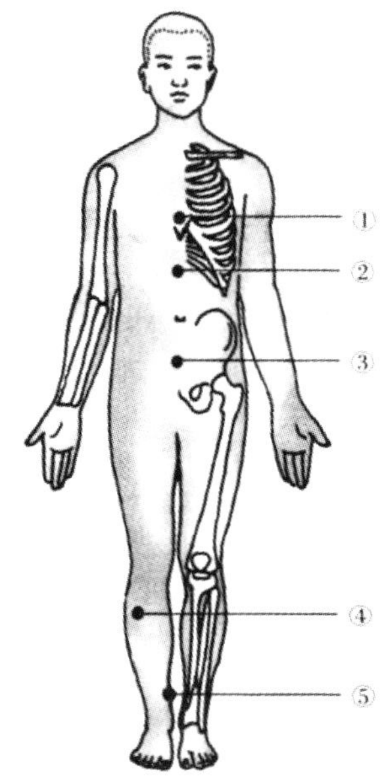

①膻中
②中脘
③气海
④足三里
⑤三阴交

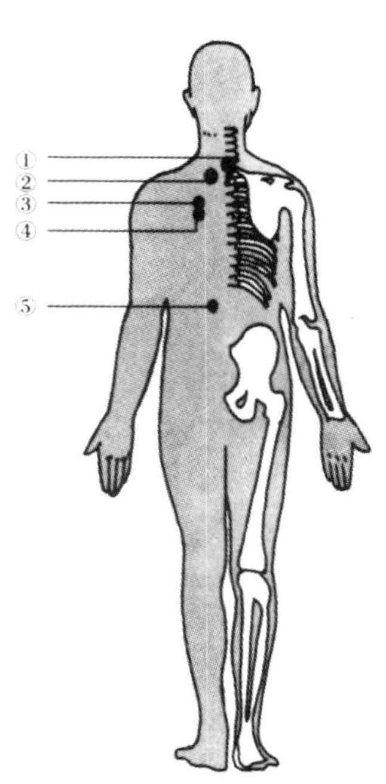

①大椎
②大杼
③膏肓
④神堂
⑤肾俞

附录　人体十二皮部示意图

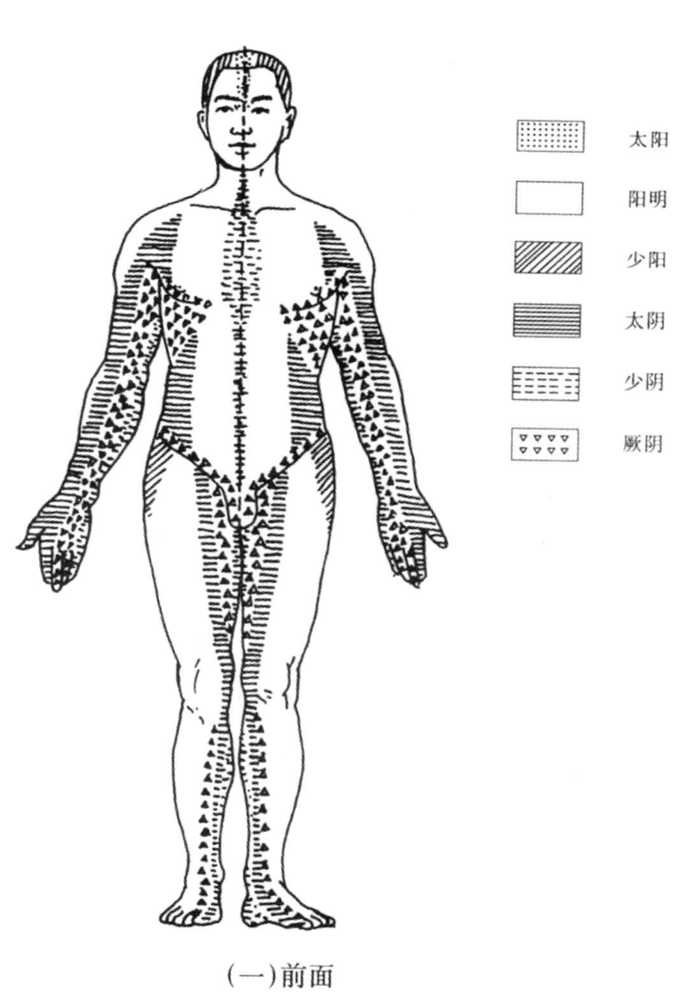

（一）前面

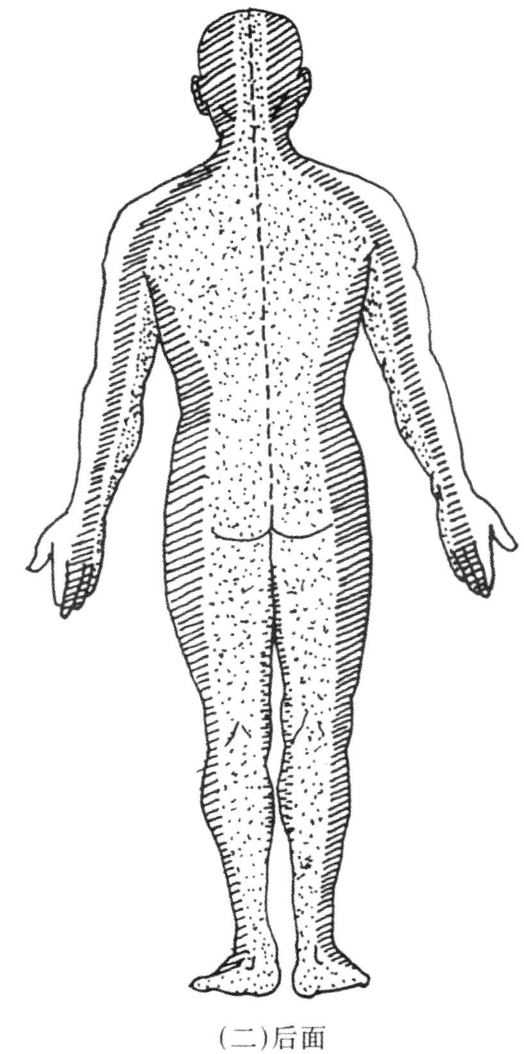

（二）后面

第三章　拔罐疗法

第一节　拔罐疗法简介

一、拔罐疗法的概念

拔罐疗法是以各种罐为工具，即用罐口光滑平整、大小不等的竹罐、陶罐、玻璃罐等，利用乙醇棉球燃烧或者抽气等方法，将罐内的空气清除掉而产生负压，迅速吸附于人体表面经穴或相关部位，使邪气从体表排出，从而达到预防和治疗疾病目的的一种外治疗法。

二、拔罐疗法的起源和发展

拔罐疗法历史悠久，在古代被称为“角法”或“角吸法”，用兽角吸拔，治疗疾病，故称之。

其文字记载，最早可见于汉代马王堆出土的帛书《五十二病方》，里面记有关于角法治疗痔疾的文字。在晋代医学家葛洪的《肘后备急方》中也明确提到了“角法”，并对在治疗疮疡脓肿时用其来吸血排脓，做了详细的描述。唐代王焘《外台秘要》，元代沙图穆苏《瑞竹堂经验方》，明代申斗垣《外科启玄》、陈实功《外科正宗》，清代赵学敏《本草纲目拾遗》等著作中也皆有关于拔罐技法的论述。唐代王焘在《外台秘要》中记述“患殗殜（现代肺结核）等病必瘦……若是此病……即以墨点上记之，取三节大青竹筒，长寸许，一头留节，无节头削令薄似剑，煮此筒子数沸，乃热出筒，笼黑点处按之，良久……当黄白赤水，次有脓出，亦有虫出者。数数如此角之，令恶物出尽，乃即除，当目明身轻也”。这是已知最早记载的竹罐制作和以水煮罐的吸拔方法及作用。宋代唐慎微《证类本草》也提到了“治发背，头未成疮及诸热肿痛以竹筒角之”。清代赵学敏在其所著的《本草纲目拾遗》中对拔罐疗法作了更为详细的描述，其曰：“火罐，江右及闽中，皆有之，系窑户烧售，小如大人指腹大，两头微狭，使促口以受火气，凡患一切风寒，皆用此罐。以小纸烧见焰，投入罐中，即将罐合于患处，或头痛，则合在太阳、脑户或巅顶；腹痛合在脐上。罐得火气合于肉，即牢不可脱，须待其自落。患者自觉有一股暖气，从毛孔透入，少顷，火力尽则自落。肉上起红晕，罐中有气水出，风寒尽出，不必服药。治风寒头痛及眩晕、风痹、腹痛等症。”拔罐法在当时主要用于外科疮疡脓肿的吸血排脓，内科的肺痨、风湿等病的治疗。

拔罐疗法很早就传到了国外。大约在6世纪，其与针灸一起传入朝鲜，同时我国吴人知聪携带《名堂孔穴图》《针灸甲乙经》等书东渡，介绍到日本，公元17世纪末传到欧洲。在非洲大陆亦有这一古老的方法，至今仍有不少民间医生在应用。

新中国成立以后，随着针灸事业的发展，拔罐疗法也同时得到了重视，在临床上广泛地运用。现代的中医教科书上，有了专门的拔罐疗法论述；大量的中医临床刊物上也常常有关于拔罐疗法治疗疾病的报道。

可以说，拔罐疗法也和针灸等其他疗法一样，将会日益受到欢迎，并被广泛地运用，成为多种疗法中的重要组成部分，发挥着它应有的防治疾病作用。

三、拔罐疗法的作用机制

拔罐疗法，依据于人体脏腑经络腧穴理论。外邪侵入人体，使经脉气机不利，脏腑功能失调，气血输布紊乱，这些都可导致种种疾病的发生。运用拔罐疗法，通过罐具吸拔人体体表经穴或经穴相关部位，使局部发红充血，并通过温热作用和机械性负压刺激，可以使机体阳气振奋，经脉温通；气机调理，血气疏通；虚补偏纠，正扶邪祛。从而使脏腑和谐，阴阳平衡，人体健康无病。

四、拔罐疗法的常用种类和操作方法

拔罐有很多种类，使用的方法也不一样。其中常用的有抽气罐法、电动罐法、火罐法、水罐法、药罐法、针罐法、灸罐法；采用的方式有单罐法、多罐法，有闪罐法、走罐法、留罐法等。使用的罐具亦有多种，但通常使用的是现代工艺制作的玻璃罐。

（一）罐具（见图）

玻璃罐，一般从小到大共分为 5 个型号，其形如球状，下端开口，口小肚大。其优点是罐口光滑，质地透明。

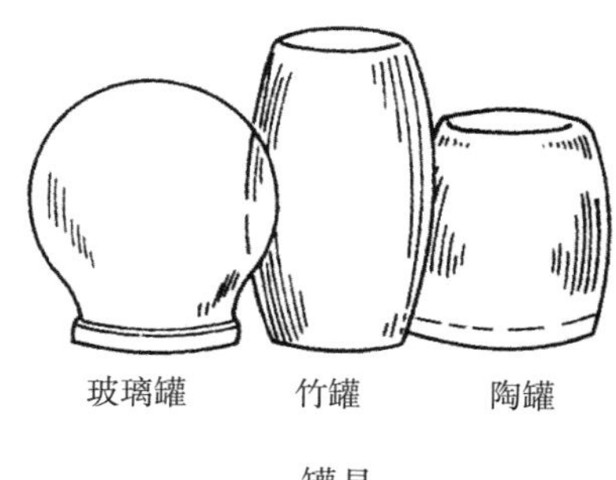

罐具

型号　1 号罐：最小，多用于面部、四肢、骨边等肌肉面积较小的部位。

2 号罐：多用于面部、颈部、四肢或小儿。

3 号罐：可用于胸腹部、背部及四肢肌肉较多的部位，在临床上使用最多。

4 号罐：多用于腹部、背部、臀部、大腿等部位，在临床使用也较多。

5 号罐：最大，多用于背部及臀部，肌肉肥厚较多的部位。

（二）种类和操作方法

1. 火罐法

火罐法这里专指用火力排气，形成负压吸拔的罐法。火罐法为临床上最常用的一种方法。

（1）投火法　将小纸片或乙醇棉球点燃后，迅速投入罐底，立即将罐扣在应拔的部位上，即可吸住。此法多用于侧面横拔部位（见图）。

（2）贴棉法　将蘸有适量乙醇的小块棉片，贴于罐内上中段，点燃后速扣在选定的部位上即可。此法较适用于侧面横拔部位。

（3）闪火法　用镊子或血管钳夹住乙醇棉球，亦可用粗铁丝一端缠上棉球做成点火棒，点燃乙醇棉球后，伸进罐内，在底部或中部旋转一圈迅速退出，再速将罐子扣在应拔的部位上。注意操作动作要快，罐口与应拔部位的距离不宜太远。本法临床使用较多，适用于任何体位（见图）。

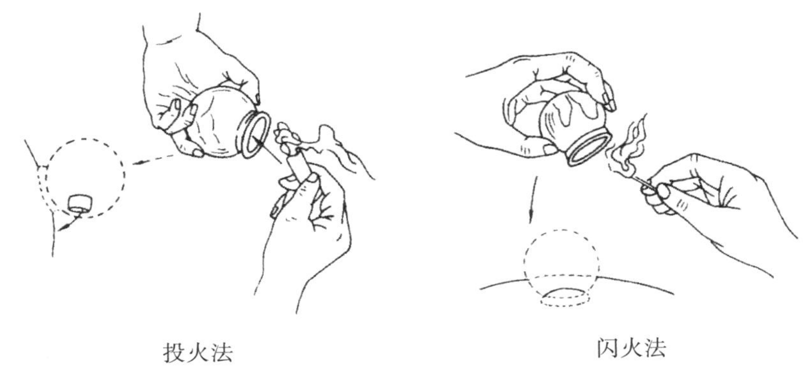

投火法　　闪火法

（4）滴酒法　先在罐内中部与底部滴上数滴乙醇，将罐横转 1～3 周，速将乙醇点燃，快速扣于穴位上。此法适用于任何体位。

（5）架火法　用一块不易燃烧且传热慢的块状物（如胶木盖、姜片、蒜片、木片、核桃皮、新鲜橘皮等）放在应拔部位上。上置小乙醇棉球，点燃后速将火罐扣上。此法吸力较强，适用于俯卧、仰卧时大面积部位及四肢肌肉丰厚的平坦部位。

2．水罐法

水罐法是指拔罐时配合用水的拔罐方法。根据用水途径的不同，分为贮水罐、水煮罐、水蒸气罐。玻璃罐和抽气罐，适用于拔贮水罐；竹罐和陶罐，适用于拔水煮罐和水蒸气罐。其造成负压的吸引方法及其操作如下：

（1）贮水拔罐法

1）罐内装入约 1/3 的温水，再将纸或乙醇棉球点燃，趁火焰最旺时投入罐内，迅速将罐紧扣在拔罐穴位。此法适用于侧位。若需拔不在侧面的部位时，可先让患者暂时取侧位，待罐拔上后再恢复正常体位，但转体时应小心，以免使罐松动，温水外溢。

2）抽气罐内装入约1/3～1/2的温水，再将罐底紧压在应拔部位，抽去罐内空气即可，亦可用空罐按在需拔部位上，先注入温水，然后抽尽空气。

（2）水煮拔罐法　将竹罐或陶罐放入煮沸的水中2～3分钟，再将罐口朝下取出，甩去水珠后乘热按压在应拔部位上。如罐口温度过高，可用折叠的湿毛巾捂一下罐口再拔。

（3）水蒸气拔罐法　先让水在壶内煮沸，当水蒸气从壶嘴大量喷出时，将罐口套入壶嘴5秒钟左右，迅速取下扣在应拔部位上即可。此法适用于口径较小的罐具。

3．药罐法

药罐法分煮药罐和贮药罐两种。先将选用的药物装入袋内放入水中煮至适当浓度，再将竹罐投入药汁内煮10～15分钟，再按水罐法操作，此为煮药罐法。在抽气罐内装入约半瓶药液，再按抽气贮水拔罐法操作，亦可在罐内装入1/3左右的药液，再按火罐法（投火法）操作，此为贮药罐。

4．针罐法

先在穴位上针刺，待施毕补泻手法后，将针留在原处，再以针刺为中心拔上火罐即可（见图）。此法也称带针坐罐法。

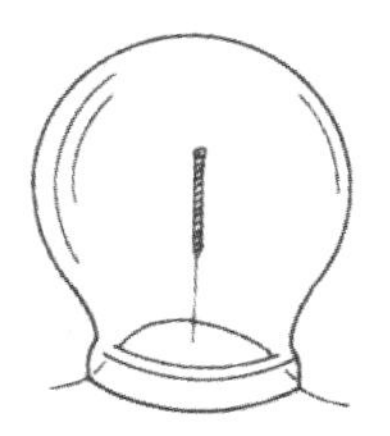

针罐法

5．刺血拔罐法

先在一定部位用三棱针、毫针或皮肤针等点刺出血，再以闪火法将火罐拔上。如果与药罐结合称为药罐刺血法。

6．抽血罐法

多用注射后的青、链霉素空瓶，其原瓶口铝盖不要弄断，用砂轮磨去瓶底，再将口缘打磨光滑，检查无锐边即可使用。使用时先将制备好的抽气罐紧扣穴位上，用注射针头穿透橡皮塞，抽出瓶内的空气，产生负压便能吸拔。

7. **电动罐法**

电动罐是采用现代真空、磁、红外线（热）等技术研制的拔罐器具，以电动形成负压，吸拔于人体经穴部位上，使用方法简单易行（但价格较贵）。

（三）应用罐法的方式

临床上拔罐，采用的方式有多种，其常用的介绍如下：

1. **单罐法**

单罐法用于病变部位范围较小的需拔部位，如压痛点或穴位等，可应用上述各种拔罐方法吸拔。

2. **多罐法**

多罐法多用于病变范围较广泛或呈线状、带状的疼痛区。使用两个以上至数十个罐具。两个罐口之间的距离为1～7cm不等。本法又称排罐法，分疏排、密排和散罐。临床应根据患者的症状、病变部位、范围、体质和耐受力等灵活使用。

3. **闪罐法**

闪罐法，即罐具拔上后又立即取下，反复进行，吸拔至皮肤潮红发热为止。多选择闪火法吸拔。

4. **留罐法**

留罐法，即罐具吸拔稳妥后，留置5～15分钟，如欲拔瘀血，时间可稍延长，但一般不超过半小时。相对来说，罐大（吸拔力大）、夏季或体弱肤薄者，留罐时间宜短。

5. **走罐法**

走罐又称推罐或行罐。操作前，先在罐口或吸拔部位薄涂一些润滑剂如液体石蜡、凡士林（也可根据患者的病情和部位的大小选用风油精、红花油、止痛消炎软膏、药酒等外搽），便于滑动。吸拔后，用左手按住罐具前部皮肤，右手握住罐底平推或稍倾斜推，做前、后、左、右方向移动，此时走罐部位皮肤可见潮红、深红或起丹痧点，治疗即告结束。本法以选用口径较大、罐口壁较厚且光滑的玻璃罐最为适宜。多用于胸背、腰骶、腹部、大腿等部位。

五、拔罐疗法应用时的注意事项

（1）选择正确的体位和姿势，患者一般为俯卧位，医者之姿势以顺手为佳。

（2）拔罐时，根据所拔经穴部位的面积大小、肌肉厚薄，采用不同型号的罐具应用。

（3）操作时，手法要稳准、轻盈、熟练，用棉球蘸乙醇时切记小心，以免引起意外，造成烧烫伤。

（4）闪罐注意火势大小，走罐注意瓶口光滑与否，留罐注意时间不能过长。若皮肤产生水泡，用消毒过的针具将其挑破，使水液流出，涂上龙胆紫药水。

（5）留罐期间当注意患者的反应，若有不良反应，轻者取罐，或平卧或饮热饮；重者可针刺人中、内关等穴急救。

（6）取罐时，一手在罐旁轻压皮肤，另一手握住罐具，使罐具与皮肤稍分离，放入少许空气，罐具即可随手取下。不可生拉硬拽，使皮肤受伤。

（7）刺血拔罐，小心谨慎。年老体弱、久病体虚、孕妇小儿应用时，不可过分刺血。刺血后注意消毒，以防感染。

六、拔罐疗法的适应证和禁忌证

（一）适应证

随着医疗实践的发展，拔罐的适应证，早已从早期的疮疡，发展到用于内、外、妇、儿等各种病证，能治疗的一般常见病、多发病已达百种之多。如感冒、咳嗽、哮喘、中暑、呕吐、呃逆、泄泻、痢疾、便秘、眩晕、失眠健忘、惊悸怔忡、汗证、肺痈、黄疸、水肿、积聚、淋证、癃闭、消渴、遗精、阳痿、疝气、中风、面瘫、头痛、胸痹、胃痛、腹痛、胁痛、腰痛、痹证、痿证、疟疾、坐骨神经痛、三叉神经痛、颈椎病，以及妇科、儿科、外科等多种疾患都可以列入拔罐疗法适应证的范围。

（二）禁忌证

（1）对高热抽搐、心脏病、精神病发作者，不宜拔罐。

（2）对毛细血管壁薄、脆，易出血者，不宜拔罐。

（3）孕妇的腰骶部和腹部，不宜拔罐。

（4）皮肤过敏、大面积溃疡破损处不可拔罐。

（5）对皮下有不明肿物及骨折部位不宜拔罐。

（6）女性在月经期间不宜拔罐。

（7）受术部位有病史者，不宜拔罐。

（8）眼、口、鼻、耳、乳头、前后二阴等部位，不宜拔罐。

七、三棱针与梅花针

（一）三棱针

三棱针头部呈三角形，针尖锐利，多用不锈钢制作而成（见图）。

三棱针

适应范围：发热病，精神失常，咽喉肿痛，局部皮肤充血、肿胀等。

操作方法：在选定的经穴上刺入0.5～1分，点刺或散刺，以浅刺出血为度。

注意事项：针刺出血时，宜轻宜浅，不可用力过猛。出血量应根据病情而定。体弱病虚、老年、孕妇及有出血倾向的患者，均不宜刺血、放血。

（二）梅花针

梅花针又称七星针，是用于皮肤表面叩击浅刺的一种治疗针具：其形似莲蓬状针盘，上嵌有针锋平齐的7支不锈钢短针，一端连有长5～6寸的针柄（见图）。

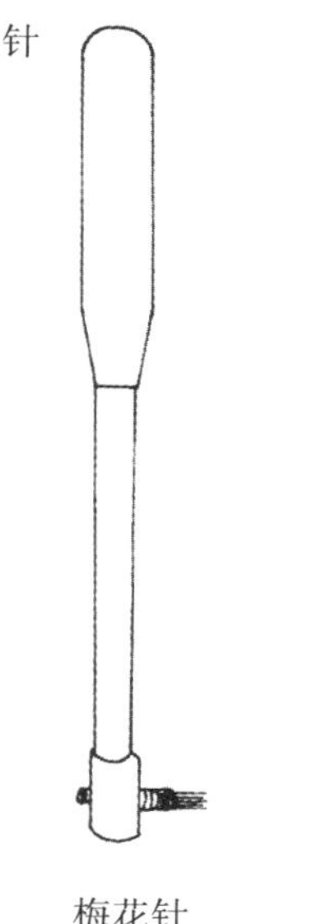

梅花针

适应范围：用在皮肤表面上浅刺，用于头痛、眩晕、失眠、胃肠病、妇科慢性疾患等。此针具更适用于妇女、儿童及惧怕疼痛患者。

操作方法：手握针柄，运用腕部弹力按一定路线或一点叩击。

第二节 病证治疗

一、感冒

主穴 风门、风府、风池、大椎、大杼、列缺、合谷

配穴 风热加曲池、外关；头痛加太阳；咳嗽加尺泽；鼻塞加迎香。

方法 先用三棱针点刺或毫针浅刺大椎、风门穴，后用较大口径的罐具，于脊柱两旁的风府、风门、大杼及大椎穴，实施闪罐或走罐法，从上至下，反复多次，亦可留罐 15～20 分钟。余穴可用针刺 10～15 分钟。

主穴 大椎

方法 先用三棱针点刺大椎穴放血，后加拔罐，吸拔该穴 15～20 分钟。每日或隔日 1 次。

二、咳嗽

主穴 肺俞、尺泽、列缺、合谷、中府、膏肓

配穴 外感发热加曲池、外关；中虚不足加脾俞、中脘、足三里；痰多加丰隆、太渊。

方法 先针刺中府、膏肓、中脘、脾俞，可选用大口径罐，余者可用中、小口径玻璃罐拔，每次 15～20 分钟或针刺。

主穴 大椎、风门、肺俞

方法 先用毫针浅刺上穴，后用罐具，闪火拔罐法，分别用于大椎、双侧风门、双侧肺俞，留罐 5～10 分钟。此用于风寒型咳嗽。

三、哮喘

主穴　肺俞、膏肓、身柱、列缺、合谷、尺泽、天突、定喘、大椎

配穴　肺虚加太渊、足三里；肾虚加气海、膻中；痰热加鱼际、曲池。

方法　用大口径罐具吸拔背部各穴位 15～20 分钟，膻中拔 5～10 分钟，余者可用小口径罐拔 10～15 分钟，亦可用手指点按天突穴 3～5 分钟。以上可先针刺后火罐拔，疗效更好。

主穴　大椎、肺俞、天突、列缺、足三里

方法　先用毫针针刺 5～10 分钟，后加罐具吸拔 15～20 分钟，日 1 次，5～10 次为 1 疗程。

四、中暑

主穴　脊背两侧足太阳膀胱经部位、肘窝、腘窝

配穴　头痛加太阳、头维；呕恶加内关、中脘；昏迷加人中、百会；抽搐加太冲、合谷。

方法　用大口径罐对背部脊柱两旁闪罐或走罐，由上至下，反复多次，以局部出现红紫为佳。吸拔肘窝、腘窝处，留罐 3～5 分钟，太阳、人中、百会可用手指点按，反复多次，余者留罐 5 分钟。

主穴　大椎、命门、曲泽、委中

方法　三棱针点刺大椎、曲泽、委中穴，放血少许，加罐拔各穴 3～5 分钟。

五、呕吐

主穴　大椎、大杼、膻中、中脘、足三里、内关、公孙

配穴　食滞加天枢；痰多加丰隆；脾虚加脾俞、胃俞、足三里；肝气犯胃加太冲。

方法　大口径罐吸拔背部及胸腹部穴 10～15 分钟，小口径罐吸拔

足三里、内关穴 10～15 分钟，用手指点按公孙、太冲穴数次，每次3～5 分钟。

主穴　中脘、内关、足三里、脾俞、胃俞

方法　先针刺各穴 10～15 分钟，后加罐具吸拔 10～15 分钟。每日 1 次。

六、呃逆

主穴　大椎、天柱、膻中、梁门、内关、三焦俞

配穴　中虚不足加中脘、足三里、气海；阴虚肾亏加肾俞、太溪；肝郁痰多加太冲、丰隆。

方法　大口径罐吸拔大椎、肾俞、三焦俞及胸腹部穴位，用中、小口径罐吸拔足三里、丰隆、内关，留罐均为 10～15 分钟，用手指点按太溪、太冲穴数次，每次 3～5 分钟。

主穴　膈俞、中脘、膻中

方法　毫针刺上三穴 5 分钟，后加罐具吸拔 5～15 分钟。每日 1 次。

七、泄泻

主穴　大椎、膏肓、天枢、中脘、足三里、上巨虚、阴陵泉、内关

配穴　脾虚胃弱加脾俞、胃俞；肾虚加肾俞。

方法　每次选穴 3～5 个，上穴分组交替使用，用拔罐法吸拔各穴 10～15 分钟。每日 1 次，10 次为 1 疗程。

主穴　脾俞、胃俞、大肠俞、天枢、足三里

方法　针刺各穴 10～15 分钟，并加罐具吸拔亦 10～15 分钟。每日 1 次。

八、痢疾

主穴　天枢、上巨虚、足三里、合谷、关元、大肠俞、大椎

配穴　湿热重加曲池、内庭、阴陵泉；寒湿重加中脘、气海、三阴交；脾虚久痢加脾俞、胃俞；里急后重加长强、中膂俞。

方法　每次选穴 3～5 个，以不同口径罐吸拔不同穴位 10～15 分钟。隔日拔罐 1 次。

主穴　肚脐周围 1cm

方法　患者仰卧，于脐周围 1cm 处，用消毒过的三棱针刺入皮下，使出血，后加拔罐，留罐 10～15 分钟，每日 1 次。此治疗急性菌痢。

九、便秘

主穴　天枢、中脘、大肠俞、上巨虚、支沟、足三里

配穴　热秘加曲池、合谷；气滞加行间、中脘；气血虚加关元、气海、脾俞、胃俞。

方法　每次选穴 3～5 个，罐具吸拔各穴 15～20 分钟。隔日拔 1 次，10 次为 1 疗程。

主穴　大肠俞、中髎、上巨虚、列缺、照海

方法　三棱针或毫针刺大肠俞、中髎，后加罐拔 10～15 分钟，余穴针刺补法 10～15 分钟，每日 1 次，5～10 次为 1 疗程。此用于阴虚便秘。

十、眩晕

主穴　风池、百会、大椎、太阳、印堂、合谷

配穴　虚证加足三里、三阴交、肾俞；肝阳上亢加太冲；痰多加丰隆。

方法　先用毫针刺各穴 5～10 分钟，后加罐具吸拔针刺之穴，每次 10～15 分钟，后用手指按揉百会、风池、太阳、印堂、太冲等穴 3～5

分钟，每日可多次按揉之。

主穴　大椎、大杼、膏肓、神堂、风池、百会、足三里

配穴　气血不足加脾俞、气海；肾虚加肾俞、太溪；痰湿内盛加丰隆。

方法　分别用大、中口径罐，先吸拔背部穴位，后拔其他穴位，背部穴位 15 ~ 20 分钟，其他穴位 10 ~ 15 分钟，加手指按揉百会、气海穴 3 ~ 5 分钟，多次按揉之。

十一、瘘病

主穴　长强、会阳

方法　先用三棱针点刺长强、会阳穴，后加拔罐，吸拔至局部无淡黄色黏液为止。一般每次治疗上下反复 3 ~ 5 次，1 周施行 2 次。

附　药物外用

吴茱萸 60g。将药研细末，填入脐窝中。3 日换 1 次。

十二、失眠健忘

主穴　大椎、心俞、肺俞、脾俞

方法　用推罐法治疗。用大口径罐实施背部俞穴上，从肺俞到脾俞推罐，使皮肤充血，罐具留拔两侧心俞上，15 分钟后取大椎吸拔，留罐 10 ~ 15 分钟。此用于心脾两虚之失眠、健忘。

主穴　肝俞、肺俞、大椎

方法　推罐法。取肺俞到肝俞，自下向上推罐，至皮下瘀血，再用罐具吸拔双侧肝俞穴，15 分钟后取大椎吸拔，使之瘀血，留罐 5 分钟。此用于肝郁气滞之失眠、健忘。

主穴　肺俞、肾俞、大椎

方法　从肺俞到肾俞拔罐，使皮下充血，将罐具吸拔两侧肾俞上，留罐 10 分钟，后取大椎穴吸拔，留罐 15 分钟，使皮下充血。隔日 1

次，10 次为 1 疗程。此用于心肾不交之失眠健忘。

以上治疗时间以下午为宜。

十三、惊悸怔忡

主穴　大椎、大杼、天柱、内关、神门、郄门、心俞、膻中

配穴　痰火内扰加丰隆、三阴交；水饮内停加脾俞、膀胱俞、三焦俞。

方法　先用大口径罐吸拔背部大椎、大杼、心俞穴，后吸拔胸部膻中穴，其他穴位用中、小口径罐吸拔，用手指重按内关穴，手指按压神门穴。拔罐 15～20 分钟，指按、捏 3～5 分钟。

主穴　大椎、风门

方法　用大口径罐吸拔大椎、风门穴，走罐，上下往返数次，用力强刺激。

十四、汗证

主穴　大椎、大杼、肺俞、心俞、神阙、关元、合谷、阴郄、复溜

配穴　外感邪气加风池、列缺；面赤有热加曲池、外关；心悸少寐加神门、三阴交；劳倦内伤加气海、足三里。

方法　每次选穴 3～5 个，罐具吸拔 10～15 分钟，可用手指点按风池、列缺、神门、外关、三阴交、阴郄、复溜、合谷等穴，每穴 3～5 分钟，反复多次行施。每日拔罐 1 次，10 次为 1 疗程。

十五、肺痈

主穴　大椎、大杼、膏肓、神堂、肺俞、膈俞、孔最、足三里

方法　拔罐，每穴 10～15 分钟。每日或隔日拔 1 次，10 次为 1 疗程。

十六、吐衄

主穴　风池、上星、迎香、郄门、大陵、合谷、二间、鱼际、厉

兑、上脘

配穴　肺热加少商；胃热加内庭；阴虚加太溪。

方法　三棱针点刺少商放血，上脘、郄门拔罐10～15分钟，余穴既可针刺10～15分钟，又可手指点按压，每穴3～5分钟。

十七、黄疸

主穴　阳陵泉、胆俞、至阳、阳纲、阴陵泉、三阴交、内庭、太冲、足三里

配穴　呕恶加公孙、内关；便秘加天枢、大肠俞。

方法　每次选穴3～5个或4～6个，以不同口径罐作用于不同部位腧穴，每次留罐吸拔15～20分钟或10～15分钟。隔日1次或3日1次拔疗。

主穴　大椎、阳纲、阴陵泉、太冲、期门、足三里

方法　先用三棱针点刺大椎、阳纲穴，后用闪火拔罐法拔点刺穴5～10分钟，余穴针刺或手指点压。每日或隔日1次。此治急性黄疸。

十八、水肿

主穴　肺俞、脾俞、三焦俞、肾俞、水分、气海、足三里、三阴交、合谷

配穴　面部肿胀加水沟；四肢肿大加偏历、阴陵泉。

方法　水沟、三阴交、合谷、偏历既可针刺又可手指点按，针刺留针10～15分钟，手指点按3～5分钟，余穴用拔罐法，每次留罐10～15分钟或15～20分钟。

十九、积聚

主穴　大椎、大杼、气海至中极、八髎、三阴交、蠡沟、中都、太冲、行间、交信

方法　上穴可分组交替运用，每次选3～5穴拔罐10～15分钟；可针刺或手指点按八髎、行间、太冲、交信等穴。气海至中极可行走

罐法。

二十、淋证

主穴　肺俞、三焦俞、大肠俞、关元俞、膀胱俞、中极、气海、水道、曲泉、阴陵泉、太溪、太冲

配穴　热淋加三阴交、内庭；石淋加水泉；血淋加血海；气淋加气海；膏淋加脾俞、肾俞。

方法　根据不同淋证选穴拔罐，每次选 3～5 穴，拔罐 10～15 分钟。每日 1 次，10 次为 1 疗程。其中太溪、水泉、太冲、内庭等穴既可针刺亦可用手指点按。

二十一、癃闭

主穴　中极、曲骨、阴陵泉、三阴交、足三里、气海

配穴　阴虚火衰加肾俞、脾俞；湿热下注加膀胱俞、三焦俞。

方法　针刺加拔罐法。先用毫针针刺所选穴位，留针 10～15 分钟，取针后加罐具吸拔各穴位，留罐 10～15 分钟。腹部气海穴可平行吸拔 3 个火罐。

主穴　天枢、关元、足三里、三阴交、太冲

方法　先毫针针刺各穴，留针 10～15 分钟，取针后加罐吸拔 10～15 分钟。隔日 1 次，10 次为 1 疗程。

二十二、消渴

主穴　肺俞、脾俞、肾俞、三阴交、足三里、曲池

配穴　上消加鱼际、复溜；中消加中脘、内庭；下消加关元、太冲。

方法　罐具吸拔，先拔背部穴位，后拔其他部位腧穴，每穴 10～15 分钟，鱼际、内庭、太冲等穴可用手指点按数次，每穴 3～5 分钟。

二十三、遗精

主穴　膏肓、神堂、肾俞、八髎、志室、气海至关元、大赫

配穴　梦遗加心俞、神门、内关；滑精加太溪、三阴交、足三里。

方法　拔罐各穴，气海至关元走罐治疗，神门、内关、太溪、三阴交可针刺亦可用手指点按治疗。每日或隔日 1 次，10 次为 1 疗程。

主穴　中极、关元、气海、大赫、神阙

方法　拔罐各穴，前四穴留罐 15 分钟，神阙留罐 5 分钟，每日 1 次。

二十四、阳痿

主穴　中极、关元、气海、三阴交、曲骨、大赫、命门

配穴　肾虚加肾俞、太溪、次髎；心脾两虚加心俞、脾俞、足三里；湿热下注加三阴交、阳陵泉。

方法　每次选穴 3 ~5 个，罐具吸拔 10 ~15 分钟，用手指点按压次髎穴 3 ~5 分钟。每日拔或隔日拔，10 次为 1 疗程。

主穴　关元、气海、曲骨、命门

方法　拔罐各穴，每穴留罐 15 分钟。每日 1 次，10 次为 1 疗程。

二十五、疝气

主穴　大椎、大杼、膏肓、神堂、关元、三阴交、太冲、大敦

配穴　寒疝加归来；湿热疝加曲泉、阴陵泉；狐疝加三角灸。

方法　针刺或手指点按太冲、大敦、三阴交穴，余穴用拔罐法吸拔，每穴 10 ~15 分钟。每日 1 次，10 次为 1 疗程。

二十六、中风

主穴　大椎、大杼、膏肓、神堂、巨骨、天井、曲垣、秉风、肩髃、肩髎

方法　先用梅花针叩刺 3 ~5 次，以每区出现 10 余滴血为度，再用

大口径罐实施闪火法拔罐，出血量1～2mL，隔日1次。此治偏瘫性肩痛。

主穴　曲池、尺泽、委中、委阳、阳交、足三里

配穴　阿是穴

方法　每次上、下肢各取2个主穴，配以阿是穴，消毒，用三棱针或毫针点刺穴位处较明显的静脉血管使出血，后加拔罐5～10分钟。2周实施1次。此治中风后遗症。

二十七、面瘫

主穴　太阳、阳白、四白、攒竹、下关、颊车、地仓、合谷

方法　先用三棱针点刺或5分毫针浅刺相关穴位3～5次，至皮下微出血，亦可透刺面部穴位，后用罐具拔10～15分钟，亦可用闪罐法治疗，反复数次，日实施1～2次。

主穴　面部穴位、合谷

方法　面部各穴多针透刺，得气后反复提插2～3次，留针10～15分钟，出针后在患部实施闪罐法。闪罐法可1日施用1～2次。实施闪罐法时注意安全。

二十八、头痛

主穴　太阳、头维、曲鬓、丝竹空、率谷、阿是穴、外关、阳陵泉

方法　先用三棱针点刺或5分毫针浅刺所选穴位3～5个，后加罐具吸拔穴位，拔出瘀血约2mL。每日施行1次。此治偏头痛。

主穴　太阳、印堂、阳白、大椎、风池

配穴　风寒者加外关；风热者加曲池；肝气犯上者加太冲。

方法　用三棱针点刺各主穴3～5下，用闪火罐吸拔各点刺之穴位，反复多次。每日施行之。

二十九、胸痹

主穴　心俞、厥阴俞、郄门、内关、神堂、膻中、三阴交、足三里

配穴　痰浊内壅加丰隆；瘀血阻滞加膈俞。

方法　选3~5个穴，罐具吸拔10~15分钟，以皮下红紫为佳。日1次，10次为1疗程。膈俞、心俞、厥阴俞可用毫针浅刺出血。

三十、胁痛

主穴　肝俞、胆俞、期门、章门、日月、内关、太冲

配穴　肝气郁结加行间；外伤闪挫加膈俞。

方法　行间、太冲、内关可针刺或手指点揉按压，余穴拔罐各10~15分钟。每日1次，10次为1疗程。

主穴　肝俞、脾俞、阳陵泉、中脘、足三里

方法　拔罐法。先针刺各穴10~15分钟，取针加罐吸拔10~15分钟。日行1次。

三十一、胃痛

主穴　脾俞、胃俞、中脘、内关、公孙、梁门、梁丘、足三里

配穴　脾胃虚弱加章门、气海；肝气犯胃加太冲、期门。

方法　根据穴位所在部位不同，运用口径大小不等的罐具吸拔，一般留罐10~15分钟。隔日拔1次，5~10次为1疗程。此用于胃虚寒凝气滞型胃痛。

主穴　中脘、内关、足三里、阴陵泉、三阴交、内庭

方法　先用三棱针点刺内庭穴放血，后针刺其他穴10~15分钟，泻法强刺激，取针后拔罐15~20分钟。此用于湿热中阻型胃痛。

三十二、腹痛

主穴　胃俞、大肠俞、中脘、天枢、关元、梁丘、足三里

配穴　脾阳不振加脾俞、气海；食滞内停加内庭、厉兑；少腹痛甚加三阴交。

方法　针刺拔罐法。针刺内庭、三阴交、厉兑穴，亦可用手指点按3～5分钟，余穴用罐具吸拔各10～15分钟。每日1次。

三十三、腰痛

主穴　命门至腰阳关、肾俞至腰眼、委中、委阳、昆仑

配穴　寒湿盛加阴陵泉、三阴交；劳损腰痛加膈俞、三阴交；慢性腰痛加太溪、志室。

方法　走罐命门至腰阳关、肾俞至腰眼，反复多次，留罐委中、委阳、志室、膈俞10～15分钟，针刺或手指点按太溪、昆仑、阴陵泉、三阴交各3～5分钟。每日或隔日1次。

三十四、痹证

主穴　大椎、天柱至肩井、大杼、膏肓、神堂、膈俞、肾俞、关元俞

配穴　风寒湿痹加血海、足三里、阴陵泉；风湿热痹加曲池、外关、合谷；上肢痹痛加肩髃、肩髎、肩贞、曲池、手三里、阳池、大陵；下肢痹痛加环跳、委中、犊鼻、足三里、解溪、昆仑；腰脊背部痹痛加脊椎部位穴、身柱、命门、腰阳关。

方法　所选相关部位经穴行走罐及留罐法。走罐法，从上至下，反复多次，留罐法，每次15～20分钟，经穴部不易留罐或行罐者，可用针刺法或手指点按压法治疗。

三十五、痿证

主穴　上肢痿：大椎、肩髃、曲池、合谷、阳溪、内关

下肢痿：伏兔、梁丘、足三里、承山、昆仑、解溪

配穴　肺热加尺泽、曲池；湿热加脾俞、阴陵泉；肾虚加肾俞、太溪。

方法　每次选3～5穴，罐具吸拔，大口径罐用于肌肉厚实之穴位，

中、小口径罐用于肌肉薄瘦之穴位，留罐 15 ~ 20 分钟，阳溪、解溪、昆仑等穴可用手指按揉 3 ~ 5 分钟，反复多次。

主穴　上肢痿痹：大椎、肩关节、肘关节、腕关节

下肢痿痹：肾俞、命门、髋关节、膝关节、踝关节

方法　以上穴位及各关节穴位亦可先用针刺法，后加罐具吸拔15 ~ 20 分钟，以皮下红紫出血为度。每日拔或隔日拔，10 次为 1 疗程。长期坚持治疗。

三十六、疟疾

主穴　大椎至陶道、风池至肩井、大杼、膏肓、神堂、间使、后溪

配穴　热盛加一两个井穴；痰湿加丰隆；体虚加足三里。

方法　走罐大椎至陶道，风池至肩升、至大杼、至膏肓、至神堂，反复多次，留罐丰隆、足三里 10 ~ 15 分钟，针刺或手指点按间使、后溪 3 ~ 5 分钟，三棱针点刺井穴放血；病发作前或发作时使用。

主穴　陶道、大椎、身柱

方法　刺血拔罐法。用三棱针点刺各穴，或七星针叩刺，后加拔罐，留罐 10 ~ 15 分钟。或用闪火罐法，闪火拔罐所刺之经穴。每日 1 次。

三十七、坐骨神经痛

主穴　环跳、秩边、阳陵泉、委中、阿是穴

配穴　原发性加承山、悬钟；继发性加腰 4 ~ 5 夹脊、关元俞、大肠俞。

方法　先用毫针点刺或浅刺各穴，后加拔罐 15 ~ 20 分钟。每日 1 次，10 次为 1 疗程。

主穴　环跳、秩边、委中、申脉

方法　先用毫针点刺或浅刺，旋即加拔罐 5 ~ 10 分钟，后局部敷以

白及粉防止感染。

三十八、三叉神经痛

主穴　大椎、风池、合谷、下关、颊车、四白、禾髎、太阳、阳白、颧髎、巨髎

方法　每次选穴 3～5 个，均取患侧穴位，先用三棱针点刺或 5 分毫针浅刺，使微出血，后用适中口径罐具吸拔相应穴位，出血 2～3mL 即可取下。每日 1 次。

三十九、漏肩风（肩关节周围炎）

主穴　肩三针、臂臑、曲池

配穴　上举困难加商阳；后伸艰难加中渚。

方法　先用毫针浅刺各穴，后用罐具吸拔 10～15 分钟。每日 1 次，10 次为 1 疗程。

主穴　肩髃、肩髃、肩贞、极泉、肩髎、臑会、曲池、少海

方法　肩臂部用大口径罐，其他部位用适当口径罐吸拔相应穴位，每次 10～20 分钟，或用闪火罐法，反复吸拔多次，以皮肤潮红为度。每日 1 次，10 次为 1 疗程。

主穴　压痛点（肩部）

方法　取肩部压痛点 1～3 处，用三棱针点刺后加用拔罐法吸拔1～3mL 血液。

四十、骨痹

主穴　大椎、大杼、风门、风池、肩髃、曲池

方法　先用三棱针点刺大椎各穴，微出血，或用七星针叩刺大椎穴及周围处微出血，后拔罐各穴 15～20 分钟。每日 1 次，10 次为 1 疗程。

主穴　大椎、天柱、天宗、风池、肩井、曲池、昆仑

方法　先针刺各穴，或用三棱针点刺大椎抑或梅花针叩刺大椎，使发红微出血，后罐具吸拔各穴 15～20 分钟。每日或隔日 1 次，10 次为 1 疗程。

四十一、月经不调

主穴　膈俞、气海至关元、中极、血海、三阴交

配穴　月经先期加太溪、太冲；月经后期加归来、足三里；月经先后不定期加肝俞、脾俞、肾俞、照海。

方法　走罐或留罐背部及腹部经穴、足三里、血海，针刺或手指点按太溪、太冲、三阴交、照海，常规法用之。

主穴　八髎、气海、血海

方法　针刺泻八髎穴，补气海、血海，加拔罐，每穴 10～15 分钟。每日 1 次。

四十二、痛经

主穴　中极、关元、三阴交、次髎、气海、血海、归来

配穴　肝气郁滞加太冲；气血虚弱加足三里、气海；寒凝血瘀加血海。

方法　罐具吸拔所选穴位，留罐 10～15 分钟。中极、关元用大口径罐，次髎、太冲穴可用手指点揉按压 3～5 分钟，反复几次按揉。每日或隔日拔，10 次为 1 疗程。

四十三、经闭

主穴　气海至关元、血海、三阴交、次髎、章门、归来、阴陵泉

配穴　血枯经闭加脾俞、足三里；血滞经闭加肝俞、太冲。

方法　走罐气海至关元、归来、章门，走罐背部经穴脾俞、肝俞，走罐血海至阴陵泉至三阴交，反复多次，亦可留罐上述经穴各 10～15 分钟，针刺或手指点按次髎、太冲穴。

四十四、崩漏

主穴　肝俞、膈俞、气海至关元、次髎、三阴交、隐白

配穴　肾阴虚加肾俞、太溪；脾气虚加脾俞、足三里；肝郁有热加行间、太冲；崩漏甚加百会。

方法　针刺拔罐法。根据不同证型取穴，每次选 3 ~ 5 穴。可针刺百会、次髎、三阴交、太溪、隐白、太冲、行间等穴 10 ~ 15 分钟，用拔罐法吸拔背部及腹部余穴 10 ~ 15 分钟，其中针刺经穴亦可用手指点按法治疗。每日 1 次。

四十五、白带过多

主穴　脾俞、肾俞、八髎、气海、带脉、三阴交、阴陵泉、太溪

配穴　带下甚加冲门、气冲、大赫、气穴。

方法　每次选 3 ~ 5 穴，用罐具吸拔所选经穴 10 ~ 15 分钟，可针刺或手指点揉按压八髎、太溪、三阴交等穴 5 ~ 10 分钟或 3 ~ 5 分钟。每日 1 次。

主穴　带脉、肾俞、白环俞、次髎、归来

方法　针刺拔罐或刺血拔罐。针刺各穴 10 ~ 15 分钟，取针后加罐具吸拔亦 10 ~ 15 分钟；或以三棱针点刺经穴，使出血少许，加罐闪拔，反复几次。每日 1 次，10 次为 1 疗程。

四十六、妊娠恶阻

主穴　背腹部压痛点、幽门、天突、中脘、内关、足三里、阴陵泉、太冲

配穴　痰湿盛加丰隆、公孙；头眩晕加百会、印堂、太阳。

方法　每次选穴 3 ~ 5 个，拔罐所选经穴部位 10 ~ 15 分钟，百会、印堂、太阳、内关、太冲、公孙等穴可用针刺 5 ~ 10 分钟，用手指点按 3 ~ 5 分钟。手指点按法可多次使用。

四十七、胎位不正

主穴　大椎、大杼、膏肓、神堂、至阴

方法　用大口径罐吸拔大椎、大杼、膏肓、神堂等颈背部经穴10～15分钟；用针刺双脚至阴穴5～10分钟，或用手指点按3～5分钟。1日多次。

附　药物外用

鲜生姜适量。将药捣成泥状，敷贴双脚至阴穴，外用纱布包裹。每日贴用1次。

四十八、滞产

主穴　大椎、大杼、合谷、三阴交

方法　针刺拔罐法。先用毫针刺三阴交、合谷穴10～15分钟，取针后加罐具吸拔各穴，大椎、大杼用大口径罐吸拔，三阴交、合谷用中、小口径罐吸拔，10～15分钟。每日或隔日施行。

四十九、胞衣不下

主穴　大椎、大杼、气海、合谷、三阴交、足三里

方法　可针刺三阴交、合谷5～10分钟，加罐吸拔以上各经穴10～15分钟。

五十、乳痈

主穴　大椎、肩井、风门、膻中、乳根、库房、少泽、曲泽

配穴　肝郁加太冲、三阴交；胃热加足三里、曲池。

方法　每次选3～5穴，大口径罐吸拔肩背部穴及胸部穴10～15分钟，其他穴可选适当口径罐拔，太冲可用手指点揉按压。也可先针刺后加拔罐法。

五十一、乳缺

主穴　大杼、肩井、膻中至天溪、乳根、关元、气穴、耻骨、曲

骨、足三里、脾俞

配穴　乳汁少加尺泽；乳胀加期门、太冲。

方法　每次选穴 3～5 个，拔罐各穴 10～15 分钟，膻中、乳根、天溪、期门等穴可用手指点按各 3～5 分钟，太冲、耻骨、曲骨也可针刺 5～10 分钟。

主穴　膻中、乳根、少泽

配穴　气血虚者加脾俞、足三里；肝气郁者加肝俞、太冲。

方法　三棱针点刺少泽穴，放血 2～3 滴，加罐拔各经穴，留罐 10 分钟左右。每日 1 次。

五十二、产后恶露不尽

主穴　膏肓、神堂、气海、关元、中极

配穴　地机、间使、太冲

方法　针刺拔罐法。用罐具吸拔各主穴 10～15 分钟，可用针刺配穴各 5～10 分钟。每日 1 次。

五十三、产后腹痛

主穴　大椎、大杼、天宗、气海、关元、八髎、三阴交

配穴　血虚加膈俞、足三里；气滞加太冲、血海。

方法　选穴 3～5 个，罐具吸拔各穴 10～15 分钟，用针刺八髎、三阴交、太冲穴 5～10 分钟，亦可用手指点按此三穴各 3～5 分钟。每日 1 次。

五十四、产后血晕

主穴　天柱、百会、大椎、大杼、神堂、膻中、足三里、三阴交、大敦、中冲、涌泉

方法　针刺拔罐法。先用毫针或三棱针点刺中冲、涌泉、大敦。后加拔罐用于所选穴位 10～15 分钟。每日可行 2 次。

五十五、产后发热

主穴　大椎、大杼、曲池、外关、合谷、三阴交

配穴　外感风邪加风池、列缺；产后血虚加足三里、脾俞、血海。

方法　用口径不等的罐具吸拔各穴 10 ~ 15 分钟，可用针刺或手指点按风池、列缺、外关、合谷，各 5 ~ 10 分钟或 3 ~ 5 分钟。手指点按压法行每日 2 ~ 3 次。

五十六、不孕症

主穴　肾俞、子宫、关元、三阴交

方法　罐具吸拔，每穴 15 ~ 20 分钟。每日 1 次。此用于肾虚型不孕症。

主穴　中极、关元、三阴交

方法　拔罐每穴 15 ~ 20 分钟。每日 1 次。此用于肝郁气滞型不孕症。

主穴　中极、三阴交、阳陵泉

方法　拔罐，每穴 15 ~ 20 分钟。每日 1 次。此用于痰湿阻滞型不孕症。

五十七、小儿惊风

主穴　大椎、脊柱两旁、双肘窝、双腘窝

配穴　急惊风加人中、合谷、涌泉；慢惊风加合谷、太冲、足三里。

方法　针刺拔罐法。先用毫针浅刺或三棱针点刺人中、太冲、涌泉穴，后加罐具吸拔大椎等各经穴部位 5 ~ 10 分钟。

五十八、小儿泄泻

主穴　脊柱两旁背俞穴、天枢、足三里、神阙、关元

配穴　呕恶加内关；发热加曲池；腹胀加内庭；泻甚加阴陵泉。

方法　拔罐神阙、关元、背俞等各穴，每穴 5～10 分钟。每日 1 次。

五十九、小儿积滞

主穴　脊柱两旁、大椎至长强、脾俞、胃俞、大肠俞、中脘、气海、足三里

方法　脊柱两旁、大椎至长强可用走罐法，自上而下，反复多次，其他穴位留罐 5～10 分钟。每日 1 次。

主穴　脾俞、胃俞、大肠俞、天枢、中脘、足三里

方法　用闪火罐法，轻轻吸拔背部之脾俞、胃俞和大肠俞穴，各 3～5 下，再拔罐天枢、中脘、足三里经穴，每穴留罐 5～10 分钟。每日 1 次，5 次为 1 疗程。

六十、小儿疳积

主穴　脊柱两旁、大杼、身柱、中脘、足三里、四缝

配穴　腹胀便溏加天枢；夜卧不宁加间使；虫积加百虫窝。

方法　先用毫针或三棱针点刺四缝穴，放出少量黄水，用罐具吸拔各经穴 5～10 分钟，间使可用手指点揉按压 3～5 分钟。每日 1 次，10 次为 1 疗程。

六十一、小儿顿咳

主穴　大椎、身柱、肺俞、膏肓、大杼、风门、足三里

配穴　尺泽、列缺、合谷、少商、商阳

方法　选 3～5 穴实施拔罐，每穴留罐 5～10 分钟，毫针或三棱针浅刺或点刺少商、商阳穴放血。后手指按揉 3～5 分钟。1 日施治 1 次。

主穴　肺俞、身柱、璇玑、库房

方法　罐具吸拔各穴 5～10 分钟。每日或隔日 1 次，10 次为 1

疗程。

主穴　气户、库房、风门、肺俞、身柱

方法　罐具吸拔各穴，留罐5～10分钟。隔日或每日拔。

六十二、小儿发热

主穴　大椎、风池、外关、合谷

配穴　食积加天枢、中脘、足三里；咽喉肿痛加太渊、少商。

方法　用三棱针点刺少商穴，用手指点揉风池、太渊穴3～5分钟，余者用罐具吸拔5～10分钟。每日1次。

六十三、小儿疝气

主穴　百会、气海、关元、三阴交、大敦、太冲

方法　拔罐点按法。用手指点揉按压各穴3～5分钟，力量适中，后加罐具吸拔气海、关元穴5～10分钟。每日1次。

六十四、小儿夜啼

主穴　大椎、身柱、膏肓、神堂、中脘、足三里、中冲

方法　每次选2～3穴拔罐5～10分钟，亦可加手指点按法，每次3～5分钟，手指揉捏中冲穴，手法柔和，量适度。每日1次，5～10次为1疗程。

六十五、小儿尿床

主穴　肾俞、中极、关元、气海、足三里、三阴交、膀胱俞

配穴　肺虚汗出者加肺俞、尺泽；脾虚加脾俞、阴陵泉。

方法　罐具吸拔所选穴位，留罐10～15分钟，以皮肤发红为佳。日1次或隔日1次，10次为1疗程。

主穴　大椎、脊柱两旁背俞穴、关元、水道、天枢

方法　水罐疗法。由青霉素小瓶烧掉底而成，拔上穴5～10分钟。

六十六、小儿痄腮

主穴　翳风、颊车、合谷、少商

配穴　发热加大椎、曲池；呕恶加内关；咽喉肿痛甚加少商、列缺；睾丸肿痛加太冲、曲泉、三阴交。

方法　以小口径瓶罐吸拔主穴 10～15 分钟，其他穴随证应用罐具吸拔，少商、大椎可用 5 分毫针浅刺出血，太冲可用手指点按 2～3 分钟。

主穴　患区相应部位

方法　水罐法。用磨掉底部的青霉素空瓶作为拔罐工具，灌入温水或板蓝根等注射药液后置于患者患区体表相应部位，用注射器抽出瓶内空气，使之吸拔。留置 10～15 分钟。每日 1 次，5 次为 1 疗程。

六十七、小儿鹅口疮、口疮

主穴　地仓、廉泉、曲池、合谷、通里、劳宫、足三里

方法　分组选穴 2～4 个，交替运用。手指点按加拔罐法。以手指点揉按压经穴 3～5 分钟，用力不可过大，手法柔和，加罐吸拔曲池、足三里穴 5～10 分钟。每日 1 次，5～10 次为 1 疗程。

六十八、小儿虫证

主穴　天枢、中脘、足三里、阳陵泉、内关

配穴　蛔厥加迎香、四白、胆囊穴、人中；蛔入阑尾加阑尾穴。

方法　手指点按压拔罐法。随症用穴，用手指点按压所选经穴各 3～5分钟，手法适中柔和，加罐拔天枢、中脘、足三里穴 5～10 分钟。每日 1 次，5～10 次为 1 疗程。

六十九、丹毒

主穴　大椎、大杼、膏肓、神堂，曲池、合谷、血海、委中、阴陵泉

方法　走罐背部经穴大椎至神堂，上下反复多次，余者留罐 15～20 分钟，合谷可针刺亦可手指点按压。隔日 1 次，10 次为 1 疗程。避开患部治疗。

七十、疔疮

主穴　大椎、大杼、膏肓、神堂、灵台、曲池、手三里、养老、合谷、足三里、阳陵泉、筑宾及局部

方法　先行走罐法，从大椎至膏肓、神堂、灵台，反复多次走罐吸拔，亦可留罐 15～20 分钟，其余穴位用针刺亦可留罐 10～15 分钟或 15～20 分钟均可，避开患部。隔日 1 次，10 次为 1 疗程。

七十一、风疹

主穴　神阙

配穴　上肢配曲池；下肢配血海；病情顽固者加大椎、肺俞、脾俞。

方法　每次配 1～2 穴，用闪火拔罐法，将大号或中号罐具扣在神阙穴上，5 分钟取下。

主穴　神阙

方法　将罐具扣在神阙穴上，留罐 10～15 分钟，以局部红紫为佳。每日或隔日拔疗。

主穴　肩髃、血海、大杼

方法　先用三棱针或毫针点刺或浅刺相关穴位，后用闪火罐法将小号罐吸拔其上，留罐 10 分钟。

七十二、湿疹

主穴　大椎、大杼、肺俞、脾俞、曲池、合谷、内关、足三里、三阴交

方法　走罐或留罐背部经穴，走罐，从上至下，反复多次，留罐

15～20 分钟，余穴留罐吸拔 10～15 分钟或 15～20 分钟。隔日 1 次，10 次为 1 疗程。避开患部治疗。

主穴　大椎、肺俞、陶道、委阳、血海、曲池、病患部位

方法　消毒，三棱针点刺各经穴及病变部位，后加拔罐 10～15 分钟，以拔出少量血液和渗液为佳。隔日 1 次。

七十三、牛皮癣

主穴　大椎、大杼、风池、肺俞、肝俞、肾俞、曲池、内关、神门、血海、足三里、三阴交、飞扬

方法　背部经穴走罐亦可留罐吸拔，走罐反复多次，留罐 10～15 分钟，其余经穴部位可先行针刺再加拔罐。避开患部治疗。

主穴　大椎、身柱

配穴　上肢病变加肩髃、肩胛冈。

方法　刺血拔罐。三棱针点刺经穴放血，加罐具拔 10～15 分钟。每日 1 次，10 次为 1 疗程。

注意：治疗期间禁食辛辣厚味、发物之食品。

七十四、蛇串疮

主穴　大椎、大杼、太阳、头维、曲池、外关、合谷、血海、足三里、三阴交、阳陵泉、侠溪、内庭

方法　每次选穴 3～5 个，亦可先行针刺再加拔罐 15～20 分钟，侠溪、内庭针刺 10～15 分钟，或手指点按压 3～5 分钟。避开患处。每日或隔日 1 次。

主穴　病灶局部

方法　消毒，三棱针在病灶周区散刺，使微出血，加罐吸拔散刺部位 15～20 分钟。或用火罐在病灶两端吸拔 15～20 分钟。

七十五、肠痈

主穴　大椎、大杼、膏肓、神堂、天枢、阑尾穴、足三里、上巨虚、曲池

配穴　发热加合谷、外关；腹胀便秘加中脘、支沟。

方法　背部经穴可行走罐法亦可留罐法，走罐反复多次，留罐10～15 分钟，余穴留罐 10～15 分钟，也可加针刺治疗。

七十六、痔疮

主穴　长强、大肠俞、承山、承扶

配穴　足三里、三阴交、气海

方法　双侧取穴，罐具吸拔各穴 15～20 分钟，长强用手指点按压 5～8分钟，反复多次。每日或隔日 1 次，10 次为 1 疗程。

注意：嘱患者平日少食辛辣食物，多食新鲜水果蔬菜。

主穴　大肠俞、腰骶部、长强

方法　用三棱针点刺各经穴，加闪火罐法实施闪火吸拔，并留罐 15～20 分钟。每日 1 次。

七十七、扭伤

主穴　腰阳关、后溪、中渚、委中、人中、气海俞、太冲、行间

方法　每次选 3～5 穴位，先用针点刺或浅刺各穴位，后加罐具吸拔 10～15 分钟。

主穴　气海俞、志室、关元俞、委中、承山、上髎、中髎

配穴　阿是穴

方法　以针点刺或浅刺所选穴位，后用罐具吸拔 10～15 分钟。

主穴　阿是穴、双侧腰痛点、养老、行间、人中

方法　以针浅刺或点刺阿是穴、人中等相关穴位，用罐具加拔10～

15 分钟。日 1 次。

以上均治急性腰扭伤。

七十八、落枕

主穴　大椎、大杼、风池、风府、天宗、颈侧至肩井一带、外关、合谷、液门、悬钟

方法　按摩拔罐法。可先行推拿按摩加手指点揉按压各经穴 3 ~ 5 分钟，后加罐具吸拔颈椎背部经穴 10 ~ 15 分钟，亦可针刺不易施行拔罐的风池、风府、液门、悬钟等穴。每日 1 ~ 2 次治疗。

主穴　颈部阿是穴、大椎、肩中俞、肩外俞

方法　先用三棱针点刺各经穴，使微出血，再加拔罐，以走罐方式，沿经穴部位来回走罐，反复几次，以皮肤红紫为度。每日 1 次，3 ~ 5 次为 1 疗程。

七十九、耳鸣、耳聋

主穴　耳门、听宫、听会、翳风、少海、中渚、侠溪、解溪

配穴　肾虚加肾俞、太溪；肝胆风火加液门、浮白；外感风邪加风池。

方法　以手指点按法为主。每次选 3 ~ 5 穴，手指点揉按压各穴 3 ~ 5分钟，肾俞加罐 5 ~ 10 分钟。每日可多次使用点按法。亦可针刺治疗。

主穴　听宫，耳门、翳风、外关

配穴　肝胆火盛加行间、太冲、足临泣；外感风热加大椎、合谷；肾虚加肾俞、命门。

方法　先三棱针点刺所选经穴，再加罐具吸拔，留罐 10 ~ 15 分钟。每日 1 次，10 次为 1 疗程。

八十、聤耳

主穴　听宫、听会、翳风、风池、关元、气海、列缺、少商、三阴交、足三里

配穴　肝胆湿热加阳陵泉、丘墟；脾肾虚弱加脾俞、肾俞、太溪。

方法　手指点按压法加拔罐。每次选 3 ~ 5 穴，手指点揉按压所选经穴 3 ~ 5 分钟，加罐具吸拔脾俞、肾俞、气海、关元、足三里等穴 10 ~ 15 分钟。点按法可每日多次运用。

八十一、目赤肿痛

主穴　大椎、大杼、风池、太阳、攒竹、睛明、少商、合谷、太冲、侠溪

方法　三棱针点刺少商出血，以针浅刺抑或手指点按压所选经穴 5 ~ 10 分钟或 3 ~ 5 分钟，加罐拔大椎、大杼穴 10 ~ 15 分钟。

八十二、夜盲

主穴　肝俞、肾俞、睛明、光明、养老

方法　手指点按加拔罐。补法，手指点揉按压各经穴 3 ~ 5 分钟后，加罐具吸拔肝俞、肾俞、光明穴 10 ~ 15 分钟。每日 1 ~ 2 次，10 次为 1 疗程。

八十三、针眼

主穴　风池、肺俞、太阳、瞳子髎、承泣、曲池、合谷、阴陵泉、行间、内庭

方法　手指点按各经穴 3 ~ 5 分钟，或可用针浅刺穴位 5 ~ 10 分钟，加罐吸拔肺俞、曲池、阴陵泉穴 10 ~ 15 分钟。

主穴　大椎、大杼、合谷

方法　刺血拔罐法。先用三棱针点刺大椎、大杼穴放血 3 ~ 5 滴，再以大、小型罐具拔上穴 10 ~ 15 分钟。每日 1 次。

主穴　曲池、合谷、三阴交

方法　先针刺，强刺激之，不留针，后加罐具吸拔 10～15 分钟。每日 1 次。

八十四、眼睑下垂

主穴　攒竹、丝竹空、阳白、鱼腰、太阳、瞳子髎、合谷、足三里、三阴交

配穴　先天不足或脾肾气虚加肾俞、脾俞、关元、气海。

方法　手指点揉按压头面部经穴各 3～5 分钟，每日多次点按，加罐吸拔背及腹部经穴、合谷、足三里、三阴交 10～15 分钟。10 次为 1 疗程。

八十五、近视

主穴　风池、太阳、睛明、攒竹、鱼腰、丝竹空、合谷、足三里、光明

方法　以手指点按法为主加拔罐。点按头面部各经穴 3～5 分钟，每日多次行之，拔罐合谷、足三里、光明穴 10～15 分钟。长期治疗。

附　药物外用

生地 120 克，天冬、菊花各 60 克，枳壳 90 克。将四味共研细末，以白蜜调匀，取药适量，敷太阳穴。每日 1 次。

八十六、斜视

主穴　大椎、大杼、风池、足临泣、瞳子髎、丝竹空

配穴　眼睛向内斜视加球后、合谷；眼睛向外斜视加睛明、攒竹；眼睛向内向外斜视属脾肾亏虚者加脾俞、肾俞、百会。

方法　每次选 4～6 穴，拔罐背部经穴 10～15 分钟，手指点按头面部经穴及百会、合谷、足临泣等 3～5 分钟。每日 2～3 次，10 次为 1 疗程。

附　药物外用

松香 115 克，乳香、朱砂、铜绿各 0.75 克，蓖麻仁适量。将药共

捣研成膏状，取药膏敷患眼对侧太阳穴。

八十七、鼻渊

主穴　大椎、大杼、风池、肺俞、迎香、印堂、鼻通穴、列缺、合谷

配穴　头痛加太阳、头维；眉棱骨痛加鱼腰、攒竹。

方法　手指点按压头面部经穴及列缺、合谷3～5分钟，每日多次点按压之，拔罐背部经穴15～20分钟。亦可针刺泻热。

八十八、鼻衄

主穴　肺俞、风门

方法　拔罐，每穴留罐5～10分钟。每日1次。此用于肺虚之鼻衄。

主穴　印堂、肺俞、足三里

方法　拔罐上穴，每穴5～10分钟。每日1次。此用于肺脾两虚之鼻衄。

主穴　神阙

方法　拔罐神阙穴5分钟左右，间隔3～5分钟后再拔罐，如此共3次。每日或隔日行之，10次为1疗程。

八十九、咽喉肿痛

主穴　大椎、风池、天容、尺泽、合谷、少商、内庭

配穴　慢性咽喉肿痛加照海、太溪。

方法　三棱针点刺少商放血，拔罐大椎穴15～20分钟，手指点按压或针刺余穴3～5分钟或10～15分钟。

主穴　咽喉外皮部、少商、尺泽

配穴　阴虚火旺加大椎、肾俞、照海；肺胃热盛加肺俞、胃俞、下巨虚。

方法　将患处皮部消毒，用梅花针轻叩刺，使微出血，再取相应经穴，刺血拔罐，三棱针刺血少商、尺泽穴，火罐拔余穴 10～15 分钟。每日 1 次，10 次为 1 疗程。

九十、喉蛾

主穴　大椎、肺俞、曲池、支沟

方法　刺络拔罐。先用三棱针点刺各穴 3～5 下，后加罐具吸拔，留罐 5～10 分钟。每日 1 次。此用于热毒型喉蛾。

主穴　大椎、风池、尺泽、外关

方法　刺络拔罐。先以三棱针点刺各穴，使出血少许，后加罐具吸拔，留罐 5～10 分钟。每日 1 次。此用于风热型喉蛾。

九十一、牙痛

主穴　大椎、风池、颧髎、巨髎、禾髎、下关、颊车、手三里、合谷、内庭

配穴　肾阴虚加肾俞、太溪。

方法　每次选 3～5 穴，拔罐大椎、肾俞、手三里 10～15 分钟，拔罐颧髎、巨髎、禾髎 5 分钟，余穴手指点按，或以针刺泻之。

主穴　下关、颊车、合谷、阿是穴

配穴　风火者加液门；胃火者加内庭；肾虚者加太溪。

方法　针刺拔罐法。先针刺各经穴 10～15 分钟，取针后加罐具吸拔 5～10 分钟。用三棱针点刺压痛点（阿是穴），使放血，再拔罐 5～10 分钟。每日 1 次，5 次为 1 疗程。

九十二、冻伤

主穴　大椎、大杼、膏肓、神堂、曲池、外关、局部阿是穴、足三里、三阴交

方法　拔罐各经穴 15～20 分钟，后加用按摩法结束之。隔日 1 次。

九十三、毒蛇咬伤

主穴　肾俞、筑宾、大肠俞、血海、局部

配穴　中毒深而昏迷者加人中、委中、十宣；病情转危为安者加各背俞穴。

方法　三棱针点刺受伤处及人中、委中、十宣以放毒血而苏醒昏厥，后加罐具吸拔余穴15～20分钟。

主穴　局部阿是穴、大椎、委中

方法　先消毒伤口，挤压排毒。用三棱针点刺数下，使出毒血，或用梅花针叩刺之，旋即加拔火罐，留罐20～30分钟，拔出毒液。再以三棱针刺大椎、委中穴，加罐拔10～20分钟。每日1～2次。

九十四、面部色斑

主穴　肝俞、脾俞、足三里、三阴交、阴陵泉、太冲

配穴　肾虚加肾俞、太溪。

方法　手指点按拔罐法。先用手指点按各经穴3～5分钟，后加罐具吸拔10～15分钟。亦可针刺治疗。10次为1疗程。

主穴　大椎、肺俞、至阳、耳背部

方法　消毒，三棱针点刺耳背经脉，使出血，用乙醇棉球擦净，并轻按压之，再用毫针浅刺或梅花针叩刺背部经穴，加罐具吸拔10～15分钟。隔日1次，10次为1疗程。

九十五、扁平疣

主穴　风池、曲池、合谷、血海、行间、侠溪、局部

配穴　面部多发者加太阳、阳白；疣体色红、瘙痒者加鱼际、风市。

方法　针刺或手指点按拔罐法。先针刺或手指点按各经穴，后加拔罐用于易行之处经穴。每日1次，10次为1疗程。

九十六、痤疮

主穴　大椎、肺俞、膈俞、心俞、肝俞

方法　先用三棱针点刺或梅花针叩刺大椎穴数下，后立即将罐具吸拔大椎穴上，罐拔10～15分钟，以出血为度。余穴亦火罐吸拔10～15分钟。每日1次，10次为1疗程。

主穴　①大椎、至阴；②身柱、筋缩；③神道、命门、背部督脉相关经穴

方法　第1次取大椎、至阴穴，第2次取身柱、筋缩穴，第3次取神道、命门、背部督脉经穴，先用梅花针弹刺穴位皮表，后加罐吸拔，留罐15～20分钟，并配合痤疮局部叩刺出血或毫针浅刺出血。

九十七、酒糟鼻

主穴　迎香、地仓、颧髎、合谷、曲池、曲泽、血海、膈俞、肝俞、太冲、少商

方法　随不同证型取穴，每次3～5个，头面经穴用针刺或手指点按法治疗，加罐拔曲泽、曲池、血海、肝俞、膈俞等穴15～20分钟。常用三棱针点刺少商放血，治之。

九十八、斑秃

主穴　膈俞、心俞、脾俞、风池、足三里

方法　针刺拔罐。先针刺各穴10～15分钟，后拔罐，留罐亦10～15分钟。每日1次，1个月为1疗程。此用于血虚风燥型。

主穴　肝俞、肺俞、膈俞、风池、血海

方法　针刺拔罐。先针刺各穴10～15分钟，后加拔罐10～15分钟。每日1次。此用于气滞血瘀型。

主穴　肝俞、肾俞、膈俞、关元、三阴交

方法　针刺拔罐。先针刺各穴10～15分钟，后加拔罐10～15分

钟。每日 1 次。此用于肝肾气虚型。

以上 3 组亦可改用梅花针叩刺患部，再拔罐各穴。

九十九、肥胖

主穴　①中脘、天枢、关元、足三里、阴陵泉；②巨阙、大横、气海、丰隆、三阴交

配穴　臀围较大者配箕门、髀关。

方法　两组穴位可灵活使用。先用泻法针刺各穴，后加罐具吸拔 15~20 分钟。每日针刺拔罐 1 次，10 次为 1 疗程。

第四章 天然药食疗法

第一节 天然药食疗法简介

一、什么是天然药食疗法

中医防治疾病的方法很多，如针灸疗法、推拿按摩疗法、刮痧疗法、熨浴疗法、熏蒸疗法等等。而纯天然药物、食物疗法，则是中医防治疾病的主要手段之一，是中医治疗学的重要组成部分。所谓纯天然药物、食物，绝大多数是指取之于自然，不破坏或损失其中任何成分，只经过简单地加工，就可以应用的药物、食物，包括植物、动物和矿物。它们均具有纯天然特性，并含有极丰富的人体所必需的各种元素，具有很好的防病疗疾、强身健体的作用。其中有部分药物、食物是相互交叉的，它们之间没有严格的界限，因此，既可以将它们作为药物使用，也可以作为食物使用；这是中药学的特色之一，具有很好的开发和利用前景。

二、天然药食疗法的起源和发展

中药学从开始的口传耳授，发展到今天的品种繁多，且具有完备独特的理论体系，并非一朝一夕的功夫，而是经历了数千年实践的积累，逐渐发展完善起来的。

药食同源，我们的祖先在寻找食物的时候，往往是饥不择食，不可避免地会中毒，但同时身上原有的其他不适却得到了缓解或根除。通过无数次的实践，人们初步掌握了哪些植物可供药用，哪些植物可供食用，所谓神农尝百草，日遇七十毒，就是对这一过程的生动写照。随着实践知识的积累，人们便有意识地收集一些药物，以供医疗之用，如《周礼·天官·冢宰》：“医师掌医之政令，聚毒药以供医事。”这大概是有意识地运用天然药物治疗疾病的最早文字记载。

成书于东汉末年（一说是魏晋时期）的《神农本草经》，是迄今所知最早的药物学专著，全书收录药物365种，根据其作用分为上、中、下三品，它总结了在此以前的药物学知识，并首先提出了四气五味及有毒无毒等概念，从而奠定了中药学的理论基础。

南北朝时期，医药学家们不仅注重总结民间用药经验，而且注重吸收我国西域少数民族及外国的药物学知识。如檀香、沉香、苏合香等香药，就是那个时期输入到中国的，从而使天然药物的品种有了较大的增加。

唐代是我国封建社会的鼎盛时期，中药学也有了较大的发展。显庆四年，由李勋、苏敬等人主持编写的《新修本草》刊行问世，全书收药844种，并增加了药物图谱。这是首次由国家组织力量编写的药物学巨著，可以说是世界上最早的药典。唐代开始运用动物的组织器官治疗某些疾病，如用羊肝治疗夜盲，用羊或鹿的甲状腺治疗甲状腺疾病。

唐及五代时期，在向国外输出中医药学知识的同时，也从未间断地吸收总结外国的药物学知识。五代人李珣在收集整理五代以前的进口药物时，编写成《海药本草》。这是我国最早的进口药专著。

宋元时期，不仅用药品种有了较大的扩充，而且还注意道地药材的运用，以及药物制剂规范及药方的配伍禁忌等。如有名的“十八反”“十九畏”就是在那个时期总结成文的。在本草书籍修定方面，仿照唐代由国家组织编写的先例，先后刊行了《开宝本草》《嘉祐补注本草》，以及《本草图经》。由个人编写的本草书籍中，以唐慎微编写的《经史证类备急本草》，为当时本草书籍之集大成者。他收集整理了经史文献中有关药物学的资料，以及宋以前本草书籍中的相关内容编著而成，内容宏富，很多已经散失了的宋以前的本草资料，亦赖此书得以保存下来。元代人忽思慧，在收集整理一些少数民族食疗用药知识的前提下，编写出《饮膳正要》一书。书中记载了蒸馏制酒法，从而提高了酒的浓度，为制备高效药酒提供了必要条件。

明清时期，对天然药物、食物的研究有了更大的发展。明代医学家李时珍，耗费27年心血，编著了划时代的药物学巨著——《本草纲目》。全书分为16纲、60类，收药达1892种，刊行后很快传播到海外。继李时珍之后，清代医药学家赵学敏，广收博采，编写出《本草纲目拾遗》一书，大大地丰富了本草学内容。

食物疗病，同中药一样，是经历了悠久的历史实践而逐步发展完善起来的。所谓“药食同源”，反映了药、食物之间的密切关系。从古代的伊尹创汤液，就说明了药物汤剂与食物烹饪是紧密相关的；西周时期，宫廷内就专门设立了食医一职，主管帝王的饮食营养。历代的本草学著作在收载药物的同时，也收载了不少的食物，包括谷、米、果、木、草、鱼、禽兽等等。唐代孙思邈撰写的《千金要方》中有“食治”章，其中收录的食物就有154种，分为4大类。唐代的孟诜撰写了《补养方》，后又在此基础上著成《食疗本草》一书，这本书较为全面地论述了食物的营养与治疗，是有关食物治病的专门著作，为后世的食疗学发展奠定了基础。如宋代《养老奉亲书》、元代《饮食须知》《饮膳正要》以及明代《本草纲目》等等都收载了大量的食物，并论述了它们的性能、功用、治疗等方方面面。据文献记载，从古至今，有关食疗的著作约有上百部（但现在可以看到的只有16部著作），可谓丰富。

饮食疗法也是中医治疗学的一部分，正确地运用食疗，可以起到药物治疗所不能及的作用。食疗可以辅佐药物治疗，使药物治疗发挥更好的作用。如《素问·脏气法时论》说：“毒药攻邪，五谷为养，五果为助，五畜为益，五菜为充。气味合而服之，以补精益气。”不仅如此，在某些疾病后期，余邪未尽，而又不适宜继续用药物治疗时，也可以借助饮食治疗，养护正气以驱逐余邪。如《素问·五常政大论》说：“大毒治病，十去其六；常毒治病，十去其七；小毒治病，十去其八；无毒治病，十去其九。谷肉果菜，食养尽之。”除此之外，食疗还可用于大病新瘥，邪气虽尽，然正气已虚，及素体虚弱之人的调养。但也必须依据病人的具体情况，采用不同的调摄方法，方为适宜。

综上所述，数千年来，我国劳动人民在同疾病做斗争的过程中，不断地发现了自然界各种天然植物、动物、矿物的医疗、食疗作用。又经历代医家的整理提高，形成了灿烂的本草学文化。这不仅为我们中华民族的繁衍昌盛，做出了不可磨灭的贡献，而且为世界人民的保健事业，也起到了一定的作用。与此同时，我们也从未间断地吸收各国的药物学知识，进行加工改造，使之成为我国本草学的组成部分。不难发现，我国的药物学知识是丰富多彩的，它们来源于实践，又经受了数千年实践的严格考验，从而表明了它的科学性和实用价值。这是先人们给我们留下的一份宝贵财富，我们应当很好地继承过来，传播下去。

三、天然药食疗法应用的理论依据

天然药食疗法的应用，是以祖国医学的脏腑、营卫气血、经络等学说为理论依据的。我们知道，脏腑是人体生命活动的主宰，在正常生理情况下，心居膈上，外围心包，它的功能是主血脉，推动血液运行，又主神明，是精神、意识、思维活动的中心；肝在胁下，与胆相附，它的功能是主贮藏血，调节运行于经脉中的血量，同时又主疏泄，以助中焦脾胃的消化功能；脾在腹内，与胃以膜相连，它的功能是主运化输布，是生化气血的场所；肺位胸中，既可主管呼吸，又主诸气，是人体气机升降出入的枢纽；肾挟腰两侧，内藏真阴真阳，是气之根本，有激发、促进、生长人体的功能；而胆、胃、大肠、小肠、三焦、膀胱等六腑，它们配合五脏，共同维持人体的正常生理功能。营卫气血，是人体脏腑功能活动的产物，循行于人体周身，营养人体的四肢百骸、五官九窍等上下内外各部组织，使其发挥各自的正常活动，它们是人体生命赖以延续的物质基础，缺一不可。经络联系人体脏腑肢节，运行气血到全身而滋养濡润之，这在前面其他疗法中就已提到过。以上脏腑、气血、经络是人身的重要组成部分，是其根本，它们之间相互作用，协调一致，共同保持着人体生命活动。如果某一部分发生异常，或外感、或内伤引起，都可导致疾病的发生。所以我们应用天然药食疗法，就是要用天然药、食物各自的性能归经、功效作用而发挥作用，那就是祛除病邪，消除病因，调整脏腑，恢复气血，疏通经络，使人体上下内外平衡协调，从而邪去正安，健康无病。

四、天然药、食物特点

天然药物、食物有许多特点：其一是资源丰富，取之方便。我国幅员辽阔，南北气候不一，东西物候各异，四季分明，雨水充沛，适宜各种动植物的生长，为这些动植物的生长繁殖，提供了优越的自然环境，因而天然药材、食物资源极为丰富，尤其是湖北省神农架，有天然药、食库之称。同时由于科学技术水平的提高，对各种野生动物的人工驯养和植物栽培的研究，取得了很大的成就，这为天然药、食物资源开辟了一条新途径。虽然我国疆域广大，但交通极为方便，为各地道地药材与食物交流，提供了极为便利的条件。因此，我们要想获得任何品种的药材和食物，是非常方便的。

天然药、食物特点之二是加工制作简单。天然药物一般制作都很简单，多数品种收取后，经简单加工，如除去泥土杂质，洗净晒干，即可收贮备用。只有部分药物，为了减轻其毒副作用，或为了提高临床疗效，须经特殊的加工炮制。品种不同，目的各异，加工方法也各不相同，每一品种都有各自的加工规范。只要根据不同的目的如法炮制，即可运用。药店中销售的此类药物，都是经过专业人员加工炮制过的，所以根据要求直接购买使用就可以了。食物就更为简单了，有的根本不须加工，就可以直接取用了。

天然药、食物特点之三是适应病症广泛。应用天然药、食物治疗疾病，有两种使用方式。其一是辨证施治和辨证施食。辨证施治是中医治疗疾病的一大特色。所谓辨证施治，就是通过望闻问切四诊，全面收集病人病情资料，再应用中医基本理论，对这些病情资料进行综合分析，从而找出疾病的病机（包括病因、病位、病性、邪正盛衰），然后在病机指导下，确立治疗原则和具体治疗方法，并选方遣药。这就是说，无论是什么疾病，也无论应用现代科学仪器能否检查出什么疾病，只要病人有临床症状表现出来（哪怕是微不足道的），都可以在中医基本理论指导下，应用中药给予治疗。辨证施食，是根据食疗对象的体质和病证特征，给予相应的食物。如阳虚的人，应多吃温补的食物，而阴虚有热的人则应多吃寒凉滋润的食品。其二就是应用单方验方治疗疾病，这种方法的最大特点，就是一症一方。这些经验方是经历了长期临床实践考验的，有是症则用是方，临症时对症对方者，多能获效。其另一特点是简单易行，易于推广。

天然药、食物特点之四是毒副作用小，疗效好。纯天然药、食物的绝大多数是没有毒性的，即使是有毒性，大多数毒性很小，所以，一般说来只要按法运用，是不会产生中毒现象的。只有极少数药、食物毒性较大，但只要按照规范炮制，并严格掌握其用量和适应证，临证运用时，也是比较安全的。纯天然药、食物不像化学药品那样有很大的副作用，可以说服用纯天然药物或食用某些食品，基本上没有副作用。这一点已为越来越多的人所认识，因而也乐意接受用天然药物治疗或更愿意用食物调养。另外，天然药、食物的疗效是确定无疑的，因为它是我国劳动人民数千年来同疾病做斗争经验的总结，即是说它源于实践，又经历了实践的严格考验，因而其疗效足可靠的。

五、天然药、食物应用方式与选用天然药食疗法的原则

天然药、食物的应用方式有多种，这是根据不同的病情需要而制定的。在药物应用方面，多半是将药物加水煎煮一段时间后滤取药液，然后再加水煮 1 ~2 次，将前后滤出的药液混合均匀，分 2 ~3 次服用；还有的是将药物做成丸剂或散剂，服用时用温开水吞服或冲服，这也是较常应用的方式；也有将药物做成膏状剂，或内服，或外敷，用法不一；酒剂，足将药物泡入白酒中贮藏一段时期，使药物有效成分溶入酒内而成为药酒，可内服，也可外用，多用在风湿疼痛、跌打损伤等病症。总之，我们在后面的治疗篇中提到的药、食物应用方式，有煮汤液用的，有研细粉用的，有做膏子用的，有制药饼用的，有炼蜜丸用的，有制成水丸用的，有泡酒用的，有内服的，也有外敷、熏洗的，病症不同，用药方式亦不相同。在食物上，除上面提到的某些用药方式外，还有熬粥食用的，有蒸米饭用的，有煮汤羹用的，有做菜肴用的，有捣汁饮用的，等等，服食的方式大致有食用和饮用两大类。

我们在介绍其他各种疗法的同时，对一些常见病，也介绍了一些由纯天然药物所组成的单方、验方及食疗方，基本上是遵循“三用一可

靠”的原则选方。所谓三用，即实用、能用、会用。实用，是指所选之方都具有一定的实用价值，不崇尚空谈浮夸，无实用价值的一般不选。能用，是指所选诸方中的药物多易于寻找。方再好，但药难求，也于事无补。会用，是指制作简单，一看就懂，一用就会。所谓一可靠，是指所选诸方，疗效基本可靠。除此之外，在每一病种之下常选列数方，以供读者根据各自的实际情况选用。

六、常用天然药、食物及性味归经与功效（附图）

本章第二节“病证治疗”中所提到的多数天然药品100多种，均在章末配上图和文字说明，目的是方便读者能够认识它们的外形特征，掌握它们的性味功效，并在治疗保健中很好地运用，解决实际问题。

第二节　病证治疗

一、感冒

病症

恶寒，头痛，鼻塞，流清涕，周身四肢酸楚疼痛，咳嗽吐稀痰，无汗，脉浮紧，舌苔薄白；或发热汗出，微恶风寒，头痛，咳嗽吐稠痰，咽喉痛痒，口中干燥作渴，脉浮数，舌苔薄微黄。

治疗

方1：苏叶8克，葱头3个。

用法：上二味，以水煎汁，去渣取汁温服，一日三服。

方2：干白菜根1块。

用法：上一味，加水煎至一小碗，去渣再加糖30克，搅匀顿服。

方3：黄豆1把，葱白3根，白菜头1个，白萝卜5片。

用法：水煎取汁温服。此方有预防和治疗感冒的效果。

方4：葱白头5个，生姜15克，糯米100克。

用法：先将糯米煮成粥，再把葱姜捣烂。用时煨热服，汗出即愈。

处5：荆芥、苏叶各10克，茶叶6克，生姜10克，红糖30克。

用法：先用小火煮前四味药，约15~20分钟后，加红糖溶于其中。每日2次，可随量服用。

二、咳嗽

病症

以咳嗽为主。如因外感引起的咳嗽则兼有表证；如因内伤引起的咳嗽则兼有相关脏腑失调的病变症候。咳嗽吐痰，咽喉作痒，头痛寒热，脉浮、苔薄；或是咳嗽吐痰，胸脘痞闷，纳呆食少，脉濡滑，苔白腻；或咳嗽胸胁引痛，面赤咽干，苔黄少津，脉弦数。

治疗

方1：紫菀10克，款冬花10克。

用法：上二味，以水煎数沸，去渣温服，一日三服。

方2：紫苏兜7株，鸡蛋1只。

用法：上二味，以水煎紫苏兜数沸，去渣取汁温温服，或以药汁乘热冲鸡蛋服，一日二服。

方3：雪梨1个，川贝5个。

用法：将雪梨掏空内核，装入川贝，再盖上口，入锅中蒸20分钟，趁热食用。每日1个，连服3日。

方4：鲜姜15克，红糖30克，红枣30克。

用法：以三碗水煎服，服后出微汗即愈。

方5：白果、百合、花生米、北沙参各25克，冰糖适量。

用法：上前四味水煎取汁，加冰糖服用。每日1剂，分2次服。

三、哮喘

病症

呼吸急促，胸闷气粗，喉中有哮鸣声，喘息不能平卧；甚则张口抬肩。如风寒引起的兼见痰多清稀色白，形寒肢冷；风热引起的兼见咳吐黄稠痰，发热汗出，口渴，小便黄；如病久体虚的，则气短乏力，神疲劳倦，无力气喘，脉弱。

治疗

方1：蚯蚓100克，晒干。

用法：上一味，研为细末，收贮备用。每用时取药末6克，以白酒冲服，1日1次。

方2：杏仁12克，核桃仁2克。

用法：上二味，共研为极细末，炼蜜为丸，每丸约重3克。每用时取一丸，以生姜煎水送下，一日二服。

方3：白萝卜适量，蜂蜜30毫升。

用法：将白萝卜绞榨，取汁一碗，兑上蜂蜜，煎后温服。

方4：白芥子少许，姜汁适量。

用法：白芥子研为细末，以姜汁调糊，敷于肺俞穴，至发红去除。（注：肺俞穴位于人体第三胸椎棘突下旁开1.5寸处。）

方5：米醋适量，鸡蛋2个。

用法：醋煮鸡蛋，蛋熟后去壳，再煮5分钟。食蛋，每次1个，每天2次。

四、中暑

病症

头晕头痛，身热，汗出不畅，胸闷烦燥，口渴，恶心呕吐，身体倦怠，神疲无力；甚至高热神昏，心慌，抽搐，汗出气短，面色苍白，两眼发黑，忽然昏倒。

治疗

方1：滑石15克，甘草末3克。

用法：上二味，合研均匀，开水冲服，一日三服。

方2：新鲜韭菜1000克。

用法：上一味，捣绞取汁，立即饮下。

方3：绿豆250克，糖适量。

用法：将绿豆煮汤，加糖，频服。

方4：西瓜适量。

用法：以西瓜取汁，灌服。

方5：鲜枇杷叶、鲜竹叶、鲜芦根各20克。

用法：上三味共煎汤，作冷茶饮用。

方6：鲜姜、大蒜、韭菜各适量。

用法：上三味洗净，姜、蒜去皮，共捣烂取汁，灌服。

五、呕吐

病症

胃寒呕吐，吐出清水稀涎，畏寒喜温，苔白脉迟；胃热呕吐，吐出酸苦味臭，口中秽气，口渴喜冷饮；食积呕吐，脘腹胀满疼痛，嗳气吞酸，厌食，大便干而多矢气，苔厚腻，脉滑实。

治疗

方1：灶心土60克。

用法：上一味，研细，以水煎数沸，离火澄清，取上清液饮服。

方2：干艾叶10克。

用法：上一味，以水煎数沸，去渣取汁当茶饮。

方3：生姜60克，米醋150毫升。

用法：将生姜洗净捣至极烂，加入米醋煮沸，乘热连渣慢慢吞嚼。

方4：蜂蜜2汤匙，鲜姜汁1汤匙。

用法：上二味加水1汤匙调匀，放锅内蒸热，顿服之。

方5：川连10克，苏叶15克。

用法：上二味加水煎服，每日1次。

六、呃逆

病症

胸闷气逆上冲，喉间呃呃连声，声短而频繁，不能自行控制，甚则妨碍说话、咀嚼、呼吸、睡眠等，其呃声或疏或密，间歇没有定时。

治疗

方1：柿蒂10克。

用法：上一味，以水煎数沸，去渣取汁温服，一日三服。

方2：鲜生姜30克，蜂蜜30克。

用法：上二味，先将生姜捣绞去渣取汁，再将蜂蜜兑入姜汁中，搅拌均匀饮服。

方3：萝卜子50克。

用法：将萝卜子煎水，温服。

方4：凤仙花适量。

用法：将凤仙花捣烂，用开水浸泡，去渣取汁饮用，每次1小杯。

方3：花椒15粒，姜汁适量。

用法：花椒研末，兑姜汁，开水冲服。

七、泄泻

病症

腹痛、肠鸣、腹泻，大便稀薄，甚至如水样。或恶寒发热，头痛鼻塞；或腹痛即泻，泻后痛减，泻下粪臭便腐；或大便时泻时止，反复发作，胸闷纳差；或黎明时泻，泻后即痛减，四肢不温，舌淡苔白，脉沉细等。

治疗

方 1：炒白术 30 克，车前子 15 克。

用法：上二味，以水煎数沸，去渣取汁温服，1 日 3 次。

方 2：茶叶 40 克，明矾 4 克。

用法：上二味，加水 400 毫升，先用大火煮沸，然后用小火煎熬，将药液浓缩至 250 毫升左右，去渣取汁收贮备用。每次饭前取药液 10 毫升饮服。

方 3：鲜荔枝 7 个。

用法：每日吃鲜荔枝 7 个，连食 1 周。

方 4：干姜、附子、煨豆蔻各适量。

用法：三味研为细末，面糊为丸，如绿豆大。每服 50 粒，空腹米汤送服，1 日 2 次。

方 5：山药 500 克，薏米 500 克。

用法：将二味煮粥食用，1 日 3 次，不拘量。

八、痢疾

病症

腹部疼痛，里急后重，下痢赤白脓血；或肛门灼热，小便短赤，口渴心烦，身体寒热；或痢下黏稀白冻，下腹隐痛，胸脘痞闷，神疲肢冷，舌淡，脉细弱；或高热神昏，烦躁不安，甚则昏迷抽搐；或下痢时发时止，发作时便下脓血，里急后重，消瘦，体无力，舌淡，苔腻，脉弱。

治疗

方 1：马齿苋 50 克，蜂蜜 30 克。

用法：上二味，先将马齿苋捣绞去渣取汁，再将蜂蜜兑入马齿苋汁中，搅拌均匀饮服。

方 2：地榆 30 克，炒炭。

用法：上一味，研为细末，以温开水调服。

方 3：大蒜头若干。

用法：将大蒜头剥去薄皮，每次生嚼 1 个，每日 3 次，连吃数日。

方 4：桂圆核不拘量。

用法：将桂圆核研为细末，每次 25 克，用白开水送下。

方 5：白头翁 10 克，秦皮 10 克，黄柏 15 克。

用法：上三味，水煎服，每日 2 次。

九、便秘

病症

大便数次减少，数日方行一次，粪便难以解出。如属热壅，则身热口渴，脉滑，苔黄；如属气郁，则胁腹胀满或疼痛，噫气频作，脉弦，苔腻；如属气血虚，则面唇爪皖白无华，头晕目眩心悸，脉弱，舌淡；如属寒气凝滞，则腹中冷痛，喜暖，脉沉迟，苔白润。

治疗

方 1：核桃仁 5 枚。

用法：上一味，每晚临睡前，置口中细嚼，然后以温开水送下。大便通后如此连服 1 ~2 个月，以巩固疗效。

方 2：草决明 300 克。

用法：上一味，每用时取 60 克，以水煎数沸，去渣取汁温服。

方 3：牛奶 200 毫升，蜂蜜 100 毫升，生葱头 2 ~5 根。

用法：将葱头洗净捣烂，与牛奶、蜂蜜共煮沸，早晨空腹 1 次吃完。每日 1 次，可连服数日。

方 4：松子仁 5 克，火麻仁 20 克，瓜蒌仁 25 克。

用法：上三味，水煎服，每日 1 剂，2 次服。

方 3：土豆适量。

用法：将土豆洗净捣烂，用纱布包，拧汁服用。午饭前服，每次 20 ~30 毫升。

十、眩晕

病症

头晕眩转，两目昏黑，泛泛欲吐，甚者有倒地现象，兼耳鸣耳聋，恶心呕吐，汗出身倦，肢体震颤。如兼肢体乏力，面色晄白，心悸怠倦者，为气血不足；如兼腰酸脚软，舌红脉弦，又因情志而发作者，为肝阳上亢；如胸脘痞闷，食欲不振，呕吐纳差，苔腻脉滑，为痰浊中阻。

治疗

方1：天麻50克。

用法：上一味，以烧酒浸泡透，切成薄片，烘干研为细末收贮备用。每用时取药末10克，温开水冲服。

方2：五味子12克，烧酒300克。

用法：上二味，将五味子捣碎，放烧酒中浸泡1个月，去渣。每日早晚各饮1杯。

方3：芝麻、醋、蜂蜜各30克，鸡蛋1只。

用法：将鸡蛋打破取蛋清，用蛋清搅混匀芝麻、醋、蜂蜜。每日服2~3次。

方4：白僵蚕6克，生姜汁6毫升。

用法：将白僵蚕研为细末，以生姜汁和温开水送服。

十一、失眠健忘

病症

不睡或少睡，睡时难以成眠，甚至通宵达旦。其因不同而各有兼证：或多梦易惊，健忘汗出；或头晕耳鸣，腰酸，舌红，脉细数；或善惊易怒，心悸多梦；或性情急躁烦乱，头晕头痛；或脘闷嗳气，腹部胀满，苔腻脉浮等。

治疗

方 1：法半夏 10 克，茯苓 10 克，粳米 8 克（炒）。

用法：上三味，以水煎数沸，去渣取汁温服，日三服，夜一服。

方 2：龟甲 50 克，龙骨 50 克，远志 25 克，菖蒲 40 克。

用法：上四味，先分别研为细末，再合研均匀备用。每次用时取药末 10 克，温开水冲服，日三服。

方 3：牛心 1 只。

用法：用牛心 1 只红烧。每日 1 次，连服 4 日。

方 4：酸枣仁、柏子仁各 50 克。

用法：上二味共炒，研细末。睡前服 15 克。

方 5：生地、麦冬、五味子各 15 克，灯心草 5 克。

用法：上四味，水煎服用，每日 1 剂，分 2 次服。

十二、惊悸怔忡

病症

心中悸动，时发时止，善惊易恐，坐卧不安，多梦易醒。或面色无华，头晕目眩；或心烦少寐，头昏耳鸣；或胸腹痞闷，神疲乏力，形寒肢冷；或心绪烦躁不宁，恍惚多梦等。

治疗

方1：茯神100克，沉香25克。

用法：上二味，共研为极细末，炼蜜为丸，每丸约重10克。每用时取一丸，食后以人参煎汤送下。

方2：龙眼肉500克（去黑皮），大黑枣500克（去核）。

用法：上二味，共捣烂如泥为丸，每丸约重10克，每日早晨取一丸，淡盐汤送下。

方3：珍珠末2克，蜂蜜30毫升。

用法：将珍珠末放入蜂蜜内调匀，略蒸化，一次服完。2～3天1剂，连服7～10天。

方4：龙眼肉30克，酸枣仁20克，生牡蛎、生龙骨各25克，清半夏、茯苓各15克，生赭石20克。

用法：先将牡蛎、龙骨、赭石捣细，后合诸药加水煎服。每日1剂，分2次服用。

十三、汗证

病症

自汗，汗出恶风，身体酸楚，寒热。或面色皖白，畏寒肢冷，动则汗出甚；或蒸蒸汗出，口渴喜饮，面赤心烦，大便干结。盗汗，睡时汗出，醒时汗止，心悸少寐，面色无华；或潮热盗汗，虚烦少寐，五心烦热，舌红少苔，脉细数。

治疗

方1：五倍子30克。

用法：上一味，研为极细末，以食醋调和，分作成三个药饼；每日睡前取一饼，置于脐部，外用纱布条固定，起床后即取下。

方2：浮小麦30克，糯稻粳米30克。

用法：上二味，以水煎成一大碗，去渣取汁分两次饮服。

方3：乌龟1只。

用法：将乌龟烧烂食用，每周1次。

方4：黑豆100克，红枣20枚，黄花50克。

用法：上三味加水共煎。每日1剂，分2次服用。

方5：韭菜根100克。

用法：韭菜根加水煎服，一次性服下。

十四、肺痈

病症

咳嗽吐稠痰腥臭，甚者咳吐脓血，胸中疼痛，呼吸不利，口鼻干燥，口渴喜饮，烦躁，小便黄赤，舌红苔黄，脉滑数。

治疗

方1：鱼腥草30克。

用法：上一味，以水煎数沸，去渣取汁饮服，日三服。

方2：癞蛤蟆不拘多少。

用法：上一味，去掉内脏洗净，切成小块，以白糖拌食，一日一只，至知腥味为止。

方3：瘦猪肉50克，夏枯草15克。

用法：上二味，煎汤调味后食用。每日1次，连服7日。

方4：桃仁15克，冬瓜子仁25克，桔梗10克，甘草10克，丹皮10克。

用法：上五味，水煎服用。每日1剂，分2次服。

方5：金芥麦30～60克，黄酒100毫升。

用法：加水400毫升，隔水蒸煮45分钟，去渣服，每天1次。

十五、吐衄

病症

口中或鼻中出血，或发热咳嗽；或口渴，烦热便秘；或口苦胁痛，烦躁易怒；或面色㿠白，神疲乏力，头晕，心悸，耳鸣等。

治疗

方1：鲜侧柏叶不拘多少。

用法：上一味，炒黑存性，研为细末收贮备用。每用时取药末3克，以米汤送服，1日4次。

方2：鲜韭菜不拘多少。

用法：上一味，捣绞取自然汁半碗，立饮之。

方3：鲜藕汁150毫升，蜂蜜30克。

用法：将上二味混合调匀，内服，每日2次，连服7日。

方4：大蒜2头。

用法：将蒜捣烂成泥，左鼻流血，敷右脚心，右鼻流血，敷左脚心。

方5：丹砂半两，金箔4片，蚯蚓3条。

用法：三味研细末做丸药，如小皂子大。每服1丸，冷酒送下。

十六、黄疸

病症

目黄，身黄，小便黄赤。若湿热黄疸，则面色鲜明，发热，口渴，小便短少，腹胀便秘，舌红，脉滑数；若寒湿黄疸，则面色晦暗，神疲乏力，食少便溏，畏寒肢冷，脘腹痞胀，舌淡，脉沉迟无力。

治疗

方1：茵陈50克。

用法：上一味，以水浓煎去渣取汁，分2次饮服。

方2：白茅根100克。

用法：上一味，以水浓煎，去渣取汁，加适量白糖，1日分2次饮服。

方3：粳米50克，陈皮10克，杏仁15克，生石膏20克。

用法：上四味同煮粥。每日1次，连服10日。

方4：桃根适量。

用法：用水1大碗，煎至半碗成。空腹服，每日1次，3～5日可见疗效。

方5：大田螺10～20个，黄酒半小杯。

用法：田螺放清水中漂洗干净，捣碎去壳取肉，加入黄酒拌和，再加清水炖熟。饮汤，每日1次。

十七、水肿

病症

初起面目微肿，或足跗微肿，继则肿及四肢甚或全身，皮肤光泽，按之没指，小便短少。如属阳证，多为急性发作，兼寒热咳喘，胸闷，或身体困重倦怠；如属阴证，则发病多由渐而始，兼面色苍白，不思饮食，腰酸楚，脚寒肢冷神疲，舌淡，苔白，脉沉。

治疗

方1：赤小豆50克。

用法：上一味，研为极细末收贮备用。每次用时取药末10克，温开水冲服，1日3次。

方2：酒葫芦（或苦葫芦）1个。

用法：上一味，破成小片，以水煎数沸，去渣取汁饮服，1日3次。

方3：红薯、生姜各适量。

用法：将红薯洗净，用刀在红薯上挖数个孔，然后将生姜切碎，填入其中，将孔塞紧，上火烤熟，即可食用。

方4：大蒜瓣3个，蝼蛄5个。

用法：上二味共捣烂为泥，贴于肚脐中，数小时可见效果。

方5：玉米50克，白扁豆25克，大枣50克。

用法：上三味洗净煮粥，每日1次，分2次服。

十八、积聚

病症

腹内胀满，按之有结块，或痛或不痛。或胸胁胀痛，情志不遂，易悲易忧；或脘腹胀痞，纳呆，便秘；或时有寒热，面黯消瘦，身体无力。

治疗

方 1：五灵脂 500 克。

用法：上一味，每用时取 50 克，以水煎数沸，去渣取汁饮服，1 日 1 次。

方 2：三棱 50 克，川芎 100 克，炙黄芪 100 克。

用法：上三味，共研为极细末，以食醋调糊为丸，每丸约重 10 克。每用时取一丸，温开水送下。

方 3：吴茱萸 11 克，硝石 4 克，生姜 30 克，黄酒 100 毫升。

用法：前三味破碎后泡酒中 6 日，取上清液。先服 1 剂 15 毫升，不止痛再服。

方 4：鲜水红花、大蒜、朴硝各 30 克。

用法：三味共捣烂，贴患处。

方 5：玉簪花、独蒜、穿山甲各适量。

用法：三味共捣烂，以醋调敷，贴于患处。

十九、淋证

病症

排尿时茎中涩痛，淋沥不尽。或见少腹胀满，点滴难下，甚或忽然腰痛，有兼尿中见血；或尿中时挟带砂石；或小便浑浊，黏稠如膏；亦有不耐劳累，遇劳则发作者。

治疗

方1：车前草一把。

用法：上一味，以水煎数沸，去渣取汁饮服，1日3次。

方2：滑石18克，甘草3克。

用法：上二味，共研为细末，以水冲服，日服数次。

方3：鲜甘蔗500克，藕500克。

用法：将上二味榨汁混匀饮用。1日3次饮完，1个月为1疗程。

方4：丝瓜络1根，黄酒适量。

用法：将丝瓜络烧存性，并研细末。每服4.5克，黄酒送下。

方5：扁蓄20克。

用法：将扁蓄洗净，放入小锅内，倒进2碗清水，煎煮成1碗，服下。每日3次，连服3天。

二十、癃闭

病症

小便涓滴不利，或点滴全无。少腹急痛，或胀或不胀；或面色晄白，神气怯弱；或烦热口渴，舌红，苔黄，脉数。

治疗

方1：甘遂20克，甘草节10克。

用法：上二味，将甘遂研为细末，以水调和，敷于脐下一寸三分处。再以水煎甘草节数沸，去渣取汁温服。

方2：田螺1只，食盐半匙。

用法：上二味，共捣烂如泥，敷于脐下一寸三分处。

方3：瓜蒌、葱白各30克，冰片1.5克。

用法：前二味加清水2000毫升煎至1500毫升，连渣倒入痰盂内，加入冰片溶化备用。嘱患者坐在痰盂上，乘热熏阴部，先熏后坐浴10～20分钟。

方4：葱白30克，鲜车前草叶60克，粳米适量。

用法：前二味洗净切碎，水煎去渣，放入粳米煮为稀粥，顿服之。

方5：滑石30克，葱白60克。

用法：上二味水煎分服。

二十一、消渴

病症

口渴引饮，多食消瘦，小便频数而量多，舌红，苔黄、脉数；或大便干结，头昏无力，腰膝酸软。

治疗

方 1：芹菜 500 克。

用法：上一味，以水煎服；或捣绞取汁，将汁煮沸饮用。

方 2：葛粉 12 克，天花粉 12 克，猪胰脏半个。

用法：上三味，将葛粉、天花粉共研为极细末备用。再将猪胰脏洗净，煎数沸，去渣取汁调和上药末，1 日内分 2 次服下。

方 3：葛根粉 30 克，粳米 60 克。

用法：将上二味同煮粥。早晚各 1 次，反复食用。

方 4：山药 25 克，黄连 10 克。

用法：上二味，以水煎服，每日 1 剂，分 2 次用。

方 5：扁豆、黑木耳各等分。

用法：上二味晒干，共研细末。每次服 9 克，白开水送下。

二十二、遗精

病症

梦中遗精，夜寐不安，阳强易举；或头目晕眩，心悸，耳鸣，腰酸，精神不振等。滑精则不拘昼夜，动念则常有精液滑出，形体瘦弱，脉象细软。

治疗

方1：五倍子500克，白茯苓200克，生龙骨100克。

用法：上三味，共研为极细末，以水糊为丸，每丸约重10克。每次食前以淡盐水送下一丸，1日3次。

方2：炒白术400克，苦参300克，煅牡蛎400克，公猪肚3个。

用法：上四味，先将白术、苦参、牡蛎共研为细末；再将猪肚洗净、煮烂、烘干，研为细末，加入上药末中拌和均匀，水糊为丸，每丸约重10克。每次服一丸，1日2次。

方3：鱼鳔、菟丝子各15克，五味子、沙苑子各9克。

用法：上四味，以水煎服，连服数日。

方4：韭菜籽100克，酒适量。

用法：将韭菜籽研细末，分3次以酒服用，1日服完。

二十三、阳痿

病症

阴茎痿软无力，不能勃起或勃而不坚。头晕目眩，面色㿠白，神疲乏力，腰膝酸软，脉象细弱。

治疗

方 1：麻雀蛋不拘多少。

用法：上一味，每日取 2 枚煮食。

方 2：母猪肠 1 具。

用法：上一味，洗净晒干，放瓦上焙焦，研为细末，收贮备用。每用时取药末 5 克，烧酒送下，1 日 2 次。

方 3：冬虫夏草 10 克，鸭 1 只。

用法：以冬虫夏草与鸭同煮 2 小时，加入佐料服食。每周 1 次，可连服 3 周为 1 个疗程。

方 4：菟丝子、韭菜子、香草子、枸杞子各 10 克。

用法：上四味，水煎服，1 日分 2 次服。

方 5：阳起石、枸杞子各 15 克，红糖适量。

用法：前二味加红糖水煎服，每日 1 剂，分 2 次服。

二十四、疝气

病症

少腹痛引睾丸，或睾丸阴囊肿大胀痛。如为寒疝，则阴囊冷痛，睾丸坚硬拘急控引少腹；如为湿热疝，则阴囊肿热，睾丸胀痛；如为狐疝，则少腹“气冲”部与阴囊牵连胀痛，立则下坠，卧则入腹，久之形成阴囊偏大。

治疗

方 1：川楝子 10 克，茴香 15 克。

用法：上二味，共研为细末，用烧酒调和，敷于肚脐下，外用纱布覆盖，胶布固定。

方 2：草乌、栀子各 15 克。

用法：上二味，共研为细末，用葱汁调和，敷于两太阳穴处，外用普通膏药固定。

方 3：龙眼核 700 克，黄酒适量。

用法：将龙眼核焙干，研为细末。每次取 10 ~ 15 克，黄酒少许送下。每日 1 ~ 2 次，连服 20 ~ 30 日。

方 4：蜈蚣 1 条，蝎子 1 个，臭椿树之白皮适量。

用法：将上药研为细末，用黄酒或白水送服，出汗即愈。

方 5：葱衣 90 克。

用法：上味稍加水煮即可，一次性服完，连服 7 日。

二十五、中风

病症

中经络：突然口眼歪斜，肢体麻木，语言不利，口角流涎，甚则出现半身不遂；兼证见身体寒热，舌苔薄白，脉象弦细或浮数。中脏腑：突然昏仆，神志不清，半身不遂，舌强语涩，口眼㖞斜。如证见神志昏迷，牙关紧闭，两手握固，面赤气粗，喉中痰鸣，二便闭塞，舌苔黄腻，脉弦滑而数，是为中风闭证；如证见目合口张，鼻鼾息微，手撒遗尿，四肢厥冷，汗出，脉象细微，则为中风脱证。

治疗

方 1：芹菜 1000 克。

用法：上一味，洗净，捣绞取汁。每次饮 3 汤匙，1 日 3 次，连服 7 日。

方 2：生石膏 30 克，辰砂 1.5 克，生蜂蜜适量。

用法：上二味，先分别研为细末，再合研均匀收贮备用。每用时取药末 10 克，以生蜂蜜调下。

方 3：菊花 15 克，粳米 100 克。

用法：以菊花、粳米煮粥，可长期服用。

方 4：香蕉花 5 克。

用法：将香蕉花煎水，代茶饮用。

二十六、面瘫

病症

睡眠醒来时，突然一侧面部麻木松弛，不能作蹙额、皱眉、露齿、鼓颊等动作，口角向健侧歪斜，漱口漏水，患侧额纹消失，鼻唇沟平坦，眼睑闭合不全，迎风流泪，少数病人初起时有耳后，耳下及面部疼痛。

治疗

方1：皂角去皮，不拘多少。

用法：上一味，研为极细末，以陈醋调和成膏状，涂面上，左斜涂右，右斜涂左，干则频换。

方2：蓖麻子10克（去壳），冰片1.5克。

用法：上二味，共捣烂如泥，贴于面上，左斜贴右，右斜贴左，以正为止。

方3：天南星9克，白及3克，草乌9克，僵蚕7克，白附子9克。

用法：上五味，共研为细末，贮瓶备用。每次取散药适量，用活鳝鱼血调和成糊状，外涂擦患侧，每日涂1次，复正后去药洗净。

方4：生姜汁1毫升，生南星1克。

用法：将南星研细末，以姜汁调如糊状。斜左贴右，斜右贴左。

二十七、头痛

病症

头痛，或发时痛势阵作，如锥如刺，痛有定处，甚则头皮肿起成块；或头两侧痛，目眩，心烦善怒，口苦面赤，脉弦数；或痛势绵绵，头目昏重，神疲乏力，面色无华，畏寒喜暖，脉细弱。临床上以疼痛部位不同，分前头痛、后头痛、头顶痛、偏头痛、全头痛。

治疗

方 1：蔓荆子 8 克。

用法：上一味，以水煎数沸，去渣取汁饮服，可顿服。

方 2：石楠叶 10 克。

用法：上一味，以水煎数沸，去渣取汁温服。

方 3：鸡蛋 2 个，枸杞 15 克。

用法：用水搅拌鸡蛋、枸杞，并加调料品蒸熟透。每日 1 次。可长期服用。

方 4：刀豆根 25 克，黄酒 1 两。

用法：二味加水熬汤 1 杯。每次服 1 杯，日服 3 次。

方 5：川芎 20 克，白果 5 个，茶叶 5 克，葱头 3 个。

用法：上药以水煎服之。

二十八、胸痹

病症

胸闷如窒，呼吸不畅，咳嗽喘息，心悸，甚则胸痛彻背，背痛彻心，喘息不能平卧，面色苍白，自汗出，四肢逆冷，舌淡苔白，脉象沉细。

治疗

方 1：陈败蒲扇 1 把。

用法：上一味，烧灰存性，研为细末，分两次温开水冲服。

方 2：蚯蚓 4 条，生姜汁、薄荷汁各 1 茶匙，蜂蜜半酒杯。

用法：上四味，先将蚯蚓洗净，捣烂如泥，加入生姜汁、薄荷汁、蜂蜜拌匀，然后加井水调服。

方 3：瓜蒌 1 枚（捣），薤白 12 克，白酒适量。

用法：上药水煎服。每日 1 剂，分 2 次服。

方 4：木香、郁金各 10 克，黄酒适量。

用法：水煎二药，用黄酒送服，每日 2 次。

方 5：酸枣根 30 克，半夏 10 克，黄酒适量。

用法：水煎二药，用黄酒送服，每日 2 次。

二十九、胁痛

病症

一侧或两侧胁肋疼痛。或疼痛攻窜不定，每因情志不遂而发，胸闷，食少，嗳气，脉弦；或胁痛，口苦，胸脘痞闷，纳呆，恶心，呕吐，便黄，苔黄腻，脉弦数；或胁痛如刺，痛处不移，入夜更甚，胁下或见癥块，舌紫黯，脉沉涩；或两胁引痛，劳累而发，口干，心中烦热，头晕目眩，舌红少苔，脉弦细。

治疗

方1：青皮8克，延胡索10克。

用法：上二味，共研为极细末，分3次于每日早晨空腹以白开水送下。

方2：姜黄15克，郁金15克；

用法：上二味，以水煎数沸，去渣取汁，加黄酒一小杯饮服。

方3：桃仁、芝麻、白糖、蜂蜜各500克。

用法：先将桃仁、芝麻捣碎，后加白糖、蜂蜜搅拌之共服用，早晚各1勺。

方4：干姜1份，香附2份。

用法：上药先为细末。每次9克，米汤送下。

方5：地肤子6克，黄酒适量。

用法：地肤子研细末散，用黄酒送服。

三十、胃痛

病症

胃脘疼痛，或突然发作疼痛，身体寒热，局部喜暖怕冷，口淡不渴，苔白；或隐隐作痛，呕恶，泛吐清水，喜暖喜按，手足不温，神疲乏力，脉虚软。如肝气犯胃，则胃脘疼痛胀满，并疼痛牵引两胁下，嗳气频频，呕逆酸苦，苔薄白，脉象沉弦。

治疗

方1：五灵脂适量。

用法：上一味，烧令烟尽，研为细末收贮备用：每次用时取药末10克，温开水送下。

方2：当归、川芎、乳香、没药各等分。

用法：上四味，研为细末，拌和均匀。加食醋炒热，乘热敷于胃脘部，外用纱布条固定。

方3：蜂蜜100毫升。

用法：取新鲜蜂蜜，冲入适量温开水即可饮用。每次10～20毫升，每日3次。

方4：干姜10克，胡椒10粒。

用法：二味晒干捣碎研末，用开水冲服。

方5：金铃子15克，延胡索12克。

用法：二味水煎，每日分2次服。

三十一、腹痛

病症

腹部疼痛，胀满，拒按，厌食，嗳腐吞酸；或腹部痞痛，痛势急暴，畏寒怕冷，大便溏薄，四肢不温；或腹痛绵绵，时发时止，痛时喜温喜按，神疲乏力，舌淡苔薄白，脉沉细。

治疗

方1：五灵脂10克，炮姜10克。
用法：上二味，共研为极细末，以热酒冲服。
方2：白芍10克，甘草3克，肉桂3克。
用法：上三味，以水煎数沸，去渣取汁温服。
方3：米醋200～300毫升。
用法：将米醋一次饮下。此方用于因蛔而致腹中绞痛。
方4：当归30克，桂心15克，干姜6克，炙甘草6克。
用法：上药水煎服，每日1剂，分2次服。
方5：生葱60克，生白萝卜80克。
用法：将二味炒半熟，趁热布包，敷于腹部。

三十二、腰痛

病症

腰部一侧或两侧疼痛。如外感寒湿者，则腰部冷痛重着，转侧不利，遇阴雨寒冷则发病或加重；如血瘀气滞腰肌劳损者，则腰痛固定不移，痛如针刺，轻者俯仰不便，重者因痛剧而不能转侧，痛处不可触摸。如肾虚腰痛者，则腰部酸软空虚，隐隐作痛，绵绵不已，腿膝无力，劳累后则更甚，卧则减轻，有的可伴有神疲乏力倦怠、面色㿠白、手足不温、精冷等证；有的可伴有心烦失眠、口燥咽干、手足心热、尿黄、舌红、苔黄、脉数等证。

治疗

方1：威灵仙10克。

用法：上一味，以水煎数沸，去渣取汁温服，此用于风湿性腰痛。

方2：羊肾1对，杜仲10克。

用法：上二味，先将羊肾破开，去掉白筋，洗净切成小片，加盐腌去水腥，同杜仲放在一起蒸熟，去掉杜仲，以羊肾下酒。若无羊肾，用猪肾亦可。此用于肾虚腰痛。

方3：粳米100克，核桃肉60克。

用法：将核桃仁捣烂，与粳米混匀，加水适量煮成粥，一次服完。日1剂，疗程不限。此用于肾亏腰痛。

三十三、痹证

病症

风寒湿痹：肢体关节酸痛，活动则疼痛加剧，或部分肌肉酸重麻木，迁延日久，可致肢体拘急，甚则各部大小关节肿大，如风气偏重者，则疼痛呈游走性；如寒气偏重者，则局部痛甚而冷，得热可减轻；如湿气偏重者，则肢体沉重酸痛。风热湿痹：关节疼痛，痛处有灼热感，或见红肿，痛不可触近，得冷则舒缓，关节活动障碍，并兼有发热、口渴、烦闷不安、舌苔黄燥、脉象滑数等证。

治疗

方1：石楠叶10克。

用法：上一味，剪碎，以水煎1~2沸，去渣，将药水装暖水瓶中，当作茶饮，一日一瓶。

方2：五加皮250克，白酒1000克。

用法：上二味，将五加皮洗净切碎，放入酒中密封浸泡，半月后开封去渣，每日早晚各饮10~20毫升。

方3：薏米150克，水500毫升。

用法：将薏米研成细粉，置于锅内加水熬粥。每日1次，连服7日为1疗程。

方4：入地金牛15克，鸡蛋1个。

用法：上二味同煮，蛋熟去皮再煮片刻，饮汤食鸡蛋。

三十四、痿证

病症

四肢肌肉弛缓无力，运动障碍，肌肉日渐消瘦，日久则肌肉萎缩不用。如为肺热阴伤，则有发热，咳嗽，心烦，口渴，小便短赤；如为湿热蕴蒸，则见有身体发热重，胸闷，小便混浊，苔黄腻，脉濡数；如为肝肾不足，则见有腰脊酸软无力，遗精早泄，头目晕眩，舌苔红，脉细数。

治疗

方1：炒苍术、炒黄柏各等分。

用法：上二味，共研为细末备用。每用时取药末10克，捣绞生姜取汁冲服。

方2：萆薢、杜仲炒、肉苁蓉（酒浸）、菟丝子（酒浸）各等分。

用法：上四味，共研为极细末备用。另取猪肾，以酒煮烂，同前药末合捣为丸，每丸约重10克。每用时取一丸，空心酒下。

方3：熟地、山药、玄参、甘菊花各30克，白芥子10克，当归、白芍、台党各15克，神曲6克。

用法：上药加水共煎服，每日1剂，分2次服。

方4：熟地、玄参、麦冬各30克，甘菊花、生地、沙参、地骨皮各15克，车前子6克，台党3克。

用法：上药加水共煎服，每日1剂，分2次服用。

三十五、疟症

病症

寒热往来，汗出而息，休作有时。病之初，呵欠乏力，毛孔粟起，旋即寒战鼓颔，肢体酸楚，继而内外皆热，体若燔炭，头痛如裂，面赤唇红，口渴引饮，得汗则热退身凉。舌苔白腻，其脉寒战时弦紧，发热时滑数。间时而作，有一日一发、二日一发、三日一发的。如果久疟不愈，左胁下可出现痞块，按之作痛或不痛，叫作疟母。

治疗

方 1：常山 15 克。

用法：上一味，以水煎数沸，去渣取汁，于疟疾发作 2 小时前服下。

方 2：柴胡 10 克，黄芩 5 克，茶叶 8 克。

用法：上三味，以水煎数沸，去渣取汁温服，一日三服。

方 3：食醋 25 毫升，小苏打 4 克。

用法：上二味混合，在发病前 2 小时服下。

方 4：鲜地骨皮 50 克，茶叶 5 克。

用法：水煎二味，于发病前 2～3 小时一次性服完。

方 5：马兰 30 克，白糖 20 克。

用法：二味放入杯中，用沸水冲泡，发病前半小时服用。

三十六、坐骨神经痛

病症

臀部、大腿后侧、小腿后外侧及足部发生烧灼样或针刺样疼痛，活动则疼痛加重。如属原发性坐骨神经痛，起病呈急性或亚急性发作，沿坐骨神经有放射痛和明显的压痛点，起病数日最剧烈，经数周或数月则渐渐缓解，常因感受外邪而诱发。如属继发性坐骨神经痛，除原发病症外，咳嗽、喷嚏、排便等均可使疼痛加剧，腰椎旁有压痛及叩击痛，腰部活动障碍，活动时下肢有放射性疼痛感。

治疗

方1：苍术15克（盐水炒），黄柏15克（酒浸一昼夜，炙焦）。

用法：上二味，以水煎数沸，去渣取汁，空心服，1日3次。

方2：当归8克，白芍10克，甘草8克，制附子8克。

用法：上四味，以水煎数沸，去渣取汁温服，1日3次。

方3：桂枝15克，炒白术30克，生龙骨40克，川附子15克。

用法：上四味药加水煎服，每日1剂，分2次服用。

方4：豨莶草1000克，桑枝1500克，60度白酒250毫升。

用法：前二味水煎250毫升，兑入白酒，并装入瓶中备用。每日3次，每次服20~25毫升，连服7日。

三十七、三叉神经痛

病症

疼痛突然发作，以面颊和上、下颌部为主，病发时间短暂，数秒钟或数分钟后缓解，一段时间后又可反复发作，并常因触及面部的某一点而诱发，疼痛时呈阵发性闪电样剧痛，其痛如刀割、针刺、火灼，可伴有疼痛侧面部肌肉抽搐、流泪、流涕及流涎等现象。

治疗

方1：白芷10克。

用法：上一味，以水煎数沸，去渣取汁，分2次饮服。

方2：苍耳子30克，川芎30克。

用法：上二味，共研为极细末收贮备用。每次用时取药末3克，温开水冲服，1日2次。

方3：川羌活150克，细辛50克，川乌50克。

用法：上药共研细末，成人每服5～7.5克，每日3次，开水送下。（注：病重者可加量或增服次数，老幼者酌减。若牙痛或面痛重者，含漱至痛止。忌生冷、鱼腥、含半夏的中成药。高血压病人慎用。）

方4：生地15克，玄参15克，麦冬25克，牛膝6克，白芷、当归、川芎各10克。

用法：上药加水共煎服，每日2次。若疼痛剧烈可加珍珠母20克。

三十八、漏肩风（肩关节周围炎）

病症

风寒外感者，肩部散漫疼痛，昼轻夜重，动则疼痛加剧，活动受限，局部畏寒，得温痛减，舌淡苔白，脉浮弦或浮紧；经脉失养者，肩痛日久，肩部筋肌失养，挛缩而软短，举臂不及头，后旋不及背，酸痛乏力，局部畏寒，得温则减，受寒则剧，舌淡苔白，脉细。

治疗

方1：白风仙根、臭梧桐、生姜、大蒜头、韭菜各500克。

用法：上五味，共捣绞取汁，将药汁用小火熬为膏，摊贴患处。

方2：淫羊藿30克，白酒1000克。

用法：上一味，放于1000克白酒中，密封浸泡半月，每日睡前饮10～20毫升。

方3：生川乌、生草乌、建曲、苍术各9克，甘草30克，酒500毫升。

用法：用酒浸泡上药，7天后服用。每晚睡前服3～6毫升，服时将药酒摇匀。

方4：秦艽45克，桂枝30克，僵蚕30克，双花30克，红花30克，丹参15克，防风15克。

用法：上药共研细末，冲服。每服9克，每日3次。

三十九、月经不调

病症

月经或先期或后期或先后不定期。先期者，即月经提前而至，甚至经行一月二次，经色鲜红而紫，伴有烦热，口干渴而喜冷饮，舌红，苔黄，脉数；后期者，即月经推迟未潮，甚至四五十天一次，经色暗淡，畏寒喜暖，小腹发凉，舌淡苔白，脉迟弱；先后不定期者，即月经来潮无固定期限，经量或多或少，经色或紫或淡，体质虚弱，面色萎黄，舌淡，脉象细涩。

治疗

方1：丹参500克。

用法：上一味，晒干研为细末，收贮备用。每用时取药末10克，陈酒送服，1日1次，连服2个月。

方2：益母草10克，红糖15克。

用法：上二味，以水煎数沸，去渣取汁温服，1日2次，连服3日。

方3：生藕节500克，侧柏叶100克。

用法：上二味，捣烂取汁，加温开水服用。每日3次，5日为1疗程。

方4：丝瓜子适量，红糖少许。

用法：将丝瓜子焙干，水煎，再加红糖即成。每用时以黄酒温服。

四十、痛经

病症

实证：行经不畅，少腹疼痛：血瘀者，腹痛拒按，经色紫红而夹有血块，下血块后痛即缓解，脉象沉涩，舌质紫黯；气滞者，胀甚于痛，或胀连胸胁，胸闷泛恶，脉象弦。虚证：月经净后腹痛，痛势绵绵不休，少腹柔软，喜温喜按，经量减少，并每伴有腰酸肢倦、纳呆、心悸、头晕、舌淡、脉弱等证。

治疗

方 1：当归 20 克。

用法：上一味，以水、酒各半煎数沸，去渣取汁温服。

方 2：炒艾叶 10 克，红糖 10 克。

用法：上二味，以水煎数沸，去渣取汁温服。

方 3：生姜 30 克，花椒 10 克，红枣 10 枚，红糖 30 克。

用法：以上四味，共煎饮服。于月经来潮前服用。每日 1 次，连服 3 ~5 日。

方 4：山楂 50 克，向日葵籽 25 克，红糖 50 克。

用法：上药共炒熟研碎，加水煎浓汁，入红糖，于行经期间连服 2 剂。

方 5：蒜汁 1 杯，红糖 50 克。

用法：将红糖加入蒜汁中，温热服下，服后俯卧半小时，可见疗效。

四十一、经闭

病症

如果血枯经闭，则经量逐渐减少，终乃闭止，并见有纳呆食少，大便稀溏，面唇色泽不荣，头晕心悸，精神疲倦，舌淡脉细涩；如果血滞经闭，则月经闭止，少腹作胀作痛，并伴有烦热、口渴、胸闷等症，重症时则腹部出现癥瘕，大便干结，肌肤甲错，舌质紫黯或瘀点，脉沉弦而涩。

治疗

方 1：凌霄花 24 克。

用法：上一味，炒干研为细末收贮备用。每用时取药末 6 克，饭前温酒送服。

方 2：蚕沙 120 克，黄酒 750 克。

用法：上一味，炒半黄色放瓦罐中，加黄酒 750 克，煎数沸去蚕沙，将酒装于瓶中封好。每天饮一、二杯。

方 3：母鸡 1 只，黄酒适量。

用法：将母鸡洗净切块，加入黄酒共炖熟服用。每日 1 次，连服 3 日为 1 疗程。

方 4：茜草 50 克。

用法：上药水煎，早晚空腹服。

方 5：田鸡 1 只，黄豆 15 克。

用法：上二味炖熟吃，连用数日。

四十二、崩漏

病症

崩中漏下。初起血量多，颜色紫红，血浓稠而夹有瘀块，腹痛拒按，便秘，口干作渴，是为实热者；血色鲜红，头晕耳鸣，心悸失眠，午后潮热，是为阴虚者；病久漏下，血色淡或晦暗，少腹冷痛，面色㿠白，神疲乏力，倦怠嗜卧，胃纳减少，是为气虚者。漏久不止，或崩血过多，出现昏厥，面色苍白，冷汗淋漓，呼吸急促，四肢逆冷，脉微欲绝。

治疗

方 1：生黄芪 50 克。

用法：上一味，以水煎数沸，去渣取汁温服，1 日 3 次。

方 2：当归 30 克，红花 24 克，冬瓜仁 5 克，阿胶 30 克。

用法：上四味，以水先煎前三味，数沸后去渣取汁，加阿胶烊化顿服，主治老年血崩；各药减半，可治青壮年血崩。

方 3：鲜藕节、生地、白茅根各 60 克，冰糖适量。

用法：将鲜藕节、生地、白茅根共煎取汁，加入冰糖，当茶饮用。

方 4：干姜炭 9 克，黄酒适量。

用法：姜炭研末，黄酒冲服。

方 5：当归 30 克，荆芥 30 克。

用法：当归、荆芥二味加水、酒各 1 杯煎服之。

四十三、白带过多

病症

带下量多，色白气腥，质稠无臭，绵绵不断，伴有腰膝酸重无力，神疲乏力，头晕肢软，食欲不振，便溏腹冷，舌淡苔白或腻或白滑，脉象缓弱或沉迟。

治疗

方1：菝葜50克。

用法：上一味，以水煎数沸，去渣取汁温服，1日3次。

方2：枯矾30克，杏仁10克（去皮尖）。

用法：上二味，共捣研为极细末，炼蜜为丸如枣核大，睡时放于阴道中，待其自行融化。

方3：莲子50克，红枣10枚，糯米50克。

用法：将上三味共煮粥服用。每日2次，食至白带愈为止。

方4：鸡蛋1个，艾叶、酒各适量。

用法：上三味共煮食用，每日1次。

方5：槐花炒、牡蛎（煅）各等分。

用法：上药为末，备用。用时以酒服9克，取效。

四十四、妊娠恶阻

病症

脾胃虚弱者，妊娠四五十天左右，始觉脘腹痞胀，呕恶不食或食入即吐，四肢倦怠，思睡懒言，舌质淡或边有齿印，苔白，脉滑；肝胃不和者，呕吐苦水或酸水，脘闷胀痛，嗳气叹息，精神抑郁，舌淡苔白，脉弦滑。

治疗

方 1：炒白术 15 克。
用法：上一味，以水煎数沸，去渣取汁温服，1 日 3 次。
方 2：乌梅 10 克，炒白芍 8 克。
用法：上二味，以水煎数沸，去渣取汁温服，1 日 2 次。
方 3：柚子皮 30 克。
用法：将柚子皮削成薄片，水煎作茶饮。每日 1 剂，疗程不限。
方 4：竹茹 15 克，陈皮 5 克。
用法：上二药，以水煎服。每日 1 剂，分 2 次服。
方 5：甘蔗汁 1 杯，生姜汁 4 ~ 5 滴。
用法：上二味混合均匀，每小时服适量。

四十五、滞产

病症

孕妇临产时羊水已下，阵痛减弱，胎儿却不能娩出，并伴有精神疲倦，甚或散乱，脉象沉细。

治疗

方 1：蒲黄 10 克，槐子 15 克（微炒）。

用法：上二味，共研为极细末，每服时取药末 10 克，以温酒调服。

方 2：生地黄汁 1 杯，生姜汁 2 杯。

用法：上二味，共煎至 1 杯，分两次以烧酒调服。

方 3：当归 5 克（酒洗），川贝母 3 克，黄芪、荆芥穗各 2.5 克，厚朴 2 克（姜汁炒），艾叶 2 克，菟丝子 4 克，川芎 4 克，羌活 1.5 克，枳壳 2 克（麸炒），甘草 2 克，白芍 3 克（酒洗炒）。

用法：上诸味药加姜 3 片，清水适量共煎，空腹温服。

方 4：当归、川芎各 12 克。

用法：上二味水煎服。每日 1 剂，分 2 次服。

四十六、胞衣不下

病症

如果是气虚，产后胞衣不下，少腹微胀，按之不痛，有块不坚，阴道流血量多，色淡，并伴有面色㿠白，头晕心悸，神疲气短，畏寒喜暖，舌淡苔薄白，脉虚弱。如果是血瘀，产后胞衣不下，小腹疼痛，拒按，按之有块而硬，恶露甚少，色黯红，面色紫暗，舌质黯红，脉沉弦或沉涩。

治疗

方1：芡实叶1张。

用法：上一味，扯作二、三块，以水煎数沸，去渣取汁温服。

方2：明矾1.5克。

用法：上一味，研为细末，以开水冲服。

方3：鸡蛋3个，陈醋100毫升。

用法：将陈醋放入锅内煮沸，打入蛋黄调匀，一次冲服。

方4：血灵脂12克（半生半炒），烧酒适量。

用法：上药用烧酒冲服，

方5：生姜、葱白各12克，童便适量。

用法：上三味加水煎数沸，顿服之。

四十七、乳缺

病症

乳少甚至全无，乳汁清稀，乳房柔软而无胀痛感，面色唇爪无华，心悸气短，纳少便溏，舌淡红，脉细弱；或乳汁不行，乳房胀硬而痛，胸胁胀满，食欲减退，大便干结，小便短赤，舌苔薄黄，脉弦或弦数。

治疗

方1：赤小豆100克，糯米200克。

用法：上二味，洗净，以水煮粥食。

方2：猪蹄1对，穿山甲20克。

用法：上二味，先用香油炒穿山甲，再将二味置砂锅中煮烂，去掉穿山甲，加葱调和食之。

方3：活鲫鱼1条，猪蹄1只。

用法：将活鲫鱼和猪蹄共煮汤。每日1次，连服3~7日为1疗程。

方4：豆腐500克，王不留行30克。

用法：炒王不留行，加水煎二味，吃豆腐喝汤。

方5：花生米60克，黄豆60克，猪蹄2只，通草10克。

用法：上四味，同放入锅内炖煮。除通草外，吃花生米和黄豆并喝汤，连吃数次。

四十八、乳痈

病症

乳房结块，并红、肿、热、痛，证重时则腐烂化脓外溃。本病往往发生在产后哺乳期间，尤以初产妇为多见。

治疗

方 1：生半夏适量。

用法：上一味，以细纱布包裹，塞于患乳对侧的鼻孔中。

方 2：丝瓜络 30 克。

用法：上一味，以水煎数沸，去渣取汁温服。

方 3：核桃适量。

用法：将核桃打碎除去肉仁，取壳煅烧存性，研为细末，每用时取药末 10 克开水冲服。每日 3 次，连服数日。

方 4：蒲公英、红藤、鸭跖草各 30 克。

用法：上药加水煎服，每天 1 剂。

方 5：面、醋各适量。

用法：将面、醋混合调匀，外敷患处。

四十九、产后恶露不下

病症

“恶露”，是指产妇分娩后，由阴道内排出的余血和浊液。产后恶露不下临床上常见有气滞和血瘀两种。产后恶露不下，或下亦甚少，小腹胀痛，胸胁胀满，舌淡苔薄白，脉象弦，是为气滞；产后恶露甚少或不下，色紫暗，小腹疼痛拒按，痛处有块，舌紫黯，脉涩，是为血瘀。

治疗

方1：益母草200克。

用法：上一味，捣烂取汁，加少许红糖，以适量白酒冲服。

方2：鹿角霜30克。

用法：上一味，研为细末，以水、酒各半煎服。

方3：猪瘦肉100克，田七10克。

用法：取田七用花生油炸酥，打碎，与猪瘦肉共蒸，入油、盐调味，连汤带肉一次服完。每日1剂，以愈为度。

方4：五灵脂20克，蒲黄15克。

用法：先将五灵脂醋炒，后将二味研为粉末。分2次服下，用酒冲服之。

方5：生藕500克。

用法：上味水煎服用。

五十、产后腹痛

病症

产后小腹隐隐作痛，腹软而喜按，恶露量少色淡，头晕耳鸣，大便干燥，舌淡苔薄，脉虚细；或产后小腹疼痛、拒按；或得热稍减，恶露量少，涩滞不畅，色紫暗而有块；或胸胁胀痛，面色青白，四肢不温，舌质黯，苔白滑，脉沉紧或弦涩。

治疗

方1：五灵脂60克。

用法：上一味，加食醋润透炒焦，研为细末。每用时取药末10克，以酒冲服。

方2：白鸡冠花50克。

用法：上一味，以黄酒300克煎服。

方3：山楂肉24克，红糖30克，米酒100毫升。

用法：上三味，共放入锅中，加清水300毫升，煮取150毫升，一次服完。

方4：当归10克，白芍10克，羊肉300克，甘草3克。

用法：上四味炖煮熟，每日服1剂，2次服。

方5：杜仲、桃仁、阿胶各6克。

用法：用黄酒和水各半，煎上药服之。

五十一、产后血晕

病症

产后阴道出血量多，人突然昏晕，面色苍白，心悸，愦懑不适，昏不知人，甚则四肢厥冷，冷汗淋漓，舌淡无苔，脉微欲绝或浮大而虚。

治疗

方1：韭菜100克。

用法：上一味，捣烂，以白酒250克煎数沸，盛于壶内，将壶口对准患者鼻孔吸入。

方2：薤白适量。

用法：上一味，捣绞取汁，取数滴滴入患者鼻孔中。

方3：人参3克，附子6克，炮姜12克。

用法：上三味，以水煎服。

方4：生半夏30克。

用法：上一味研细末，用冷水调和，做成黄豆大药丸。每用时取药一丸，塞于产妇鼻孔中。

方5：干漆50克。

用法：上一味，点燃，取烟熏产妇鼻孔。

五十二、产后发热

病症

产后身体发热，或发热恶寒，小腹疼痛拒按，恶露有臭气；或寒热时作，恶露量少或不下，小腹疼痛拒按；或恶寒发热，肢体疼痛，咳嗽流涕；或产后失血过多，微热自汗，头晕目眩，心悸失眠等。

治疗

方 1：荆芥穗 15 克（炒焦），薄荷 8 克。

用法：上二味，以水煎荆芥穗一、二沸，再加薄荷微煎，去渣取汁温服。

方 2：当归 30 克，熟地 60 克。

用法：上二味，以水煎数沸，去渣取汁，加黄酒一小盅饮服。

方 3：粳米 100 克，生地黄汁 50 毫升，莲藕汁 50 毫升，益母草汁 50 毫升，蜂蜜 60 毫升。

用法：将粳米加水适量煮粥，待粥将成时，同时加入各种药液再煮片刻，取出候凉，随意服食，每日 1 剂，连服 5 ~ 7 剂。

方 4：松花、蒲黄、川芎、当归、石膏各等分。

用法：上药共为细末，每服二钱，水二合，红花二捻，同煎七分，细呷。

五十三、小儿惊风

病症

急惊风：初起壮热面赤，烦躁不宁；继则神志昏迷，两目直视，牙关紧闭，角弓反张，四肢抽搐、颤动，或阵发或持续不已。慢惊风：面黄肌瘦，精神委顿，肢体倦怠，呼吸气缓，昏睡露睛，四肢厥冷，或有吐逆，尿清便溏，或完谷不化，时有颈项强直，手足抽搐，脉象沉迟无力，舌淡苔白，指纹青淡。

治疗

方1：车前子10克。

用法：上一味，以水煎数沸，去渣取汁，加蜂蜜调服。

方2：全蝎2条，僵蚕1.5克，天麻3克。

用法：上三味，焙焦研为细末，以开水冲服。

方3：牛胆1只，南星50克。

用法：在冬月时，将南星研成极细末，填入牛胆内，用线扎牢，吊屋檐下风干，取出南星末瓷瓶封存。用时每取3克，开水灌服；同时用指甲按压人中穴位，至醒为度。此用于小儿急惊风。

方4：甘草0.6克，朱砂0.3克，生大黄0.9克，红砂糖4.5克。

用法：上药共为细末，入开水溶化调药1茶匙，徐徐匀2次，温时灌下。

五十四、小儿泄泻

病症

腹痛泄泻，便黄气臭，或泻下急迫如注，口渴，发热，小便短少；或便下稀溏色淡，臭气轻轻或为腥气，腹痛喜温喜按；前者为有热，后者为有寒。如果伤食而泻，则腹胀腹痛，泻后痛胀减轻，口臭纳呆，便腐秽酸臭状如败卵；如果脾胃虚弱而致泄泻，则为久泻不愈，大便清稀如水样，并伴有不消化食物、面黄肌瘦、精神不佳等症。

治疗

方1：莱菔子10克，芒硝18克（碾碎）。

用法：上二味，先将莱菔子炒熟，加芒硝装于一只布袋内，置于中脘部。

方2：黄丹（水飞）、朱砂（水飞）、枯矾各等分。

用法：上三味，共研为细末，捣枣肉为丸如黄豆大，每服时取三、四丸，置火上烧存性，研细，淘米水冲服。

方3：乌梅10个，红糖适量。

用法：将乌梅加水500毫升煎汤，后加红糖，代茶饮。

方4：葱白6个，食盐1撮，黄米酒1碗。

用法：将上三味混合炒热，白布包好，敷于肚脐上，凉时再热，数次即可见效果。

五十五、小儿积滞

病症

伤乳者，呕吐乳片，口中有乳酸味，不欲吮乳，烦躁不安，腹痛哭啼，指纹紫滞；伤食者，呕吐酸馊食物残渣，脘腹胀痛拒按，烦躁，纳呆厌食，大便臭秽，脉弦滑；如为脾虚者，兼见有面色萎黄，纳呆不欲食，便溏稀薄，腹胀满，舌淡苔白而厚腻，脉象细弱，指纹青淡。

治疗

方 1：胡萝卜适量。

用法：上一味，捣绞取汁，加红糖煎服。

方 2：山楂子 30 粒。

用法：上一味，捣碎，以水浓煎，去渣取汁温服。

方 3：鲫鱼 1 条，生姜 30 克，鸡内金 10 克。

用法：将鲫鱼洗净，生姜切片，并鸡内金同入锅中，加水共煮成汤服用。每日 1 次，连服 5 日为 1 疗程。

方 4：生姜汁、鲜紫苏汁各适量。

用法：上二味混合调匀，顿服之。

方 5：干姜、小茴香各 15 克，川椒 12 克。

用法：上药共为细末，装入 4 寸见方的纱布袋内，放在肚脐上，再上敷热水袋。

五十六、小儿疳积

病症

发病缓慢，初起身微发热，或午后潮热，喜食香咸、酸味等物，口干腹膨，便泻秽臭，尿白米泔，烦躁不安，啼哭，不思饮食；继则积滞内停，肚大脐突，面色萎黄，形体消瘦，肌肤甲错，毛发稀疏；久延则见神疲肢软、面色㿠白、气虚乏力等症。

治疗

方1：鹅不食草10克。

用法：上一味，同猪肉一起炖烂，去草吃肉。

方2：鲜扁蓄60克。

用法：上一味，以水煎数沸，去渣取汁温服。

方3：面粉30克，淮山12克，扁豆15克，山楂10克。

用法：先将淮山、扁豆、山楂共置锅内熬煮半小时，去渣存汁，入面粉调成糊状，取出候温，一次服完。每日1～2剂，疗程不限。

方4：川椒3克（去目），醋适量。

用法：上味药研为细末，以醋调和，敷在患儿头顶上。

方5：滑石3克，蟾酥1克，干胭脂0.3克。

用法：上三味，共研细末。每用时，以一纸筒，取少许药末，放入患儿的鼻孔中。

五十七、小儿顿咳

病症

初咳时期，症似外感，常有咳嗽，流涕，微热，以后外感症消失，而咳嗽逐日加重；痉咳时期，咳嗽频频阵作，咳后有回吼声，反复不已，入夜尤甚，痰多而黏，吐后阵咳暂止；末咳时期，咳嗽次数减少，且持续时期缩短，咳嗽无力，气短声怯，咳痰清稀而少，面色淡白，纳食减少，舌淡，脉虚弱。

治疗

方 1：紫苏 1.5 克，桔梗 3 克，甘草 3 克。

用法：上三味，以水煎数沸，去渣取汁温服。

方 2：薏米 10 克，山药 10 克，竹叶 30 片，梨 2 片。

用法：上四味，以水煎数沸，去渣取汁作茶饮服。

方 3：红萝卜 100 克，红枣 20 克，冰糖 24 克。

用法：将萝卜洗净，连皮切碎，与红枣共煮至烂，加入冰糖调匀，随意服用。每日 1 剂，连服十余剂。

方 4：天冬、麦冬各 1.5 克，瓜蒌仁、百部各 9 克，橘红 6 克。

用法：上五味药加水煎服。每日 1 剂，分 2 次服。

方 5：柿饼 1 个，生姜 6 克。

用法：将生姜切碎，夹在柿饼中焙热，食用之。

五十八、小儿发热

病症

小儿身体发热，或恶寒头痛，鼻塞流涕，咳嗽胸闷，吐痰，咽干，口渴喜饮，苔薄脉浮；或发热少气，肢体无力倦怠；或发热，午后、夜间加重，消瘦，盗汗，颧红，头晕；或发热腹胀满，嗳腐吐酸，纳差，苔腻等。

治疗

方1：卷柏1～2岁3克；3～4岁6克。

用法：上一味，以水煎数沸，去渣取汁温服，一日三服。

方2：竹笋尖2个，白茅根5根。

用法：上二味，以水煎数沸，去渣取汁温服，一日三服。

方3：绿豆粉20克。

用法：上一味，用鸡蛋清调和成糊状，涂敷于患儿两足心处。

方4：银花30克，芦根、石膏各18克，玄参、石斛各15克，连翘、丹皮、生地、赤芍各9克，天竹黄6克，安宫牛黄散1支，人参6克，犀角0.3克。

用法：除安宫牛黄散、犀角外，将诸味药水煎取汁，将犀角磨汁兑入，安宫牛黄散分2次以药汁一起共服。

五十九、小儿疝气

病症

睾丸、阴囊肿胀疼痛，以及小腹牵引作痛，甚则痛剧难忍；或寒热，苔黄白，脉弦或沉细。

治疗

方1：谷茴8克。

用法：上一味，洗净，同豆腐一起煎，去茴食豆腐。

方2：蚯蚓粪不拘多少。

用法：上一味，晒干研为极细末，以唾液调成糊状，敷于阴囊上。

方3：刀豆籽适量。

用法：将刀豆籽焙干，并研末备用。每次取5克，用温开水冲服。每日2~3次，7~10日为1疗程。

方4：硫黄20克，艾叶30克，香附子15克。

用法：上药共研粗末，备用。用时，将药入锅炒热，入白酒适量拌炒热，用布包好，乘热熨肿痛处，每日早晚各1次。

六十、小儿夜啼

病症

小儿睡喜伏卧，入夜则曲腰啼哭，四肢不温，食少便溏，面色青白，唇舌淡而舌苔白，脉象沉细，指纹青红；或睡喜仰卧，见灯火则啼哭愈甚，烦躁不安，小便短赤，面唇红赤，舌红，苔白，指纹青紫；或小儿时受惊骇恐惧，睡中时作惊惕，紧偎母怀；或夜间脉来弦急而数。

治疗

方1：青黛1克。

用法：上一味，以开水冲服。

方2：白芍2克，甘草1.5克。

用法：上二味，以水煎数沸，去渣取汁温服，一日三服。

方3：猪心血20~30毫升，珍珠末2克。

用法：将上二味共放小碗中并置锅内蒸熟，一次服完，每日1次，连服3~5日。

方4：朱砂0.5克，五倍子1.5克，陈细茶适量。

用法：前二味研末，陈细茶嚼烂，并与之混合，加水少许，捏成小饼，敷在小儿肚脐中，包扎固定，每晚换药1次。

六十一、小儿尿床

病症

睡梦中尿床，轻者数夜一次，重者一夜数次，醒后方始察觉。常伴有面色㿠白、精神疲软、四肢无力、纳差消瘦等症。

治疗

方 1：桑螵蛸 10 个。

用法：上一味，煅灰存性，研为细末，每用时量患儿大小，取药末 3 ~ 10 克，以砂糖水调服。

方 2：五倍子 10 克。

用法：上一味，研为细末，晚上临睡时，以唾液将药末调成糊状，敷于脐部，外以纱布固定。

方 3：荔枝干果 10 个。

用法：每日食荔枝干 10 个，连服 7 日为 1 疗程。

方 4：鲜雄鸡肝 1 只，肉桂 10 克。

用法：上二味，煮熟，食鸡肝，隔日 1 具。

方 5：柿子树叶 7 片。

用法：用开水浸泡饮用，一连饮用半月左右，可见效果。

六十二、小儿痄腮

病症

发热，以耳垂为中心出现弥漫性肿胀疼痛，甚则肿处拒按，咀嚼困难，口渴烦躁，伴有寒热头痛、倦怠无力、舌红苔黄、脉浮数等证。

治疗

方1：青黛适量。

用法：上一味，研为细末，以水调成糊状，敷于患部。

方2：红饭豆适量。

用法：上一味，研为极细末，以醋调成糊状，敷于患部。

方3：雄黄15克，明矾12克，冰片3克。

用法：上三味，共研为细末，用75%酒精或醋适量调和成软膏，备用。用消毒棉签蘸药膏外擦患处，每日涂擦3～4次。

方4：鲜蒲公英30克，鸡蛋1枚。

用法：将蒲公英捣烂，加蛋清调成糊状，外敷患处，随干随换。

方5：胡椒粉0.5～1克，白面粉5～10克。

用法：用水调成糊状，敷于患处，每日换药1次，可消肿痛。

六十三、小儿鹅口疮、口疮

病症

鹅口疮：口腔内出现白屑，逐渐蔓延，白屑互为堆积，状为凝乳块，随擦随生，不易清除，伴有烦躁不安，啼哭不休，甚则妨碍饮食，吞咽困难，呼吸不利。口疮：唇舌或颊内、齿龈等处黏膜有大小不等、数目不一的黄白色或白色溃烂点，兼有发热、颧红、烦躁、小便短赤、舌红苔黄、脉数等症。

治疗

方1：槟榔10克。

用法：上一味，烧灰研为细末，取适量点于疮面上。

方2：吴茱萸适量。

用法：上一味，研为极细末，以醋调和成糊状，敷于两足心。

方3：五倍子18克，枯矾12克，白砂糖12克。

用法：先将五倍子杵粗末，置锅内炒至黄脆时，再撒入白糖同炒，待白糖溶化吸入五倍子内，不粘，结成团时，旋取出风干，与枯矾共研细末，贮瓶备用。每取本散适量，用麻油调和成糊状，涂遍患儿口内，每日涂2~3次。

方4：茶叶5克。

用法：以200毫升沸水冲泡加盖，待温后含漱口腔，每日10次，治愈为止。

六十四、小儿虫证

病症

脐腹周围疼痛，时作时止，食欲不振，恶心呕吐、口角流涎，面黄不泽，消瘦，睡中磨牙，鼻孔作痒；或饮食异常，夜间睡眠不安，肛门周围及会阴部瘙痒，大便时排出有虫体。

治疗

方1：槟榔30克，广木香6克。

用法：上二味，以水煎数沸，去渣取汁温服。一日三服。

方2：使君子120克，雷丸120克，苍术360克。

用法：上三味，先将使君子、雷丸加6千克水煎煮，待水煎至5千克时，再加苍术一同煎至水干，去掉苍术，取使君子、雷丸焙干研为细末，收贮备用。每用时取药末5克，温开水冲服，一日二服。

方3：生南瓜子120克。

用法：将生南瓜子去皮研末，以开水送服。每日2次，连服7日。

方4：百部20克，白蜜50克，韭子30克。

用法：百部加水300毫升，煮取30克，去渣，加蜜收膏，韭子研粉入蜜膏，加温调匀，装瓶备用。每取20毫升，每日3次，饭前空腹服。

六十五、丹毒

病症

发病迅速突然，患处皮肤焮红灼热疼痛，按之更甚，局部边缘清楚而稍突起，很快向四周蔓延，中间由鲜红转为暗红，经数天后脱屑而愈。或发生水泡，破烂流水，疼痛作痒。亦有烦渴身热，便秘，小便短赤等，甚至见有壮热，呕吐，神昏谵语，痉厥等邪毒内攻之症。

治疗

方 1：马头兰不拘多少。

用法：上一味，捣绞取汁，用鸡毛蘸药汁擦患处，干则再换。

方 2：蚯蚓数条。

用法：上一味，洗净放碗中，加入白糖，上面再以一只碗覆盖，待一日后蚯蚓即化为水，取水擦患处，干则再擦。

方 3：绿豆 200 克，蜂蜜 60 毫升。

用法：将绿豆洗净，加水适量煮烂，冲入蜂蜜调匀，待凉后随意服食。日 1 剂，疗程不限。

方 4：黄连、黄柏、黄芩、大黄、生地、生蒲黄、伏龙肝各等分。

用法：上药共研细末，贮瓶备用。先用温水洗净患处，取药末适量，用冷开水或蜂蜜各半，调和成稀糊状，外涂擦患部，随干随涂。

六十六、疔疮

病症

初起状如粟粒，颜色或黄或紫，或起水泡，脓疮，根结坚硬如钉，自觉麻、痒而疼痛微，继则红肿灼热，肿势蔓延，疼痛增剧，多有寒热，甚则壮热躁烦，呕吐，神志昏愦。

治疗

方1：苍耳蠹虫3条。

用法：上一味，烧存性，研为细末，以香油调和，涂疔上。

方2：紫背浮萍15克。

用法：上一味，加红糖10克一同捣烂，涂于疔疮四周，中留一小孔使出气。

方3：韭菜50克，丝瓜叶30克，葱白（连须）10根，米酒15毫升。

用法：先将韭菜、丝瓜叶、葱白洗净晾干，共捣烂榨取原汁，冲入热米酒，一次服下。另取药渣外敷，每日1剂，以愈为度。

方4：葱白、生蜜各适量。

用法：上药共捣如泥，敷于患处，药干则换新药。

方5：金银花2克，蒲公英5克，紫花地丁5克，野菊花3克，天葵子5克。

用法：上药水煎服，每日3次。

六十七、风疹

病症

发热迅速突然，身上突现疹块，数十分钟或数小时后自行消退，或退后又发，发时皮肤瘙痒异常，局部成块成片，可伴有呼吸困难，腹痛等症状。

治疗

方1：地肤子10克。

用法：上一味，以水煎数沸，去渣取汁温服，1日1次，连服3日。

方2：荆芥8克，防风8克。

用法：上二味，以水煎数沸，去渣取汁温服。

方3：地肤子60克，晚蚕沙、花椒叶、蒴藋叶各90克。

用法：将上药用一纱布袋装好并扎好，加清水5千克，煎沸，取汁备用。将药液倒入盆中，用毛巾蘸药水温洗患处。每日早晚各1次。

方4：土茯苓4.5克，薏苡仁6克，防风3克，白鲜皮6克，金银花15克，木瓜6克。

用法：上药，以水煎服，每日1剂，分2次服用。

六十八、湿疹

病症

周身或胸背，腰腹、四肢都出现红色疙瘩，或皮肤潮红而有集簇或散发性粟米大小的红色丘疹或丘疹水泡，瘙痒，抓破流黄水，或皮肤损坏溃烂；常伴有心烦、口渴、便干尿赤等症。慢性的经常反复发作，绵绵不愈，日久皮肤逐渐增厚，皮纹增粗，出现鳞屑，苔藓样改变。

治疗

方1：大黄30克。

用法：上一味，研为细末，用茶油调和成糊状，涂于患处。

方2：紫草茸30克，香油100克。

用法：上二味，先将紫草茸放香油中浸透，再隔水煮4小时，然后取油涂敷患处。

方3：苦参、黄芩、黄柏、苍术各15克。

用法：上药加清水1500毫升煎至600～700毫升，过滤后备用。用干净纱布浸药液洗患处，每次20分钟。洗后用浸有药液的纱布贴敷，并包扎。每日1～2次，药液可贮瓶保存，下次适当加温后继续使用。一剂药可用数日。

方4：猪苦胆1个，白矾40克。

用法：将白矾放入苦胆内，扎口，再将苦胆置于火上烘干，研末，用香油调敷患处。

六十九、牛皮癣

病症

皮疹发生及发展迅速，皮肤潮红，皮疹多呈对称性点滴状，鳞屑较多，表层易剥离，基底有点状出血，瘙痒，并伴有口舌干燥，心烦易怒，大便干结，小便黄赤，舌红苔黄或腻，脉弦滑或数。病程日久则皮疹色淡，皮损肥厚，颜色暗红，经久不退，舌质紫黯或见瘀点、瘀斑，脉涩或细缓。

治疗

方 1：大蒜不拘多少。

用法：上一味，捣碎，以大蒜汁擦患处，连续擦 3 日。

方 2：泽漆不拘多少。

用法：上一味，将其折断，断处即流出乳白色汁液，取汁液涂擦患处。

方 3：醋 500 克，砒霜 50 克，枯矾 25 克，斑蝥 25 克。

用法：将后三味药浸入白醋中，7 天后用以涂擦患处。

方 4：细茶叶 6 克，轻粉、乳香、象牙末各 3 克，水银、木香各 1.5 克，麝香少许。

用法：上药共为细末，和鸡蛋、黄蜡、羊油调匀，常搽患部。

七十、带状疱疹

病症

初起皮肤发热灼痛，或伴有轻度发热，疲乏无力，食欲不振；继则皮肤潮红，出现绿豆或黄豆大小的簇集成群水疱，累累如串珠，聚集一处或数处，排列成带状。疱液初起透明，5～6天后转为浑浊。轻者仅皮肤刺痛，无典型水疱，重者小疱变成大疱或血疱，疼痛剧烈，后期（2～3周），疱疹逐渐干燥，结痂，最后痂退掉而愈。

治疗

方1：黄连末15克，黄柏末15克，熟石膏末15克，冰片1.5克。

用法：上四味，共研合均匀，用凉开水调和，涂于疱面上。

方2：竹叶适量。

用法：上一味，烧灰，以菜油调和，涂于疱面上。

方3：雄黄、生龙骨各4.5克，炙蜈蚣1条。

用法：上药共研细末，贮瓶备用。用时取本散适量，用香油调匀涂擦患部，每日涂擦2次。

方4：铧锈（生铁发锈）15克，大麻子50克。

用法：上二味共捣烂为泥，将消毒针刺破疱疹后，敷上药泥。

方5：鲜马齿苋适量。

用法：将上味洗净，捣烂成糊状，涂敷患处。

七十一、肠痈

病症

初起脘脐部作痛，旋即移至右下腹部，以手按之则疼痛加剧，痛处固定不移，腹皮微急，右腿屈而难伸，并有发热恶寒、恶心呕吐、便秘尿黄、苔薄黄而腻、脉数有力等证。若痛势剧烈，腹皮拘急拒按，局部或可触及肿块，壮热自汗，脉象洪数，则为重症。

治疗

方1：皂角刺30克。

用法：上一味，用酒或水煎沸，去渣取汁温服，脓血当从大、小便而去，脓尽自愈。

方2：丹皮15克，薏仁米30克，冬瓜仁30克，桃仁20粒，去皮尖。

用法：上四味，以水煎数沸，去渣取汁温服。1日3次。

方3：九里香草12克，米酒200毫升，糖适量。

用法：前味药细切，加米酒浸泡1~2日，滤过即成。每次饮5~10毫升，每日1~2次，与糖茶共服。

方4：地榆8克，金银花20克，当归15克，寸冬8克，玄参8克，薏米5克，黄芩20克，甘草3克。

用法：上诸味药加水煎服，每日1剂，分2次服用。

七十二、痔疮

病症

自觉肛门处有异物感，实为痔核突起，出血，但血量不等，其颜色鲜红或暗红，疼痛或不痛，严重时可致局部肿胀、糜烂、坏死。

治疗

方1：蛇莓全草30克。

用法：上一味，以水煎数沸，倒于盆中，先薰后洗。

方2：五倍子适量。

用法：上一味，以水煎数沸，去渣倒入盆中，先薰后洗。

方3：香蕉2个。

用法：加水适量放锅内炖煮10分钟，取出候凉，一次吃下。每日1次，连吃5～7日。

方4：苦参60克，鸡蛋2个，红糖60克。

用法：将苦参煎浓汁去渣，放入鸡蛋和红糖煮待蛋熟去壳，连汤一起食用。每日1剂，每次一次性服完，4日为1个疗程。

方5：益母草、粳米各适量。

用法：将上二味加适量清水煮粥。日服量自斟酌。

七十三、扭伤

病症

临床表现为受伤部位肿胀、疼痛、关节活动障碍等。

治疗

方 1：延胡索 60 克。

用法：上一味，研为极细末备用。每用时取药末 8 克，以白酒冲服，1 日 3 次。

方 2：苏木 30 克。

用法：上一味，研为极细末备用。每用时取药末 3 克，以白酒冲服，孕妇忌服。

方 3：韭菜 300 克，白酒适量。

用法：将韭菜洗净捣取原汁，取白酒适量兑入，一次饮服，以微醉为度。每日 1 剂，连服 3 ~5 日。

方 4：生姜 1 块，食盐 1 匙。

用法：上二味拌和，外敷伤处，用绷带固定。每日 1 次，连用 2 ~3 次。

七十四、落枕

病症

多在早晨起床后，一侧项背发生牵拉疼痛，甚则向同侧肩部及上臂扩散，头向一侧歪斜，颈项活动受到限制，并常在一侧颈肩部或肩胛间有明显压痛点和肌肉痉挛现象。

治疗

方1：宣木瓜2个，没药30克，乳香9克。

用法：上三味，先将木瓜去盖除瓤，装入没药、乳香，加盖缚定，放饭上蒸3~4次，研烂成膏备用。每用时取药膏10克，以生地汁半杯，好热酒2杯化开服用。

方2：黑豆2500克。

用法：上一味，蒸融，以布包裹作枕。

方3：党参、黄芪各15克，蔓荆子9克，黄柏、白芍各6克，升麻4.5克，炙甘草3克。

用法：上药水煎服。每日1剂，2次服。

方4：真硼砂适量。

用法：药研细末，以灯心草蘸药末点眼内四角，泪出即松，连点3次。

七十五、耳鸣、耳聋

病症

实证者，暴病耳聋，或耳中觉胀，鸣声不断，按之不减，兼见面赤口干，烦躁易怒，脉弦；或兼见寒热头痛，脉浮等。虚证者，久病耳聋，或耳鸣时作时止，过劳则加剧，按之鸣声减弱，多兼有头昏、腰酸、遗精、带下、脉虚细等。

治疗

方1：北细辛3克。

用法：上一味，溶于黄蜡中为丸如鼠粪大，以绵裹塞于耳中。

方2：生乌头1个。

用法：上一味，乘湿削如枣核大，塞于耳中，日换数次。

方3：粳米50克，菊花10克。

用法：上二味共煮为粥。每日1次，连服7日为1疗程。

方4：菖蒲（切），附子（炮）各等分。

用法：上二味药研为细末，备用。每用时取1克药末，绵裹塞于耳中。

方5：葛根20克，甘草5克。

用法：上二味药水煎，分服。

七十六、聤耳

病症

耳内流脓。如果是肝胆湿热，则起病迅速，耳痛剧烈、耳鸣耳聋、头目疼痛，或兼有发热，口苦、咽干、便秘、尿黄等症；如果是脾肾虚弱，则耳内流脓日久，时发时止，脓液或黏稠或稀如蛋清，耳鸣耳聋，或兼有身体倦怠、纳呆食少、腹胀便溏等症。

治疗

方1：紫草根1克，梅片少许，人乳适量。

用法：上三味，盛于一容器中，封门置饭上蒸，取出备用。每用时取适量药液滴于患耳中。

方2：龙骨3克，梅片少许。

用法：上二味，共研为极细末，以一羽毛管取药末吹于患耳中。若耳内有痒感，可于上方中加枯矾少许。

方3：猪胆汁适量，烘干，白矾2倍量。

用法：上药共研末。以双氧水清洗耳道，取上药末吹至患处。每日1~2次，数日即愈。

方4：枯矾粉20克，冰片2克，麝香1克。

用法：上药共研末。用时，先用3%双氧水将两耳内洗净，后取药末吸入耳内，1日1次，或隔日1次，3~5次可见效。

七十七、目赤肿痛

病症

目赤肿痛，畏光，流泪，目涩难开。或兼有头痛，发热，脉浮数；或兼有口苦，烦热，脉弦数。

治疗

方 1：田螺 1 只。

用法：上一味，放于一碗中，加盐花少许，待田螺溶出汁，然后取药汁经常点眼。

方 2：黄丹、白蜜等分。

用法：上二味，调和如泥，涂于太阳穴。

方 3：朴硝、雄黄各 10 克。

用法：上二味，共研为细末。每用时，以一纸筒，取少许药末，置入病人鼻孔中。

方 4：黄柏 3 克，人乳 5 毫升。

用法：将黄柏研为细末粉，用人乳浸取汁点眼，1 日数次。

方 5：白矾 2 克，鸡蛋 1 个。

用法：白矾研细末，调入蛋清，搅匀，倒入口罩布内并扎口。用时病人躺床闭眼，将药袋敷眼上，待其蒸干后换之。

七十八、夜盲

病症

视力白天正常，傍晚则变模糊不清。常伴有头晕头痛、耳鸣、眼睛干涩、健忘少寐、腰膝酸软等症。

治疗

方1：公羊肝1个，谷精草末120克。

用法：上二味，令羊肝不沾水，以竹刀破开，纳入谷精草木，置瓦罐中煮熟，不拘时，空心服食，以愈为度。

方2：地肤苗，生苍术各30克，活麻雀数只。

用法：先将前二味药放入陶土罐内，加清水500毫升煎煮，沸后取汁，倒进盆内，趁热熏洗患部；再取麻雀1只，用针刺其头部，使之出血，旋用滴管吸取适量血液，滴入患眼少许，闭目片刻。每日1次，至病愈为止。

方3：鲜菠菜适量。

用法：将鲜菠菜用冷开水洗净，捣取原汁100毫升，一次服完，每日1~2次，连服7~10日。

方4：黄豆、猪肝各100克。

用法：先煮黄豆八成熟，再加猪肝共煮。每日食3次，连续食用月余。

七十九、针眼

病症

初起眼睑部位生一小结，局部轻微痒痛，继则红肿热痛而拒按，轻者数日内可自行消散，较重者经3～4个月后出现脓点，溃破排脓后始愈，如严重时可致整个眼睑部位漫肿，紫胀剧痛。

治疗

方1：生南星、生地黄等分。

用法：上二味，共捣烂如泥，贴于两太阳穴，外用纱布覆盖，胶布固定。

方2：野芹菜1把。

用法：上一味，去根叶，捣烂，敷贴于手腕上，外用纱布覆盖，胶布固定。

方3：野菊花、蒲公英、地丁草、肿节风各等分。

用法：上药加清水适量，煎沸，备用，先取药汁200毫升，分2次内服；再将余药汁倒入碗内，趁热先熏后洗患眼；最后将毛巾浸透，热敷患处，每日2～3次。

方4：鲜生地适量，陈醋等量。

用法：将鲜生地捣烂取汁，与等量的陈醋和匀，涂抹在患处，每日数次。

八十、眼睑下垂

病症

轻者上眼睑下垂半掩瞳孔，重者遮盖整个黑睛，无力睁开。日久额皮皱褶，眉毛高耸，甚则须用手指拈起上眼睑才能视物。双侧下垂者，每有仰头视物的姿态，亦有晨起较轻，午后、疲劳或连续眨眼而下垂加重。

治疗

方1：大黄、郁金、黄连各30克。

用法：上三味，共捣研为细末备用。每用时取药末20克，与捣烂的粟米饭拌和均匀，作成药饼，以软绸布包裹，烤热熨眼。

方2：苦竹叶、黄连、黄柏、栀子仁各30克，蕤仁15克。

用法：上五味，共研为细末，以水五大杯煎煮，待水煎至一半时，去渣取汁分数次温服。

方3：五倍子适量，蜂蜜适量。

用法：将五倍子研末过筛，用蜂蜜调匀，敷涂在患处，每日数次。

八十一、鼻渊

病症

时流浊涕，色黄腥秽，鼻塞不闻香臭，或兼有咳嗽，头额隐痛，舌红苔白腻，脉数等症。

治疗

方 1：苍耳子适量。

用法：上一味，研为细末备用。每用时以一羽毛管取少许药末倒于鼻孔中。

方 2：辛夷 10 丸，苍耳子 8 克，白芷 30 克，薄荷叶 0.5 克。

用法：上四味，共研为细末备用。每用时以一羽毛管取少许药末倒于鼻孔中。

方 3：米醋 100 毫升，天冬 18 克。

用法：将上二味共放锅内煮透，连汤带渣一次服完。每日 1 次，连服 7～12 日。

方 4：香附 10 克，荜茇 10 克，独头大蒜 1 粒。

用法：上三味，共捣烂如泥，做成饼状，贴在囟门上，外用纱布固定。

八十二、咽喉肿痛

病症

咽喉红肿疼痛，局部灼热，进食吞咽不利，伴有咳嗽，口渴，便秘等；如为阴虚者，则咽喉稍见红肿，疼痛较轻，或吞咽时感觉痛楚，微有热象，入夜则见症较重。

治疗

方 1：二花 50 克。

用法：上一味，以水浓煎取汁，分两次饮服。

方 2：桔梗 8 克，生甘草 6 克，牛蒡子 10 克。

用法：上三味，以水煎数沸，去渣取汁，饭后饮服。

方 3：甘草、桔梗、莨花各 10 克，麦冬、玄参各 9 克。

用法：上药水煎或沸水冲泡，代茶饮用。

方 4：乌梅 5 枚，打烂。

用法：开水适量浸泡上味 15 分钟，去渣，慢慢含咽，每日 1 次。

方 5：荸荠适量。

用法：榨汁常服，效果良好。

八十三、牙痛

病症

牙痛剧烈，或呈阵发性，遇冷痛减，受风或热则痛势增剧，头痛，口渴欲饮，口臭，舌苔黄腻，脉洪数；抑或牙齿隐隐作痛，时作时息，牙齿松动，头晕眼花，腰膝酸痛，口不欲饮，舌红无苔或少苔，脉细数。

治疗

方 1：薄荷油 30 毫升。

用法：上一味，以棉球蘸油涂塞于痛牙处。

方 2：玄参 30 克，升麻 50 克，生地 5 克。

用法：上三味，以水煎数沸，去渣取汁，温服。

方 3：淡菜 100 克，黑豆 200 克。

用法：将淡菜、黑豆共放锅内，加清水适量熬煮 1 小时以上，去渣取汁，一次服完。每日 1 剂，连服数日，以愈为度。

方 4：竹叶 15 片，绿豆 50 克，鸡蛋 1 个。

用法：将上味炖荷包鸡蛋，一次性吃完。

方 5：红枣 2 枚，雄黄 1.5 克。

用法：将红枣去核，混合雄黄共捣烂，置于患牙上，咬紧，可止痛。

八十四、鸡眼

病症

鸡眼生长为豌豆大小，颜色微黄，呈圆锥形角质增生，其基底部向外略高出皮面，质地坚实，表面光滑有皮纹，尖端向内压迫真皮乳头层，可引起疼痛，若疼痛厉害，可妨碍步行走路。

治疗

方 1：凤仙花数朵。

用法：上一味，先将鸡眼剪破，以花搽患处，数次即可。

方 2：蜈蚣 10 克，生天南星 10 克。

用法：上二味，共研为极细末，敷于患处，外用普通膏药贴敷，7 日，可连根拔出。

方 3：生石灰 30 克，糯米 10 粒，碱粉 15 克。

用法：先将碱粉放入瓷杯内，将糯米撒在碱粉上，再将生石灰盖在糯米碱粉上，倒适量清水置火上，待其沸腾后，即以竹筷搅拌均匀成糊状，待冷，贮瓶备用。将鸡眼削平，取一胶布，按鸡眼大小剪一小孔，罩贴于鸡眼四周，暴露鸡眼，取上列药糊，用冷水调开并涂于暴露的鸡眼上，待药糊快干时，再取 1 块胶布覆盖其上。一周后揭去二层胶布，鸡眼即连根脱落。

八十五、冻伤

病症

手足、鼻尖、面颊等部受冻，初起皮肤苍白，麻冷感觉，继则成肿、青紫、形成瘀斑，自觉灼热、痒痛，有时出现大小不等的水疱，如果水疱破损，无感染则逐渐干枯，结成黑痂，不久脱落可愈。如有水疱破损并受感染，则局部糜烂或溃疡。

治疗

方 1：茄根 7～8 枝。

用法：上一味，劈碎，每晚临睡前，煎水熏洗患部。每晚 1 次，连续用 2～3 次。

方 2：白及适量

用法：上一味，研为极细末，以桐油调和成糊状，敷于患部。

方 3：甘草、麦芽各 2 份，桂皮、艾叶各 1.5 份，花椒 0.5 份，樟脑适量。

用法：上药共研末，和匀，每袋装入 10～15 克，收贮备用。每用时取一袋，冲入沸水 1000～1500 毫升，待水温适宜，以药水浸洗患处 20～30 分钟，并适当按摩局部皮肤，并不时添加热水，以保持药液温度。

八十六、烧烫伤

病症

一度红斑性表皮损伤：烧烫伤部位发红，干燥，无水泡，疼痛，感觉过敏；二度水泡性真皮损伤，烧烫伤部位起水泡，疼痛；三度焦痂性全层皮肤或皮下、肌肉、骨骼损伤：烧烫伤部位先起水泡、干燥，白色或焦枯，早期皮下水损不痛（无痛感）。

治疗

方1：生石灰不拘多少。

用法：上一味，研细，放一容器中，加水搅拌，澄清，取上澄清液，再向澄清液中加适量香油，搅拌均匀备用。每用时取药液涂抹伤面。

方2：生石膏30克，冰片8克。

用法：上二味，共研为极细粉，加香油、茶油、猪油、凡士林、蜂蜜调和成膏状，敷于患处。

方3：白糖30克，鸡蛋1个（取蛋清）。

用法：上药混合拌匀，待搅出泡沫后，取此液涂擦伤处。

方4：大黄、黄连、地榆炭各50克，冰片2.5克，普鲁卡因1克。

用法：上药研末，用香油凋敷患处。

八十七、毒蛇咬伤

病症

局部症状：患处有较粗大而深的毒牙齿痕。毒蛇咬伤后，或局部不红不肿，无渗液，痛感轻，麻木；或伤口剧痛、肿胀、起水泡；或伤口中心麻木，周围有红肿热痛和水泡，轻者头昏头痛，出汗，胸闷，肢软；重者或瞳孔散大，视力模糊，语言不清，牙关紧闭，呼吸困难，昏迷，脉弱；或寒战发热，全身肌肉酸痛，皮下或内脏出血，甚者出现中毒性休克。

治疗

方1：鲜半边莲1把。

用法：上一味，捣绞取汁涂于伤口。

方2：五灵脂30克，雄黄15克。

用法：上二味，共研为极细末备用，每用时取药末8克，以米酒送下。另取药末，以香油调涂患处。

方3：雄黄、蜈蚣各25克。

用法：上药共研极细末，用鲜苍耳草50克共捣烂如泥，备用。用时先用凉开水冲洗伤口，再用三棱针挑破伤口，旋即取药泥外涂伤口周围，以促使毒液外流。治疗3～5日。

八十八、雀斑

病症

雀斑，鼻面部及颈项、肩背、手背等处皮肤生有黄褐色斑点，并呈对称性分布，斑点疏密不一，多少不等。其斑点表面光滑，边界清晰整齐，圆形或椭圆，日晒后可使其颜色加深，常伴有胸胁胀满、舌红、苔黄、脉数等证。

治疗

方1：紫背浮萍、汉防己等分。

用法：上二味，以水煎服，去渣取汁，待药汁变温后，洗面，一日数次。

方2：猪牙皂角、紫背浮萍、青梅、樱桃各50克，鹰屎白或鸽粪白10克。

用法：上五味，共研为极细末，收贮备用。每用时取药末少许，放于手心，以水调稠，涂擦面上，过1～2小时，用温水洗去。每日早晚各用1次。

方3：桃花、冬瓜仁等分，蜂蜜适量。

用法：前二味研细末，蜜调匀，贮瓶备用；临睡时涂面部，第二天清晨以温水洗去。

方4：冬瓜1只，酒适量。

用法：冬瓜连籽切方块，入砂锅中，酒水各半煎汁过滤，浓煎。用时取汁涂擦患部。

八十九、痤疮

病症

前额、颧部、下巴等处可见散在性针头或米粒大小的皮疹，重者亦可见于胸背部，其色红或稍红，皮疹顶端有黑头，挤压时可出粉刺，有时还可见脓头。常伴有口渴引饮、便结尿赤等症。痤疮日久或经年不退，其色暗红或紫暗，舌质黯红或有瘀斑，脉沉细或涩。

治疗

方1：朱砂10克，麝香0.1克，雄黄1克，牛黄0.1克。

用法：上四味，共研为极细末，以普通石膏调和，均匀地敷于面上。

方2：白蔹、杏仁（去皮尖）、白石脂各50克。

用法：上三味，共研为极细末，以鸡蛋清调和成膏，瓷瓶收贮备用。每晚睡前取药膏涂于面上，早晨洗掉。

方3：蔓荆子、雪花膏。

用法：将蔓荆子研末，加入雪花膏中。每天晚上涂患处，数日可愈。

方4：杏仁、鸡蛋各适量。

用法：将杏仁去皮捣烂，和鸡蛋清混匀。睡前涂患处，次日清晨用温水洗去，可愈。

九十、酒糟鼻

病症

鼻尖及鼻翼部发红充血。如为肺胃积热，则其皮肤光亮，鼻部油腻，赤热，口干欲饮；如为血热壅聚，则鼻部颜色深红，血丝显露，丘疹脓疮；如为血瘀凝滞，则鼻部颜色暗红或紫红，肥厚增大，增生如瘤。

治疗

方1：硫黄、白矾等分。

用法：上二味，共研为极细末，用水和茄子汁调和成膏状，涂于患处。

方2：凌霄花、山栀子等分。

用法：上二味，共研为极细末，收贮备用。每用时取药末6克，食后以茶调服，日2次。

方3：白果肉5粒，酒糟10克。

用法：将上二味共捣烂如泥状，夜涂晨除，以愈为度。

方4：百部50克，酒精100毫升。

用法：将百部放入95%酒精中浸泡7天。每用时涂局部皮肤，每日2~3次，1月为1疗程。

方5：密陀僧、人乳各适量。

用法：用人乳汁调密陀僧，外涂患部。

九十一、狐臭

病症

腋下汗出，汗液带有特殊臭气，甚至在乳晕、脐、腹、股沟、阴部等处也可产生臭秽之气味。

治疗

方 1：龙眼核 6 枚，胡椒 14 枚。

用法：上二味，共研为极细末，备用。每遇出汗时，即取药末擦之。

方 2：胡粉、藿香、鸡舌香、青木香各 60 克。

用法：上四味，共研为细末，以细布包裹，纳于腋下，常用即愈。

方 3：龙脑 1 份，明矾 2 份。

用法：上二味研末，撒于腋下处。

方 4：大蜘蛛 2 个，轻粉 0. 5 克。

用法：将蜘蛛置瓦上焙干研碎，拌上轻粉，抹在腋下，24 小时可见效果。

方 5：独头蒜汁、生姜汁各适量。

用法：将二味混合用，涂于腋下部位。

九十二、脱发

病症

如为虚引起，则脱发呈稀疏状，少数患者亦可呈片状脱落，毛发枯槁无光泽，神疲乏力，腰膝酸软，舌红少苔，脉沉无力；如为实引起，则脱发可呈稀疏状，也可呈片状，甚至全脱，头皮灼热瘙痒，舌红苔黄，脉弦滑数。

治疗

方1：鲜旱莲草1把。

用法：上一味，捣烂，敷于患处。

方2：黑芝麻梗、柳树枝各等分。

用法：上二味，以水煎数沸，去渣，取药汁洗头。

方3：嫩枣皮1把。

用法：将枣皮熬汁。用时先温水洗头，后再用枣皮汁擦头，经常用之。

方4：生地、附子、山椒各20克，白蜡2克。

用法：上四味用香油浓煎，去渣成膏，涂于患处。

方5：当归、柏子仁各0.5千克，蜂蜜适量。

用法：上药共研细末，炼蜜为丸。每日3次，每次饭后服10～15克。

九十三、肥胖

病症

形体肥胖，肌肉松弛，嗜睡倦怠，动则气短，口淡食少，或乳房肥大，腰酸腿软，女子月经不调，量少，男子阳痿早泄，舌胖而质淡，脉缓弱或濡细。

治疗

方 1：桃花 3 朵。

用法：上一味，阴干，研为细末，收贮备用。每用时取药末 10 克，空腹服。

方 2：冬瓜不拘多少。

用法：上一味，以水煮汤，常服。

方 3：白萝卜 3 个。

用法：将白萝卜洗净切成小块，用干净纱布包好，绞取汁液。每次服 20～50 毫升，每日 2 次。

方 4：海带 10 克，草决明 15 克。

用法：水煎上味，去渣，吃海带喝药汤。

方 5：茶叶适量。

用法：用沸水冲沏，每日饮之，日久可见效果。

附录　常用天然药物图片

辛夷

【性味归经】辛，温。归肺、胃经。

【功效】疏风散寒，通利鼻窍。

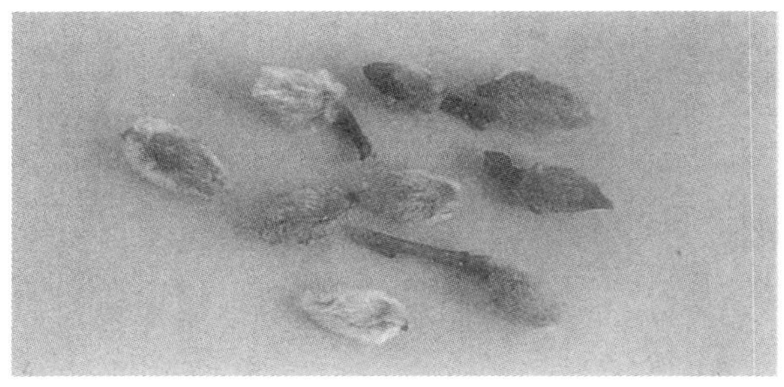

白芷

【性味归经】辛，温。归肺、胃、大肠经。

【功效】祛风解表，除湿止带，通窍止痛。

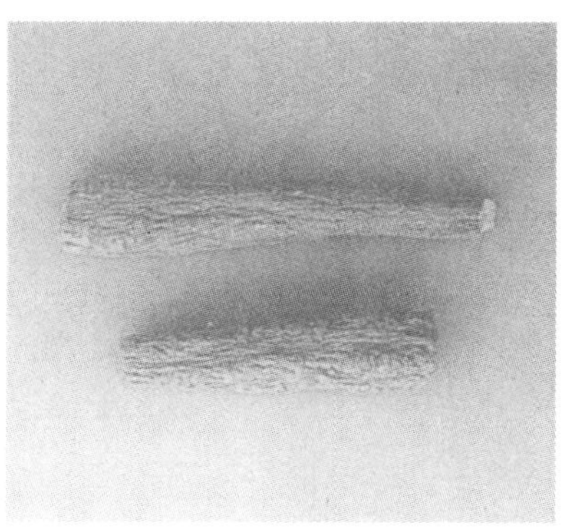

柴胡

【性味归经】苦、辛，微寒。归肝、胆、心包经。

【功效】透表泄热，疏肝解郁，升举阳气。

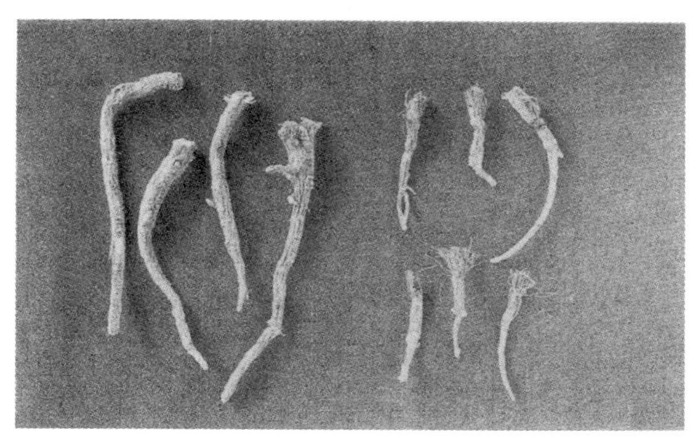

防风

【性味归经】辛、甘，微温。归膀胱、肝、脾经。

【功效】祛风解表，胜湿，解痉。

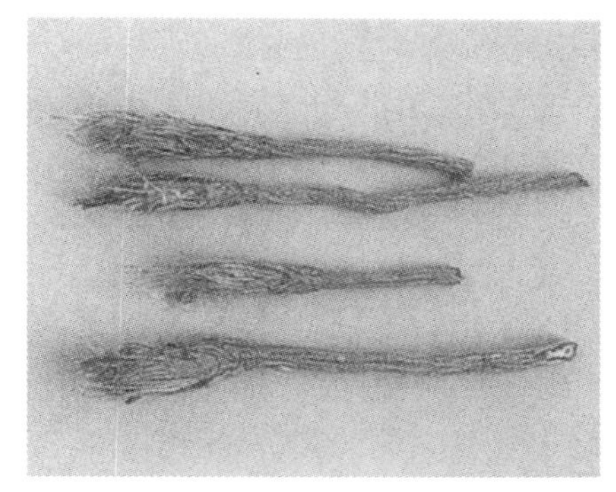

葛根

【性味归经】甘、辛，凉。归脾、胃经。

【功效】发表散邪，升阳透疹，退热生津。

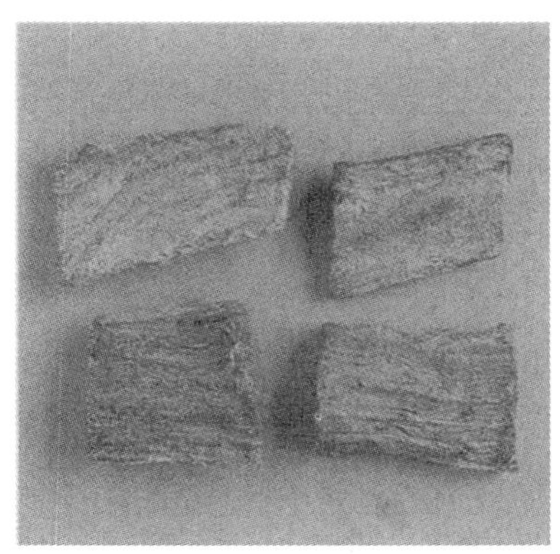

升麻

【性味归经】辛、甘，微寒。归脾、胃、肺、大肠经。

【功效】发表透疹，清热解毒，升阳举陷。

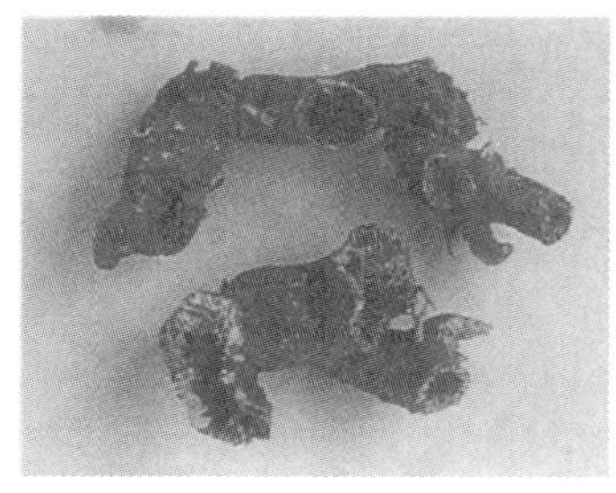

细辛

【性味归经】辛，温。归肺、肾经。

【功效】祛风散寒，通窍止痛，温肺化饮。

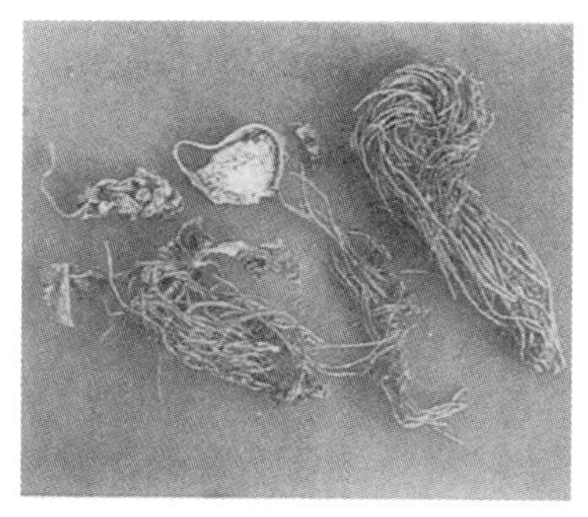

苍耳子

【性味归经】辛、苦，温，有毒。归肺经。

【功效】散风除湿，通鼻利窍

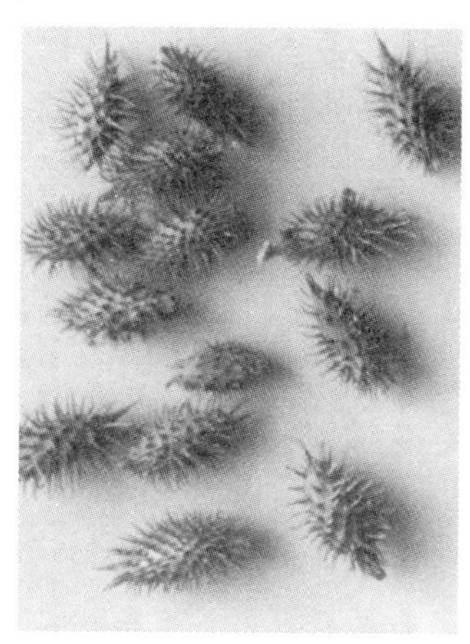

蔓荆子

【性味归经】辛、苦，平。归膀胱、肝、胃经。

【功效】疏散风热，清利头目，除湿祛风。

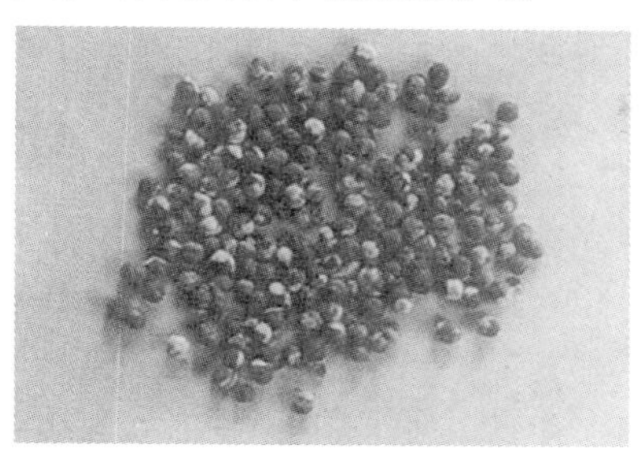

雷丸

【性味归经】苦，寒，有小毒。归胃、大肠经。

【功效】杀虫，消积。

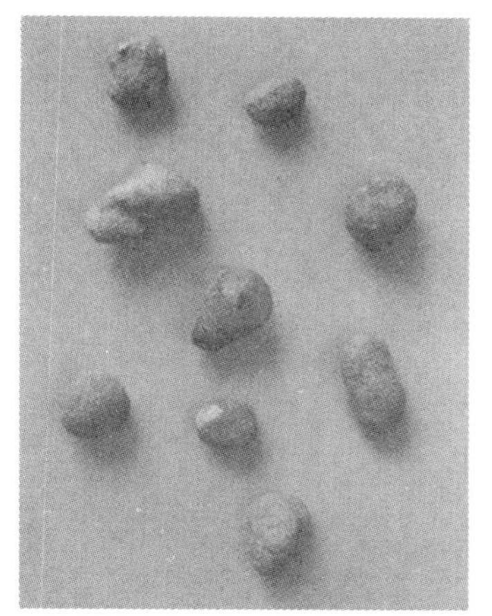

穿心莲

【性味归经】苦，寒，归肺、胃、大肠、小肠经。

【功效】清热解毒，燥湿，凉血，消肿。

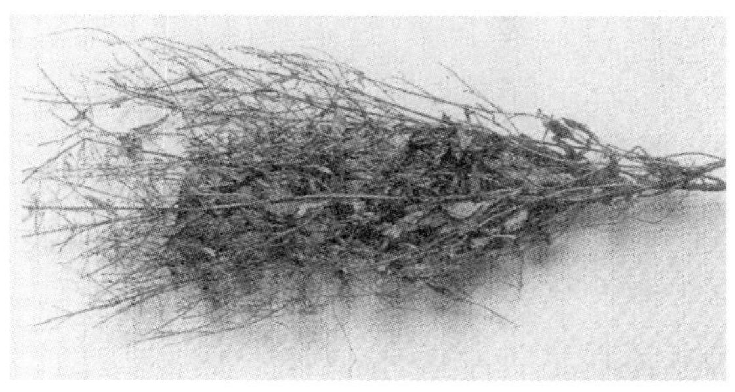

黄连

【性味归经】苦，寒。归心、肝、胃、大肠经。

【功效】清热燥湿，泻火解毒，止血凉血。

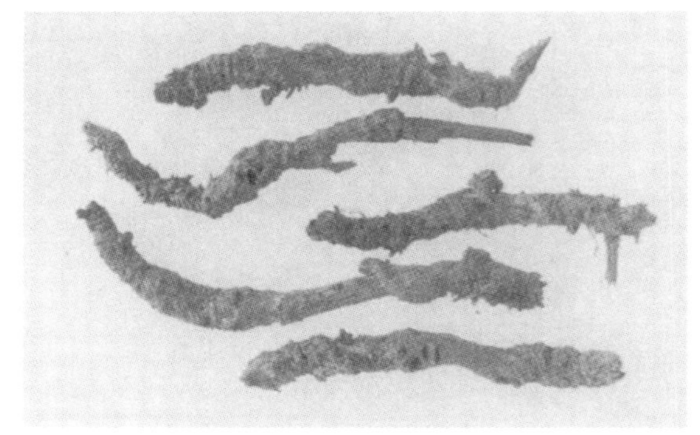

黄芩

【性味归经】苦，寒。归肺、胃、胆、大肠经。

【功效】清热燥湿，泻火解毒，止血安胎。

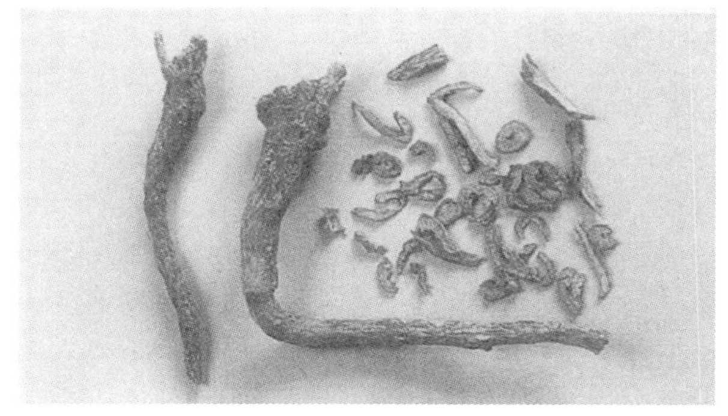

地黄

【性味归经】甘、苦，寒。归心、肝、肾经。

【功效】清热凉血，养阴生津。

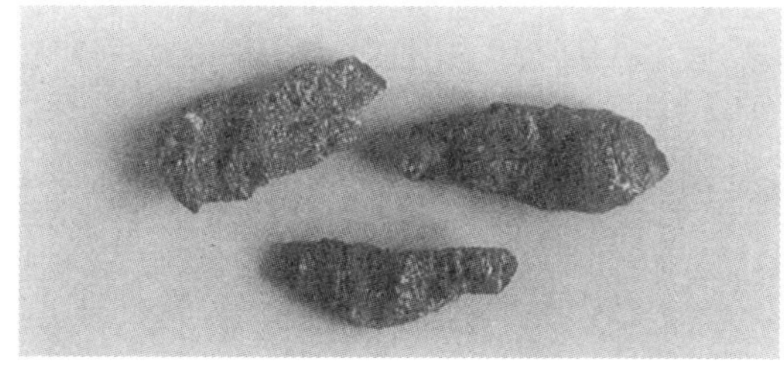

板蓝根

【性味归经】苦，寒。归心、胃经。

【功效】清热解毒，凉血利咽。

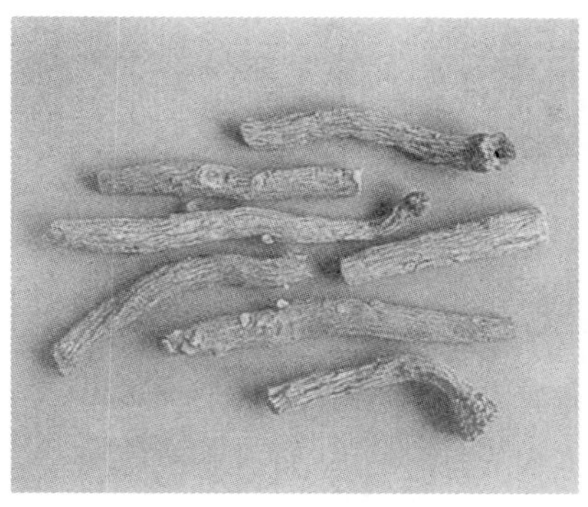

知母

【性味归经】甘、苦，寒。归肺、胃、肾经。

【功效】清热泻火，滋阴退热，生津润燥。

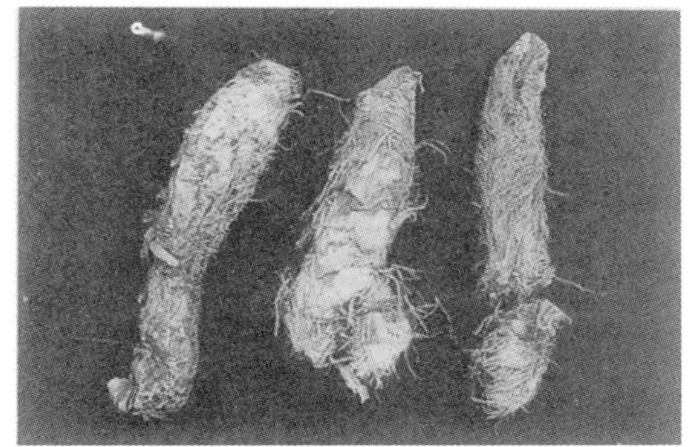

玄参

【性味归经】甘、苦、咸，微寒。归肺、胃、肾经。

【功效】清热泻火，凉血滋阴，解毒散结。

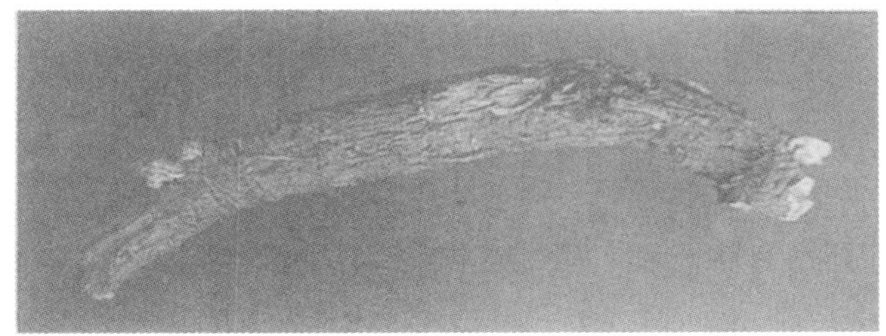

苦参

【性味归经】苦，寒。归心、肝、胃、大肠、膀胱经。

【功效】清热燥湿，祛风，杀虫，利尿。

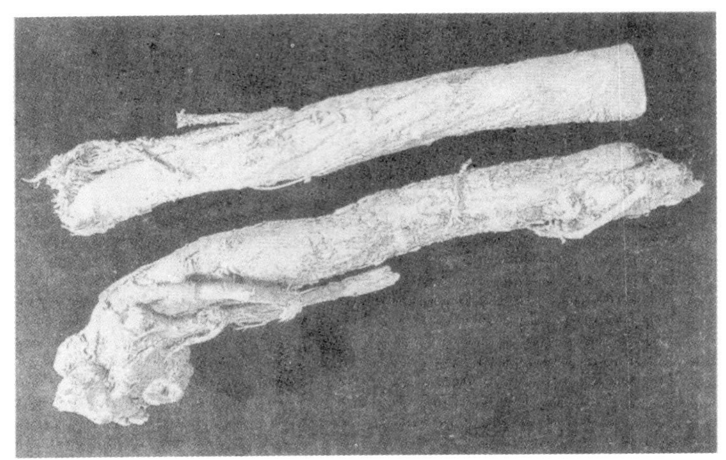

栀子

【性味归经】苦，寒。归心、肝、肺、胃、三焦经。

【功效】清热泻火，除烦利尿，凉血解毒。

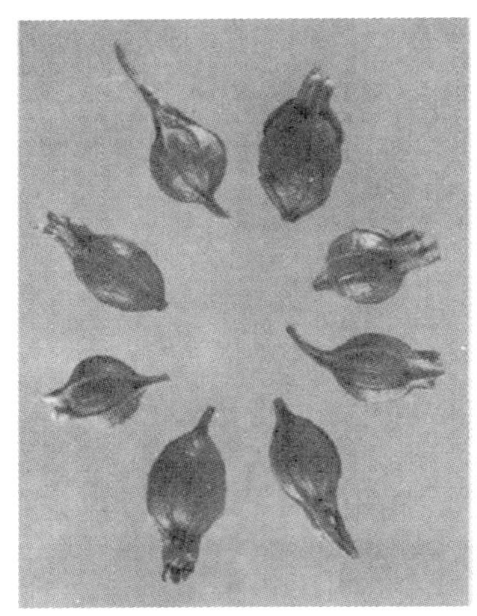

鱼腥草

【性味归经】辛，微寒。归肺经。

【功效】清热解毒，排脓利尿。

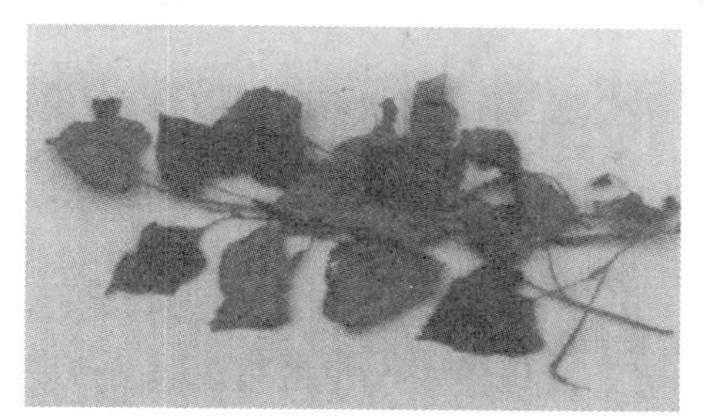

半边莲

【性味归经】辛，寒。归心、小肠、肺经。

【功效】清热解毒，利水消肿。

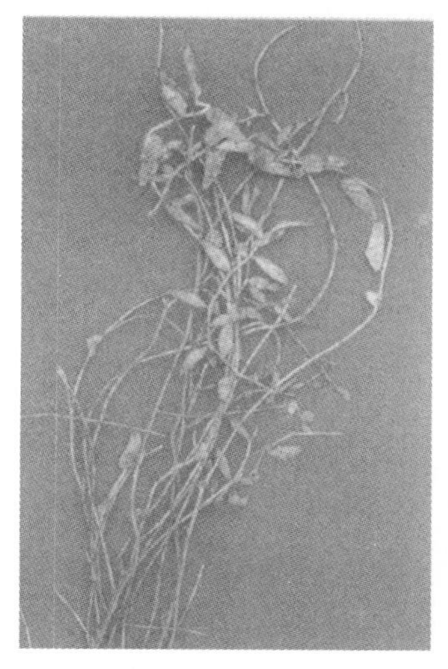

大黄

【性味归经】苦，寒。归脾、胃、大肠、肝、心包经。

【功效】清热泻火，通腑逐瘀，凉血解毒。

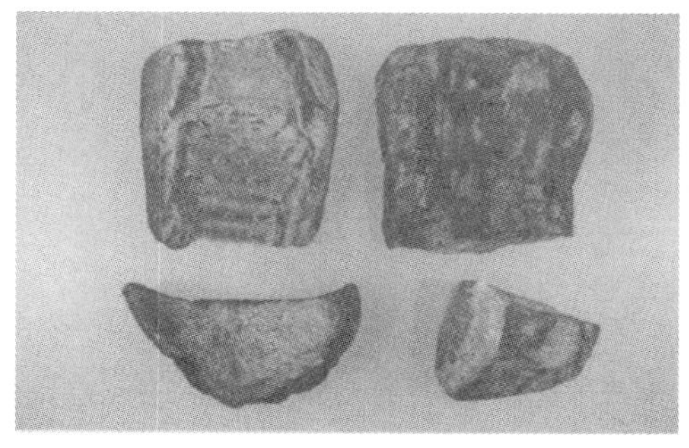

黄柏

【性味归经】苦，寒。归肾、膀胱经。

【功效】清热燥湿，泻火解毒，退虚热，止血凉血。

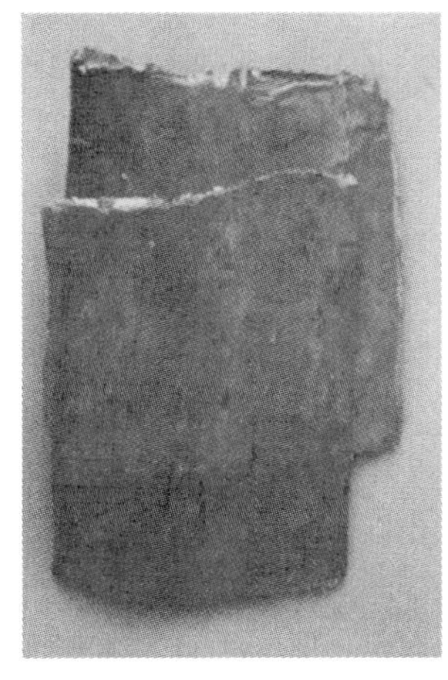

芦荟

【性味归经】苦，寒。归肝、胃、大肠经。

【功效】清肝热，泻下利腑，杀虫。

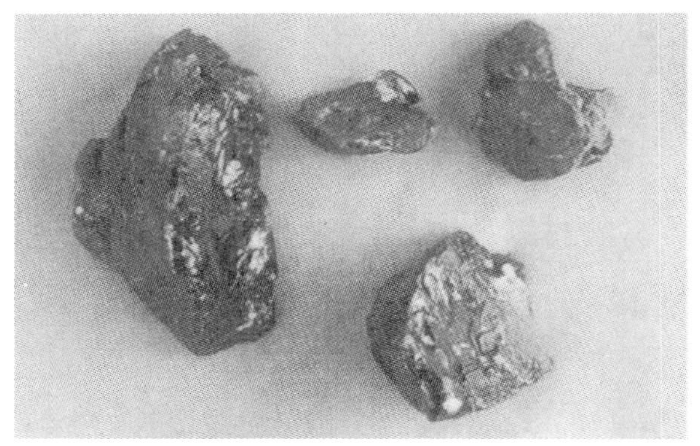

牡丹皮

【性味归经】苦、辛，微寒。归心、肝、肾经。

【功效】清热凉血，活血散瘀。

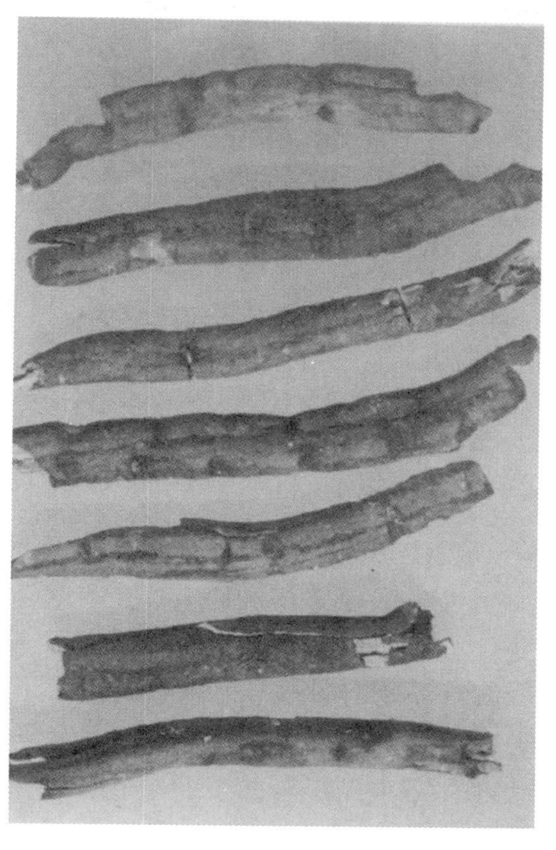

桔梗

【性味归经】苦、辛，平。归肺经。

【功效】宣肺气，利咽喉，祛痰排脓。

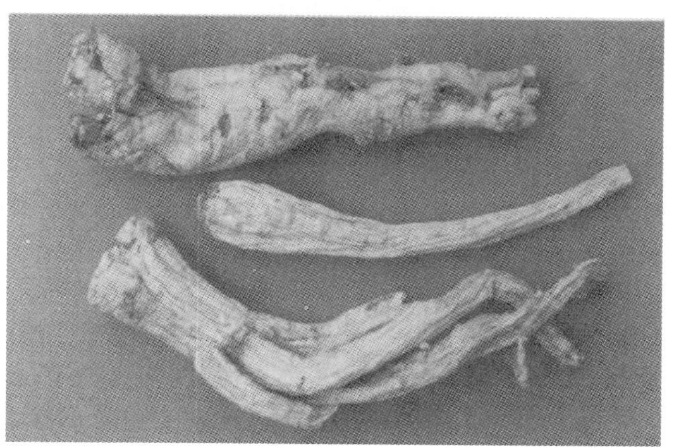

川贝母

【性味归经】苦、甘，微寒。归肺、心经。

【功效】化痰止咳，清热散结。

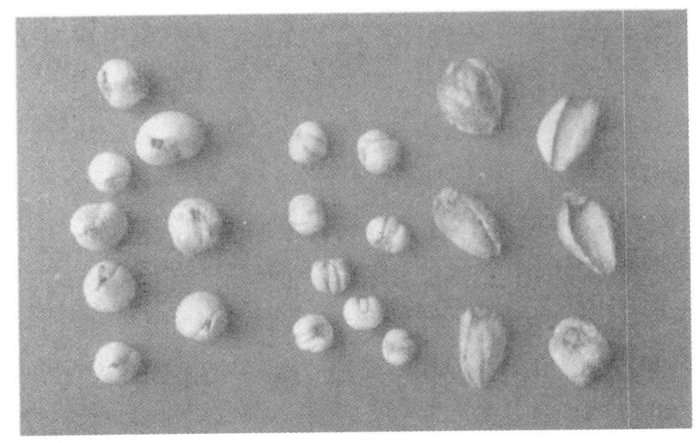

半夏

【性味归经】辛，温，有毒。归脾、胃、肺经。

【功效】燥湿化痰，降逆止呕，消痞散结。

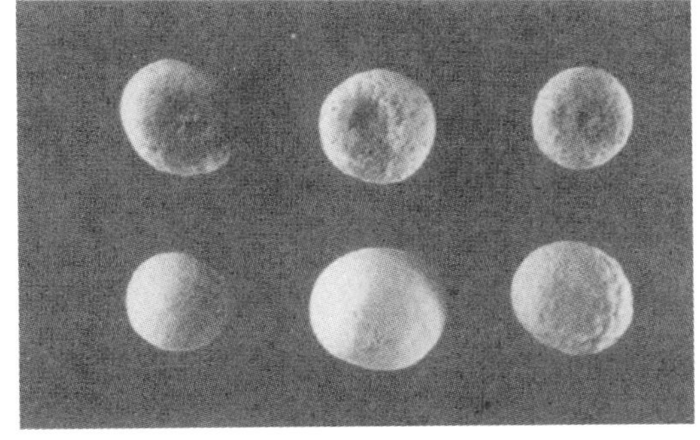

常山

【性味归经】苦、辛，寒，有毒。归肺、肝、心经。

【功效】截疟，劫痰。

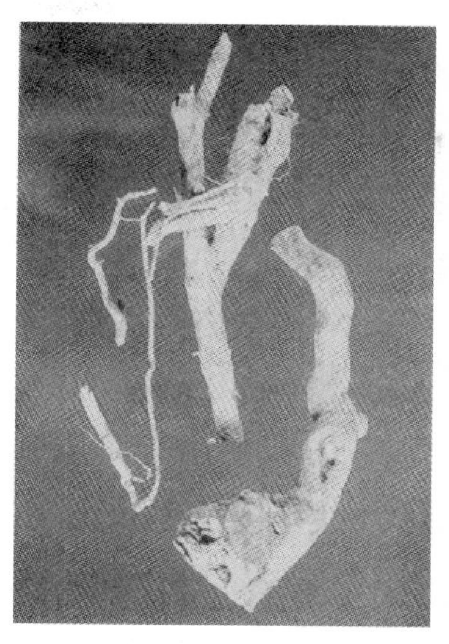

款冬花

【性味归经】辛，温。归肺经。

【功效】润肺下气，止咳化痰

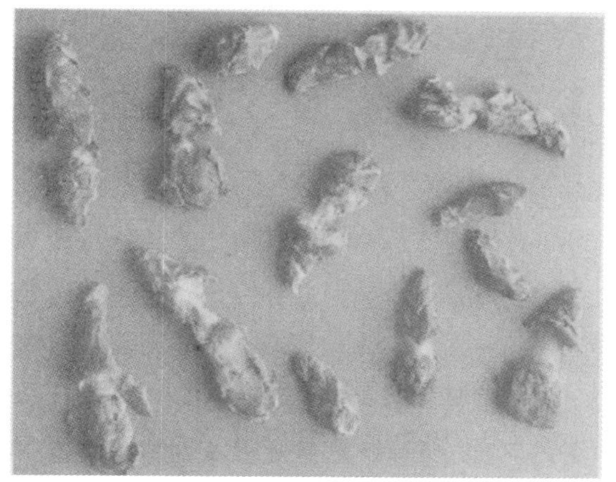

紫菀

【性味归经】辛、苦，温。归肺经。

【功效】润肺下气，消痰止咳。

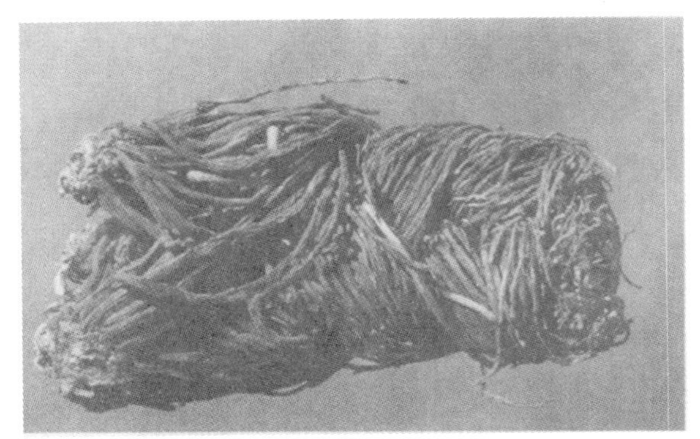

木香

【性味归经】辛、苦，温。归脾、胃、大肠、胆经。

【功效】行气，调中，止痛。

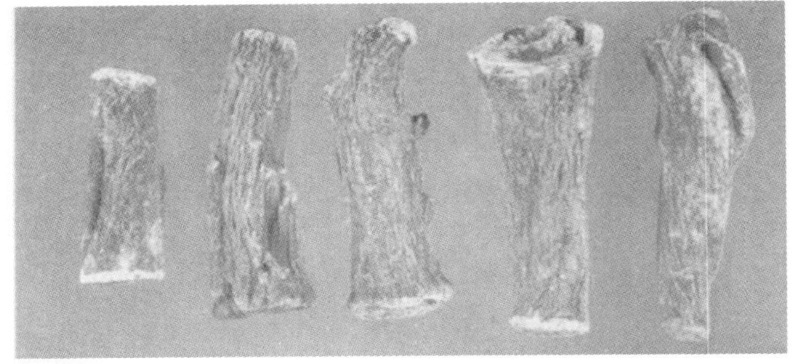

乌药

【性味归经】辛，温。归胃、肾、膀胱经。

【功效】行气，散寒，止痛。

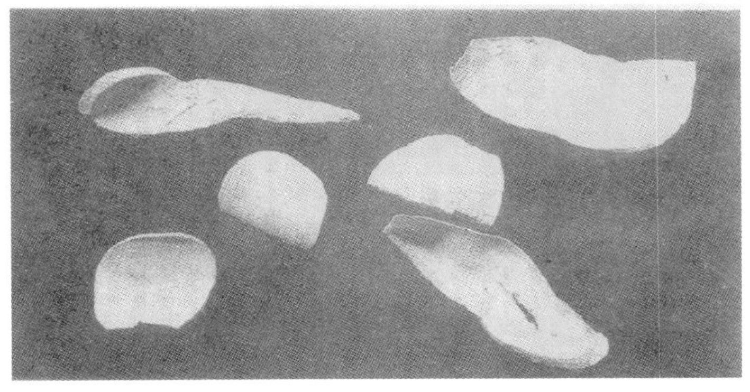

薤白

【性味归经】辛、苦，温。归肺、胃、大肠经。

【功效】通阳散结，行气导滞。

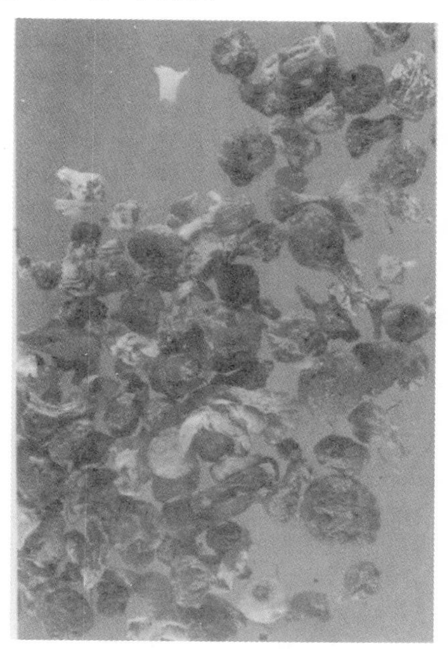

枳壳

【性味归经】辛、苦、酸，微寒。归脾、胃经。

【功效】宽中理气，行滞消肿。

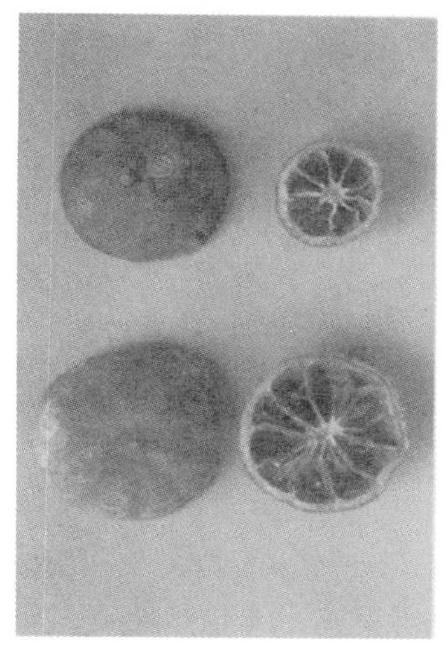

川芎

【性味归经】辛，温。归肝、胆、心包经。

【功效】行气活血，祛风止痛。

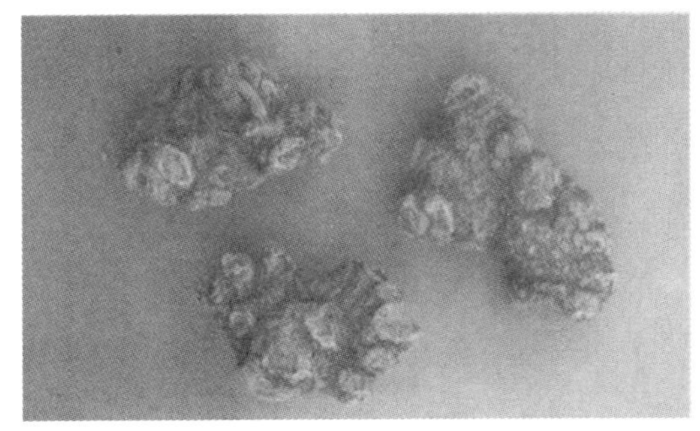

青皮

【性味归经】苦、辛，温。归肝、胆、胃经。

【功效】破气疏肝，消积化滞。

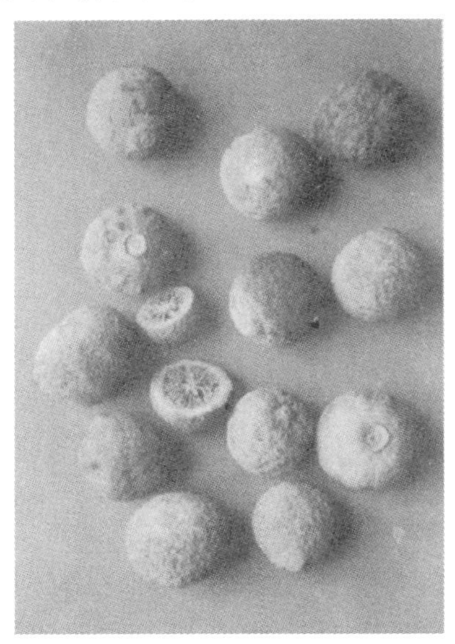

三七

【性味归经】甘、微苦，温。归肝、胃经。

【功效】散瘀止血，消肿定痛。

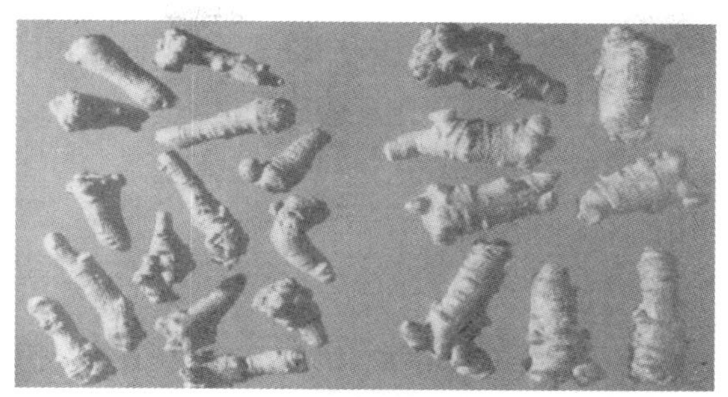

厚朴

【性味归经】苦、辛，温。归脾、胃、肺、大肠经。

【功效】消积行气，燥湿平喘。

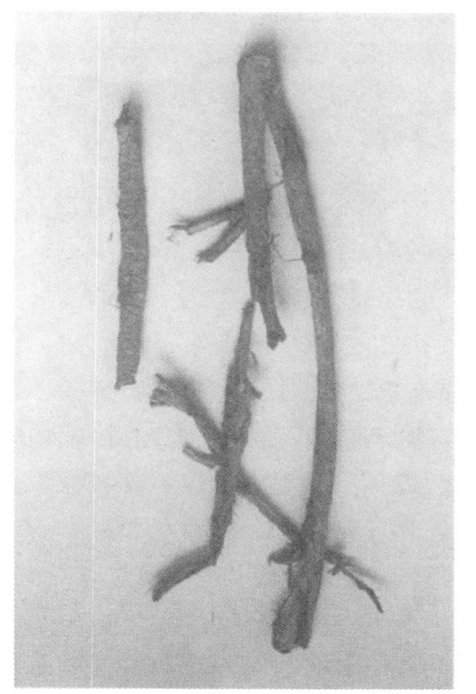

延胡索

【性味归经】辛、苦，温。归肝、脾经。

【功效】活血，行气，止痛。

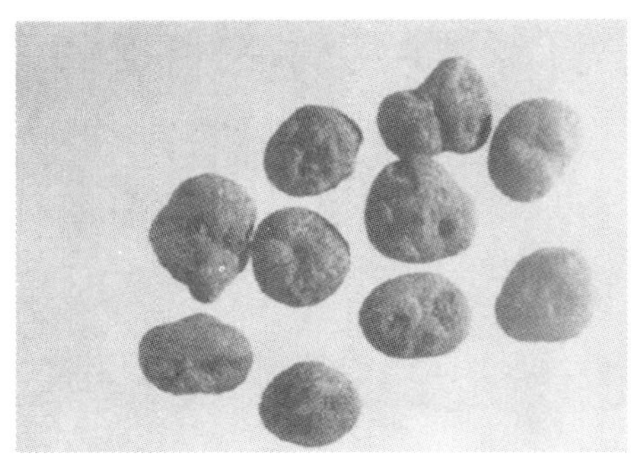

丹参

【性味归经】苦，微寒。归心、肝经。

【功效】活血祛瘀，通经止痛，清心除烦。

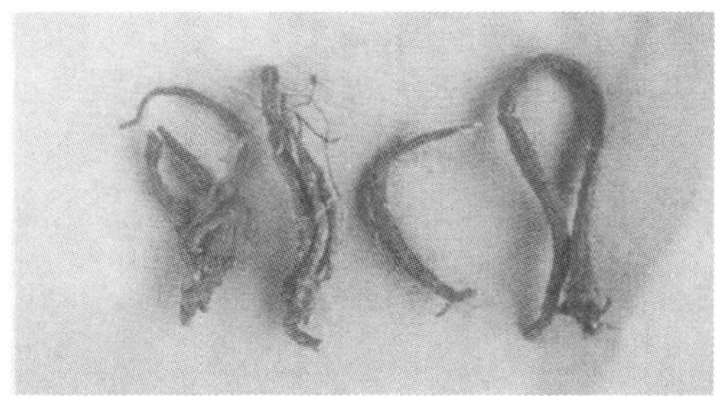

郁金

【性味归经】辛、苦，寒。归心、肝、胆经。

【功效】活血行郁，通经止痛，凉血清心，利胆退黄。

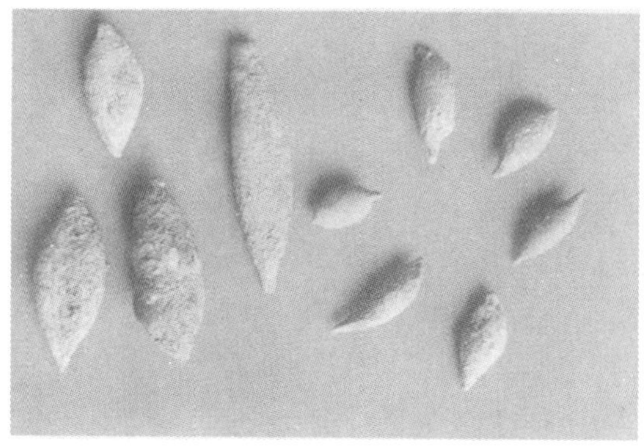

白及

【性味归经】苦、甘、涩，微寒。归肺、肝、胃经。

【功效】收敛止血，消肿生肌。

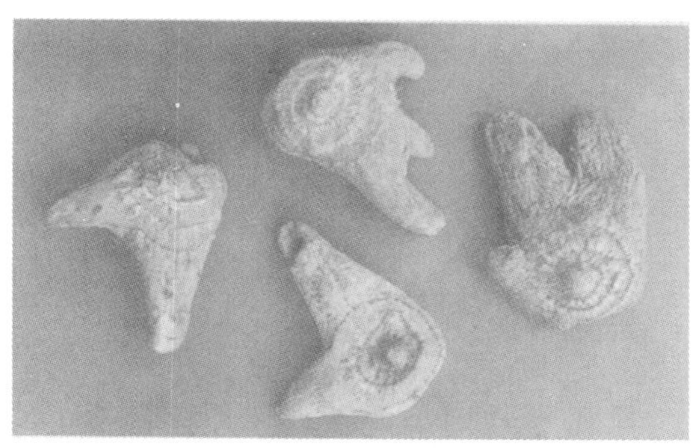

茜草

【性味归经】苦，寒。归肝经。

【功效】凉血止血，祛瘀通经。

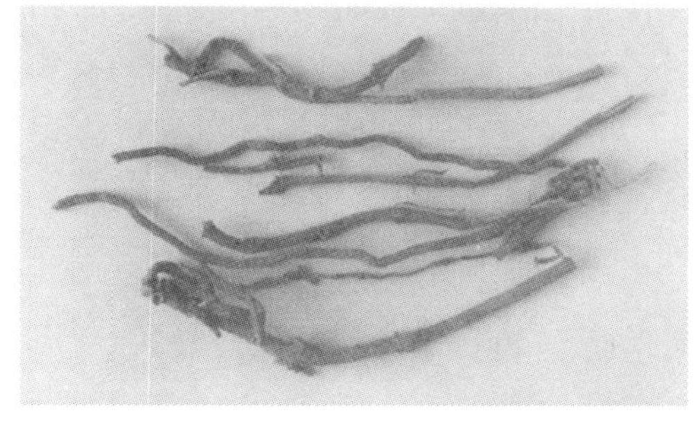

地榆

【性味归经】苦、酸，微寒。归肝、胃、大肠经。

【功效】凉血止血，敛疮解毒。

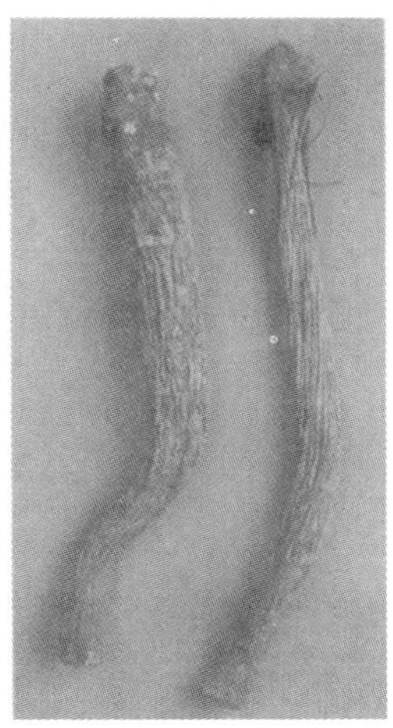

卷柏

【性味归经】辛，平。归肝、心经。

【功效】活血通经。

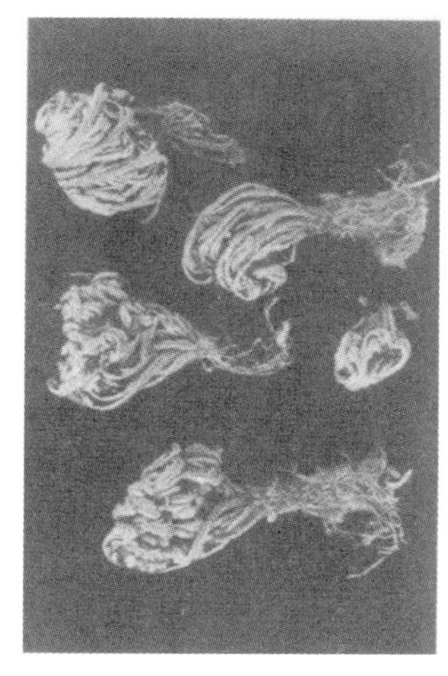

槐花

【性味归经】苦，微寒。归肝、大肠经。

【功效】凉血止血，降血压。

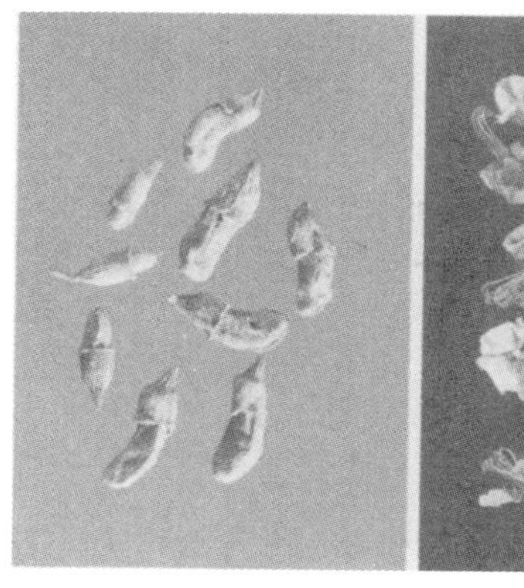
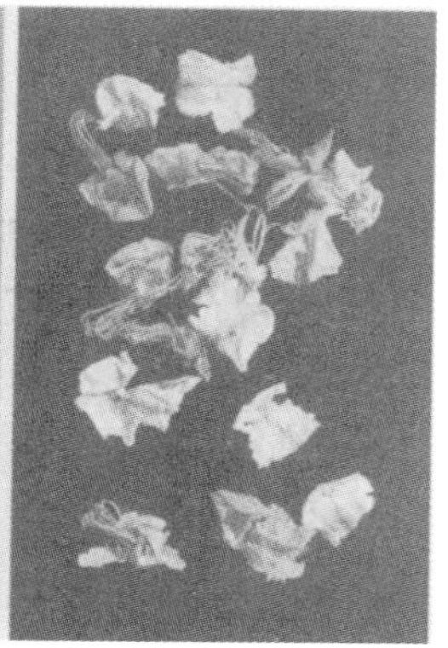

蒲黄

【性味归经】甘，平。归肝、心经。

【功效】止血活血，通淋利尿。

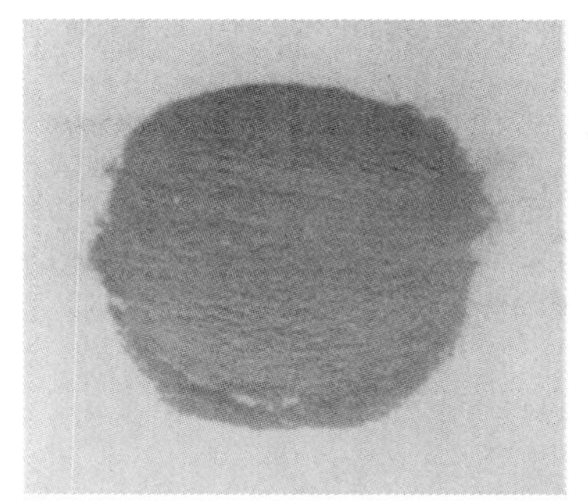

益母草

【性味归经】苦、辛，微寒。归肝、心、膀胱经。

【功效】活血调经，利尿消肿。

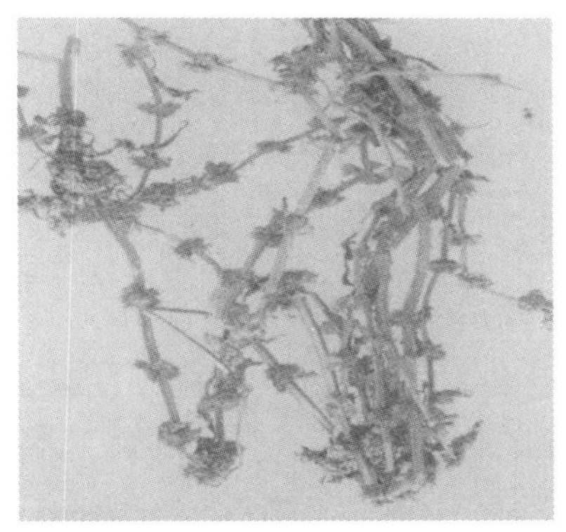

仙鹤草

【性味归经】苦、涩，平。归肺、肝、脾经。

【功效】收敛止血，解毒疗疮，杀虫止痢。

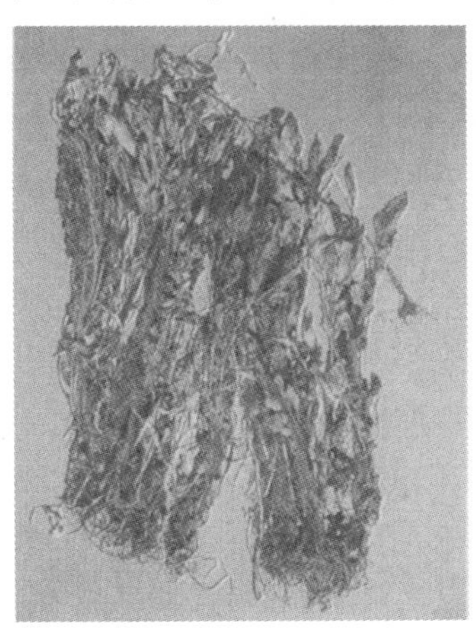

苏木

【性味归经】辛，平。归肝经。

【功效】活血祛瘀，消肿止痛。

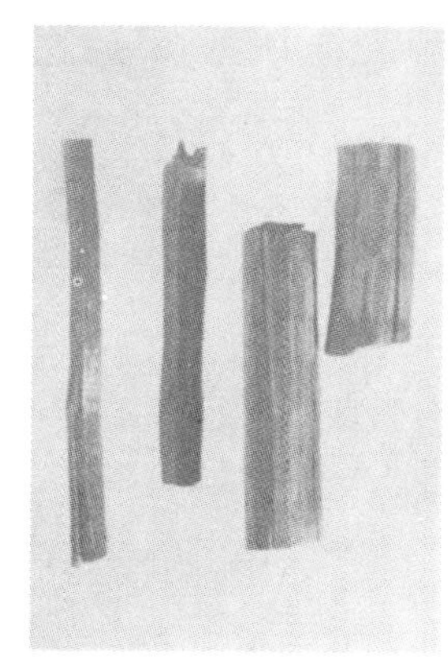

穿山甲

【性味归经】咸，微寒。归肝、胃经。

【功效】通经下乳，祛瘀散结，消痈痈排脓，外用止血。

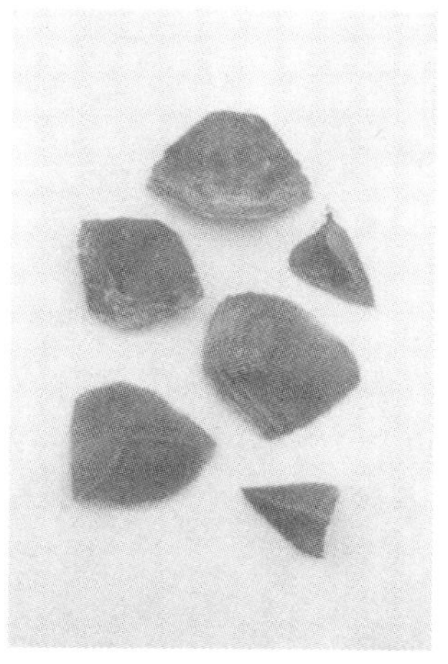

五灵脂

【性味归经】咸，温。归肝经。

【功效】活血散瘀，通经止痛。

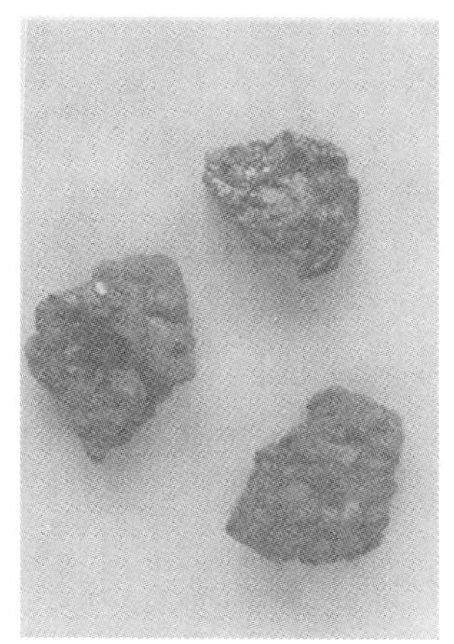

川乌

【性味归经】辛、苦，热，有大毒。归心、肝、脾经。

【功效】温经止痛，祛风除湿。

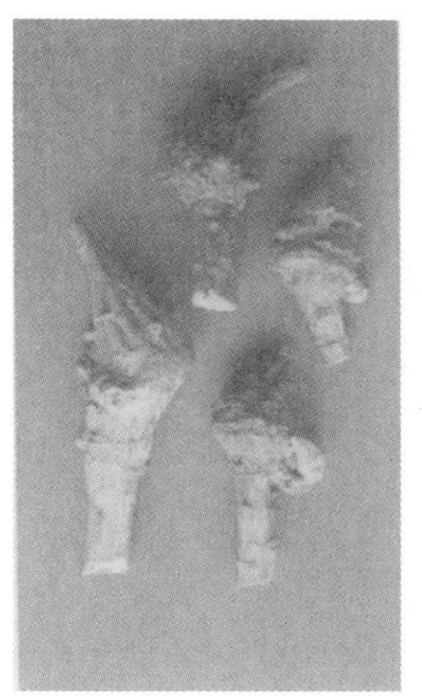

草乌

【性味归经】辛、苦，热，有大毒。归心、肝、肾、脾经。

【功效】祛风除湿，温经止痛。

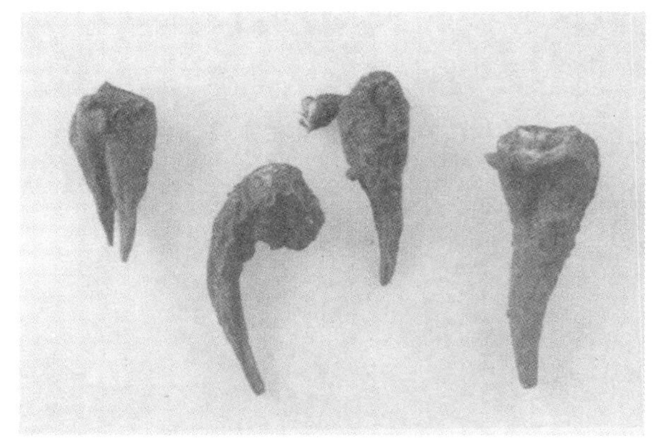

威灵仙

【性味归经】辛、咸，温。归膀胱经。

【功效】祛风除湿，通络止痛。

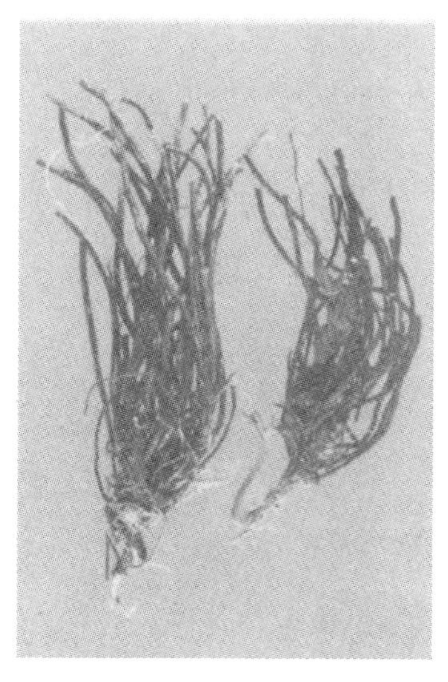

木瓜

【性味归经】酸，温。归肝、脾经。

【功效】舒筋活络，和胃化湿。

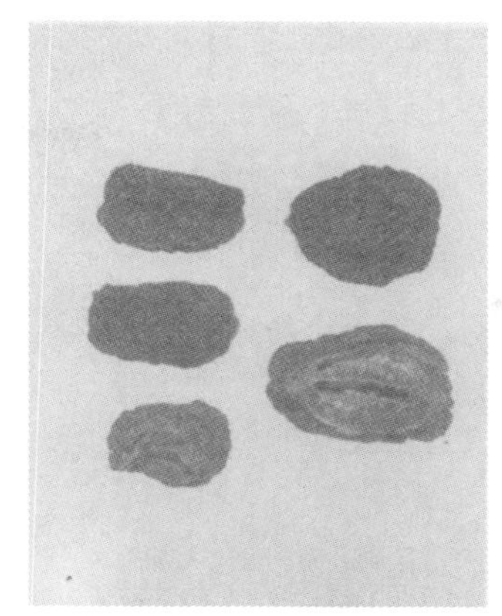

五加皮

【性味归经】辛、苦，温。归肝、肾经。

【功效】祛风除温，补益肝肾，强健筋骨。

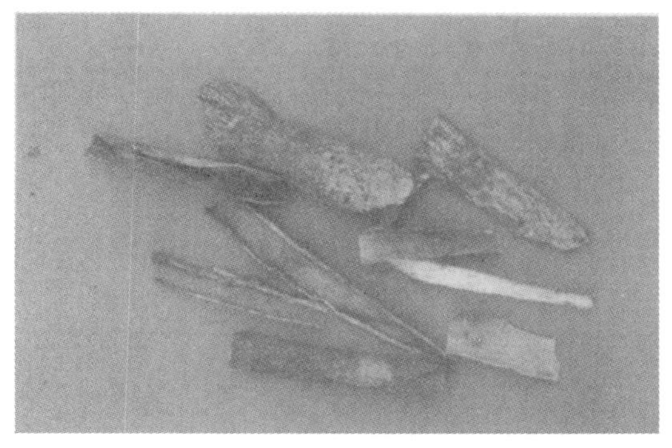

牛蒡子

【性味归经】辛、苦，寒。归肺、胃经。

【功效】疏散风热，宣肺透疹，解毒，利咽，消肿。

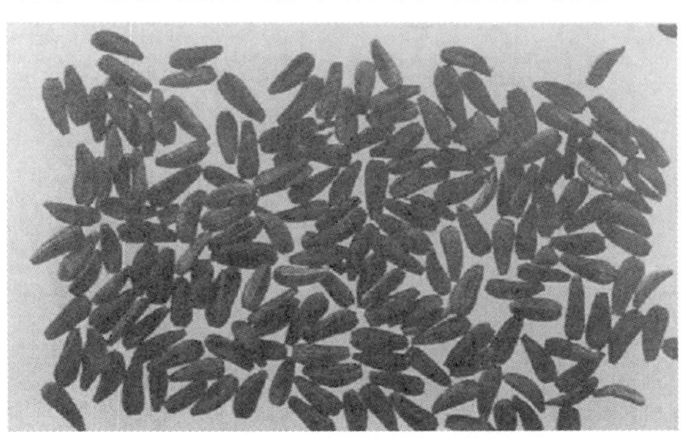

扁蓄

【性味归经】苦，平。归胃、膀胱经。

【功效】利尿通淋，杀虫止痒。

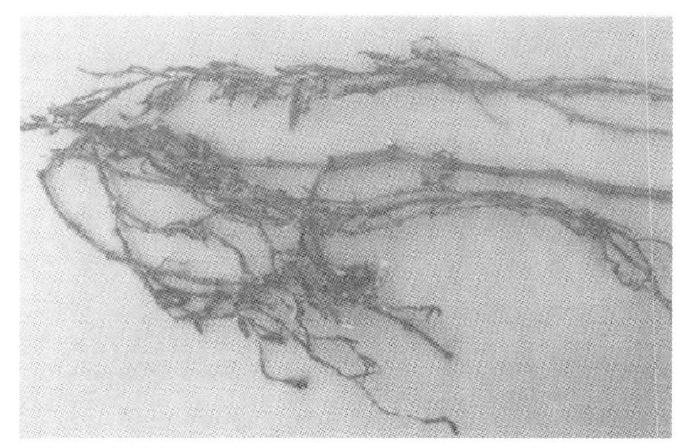

茵陈

【性味归经】苦，微寒。归脾、胃、肝、胆经。

【功效】清热，利湿，退黄。

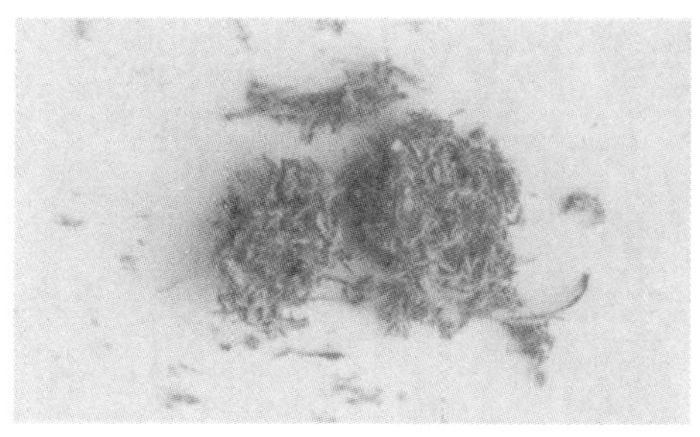

薏苡仁

【性味归经】甘、淡，微寒。归脾、胃、肺经。

【功效】利水渗湿，除痹，清热排脓，健脾止泻。

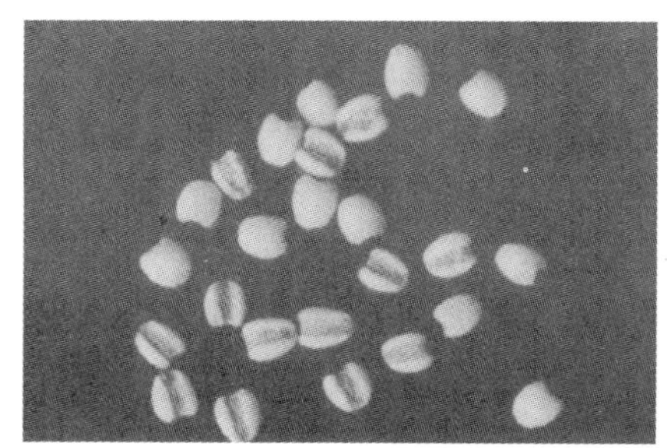

茯苓

【性味归经】甘、淡，平。归心、脾、肺、膀胱经。

【功效】利水渗湿，健脾补中，宁心安神。

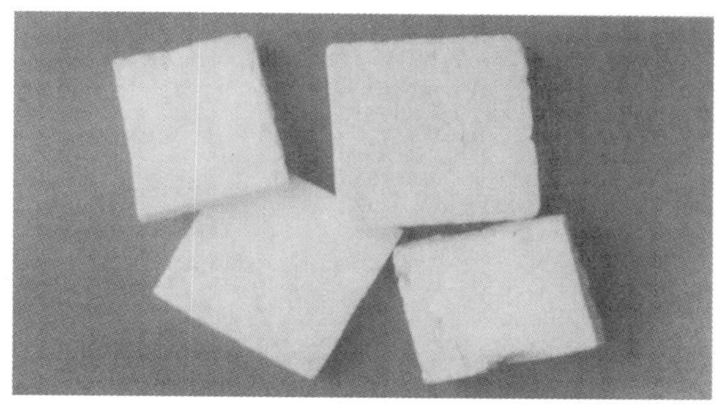

猪苓

【性味归经】甘、淡，平。归肾、膀胱经。

【功效】利水渗湿。

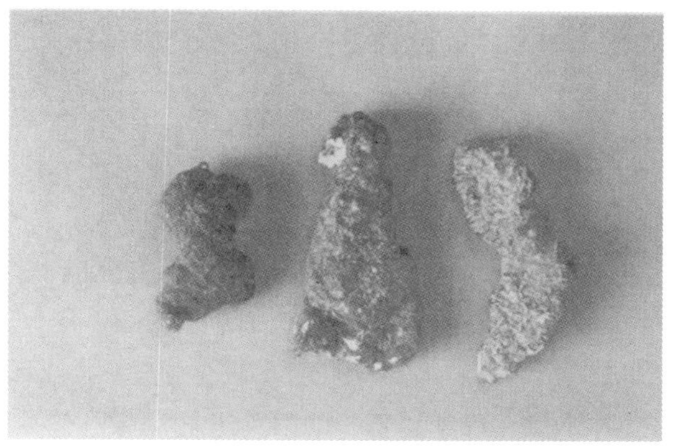

附子

【性味归经】辛、甘，大热，有毒。归心、肾、脾经。

【功效】回阳救逆，温肾助阳，祛风逐寒止痛。

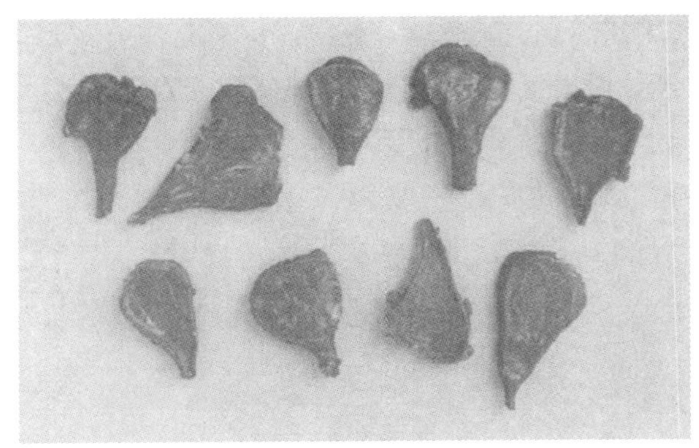

高良姜

【性味归经】辛，热。归脾、胃经。

【功效】温胃散寒，消食止痛止呕。

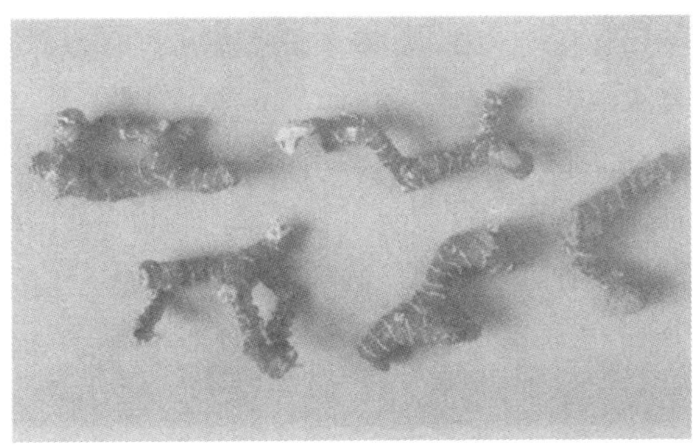

吴茱萸

【性味归经】辛、苦，热，有小毒。归肝、脾、胃、肾经。

【功效】温中散寒，降逆止呕，助阳止痛止泻。

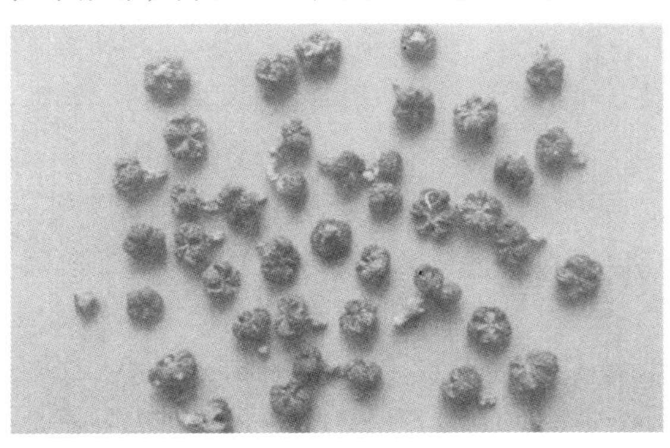

肉桂

【性味归经】辛、甘，大热。归肾、脾、心、肝经。

【功效】补火助阳，散寒止痛。

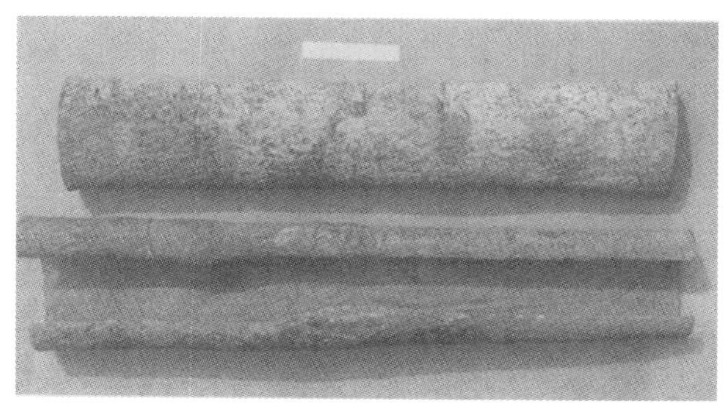

苍术

【性味归经】辛、苦，温。归脾、胃、肝经。

【功效】燥湿健脾，祛风解表。

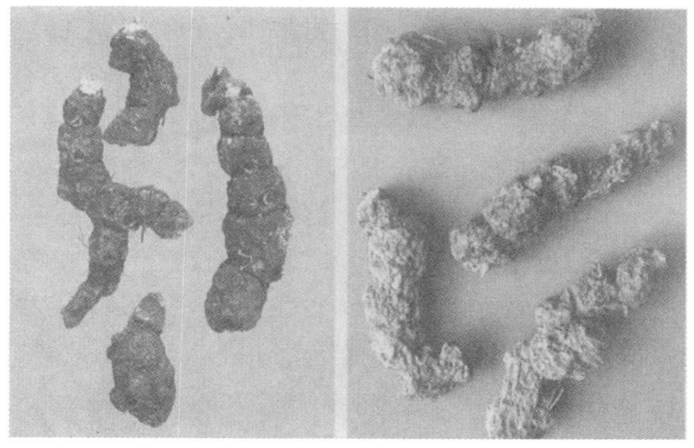

石菖蒲

【性味归经】辛、苦，温。归心、胃经。

【功效】化湿开胃，豁痰开窍，宁神益智。

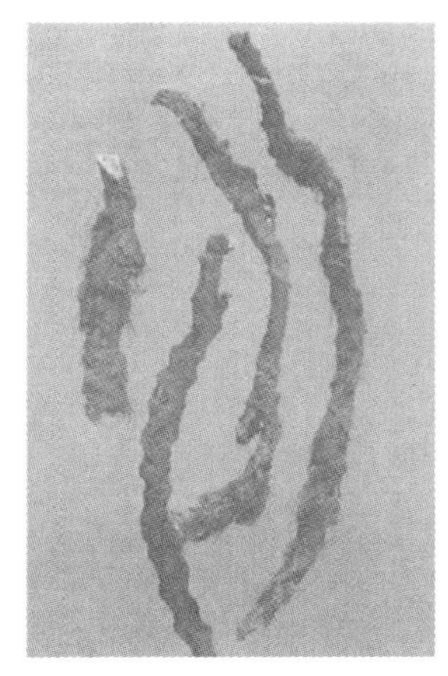

党参

【性味归经】甘，平。归脾、肺经。

【功效】补中益气，生津养血。

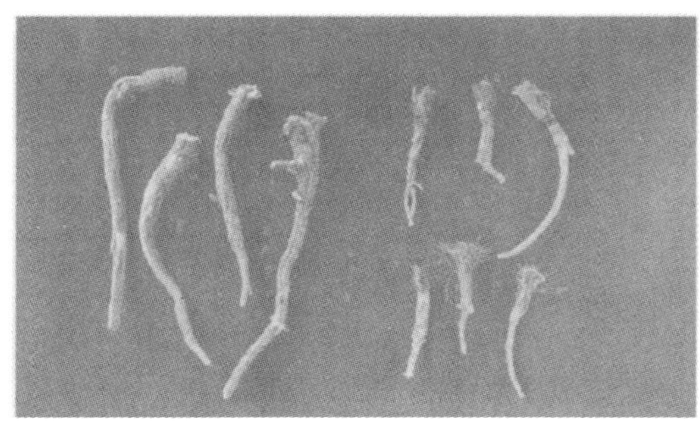

黄芪

【性味归经】甘，温。归肺、脾经。

【功效】升阳益卫，补气固表，托毒排脓，敛疮生肌，利水退肿。

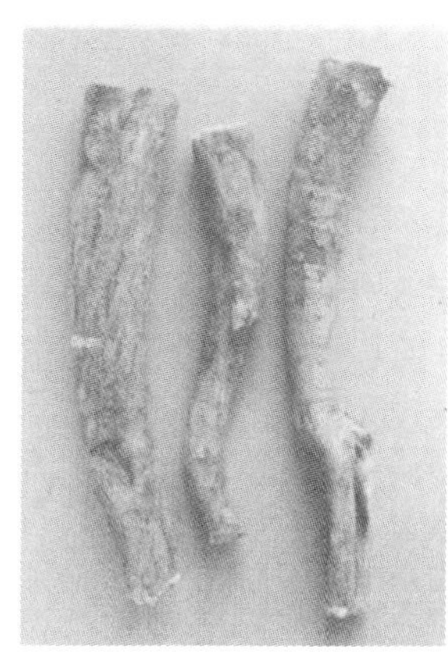

当归

【性味归经】甘、辛，温。归肝、心、脾经。

【功效】补血调经，活血止痛，润肠通便。

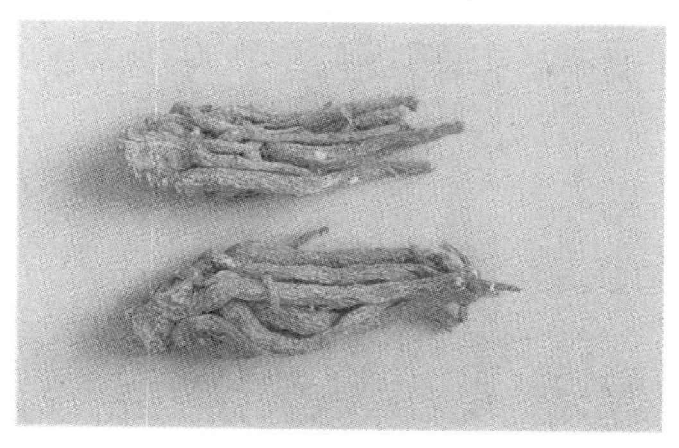

白术

【性味归经】苦、甘，温。归脾、胃经。

【功效】健脾益气，燥湿利水，固表止汗。

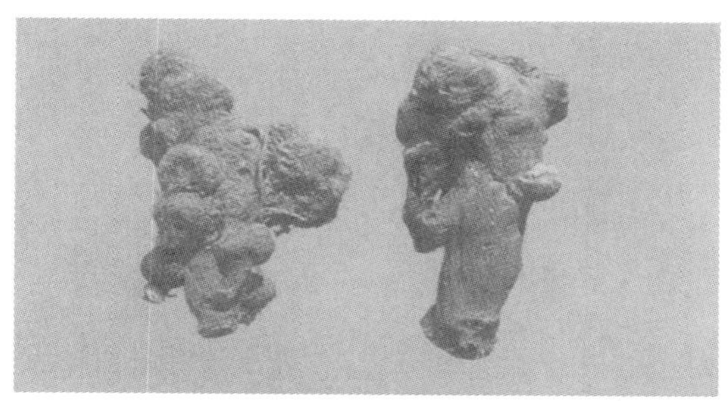

白芍

【性味归经】苦、酸，微寒。归肝、脾经。

【功效】养血柔肝，缓急止痛。

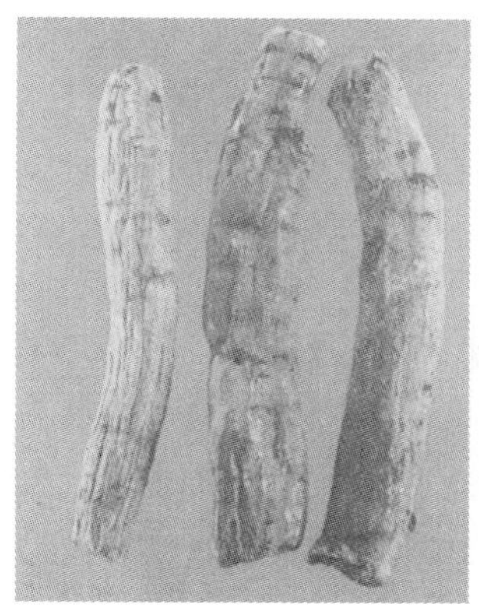

甘草

【性味归经】甘，平。归心、肺、脾、胃经。

【功效】补益脾气，清热解毒，祛痰止咳，缓急止痛，调和诸药。

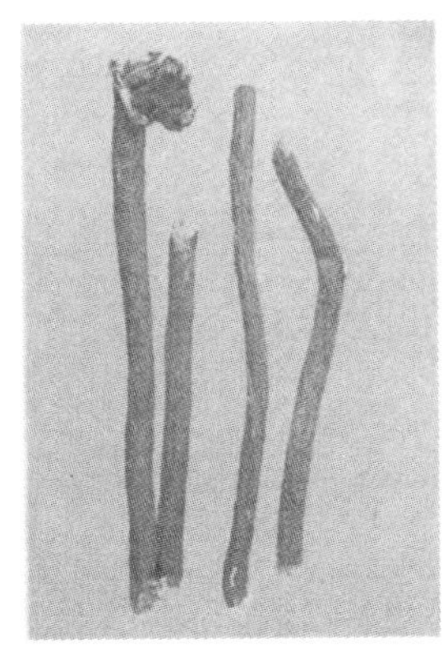

天冬

【性味归经】甘、苦，寒。归肺、肾经。

【功效】清肺养阴，生津润燥。

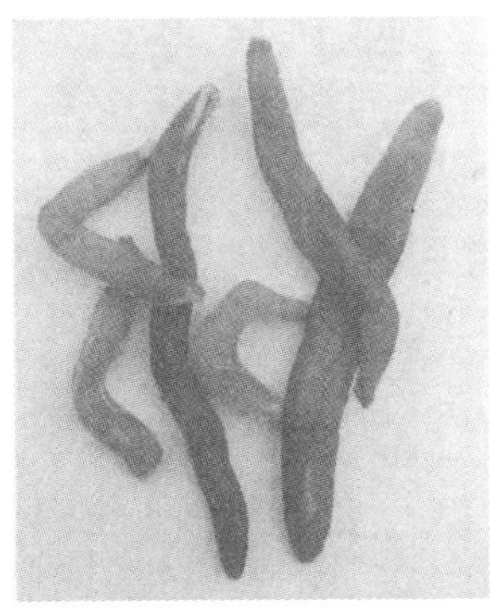

何首乌

【性味归经】苦、甘、涩，温。归肝、心、肾经。

【功效】补肝肾，益精血，解毒行散，润肠通便。

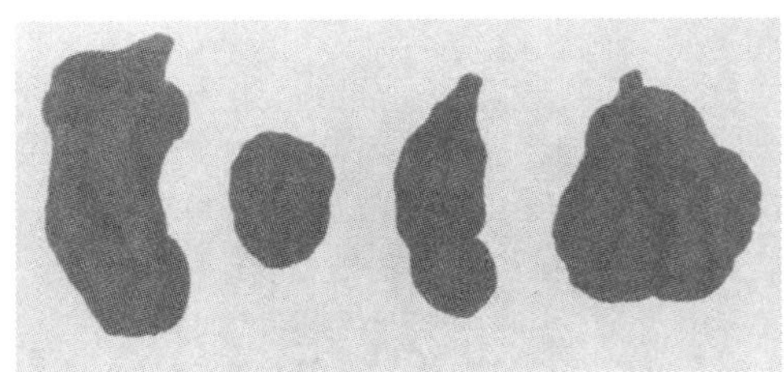

麦冬

【性味归经】甘、微苦，微寒。归肺、心、胃经。

【功效】润肺养阴，益胃生津，清心除烦。

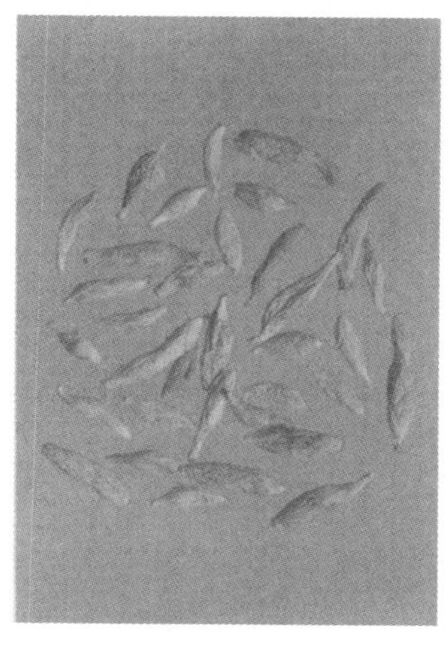

玉竹

【性味归经】甘，平。归肺、胃经。

【功效】养阴润肺，益胃生津。

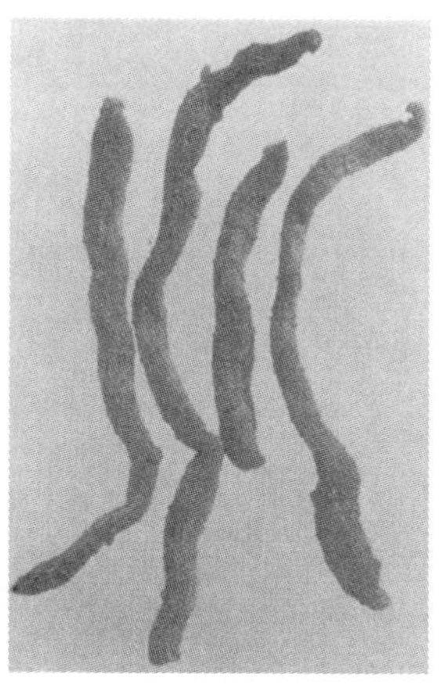

百合

【性味归经】甘，微寒。归肺、心经。

【功效】润肺止咳，清心安神。

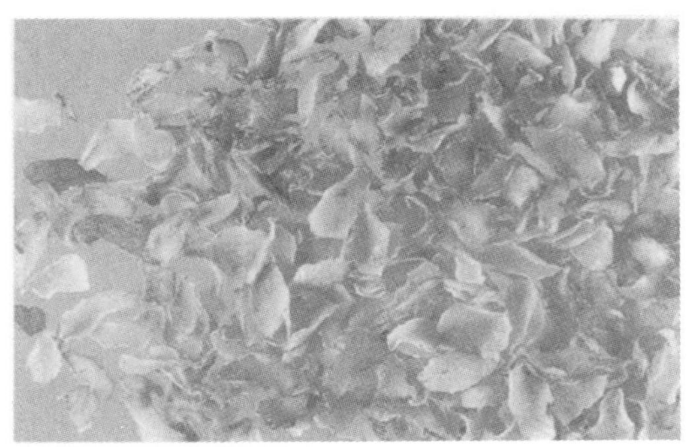

枸杞子

【性味归经】甘，平。归肝、肾、肺经。

【功效】滋补肝肾，益精明目。

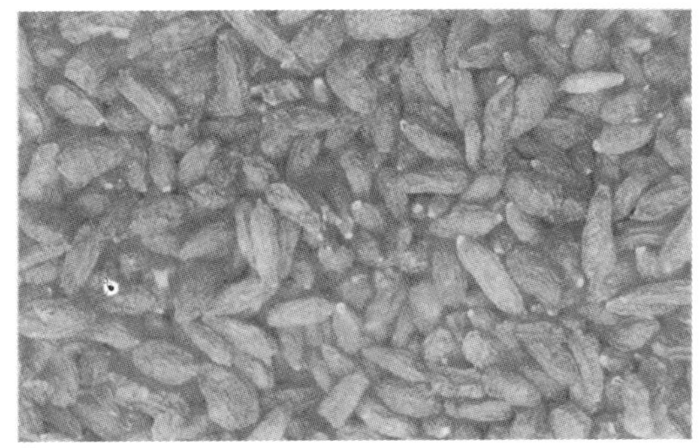

核桃仁

【性味山经】甘，温。归肺、肾、大肠经。

【功效】补肾，温肺，润肠。

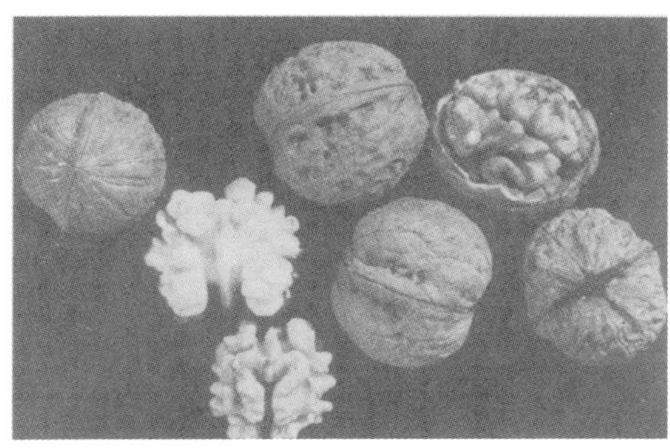

龙眼肉

【性味归经】甘，温。归心、脾经。

【功效】补益心脾，养血安神。

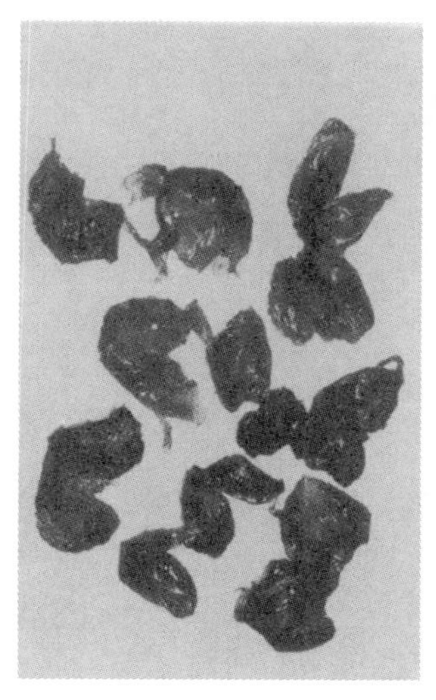

菟丝子

【性味归经】辛、甘，平。归肝、肾经。

【功效】补肾益精，养肝明目，缩尿止泻。

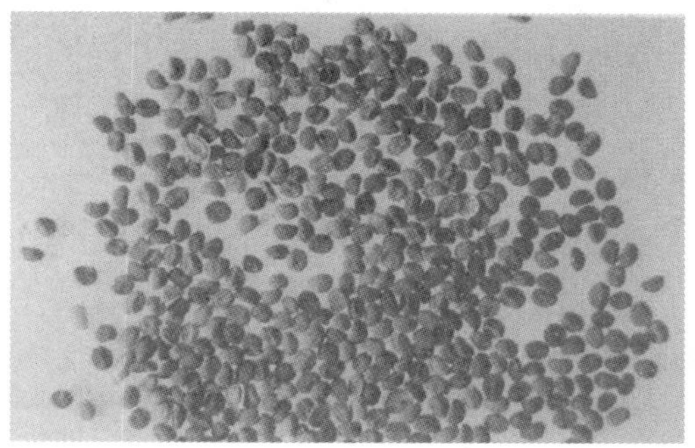

杜仲

【性味归经】甘，温。归肝、肾经。

【功效】补肝肾，强筋骨，降血压，安胎。

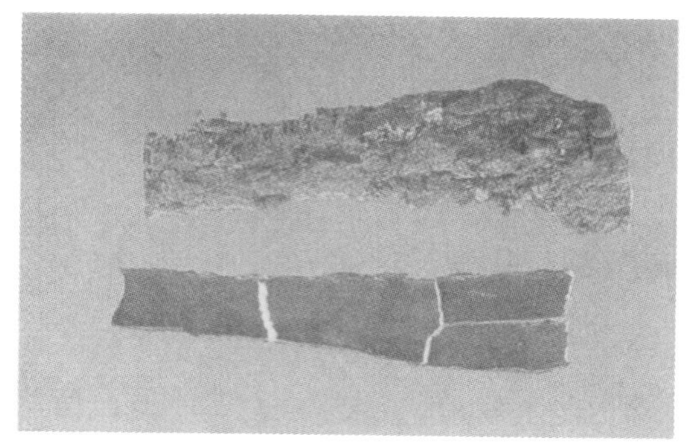

鹿角霜

【性味归经】咸，温。归肝、肾经。

【功效】温肾助阳，收敛止血。

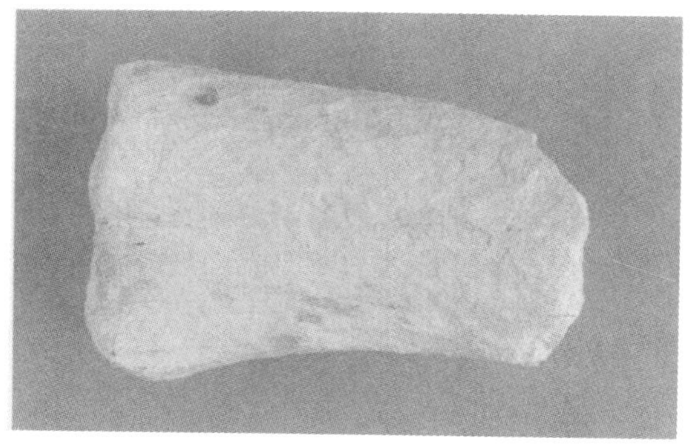

阿胶

【性味归经】甘，平。归肺、肝、肾经。

【功效】补血止血，滋阴润肺。

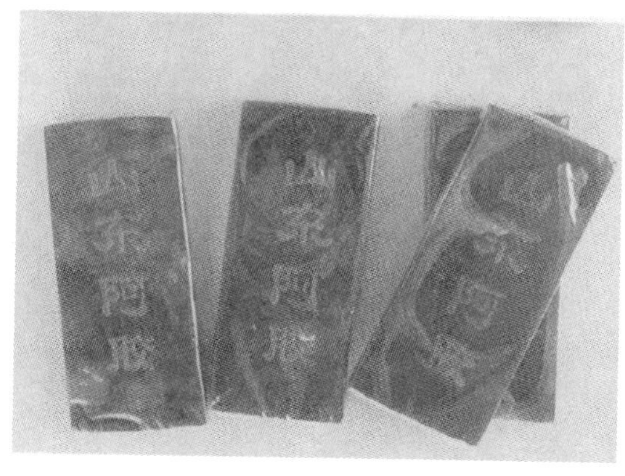

冬虫夏草

【性味归经】甘，温。归肺、肾经。

【功效】补益肺肾，止咳化痰。

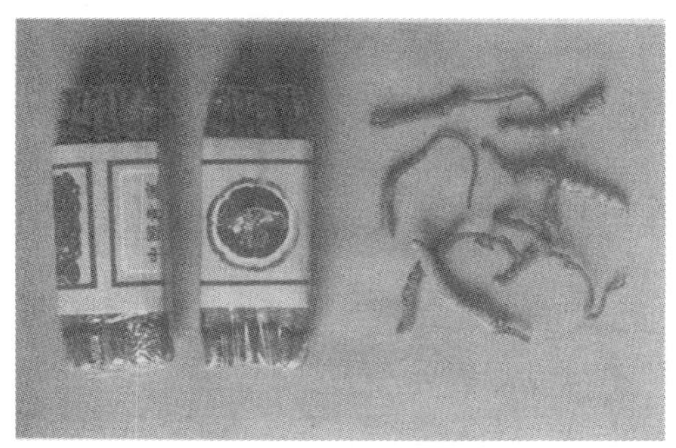

紫河车

【性味归经】甘、咸，温。归心、肺、肾经。

【功效】补气养血，益肾填精。

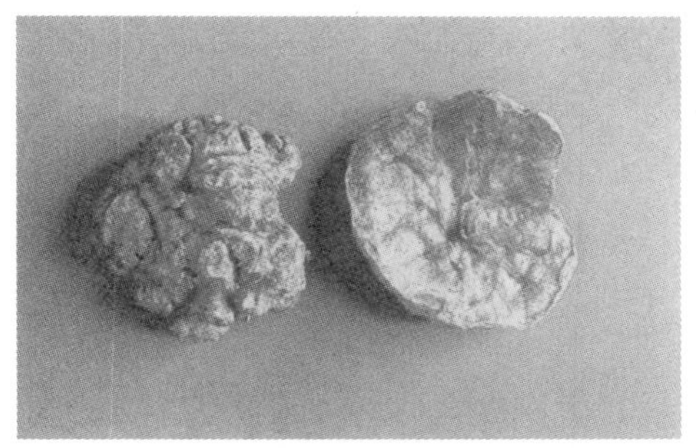

五味子

【性味归经】酸、甘，温。归肺、心、肾经。

【功效】益气生津，补养心肾，收敛汗液，涩精止泻。

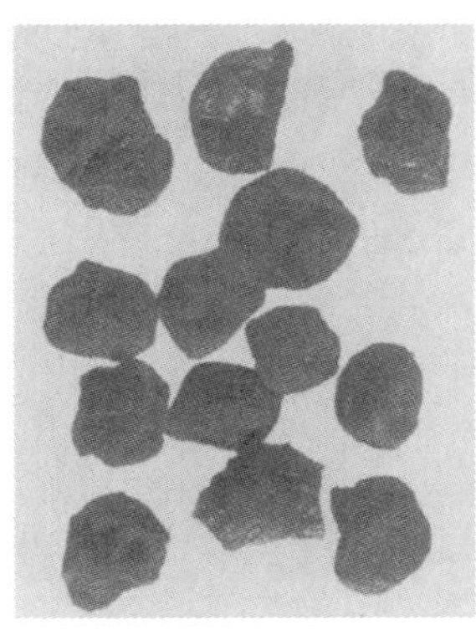

乌梅

【性味归经】酸、涩，平。归肝、脾、肺、大肠经。

【功效】敛肺，涩肠，生津，安蛔。

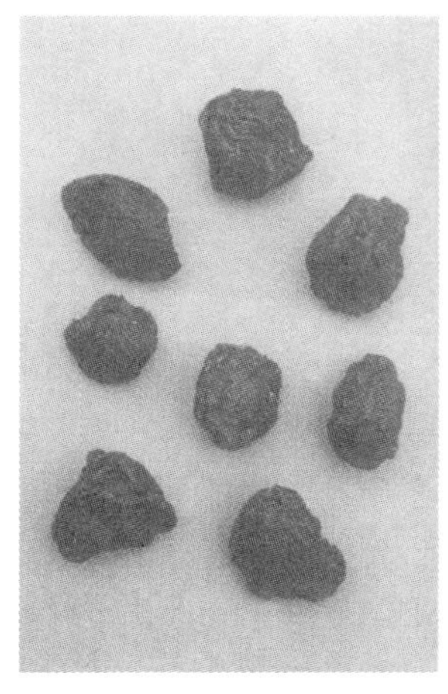

五倍子

【性味归经】酸、涩，寒。归肺、大肠、肾经。

【功效】敛肺降火，涩肠止泻，固精，敛汗，止血。

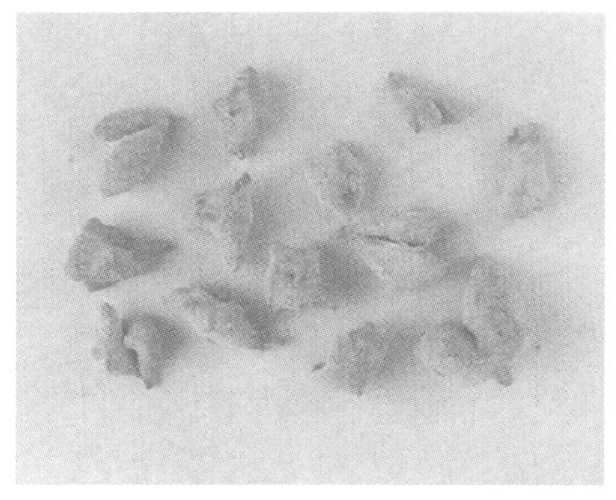

远志

【性味归经】辛、苦，微温。归心、肺经。

【功效】宁心安神，祛痰开窍，消痈散肿。

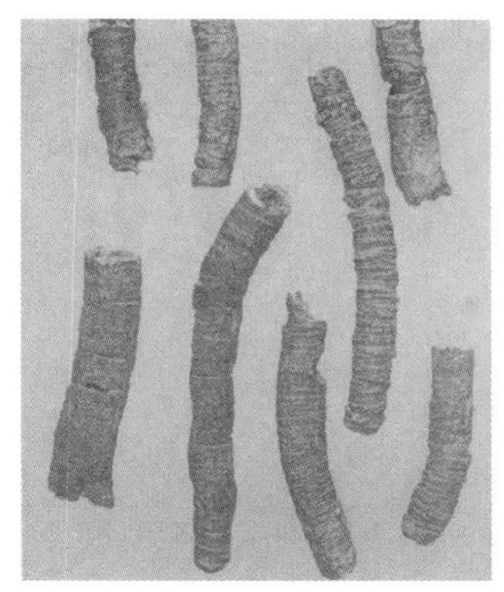

牡蛎

【性味归经】咸，微寒。归肝、胆、肾经。

【功效】重镇安神，潜阳补阴，软坚散结，收敛固涩。

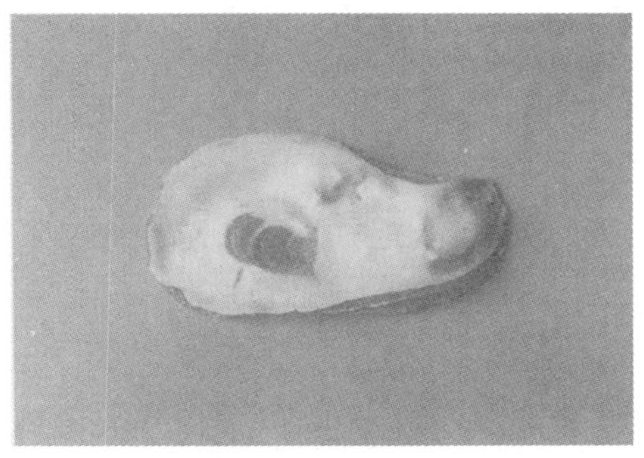

天麻

【性味归经】甘，平。归肝经。

【功效】息风止痉，平肝潜阳。

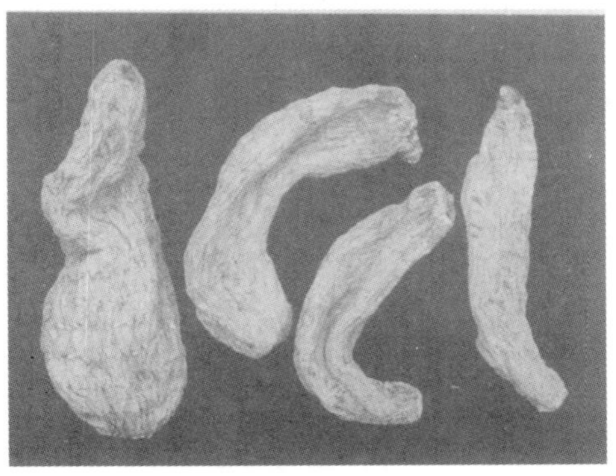

僵蚕

【性味归经】咸、辛，平。归肝、肺经。

【功效】息风止痉，祛风止痛，解毒散结。

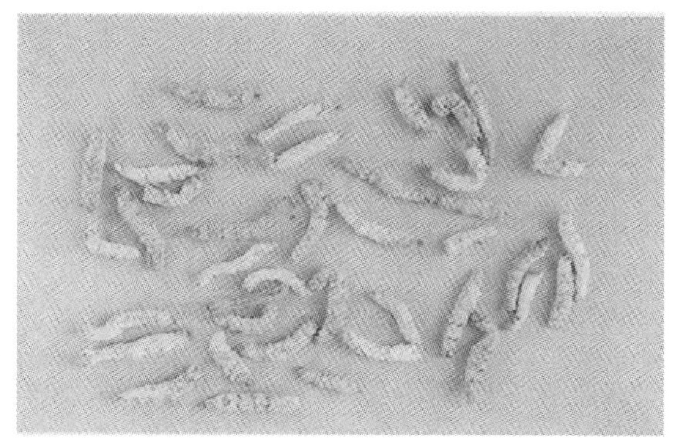

槟榔

【性味归经】辛、苦，温。归胃、大肠经。

【功效】杀虫，消积，行气，利水。

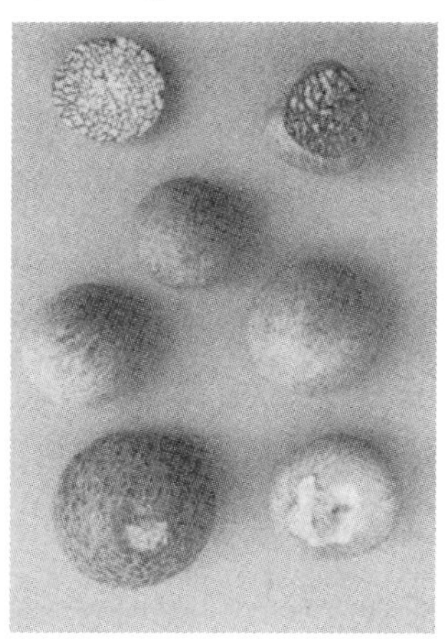

使君子

【性味归经】甘，温。归脾、胃经。

【功效】杀虫，消积。

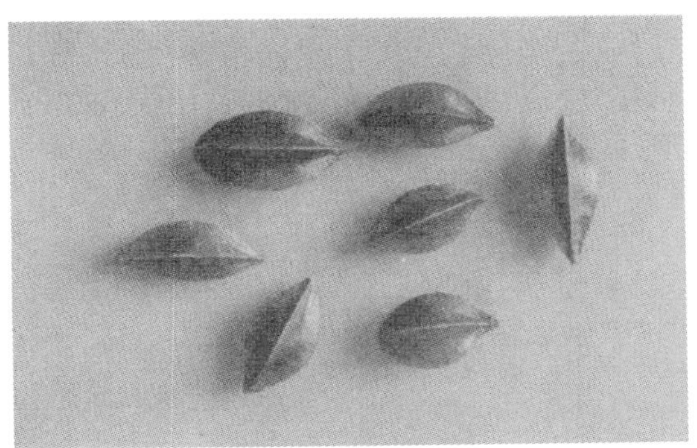

（以上图部分取自《中药彩色图集》）

国医大师李今庸医学全集

中华自然疗法

(下册)

李今庸　主编

學苑出版社

第五章　艾灸疗法

第一节　艾灸疗法简介

一、艾灸疗法的概念

艾灸疗法，是将以艾绒为主要原料做成的艾炷或艾条，燃烧后放置在人体体表的相关部位或经穴上，烧灼温熨，通过经络的传导输送，起到温通脏腑经络气血、扶正袪邪的作用，从而达到防治疾病的目的的一种外治方法。

二、艾灸疗法的起源和发展

艾灸疗法起源很早，大约是在人类发现和利用火之后就产生的，它与人们的生活居住，特别是与北方地区人民的生活习惯及发病特点密切相关。人类在用火的过程中，逐渐发现了身体的某一部位在受到火的烤灼后，会感觉到舒适或病痛意外减轻或疾病痊愈。通过长期的实践观察，人们逐渐认识到了用某一种材料熏烤人体的某一部位，可以治疗某一种疾病，从而总结出了一套规律即灸治疗法。古代文献中有许多相关的文字记载。如《足臂十一脉灸经》《阴阳十一脉灸经》，都记录了用灸法治疗疾病。《黄帝内经》更多地记述了艾灸及其疗法的各个问题。

《黄帝内经》云："北方者……风寒冰冽，其民乐野处而乳食，藏寒生满病，其治宜灸焫。""陷下则灸之……"《医学入门》说："凡病药之不及，针之不到，必须灸之。"《灵枢·官能》："阴阳皆虚，火自当之……经陷下者，火自当之；结络坚紧，火所治之。"

晋代时，出现了专门的针灸著作《针灸甲乙经》。这是一部针灸集大成著作，它总结了《黄帝内经》中有关针、灸方面的内容，并加以系统地整理、分类、汇编，同时总结并确定了针、灸疗法所运用的349个人体腧穴，并对针、灸手法，针、灸治疗疾病，以及针、灸适宜、禁忌、顺逆都做了全面的论述。

唐代王焘指出："圣人以为风为百病之长，深为可忧，故避风如避矢。是以御风邪以汤药、针灸、蒸熨，随用一法，皆能愈疾。至于火艾，物有奇能，虽曰针、汤、散，皆所不及，灸为其最要。"并提出灸为"医之大术，宜深体之，要中之要，无过此术"。

后世出现的《备急千金要方》《外台秘要》《铜人腧穴针灸图》《十四经发挥》《针灸大成》《刺灸心法》等几部著作，都是在前代的基础上发展总结出来的。《外台秘要》亦有专篇专卷介绍艾灸疗法。

艾灸疗法源远流长，数千年来，它同针刺疗法一样，为我国人民的医疗保健事业做出了重大的贡献。它不仅从古流传至今，而且还从中国流向世界，特别是今天，它在世界上许多国家和地区被广泛地运用着，治疗了许多疾病，发挥了它应有的重要作用。

三、艾灸疗法的作用机制

艾灸疗法（简称灸疗）的治疗作用，是通过调节人体的脏腑阴阳、气血功能，补偏救弊，扶持正气，增强抗病祛邪的能力，使人体安康无病。

（1）局部刺激作用　灸疗是在人体基本特定部位通过艾火刺激以达到防病治病的目的的一种治疗方法，其机制首先是与局部火的温热刺激有关。正是这种温热刺激，使人体局部的功能活动加强了。

（2）经络调节作用　经络学说是祖国医学的重要内容，也是灸疗的理论基础。人是一个整体，五脏六腑、四肢百骸是互相协调的，这种相互协调关系，主要是靠经络的调节作用实现的。运用灸疗，正是起到了调节经络的作用。

（3）药物调理作用　灸疗的主要原料——艾的功能，清代吴仪洛在《本草从新》中说："艾叶苦辛，生温熟热，纯阳之性，能回垂绝之亡阳，通十二经，走三阴，理气血，逐寒湿，暖子宫，止诸血，温中开郁，调经安胎……以之艾火，能透诸经而除百病。"

四、艾灸疗法的治病原则

（一）治病原则

根据中医治疗学的基本思想和艾灸治疗疾病的具体实践，灸疗同其他疗法治病一样，要坚持中医“辨证施治”思想，要遵循“八纲辨证”原则，临证时，要分清疾病的寒热虚实、表里先后、轻重缓急、病属阴或是病属阳，注意“三因制宜”，即因时、因地、因人给予治疗。灸疗具有其独特性，因用火燃艾叶治病，具有温补的性质和作用，故临床上主要用于虚寒病证。对于实热型病证，当慎用之。这也是灸疗治病的基本原则。

（二）治疗作用

灸疗以其温补的独特性质，具有以下治疗作用：

（1）温经通络、祛湿散寒　灸之热力能渗透肌层，温经行气。《素问·调经论》说：“血气者，喜温而恶寒，寒则泣而不流，温则消而去之。”因此，艾灸可治疗风寒湿侵袭机体，气血运行不畅引起的病证，亦能治疗因气血虚弱引起的头晕、乳少、经闭等。

（2）行气活血、消瘀散结　《灵枢·刺节真邪》篇说：“脉中之血，凝而留之，弗之火调，弗能取之。”指出灸能使气机温调，营卫和畅，则瘀结自散，故临床常用于治疗瘰疬、痈肿（未化脓）、乳痈等，有一定的疗效。

（3）温补中气、回阳固脱　可治疗久痢、久泄、遗尿、崩漏、脱肛、阴挺及寒厥等。阳气衰则阴气盛，阴盛则为寒、为厥，甚则欲脱，可用艾灸来温补虚脱的阳气。如系阳虚暴脱之危证，艾灸有回阳固脱的作用。

（4）预防疾病、保健强身　常灸足三里、气海、关元、命门、身柱、大椎等穴，能激发人体的正气，增强抗病的能力，起到防病保健的作用。

（5）平衡阴阳、补虚泻实　阴阳失调，易发疾病。阴阳失调可表现出经络系统的不同症状，如手足发热等。灸疗具有广泛的调整作用，如肝阳上亢引发头痛，则取足厥阴肝经穴位，用泻法灸疗，同时取足少阴肾经穴位，采用补法灸疗，以补虚泻实。

五、施行艾灸疗法的材料

施灸的材料，古今均以艾叶为主。关于艾叶的性能，《本草从新》记："艾叶苦辛，生温熟热，纯阳之性，能回垂绝之亡阳，通十二经，走三阴，理气血，逐寒湿，暖子宫，止诸血，温中开郁，调经安胎……以之艾火，能透诸经而除百病。"艾叶经过加工，可制成细软的艾绒，更有便于捏搓成形、易于燃烧、气味芳香、热力温和、易于穿透皮肤直达深部等优点。又因为艾产于我国各地，价格低廉，易于采获，所以几千年来，一直为灸疗的主要材料。

此外，尚有用硫黄、黄蜡、烟草、灯心草、桑枝、桃枝等作为灸疗材料的；而火热灸法则有用毛茛叶、吴茱萸、斑蝥、白芥子、蓖麻子、甘遂等作为天灸材料的。

六、艾灸疗法的种类及方法

1. 种类

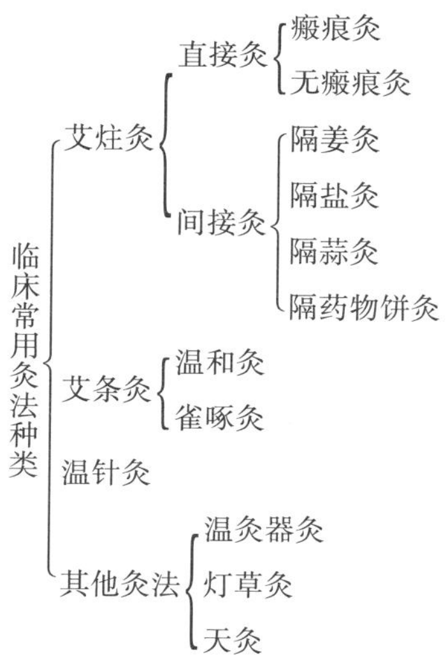

灸的种类很多，方法亦各不相同，上图介绍的是临床最常用的灸法。

2. 方法

根据种类的不同，有不同的灸法，现将常用的灸法介绍于下。

（1）艾炷灸　是将纯净的艾绒，用手捏成大小不同的圆锥形，称为艾炷。常用的艾炷大小有如麦粒、有如莲子、有如红枣，灸时每燃完一个艾炷，叫作一壮。艾炷灸时或直接置于皮肤上，或用药物将艾炷与皮肤隔开，直接置于皮肤上的称直接灸，间隔药物的称间接灸。

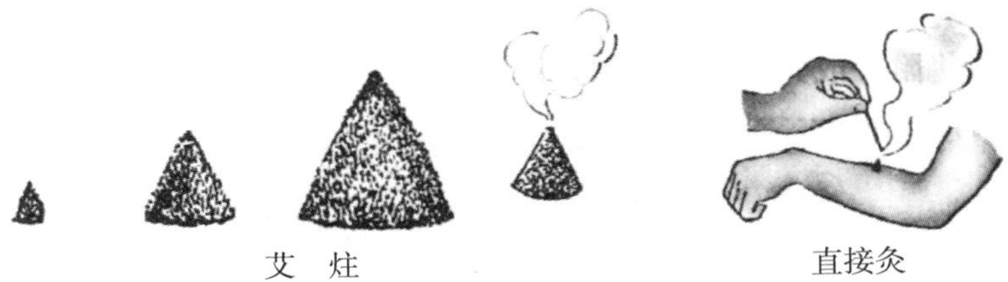

艾　炷　　　直接灸

直接灸又分为瘢痕灸和无瘢痕灸两种。

瘢痕灸时，先在需灸的腧穴皮肤上涂以少量蒜汁，然后将大小适宜的艾炷置于穴位上，用火点燃艾炷，每壮艾炷必须燃尽，再易新炷，待规定壮数灸完为止。由于艾炷烧伤了皮肤，施灸部位便化脓形成灸疮，5~6 周后，灸疮自行痊愈，结痂脱落而留下瘢痕，故称瘢痕灸。

若施灸时，不让艾炷燃尽，待燃剩 1/3 或 1/4 时，便易炷再灸，直至规定壮数灸完，此时局部皮肤仅红晕而不起泡，因无灼伤皮肤，故不化脓、不留瘢痕，称为无瘢痕灸。

此外，在用艾炷灸时，可先在需灸的腧穴上置一药物，然后将艾炷置于药物上，点燃艾炷，灸完再易，直至将规定的壮数灸完为止。

常用的药物有姜片，即将鲜姜切成直径大2~3厘米，厚0.2~0.3 厘米的姜片，中间以针刺数孔，隔于艾炷与腧穴之间，称为隔姜灸；隔蒜灸，则是将独蒜切成 0.2~0.3 厘米厚的片，以针刺孔待用；隔盐灸，是将食盐直接填敷于脐部，或将食盐炒热后敷于脐上，再置一定数量的艾炷施灸；隔药饼灸，是将附子或其他药物碾粉，以酒或醋调和制饼，中间以针刺孔待用。

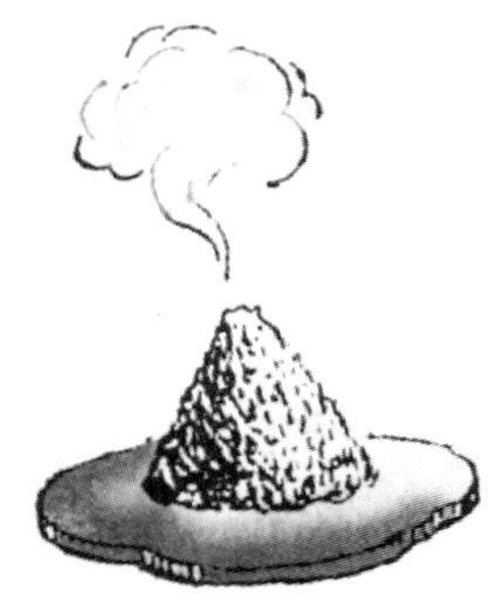

隔姜灸

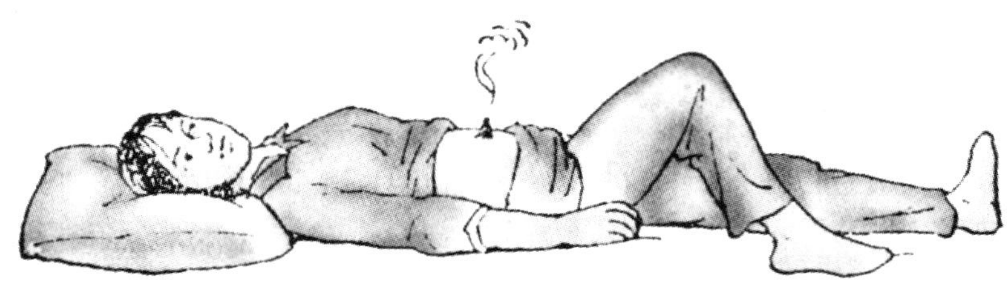
隔盐灸

艾炷灸是古代最常用的灸法。

（2）艾条灸　艾条灸分为温和灸和雀啄灸两种。

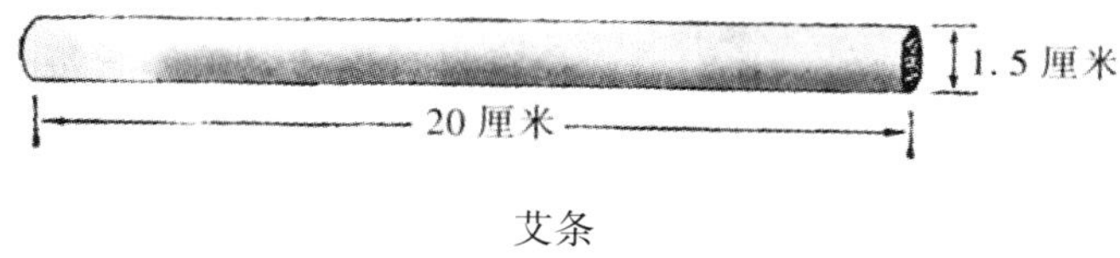

艾条

温和灸是将点燃的艾条，对准施灸部位上方 2～3 厘米处，不停地做旋转运动，使患者局部有温热感而无灼痛，一般每处灸 5～10 分钟。

雀啄灸是将点燃的艾条在施灸部位一上一下，像鸟啄食一样地运动，其与施灸部位不保持固定距离，直至施灸部位灼热、红晕。一般说，温和灸多用于慢性病，而雀啄灸多用于急证（见图）。

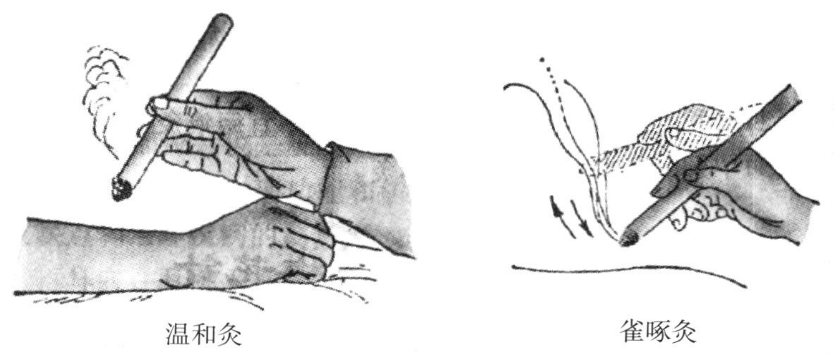
温和灸　　雀啄灸

艾条灸是目前临床使用较多的灸法。

（3）温针灸　是将针刺入腧穴得气后，再将细软的艾绒捏在针尾上，或用一段长 2 厘米的艾条，插在针柄上，点燃艾绒或艾炷，燃后除去灰烬，将针取出。这是一种简而易行的针灸并用的方法（见图）。

（4）灯草灸　是将灯草一根，麻油浸之，点燃后迅速按压在需灸的腧穴上，待听到“叭”的一声后，即离开皮肤。

（5）白芥子灸　亦称“天灸”，是将白芥子或其他刺激性药物，碾细水调，或捣烂成泥，敷于一定的穴位上，贴后局部发泡，借以达到治病的目的。

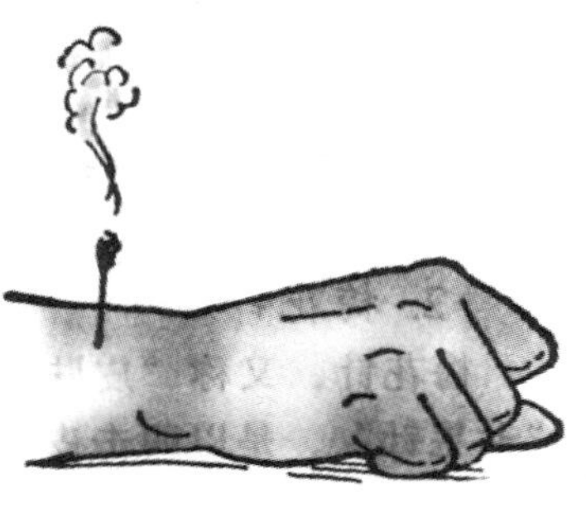

温针灸

七、艾灸疗法的适应证及禁忌证

1. 适应证

艾灸与针刺都是通过刺激穴位激发经络的功能而起作用，从而达到调节机体各组织器官功能失调的治疗目的。概而言之，灸疗具有调节阴阳之偏、促使机体功能活动恢复正常的作用。因此，灸法的适应证是十分广泛的。内外妇儿各科的急慢性疾病，都有灸法的适应证。如本书中所记述的各种病症，都适应于艾灸疗法的治疗。

2. 禁忌证

（1）凡属实热证或阴虚发热、邪热内炽等，如高热、高血压危象、肺结核晚期、大量咯血、呕吐、严重贫血、急性传染性疾病、皮肤痈疽疮疖并有发热者，均不宜使用艾灸疗法。

（2）器质性心脏病伴心功能不全，精神分裂症，孕妇的腹部、腰骶部，均不宜施灸。

（3）颜面部、颈部及大血管走行的体表区域、黏膜附近，均不宜直接灸。

八、艾灸疗法应用时的注意事项

（1）灸疗时，要注意防火，燃艾条或艾炷时，一定要小心，以免发生意外，或灼伤患者，或燃烧衣被。

（2）灸疗时，要注意距离远近，采用适当的距离，若意外灼伤而起泡者，可用消毒过的毫针挑破水泡，外用敷料涂抹之。

（3）若患者灸疗后感觉不适，如头晕、身躁、烦热，可让患者起身活动，或饮用温开水。

（4）灸疗分先后，先灸上部，后灸下部；先灸背部，后灸腹部；先灸头身部，后灸四肢部。

（5）艾炷一般灸3~5壮，壮数少者先灸，壮数多者后灸；小艾炷先灸，大艾炷后灸。艾条灸一般灸5~10分钟或10~15分钟。

（6）外感高热或阳虚发热者，不宜施艾灸疗法；颜面、五官和有大血管的部位，不宜瘢痕灸；孕妇的小腹部及腰骶部不要轻易施灸。

（7）睛明、素髎、人迎、委中等经穴部位不宜采用艾灸疗法。

九、保健灸疗法

在身体某些特定穴位上施灸，以达到和气血、调经络、养脏腑、益寿延年的目的，这种养生方法称为保健灸法。保健灸不仅可用于强身保健，亦可用于久病体虚之人，是我国独特的养生方法之一。

从古至今，保健灸疗，流传久远。《扁鹊心书》就提到："人于无病时，常灸关元、气海、命门、中脘，虽未得长生，亦可得百余岁矣。"说明了古代养生学家在运用灸疗进行养生活动方面，已有了丰富的实践经验。时至今日，灸疗作为保健方法，早已深入人心，成为了广大群众所喜爱的一种行之有效的养生方法。

保健灸疗法的常用穴位有很多：百会、大椎、大杼、膏肓、神堂、关元、气海、中脘、足三里、神阙、命门、涌泉、三阴交等。

保健灸的方法基本同普通治疗灸一样，以艾条温和灸为主，有直接灸和间接灸之分。

保健灸的主要作用是温通经脉、行气活血、培补后天、和调阴阳，从而达到强身、防病、抗衰老的目的。

（1）温通经脉、行气活血　气血运行具有遇温则散、遇寒则凝的特点。灸法其性温热，可以温通经络，促进气血运行。

（2）培补元气、预防疾病　"艾为辛温阳热之药，以火助之，两阳相得，可补阳壮阴，真元充足，则人体健壮，正气存内，邪不可干。"故艾灸有培补元气、预防疾病之作用。

（3）健脾益胃、培补后天　灸法对脾胃有着明显的强壮作用，在中脘穴施灸，可以温运脾阳，补中益气。常灸足三里，不但能增强消化系统的功能，增加人体对营养物质的吸收，以濡养全身，亦可收到防病治病、抗衰防老的效果。

（4）升举阳气、密固肤表　气虚下陷，则皮毛不胜风寒，清阳不得上举，因而卫阳不固，腠理疏松。常施灸法，可以升举阳气，密固肌表，抵御外邪，调和营卫，起到健身、防病治病的作用。

第二节　病证治疗

一、感冒

主穴　风门、风池、大椎、肺俞、合谷、列缺、外关

配穴　肺虚加太渊、足三里；咳嗽加尺泽；头痛加太阳、印堂；身痛加大杼；体虚加膏肓俞。

方法　每次选 3 ~5 穴，以艾条温和灸；或用隔姜灸，每穴 3 ~4 壮，每日或隔日 1 次。

预防　流行季节可每日灸风门、足三里以预防之。

附　艾叶药用

艾叶适量，点燃熏烟，预防感冒。

艾叶、苍术二药，制成蚊香，点燃熏香，可预防感冒。

二、咳嗽

主穴　肺俞、列缺、合谷、风门、大杼

配穴　痰多加丰隆；胸脘痞闷加膻中、天突；气虚加太渊、足三里；脾阳不振加脾俞、膏肓俞。

方法　艾条温和灸，每穴 5 分钟左右；或小艾炷灸，每穴 3 ~5 壮。此法多用于慢性咳嗽。

附　艾叶药用

用艾叶适量，加水煎煮 15 分钟，取煎液趁热熏洗双脚，每晚睡前洗 1 次。

三、哮喘

主穴　大椎、大杼、风门、肺俞、身柱、膏肓、外关、定喘

配穴　肺虚加太渊、足三里；肾虚加肾俞、命门、气海、膻中；脾虚加脾俞、中脘；痰多加丰隆。

方法　麦粒灸，每穴每次3~5壮，间日1次，5次为1疗程；或以艾条灸，每穴每次3~5分钟，间日1次，7次为1疗程。久喘者可用隔蒜灸灸身柱、膏肓穴。

主穴　大椎、肺俞、命门、足三里

方法　用艾卷灸各穴，至温热感达于胸部、四肢部为佳。

主穴　大椎、肺俞、天突、灵台、膻中

方法　成人用艾条灸大椎、膻中、天突、肺俞和灵台等穴，每日灸2~3穴；儿童用艾条灸大椎、肺俞穴，每日灸1穴。

四、中暑

主穴　轻证：大椎、曲池、合谷、内关

重证：人中、百会、十宣、委中

配穴　抽筋加承山、承筋；虚脱加关元、气海、神阙。

方法　艾条温和灸，每穴3~5分钟；或艾炷灸，每穴3~5壮，关元、气海、神阙最好隔姜灸。

五、呕吐

主穴　内关、中脘、足三里、神阙、公孙

配穴　脾胃虚弱加脾俞、胃俞。

方法　艾条温和灸，每穴3~5分钟；或艾炷灸，每穴每次3~5壮，每日1次。

主穴　下脘、璇玑、足三里、腹结、内庭

方法　艾条温和灸，每穴5~10分钟；或艾炷灸，每穴3~5壮，

每日 1 次。

六、呃逆

主穴　膈俞、内关、足三里

配穴　脾胃虚寒者加中脘、上脘；实证加行间；虚证加关元。

方法　艾条温和灸，每穴每次灸 5～10 分钟；或艾炷灸，每穴灸 5 壮，日灸 1～2 次。

主穴　头面部位

方法　艾条熏疗法，将点燃的艾条置放在患者的床头边，熏蒸其头面部 3～5 分钟，每日 2～3 次。此可治顽固性呃逆证。

主穴　鼻部、中脘

方法　先用乙醇棉球揉鼻，后隔姜灸中脘穴 10～15 分钟，日 2～3 次。

七、泄泻

主穴　中脘、神阙、天枢、内关、足三里、上巨虚、下巨虚

配穴　久泄加脾俞、胃俞、大肠俞；五更泄加关元、气海、命门、肾俞、太溪；风寒加合谷、大椎；伤食加梁门、璇玑。

方法　艾条温和灸，每穴 5 分钟；或艾炷灸，每穴 3～5 壮。3～8 日为 1 疗程。

附　艾叶药用

艾叶、附子、肉桂、炮姜，各取适量煎汁饮，治脾肾阳虚之泄泻。

艾叶、桂枝、苏叶、神曲，各取适量煎汁饮，治外受寒邪，内停食滞之泄泻。

八、痢疾

主穴　天枢、中脘、气海、上巨虚、足三里

配穴　寒重加神阙、关元；湿重加阴陵泉、三阴交；呕恶加内关；里急后重甚加中膂俞。

方法　艾条温和灸，每次每穴5分钟；或艾炷灸，每穴灸5~8壮，其中神阙用隔盐或隔姜灸，每日灸1次。

主穴　关元、气海

配穴　阿是穴

方法　将洗净的独头大蒜切成2~3mm厚的薄片，放在穴位上，点燃艾，离蒜片5~10mm熏灼，以患者有轻微灼痛感为宜。主穴灸5~8分钟，配穴灸2~4分钟，每日灸疗。

九、便秘

主穴　大肠俞、天枢、上巨虚、支沟

配穴　气滞加期门、太冲；脘腹胀痛加解溪、内关；寒结加关元、气海；气血虚加脾俞、胃俞。

方法　艾条温和灸，每穴5分钟；或艾炷灸，每穴3~5壮，日1次。

主穴　支沟、天枢、大横、气海

配穴　气满者加中脘、行间；气血虚弱者加脾俞、肾俞；寒者加神阙、气海。

方法　艾条温和灸所选穴位20~30分钟，每日灸。此治气血亏虚和阴寒凝滞之便秘。

十、眩晕

主穴　百会、风池、涌泉、足三里

配穴　眩甚头痛加太阳、行间、阴陵泉；痰湿盛加丰隆、内关；痰阻中焦加中脘、内关；气血两虚加脾俞、胃俞、足三里、三阴交。

方法　艾条温和灸，每穴3~5分钟；或艾炷灸，每穴3~5壮。每日1次，10日为1疗程。

主穴　百会、足三里

方法　用艾绒压灸百会穴治疗。将艾炷直接放置百会穴处，燃至无烟时，用厚纸片将其压熄，压力由轻到重，每次压穴 25～30 壮。后再灸足三里穴。

十一、痫病

主穴　大椎、百会、身柱；前顶、神道、筋缩；囟会、脊中、腰奇、鸠尾

配穴　久病加膏肓；病发作频繁加肝俞。

方法　第 1 年取大椎、百会、身柱穴灸治，第 2 年取前顶、神道、筋缩穴灸治，第 3 年取囟会、脊中、腰奇、鸠尾穴灸治。每年灸治各组穴位，每次从农历小暑到处暑为止。

十二、失眠健忘

主穴　内关、风池、百会、神门

配穴　心脾两虚加心俞、脾俞、隐白；心肾不交加心俞、肾俞；肾虚加命门、三阴交；肝郁加行间、太冲。

方法　艾条温和灸，每穴 3～5 分钟；或艾炷灸，每穴 3～5 壮，每日 1 次，10 日为 1 疗程。隐白穴用小艾炷灸，可治多梦易惊。

主穴　大椎、身柱、灵台、心俞、肺俞、肝俞、膏肓、魂门、魄户

方法　每次选穴 3～5 个，用艾条温和灸，每穴 5～10 分钟。每日灸 1 次，10 次为 1 疗程。

主穴　神门、百会、足三里

方法　用艾条灸各穴，常灸，用于体虚失眠证。

十三、惊悸怔忡

主穴　内关、神门、巨阙、心俞、厥阴俞

配穴　脾虚、气血不足加脾俞、足三里、气海；心气不足加关元、膻中；水气凌心加三焦俞、阴陵泉。

方法　艾条温和灸，每穴10分钟，日1次，10次为1疗程，中间休息3～5日。

主穴　中脘、足三里、心俞、神门、涌泉

方法　温灸器灸，每穴25～30分钟。此治心动过速证。

十四、汗证

主穴　合谷、复溜、心俞、膏肓俞、肾俞、阴郄

配穴　盗汗加后溪；劳倦内伤加气海、足三里。

方法　每次选4～5穴，艾条温和灸，每穴5～10分钟；或艾炷灸，每穴3～5壮。此法多用于自汗证。

附　艾叶药用

艾叶、乌梅适量，煎汁饮，此治盗汗证。

十五、肺痈

主穴　孔最、尺泽、膻中

方法　艾炷隔蒜灸，每穴5壮，每日灸1次，10次为1疗程。

主穴　大椎、脾俞、中府、膻中、尺泽、内关、太渊、鱼际、丰隆

方法　每次选择3～5穴，艾条温和灸，每穴5～10分钟；或艾炷隔蒜灸，每穴3～5壮。每日灸1次，10次为1疗程。

十六、吐衄

主穴　上星、囟会、迎香

配穴　肺热加少商；胃火加内庭；阴虚火旺加复溜、三阴交。

方法　艾条温和灸，每穴5～10分钟。

主穴　印堂、上星、隐白、大白、曲池、合谷

方法　艾条温和灸，每穴3～5分钟。每日灸1次。亦可加用手拇、示指捏鼻翼双侧数分钟治疗，颈部用冷水敷贴。

附　艾叶药用

取艾若干，烧灰，水服之。

用艾叶煨汤，点童便服之。

艾叶若干，烧灰吹之；亦可用艾叶煎水服之。

艾叶、炮姜炭、灶心土适量，煎水顿服。

十七、黄疸

主穴　足三里、太冲、阴陵泉、肝俞、胆俞、脾俞、胃俞、日月、阳纲

配穴　呕恶配内关；便秘加天枢；便溏加关元；阴黄加章门。

方法　艾条灸，每穴 5～10 分钟，日 1 次；或艾炷灸，每穴 3～5 壮。此法主要用于黄疸属寒湿型。

主穴　肝俞、脾俞、至阳、足三里、大椎

方法　用麦粒灸或隔饼灸，日 1 次。

主穴　期门、章门、膻中、中脘、胆俞

方法　用麦粒灸或隔饼灸治疗。

十八、水肿

主穴　水分、水道、阴陵泉、照海

配穴　阴水虚证配肾俞、脾俞、气海、足三里、三阴交。

方法　艾条温和灸，每穴 5～10 分钟；或艾炷灸，每穴 5～8 壮。每日或隔日灸，10 次为 1 疗程。

主穴　三焦俞、膀胱俞、中极、水分、阴陵泉、肺俞、肾俞

方法　艾条温和灸，每穴灸 10～15 分钟；或艾炷隔姜灸，每穴 3～5 壮。每日灸 1 次，10 次为 1 疗程。

十九、消渴

主穴　肺俞、脾俞、肾俞、足三里、三阴交

配穴　肾虚不足加太溪、复溜；肺虚加太渊；脾虚加关元、气海。

方法　艾条温和灸，每穴 5～10 分钟；或艾炷灸，每穴 3～5 壮。此法主要用于肾气不足证。

主穴　①足三里、中脘；②命门、身柱、脾俞；③气海、关元；④脊中、脊俞；⑤华盖、梁门；⑥大椎、肝俞；⑦行间、中极、腹哀；⑧肺俞、膈俞、肾俞

配穴　上消加内关、鱼际、少府；中消加大都、脾俞；下消加然谷、涌泉。

方法　每次选用 1 组穴位，轮换运用。用直径 1.5cm、高 2cm 的艾炷隔姜灸治，每穴 10～30 壮。隔日 1 次，50 天为 1 疗程。

二十、遗精

主穴　关元、大赫、志室、命门、三阴交、内关、次髎

配穴　肾气不固配肾俞、太溪、命门、关元、气海。

方法　每次选 3～5 穴，艾条温和灸，每穴 5～10 分钟；或艾炷灸，每穴 3～5 壮。每日灸。

主穴　心俞、肾俞、内关、神门、三阴交、中封

方法　艾条温和灸，每穴灸 5～10 分钟；或艾炷灸，每穴 3～5 壮。每日灸 1 次，10 次为 1 疗程。

二十一、阳痿

主穴　中极、关元、命门、肾俞、次髎、关元、太溪、百会

配穴　肾阳虚加腰阳关；气血虚加足三里；心脾虚加心俞、神门、三阴交、太溪。

方法　艾条温和灸，每穴 5～10 分钟；或艾炷灸，每穴 5 壮。

主穴　气海至曲骨、关元、中极、曲骨

方法　艾条温和灸，每穴5～10分钟；或艾炷灸，每穴5壮。

二十二、疝气

主穴　归来、关元、大敦、三阴交、三角灸

配穴　中气不足加足三里、气海、百会。

方法　艾条温和灸，每穴5～10分钟；或艾炷灸，每穴5～8壮。

二十三、中风

中风闭证

主穴　人中、内关、劳宫、丰隆

方法　人中、内关毫针刺，用泻法，余穴艾条各灸5分钟。

中风脱证

主穴　百会、关元、神阙、气海、足三里、人中

方法　人中浅刺，神阙隔盐灸，不计壮数，以醒为度，余穴艾炷灸10～20壮。上穴均可强身壮体以恢复元气，为治疗虚脱的主要用穴。用大艾炷隔盐灸法，连续灸之。

二十四、偏瘫

主穴　肩髃、肩髎、曲池、手三里、合谷、外关、秩边、风市、伏兔、足三里、悬钟、解溪

方法　上、下肢每次各选3～4穴，艾条温和灸，每穴5～10分钟；或每穴艾炷灸5～8壮。

预防　常灸足三里、悬钟。并注意饮食起居，避免劳倦。

二十五、淋证

主穴　中极、膀胱俞、三焦俞、阴陵泉、太溪

配穴　湿盛加曲泉；痛甚加太冲；肾虚加肾俞、足三里；气淋配太冲、行间；劳淋配气海；膏淋配气海俞。

方法　每次选3～5穴，艾条温和灸，每穴5～10分钟，日1次；

或每穴艾炷灸3～5壮。此法主要用于气虚型淋证。

二十六、癃闭

主穴　中极、关元、水道、脾俞、肾俞、三焦俞、三阴交、委阳、膀胱俞

配穴　湿浊上扰加尺泽、阴陵泉；脾虚气陷加脾俞、足三里；肾阳不足加命门、百会、关元；经气亏损加血海、足三里。

方法　艾条温和灸，每穴3～5分钟；或艾炷灸，每穴3～5壮。每日灸或隔日灸，10次为1疗程。

主穴　神阙

方法　隔盐灸。先用炒黄的食盐填平神阙穴，隔葱饼灸至温热入腹。亦可隔姜灸。可治产后癃闭证。

主穴　关元、中极、三阴交

方法　艾条温和灸，每穴5～7分钟，使局部皮肤红润。此可治产后癃闭证。

二十七、面瘫

主穴　翳风、牵正、颊车、地仓、阳白、巨髎、下关

配穴　语言不利加廉泉；口歪加下关；正虚者加合谷、足三里。

方法　艾条温和灸，每穴5～8分钟。日1次，10～15次为1疗程。坚持多疗程治疗。

主穴　地仓、颊车、四白、下关、太阳

配穴　合谷、太冲

方法　每次选3～5穴，先按揉患部，然后隔姜灸4～6壮，上下移动，反复灸至皮肤温润发红。每日1次，10次为1疗程。

主穴　耳门、听宫、下关、颊车

方法　艾条温和灸，灸患侧各穴位，每日2次，每次5分钟，后用胶布固定面部。坚持灸治2周。

二十八、头痛

主穴　百会、太阳、头维、上星、后顶、合谷、局部阿是穴

配穴　寒胜加关元；血瘀加膈俞；正虚不足加气海、足三里。

方法　艾条温和灸，每穴3～5分钟，每日灸疗1次。此法主要用于风寒型头痛。

主穴　攒竹、头维、风池、阿是穴

方法　药线点灸。用较重手法点灸以上各穴。每日1次，7次为1疗程。此治偏头痛。

二十九、胸痹

主穴　心俞、至阳、厥阴俞、膈俞、膻中、巨阙、内关、三阴交、郄门

配穴　痰浊加丰隆；血瘀加膈俞；心阳不振加气海；疼痛不止加郄门。

方法　每次选3～5穴，艾条温和灸，每穴5分钟；或艾炷灸，每穴3～5壮。每日灸1次。

主穴　膻中、心俞、膈俞

方法　将艾条点燃，在距离穴位1寸处固定不动，灸至皮肤红润有热感，每穴灸15分钟左右。每日1次，6次为1疗程。

主穴　双侧内关、膻中、双侧心俞

方法　艾条悬灸。先灸一侧内关穴，使患者局部有温热感，再以同样的方法依次灸膻中、心俞。每日灸1次，6次为1疗程。

三十、胁痛

主穴　期门、日月、支沟、肝俞、胆俞、太冲、足临泣、阳陵泉

配穴　气滞配膻中、内关；血瘀配膈俞、三阴交。

方法　每次选穴3～5个，艾条温和灸，每穴10分钟；或每穴艾炷灸3～5壮。每日灸1次，10次为1疗程。

主穴　肝俞、肾俞、行间、足三里、三阴交

配穴　肝经失养加膈俞、血海。

方法　艾条温和灸，每穴灸10～15分钟；或艾炷温和灸，每穴3～5壮。每日灸1次，10次为1疗程。

三十一、胃痛

主穴　中脘、神阙、关元、足三里、内关

配穴　食滞加下脘、章门、内庭；脾胃虚寒加脾俞、胃俞；便溏加天枢；血瘀胃络加膈俞。

方法　每次选4～5穴，艾条温和灸，每穴5～10分钟；或艾炷灸，每穴5壮。每日灸1次，10次为1疗程。

主穴　中脘、内关、足三里

方法　艾条温和灸，每穴灸10～15分钟；或艾炷灸，每穴3～5壮。每日灸1～2次，常灸之。

附　艾叶药用

白艾末，沸汤服二钱。

三十二、腹痛

主穴　中脘、神阙、天枢、足三里、脾俞、胃俞

配穴　腹胀加公孙；胸闷加膻中；腹泻加上巨虚。

方法　每次3～5穴，艾条温和灸，每穴5～10分钟；或艾炷灸，每穴5壮，每日灸。

附 艾叶药用

艾叶适量，以水煎煮，取液顿服之。

艾叶为末，汤下。

艾叶适量，用醋炒热，敷神阙穴及阿是穴，外用暖水袋温熨。

三十三、腰痛

主穴 肾俞、志室、腰阳关、委中

配穴 湿胜加阴陵泉；劳损加局部阿是穴；肾阳虚加命门。

方法 艾条温和灸，每穴 5 ~ 10 分钟；或艾炷灸，每穴 5 ~ 10 壮，重灸局部。

主穴 肾俞、腰俞、命门、阿是穴

方法 隔姜灸，每穴 5 ~ 10 分钟，每日灸 1 ~ 2 次。

主穴 双肾俞、命门、阿是穴

方法 隔药饼灸。用活血化瘀中药碾成极细粉末，灸时以 75% 乙醇调和成药饼用之。

附 艾叶药用

艾叶 15g，水煎煮，先熏蒸后泡洗。

三十四、痹证

主穴 以疼痛关节附近穴位为主，适当配以远道穴。

肩部：肩髃、肩髎、肩贞、肩前

肘部：曲池、肘髎、手三里、少海

腕部：阳溪、阳池、腕骨、外关

髀部：环跳、居髎、髀关

膝部：犊鼻、鹤顶、足三里、阳陵泉

踝部：申脉、昆仑、丘墟、太溪、照海、商丘

配穴 痛痹加关元、大椎、气海；着痹、行痹加阴陵泉、三阴交。

方法 艾条温和灸或隔姜灸，每穴 5 ~ 10 分钟；或艾炷灸，每穴

5～10 壮。常灸。

主穴　大椎、命门、病痛关节处、压痛点

方法　用熏灸器固定后长时间灸大椎穴，每日 2 小时左右，待灸感传至命门后熏灸命门穴，再等灸感抵达病痛关节处灸该处和压痛点。如有不适感再找痛点灸，来回熏灸。

附　艾叶药用

将艾叶切碎，用米醋拌炒，装入布袋内，趁热敷于患处。

三十五、痿证

主穴　肩髃、肩髎、曲池、合谷、阳溪、解溪、髀关、梁丘、足三里、悬钟

配穴　肝肾不足加肝俞、肾俞。

方法　每次选 4～5 穴，艾条温和灸，每穴 5～10 分钟；或艾炷灸，每穴 5～10 壮。此法主要用于后遗症期。

主穴　命门、肾俞、关元俞、阳关

方法　艾条温和灸，每穴 15～20 分钟。每日灸 2～3 次。常灸疗。

主穴　足三里、脾俞、肾俞、肌肉萎缩肢体相关部位

方法　艾条温和灸，每次局部取 3～4 穴，每穴 5～10 分钟。前 3 日每日灸，后隔日灸，1 月为 1 疗程。休息数日再继续灸治。此用于恢复期和后遗症期。

三十六、疟疾

主穴　陶道、大椎、间使、后溪、液门

配穴　久疟者加章门、痞根。

方法　疟疾发作前 1～2 小时，用艾条灸各穴，每穴 5～10 分钟；或艾炷灸，每穴 5～10 壮，连灸 3 日。此法主要用于发作时寒多热少证。

附　艾叶药用

陈艾切碎，开水泡成400mL，在疾发作前，饮服200mL，隔2小时后再服200mL。

艾叶适量，加水煎煮，滤渣取液饮服，每日2次或疟疾发作前服用，连服2～5日。

三十七、坐骨神经痛

主穴　腰夹脊、肾俞、秩边、环跳、殷门、委中、承山、阳陵泉、昆仑

方法　以腰臀部穴位为主，每次选3～5穴，艾条灸每穴5～10分钟；或艾炷灸每穴5～10壮。

主穴　肾俞、委中、承山

方法　先毫针刺激穴位15～20分钟，后在针眼处用鲜姜片行艾炷灸7～10壮。

附　艾叶药用

用水煎煮艾叶若干，取药液熏蒸泡洗。

三十八、三叉神经痛

主穴　选择邻近部位穴位为主：翳风、听宫、听会、下关、颊车、夹承浆、颧髎、地仓、四白

配穴　风寒甚者加风池、风门、关元。

方法　艾条温和灸，每穴3～5分钟。每日灸1次，10次为1疗程。此法多用于风寒证。

主穴　三间、合谷、头临泣

配穴　第一支配上关、太阳、阳白、攒竹；第二支配瞳子髎、四白、下关、颧髎；第三支配颊车、大迎、悬厘。

方法　先用毫针刺所选穴位，留针10分钟后，重用灸法灸治25～30分钟，每日1次，10次为1疗程。

三十九、肩凝

主穴　肩髎、肩髃、肩贞、臂臑

配穴　风胜加外关、风池；寒胜加合谷。

方法　艾条灸，每穴5~10分钟；或艾炷灸，每穴5~10壮。

主穴　肩贞、肩髃、臂臑、臑会、肩井

方法　将艾绒与中药粉装在温灸器内点燃，在穴位上施灸，每次30分钟。

主穴　肩髃、天宗、肩井、巨骨、肩贞

方法　斑蝥大蒜发泡灸。斑蝥研末，取粉0.01~0.02g，用大蒜汁调合成饼，放置穴位上，用胶布盖贴。

四十、骨痹

主穴　风池、颈夹脊穴

方法　采用多功能温灸器，调至50℃~60℃，放置在风池、颈夹脊穴上，灸20~30分钟，后用推拿手法整复椎体，使之纠正棘突。

主穴　华佗夹脊、肩髃、天宗、曲池

方法　先用毫针短刺双侧相应颈椎“华佗夹脊”穴，得气后在针尾处裹缠橄榄大小的艾绒，点火燃烧，使之温针治疗；或以艾条温和灸，灸相关穴位15~20分钟。

四十一、月经不调

主穴　三阴交、归来、血海

配穴　经迟配气海、足三里；经乱配关元、交信。

方法　艾条温和灸，每穴5~10分钟；或艾炷灸，每穴5~10壮。每日灸1次，10次为1疗程。

附　艾叶药用

艾叶、香附适量，以水煎服。

艾叶配以当归、香附，以水煎服之。

艾叶、当归、熟地适量，煎水服之。

四十二、痛经

主穴　地机、归来、中极、关元、气海、脾俞、肾俞

配穴　寒凝加次髎；血瘀加三阴交；肝郁加太冲；气血虚加百会、足三里。

方法　艾条灸，每穴5~10分钟；或艾炷灸，每穴5~10壮。每日灸1次，10次为1疗程。

主穴　中极

方法　发泡灸。取中极穴，隔附片灸，灸至皮肤红晕直径达5cm以上、中央微泛白时停用，贴消毒敷料、用胶布固定。

附　艾叶药用

蕲艾15g，煮鸡蛋两个，食蛋喝汤。

艾叶、阿胶，艾叶煎煮，阿胶烊化，冲服。

四十三、经闭

主穴　中极、三阴交、合谷、气海、血海、归来、次髎

配穴　血枯加肝俞、脾俞、肾俞、足三里；气滞加太冲；血瘀加关元。

方法　艾条灸，每穴5~10分钟；或艾炷灸，每穴5~10壮。每日或隔日灸，10次为1疗程。

主穴　肝俞、脾俞、肾俞、关元、气海、足三里

方法　艾条温和灸，每穴5~10分钟或10~15分钟；或艾炷隔姜灸，每穴5~10壮。每日灸之，10次为1疗程。

四十四、崩漏

主穴　关元、三阴交、隐白

配穴　血瘀加血海、合谷；脾气虚加血海、脾俞。

方法　每次选3~5穴，艾条灸，每穴5~10分钟；或艾炷灸，每穴3~5壮。

附　艾叶药用

用艾叶一把煎水，取液，趁热熏洗下身。

艾叶适量，煎煮，取液，阿胶烊化，以液冲服。

艾叶、当归、香附适量，煎服之。

艾叶、当归、熟地，以水煎服。

四十五、白带过多

主穴　带脉、百会、气海、三阴交、肾俞、五枢

配穴　寒湿加关元、足三里；脾虚加脾俞、中脘。

方法　艾条灸，每穴5~10分钟或10~15分钟；或艾炷灸，每穴3~5壮。每日灸1次。

主穴　带脉、气海、三阴交、行间、阴陵泉

方法　艾条灸，每穴5~10分钟；或艾炷灸，每穴3~5壮。每日灸1次，10次为1疗程。

附　艾叶药用

热盐炒艾，熨脐部。

艾叶、香附适量，煎水服用。

四十六、妊娠恶阻

主穴　膻中、中脘、上脘、内关、足三里、太冲

配穴　痰多加丰隆；脾胃虚寒加脾俞、胃俞、关元。

方法　艾条灸，每穴5~10分钟；或艾炷灸，每穴3~5壮。

主穴　中脘、足三里、阴陵泉、丰隆、公孙

配穴　呕吐甚者加内关；胸闷者加膻中。

方法　艾条温和灸，每穴 5～10 分钟；或艾炷灸，每穴 3～5 壮。每日灸 1～2 次。

四十七、胎位不正

主穴　至阴

方法　让孕妇解松裤带，舒适地仰靠在床上，以艾条灸双侧至阴穴，每穴 15～20 分钟，至局部潮红、孕妇能明显感到胎动，每日 1～2 次，经常配合妇检，胎位转正后，停止灸治。

本法以妊娠七个月者为好。

主穴　三阴交

方法　艾炷灸，两侧同时施灸，以皮肤潮红为度。每日灸 1 次，每次 10～15 分钟。

四十八、滞产

主穴　合谷、三阴交、至阴、次髎、足三里

方法　艾条持续灸各穴，至宫缩增强；或艾炷灸以上各穴，每穴 3～5 壮，尤以至阴为主。

主穴　合谷、三阴交、至阳、独阴

方法　先针刺上穴 3～5 分钟或手指点压按揉穴位 3～5 分钟，后加艾条温和灸，每穴 10～15 分钟或 15～20 分钟。日灸数次，至胎儿产下。

四十九、胞衣不下

主穴　关元、合谷、三阴交、神阙

配穴　气虚加膻中、气海；血瘀加血海、足三里。

方法　艾条灸以上各穴，每穴每次 100 分钟；或艾炷灸，每穴 5～

10壮，神阙隔盐灸。

主穴　合谷、三阴交、气海、足三里

方法　先针刺或手指点按各穴5分钟，加艾条温和灸10～15分钟或15～20分钟。日行数次，至胞衣下。

五十、乳痈

主穴　足临泣、膺窗、肩井、足三里、乳根、期门、内关

配穴　乳胀加膻中、少泽。

方法　艾条灸，每穴5～10分钟；或艾炷灸，每穴5～10壮。初起时，用葱白或大蒜捣烂为泥，敷于患处，然后用艾条灸10～20分钟。日1～2次。

主穴　膻中、天宗

方法　先隔蒜灸膻中穴5～10分钟，再用右手拇指指尖作分筋样推压拨动患侧天宗穴。每日2次。

五十一、乳缺

主穴　少泽、膻中、乳根

配穴　虚证配脾俞、足三里、关元；实证配太冲、期门、内关。

方法　艾条温和灸，每穴灸5～10分钟，每日灸1次，10次为1疗程；或隔姜灸，每穴3～5壮，每日灸1次，10次为1疗程。

五十二、产后恶露不下

主穴　气海、三阴交、隐白

配穴　气虚加关元；血瘀加血海、归来。

方法　艾条灸以上各穴，每穴每次10～15分钟；或艾炷灸，每穴5～8壮。

主穴　中极、地机、间使、太冲

方法　针刺各穴 5～10 分钟，取针后加艾条灸，每穴 10～15 分钟；或艾炷灸，每穴 5～8 壮。

五十三、产后腹痛

主穴　气海、关元、归来、三阴交

配穴　血虚加脾俞、胃俞、足三里；血瘀加血海、地机；气滞加期门、太冲。

方法　艾条灸以上各穴，每穴 10～15 分钟；或艾炷灸 5～10 壮，以腹部穴位为主。

主穴　气海、关元、八髎、三阴交

配穴　血虚寒凝加血海、膈俞、足三里。

方法　艾条温和灸，每穴 10～15 分钟；或艾炷灸，每穴 3～5 壮。抑或先针刺后加灸法。

附　艾叶药用

陈蕲艾若干，焙干，捣烂敷脐上，熨之。

五十四、产后血晕

主穴　百会、神阙、关元、足三里、隐白

配穴　血气虚脱加气海、足三里；小腹胀痛加归来、地机；胸闷、心悸加内关、神门。

方法　以上各穴，大艾炷灸，灸至神清。

五十五、不孕症

主穴　①大赫、曲骨、三阴交、关元、中极；②八髎、肾俞、命门

方法　两组穴隔日交替使用。先针刺大赫、曲骨、三阴交、八髎、肾俞等穴，针用补法，后用艾条温和灸中极、关元、肾俞、命门等穴，每穴灸 3 壮，15 次为 1 疗程。此用于男性不育症。

主穴　中极、关元

方法　取中极穴，用小艾炷隔附片灸，灸至皮肤红晕直径达5cm、中央微泛白透明时停止使用，覆以消毒敷料，用胶布固定，数小时后灸处即起水泡，后水泡可自行吸收。如不明显者，再加关元穴，按前法施行1次。10次发疱为1疗程。此曾用于女性不孕症。

五十六、小儿惊风

主穴　神阙、太冲、涌泉、合谷、印堂

配穴　瘦弱者加足三里、中脘、关元；慢惊风加脾俞、胃俞、肝俞、肾俞。

方法　每次选3～5穴，艾条灸，每穴5～10分钟。

五十七、小儿泄泻

主穴　上巨虚、天枢、神阙、中脘、足三里、四缝

配穴　外感寒邪加合谷；呕吐加内关；脾虚加关元、气海。

方法　先点刺四缝穴使出黄色黏液，后每穴每次艾条灸10～15分钟。

主穴　背部12胸椎

方法　用艾条端置于背部12胸椎正中，距皮肤2cm左右，均匀地朝上下方向反复移动，至皮肤红润为度。

主穴　双侧肾俞

配穴　发热加身柱；泄泻日久加神阙。

方法　热熨灸或雀啄灸双侧肾俞穴，至皮肤潮红为度。如伴发热者先灸身柱，边灸边吹；日久泄泻加灸神阙穴。

五十八、小儿积滞

主穴　大椎、脾俞、胃俞、大肠俞、中脘、足三里、脊柱两旁阿是穴

配穴　腹胀便溏加天枢；夜卧不宁加间使。

方法　每次选3～5穴，艾条温和灸，每穴灸10～15分钟。每日灸1次，5次为1疗程。

附　艾叶药用

艾叶若干，将其叶柄筋抽掉，揉成绒状，做成小指大的艾绒团，1次吞服3～5个。

五十九、小儿疳积

主穴　中脘、天枢、神阙、足三里、四缝

配穴　腹胀加公孙；虫积加百虫窝。

方法　先以针点刺四缝，使出黄黏液，然后以艾条灸以上各穴，每穴10～15分钟。

主穴　天枢、中脘、足三里、巨阙、百虫窝、公孙、四缝

方法　每次选穴3～5个，以艾条来回灸，每穴10～15分钟；或艾炷隔蒜灸，每穴3～5壮。每日灸之。

附　艾叶药用

艾叶一两，水一升，煮取四合，分三服。

艾叶、酒、胡椒木各适量，将艾叶捣烂，加酒、胡椒末调成糊状，敷于脐部。

六十、小儿顿咳

主穴　四缝、内关、鱼际、尺泽

配穴　痰多加丰隆；久咳加肺俞、风门、膏肓；体虚加足三里。

方法　先点刺四缝使出黄黏液，后以艾条灸各穴，每穴10分钟。

六十一、小儿疝气

主穴　百会、归来、三阴交、大敦、太冲

配穴　中气不足加气海、足三里、关元。

方法　艾条灸，每穴10～15分钟；或用艾炷灸，每穴5～10壮。每日灸1次，5次为1疗程。

六十二、小儿夜啼

主穴 百会、神庭、脾俞、胃俞、肝俞、心俞、足三里

方法 每次选3~4穴，艾条灸，每穴10~15分钟。

主穴 身柱、百会、中冲

配穴 不能安睡者加中脘、足三里。

方法 艾条温和灸，每穴灸10~15分钟。每日灸1~2次。

六十三、小儿尿床

主穴 关元、三阴交

配穴 肾气不足加肾俞、气海；膀胱失约加膀胱俞、次髎；阳气不振加百会。

方法 艾条灸，每穴10~15分钟；或艾炷灸，每穴5~10壮。

主穴 肾俞、膀胱俞、三阴交

配穴 合谷、足三里

方法 先在第2腰椎旁拔罐15分钟，后在主穴上温和灸，灸至皮肤潮红。

主穴 三阴交、关元、百会、神门

方法 采用无斑痕灸，每次3壮。

主穴 列缺

方法 隔姜灸，30分钟。

六十四、小儿痄腮

主穴 翳风、颊车、合谷、风池、外关

配穴 睾丸肿大配太冲、曲泉。

方法 艾条灸，每穴3~5分钟。

主穴　角孙、耳根

方法　将艾绒用皮纸卷成直径0.3cm的实心圆形艾条后，蘸香油点灸角孙穴，隔日以同法在耳根穴（耳垂末与下颌皮肤接合处）点灸。

主穴　耳尖、角孙

方法　灯芯点灸。以灯芯蘸取香油，点燃后对准患侧耳尖穴或角孙穴迅速点灸，并快速离开，以听到清脆“喳”的爆响声为成功标志。点灸后局部小水泡无须处理，数日后可结痂自愈。

六十五、小儿鹅口疮、口疮

主穴　合谷、地仓、足三里、三阴交

方法　艾条灸，每穴5～10分钟。此法用于热少证。

六十六、小儿虫病

主穴　天枢、上巨虚、百虫窝、阳陵泉、中脘

配穴　腹部绞痛者加鸠尾；右胁钻痛者加胆俞。

方法　艾条灸以上各穴，每穴10～15分钟。每日灸1～2次。

药食调理

槟榔30g，广木香6g。以水煎药数沸，去渣取汁，温服。1日3次服用。

六十七、疔疮

主穴　合谷、曲池、手三里、委中

配穴　肩井、足临泣

方法　疔生于面上及口角灸合谷；生于手上灸曲池；生于背上灸肩井，并随证配以其他穴。又以大蒜捣烂成膏，涂疮四周，留疮顶，以艾炷灸之。

六十八、风疹

主穴　曲池、血海、合谷、三阴交

配穴　血虚者加脾俞、膈俞；呕恶者加内关；腹痛、腹泻者加天枢、足三里。

方法　艾条灸，每穴10分钟；或艾炷灸，每穴5～10壮。

主穴　合谷、阳池、行间、解溪

方法　隔姜灸。选用米粒大小的艾炷，每穴灸3壮，每日1～2次。

主穴　中脘、肩髃

方法　以绿豆大小的艾炷在中脘、肩髃穴上各灸3壮，隔日灸疗1次。

附　艾叶药用

用水煎煮艾叶若干，后取煎液外洗。

六十九、湿疹

主穴　大椎、曲池、血海、三阴交

配穴　血虚加足三里；湿重加阴陵泉。

方法　艾条灸，每穴5～10分钟；或艾炷灸，每穴3～5壮。又以艾条灸患处，至皮肤出现红晕为度，同时灸曲池21壮。

附　艾叶药用

用艾叶若干，以水煎煮后，洗患处。

艾叶配雄黄、硫黄适量，制成艾卷外用，灸患处，或煎水外洗。

七十、牛皮癣

主穴　血海、曲池、三阴交

方法　每穴艾条灸5～10分钟；或艾条灸患处，每次30分钟，每日1次。

主穴　身柱、陶道

方法　艾条温和灸，每穴灸15～30分钟。每日灸1次，10次为1疗程。

七十一、蛇串疮

主穴　肝俞、曲池、大椎、华佗夹脊

方法　艾条灸，每穴 5 ~ 10 分钟，华佗夹脊穴灸 10 ~ 15 分钟；或艾炷灸，每穴 3 ~ 5 壮。

主穴　期门、曲泉、足窍阴、中诸、华佗夹脊

配穴　肝郁、口苦加支沟、阳陵泉。

方法　艾条灸，每穴 5 ~ 10 分钟，华佗夹脊穴灸 10 ~ 15 分钟；抑或艾炷灸，每穴 3 ~ 5 壮。

七十二、肠痈

主穴　阑尾穴、天枢、曲池、合谷

配穴　恶心加内关；腹胀加中脘。

方法　艾条灸，每穴 5 ~ 10 分钟；或艾炷灸，每穴 3 ~ 5 壮。

主穴　气海、天枢、上巨虚、足三里

配穴　呕恶者加内关；便脓血者加肘尖。

方法　艾条温和灸，每穴 5 ~ 10 分钟。每日灸 1 次。

七十三、痔疮

主穴　次髎、承山、大肠俞、二白

配穴　湿重加阴陵泉；出血多加膈俞。

方法　艾条灸，每穴 5 ~ 10 分钟；或艾炷灸，每穴 3 ~ 5 壮。

主穴　肛门

方法　艾蝎熏灸法治疗。将艾绒 30g 置于直径约 7cm 的瓦片上，全蝎 1 ~ 2 条尾向上埋入艾绒中，再将瓦片置于干净的痰盂中，点燃艾绒，熏灸患者肛门部位，待艾绒燃尽余烟散完为 1 次。1 日 1 次，3 次为 1 疗程。此治外痔及混合痔。

附　艾叶药用

取艾蒿全株（干品约50g），剪成数段加水并加少许盐煎煮，将患处先熏5分钟，再洗5分钟，再泡5分钟。

七十四、扭伤

主穴　肩部：肩髃、肩髎、肩贞、阿是穴

肘部：手三里、曲池、天井

腕部：阳池、阳溪、外关

腰部：肾俞、大肠俞、腰阳关

髋部：秩边、环跳、居髎

膝部：阳陵泉、足三里、膝眼

外踝：昆仑、申脉、丘墟

内踝：太溪、照海、商丘

方法　艾条灸，每穴10～15分钟；或艾炷灸，每穴3～5壮。此法主要用于日久不愈者。

七十五、落枕

主穴　天柱、肩外俞、悬钟、后溪

配穴　背痛加养老；头痛恶寒加风池。

方法　艾条灸，每穴10～15分钟；或艾炷灸，每穴3～5壮。

主穴　大椎、天宗、后溪、落枕穴

配穴　头痛者加风池；肩背痛者加肩井、肩外俞、肩髎、养老。

方法　艾条温和灸，每穴10～15分钟。每日灸1～2次。

七十六、耳鸣、耳聋

主穴　听宫、翳风、听会、侠溪、中渚

配穴　肾虚者加太溪、肾俞、命门；口苦咽干者加行间、外关；胁肋痛者加阳陵泉、丘墟。

方法　每次选穴4～6个，艾条温和灸，每穴5～10分钟；或艾炷灸，每穴 3 ~5 分钟。面部穴位均用间接灸。此法多用于虚证。

七十七、聤耳

主穴　翳风、听宫、下关

配穴　肾虚者加肾俞、太溪；起病急者加中渚、合谷。

方法　艾条温和灸，每穴 5 ~ 10 分钟。每日灸 1 次，10 次为 1 疗程。

主穴　三阳交、下关、中渚

方法　艾条灸，每穴灸 5 ~10 分钟。每日灸 1 次，10 次为 1 疗程。

七十八、夜盲

主穴　肝俞、肾俞、脾俞、胃俞、太冲、光明

方法　艾条灸，每穴 10 ~ 15 分钟；或艾炷灸，5 ~ 10 壮。每日灸或隔日灸，10 次为 1 疗程。

七十九、针眼

主穴　阴陵泉、内庭、合谷、太冲、肝俞

方法　用艾条灸以上各穴，每穴 3 ~5 分钟。此法用于日久不愈者。

主穴　耳垂眼穴

方法　每日上、下午各灸 1 次，一般 1 ~2 次即可。

主穴　二间

方法　取双侧二间穴，以米粒大小的艾炷各灸 3 ~5 壮，灸时待使每炷艾火自然熄灭，不必用手按灭。

主穴　印堂近两眼正中

方法　患者仰卧，将半圆核桃壳放置在印堂穴近两眼正中处，后将艾炷置于壳上点燃，灸 3 ~5 壮。

八十、眼睑下垂

主穴　阳白、头临泣、合谷、足三里、三阴交、脾俞、胃俞

方法　选以上穴位，每次3~4个，艾条灸，每穴10~15分钟；或艾炷灸，每穴3~5壮。面部穴位用间接灸法。

八十一、近视

主穴　阳白、攒竹、丝竹空、翳风、光明

配穴　脾胃虚加足三里、合谷；肝肾虚加肝俞、肾俞。

方法　攒竹、丝竹空用指按压，其余穴位用艾条灸，每穴5~10分钟。

附　药物外用

沉香、白檀香、木香、苏合香各30g，蔓荆子、防风各60g，余甘子（庵摩勒）15g，川朴硝45g，甘粉、零陵香、丁香、白茅香、犀角屑、龙脑（细研）各0.3g，空青（研）1g，石膏（捣研）、生铁各90g，莲子草（鳢肠旱莲草）汁1000g，生麻油1000g。除莲子草汁、生麻油外，余药细研制粉，用新棉包裹，入不铸铁器中，用生麻油、莲子草汁浸泡之。经7日后，涂头顶上。每日用之。

八十二、鼻渊

主穴　列缺、合谷、迎香、印堂

方法　艾条灸，每穴3~5分钟。每日灸1次，10次为1疗程。

八十三、鼻鼽

主穴　足三里、三阴交、合谷、曲池

方法　艾条温和灸。取上穴灸治，每次选2~3穴，灸30~40分钟。每日1次，10次为1疗程。

主穴　①迎香、印堂、上星、合谷；②迎香、风池、合谷

配穴　肺虚加肺俞、风门；脾虚加脾俞；肾虚加肾俞。

方法　两组穴位交替使用。针刺，得气后通上电治疗仪30分钟，后用艾炷灸，每次灸5小壮，每日灸1次。

附　艾叶药用

艾叶油制丸，服用，每次2粒，每日2～3次，持续服之。

艾叶油、辛夷油各1mL，制成乳剂，加水稀释成100mL，滴鼻治疗。

八十四、喉蛾

主穴　角孙、翳风

方法　火柴棒灸法。取患侧角孙、翳风两穴，用火柴1根划燃后，对准穴位迅速点灸，手法要快，霎时拿开火柴，听到火柴触及皮肤时的爆响声即止。灸后有米粒状瘢痕，一般不需要处理。亦可加用刺络放血法，效果更佳。常毫针浅刺或点刺耳尖、扁桃穴、耳背、少商及商阳穴。

附　药物外用

独头蒜适量，将蒜捣烂如泥，以绵纱布包于虎口处，起泡后，去其水自愈。

八十五、鸡眼

主穴　相应部位

方法　热水浸泡患处，待角质层软化后用刀将其削薄，把新鲜生姜切成2～3mm的薄片，放在鸡眼上，将做好的艾炷置于姜片上，点燃艾炷，将其燃尽，重换一炷，每次5～7壮，日灸1次，一般灸3～5次。

八十六、冻伤

主穴　相应部位、大椎、外关、三阴交

方法　艾条灸相应部位10～15分钟，然后灸其他各穴，每穴5～10分钟；或艾炷灸5～10壮。

主穴　局部阿是穴、膈俞、气海、血海

配穴　腰膝酸软者加肾俞、腰阳关；脾虚乏力者加脾俞、胃俞、足三里。

方法　艾条温和灸，每穴灸15~30分钟。每日灸1~2次，10次为1疗程。

八十七、扁平疣

主穴　疣体局部、养老、外关、丘墟

方法　艾炷灸，每穴3~5壮，每日1次；或艾条灸，每穴10~20分钟。疣体局部用鸦胆子捣烂后贴敷其上，艾炷灸3~5壮，每日1~2次，至脱落为止。

主穴　中渚、丘墟、血海、曲池、鱼际、阿是穴

配穴　血瘀气滞者加侠溪、行间。

方法　艾条灸，每穴10~15分钟或15~20分钟；或艾炷隔蒜灸，每穴3~5壮。每日灸之。

八十八、狐臭

主穴　腋下大汗腺部位

方法　先剃去腋毛，用水调和优质淀粉成糊状，敷于腋下，6~7日后，腋下淀粉表面出现针尖大小黑点，此即是大汗腺所在部位。于此部位上放置米粒大小的艾炷（即黑点处），直接施行灸疗。每次灸3~4壮，每周1次。

八十九、脱发（斑秃）

主穴　脱发相应部位阿是穴、风池、头维

配穴　肝肾不足加肝俞、肾俞；瘀血阻滞加膈俞、足三里。

方法　先用生姜切片蘸醋涂擦脱发部位（阿是穴），至皮肤发红，后用艾条温和灸相应部位阿是穴，每次10~15分钟，余穴各灸3~5分钟。日1次，10次为1疗程。长期施灸疗。亦可用艾炷隔姜灸治。

主穴　脱发部位

方法　先用梅花针在皮损区叩打 3 遍，并外涂维生素 B_{12} 500mg 后，再用艾条温和灸，灸至药液干后，重复进行，直至维生素 B_{12}（1～2 支）涂完为止。隔日 1 次。

主穴　肾俞、三阴交、脱发部位

方法　艾条温和灸，灸肾俞穴 10 分钟，三阴交先针刺后加灸疗，脱发部位用鲜生姜片涂擦至皮肤发热，后用梅花针轻轻叩打，以局部潮红充血为度，接着用艾条温和灸灸患部 5 分钟。每日 1 次，10 次为 1 个疗程。

九十、肥胖（单纯性肥胖证）

主穴　阳池、三焦俞

配穴　地机、命门、三阳交、大椎

方法　每次选 2～3 穴，隔姜灸 5～6 壮。每日 1 次，1 个月为 1 疗程。此用于单纯性肥胖症。

注意：灸疗的同时，应少食高脂类、高糖类食物，而多食蔬菜、水果、杂粮，坚持锻炼，加强运动。

第六章　针灸疗法

第一节　针灸疗法简介

一、什么是针灸疗法

针灸疗法是运用针刺和艾灸通过人体穴位防治疾病的一种治疗方法，它是祖国医学的重要组成部分。其中“针”是指采用不同的针具刺激人体的一定部位或穴位激发经气，以调整人体功能，达到治疗疾病的目的；“灸”则是采用艾绒等各种药物以烧灼、熏熨体表的一定部位或穴位，也是通过经络的作用而取得治疗效果的。长期以来，针和灸在临床上常结合使用，故合称针灸。

二、针灸疗法的起源和发展

针灸的起源很早。约早在新石器时代，人们就利用了一种叫“砭石”的小石片刺激人体的某一部位治疗疾病，这是针刺治疗疾病的最早记录。灸疗是在人类发现和利用火之后所产生的，人们在用火的过程中，逐渐发现身体的某一部位受到火的烤灼后，感觉舒适或意外减轻病痛，或疾病痊愈。通过长期的实践观察，人们逐渐认识到了用某一种材料熏烤人体的某一部位可以治疗某些疾病，从而总结出一套规律而形成灸疗法。随着人类智慧和社会生产工艺技术的不断发展和进步，针刺灸疗也不断地随之发展，针刺用具和灸疗材料逐步改进。针具由古老的石针、骨针、竹针改变为铜针、铁针以及今天的不锈钢针；灸疗材料也选择了一种易于点燃、火力温和，并具有温通经络血脉的艾绒作为施灸的主原料。

古人们通过不断实践，还认识到针刺灸疗人体各个部位的重要性：

某一疾病用针灸疗法作用于某一部位效果明显；而另外的疾病用针灸疗法作用于另外的某一部位，才会使疾病痊愈。故又总结出了针灸腧穴，“以痛为腧”的取穴法以及远隔部位病痛取穴逐步被固定下来。

从文献记载考察，现已出土的最早的关于针灸方面的书籍有《足臂十一脉灸经》《阴阳十一脉灸经》，其中记录了灸法治疗疾病。《黄帝内经》则更为详述了针灸的各个问题，其中《灵枢经》就记载了针具的种类、形状、功能和用途。晋代时，出现了针灸专门著作——《针灸甲乙经》。在这本书里，编者皇甫谧总结了《内经》有关针灸方面的内容，并对其加以系统地整理、分类汇编，并参考古书、依照人体各部位特点，总结并确定了人体腧穴 349 个穴名，并对针灸手法、针灸治疗疾病，以及适宜、禁忌、顺逆都做了全面的论述。这是一部集大成著作，奠定了针灸学科的理论基础。后代的孙思邈《千金方》、王焘《外台秘要》、王惟一《铜人腧穴针灸图》、滑伯仁《十四经发挥》、杨继洲《针灸大成》、吴谦《刺灸心法》等等，都是在前代的基础上发展总结出来的。《千金方》论述了针灸医学并绘制了人体彩图；《外台秘要》介绍了灸疗法；宋代的王惟一还亲自铸造了我国最早的针灸模型——针灸铜人；《针灸大成》则又是一部总结性的集大成书籍，直到今天，仍是学习针灸的一部极有参考价值的重要著作。

针灸疗法源远流长，几千年来，它对人民的医疗保健事业发挥了重大作用，它不仅从古流传到今天，而且还从中国流向国外。公元 6 世纪，针灸就传到了朝鲜；公元 562 年，我国的《明堂图》《针灸甲乙经》，就东渡到了日本国；公元 17 世纪末叶，针灸医学就远传到了欧洲的一些国家。特别是今天，中国的针灸疗法已被世界的许多国家和地区极广泛地运用，治疗了许多疾病，发挥着重要的作用。

针灸疗法所以能够流传并广泛运用，其原因是它具有操作简便，适用性广，疗效迅速、明显，且经济安全等优点，因而数千年来深受广大人民群众的欢迎。

三、针灸疗法的治病原理和治疗作用

中医学认为，针灸疗法治病原理和治疗作用可以总结为三点。

（1）调整阴阳、补偏救弊　即调整人体，纠正其阴阳的偏盛偏衰，使之恢复相对的平衡状态，而收到治愈疾病作用。

（2）调和气血、疏通经络　因为一切疾病的发生和发展，都与气血失调、经络阻塞有关，故而通过针刺灸疗，可以气血调和、经络通利，而致机体恢复正常。

（3）补虚泻实、扶正祛邪　疾病发展过程，即是邪正交争过程，正虚邪盛则病甚，邪去正安则病愈。针灸治疗可以扶助正气，祛逐邪气，从而使正胜邪去，病自康愈。

现代医学认为，针灸治病，其一可以镇痛，其二可以调整。镇痛作用，体现在神经系统的作用和体液因素的作用。经络系统的作用：现代研究证明，经气通畅可以达到镇痛效果；神经系统的作用：研究证明，针刺的信号通过脊髓入脑，经过复杂的整体活动，可兴奋内在的抗痛系统，一方面上行抑制束旁核，另一方面下行抑制脊髓背角，从而发挥镇痛效应；体液因素的作用：大量研究资料显示，中枢神经递质在针刺灸疗镇痛中具有重要作用，它可以使致痛物质降低，提高痛阈和针灸疗效。调整作用，体现在它对人体各个系统的功能活动，都具调整修复的作用，如对组织器官的直接作用、对呼吸系统功能的影响作用、对循环系统功能的影响作用、对消化系统功能的影响作用、对泌尿系统功能的影响作用、对血液系统功能的影响作用、对内分泌系统功能的影响作用、对生殖系统功能的影响作用、对神经系统功能的影响作用、对免疫系统功能的影响作用等等，不仅可以控制临床症状，而且能促使病理变化恢复正常，从而可以治疗全身各个系统中的许多病症。

四、毫针的结构与规格

1. 结构

毫针是用不锈钢制成的，其可分为针尖、针身、针根、针柄、针尾五个部分（见图）。

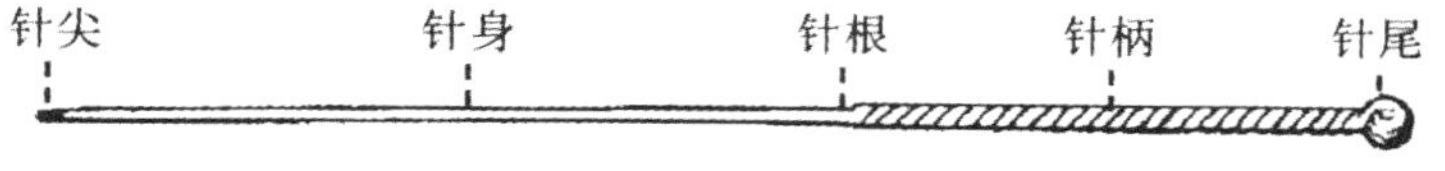

毫针的结构

针身的尖端锋锐部分称为针尖，是接触腧穴刺入机体的前锋。

针尖至针柄间的主体部分称为针身，针身宜光滑、挺直、富有弹性，是刺入机体的主要部分。

针身与针柄连接的部分称为针根，是折针时最容易出问题的地方。

用金属丝缠绕以便持针的部分称为针柄。

针柄的末端称针尾，是温针装置艾绒的部位。

2. 规格

毫针的规格，主要是指针身的粗细和长短。目前常用毫针的粗细与长短规格如下。

粗细规格表

号数	26	27	28	29	30	31	32	33
直径毫米	0.45	0.42	0.38	0.34	0.32	0.30	0.28	0.26

其中28～30号的毫针最常用。

长短规格表

寸	0.5	1.0	1.5	2.0	2.5	3	3.5	4.0	4.5
毫米	15	25	40	50	65	75	90	100	115

其中1.0～3寸的毫针最常用。

五、毫针的练习与消毒

1. 练习

针刺练习，主要是对指力的锻炼。如果没有一定的指力，就很难在针刺时，穿过皮肤，减少刺痛，对手法的操作，也不能运用自如，这样就会影响疗效。其练法如下（见图）。

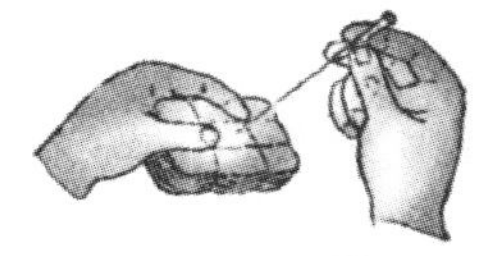

纸垫练针

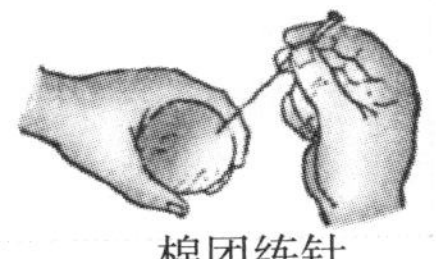

棉团练针

用草纸折叠成约长8厘米、宽5厘米、厚3厘米的纸块，用线扎紧，做成纸垫。练习时，左手平持纸垫，右手拇、食、中指持针柄，如持毛笔状，持紧 28 号（1.5 寸）针，使针尖垂直放在纸垫上，然后使右手拇指与食、中指前后交替地捻转针柄，并逐渐加一定的压力，待针穿透纸垫后另换一处，反复练习，直至进针自如，不痛。也可用棉团练针。

2. 消毒

针刺前必须做好消毒工作，其中包括针具、腧穴部位和医生手指的消毒。

针具消毒可任选下述之一种：①将所用的针具分别用纱布包扎好，置于高压蒸汽锅内，在 15 磅气压，120℃高温下蒸 15 分钟，可达消毒目的；②将包扎好的针具，放入清水锅中，煮沸 30 分钟；③将针具直接置于 75% 的酒精内，浸泡 30 分钟，取出拭干待用。对某些传染病患者用过的针具，最好消毒后仍用于他本人。

腧穴和医生手指消毒：针刺的腧穴部分可用 75% 的酒精棉球消毒，消毒时由腧穴部位的中心向四周绕圈擦拭，消毒后切忌接触污物；同时，施术前，医生应先用肥皂将手洗刷干净，待干后再用 75% 的酒精棉球擦拭。

六、针刺进针法与针刺角度和深度

1. 进针法

临床上一般用右手持针操作，主要是以拇、食、中三指挟持针柄，其状如持毛笔，故右手称为“刺手”。刺手的作用，是掌握针具，施行手法操作：进针时，运指力于针尖，使针迅速刺入皮肤；行针时，进行左右捻转、上下提插，以及出针时的操作等。左手以爪切按压所刺部位或辅助右手进针，故称左手为“押手”。押手的作用，主要是固定腧穴位置，夹持针身，使针身有所依附，保持针身垂直，以利于进针（见

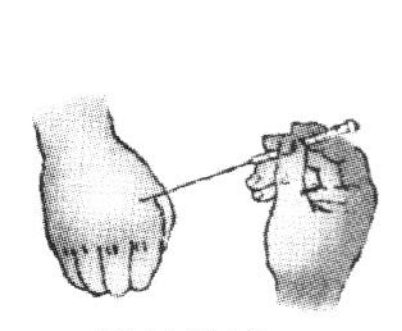

持针姿势

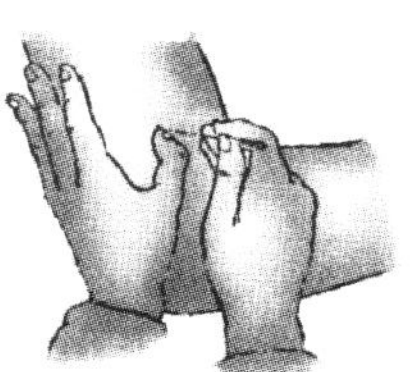

指切进针法

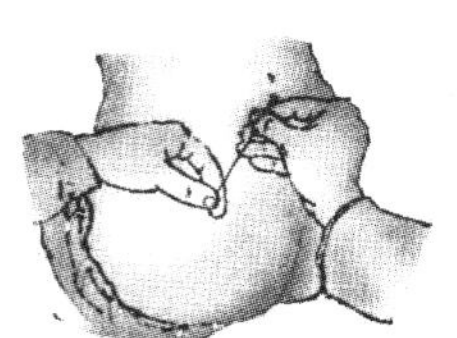

夹持进针法

图）。临床常用的进针方法有以下几种。

（1）指切进针法　用左手拇指或食指端切按在腧穴位置的旁边，右手持针，紧靠左手指甲面，将针刺入腧穴（见图）。此法适宜于短针进针。

（2）夹持进针法　用左手拇、食二指持消毒干棉球，夹住针身下端，将针尖固定在所刺腧穴的皮肤表面，右手捻动针柄，迅速将针刺入腧穴（见图）。此法适宜于长针的进针。

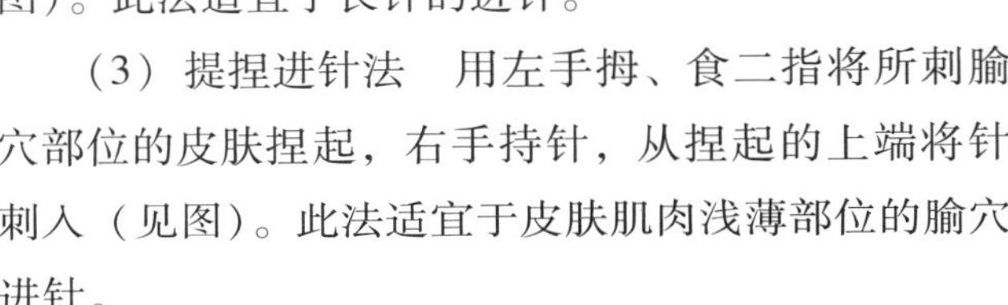

（3）提捏进针法　用左手拇、食二指将所刺腧穴部位的皮肤捏起，右手持针，从捏起的上端将针刺入（见图）。此法适宜于皮肤肌肉浅薄部位的腧穴进针。

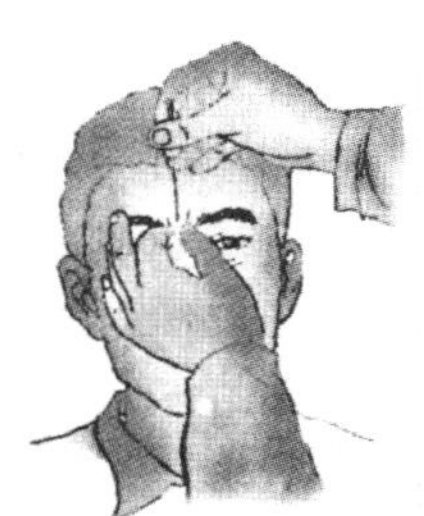

提捏进针法

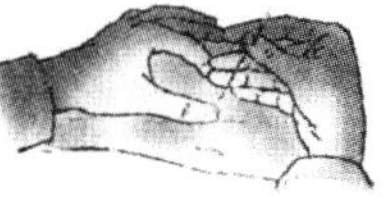

舒张进针法

（4）舒张进针法　左手拇、食两指将针刺部位的皮肤向两侧撑开，使之绷紧，右手将针刺人（见图）。此法适宜于皮肤松弛或有皱纹部位的进针。

2．角度和深度

针刺的角度，是指进针时针身与皮肤表面所形成的夹角，它是根据腧穴所在位置而定的，一般有以下三种角度。

（1）直刺　是指针身与皮肤表面呈 90° 的角垂直刺入，此法用于大多数腧穴。

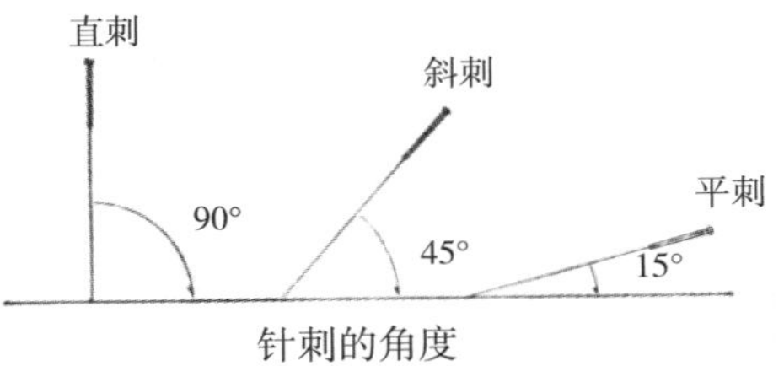

针刺的角度

（2）斜刺　是指针身与皮肤表面呈 45°左右角倾斜刺入，此法用于肌肉较浅薄，或内有重要脏器，或不宜直刺、深刺的腧穴。

（3）平刺　是指针身与皮肤表面呈 15°左右角沿皮刺入，此法用于皮薄肉少的腧穴。

针刺的深度，是指针身刺入人体内的深浅度数，针刺的深度一般以“寸”为单位，每个腧穴进针的深度，将在治疗中介绍（以上各角度见图）。

七、针刺的行针与得气

1. 行针

行针亦称运针，是为得气而施行的一种手法。行针的基本手法，常用的有以下两种。

（1）提插法　是将针刺入腧穴一定的深度后，使针在穴内进行上、下进退的操作方法（见图）。将针由浅层刺入深层为插，由深层向上提到浅层为提。至于提插幅度的大小、频率的快慢、操作时间的长短等，均应根据病人的体质、病情的需要和腧穴的部位而灵活掌握。

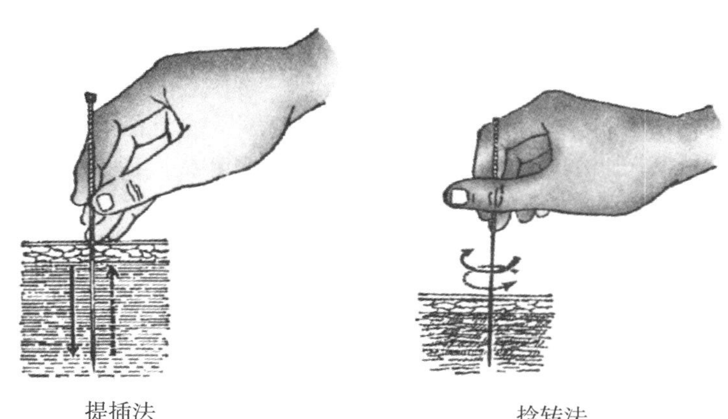

提插法　　捻转法

（2）捻转法　是将针刺入腧穴的一定深度后，以右手拇指和中、食二指持住针柄，进行一前一后的来回旋转捻动的操作方法（见图）。至于捻转角度的大小、频率的快慢、操作时间的长短，也应根据病人的体质、病情和腧穴特点，灵活运用。以上两种手法，临床上常配合运用。而达到得气的目的。

2. 得气

得气，亦称针感，是指将针刺入腧穴后所产生的经气感应，当这种感应产生时，患者会感觉到一种酸、麻、沉、胀、重的反应沿着一定部位，向一定方向进行扩散和传导。同时，医生会感到针下沉紧。此时，我们认为患者已经得气；若不得气，针后患者毫无反应，医者亦觉针下空虚无物。得气与否直接关系针刺效果，运针便是为了帮助患者能较好地得气的一种手法。

八、针刺注意事项与异常情况的处理

1. 注意事项

（1）患者过饥、过饱、酒后、过于劳累、过于紧张，均不宜立即针治，对于体弱的患者，针刺时最好取卧位，且手法不宜过强。

（2）妇女怀孕三个月者，不宜针小腹部腧穴，三个月以上者，不宜针腰骶及腹部腧穴，对三阴交、合谷、至阴等增强宫缩的腧穴，怀孕期间均禁刺。

（3）皮肤有感染、溃疡、瘢痕或疖肿的部位不宜针刺。

（4）小儿囟门未闭合时，头顶部的腧穴不宜针刺。

（5）对于穴下有重要脏器或大血管的部位不宜直刺、深刺。

2. 异常情况的处理

针刺治病，一般比较安全，但如操作不慎或对人体解剖部位缺乏了解，临床亦可能出现一些不应有的异常情况，现介绍如下。

（1）晕针　是在针刺过程中，病人突然发生晕厥的现象。导致晕针的原因多为患者精神过于紧张，或疲劳、饥饿，或体位不当，或医者手法过重，或针刺滞留时间过长，或患者体质过于虚弱等多种因素。轻度晕针时，患者仅有疲倦、头晕、胸闷、心慌、恶心等不适感，重者则突然昏倒，四肢厥冷，血压下降，大汗淋漓，唇甲青紫，脉微细欲绝。出现以上情况后，应立即起出全部针具，使患者平卧，给饮温开水或糖水，同时指掐人中、内关。一般情况下，病人很快便可恢复，如若不行，可考虑配合其他急救措施。

（2）滞针　是指在行针或出针时，针下紧涩、不动，同时病人感觉剧痛。导致滞针的原因，或患者过于紧张，或行针手法不当，使病人局部肌肉强烈收缩，以致肌纤维缠绕针体；有时，留针时间过长，亦可导致滞针。解除滞针的方法，可在针刺附近进行循按，或用针柄在腧穴周围划动，或在滞针的腧穴旁再刺一针，以缓解肌肉的紧张。同时分散患者的注意力，在针下稍有松动时，顺势轻缓地取出针来。

（3）血肿　是指针刺部位皮下出血、肿胀、疼痛。多为针刺时损伤皮肉，或刺伤血管所致。对此，一般不必特殊处理，出针后，作轻微的揉摩即可，以后自行消退。若肿胀较大，疼痛较剧，影响活动功能，可先冷敷止血后，再热敷，以促使局部血肿吸收。

九、灸疗的材料、种类、方法及注意事项

见第五章相关部分。

十、三棱针与梅花针

1. 三棱针

三棱针，是以针尖为三棱形而得名。其操作方法是：针具及皮肤消毒后，以右手拇、食两指持住针柄，中指扶住针尖部位，露出针尖1～2分，左手固定针刺部位，迅速刺破皮肤使之出血，或挑破已选好的痣点，然后用碘酒消毒已刺破的局部。

2. 梅花针

三棱针

梅花针，又称“皮肤针”“七星针”，是以叩击皮肤为治疗方法的一种工具。它的操作方法是：手握针柄后部，食指压在针柄上，将针具及皮肤消毒后，针尖对准叩刺部位，手腕用力，将针尖垂直叩打在皮肤上，立即弹起，反复进行。叩刺的轻重根据病人的情况而定，或局部潮红，或局部渗血。

注意：使用的梅花针，针尖必须平齐、无钩，叩刺时针尖应垂直向下，避免斜、钩、挑。叩刺以后的皮肤应清洁、消毒，以防感染。

十一、耳针

耳针是指用针或其他方法刺激耳郭上的穴位，以防治疾病的一种方法。它具有操作简便、取效迅速的特点。

耳穴是耳郭表面与人体脏腑、经络、组织器官、四肢百骸互相沟通的部位，也是脏腑经络之气在耳部所输注的地方。所以耳穴能反应机体的生理功能和病理变化，同时也是临床诊断疾病的反映点和治疗疾病的刺激点。

耳穴在耳郭上的分布是有其规律性的，它在耳郭内的排列像一个在子宫内倒置的胎儿，头部朝下，臀部及下肢朝上，胸部及躯干在中间。

具体分布如下。

耳垂相当于头面部。

对耳屏相当于头和脑部。

轮屏切迹相当于脑干。

耳屏相当于咽喉、内鼻、肾上腺。

屏上切迹相当于外耳。

对耳轮相当于躯干。

对耳轮上脚相当于下肢。

耳舟相当于上肢。

三角窝相当于盆腔、内生殖器。

耳轮脚相当于膈肌。

耳轮脚周围相当于消化道。

耳甲艇相当于腹腔。

耳甲腔相当于胸腔。

屏间切迹相当于内分泌腺系统。

耳穴的刺激方法较多，现介绍临床最常用的几种：

毫针刺法：先将耳郭用2%碘酒消毒，然后用75%的酒精脱碘，严格消毒后，术者用左手拇、食二指固定耳郭，中指托着针刺部的耳背，右手拇、食、中三指持针在选好的耳穴处进针，针刺的方向与角度视不同的耳穴而定，一般以穿入软骨但不透过对侧皮肤为度。

毫针一般留针10~30分钟，痛证可留1~2小时，或更长。留针期间可间歇捻针。

埋针法：严格消毒耳郭皮肤，左手固定耳郭，绷紧埋针处皮肤，右手用镊子夹住消毒的皮内针柄，轻轻刺入所选穴位皮内，针柄留在皮外，用胶布固定。每日自行按压3次，留针2~3天。

耳穴贴压法：用硬而光滑的药物种子或药丸、磁珠等物在耳穴表面贴压，贴压前先用75%的酒精消毒耳郭，然后将已选好的材料，如油菜籽、小米、绿豆、莱菔子、磁珠、王不留行籽等，尤以后者为多，贴附在小方块胶布上，然后持带籽的胶布对准穴位按压下去。耳穴贴压时要逐渐在穴位处施加压力，注意刺激强度。一般1次贴压一耳，保留

3～4天，嘱患者每日自行按摩3～4次，然后换贴另一耳郭。

刺血法：是用三棱针使耳穴处出血的一种刺法。刺前先按摩耳郭，使其充血，在严格消毒的条件下，用手固定耳穴，右手持针，迅速刺破表皮，挤压出血数滴。

注意事项：针刺耳穴者，应严格消毒耳郭，以免感染。

耳郭有炎症或冻疮时，不宜埋针或贴压。

夏季埋针或耳穴贴压，时间均不宜过长。

孕妇耳贴压法要轻刺激。

贴压后，让患者自行按摩，每日3～4次，每次2～3分钟，以按压为主，切勿搓揉，以免破皮。

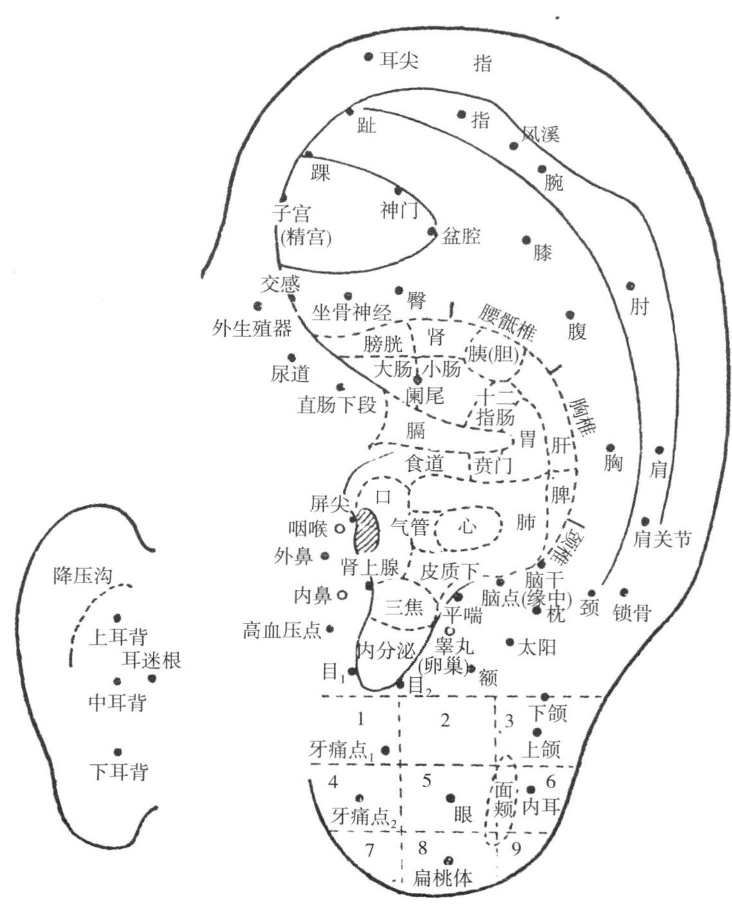

常用耳穴示意图

第二节　病证治疗

一、感冒

病症

恶寒，头痛，鼻塞，流清涕，周身四肢酸楚疼痛，咳嗽吐稀痰，无汗，脉浮紧，舌苔薄白；或发热汗出，微恶风寒，头痛、咳嗽吐稠痰，咽喉痛痒，口中干燥作渴，脉浮数，舌苔薄微黄。

针

主穴　风池、合谷、列缺、大椎。

配穴　发烧加外关、曲池；咽痛加少商；鼻塞加迎香；正虚加足三里。

方法　风池穴向鼻尖方向斜刺1～1.2寸；合谷穴直刺1.2寸；列缺穴向上斜刺1寸；大椎穴斜刺1.2寸；外关穴直刺1.2寸；曲池穴直刺1.5寸；迎香穴向鼻柱方向斜刺0.5寸；少商穴以三棱针点刺出血数滴；足三里直刺1.5寸。

灸

主穴　风门、大椎、肺俞、风池、合谷。

方法　以艾条温和灸，每穴3～5分钟。此灸法多用于风寒型感冒。

附　耳针

方法　五分针浅刺风溪、肺、内鼻、口、咽喉或用耳穴贴压。

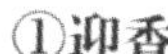

①迎香
②列缺
③少商
④足三里

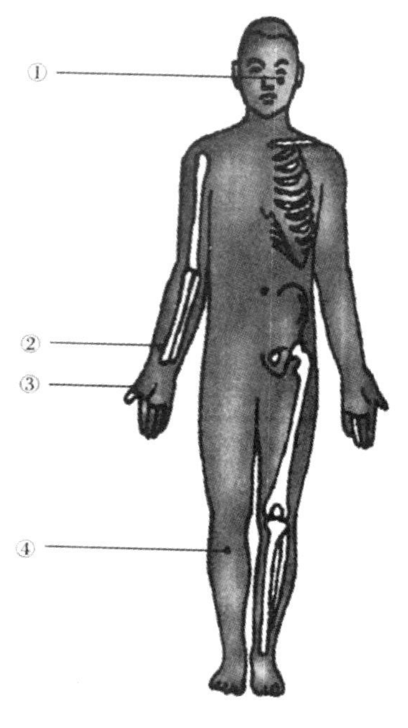

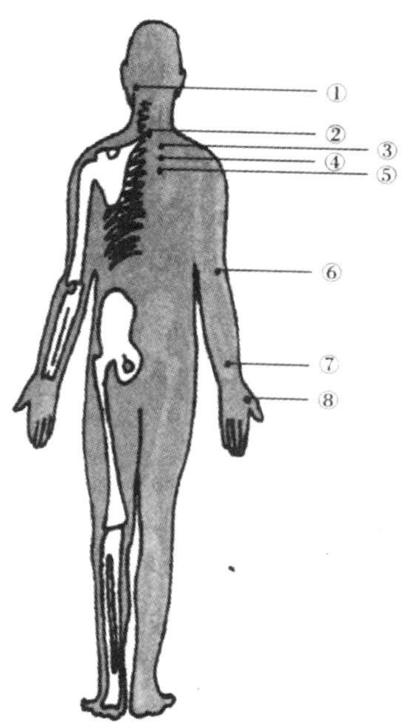

①风池
②大椎
③大杼
④风门
⑤肺俞
⑥曲池
⑦外关
⑧合谷

二、咳嗽

病症

以咳嗽为主。如因外感引起的咳嗽则兼有表证；如因内伤引起的咳嗽则兼有相关脏腑失调的病变证候。咳嗽吐痰，咽喉作痒，头痛寒热，脉浮，苔薄；或是咳嗽吐痰，胸脘痞闷，纳呆食少，脉濡滑，苔白腻；或咳嗽胸胁引痛，面赤咽干，苔黄少津，脉弦数。

针

主穴　肺俞、列缺、合谷、太渊。

配穴　痰中带血加尺泽、孔最；痰多加丰隆；胸闷加膻中。

方法　肺俞穴斜刺 1 寸；列缺穴向上斜刺 1 寸；合谷穴直刺 1.2 寸；太渊穴避开动脉直刺 0.5 寸；尺泽、孔最两穴直刺 1.2 寸；丰隆穴直刺 1.5 寸，膻中穴向下平刺 1.2 寸。

灸

见 549 页。

①天突
②膻中
③尺泽
④孔最
⑤列缺
⑥太渊
⑦足三里
⑧丰隆

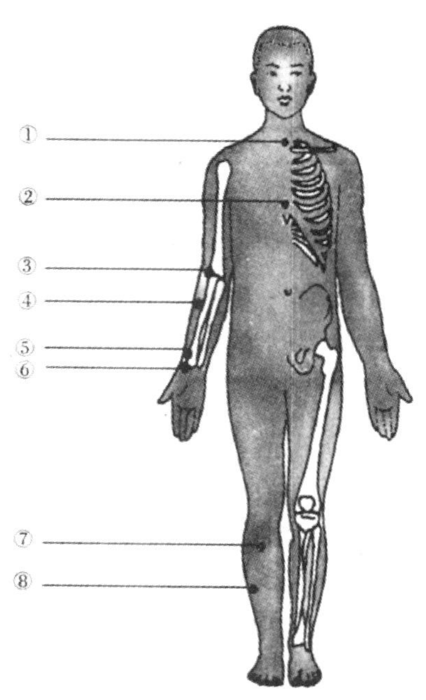

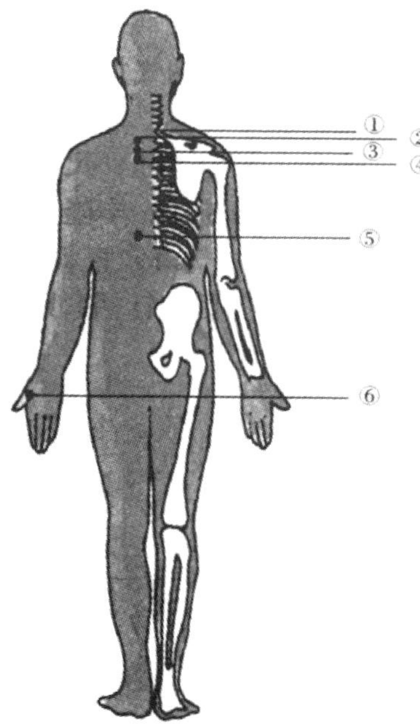

①大椎
②大杼
③风门
④肺俞
⑤脾俞
⑥合谷

三、哮喘

病症

呼吸急促，胸闷气粗，喉中有哮鸣声，喘息不得平卧；甚则张口抬肩。如风寒引起的兼见痰多清稀色白，形寒肢冷；风热引起的兼见咳吐黄稠痰，发热汗出，口渴，小便黄；如病久体虚的，则气短乏力，神疲劳倦，无力气喘，脉弱。

针

主穴　大椎、风门、肺俞、尺泽、太渊。

配穴　痰多加丰隆；喘甚加天突、定喘；肾不纳气加关元、气海。

方法　大椎穴斜刺 1.2 寸；风门、肺俞穴斜刺 1 寸；尺泽穴直刺 1.2 寸；太渊穴避开动脉直刺 0.5 寸；丰隆穴直刺 1.5 寸；定喘穴斜刺 0.8 寸；关元、气海穴直刺 1.2 寸；天突穴先直刺 0.1 ~ 0.2 寸，入皮后，针柄紧贴皮肤沿胸骨柄内缘向下斜刺 1 寸左右。

灸

主穴　大椎、大杼、风门、肺俞、膏肓、膻中。

方法　麦粒灸，每穴每次 3 ~ 5 壮，间日 1 次，5 次为 1 疗程；或以艾条灸，每日每次 3 ~ 5 分钟，间日 1 次，7 次为 1 疗程。

①天突
②膻中
③尺泽
④气海
⑤关元
⑥太渊
⑦丰隆

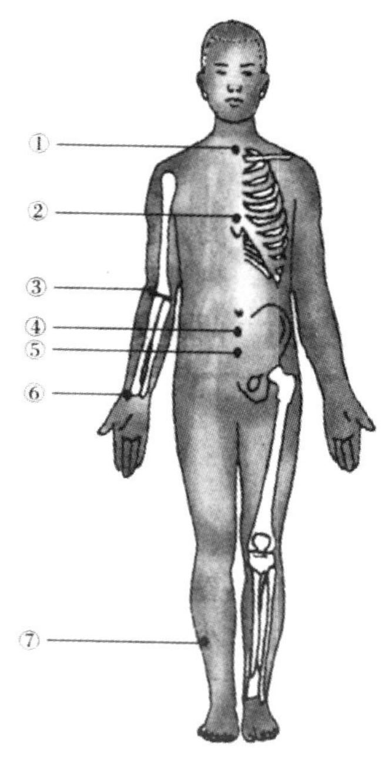

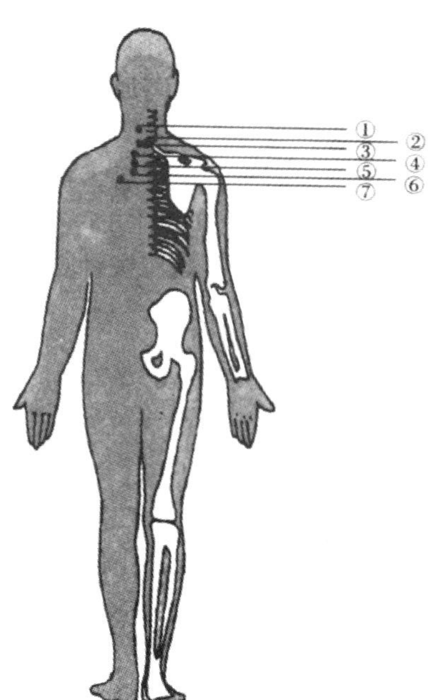

①百劳
②定喘
③大椎
④大杼
⑤风门
⑥肺俞
⑦膏肓

四、中暑

病症

头晕头痛，身热汗出不畅，胸闷烦躁，口渴，恶心呕吐，身体倦怠，神疲无力；甚至高热神昏，心慌，抽搐，汗出气短，面色苍白，两眼发黑，忽然昏倒。

针

主穴　大椎、曲池、合谷、内关。

配穴　壮热昏厥加人中、涌泉、十宣；呕吐、腹泻加曲泽、委中；小腿肚抽筋加承山、昆仑。

方法　先针大椎，斜刺 1.2 寸，中强度刺激；出针后，再刺曲池 1.5 寸、合谷 1.2 寸、内关 1 寸，留针 15 ~ 20 分钟；人中、涌泉、十宣、曲泽、委中均以三棱针点刺出血；承山穴直刺 1.5 寸；昆仑穴直刺 1 寸。

灸

见 550 页。

①人中
②曲泽
③神阙
④气海
⑤关元
⑥内关
⑦十宣

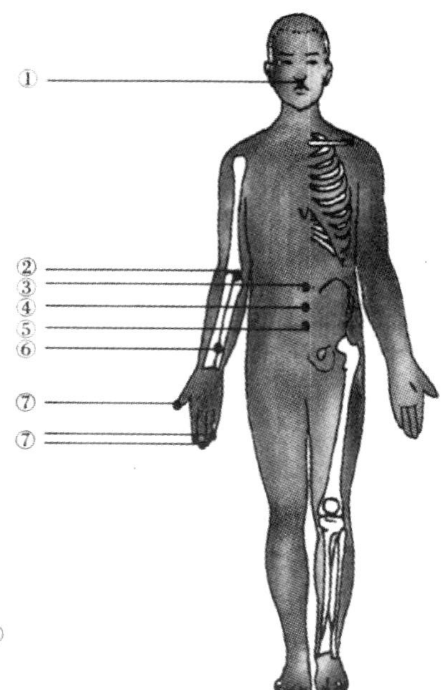

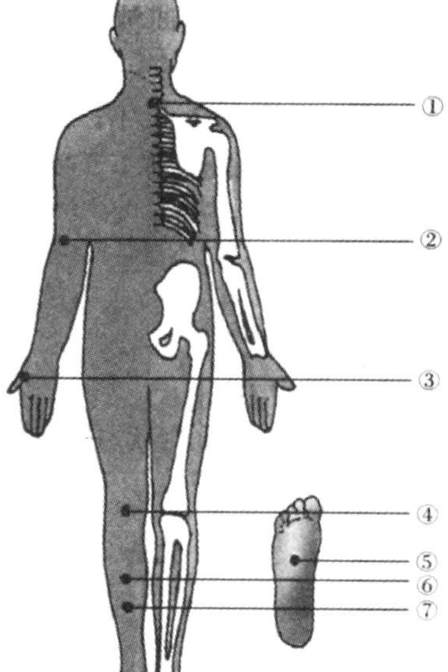

①大椎
②曲池
③合谷
④委中
⑤涌泉
⑥承筋
⑦承山
⑧昆仑

五、呕吐

病症

胃寒呕吐，吐出清水稀涎，畏寒喜暖，苔白脉迟；胃热呕吐，吐出酸苦味臭，口中秽气，口渴喜冷饮；食积者，脘腹胀满疼痛，嗳气吞酸，厌食，大便干而多矢气，苔厚腻，脉滑实。

针

主穴　中脘、内关、足三里、公孙。

配穴　急性呕吐加金津、玉液；发热加合谷、曲池；慢性呕吐加脾俞、胃俞。

方法　中脘、内关直刺 1.2 寸；足三里直刺 1.5 寸；公孙直刺 1 寸；金津、玉液点刺出血；合谷直刺 1.2 寸；曲池直刺 1.5 寸；脾俞、胃俞斜刺 1 寸左右。

灸

主穴　中脘、足三里、神阙、脾俞、胃俞。

方法　艾条温和灸，每穴 3～5 分钟，或每穴每次 3～5 壮，每日一次。

附　耳针

穴位　胃、肝、膈、脾、交感、皮质下、枕。

方法　每次 2～3 穴，捻转强刺激，留针 20～30 分钟，每日 1 次。

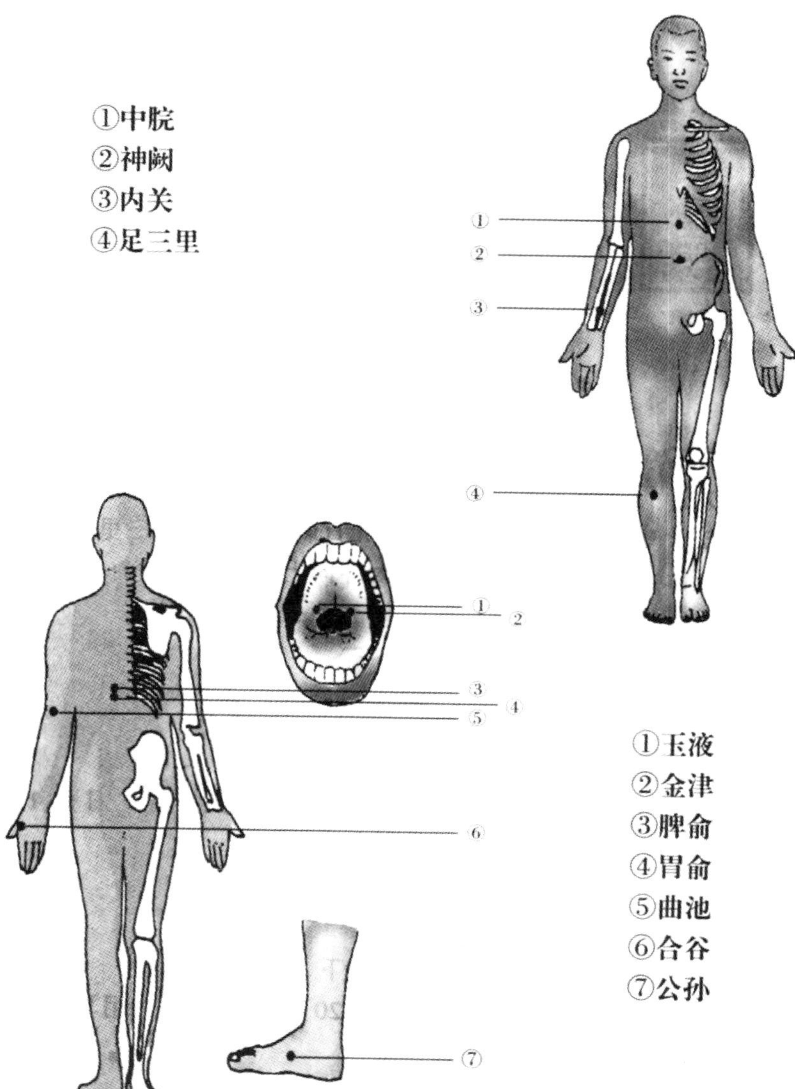
①中脘
②神阙
③内关
④足三里
①
②
③
④
①
②
③
④
⑤
⑥
⑦
①玉液
②金津
③脾俞
④胃俞
⑤曲池
⑥合谷
⑦公孙

六、呃逆

病症

胸闷气逆上冲，喉间呃呃连声，声短而频繁；不能自行控制，甚则妨碍说话、咀嚼、呼吸、睡眠等，其呃声或疏或密，间歇时间没有定时。

针

主穴　中脘、内关、足三里、膈俞。

配穴　胃寒加关元、梁门；胃热加内庭；胸胁满闷加太冲。

方法　中脘、内关、梁门、关元直刺 1.2 寸；足三里直刺 1.5 寸，膈俞斜刺 1 寸；太冲向上斜刺 1.2 寸；内庭斜刺 0.5 寸。

灸

主穴　膈俞、中脘、足三里。

方法　每穴每次灸 5 ~ 10 分钟，或每穴灸 5 壮，日灸 1 ~ 2 次。

附　耳针

穴位　膈、胃、肝、交感、皮质下、神门。

方法　强刺激以上各穴，留针 20 ~ 30 分钟，或用耳穴贴压法；呃逆不止加耳迷根。

①梁门
②中脘
③关元
④内关
⑤足三里
⑥太冲
⑦内庭

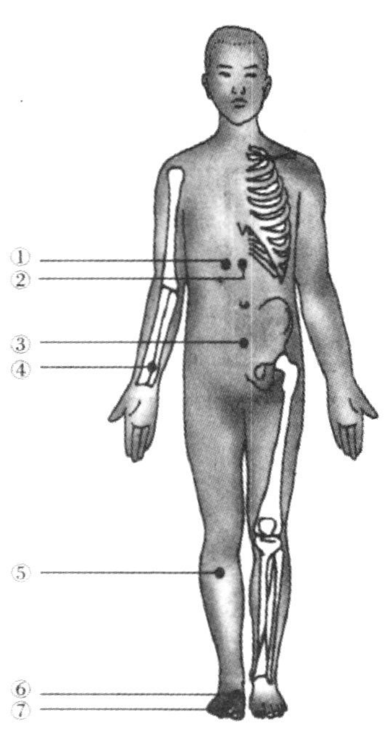

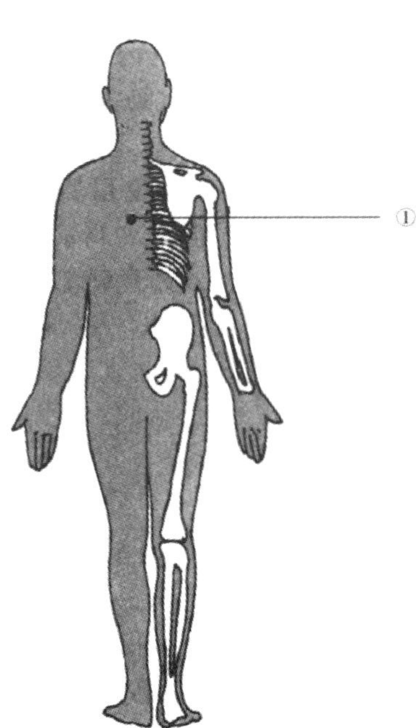

①膈俞

七、泄泻

病症

腹痛，肠鸣，腹泻，大便稀薄，甚至如水样。或恶寒发热，头痛鼻塞；或腹痛即泻，泻后痛减，泻下粪臭便腐；或大便时泻时止，反复发作，胸闷纳差；或黎明时泻，泻后即痛减，四肢不温，舌淡苔白，脉沉细等。

针

主穴　天枢、曲池、足三里、阴陵泉。

配穴　急性泄泻配曲泽、委中；慢性泄泻配大肠俞、脾俞、胃俞；五更泄配命门、关元；呕吐配内关、公孙。

方法　天枢直刺 1.2 寸；曲池、足三里、阴陵泉直刺 1.5 寸；曲泽、委中点刺出血；大肠俞、脾俞、胃俞斜刺 1 寸；命门、关元、内关直刺 1.2 寸；公孙直刺 1 寸。

灸

主穴　中脘、神阙、天枢、足三里。

配穴　久泄加脾俞、胃俞、大肠俞；五更泄加关元、气海、命门。

方法　艾条温和灸每穴 5 分钟或艾炷灸每穴 3～5 壮。

附　耳针

方法　取大肠、直肠、脾、胃、交感等穴，毫针浅刺，留针 20～30 分钟，每日 1 次。

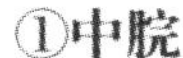

①中脘
②曲泽
③天枢
④神阙
⑤气海
⑥关元
⑦内关
⑧阴陵泉
⑨足三里
⑩公孙

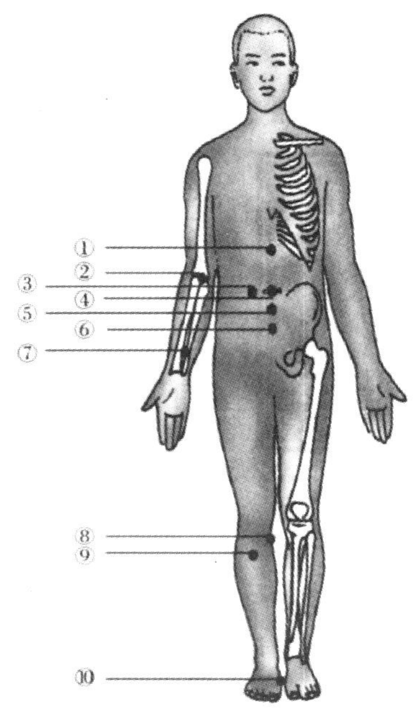

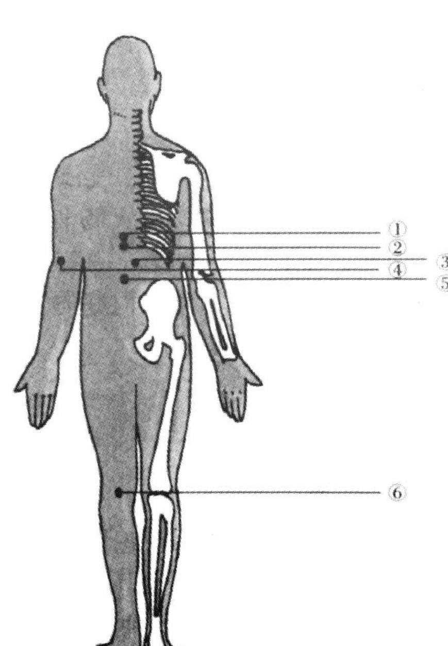

①脾俞
②胃俞
③命门
④曲池
⑤大肠俞
⑥委中

八、痢疾

病症

腹部疼痛，里急后重，下痢赤白脓血；或肛门灼热，小便短赤，口渴心烦，身体寒热；或痢下黏稀白冻，下腹隐痛，胸脘痞闷，神疲肢冷，舌淡，脉细弱；或高热神昏，烦躁不安，甚则昏迷抽搐；或下痢时发时止，发作时便下脓血，里急后重，消瘦，体无力，舌淡，苔腻，脉弱。

针

主穴　合谷、天枢、上巨虚、曲池。

配穴　湿热痢加阴陵泉、内庭；寒湿痢加中脘、气海；噤口痢加中脘、内关；休息痢加脾俞、胃俞、大肠俞。

方法　合谷、天枢直刺 1.2 寸；上巨虚、曲池、阴陵泉直刺 1.5 寸；中脘、气海、内关直刺 1.2 寸；内庭向上斜刺 0.5 寸；脾俞、胃俞、大肠俞斜刺 1 寸。

灸

见 551 页。

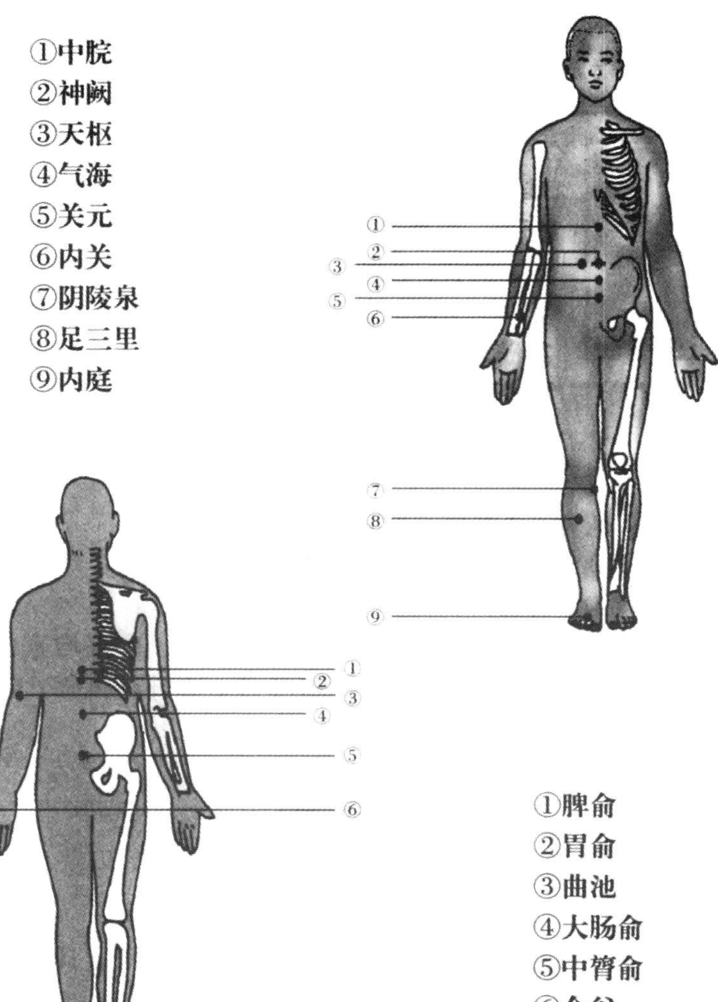
①中脘
②神阙
③天枢
④气海
⑤关元
⑥内关
⑦阴陵泉
⑧足三里
⑨内庭
①
②
③
④
⑤
⑥
⑦
⑧
⑨
①
②
③
④
⑤
⑥
①脾俞
②胃俞
③曲池
④大肠俞
⑤中膂俞
⑥合谷

九、便秘

病症

大便数次减少，数日方行一次，排便时困难，难以解出。如属热积，则身热口渴，脉滑，苔黄；如属气滞，则胁腹胀满或疼痛，嗳气频作，脉弦，苔腻；如属气血虚，则面部唇爪㿠白无华，头昏目眩，心悸，脉弱，舌淡；如属寒邪凝滞，则腹小冷痛，喜暖，脉沉迟，苔白润。

针

主穴　天枢、大肠俞、支沟、上巨虚。

配穴　寒结加关元、气海；气滞加中脘、太冲；气血虚加脾俞、胃俞。

方法　天枢、支沟、合谷、关元、气海、中脘均直刺 1.2 寸；上巨虚、曲池直刺 1.5 寸；太冲、脾俞、胃俞斜刺 1 寸。

灸

见 552 页。

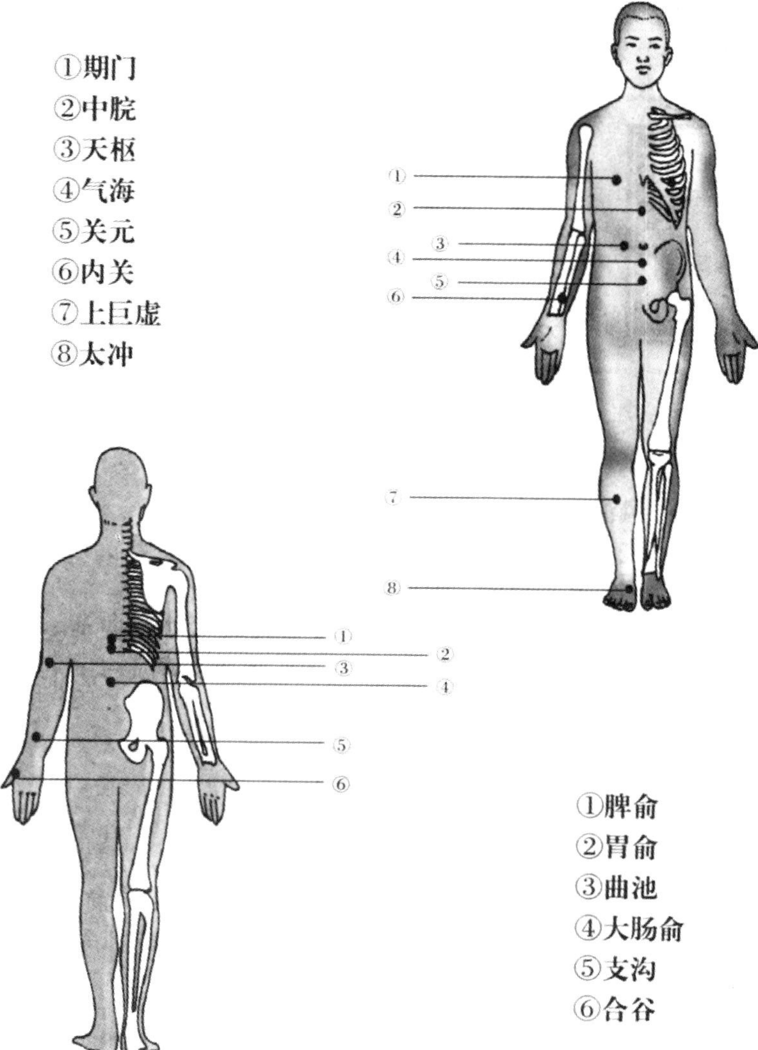
①期门
②中脘
③天枢
④气海
⑤关元
⑥内关
⑦上巨虚
⑧太冲
①脾俞
②胃俞
③曲池
④大肠俞
⑤支沟
⑥合谷

十、眩晕

病症

头晕旋转，两目昏黑，泛泛欲吐，甚者如倒地现象，兼耳鸣耳聋，恶心呕吐，汗出身倦，肢体震颤。如兼肢体乏力，面色皖白，心悸倦怠者，为气血不足；如兼腰酸脚软，舌红脉弦，又因情志而发作者，为肝阳上亢；如胸脘痞闷，食欲不振，呕吐纳差，苔腻脉滑，为痰浊中阻。

针

主穴　风池、百会、曲池、足三里、太冲。

配穴　气血亏虚配脾俞、胃俞；痰湿中阻加丰隆、内关；肝阳上亢加行间、太溪。

方法　风池、太冲、脾俞、胃俞均斜刺 1 寸；曲池、足三里、丰隆直刺 1.5 寸；内关、太溪直刺 1 寸；行间斜刺 0.3 寸。

灸

主穴　百会、中脘、足三里。

配穴　痰阻中焦加中脘、内关；气血虚加脾俞、胃俞。

方法　艾条温和灸每穴 3 ~5 分钟，或艾炷灸，每穴 3 ~5 壮。此法主要用于痰浊型。

①百会
②中脘
③内关
④足三里
⑤丰隆
⑥太冲
⑦行间

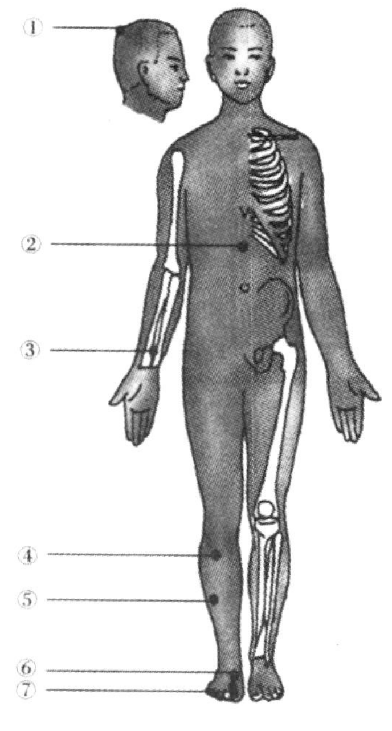

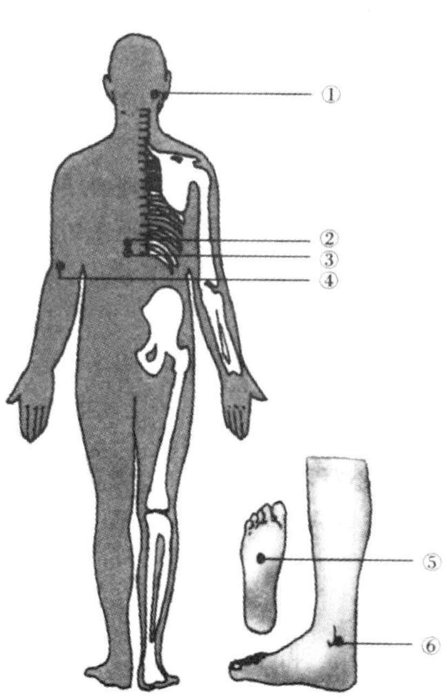

①风池
②脾俞
③胃俞
④曲池
⑤涌泉
⑥太溪

十一、失眠健忘

病症

不睡或少睡，睡时难以成眠，甚至通宵达旦，其因不同而各有兼证：或多梦易惊，健忘汗出；或头晕耳鸣，腰酸，舌红，脉细数；或善惊易怒，心悸多梦；或性情急躁烦乱，头晕头痛；或脘闷嗳气，腹部胀满，苔腻脉浮等。

针

主穴　内关、神门、神庭、三阴交。

配穴　血不养心加心俞、厥阴俞；心肾不交加心俞、肾俞、太溪；肝阳上亢加风池、太冲。

方法　内关、三阴交、太溪直刺1.2寸；神门直刺0.5寸；神庭平刺0.5寸；心俞、厥阴俞、肾俞斜刺1寸；风池向鼻尖方向斜刺1.2寸；太冲向上斜刺1寸。

灸

见553页。

附　耳针

方法　首先耳尖放血数滴，再选心、神门、皮质下、枕、神经衰弱点、耳尖等其中3～4穴，中强刺激，留针20分钟。

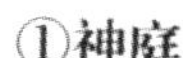

①神庭
②百会
③内关
④神门
⑤太冲

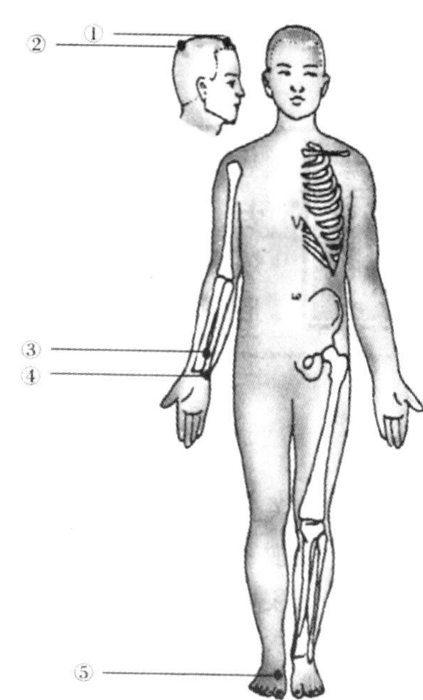

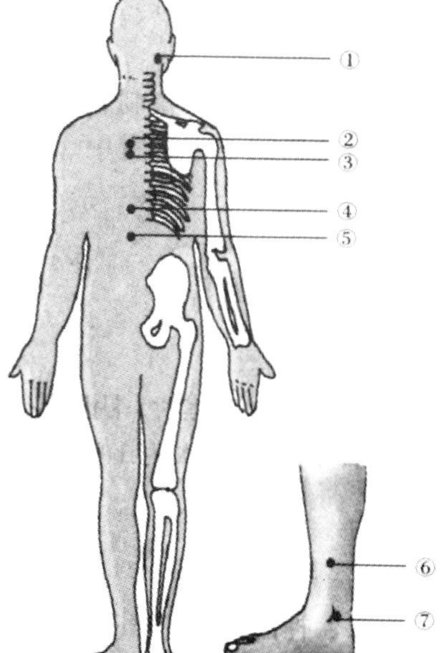

①风池
②厥阴俞
③心俞
④脾俞
⑤肾俞
⑥三阴交
⑦太溪

十二、惊悸怔忡

病症

心中悸动，时发时止，善惊易恐，坐卧不安，多梦易醒。或面色无华，头晕目眩；或心烦少寐，头昏耳鸣；或胸腹痞闷，神疲乏力，形寒肢冷；或心绪烦躁不宁，恍惚多梦等。

针

主穴　内关、郄门、神门、三阴交。

配穴　心血不足加心俞、厥阴俞；心气虚加膻中、巨阙；水气凌心加脾俞、三焦俞、丰隆。

方法　内关、郄门、三阴交直刺 1.2 寸，神门直刺 0.5 寸；心俞、厥阴俞、脾俞、三焦俞斜刺 1 寸；膻中、巨阙均向下平刺 1 寸；丰隆直刺 1.5 寸。

灸

见 553 页。

附　耳针

方法　选心、小肠、皮质下、交感、神门等其中 3～4 穴，毫针浅刺，适当捻转后，留针 20～30 分钟。

①膻中
②巨阙
③郄门
④关元
⑤内关
⑥神门
⑦阴陵泉
⑧足三里
⑨丰隆
⑩三阴交

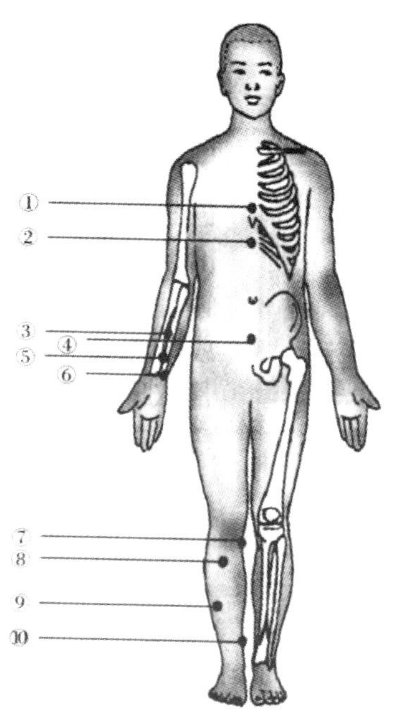

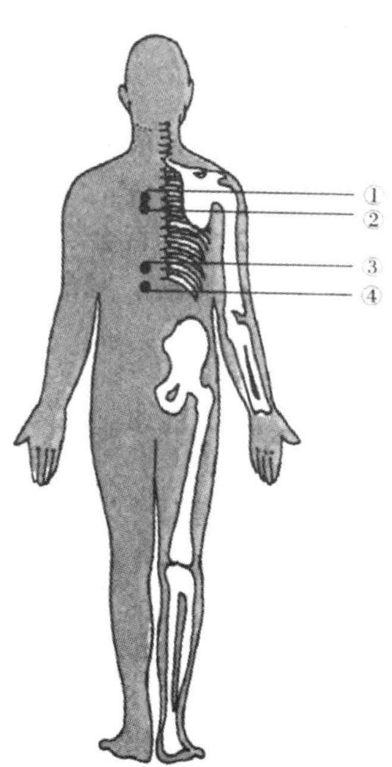

①厥阴俞
②心俞
③脾俞
④三焦俞

十三、汗证

病症

自汗，汗出恶风，身体酸楚，寒热。或面色㿠白，畏寒肢冷，动则汗出甚；或蒸蒸汗出，口渴喜饮，面赤心烦，大便干结。盗汗，睡时汗出，醒时汗止，心悸少寐，面色无华；或潮热盗汗，虚烦少寐，五心烦热，舌红少苔，脉细数。

针

主穴　合谷、复溜、百会、神庭、内关。

配穴　肺气虚加肺俞、太渊；肾阴虚加太溪、肾俞；心阴虚加心俞、厥阴俞。

方法　合谷、复溜、内关、太溪均直刺 1.2 寸；百会、神庭平刺 0.5 ~0.8 寸；太渊直刺 0.5 寸；肺俞、肾俞、心俞、厥阴俞斜刺 1 寸。

灸

见 554 页。

附　耳针

方法　毫针浅刺心、交感、缘中、皮质下、神门、枕、肾，留针 20 ~30 分钟。

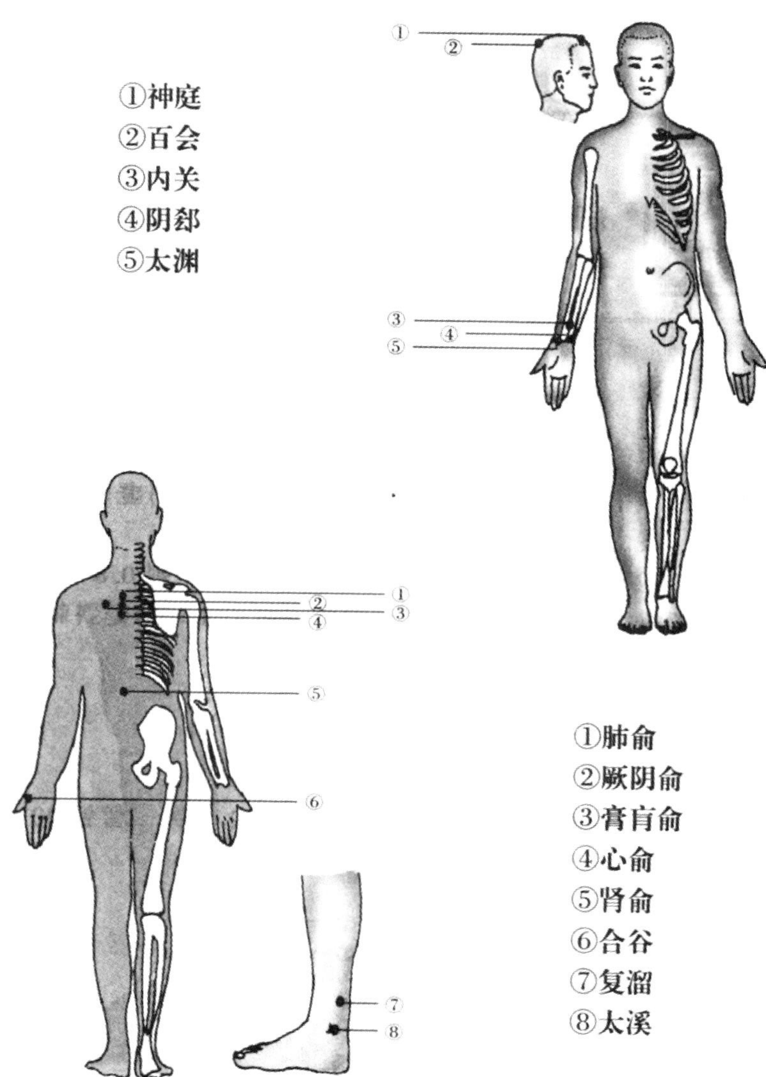
①神庭
②百会
③内关
④阴郄
⑤太渊
①肺俞
②厥阴俞
③膏肓俞
④心俞
⑤肾俞
⑥合谷
⑦复溜
⑧太溪

十四、衄血

病症

口中或鼻中出血，或发热咳嗽；或口渴，烦热便秘；或口苦胁痛，烦躁易怒；或面色㿠白，神疲乏力，头晕，心悸，耳鸣等。

针

主穴　迎香、上星、合谷。

配穴　肺中蕴热加少商；胃火炽盛加内庭；阴虚火旺加太溪、太冲。

方法　迎香向鼻柱斜刺0.8寸；上星向下平刺0.8寸；合谷、太溪直刺1.2寸；少商点刺出血；内庭斜刺0.3寸；太冲斜刺1寸。

附　耳针

穴位　内鼻、肺、肾上腺、额。

方法　毫针浅刺，中等刺激，捻转1~2分钟，留针30分钟。

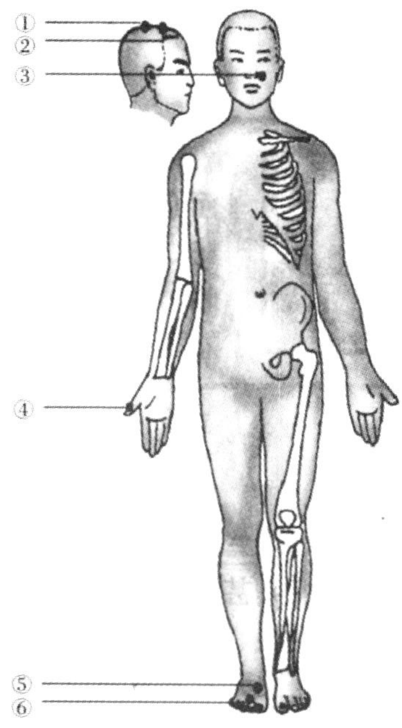

①百会
②上星
③迎香
④少商
⑤太冲
⑥内庭

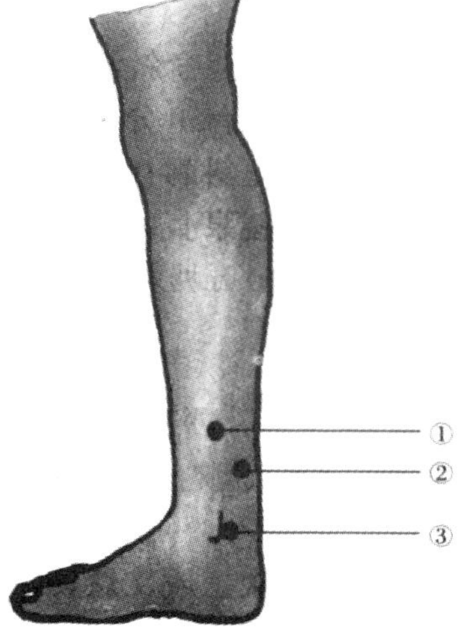

①三阴交
②复溜
③太溪

十五、黄疸

病症

目黄，身黄，小便黄赤。若湿热黄疸，则面色鲜明，发热，口渴，小便短少，腹胀便秘，舌红，脉滑数；若寒湿黄疸，则面色晦暗，神疲乏力，食少便溏，畏寒肢冷，脘腹痞胀，舌淡，脉沉迟无力。

针

主穴　足三里、太冲、阳陵泉、胆俞。

配穴　热甚加内庭；寒甚加命门；湿甚加阴陵泉；呕恶加内关、公孙；腹胀便秘加天枢、大肠俞；腹泻加天枢、关元；身黄不退加至阳、丘墟。

方法　足三里、阳陵泉直刺1.5寸；太冲、胆俞斜刺1寸；强刺激足三里、阳陵泉、太冲，并留针30分钟以上，中间运针3~5次，每日1~2次；内庭斜刺0.3寸；命门、至阳、大肠俞均斜刺1寸；阴陵泉直刺1.5寸；内关、公孙、天枢、关元直刺1.2寸；丘墟斜刺1寸。

灸

见555页。

①天枢
②关元
③内关
④阴陵泉
⑤阳陵泉
⑥足三里
⑦太冲

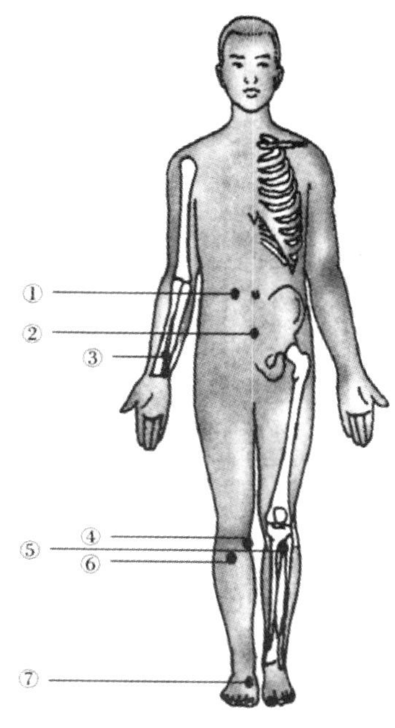

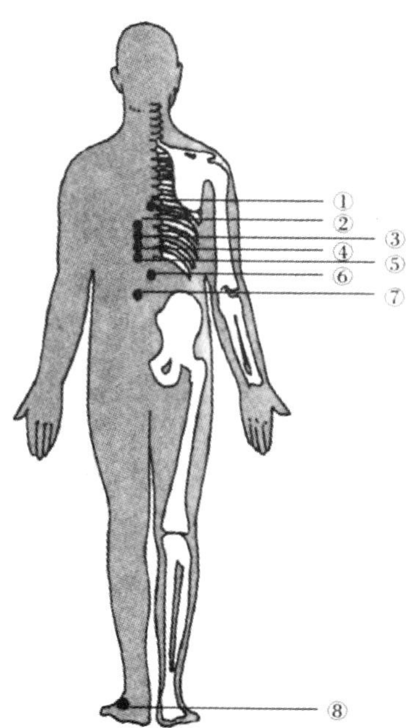

①至阳
②肝俞
③胆俞
④脾俞
⑤胃俞
⑥命门
⑦大肠俞
⑧丘墟

十六、水肿

病症

初起面目微肿，或足跗微肿，继则肿及四肢甚或全身，皮肤光泽，按之没指，小便短少，如属阳证，多为急性发作，兼寒热咳喘，胸闷，或身体困重倦怠；如属阴证，则发病多由渐而始，兼面色苍白，不思饮食，腰酸楚，脚寒肢冷神疲，舌淡，苔白，脉沉。

针

主穴　水分、阴陵泉、三阴交、照海、三焦俞。

配穴　阳水加肺俞、合谷、人中；阴水加脾俞、足三里、肾俞、关元。

方法　水分、三阴交、合谷、关元直刺1.2寸；阴陵泉、足三里直刺1.5寸；照海直刺0.3～0.5寸；三焦俞、脾俞、肺俞、肾俞斜刺1寸；人中向上斜刺0.2～0.3寸。

灸

见555页。

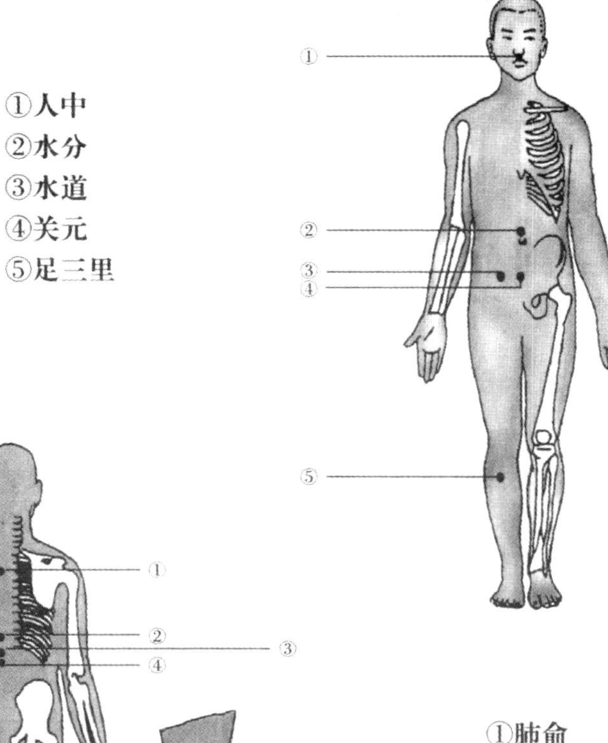

①
②
③
④
⑤
⑥
⑦
⑧

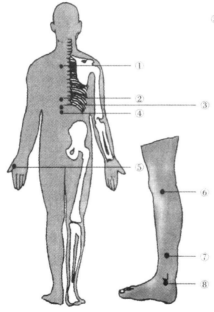

①肺俞
②脾俞
③三焦俞
④肾俞
⑤合谷
⑥阴陵泉
⑦三阴交
⑧照海

十七、淋证

病症

排尿时茎中涩痛，淋沥不尽。或见少腹胀满，点滴难下，甚或忽然腰痛，有兼尿中见血；或尿中时挟带砂石；或小便浑浊，黏稠如膏；亦有不耐劳累，遇劳则发作者。

针

主穴　中极、阴陵泉、三阴交、膀胱俞。

配穴　发热配合谷、外关；结石配委中、水泉；尿血配血海；气虚配气海、水道；小便如膏配气海俞、百会。

方法　中极、外关、三阴交、合谷、血海、气海、水道均直刺1.2寸；阴陵泉、委中直刺1.5寸；膀胱俞、气海俞斜刺1寸；水泉直刺0.5寸；百会平刺0.5寸。

灸

见557页。

附　耳针

穴位　膀胱、尿道、三焦、肾、神门、内分泌、艇中。

方法　毫针强刺激，每次3~5穴，留针20~30分钟，日1次。

①百会
②气海
③水道
④中极
⑤太冲
⑥行间

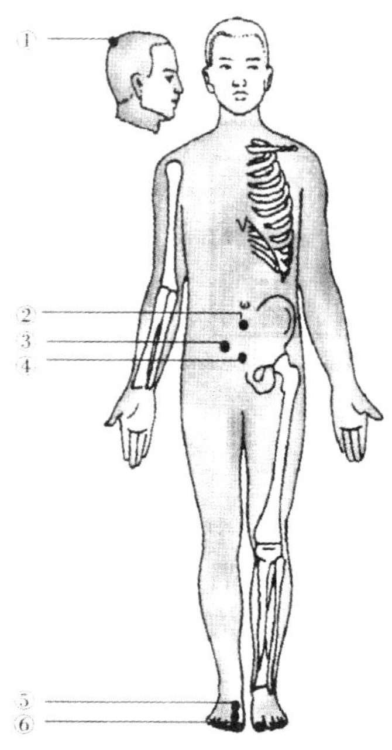

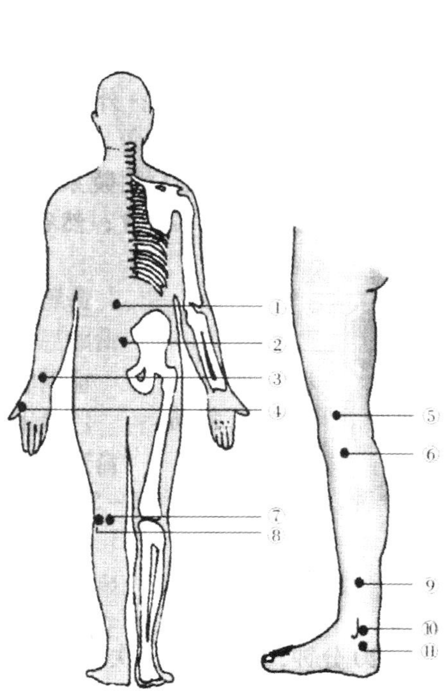

①气海俞
②膀胱俞
③外关
④合谷
⑤血海
⑥阴陵泉
⑦委中
⑧委阳
⑨三阴交
⑩太溪
⑪水泉

十八、癃闭

病症

小便点滴不利，或点滴全无。少腹急痛，或胀或不胀；或面色㿠白，神气怯弱；或烦热口渴，舌红，苔黄，脉数。

针

主穴　中极、三阴交、阴陵泉、膀胱俞、次髎。

配穴　肾气虚加关元、肾俞；湿热下注加然谷；外伤加血海。

方法　中极、关元、三阴交、血海直刺 1.2 寸；阴陵泉直刺 1.5 寸；膀胱俞、肾俞、次髎斜刺 1 ~1.5 寸；然谷直刺 1 寸。

灸

主穴　中极、关元、水道、脾俞、肾俞、三焦俞。

配穴　虚证配命门、足三里。

方法　艾条温和灸每穴 3 ~5 分钟，或艾炷灸每穴 3 ~5 壮。

附　耳针

穴位　膀胱、肾、三焦、尿道。

方法　毫针强刺激，留针 15 ~20 分钟，捻针 3 ~4 次。

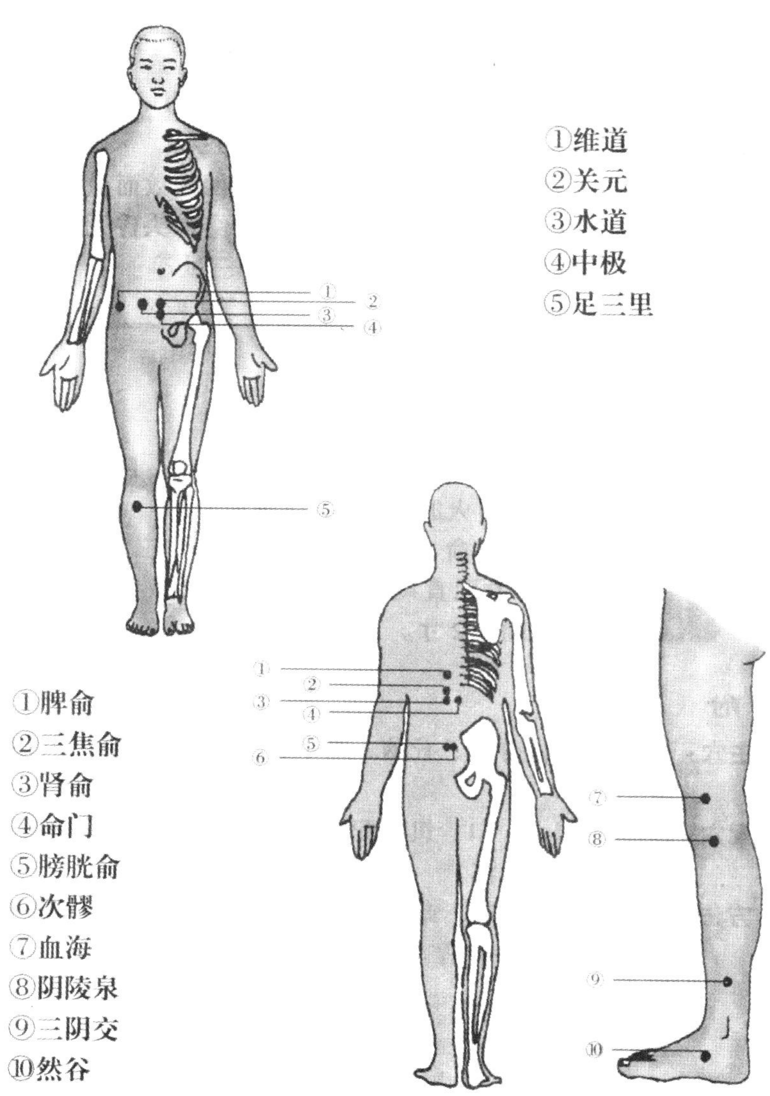
①维道
②关元
③水道
④中极
⑤足三里
①脾俞
②三焦俞
③肾俞
④命门
⑤膀胱俞
⑥次髎
⑦血海
⑧阴陵泉
⑨三阴交
⑩然谷

十九、消渴

病症

口渴引饮，多食消瘦，小便频数而量多，舌红，苔黄，脉数；或大便干结，头昏无力，腰膝酸软。

针

主穴　胰俞、肺俞、胃俞、肾俞、足三里、太溪、阴郄。

配穴　肺热加鱼际；胃火加内庭；肾气虚加关元。

方法　胰俞、肺俞、胃俞、肾俞均斜刺1寸；足三里直刺1.5寸；太溪、关元直刺1.2寸；阴郄、鱼际直刺0.5寸；内庭斜刺0.2寸。

附　耳针

主穴　胰腺点、内分泌、丘脑、缘中、皮质下、三焦、耳迷根。

配穴　渴甚加渴点、口；饥甚配饥点；尿多配膀胱、尿道；皮肤瘙痒加风溪。

方法　每次取3~5穴，毫针轻刺，留针20分钟，间日1次，10次为1疗程。

①中脘
②关元
③阴郄
④鱼际
⑤足三里
⑥内庭

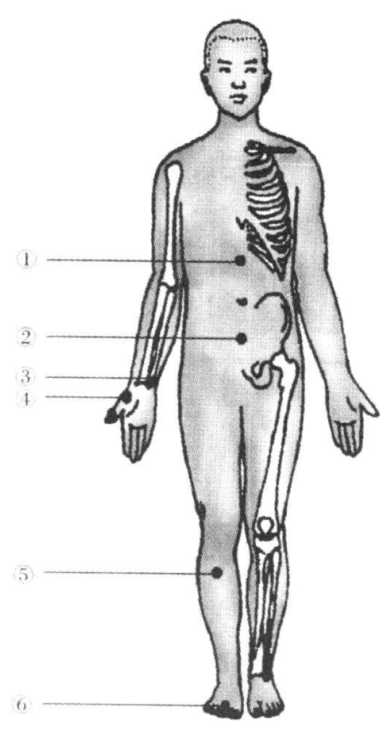

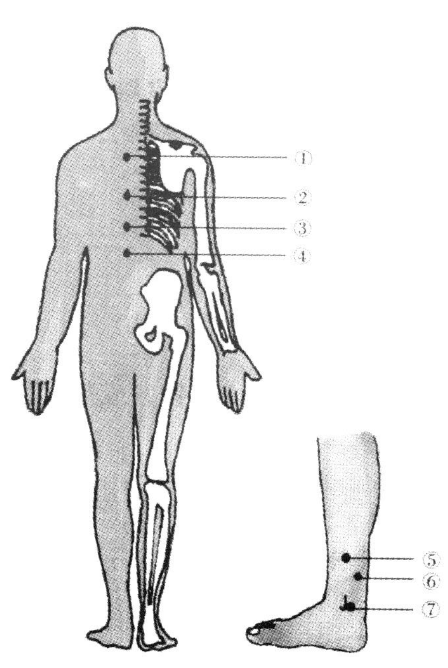

①肺俞
②胰俞
③脾俞
④肾俞
⑤三阴交
⑥复溜
⑦太溪

二十、遗精

病症

梦中遗精，夜寐不安，阳强易举，或头目晕眩，心悸，耳鸣，腰酸，精神不振等。滑精则不拘昼夜，动念则常有精液滑出，形体瘦弱，脉象细软。

针

主穴　关元、志室、三阴交、次髎。

配穴　梦遗加内关、神门；滑精加肾俞、太溪。

方法　关元、三阴交、内关、太溪直刺 1.2 寸；志室斜刺 0.8 寸；次髎斜刺 1.5 寸；神门直刺 0.5 寸；肾俞直刺 1.2 寸。

灸

见 556 页。

附　耳针

穴位　精宫、内分泌、心、肾、神门、皮质下。

方法　每次取 3～5 穴，毫针浅刺，留针 20 分钟，捻针 2～3 次。

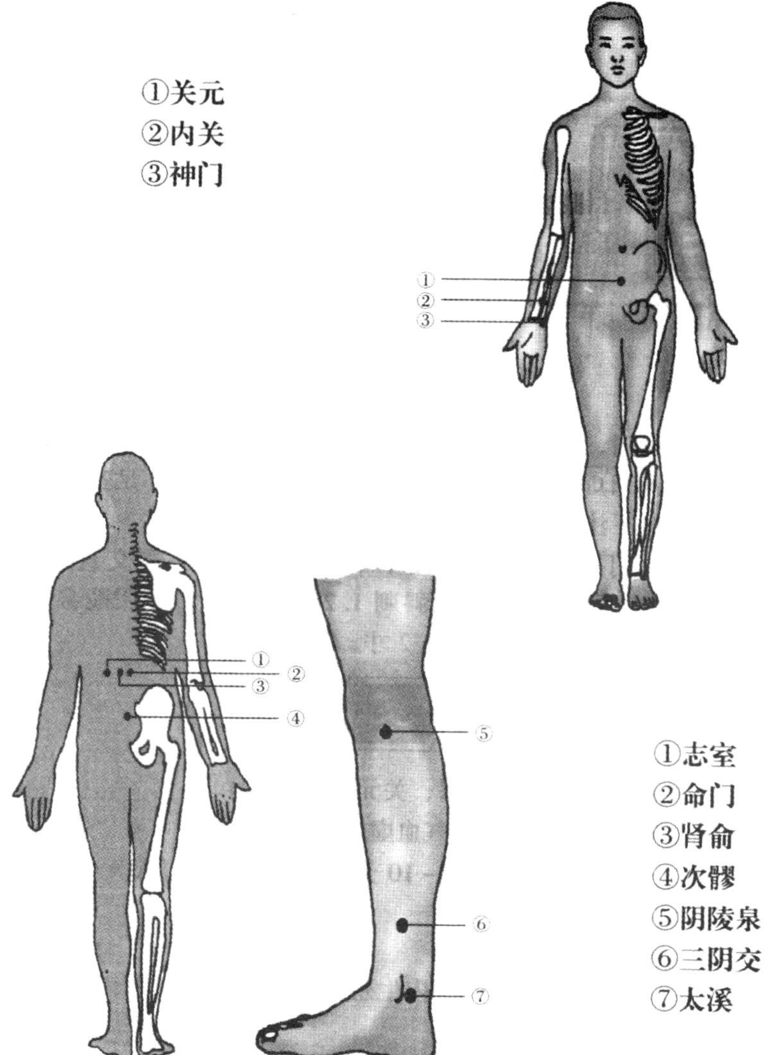
①关元
②内关
③神门
①
②
③
①
②
③
④
⑤
⑥
⑦
①志室
②命门
③肾俞
④次髎
⑤阴陵泉
⑥三阴交
⑦太溪

二十一、阳痿

病症

阴茎痿软无力，不能勃起或勃而不坚。头晕目眩，面色㿠白，神疲乏力，腰膝酸软，脉象细弱。

针

主穴　命门、肾俞、关元、三阴交。

配穴　肾阳虚加腰阳关、次髎；心脾虚加心俞、足三里；湿热下注加阴陵泉、行间。

方法　命门、心俞斜刺 1 寸；肾俞、关元、三阴交直刺 1.2 寸；腰阳关、次髎斜刺 1.2 寸；足三里，阴陵泉直刺 1.5 寸；行间斜刺 0.2 寸。

灸

主穴　命门、肾俞、次髎、关元。

配穴　肾阳虚加腰阳关；气血虚加足三里。

方法　艾条温和灸每穴 5 ~ 10 分钟，或艾炷灸每穴灸 5 壮。

附　耳针

主穴　外生殖器、睾丸、内生殖器、兴奋点、缘中、额。

配穴　肝、肾、神门。

方法　毫针轻刺，留针 15 ~ 20 分钟，日 1 次。

①关元
②阴陵泉
③足三里
④三阴交
⑤行间

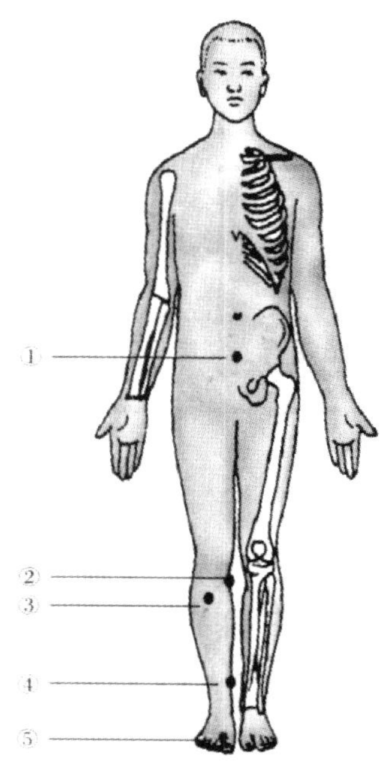

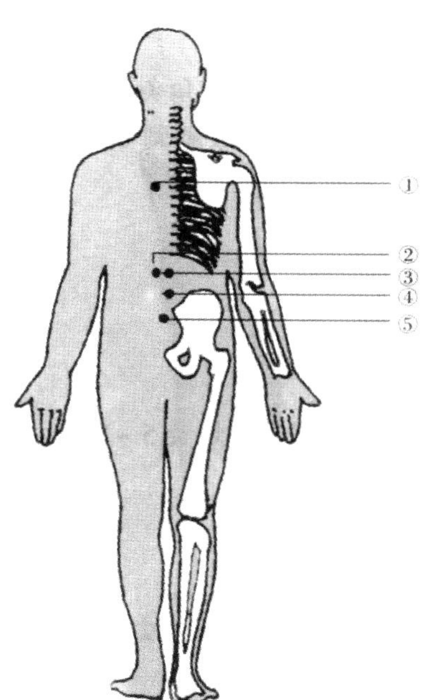

①心俞
②肾俞
③命门
④腰阳关
⑤次髎

二十二、疝气

病症

少腹痛引睾丸，或睾丸阴囊肿大胀痛。如为寒疝，则阴囊冷痛，睾丸坚硬拘急控引少腹；如为湿热疝，则阴囊肿热，睾丸胀痛；如为狐疝，则少腹“气冲”部与阴囊牵连胀痛，立则下坠，卧则入腹，久之形成阴囊偏大。

针

主穴 关元、大敦、曲泉、三阴交。

配穴 寒疝加归来；湿热疝加阴陵泉；狐疝加三角灸。

方法 关元、归来、三阴交直刺 1.2 寸；大敦斜刺 0.2 寸；曲泉、阴陵泉直刺 1.5 寸；三角灸用灸法。

灸

见 557 页。

附 耳针

穴位 外生殖器、小肠、肝、交感、神门。

方法 每次 3 ~4 穴，毫针强刺激，留针 10 ~20 分钟，日 1 次，或用耳穴贴法。

①百会
②三角灸
③气海
④关元
⑤归来
⑥足三里

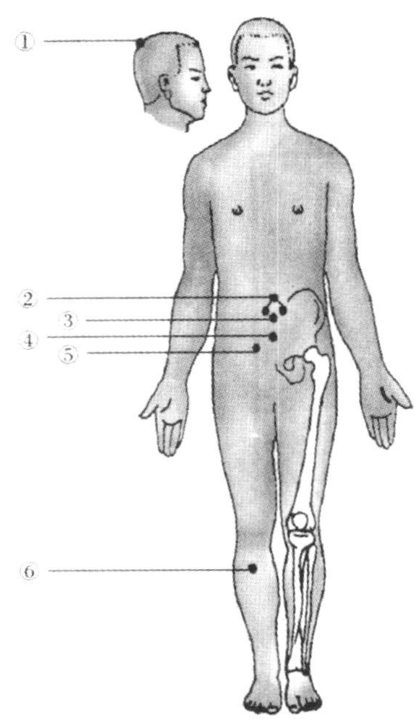

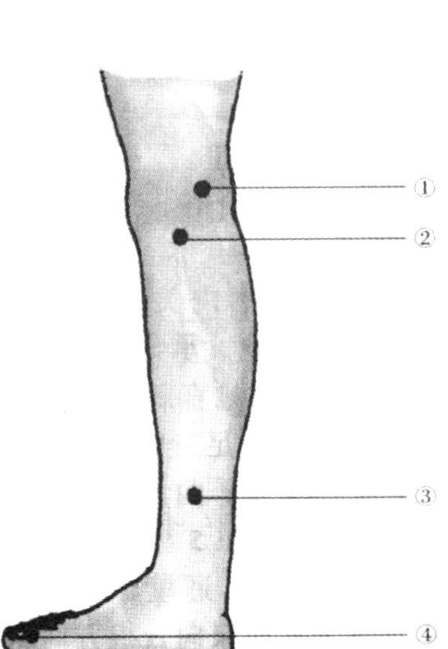

①曲泉
②阴陵泉
③三阴交
④大敦

二十三、中风

病症

中经络：突然口眼歪斜，肢体麻木，语言不利，口角流涎，甚则出现半身不遂，兼证见身体寒热，舌苔薄白，脉象弦细或浮数。中脏腑：突然昏仆，神志不清，半身不遂，舌强语涩，口眼㖞斜。如证见神志昏迷，牙关紧闭，两手握固，面赤气粗，喉中痰鸣，二便闭塞，舌苔黄腻，脉弦滑而数，为中风闭证；如证见目合口张，鼻鼾息微，手撒遗尿，四肢厥冷，汗出，脉象细微，则为中风脱证。

针

主穴　水沟、十二井、劳宫、涌泉、丰隆。

中风脱证：关元、神阙、百会、足三里。

中风偏瘫：肩髃、曲池、手三里、合谷、外关、秩边、环跳、阳陵泉、足三里、解溪。

配穴　肘挛加曲泽、尺泽；腕挛加大陵、内关；膝强配曲泉；语蹇配廉泉、通里；流涎配地仓、承浆。

方法　水沟、十二井点刺出血；劳宫、涌泉直刺0.5寸；丰隆直刺1.5寸；关元、神阙、百会、足三里艾条灸每穴10~15分钟；肩髃向下刺1.5~2寸；曲池、手三里、阳陵泉、足三里、曲泽、尺泽直刺1.5寸；合谷、外关、内关、曲泉直刺1.2寸；大陵、通里、解溪直刺0.5寸；秩边、环跳直刺2.5寸；廉泉向舌根方向斜刺1.2寸；地仓、承浆刺向患侧分别为1.2、0.8寸。

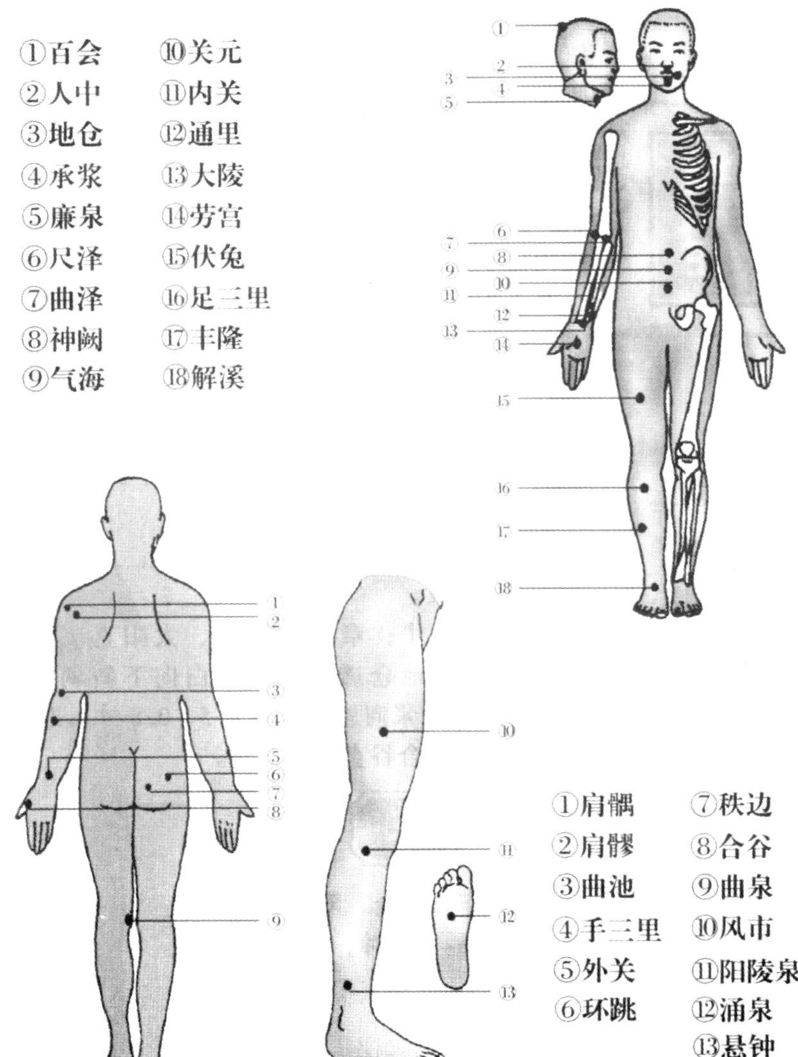
①百会
②人中
③地仓
④承浆
⑤廉泉
⑥尺泽
⑦曲泽
⑧神阙
⑨气海
⑩关元
⑪内关
⑫通里
⑬大陵
⑭劳宫
⑮伏兔
⑯足三里
⑰丰隆
⑱解溪
①肩髃
②肩髎
③曲池
④手三里
⑤外关
⑥环跳
⑦秩边
⑧合谷
⑨曲泉
⑩风市
⑪阳陵泉
⑫涌泉
⑬悬钟

二十四、面瘫

病症

睡眠醒来时，突然一侧面部麻木松弛，不能作蹙额、皱眉、露齿、鼓颊等动作。口角向健侧歪斜，漱口漏水，患侧额纹消失，鼻唇沟平坦，眼睑闭合不全，迎风流泪，少数病人初起时有耳后、耳下及面部疼痛。

针

主穴　翳风、牵正、阳白、鱼腰、四白、颧髎、地仓、颊车、合谷。

配穴　眼裂增大配太阳、攒竹；鼻唇沟浅配迎香；上唇歪配人中；下唇歪配承浆。

方法　翳风向前斜刺0.8寸；牵正、颧髎、太阳直刺0.5寸；阳白透鱼腰、地仓透颊车；四白向下斜刺0.8寸；攒竹、人中、承浆向患侧平刺0.5~0.8寸；迎香向鼻柱斜刺0.5寸；合谷直刺1.2寸。

灸

主穴　翳风、牵正、颊车、地仓、阳白、足三里。

方法　艾条温和灸每穴5~8分钟，日1次。

附　耳针

方法　毫针中等刺激三焦、面颊、脑干、皮质下、肾上腺，留针20~30分钟。

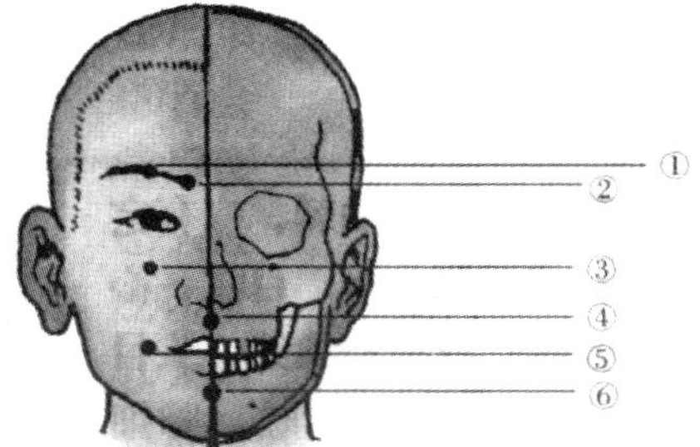

①白腰
②攒竹
③四白
④人中
⑤地仓
⑥承浆

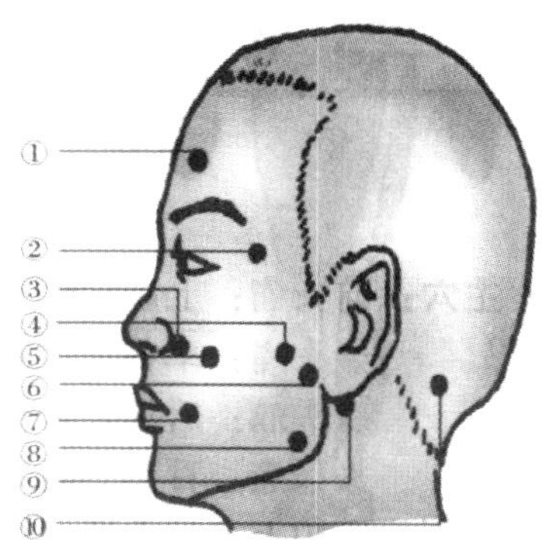

①阳白
②太阳
③迎香
④下关
⑤颧髎
⑥牵正
⑦地仓
⑧颊车
⑨翳风
⑩风池

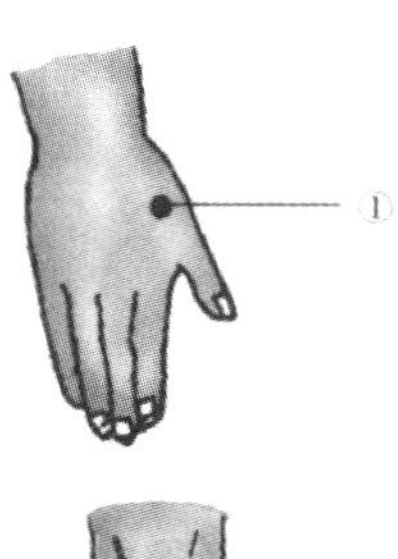

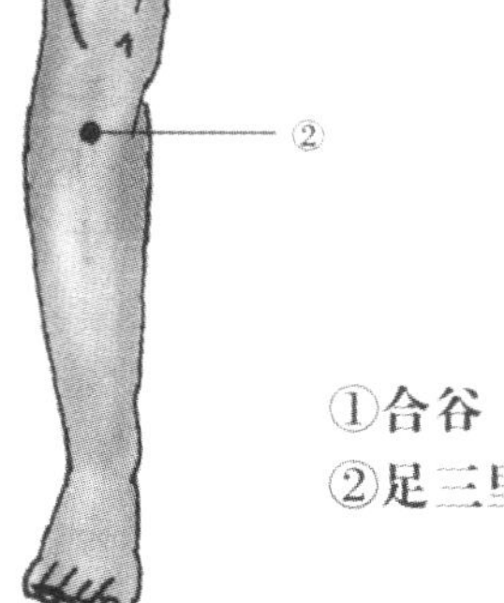

①合谷
②足三里

二十五、头痛

病症

头痛。或发时痛势阵作，如锥如刺，痛有定处，甚则头皮肿起成块；或两侧头痛，目眩，心烦善怒，口苦面赤，脉弦数；或痛势绵绵，头目昏重，神疲乏力，面色无华，畏寒喜暖，脉细弱。临床上以疼痛部位不同，分前头痛、后头痛、头顶痛、偏头痛、全头痛。

针

主穴　前头痛：上星、印堂、阳白、头维、合谷。

偏头痛：率谷、太阳、风池、和髎、液门。

后头痛：后顶、天柱、后溪、昆仑。

头顶痛：百会、通天、前顶、行间。

配穴　肝阳上亢加太冲；气血不足加足三里；血瘀加膈俞。

方法　上星、印堂、阳白、头维、前顶、百会、通天均向前平刺0.5~0.8寸；合谷、天柱、昆仑直刺1.2寸；率谷向前平刺1.2寸；太阳、和髎直刺0.5寸；风池斜刺1.2寸；液门、行间向上斜刺0.3寸；后顶向后平刺0.5寸；后溪直刺0.5寸；太冲、膈俞斜刺1寸；足三里直刺1.5寸。

灸

见559页。

①前顶
②上星
③百会
④通天
⑤后顶
⑥率谷
⑦头维
⑧禾髎
⑨印堂
⑩阳白
⑪太阳
⑫关元
⑬足三里
⑭太冲
⑮行间

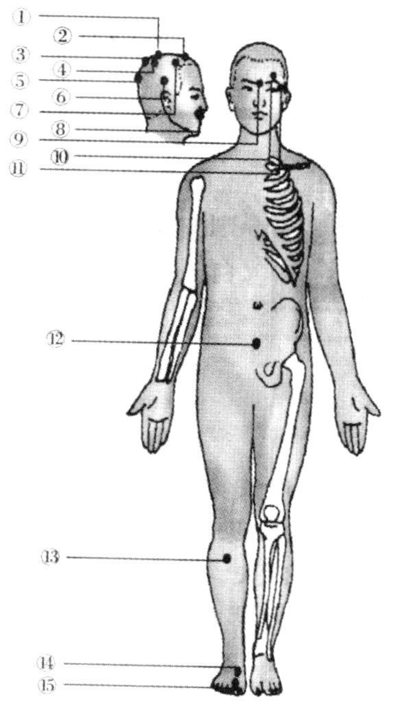

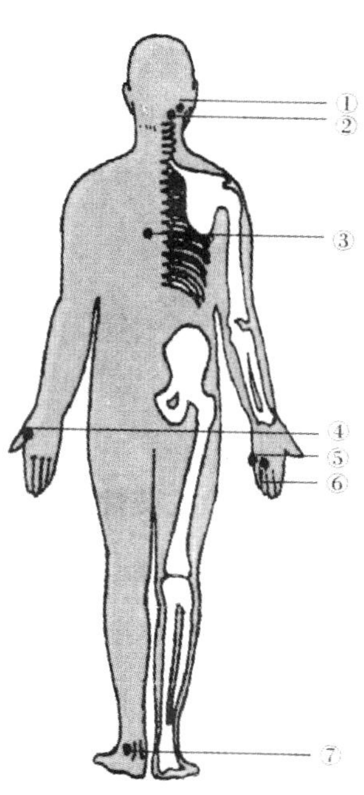

①风池
②天柱
③膈俞
④合谷
⑤后溪
⑥液门
⑦昆仑

二十六、胸痹

病症

胸闷如窒，呼吸不畅，咳嗽喘息，心悸，甚则胸痛彻背，背痛彻心，喘息不能平卧，面色苍白，自汗出，四肢逆冷，舌淡苔白，脉象沉细。

针

主穴　内关、心俞、厥阴俞、膈俞、膻中、巨阙。

配穴　阳虚加关元；痰浊加丰隆；血瘀加三阴交。

方法　内关、关元、三阴交直刺 1.2 寸；心俞、厥阴俞、膈俞斜刺 1 寸；膻中、巨阙平刺 0.5 ~0.8 寸；丰隆直刺 1.5 寸。

灸

见 559 页。

附　耳针

穴位　心、胸、交感、皮质下。

方法　每次选 3 ~5 穴，毫针强刺激，留针 30 分钟，间日 1 次，2 周为 1 疗程，或用耳穴贴压法。

①膻中
②巨阙
③郄门
④关元
⑤内关
⑥丰隆
⑦三阴交

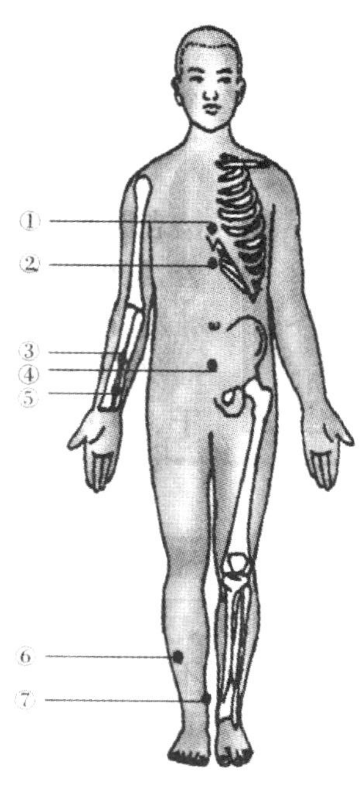

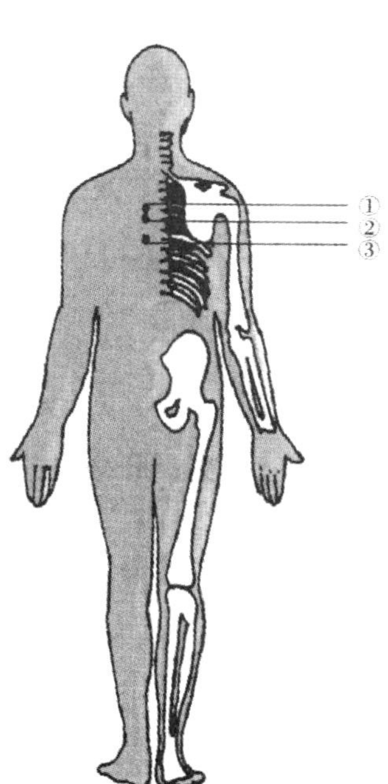

①厥阴俞
②心俞
③膈俞

二十七、胁痛

病症

一侧或两侧胁肋疼痛。或疼痛攻窜不定，每因情志因素而发，胸闷，食少，嗳气，脉弦；或胁痛，口苦，胸脘痞闷，纳呆，恶心，呕吐，便黄，苔黄腻，脉弦数；或胁痛如刺，痛处不移，入夜更甚，胁下或见癥块，舌紫黯，脉沉涩；或两胁引痛，劳累而发，口干，心中烦热，头晕目眩，舌红少苔，脉弦细。

针

主穴　内关、期门、阳陵泉、太冲。

配穴　肝血不足配肝俞、肾俞、足三里。

方法　内关直刺 1.2 寸；期门斜刺 0.8 寸；阳陵泉、足三里直刺 1.5 寸；太冲、肝俞、肾俞斜刺 1 寸。

灸

主穴　期门、支沟、肝俞、太冲。

配穴　气滞配膻中、内关；血瘀加膈俞、三阴交；肝络失养加肾俞、血海。

方法　每次选穴 3～5 个，艾条温和灸 10 分钟，或每穴艾炷灸 3～5 壮。

附　耳针

穴位　胸、肝、胆、神门、枕、交感。

方法　毫针强刺激，留针 30 分钟，或用耳穴贴压法。

①膻中
②期门
③内关
④血海
⑤足三里
⑥三阴交
⑦太冲

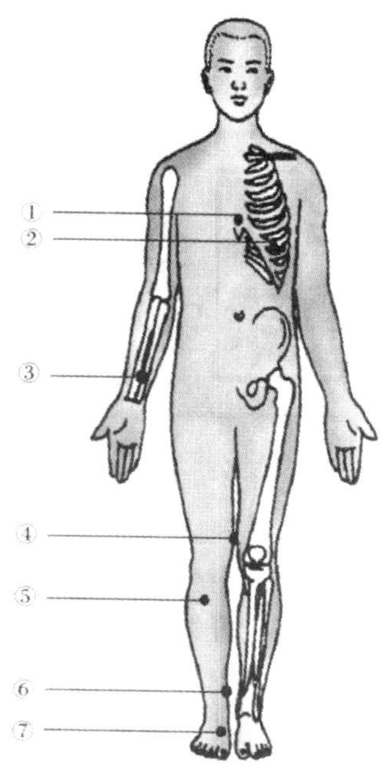

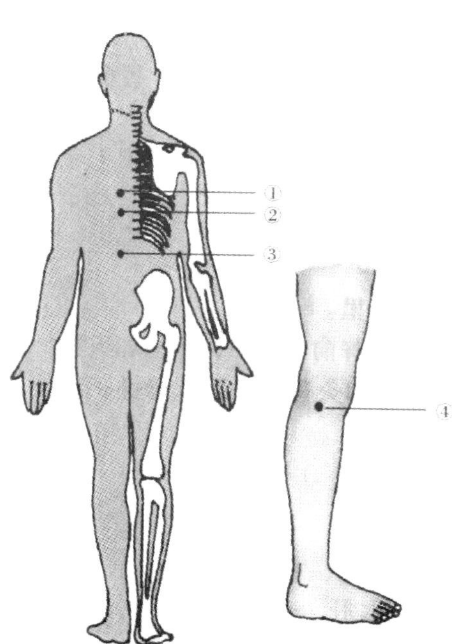

①膈俞
②肝俞
③肾俞
④阳陵泉

二十八、胃痛

病症

胃脘疼痛。或突然发作疼痛，身体寒热，局部喜暖怕冷，口淡不渴，苔白；或胃中隐隐作痛，呕恶，泛吐清水，喜暖喜按，手足不温，神疲乏力，脉虚软。如肝气犯胃，则胃脘疼痛胀满，并疼痛牵引两胁下，嗳气频频，呕逆酸苦，苔薄白，脉象沉弦。

针

主穴　中脘、足三里、内关、梁丘。

配穴　肝气犯胃加太冲、期门；脾胃虚寒加脾俞、胃俞。

方法　中脘、内关、梁丘直刺 1.2 寸；足三里直刺 1.5 寸；太冲、脾俞、胃俞斜刺 1 寸；期门沿肋间隙平刺 1 寸。

灸

见 560 页。

附　耳针

穴位　胃、脾、皮质下、神门、肝、交感。

方法　每次选 3 ~4 穴，毫针强刺激，留针 20 分钟。

①期门
②中脘
③下脘
④天枢
⑤神阙
⑥关元
⑦内关
⑧梁丘
⑨足三里
⑩太冲

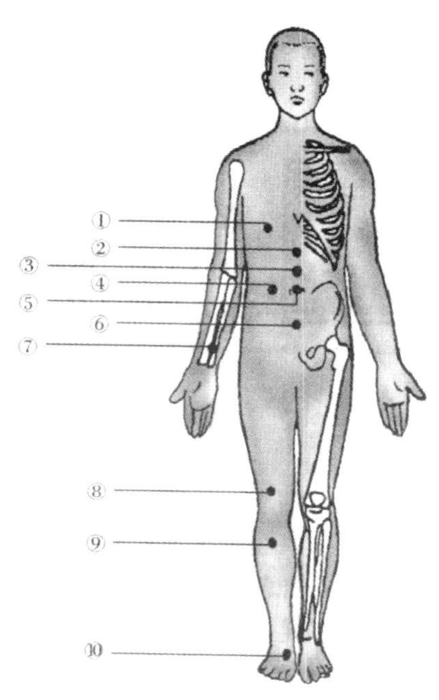

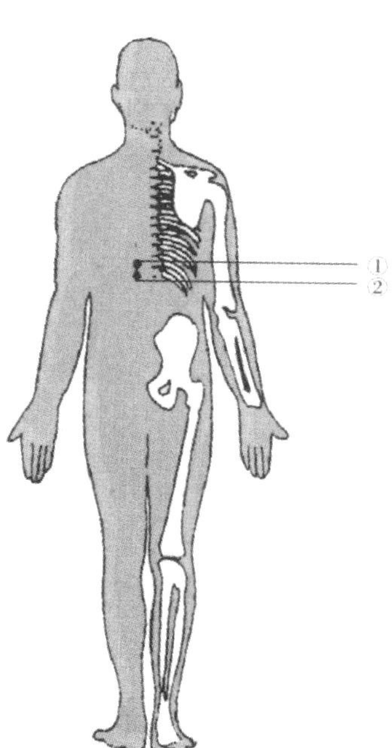

①脾俞
②胃俞

二十九、腹痛

病症

腹部疼痛，胀满，拒按，厌食，嗳腐吞酸；或腹部痞痛，痛势急暴，畏寒怕冷，大便溏薄，四肢不温；或腹痛绵绵，时发时止，痛时喜温喜按，神疲乏力，舌淡苔薄白，脉沉细。

针

主穴　中脘、神阙、天枢、足三里。

配穴　寒凝配关元；食滞配内庭；脾阳虚配脾俞、胃俞。

方法　神阙隔盐灸5～10壮，中脘、天枢、关元直刺1.2寸；足三里直刺1.5寸；内庭直刺0.2寸；脾俞、胃俞斜刺1寸。

灸

见560页。

附　耳针

主穴　大肠、小肠、脾、胃、交感、腹。

配穴　艇中、神门、枕。

方法　每次选3～5穴，毫针中等刺激，留针10～20分钟。

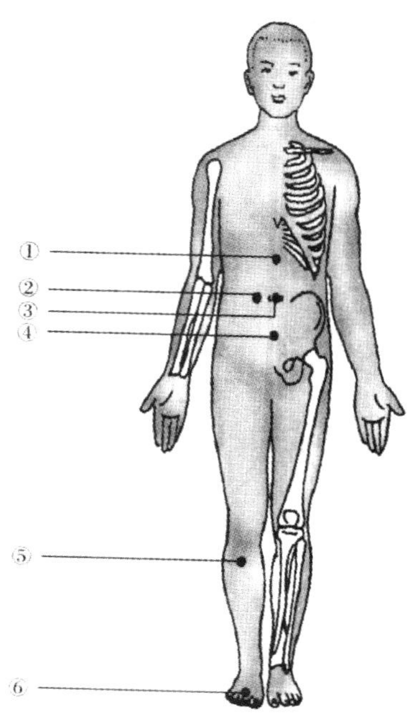

①中脘
②天枢
③神阙
④关元
⑤足三里
⑥内庭

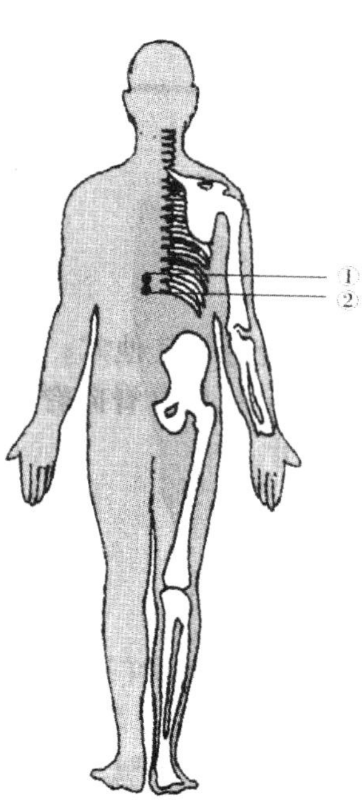

①脾俞
②胃俞

三十、腰痛

病症

腰部一侧或两侧疼痛。如外感寒湿者，则腰部冷痛重着，转侧不利，遇阴雨寒冷则发病或加重。如血瘀气滞腰肌劳损者，则腰痛固定不移，痛如针刺，轻者俯仰不便，重者因痛剧而不能转侧。如肾虚腰痛者，则腰部酸软空虚，隐隐作痛，绵绵不已，腿膝无力，劳累后则更甚，卧则减轻，有的可伴有神疲乏力倦怠、面色㿠白、手足不温、精冷等证；有的可伴有心烦失眠、口燥咽干、手足心热、尿黄、舌红、苔黄、脉数等证。

针

主穴　肾俞、腰阳关、腰夹脊、委中。

配穴　急性腰扭伤配腰痛点。

方法　先针腰痛点，让病人活动 20 分钟后再针其他穴；肾俞直刺 1.2 寸；腰阳关向上斜刺 1.2 寸；腰夹脊向脊柱方向斜刺 1 ~ 1.2 寸；委中直刺 1.5 寸。

灸

见 561 页。

①命门
②肾俞
③志室
④腰夹脊
⑤腰阳关
⑥腰痛穴
⑦委中

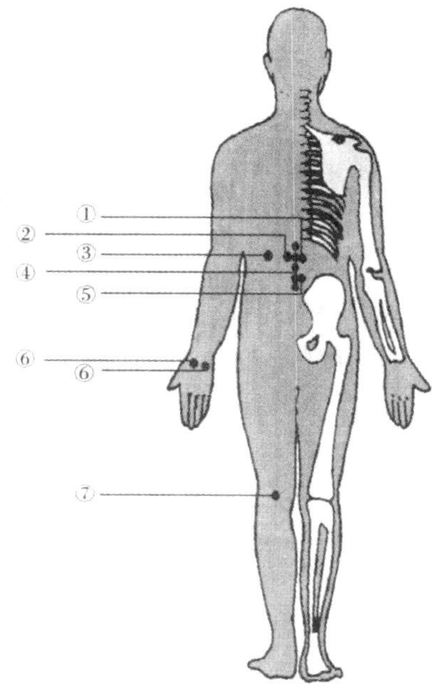

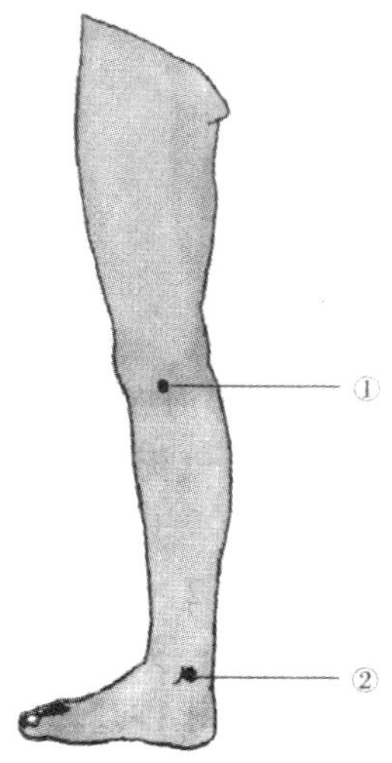

①阴陵泉
②太溪

三十一、痹证

病症

风寒湿痹：肢体关节酸痛，活动则疼痛加剧，或部分肌肉酸重麻木，迁延日久，可致肢体拘急，甚则各部大小关节肿大。如风气偏重者，则疼痛呈游走性；如寒气偏重者，则局部痛甚而冷，得热可减轻；如湿气偏重者，则肢体沉重酸痛。风热湿痹：关节疼痛，痛处有灼热感，或见红肿，痛不可触近，得冷则舒缓，关节活动障碍，并兼有发热、口渴、烦闷不安、舌苔黄燥、脉象滑数等证。

针

主穴　肩部：肩髃、肩髎、肩贞、肩前。

肘部：曲池、肘髎、手三里、少海。

腕部：阳溪、阳池、腕骨、外关。

髀部：环跳、居髎、髀关。

膝部：犊鼻、鹤顶、足三里、阳陵泉。

踝部：申脉、昆仑、丘墟、太溪、照海、商丘。

配穴　行痹加膈俞、风池；痛痹加关元、气海；着痹加阴陵泉、三阴交；热痹加大椎、曲池。

方法　膈俞斜刺 1 寸；风池向鼻尖斜刺 1.2 寸；关元、气海直刺 1.2 寸；大椎向前斜刺 1.2 寸；关节附近诸穴，根据肌肉丰厚的不同分别直刺或斜刺 1 ~2.5 寸。除热痹外，以上各穴均可用艾条温和灸，每个关节部位 5 ~10 分钟，

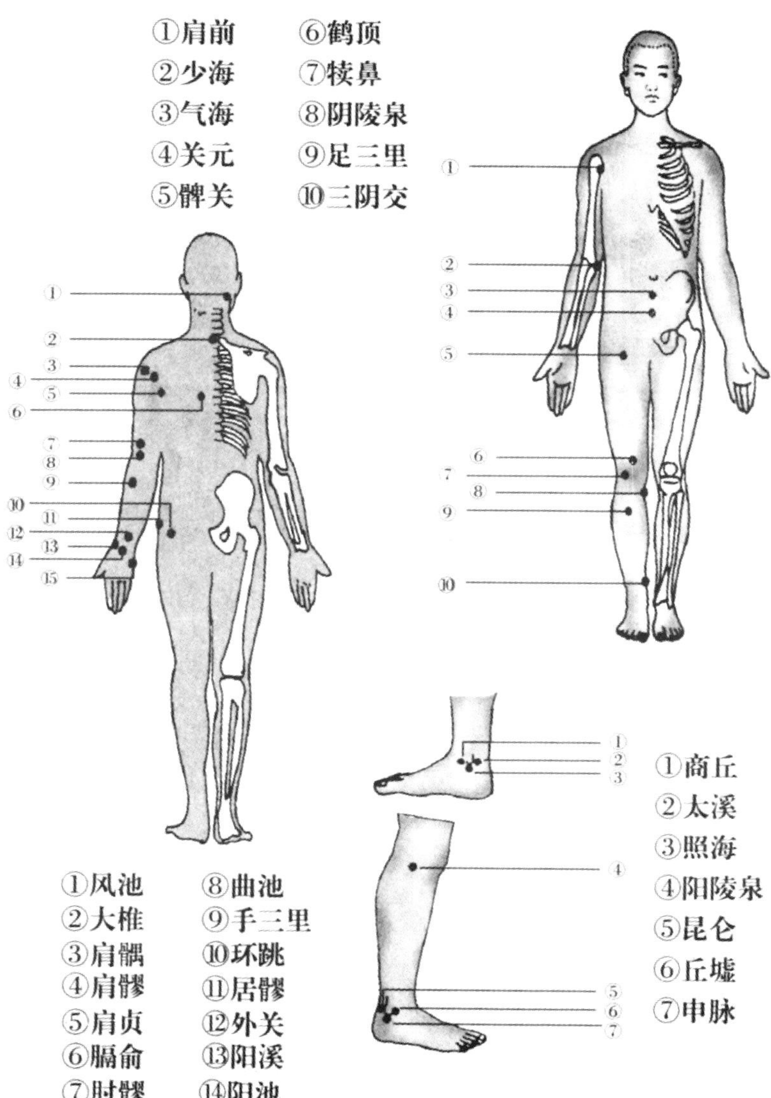
①肩前
②少海
③气海
④关元
⑤髀关
⑥鹤顶
⑦犊鼻
⑧阴陵泉
⑨足三里
⑩三阴交
①风池
②大椎
③肩髃
④肩髎
⑤肩贞
⑥膈俞
⑦肘髎
⑧曲池
⑨手三里
⑩环跳
⑪居髎
⑫外关
⑬阳溪
⑭阳池
⑮腕髎
①商丘
②太溪
③照海
④阳陵泉
⑤昆仑
⑥丘墟
⑦申脉

三十二、痿证

病症

四肢肌肉弛缓无力，运动障碍，肌肉日渐消瘦，日久则肌肉萎缩不用。如为肺热阴伤，则有发热，咳嗽，心烦，口渴，小便短赤；如为湿热蕴蒸，则见体重，胸闷，小便混浊，苔黄腻，脉濡数；如为肝肾不足，则见有腰脊酸软无力，遗精早泄，头目晕眩，舌苔红，脉细数。

针

主穴　肩髃、曲池、手三里、合谷、阳溪、髀关、伏兔、梁丘、足三里、解溪。

配穴　肺热加尺泽、肺俞；胃热加内庭、中脘；湿热加内庭、阴陵泉。

方法　肩髃向下斜刺 1.5 寸；曲池、手三里、足三里、尺泽、阴陵泉直刺 1.5 寸；合谷、中脘、梁丘直刺 1.2 寸；阳溪、解溪直刺 0.5 寸；髀关、伏兔直刺 2 寸；肺俞斜刺 1 寸；内庭向上斜刺 0.5 寸。

灸

见 562 页。

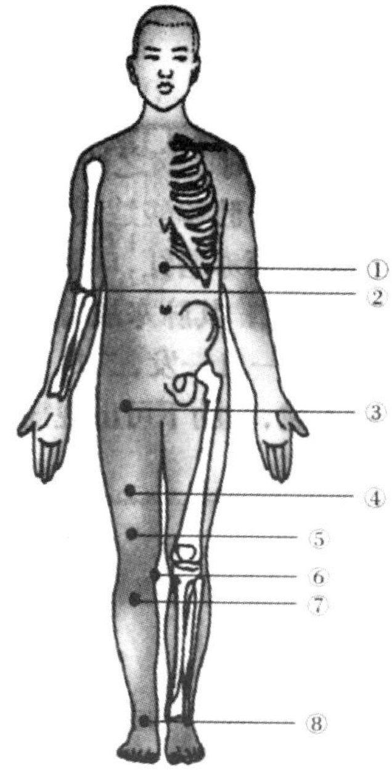

①中脘
②尺泽
③髀关
④伏兔
⑤梁丘
⑥阴陵泉
⑦足三里
⑧解溪

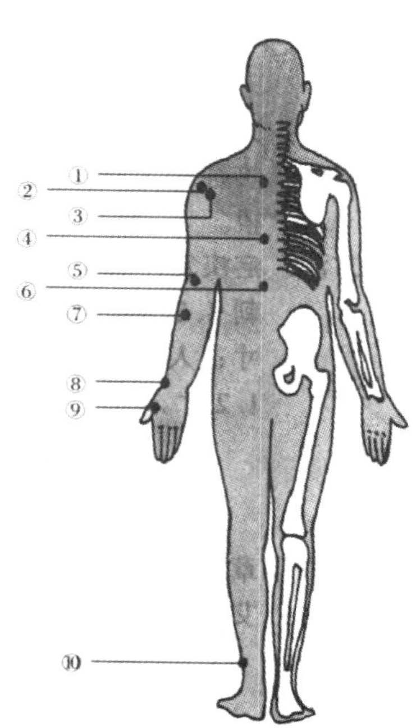

①肺俞
②肩髃
③肩髎
④肝俞
⑤曲池
⑥肾俞
⑦手三里
⑧阳溪
⑨合谷
⑩悬钟

三十三、疟疾

病症

寒热往来，汗出而息，休作有时。病之初，呵欠乏力，毛孔栗起，旋即寒战鼓颔，肢体酸楚，继而内外皆热，体若燔炭，头痛如裂，面赤唇红，口渴引饮，得汗则热退身凉。舌苔白腻，其脉寒战时弦紧，发热时滑数。间时而作，有一日一发、二日一发、三日一发的。如果久疟不愈，左肋下可出现痞块，按之作痛或不痛，叫作疟母。

针

主穴　大椎、后溪、间使。

配穴　热甚加十宣：痉厥加人中、内关；痞块加章门、痞根。

方法　疟疾发作前1～2小时针刺，十宣穴点针出血，大椎斜刺1.2寸；后溪直刺0.5寸；间使、内关直刺1.2寸；人中向上斜刺0.3寸；章门直刺1寸；痞根直刺1.2寸。

灸

主穴　章门、痞根。

方法　艾条灸，每穴5～10分钟，或5～10壮，连灸3天。

①人中
②章门
③间使
④内关
⑤十宣

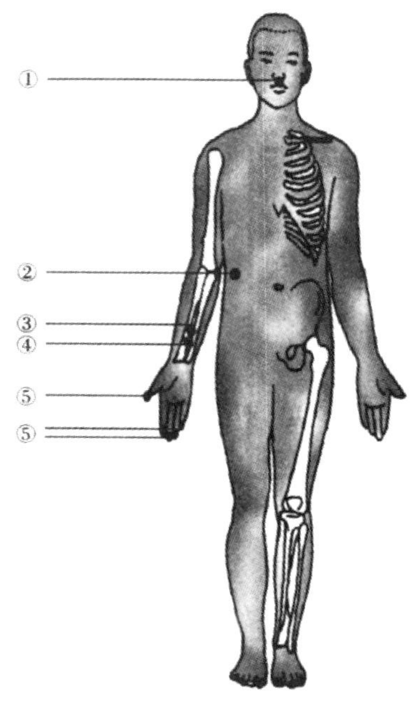

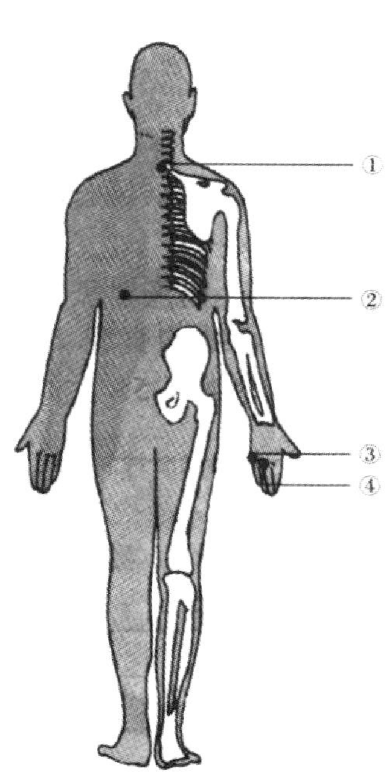

①大椎
②痞根
③后溪
④液门

三十四、坐骨神经痛

病症

臀部、大腿后侧、小腿后外侧及足部发生烧灼样或针刺样疼痛，活动则疼痛加重。如属原发性坐骨神经痛，起病呈急性或亚急性发作，沿坐骨神经有放射痛和明显的压痛点，起病数日最剧烈，经数周或数月则渐渐缓解，常因感受外邪而诱发。如属继发性坐骨神经痛，除原发病症外，咳嗽、喷嚏、排便等均可使疼痛加剧，腰椎旁有压痛及叩击痛，腰部活动障碍，活动时下肢有放射性疼痛感。

针

主穴　腰2~5夹脊、秩边、环跳、殷门、承山、委中、昆仑。

配穴　承扶、风市、阳陵泉、悬钟。

方法　每次选3~5个压痛明显的穴位针刺，腰夹脊向脊柱斜刺1.2寸；秩边、环跳、殷门、承扶均直刺2~2.5寸；委中、承山、风市、阳陵泉均直刺1.5~2寸；昆仑、悬钟直刺1~1.5寸。

灸

见563页。

①肾俞
②腰2～5夹脊
③秩边
④环跳
⑤承扶
⑥殷门
⑦委中
⑧承山

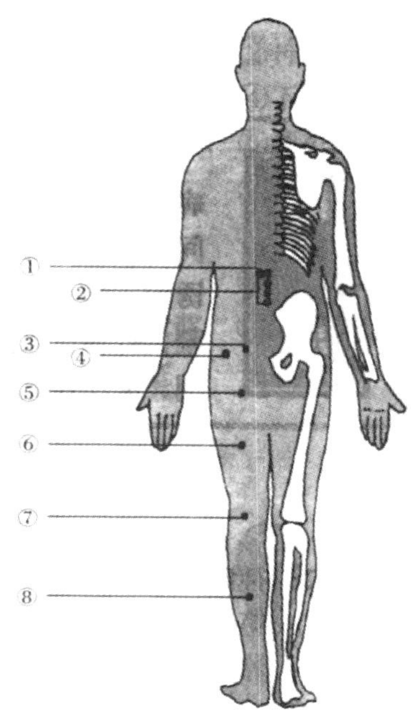

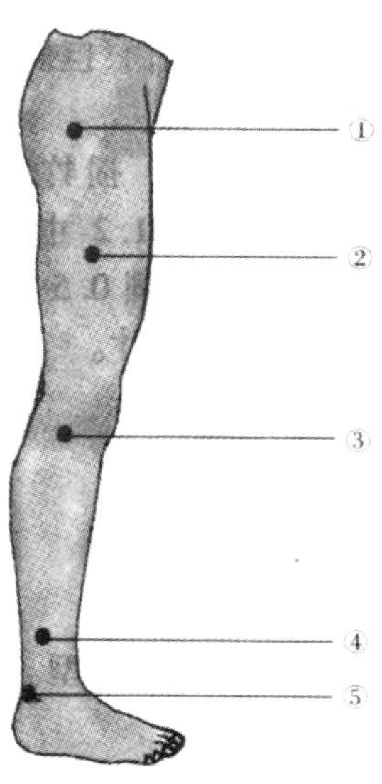

①环跳
②风市
③阳陵泉
④悬钟
⑤昆仑

三十五、三叉神经痛

病症

疼痛突然发作，以面颊和上、下颌部为主，病发时间短暂，数秒钟或数分钟后缓解，一段时间后又可反复发作，并常因触及面部的某一点而诱发，疼痛时呈阵发性闪电样剧痛，其痛如刀割、针刺、火灼，可伴有痛侧面部肌肉抽搐、流泪、流涕及流涎等现象。

针

主穴 神庭、百会、合谷、三间、内庭。

配穴 第一支痛加攒竹、阳白、鱼腰；第二支痛加四白、巨髎、颧髎；第三支痛加夹承浆、颊车、下关。

方法 主穴重刺激，配穴轻刺激。神庭、百会、攒竹、阳白、鱼腰均平刺0.5~0.8寸；合谷直刺1.2寸；三间、内庭、巨髎、颧髎、颊车、下关均直刺0.5~0.8寸；四白向下斜刺0.5寸；夹承浆斜刺0.5寸。

灸

主穴 翳风、下关、颊车、颧髎、地仓、阳白、合谷。

配穴 寒甚加关元。

方法 艾条温和灸，每穴3~5分钟。此法多用于风寒型。

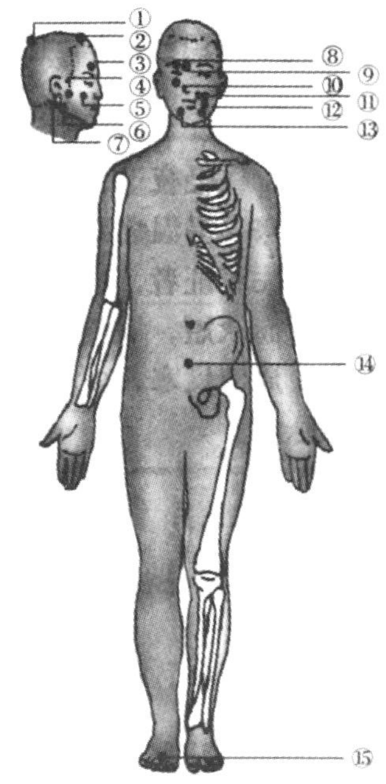

①百会　⑧鱼腰
②神庭　⑨攒竹
③阳白　⑩四白
④下关　⑪禾髎
⑤颧髎　⑫地仓
⑥颊车　⑬夹承浆
⑦翳风　⑭关元
　　　　⑮内庭

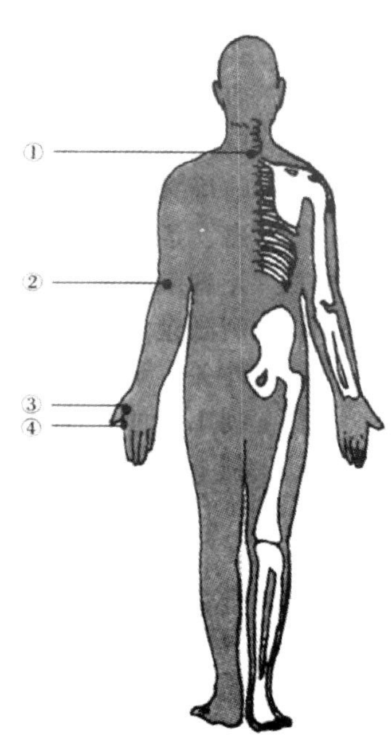

①大椎
②曲池
③合谷
④三间

三十六、漏肩风（肩关节周围炎）

病症

风寒外感者，肩部散漫疼痛，昼轻夜重，动则疼痛加剧，活动受限，局部畏寒，得温痛减，舌淡苔白，脉浮弦或浮紧；经脉失养证者，肩痛日久，肩部筋经肌肉失养，挛缩而软短，举臂不及头，后旋不及背，酸痛乏力，局部畏寒，得温则减，受寒则剧，舌淡苔白，脉细。

针

主穴　肩髃、肩髎、肩贞、曲池、外关。

配穴　肩内廉痛加天府、尺泽；肩外廉痛加臑俞、小海；肩前廉痛加臂臑；项强加大柱、风池；病早期加阳陵泉、条口。

方法　先刺阳陵泉，强刺激 20 分钟，并嘱患者活动上肢，后刺激余穴如下：肩髎、肩髃向下斜刺 1.5 寸；肩贞、外关、天府、臑俞、臂臑直刺 1.2 寸；曲池、尺泽直刺 1.5 寸；小海平刺 1.5 寸；天柱直刺 1 寸；风池斜刺 1.2 寸；阳陵泉、条口直刺 2～2.5 寸。

灸

见 564 页肩凝。

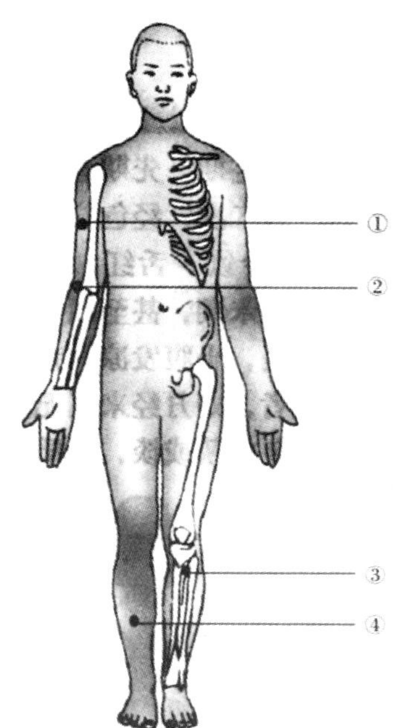

①天府
②尺泽
③阳陵泉
④条口

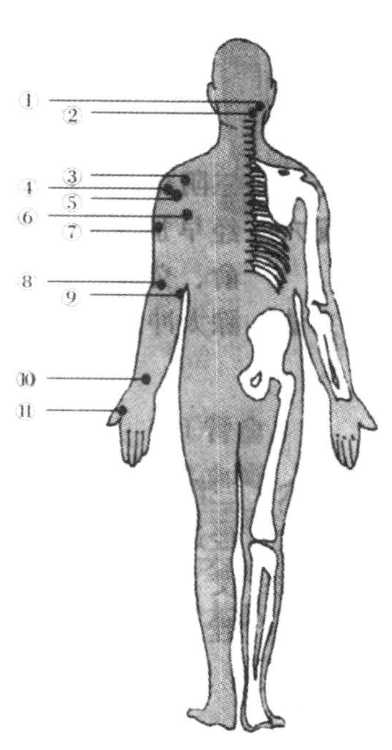

①风池 ⑥肩贞
②天柱 ⑦臂臑
③臑俞 ⑧曲池
④肩髃 ⑨小海
⑤肩髎 ⑩外关
⑪合谷

三十七、月经不调

病症

月经或先期或后期或先后不定期。先期者，即月经提前而至，甚至经行一月二次，经色鲜红而紫，伴有烦热，口干渴而喜冷饮，舌红，苔黄，脉数；后期者，即月经推迟未潮，甚至四五十天一次，经色暗淡，畏寒喜暖，小腹发凉，舌淡苔白，脉迟弱；先后不定期者，即月经来潮无固定期限，经量或多或少，经色或紫或淡，体质虚弱，面色萎黄，舌淡，脉象细涩。

针

主穴　三阴交、关元、气海。

配穴　经早加太冲、太溪；经迟加血海、归来；经乱加肾俞、交信。

方法　除太冲、肾俞斜刺 1 寸外，其余各穴均直刺 1.2 寸。

灸

见 564 页。

①气海
②关元
③归来
④足三里
⑤太冲

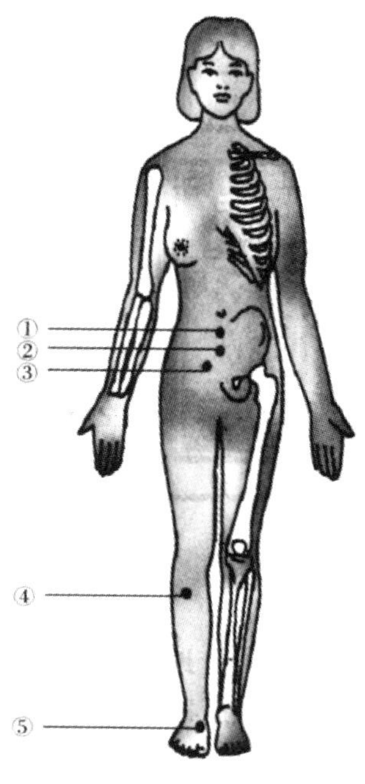

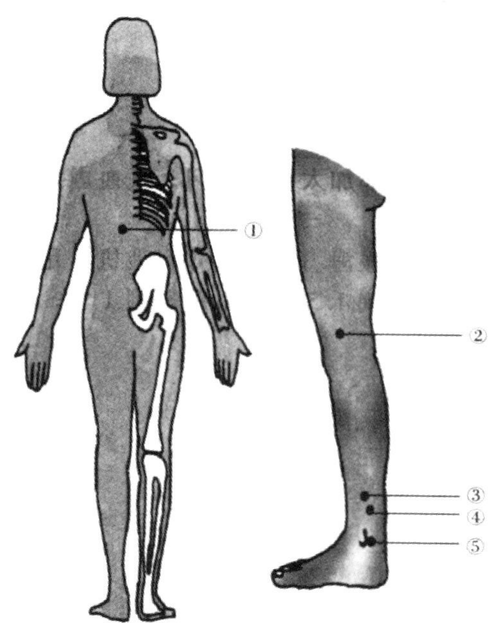

①肾俞
②血海
③三阴交
④交信
⑤太溪

三十八、痛经

病症

实证：行经不畅，少腹疼痛。血瘀者，腹痛拒按，经色紫红而夹有血块，下血块后痛即缓解，脉象沉涩，舌质紫黯；气滞者，胀甚于痛，或胀连胸胁，胸闷泛恶，脉象弦。虚证：月经净后腹痛，痛势绵绵不休，少腹柔软，喜温喜按，经量减少，并每伴有腰酸肢倦、纳呆、心悸、头晕、舌淡、脉弱等证。

针

主穴　地机、三阴交、关元。

配穴　寒凝加气海、次髎；肝郁加太冲、期门；气血虚加血海、足三里。

方法　三阴交、关元、气海、血海直刺 1.2 寸；地机、足三里直刺 1.5 寸；次髎斜刺 1.5 寸；太冲斜刺 1 寸；期门沿肋间隙平刺 1 寸。

灸

见 565 页。

①期门
②气海
③关元
④归来
⑤中极
⑥足三里
⑦太冲

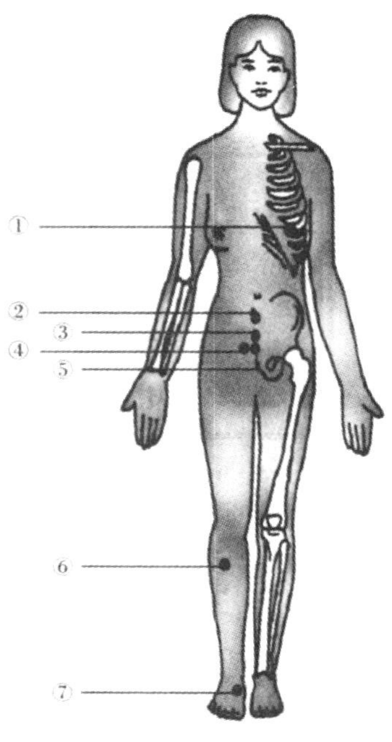

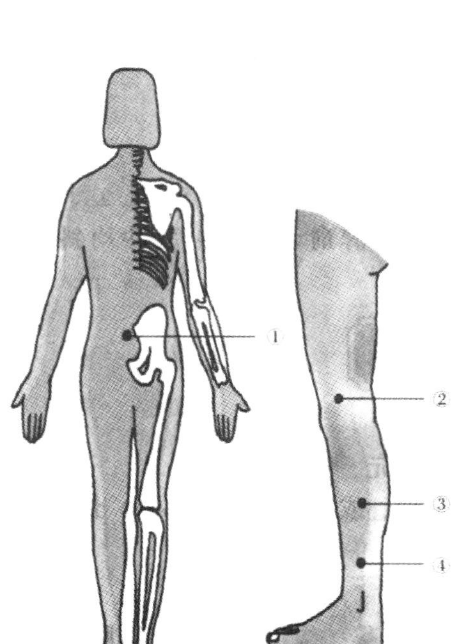

①次髎
②血海
③地机
④三阴交

三十九、经闭

病症

如果血枯经闭，则经量逐渐减少，终乃闭止，并见有纳呆食少，大便稀溏，面色唇爪色泽不荣，头晕心悸，精神疲倦，舌淡脉细涩；如果血滞经闭，则月经闭止，少腹作胀作痛，并伴有烦热、口渴、胸闷等证，重证时则腹部出现癥瘕，大便干结，肌肤甲错，舌质紫黯或瘀点，脉沉弦而涩。

针

主穴　中极、地机、三阴交、合谷、归来。

配穴　血枯加肾俞、脾俞、肝俞；气滞加太冲、气海。

方法　中极、三阴交、合谷、归来、气海均直刺 1.2 寸；地机直刺 1.5 寸；肾俞、脾俞、肝俞、太冲均斜刺 1 寸。

灸

主穴　三阴交、合谷、气海。

配穴　气滞加太冲；血凝加关元、气海。

方法　艾条灸每穴 5～10 分钟，或艾炷灸每穴 5～10 壮。

附　耳针

方法　毫针中强刺激子宫、卵巢、缘中、内分泌、肝、脾、肾等其中 3～5 穴，留针 20 分钟，间日 1 次。

①气海
②关元
③归来
④中极
⑤足三里
⑥太冲

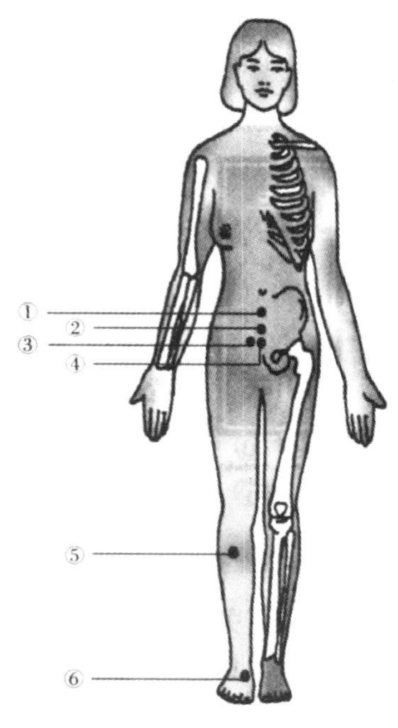

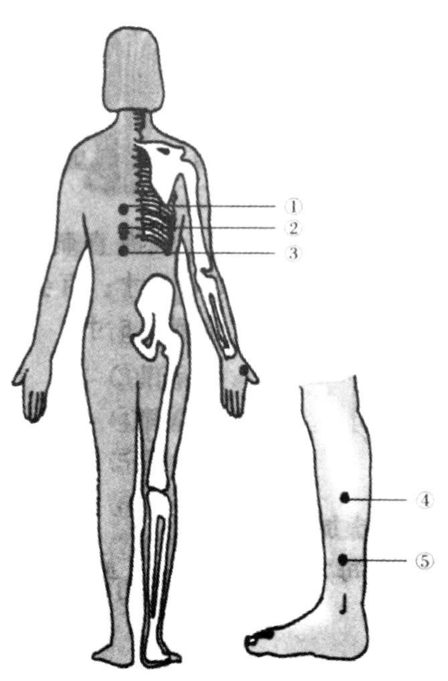

①肝俞
②脾俞
③肾俞
④地机
⑤三阴交

四十、崩漏

病症

崩中漏下。初起血量多，颜色紫红，血浓稠而夹有瘀块，腹痛拒按，便秘，口干作渴，是为实热者；血色鲜红，头晕耳鸣，心悸失眠，午后潮热，是为阴虚者；病久漏下，血色淡或晦暗，少腹冷痛，面色㿠白，神疲乏力，倦怠嗜卧，胃纳减少，是为气虚者。漏久不止，或崩血过多，出现昏厥，面色苍白，冷汗淋漓，呼吸急促，四肢逆冷，脉微欲绝。

针

主穴　关元、三阴交、隐白。

配穴　血热加血海、水泉；阴虚加太溪、复溜；气虚加百会、气海；肝郁加太冲；血瘀加地机。

方法　关元、三阴交、血海、太溪、复溜、气海直刺 1.2 寸；隐白向上斜刺 0.3 寸；水泉直刺 0.5 寸；百会向前平刺 0.8 寸；太冲斜刺 1 寸；地机直刺 1.5 寸。

灸

见 566 页。

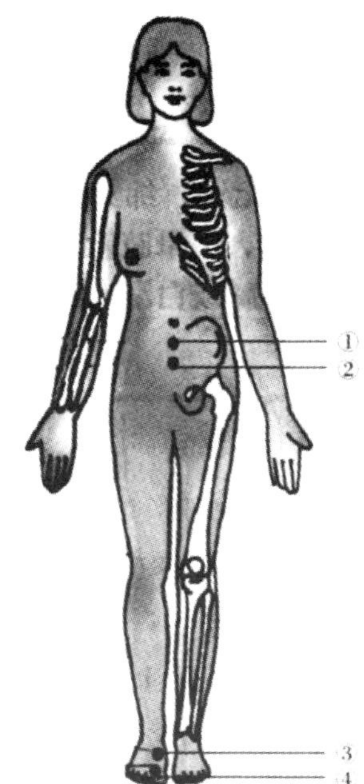

①气海
②关元
③太冲
④行间

①血海
②地机
③三阴交
④复溜
⑤太溪
⑥水泉
⑦隐白

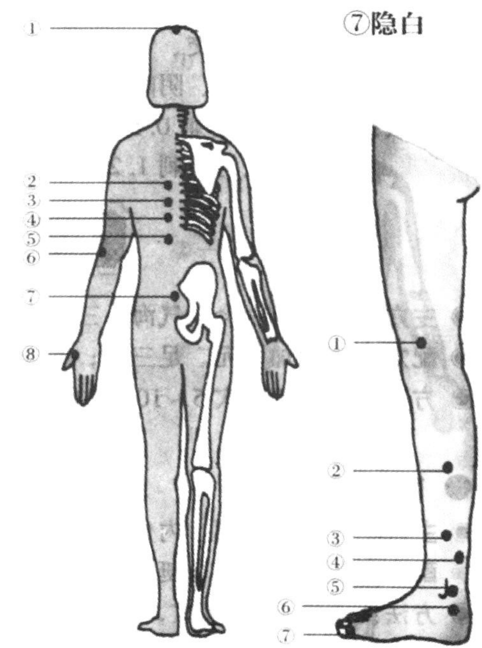

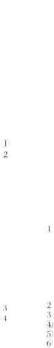

①百会
②膈俞
③肝俞
④脾俞
⑤肾俞
⑥曲池
⑦次髎
⑧合谷

四十一、白带过多

病症

带下量多，色白气腥，质稠无臭，绵绵不断，伴有腰膝酸重无力，神疲乏力，头晕肢软，食欲不振，便溏腹冷，舌淡苔白或腻或白滑，脉象缓弱或沉迟。

针

主穴　带脉、三阴交、气海、白环俞。

配穴　湿热加行间、阴陵泉；寒湿加关元、足三里。

方法　行间向上斜刺0.5寸；阴陵泉、足三里直刺1.5寸；其余各穴均直刺1.2寸。

灸

见566页。

附　耳针

主穴　耳尖、宫颈、内分泌、三焦、肾上腺、脾。

配穴　腹坠胀加腹、艇中，腰酸痛加腰骶椎。

方法　每次取3～5穴，毫针中强刺激，留针30分钟，间日1次，或用耳穴贴压法。

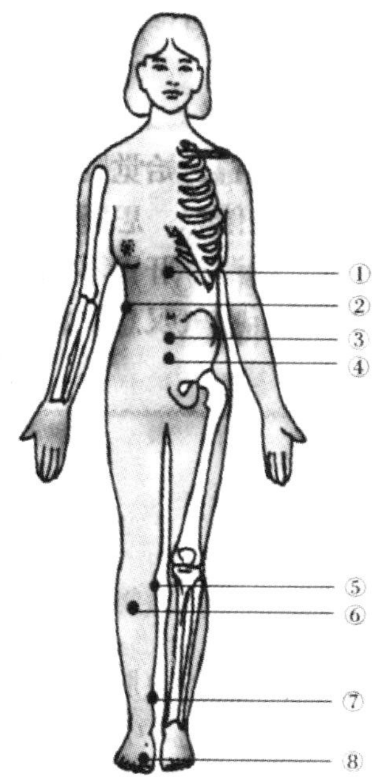

①中脘
②带脉
③气海
④关元
⑤阴陵泉
⑥足三里
⑦三阴交
⑧行间

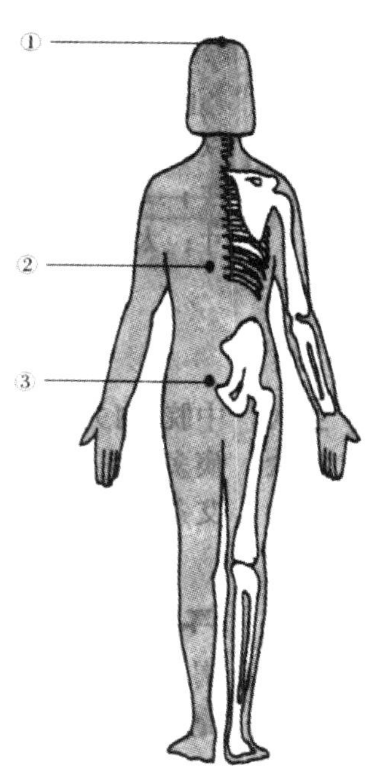

①百会
②脾俞
③白环俞

四十二、妊娠恶阻

病症

脾胃虚弱者，妊娠四五十天左右，始觉脘腹痞胀，呕恶不食或食入即吐，四肢倦怠，思睡懒言，舌质淡或边有齿印，苔白，脉滑；肝胃不和者，呕吐苦水或酸水，脘闷胀痛，嗳气叹息，精神抑郁，舌淡苔白，脉弦滑。

针

主穴　内关、足三里、中脘、百会。

配穴　胸闷加加膻中；呕酸加太冲；痰滞加丰隆。

方法　以上诸穴均以毫针浅刺，弱刺激。内关、中脘直刺 1 寸；足三里、丰隆直刺 1.2 寸；百会、膻中平刺 1 寸；太冲斜刺 1 寸。

灸

主穴　中脘、内关、足三里、太冲。

配穴　痰多加丰隆；脾胃虚寒加脾俞、胃俞、关元。

方法　艾条灸，每穴 5 ~10 分钟，或艾炷灸，每穴每次 3 ~5 壮。

附　耳针

穴位　胃、脾、肝、三焦、神门。

方法　毫针轻刺，留针 20 分钟，日 1 次，10 次为 1 疗程。

①膻中
②中脘
③关元
④内关
⑤足三里
⑥丰隆
⑦太冲
⑧内庭

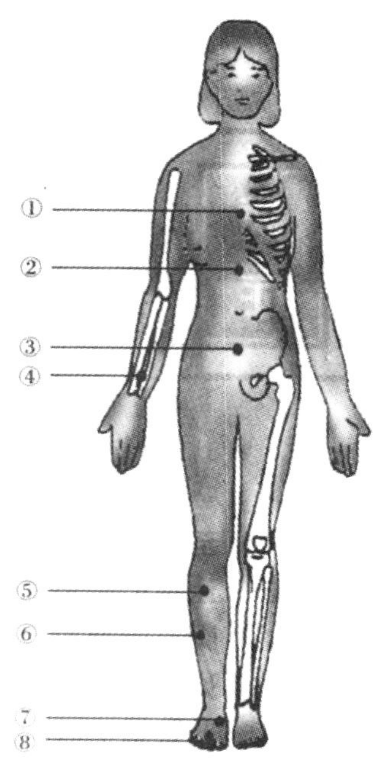

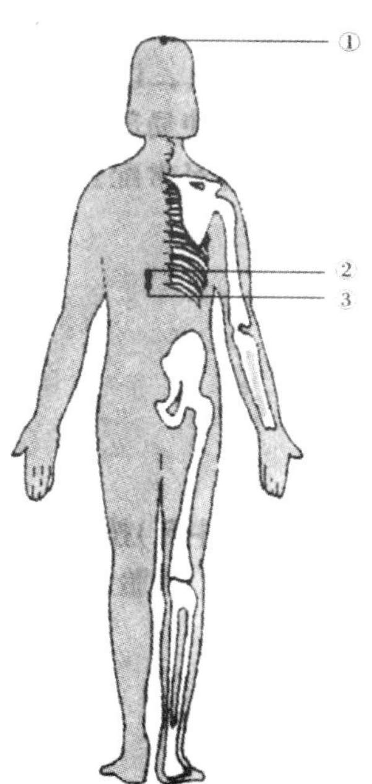

①百会
②脾俞
③胃俞

四十三、胎位不正

病症

胎位异于胞宫的正常位置，如臀位、横位等；原因有多种，中医认为气血阻滞、肾阳受损，是导致胎位不正的主要原因。

灸

见 567 页。

附　耳穴贴压

主穴　子宫。

配穴　内分泌、神门、交感、肾。

方法　耳穴消毒后，将准备好的王不留行籽（中药）按压在穴位上，并轻轻揉按 2 ~3 分钟，每天 1 次，至胎正为止。

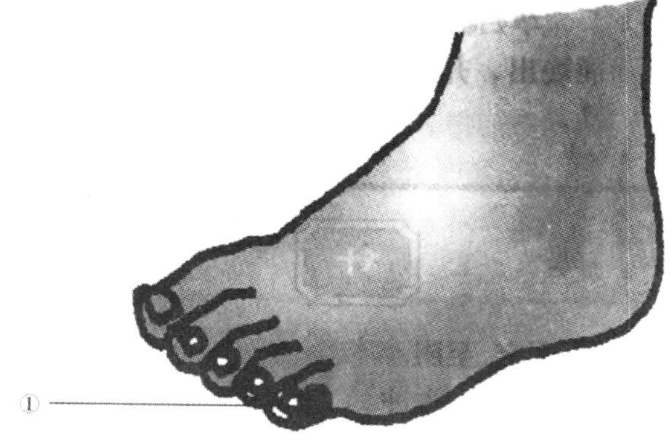

①至阴

四十四、滞产

病症

孕妇临产时浆水已下，阵痛减弱，胎儿却不能娩出，并伴有精神疲倦，脉象沉细，甚或散乱。

针

主穴　合谷、三阴交、至阴。

配穴　独阴、足三里、太冲。

方法　最好能补合谷、泻三阴交，然后强刺激其他各穴。合谷、三阴交直刺1.2寸；至阴向上斜刺0.2～0.3寸；独阴直刺0.2寸；足三里直刺1.5寸。

灸

见567页。

附　耳针

穴位　子宫、内分泌、皮质下、膀胱、肾。

方法　毫针刺，中强刺激，每穴3～5分钟，捻转1次。

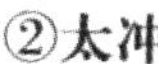

①足三里
②太冲

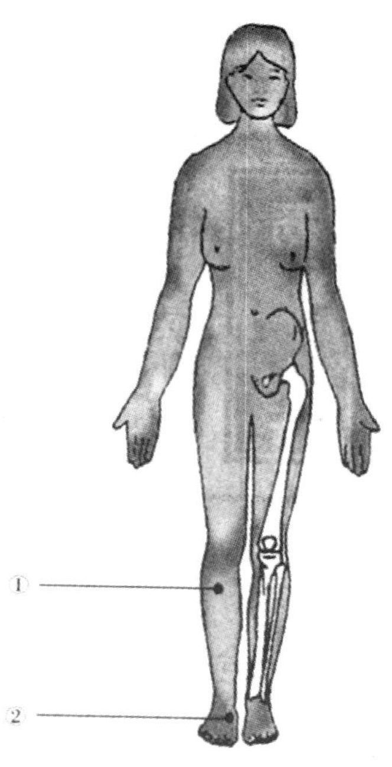

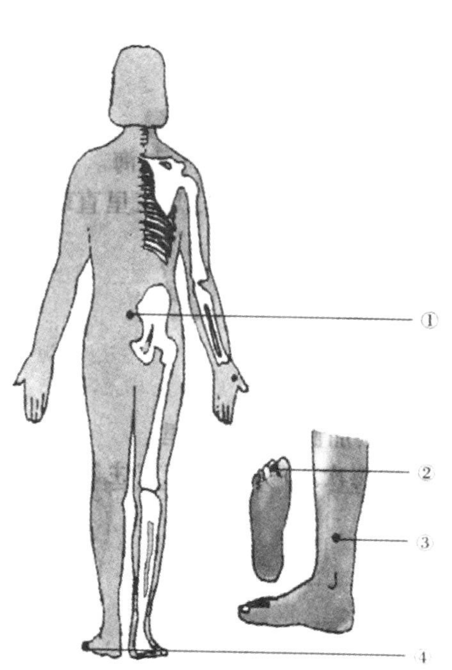

①次髎
②里内庭
③三阴交
④至阴

四十五、胞衣不下

病症

如果是气虚，产后胞衣不下，少腹微胀，按之不痛，有块不坚，阴道流血量多，色淡，并伴有面色㿠白，头晕心悸，神疲气短，畏寒喜暖，舌淡苔薄白，脉虚弱。如果是血瘀，产后胞衣不下，小腹疼痛，拒按，按之有块而硬，恶露甚少，色黯红，面色紫暗，舌质黯红，脉沉弦或沉涩。

针

主穴　合谷、三阴交、至阴、昆仑、独阴。

配穴　气虚者加关元、足三里；血瘀者加中极、气海。

方法　至阴穴斜刺 0.2 寸；独阴直刺 0.3 寸；足三里直刺 1.5 寸；其余各穴均直刺 1.2 寸。

灸

见 567 页。

附　耳针

方法　毫针中强刺激子宫、内分泌、皮质下、肾、脾、肝，留针 20～30 分钟，或用耳穴贴压法。

①膻中
②神阙
③气海
④关元
⑤中极
⑥足三里
⑦三阴交

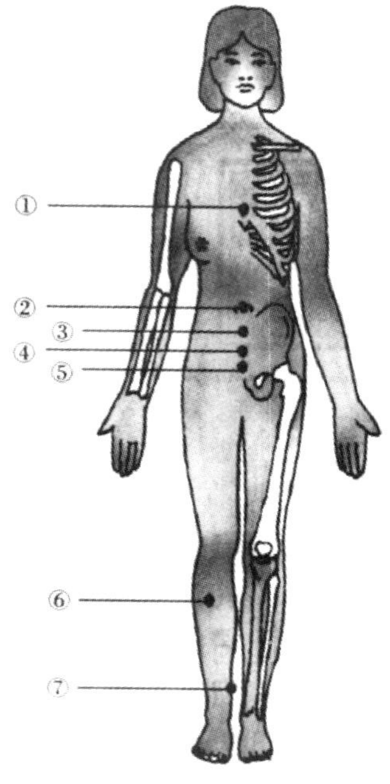

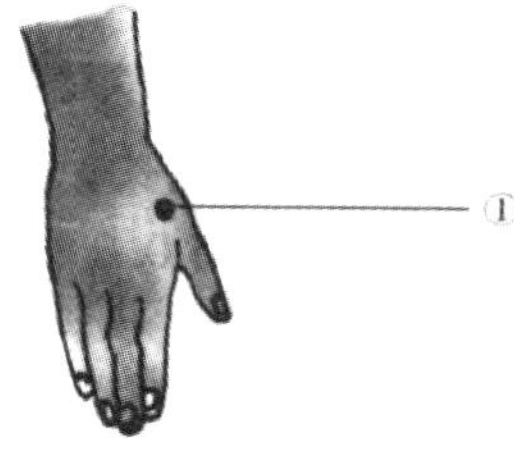

①合谷
②里内庭
③至阴

四十六、乳痈

病症

乳房结块，并红、肿、热、痛，证重时则腐烂化脓外溃。本病往往发生在产后哺乳期间，尤以初产妇为多见。

针

主穴　肩井、乳根、足三里、内庭、内关。

配穴　乳汁胀满加膻中、少泽；恶寒发热加合谷、曲池；气滞加期门、太冲。

方法　肩井斜刺 0.5 寸；乳根、期门沿肋间平刺 1 寸；足三里直刺 1.5 寸；内庭斜刺 0.3 寸；内关、合谷直刺 1.2 寸；膻中平刺 1 寸；少泽向上斜刺 0.2 寸；曲池直刺 1.5 寸；太冲斜刺 1 寸。

灸

见 568 页。

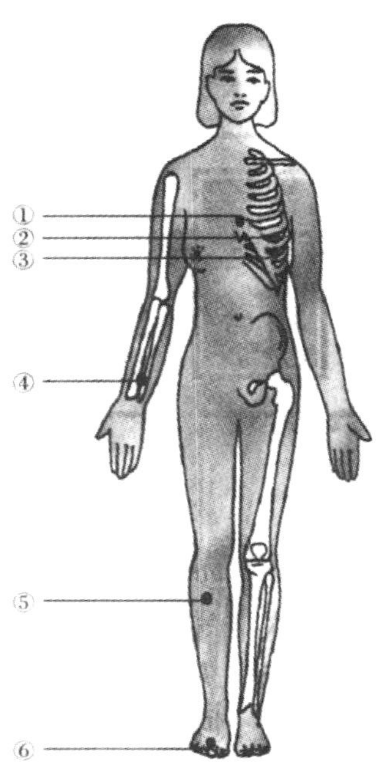

①膻中
②乳根
③期门
④内关
⑤足三里
⑥内庭

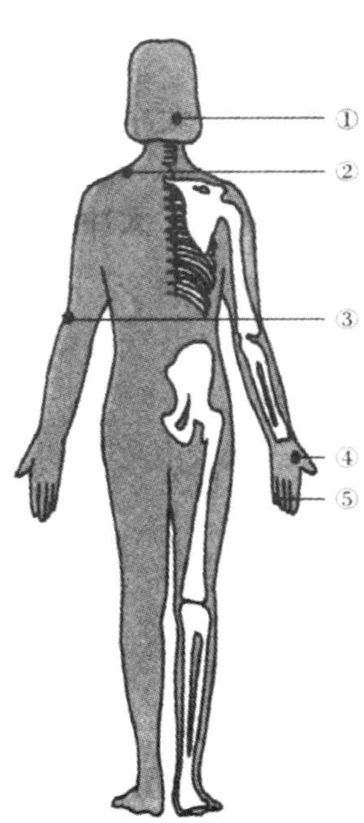

①风池
②肩井
③曲池
④合谷
⑤少泽

四十七、乳缺

病症

乳少甚至全无，乳汁清稀，乳房柔软而无胀痛感，面色唇爪无华，心悸气短，纳少便溏，舌淡红，脉细弱；或乳汁不行，乳房胀硬而痛，胸胁胀满，食欲减退，大便干结，小便短赤，舌苔薄黄，脉弦或弦数。

针

主穴　少泽、膻中、乳根。

配穴　气血虚加足三里、脾俞；肝气郁加期门、太冲。

方法　少泽斜刺0.2寸；膻中平刺1.2寸；乳根、期门沿肋间隙平刺1寸；足三里直刺1.5寸；脾俞、太冲斜刺1寸。

灸

见568页。

附　耳针

穴位　胸、脾、肝、胃、内分泌。

方法　毫针刺，中强刺激，留针15~20分钟，或用耳穴贴压法。

①膻中
②乳根
③期门
④足三里
⑤太冲

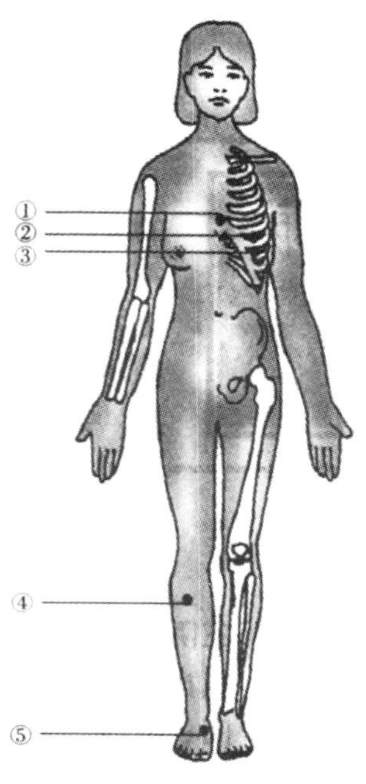

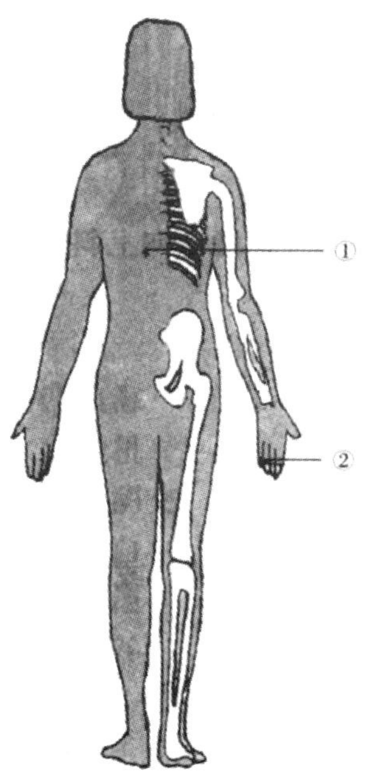

①脾俞
②少泽

四十八、产后恶露不下

病症

“恶露”，是指产妇分娩后，由阴道内排出的余血和浊液。产后恶露不下临床正常见有气滞和血瘀两种。产后恶露不下，或下亦甚少，小腹胀痛，胸胁胀满，舌淡苔薄白，脉象弦，是为气滞；产后恶露甚少或不下，色紫暗，小腹疼痛拒按，痛处有块，舌紫黯，脉涩，是为血瘀。

针

主穴　三阴交、地机、中极。

配穴　气虚加关元、气海；血瘀加血海、合谷；血热加行间、隐白。

方法　地机直刺 1.5 寸；行间斜刺 0.3 寸；隐白向上斜刺 0.2 寸；其余各穴均直刺 1.2 寸。

灸

见 568 页。

附　耳针

方法　毫针中强刺激子宫、神门、交感、内分泌、肝、脾、肾等其中 3 ~4 穴，留针 15 ~20 分钟。

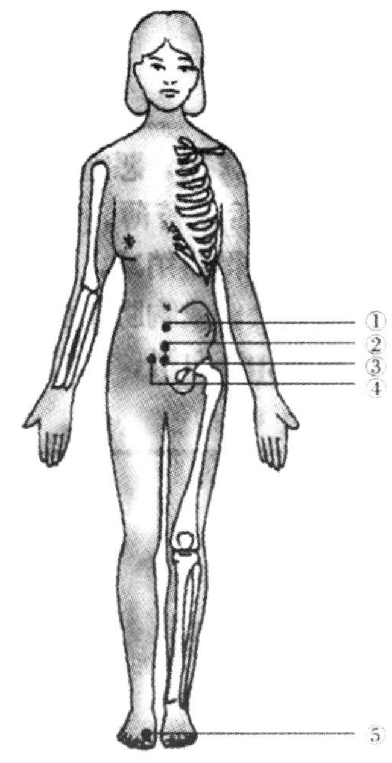

①气海
②关元
③中极
④归来
⑤行间

①血海
②地机
③三阴交
④隐白
⑤曲池
⑥合谷

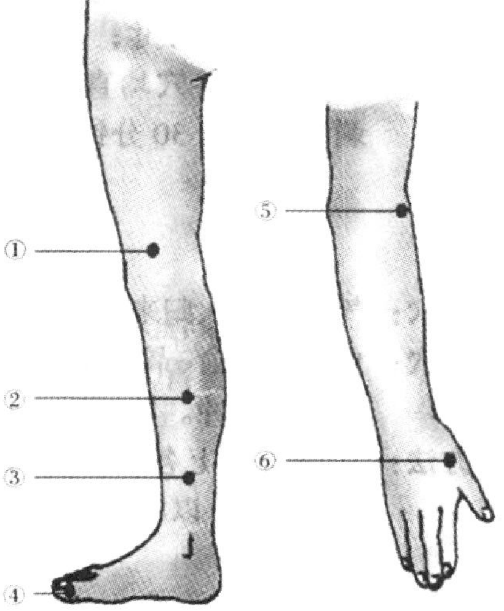

四十九、产后腹痛

病症

产后小腹隐隐作痛，腹软而喜按，恶露量少色淡，头晕耳鸣，大便干燥，舌淡苔薄，脉虚细；或产后小腹疼痛、拒按；或得热稍减，恶露量少，涩滞不畅，色紫暗而有块；或胸胁胀痛，面色青白，四肢不温，舌质黯，苔白滑，脉沉紧或弦涩。

针

主穴　关元、气海、三阴交、隐白。

配穴　血虚加足三里、血海；血瘀加地机、归来；气滞加太冲。

方法　隐白斜刺 0.2 寸；足三里、地机直刺 1 寸；太冲斜刺 1 寸；其余各穴均直刺 1.2 寸。又单取三阴交，中强度刺激，留针 30 分钟，中途捻转多次。

灸

见 569 页。

①期门
②气海
③关元
④归来
⑤血海
⑥足三里
⑦地机
⑧三阴交
⑨太冲
⑩隐白

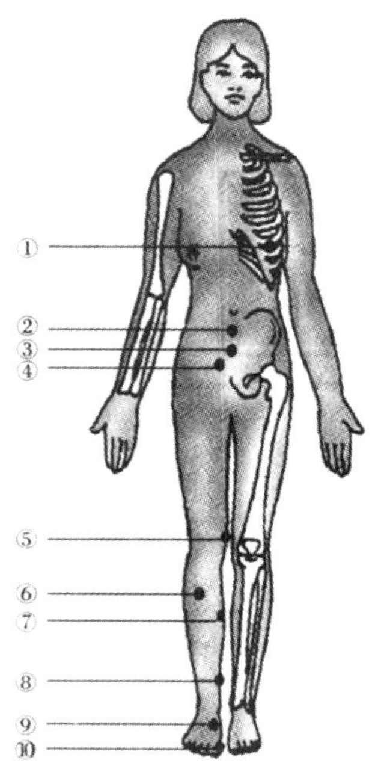

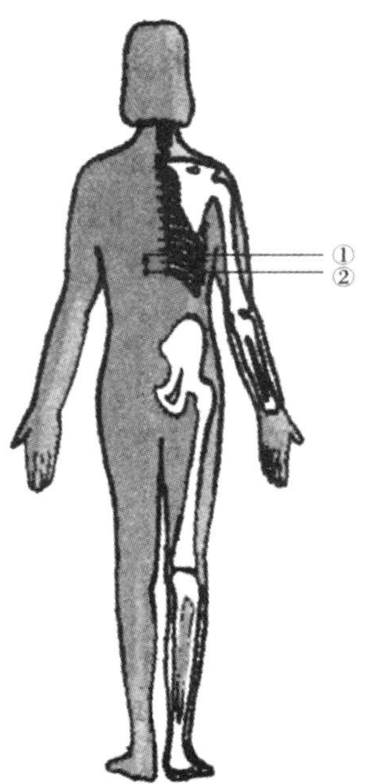

①脾俞
②胃俞

五十、产后血晕

病症

产后阴道出血量多，人突然昏晕，面色苍白，心悸，愦闷不适，昏不知人，甚则四肢厥冷，冷汗淋漓，舌淡无苔，脉微欲绝或浮大而虚。

针

主穴　百会、关元、三阴交、人中。

配穴　血虚气脱加足三里、气海；小腹胀痛加归来、地机；胸闷心悸加内关；抽搐加合谷、太冲。

方法　百会平刺 0.8 寸；人中向上斜刺 0.2 寸；足三里、地机直刺 1.2 寸；太冲斜刺 1 寸；其余各穴均直刺 1.2 寸。

灸

见 569 页。

附　耳针

穴位　神门、心、肝、交感、子宫、皮质下、缘中。

方法　毫针强刺激，留针 1 ~2 小时，间歇运针，或用耳穴贴压法，重按。

①人中
②神阙
③气海
④关元
⑤归来
⑥内关
⑦足三里
⑧太冲

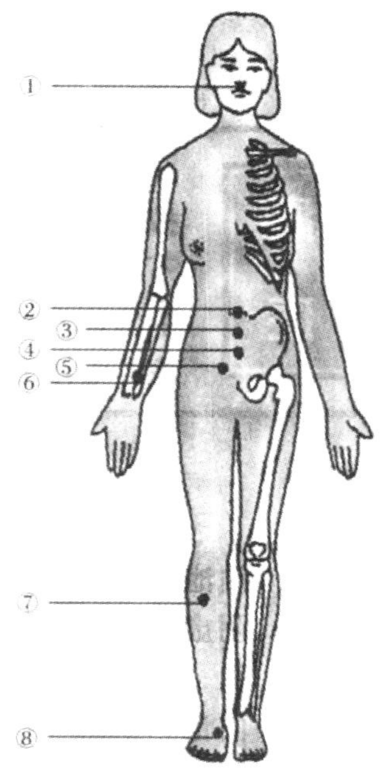

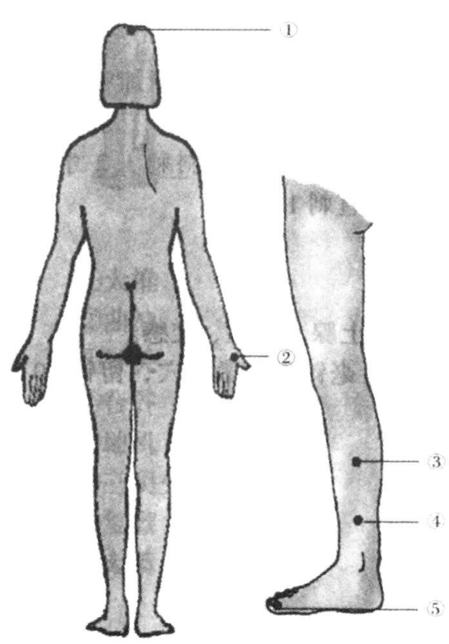

①百会
②合谷
③地机
④三阴交
⑤隐白

五十一、产后发热

病症

产后身体发热。或发热恶寒，小腹疼痛拒按，恶露有臭气；或寒热时作，恶露量少或不下，小腹疼痛拒按；或恶寒发热，肢体疼痛，咳嗽流涕；或产后失血过多，微热自汗，头晕目眩，心悸失眠等。

针

主穴　曲池、合谷、大椎、三阴交。

配穴　阴虚加太溪、行间；无汗加复溜；小腹痛加中极、地机。

方法　曲池、地机、中极直刺 1.5 寸；大椎斜刺 1.2 寸；行间斜刺 0.2 寸；其余各穴直刺 1.2 寸。

附　耳针

穴位　子宫、内分泌、风溪、肾上腺、耳尖、交感。

方法　首先耳尖放血数滴，然后毫针强刺激各穴，留针 20 分钟，或用耳穴贴压法。

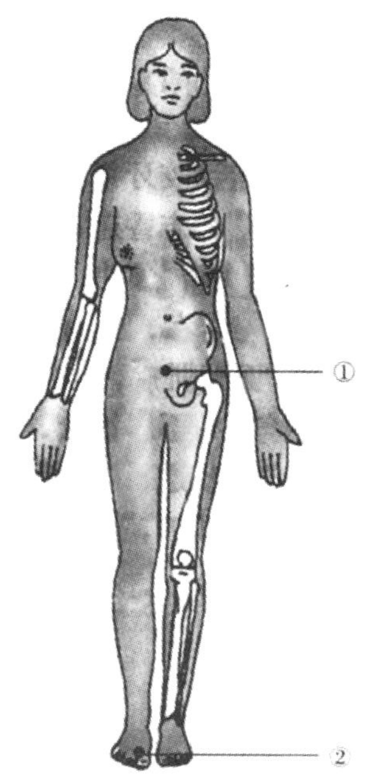

①中极
②行间

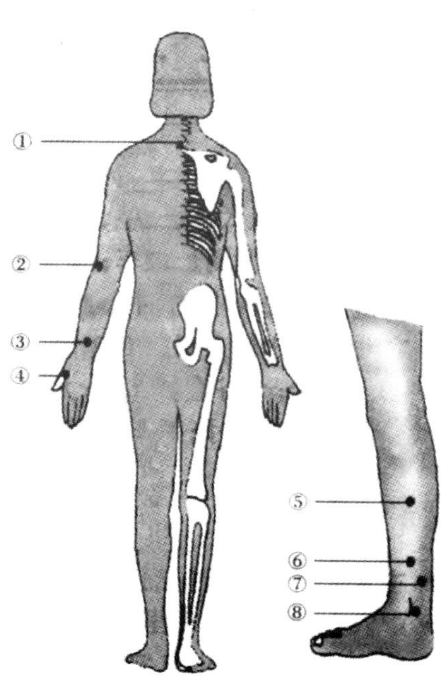

①大椎
②曲池
③外关
④合谷
⑤地机
⑥三阴交
⑦复溜
⑧太溪

五十二、小儿惊风

病症

急惊风：初起壮热面赤，摇头弄舌，咬牙错齿，睡中惊悸，手足乱动，烦躁不宁；继则神志昏迷，两目直视，牙关紧闭，角弓反张，四肢抽搐、颤动，或阵发或持续不已；或呼吸急促，便秘尿赤，脉象浮数紧弦，指纹青紫相兼。慢惊风：面黄肌瘦，精神委顿，肢体倦怠，呼吸气缓，口鼻气冷，不思饮食，囟门低陷，昏睡露睛，四肢厥冷，或有吐逆，尿清便溏，或完谷不化，时有颈项强直，手足抽搐，脉象沉迟无力，舌淡苔白，指纹青淡。

针

主穴　合谷、太冲、人中、神庭、中冲。

配穴　牙关紧闭加颊车；痰多加丰隆；壮热加大椎、曲池；慢惊风去人中、中冲，加脾俞、胃俞、肝俞、筋缩。

方法　人中向上斜刺0.2寸；中冲点刺出血；神庭向前平刺0.8寸；合谷直刺1寸；太冲、大椎、脾俞、胃俞、肝俞、筋缩斜刺0.8寸；颊车直刺0.5寸；丰隆、曲池直刺1.2寸。

灸

见570页。

①神庭
②人中
③颊车
④神阙
⑤足三里
⑥丰隆
⑦太冲

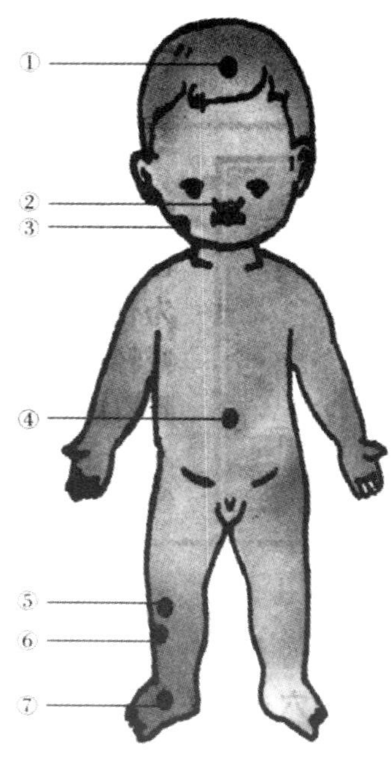

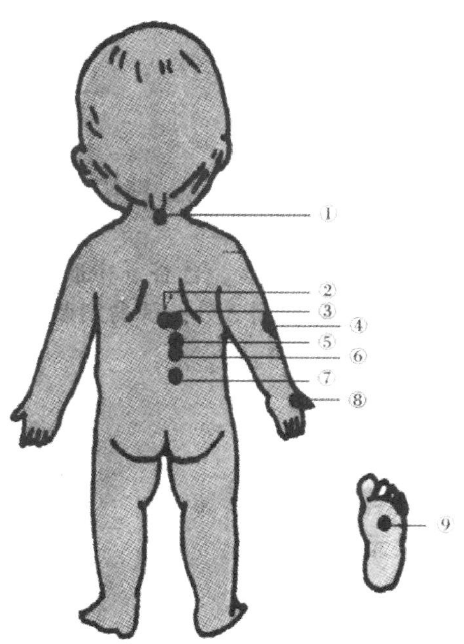

①大椎
②筋缩
③肝俞
④曲池
⑤脾俞
⑥肝俞
⑦肾俞
⑧合谷
⑨涌泉

五十三、小儿泄泻

病症

腹痛泄泻，便黄气臭，或泻下急迫如注，口渴，有热，小便短少；或便下稀溏色淡，臭气轻轻或为腥气，腹痛喜温喜按。前者为有热，后者为有寒。如果伤食而泻，则腹胀腹痛，泻后痛胀减轻，口臭纳呆，大便腐秽酸臭状如败卵；如果脾胃虚弱而致泄泻，则为久泻不愈，大便清稀如水样，并伴有不消化食谷，面黄肌瘦，精神不佳等现象。

针

主穴　天枢、足三里、合谷、中脘。

配穴　湿热加阴陵泉、内庭；伤食加里内庭；脾阳虚加关元、脾俞。

方法　足三里、阴陵泉直刺 1.2 寸；天枢、合谷、中脘、关元直刺 0.8 寸；内庭、里内庭斜刺 2 分；脾俞斜刺 0.5 寸。

灸

主穴　天枢、神阙、中脘、足三里。

配穴　呕吐加内关；脾虚加关元、气海。

方法　每穴每次艾条灸 10～15 分钟。

①中脘
②神阙
③天枢
④内关
⑤气海
⑥关元
⑦足三里
⑧阴陵泉
⑨内庭

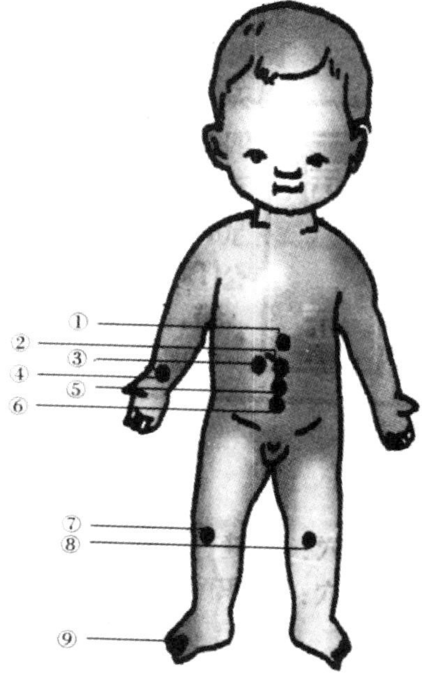

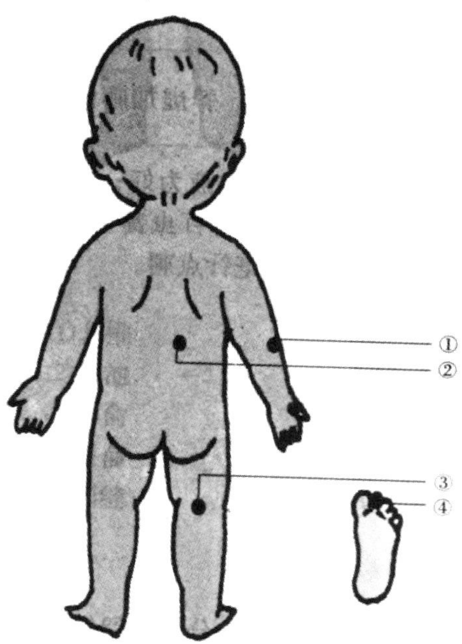

①曲池
②脾俞
③委中
④里内庭

五十四、小儿疳积

病症

发病缓慢，初起身微发热、或午后潮热，喜食香咸，酸味等物，口干腹膨，便泻秽臭，尿如米泔，烦躁不安，啼哭，不思饮食；继则积滞内停，肚大脐突，面色萎黄，形体消瘦，肌肤甲错，毛发稀疏；久延则见神疲肢软、面色㿠白、气虚乏力等证。

针

主穴　四缝、中脘、足三里、天枢。

配穴　虫积配百虫窝；潮热加曲池、大椎；脾虚加脾俞、胃俞。

方法　先用三棱针点刺四缝，以点出黄色黏液为好；然后刺足三里、曲池 1.2 寸；中脘、天枢、百虫窝直刺 0.8 寸；大椎斜刺 0.8 寸；脾俞、胃俞毫针点刺。

灸

见 571 页。

附　耳针

方法　毫针浅刺脾、胃、大肠、皮质下、内分泌，留针 20 分钟。

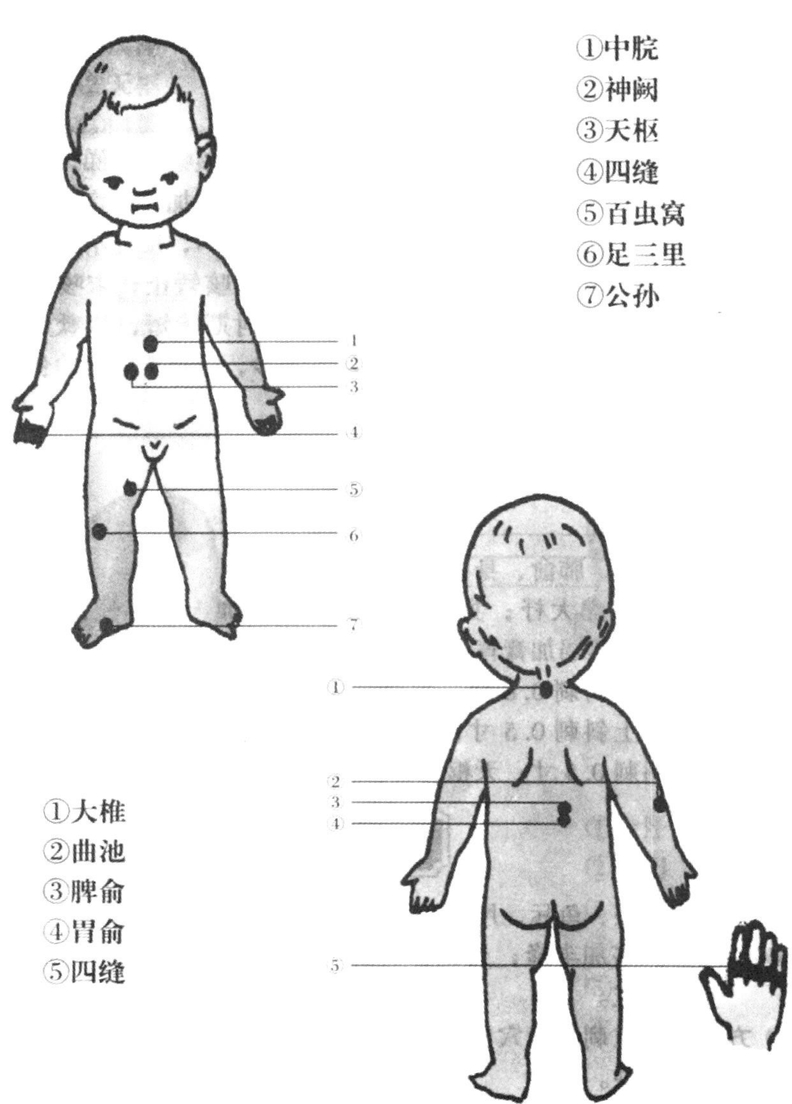
①中脘
②神阙
③天枢
④四缝
⑤百虫窝
⑥足三里
⑦公孙
1
2
3
4
5
6
7
①大椎
②曲池
③脾俞
④胃俞
⑤四缝
①
②
③
④
⑤

五十五、小儿顿咳

病症

初咳时期，症似外感，常有咳嗽，流涕，微热，以后外感证消失，而咳嗽逐日加重；痉咳时期，咳嗽频频阵作，咳后有回吼声，反复不已，入夜尤甚，痰多而黏，吐后阵咳暂止；末咳时期，咳嗽次数减少，且持续时期缩短，咳嗽无力，气短声怯，咳痰清稀而少，面色淡白，纳食减少，舌淡，脉虚弱。

针

主穴　风门、肺俞、身柱、尺泽、列缺。

配穴　恶寒配大杼；身热加曲池；痰多加丰隆；便溏加天枢；体弱加膏肓俞；自汗出加合谷，复溜。

方法　身柱斜刺 0.8 寸；尺泽、曲池、丰隆直刺 1 寸；列缺向上斜刺 0.5 寸；风门、肺俞、大杼、膏肓俞向脊柱斜刺 0.5 寸；天枢、合谷、复溜直刺 0.8 寸。

灸

见 571 页。

①尺泽
②天枢
③内关
④列缺
⑤鱼际
⑥四缝
⑦足三里
⑧丰隆
⑨复溜

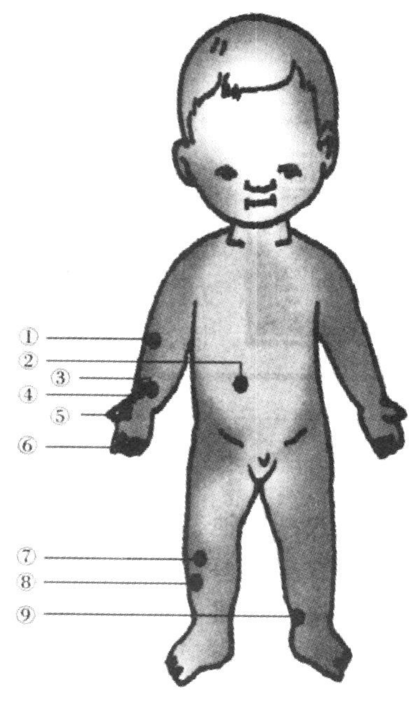

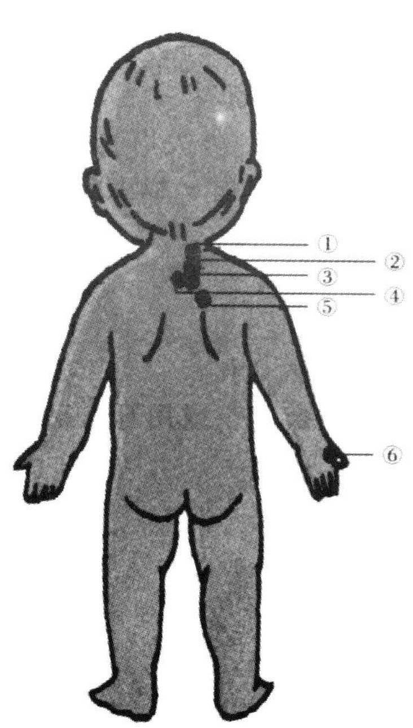

①大杼
②风门
③肺俞
④身柱
⑤膏肓俞
⑥合谷

五十六、小儿发热

病症

小儿身体发热。或恶寒头痛，鼻塞流涕，咳嗽胸闷，吐痰，咽干、口渴喜饮，苔薄脉浮；或发热少气，肢体无力倦怠；或发热，午后、夜间加重，消瘦，盗汗，颧红，头晕；或发热腹胀满，嗳腐吐酸，纳差，苔腻等。

针

主穴　曲池、合谷、大椎、外关。

配穴　恶寒加风池；食积加天枢；喉痛加少商。

方法　大椎、少商点刺出血；曲池、合谷、外关均浅刺 0.5 寸；风池斜刺 0.5 寸；天枢直刺 0.8 寸；以上各穴均不留针。

附　耳针

穴位　耳尖、肾上腺、风溪、内分泌、肺、胃。

方法　耳尖放血数滴，其余各穴浅刺疾出，或用耳穴贴压法。

①天枢
②少商

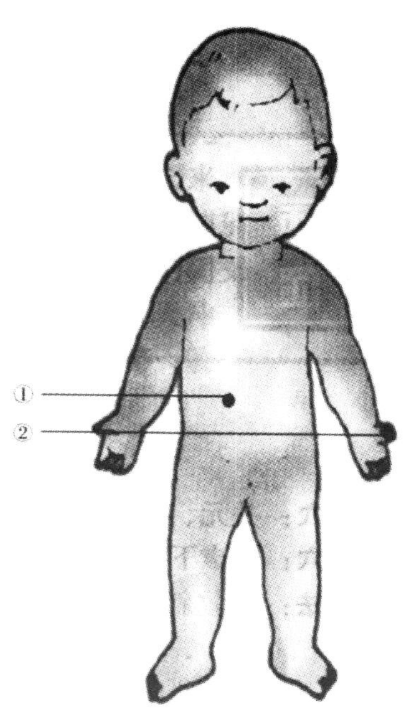

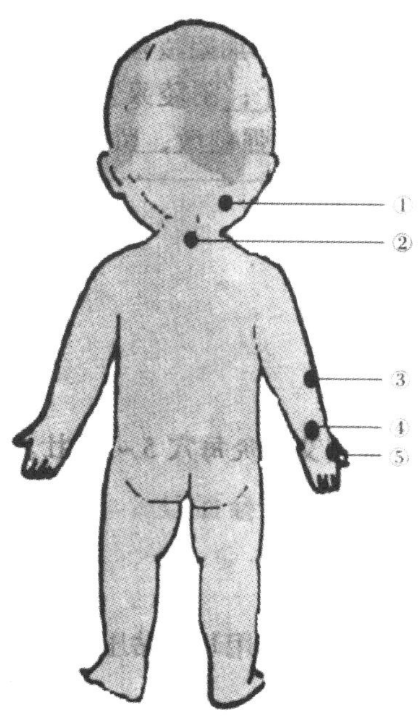

①风池
②大椎
③曲池
④外关
⑤合谷

五十七、小儿疝气

病症

睾丸、阴囊肿胀疼痛，以及小腹牵引作痛，甚则痛剧难忍；或寒热，苔黄白，脉弦或沉细。

针

主穴　关元、归来、三阴交、大敦。

配穴　气虚下陷加百会；寒凝加气海；热郁加阴陵泉。

方法　大敦斜刺 0.1 寸；百会平刺 0.5 寸；阴陵泉直刺 1.2 寸；其余各穴直刺 0.8 寸；均用强刺激，留针 30 分钟。

灸

见 571 页。

附　耳针

穴位　外生殖器、小肠、交感、肝、神门。

方法　毫针强刺激，留针 20 ~ 30 分钟，或用耳穴贴压法。

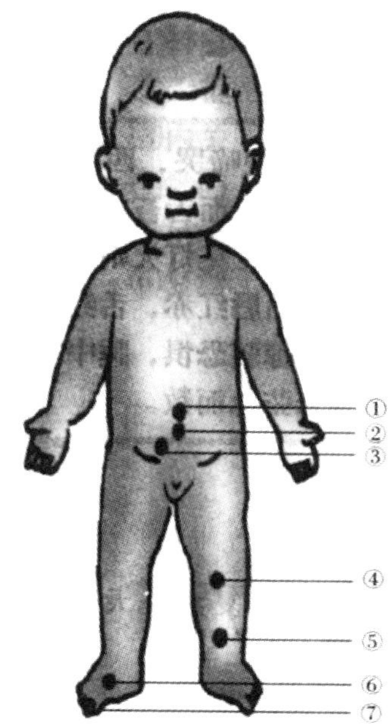

①气海
②关元
③归来
④阴陵泉
⑤三阴交
⑥太冲
⑦大敦

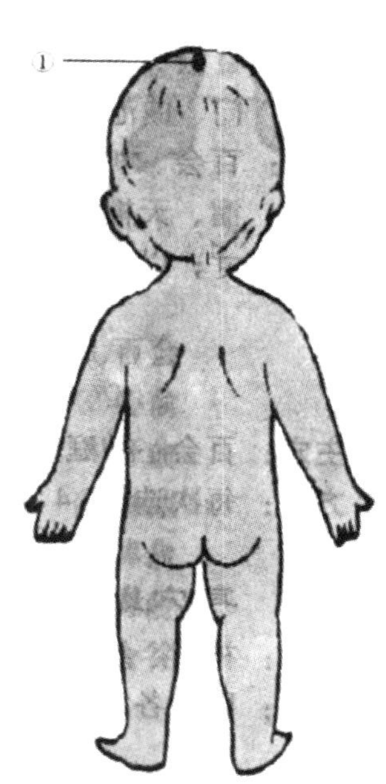

①百会

五十八、小儿夜啼

病症

小儿睡喜伏卧，入夜则曲腰啼哭，四肢不温，食少便溏，面色青白，唇舌淡而舌苔白，脉象沉细，指纹青红；或睡喜仰卧，见灯火则啼哭愈甚，烦躁不安，小便短赤，面唇红赤，舌红，苔白，指纹青紫；或小儿时受惊骇恐惧，睡中时作惊惕，紧偎母怀；或夜间脉来弦急而数。

针

主穴　百会、神庭、内关、外关、合谷、复溜、天枢、神门、曲池。

方法　百会、神庭向前平刺0.5寸；内关、外关、合谷、复溜、天枢均直刺0.8寸；神门直刺0.3寸；曲池直刺1寸；以上各穴均用轻刺激，不留针。

灸

见572页。

附　耳穴贴压

穴位　神门、缘中、皮质下、交感、脾、心、肝。

方法　贴压各穴，两耳交替使用

①神庭
②天枢
③内关
④神门
⑤足三里
⑥复溜

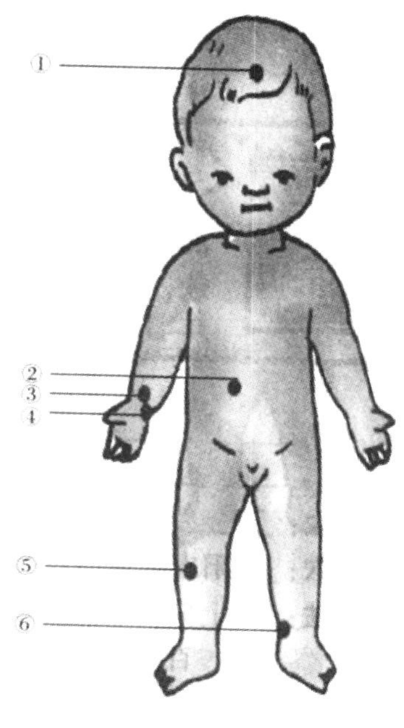

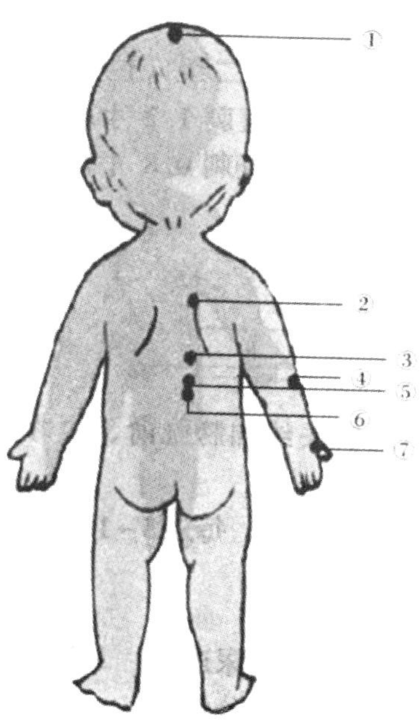

①百会
②心俞
③肝俞
④曲池
⑤脾俞
⑥胃俞
⑦合谷

五十九、小儿尿床

病症

睡梦中尿床，轻者数夜一次，重者一夜数次，醒后方始察觉，常伴有面色㿠白、精神疲软、四肢无力、纳差消瘦等证。

针

主穴 百会、三阴交、阴陵泉、中极、膀胱俞、肾俞。

配穴 肾阳虚加命门；肺气虚加气海。

方法 以上穴位分为二组，每组3～4穴，二组穴位交替使用。百会平刺0.5寸加灸；阴陵泉直刺1.2寸；命门斜刺0.8寸；三阴交、中极、气海直刺0.8寸；膀胱俞、肾俞斜刺0.5寸。

灸

见572页。

附 耳针

穴位 肾、膀胱、膈、脑点、枕、皮质下、尿道。

方法 选3～4穴，毫针中等刺激，留针20分钟。

①列缺
②气海
③关元
④中极
⑤阴陵泉
⑥三阴交

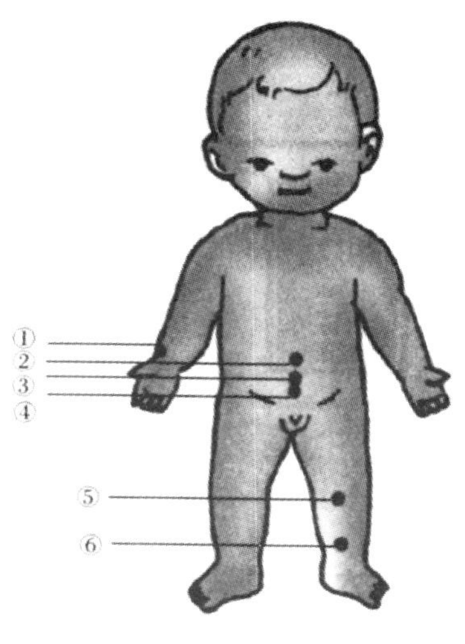

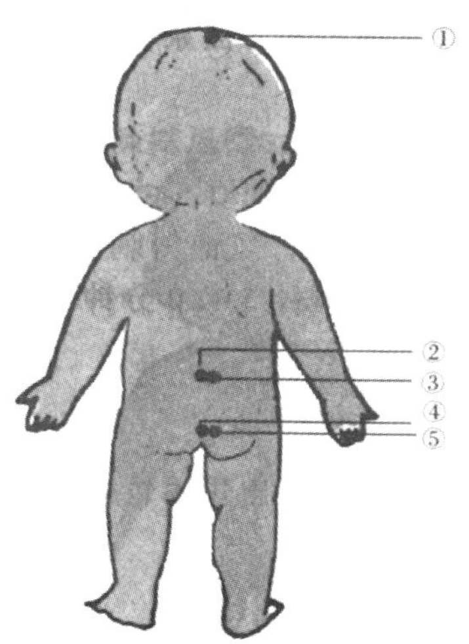

①百会
②命门
③肾俞
④次髎
⑤膀胱俞

六十、小儿痄腮

病症

发热，以耳垂为中心出现弥漫性肿胀疼痛，甚则肿处拒按，咀嚼困难，口渴烦躁，伴有寒热头痛、倦怠无力、舌红苔黄、脉浮数等证。

针

主穴　翳风、颊车、合谷、关冲、外关。

配穴　热甚加大椎、十二井；睾丸肿大加行间、曲泉；惊厥加人中、涌泉；恶寒加风池。

方法　关冲、角孙、十二井、大椎均点刺出血；翳风斜刺 0.5 寸；颊车直刺 0.5 寸；合谷、涌泉直刺 0.5 寸；行间、人中斜刺 0.2 寸；曲泉直刺 1 寸；风池斜刺 0.5 寸；上诸穴，除点刺出血外，均只留针 5 ~ 10 分钟，取浅刺少留针。

灸

见 572 页。

附　耳针

方法　毫针浅刺强刺激耳尖、腮腺、面颊、神门、风溪、耳轮 4、耳轮 5、耳轮 6，留针 15 分钟。

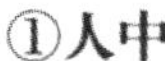

①人中
②颊车
③曲泉
④内庭
⑤太冲
⑥侠溪
⑦行间

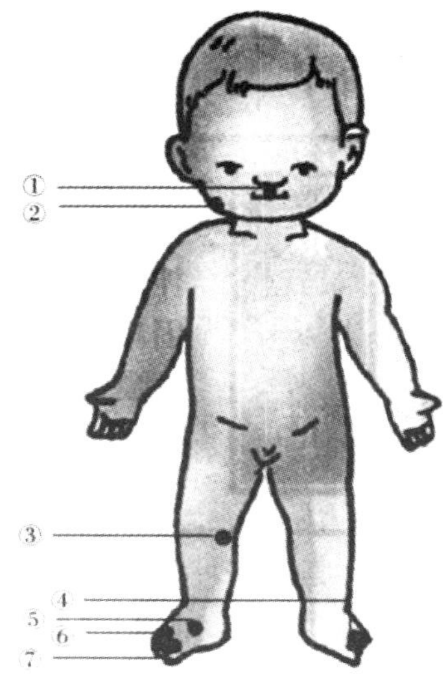

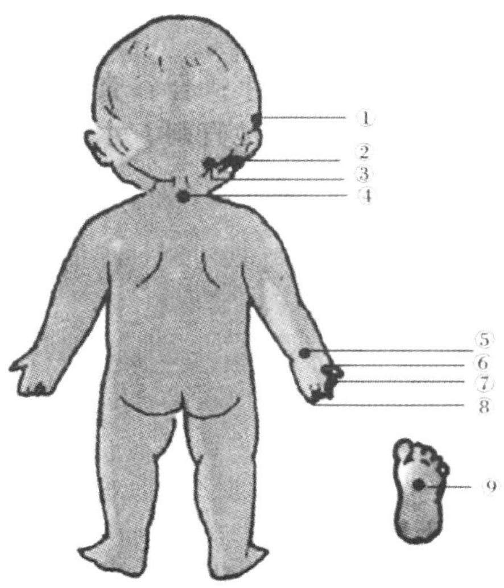

①角孙
②翳风
③风池
④大椎
⑤外关
⑥合谷
⑦二间
⑧关冲
⑨涌泉

六十一、小儿鹅口疮、口疮

病症

鹅口疮：口腔内出现白屑，逐渐蔓延，白屑互为堆积，状为凝乳块，随擦随生，不易清除，伴有烦躁不安，啼哭不休，甚则妨碍饮食，吞咽困难，呼吸不利。口疮：唇舌或颊内、齿龈等处黏膜有大小不等、数目不一的黄白色或白色溃烂点，兼有发热、颧红、烦躁、小便短赤、舌红苔黄、脉数等证。

针

主穴　地仓、颊车、合谷、印堂、足三里。

配穴　发热加曲池；鼻塞加迎香；喉塞加通里。

方法　地仓平刺 0.8 寸；颊车直刺 0.3 寸；合谷直刺 0.5 寸；印堂平刺 0.5 寸；足三里、曲池直刺 1 寸；迎香斜刺 0.3 寸；通里直刺 0.5 寸。

灸

见 573 页。

附　耳针

穴位　耳尖、口、内分泌、肾上腺、风溪。

方法　毫针刺各穴，留针 20 分钟，或用耳穴贴压法。

①印堂
②迎春
③颊车
④地仓
⑤通里
⑥足三里
⑦三阴交

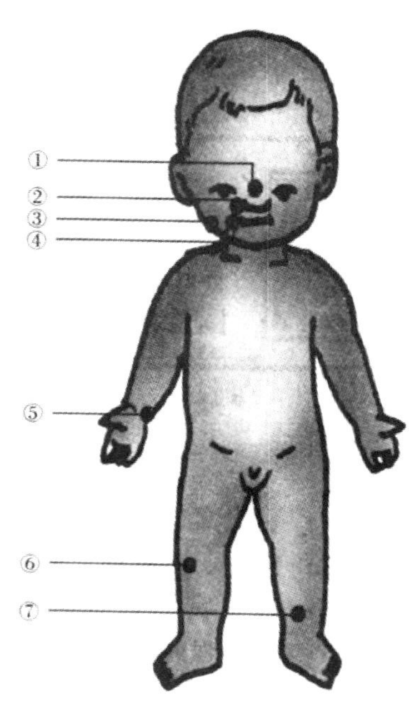

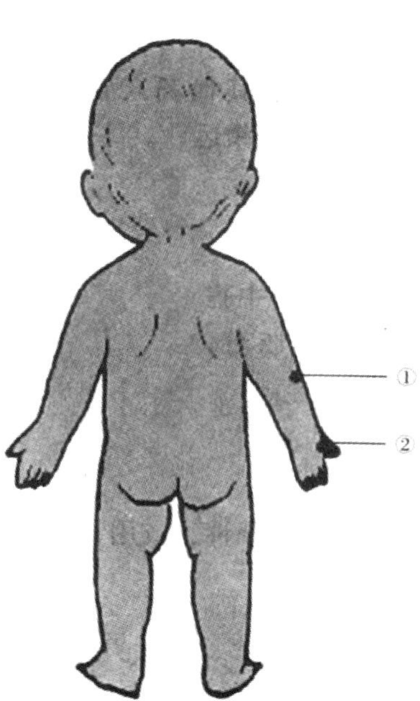

①曲池
②合谷

六十二、小儿虫病

病症

脐腹周围疼痛，时作时止，食欲不振，恶心呕吐，口角流涎，面黄不泽，消瘦，睡中龂齿，鼻孔作痒；或饮食异常，夜间睡眠不安，肛门周围及会阴部瘙痒，大便时有虫体排出。

针

主穴　百虫窝、天枢、足三里、合谷。

配穴　曲池、上巨虚、阳陵泉。

方法　百虫窝、天枢、合谷直刺1寸，其他各穴直刺1.2寸；强刺激，留针30分钟，中途频频运针，日1次。

灸

见573页。

附　耳针

穴位　大肠、胃、胆、交感、皮质下、腹。

方法　毫针浅刺，强刺激，留针20~30分钟，或用耳穴贴压法。

①中脘
②天枢
③百虫窝
④足三里
⑤上巨虚

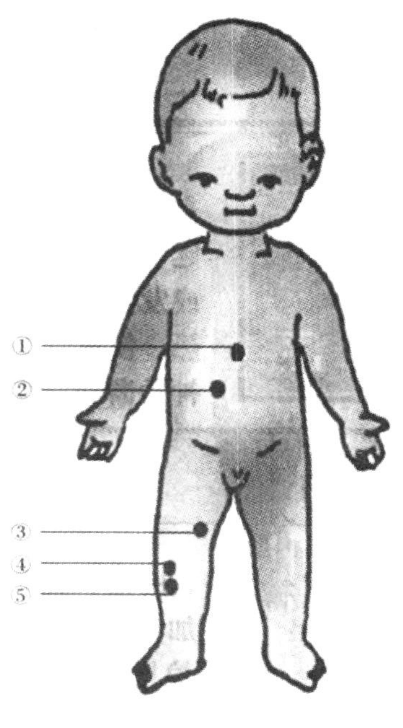

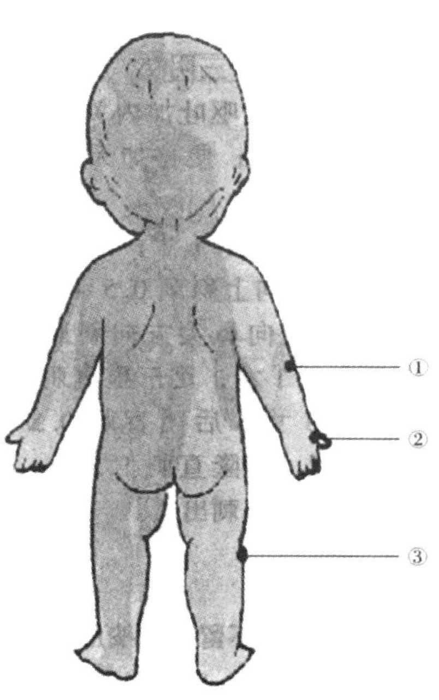

①曲池
②合谷
③阳陵泉

六十三、丹毒

病症

发病迅速突然，患处皮肤焮红灼热疼痛，按之更甚，局部边缘清楚而稍突起，很快向四周蔓延，中间由鲜红转为暗红，经数天后脱屑而愈。或发生水泡，破烂流水，疼痛作痒。亦有烦渴身热，便秘，小便短赤等，甚至见有壮热、呕吐、神昏谵语，惊厥等邪毒内攻之证。

针

主穴　合谷、曲池、委中、血海、阿是穴、三阴交。

配穴　高热加大椎；头痛加太阳、风池；呕吐加内关、足三里；惊厥加水沟、后溪、阳陵泉；便秘加天枢、丰隆；神昏谵语加人中、大陵、涌泉。

方法　合谷直刺 1 寸；曲池、委中直刺 1.5 寸；血海直刺 1.5 寸；三阴交直刺 1 寸；大椎向上斜刺 0.5 ~1 寸；太阳平刺或斜刺 0.5 寸；风池向鼻尖方向斜刺 0.8 寸，此穴不可深刺；内关直刺 1 寸；足三里直刺 1.5 寸；水沟向上斜刺 0.3 ~0.5 寸；后溪直刺 0.5 ~1 寸；阳陵泉直刺 1.5 寸；天枢、丰隆直刺 1.5 寸；大陵、涌泉直刺 0.5 ~0.8 寸；人中点刺出血。

附　耳穴贴压

方法　在相应部位或耳尖放血 3 滴，用王不留行籽按压脾、内分泌、神门、肾上腺，每穴揉按 2 ~3 次，2 ~3 天取下。

①风池
②大椎
③曲池
④合谷
⑤后溪
⑥委中

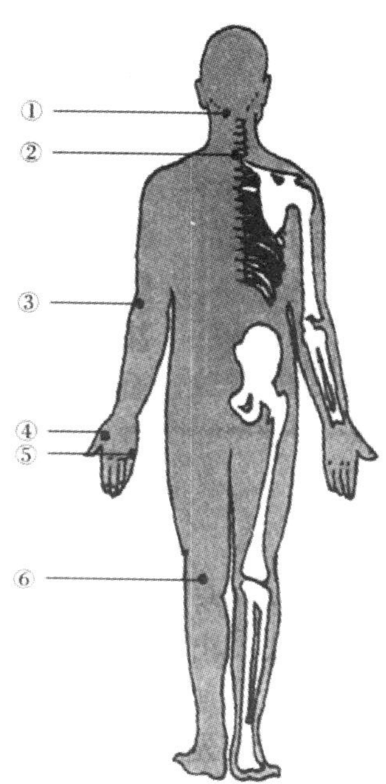

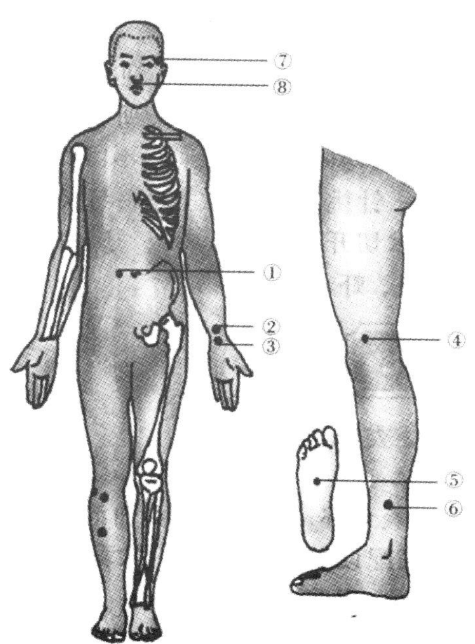

①天枢
②内关
③大陵
④血海
⑤涌泉
⑥三阴交
⑦太阳
⑧人中

六十四、疔疮

病症

初起状如粟粒，颜色或黄或紫，或起水泡，脓疮，根结坚硬如钉，自觉麻、痒而疼痛微，继则红肿灼热，肿势蔓延，疼痛增剧，多有寒热，甚则壮热躁烦，呕吐，神志昏聩，此病好发于颜面手足部位。

针

主穴　身柱、灵台、合谷、委中、内庭。

配穴　出于面部加商阳、三间；食指端加曲池、迎香；颞部加足窍阴、液门；足小趾、次趾加阳陵泉、听会。

方法　先委中刺出血，其他各穴均可以毫针浅刺，不留针。

注：疔疮初起，切忌挤压、针挑；患部不宜针刺与火罐；红肿发硬时，切忌手术切开，若疔疮已成脓，应由外科处理。治疗期间忌鱼腥、虾、蟹等发物。

灸

见 573 页。

①肩井
②身柱
③灵台
④曲池
⑤合谷
⑥液门
⑦二间
⑧商阳
⑨委中

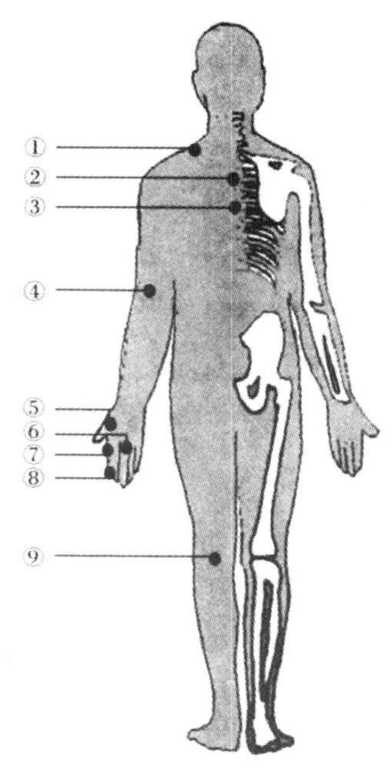

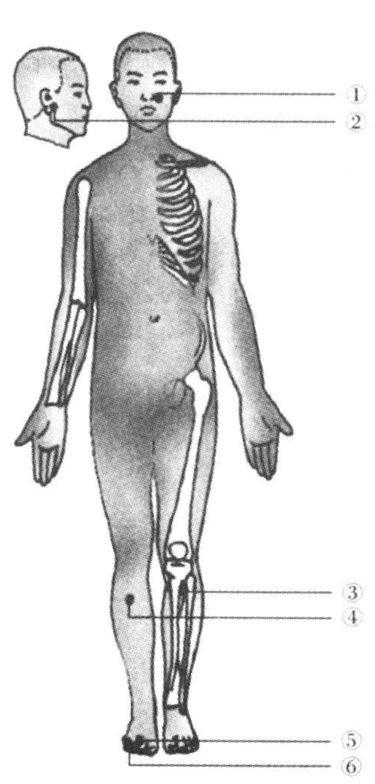

①迎香
②听会
③阳陵泉
④足三里
⑤内庭
⑥足临泣

六十五、风疹

病症

身上突现疹块，数十分钟或数小时后自行消退，或退后又发，发时皮肤瘙痒异常，局部成块成片，可伴有呼吸困难，腹痛等症状。

针

主穴　曲池、血海、三阴交、膈俞。

配穴　恶心呕吐加内关；腹痛腹泻加天枢；呼吸困难加天突；痒甚加风池。

方法　曲池直刺1.5寸；血海、三阴交、内关、天枢直刺1.2寸；膈俞斜刺1寸；风池斜刺1.2寸；天突先直刺0.2寸；然后针贴皮肤向胸骨内缘斜刺1.2寸。

灸

见573页。

附　耳针

穴位　耳尖、风溪、肾上腺、内分泌、肺、脾、神门。

方法　耳尖点刺出血，毫针刺其他穴位，每次3～4个，强刺激，留针30～40分钟，或用耳穴贴压法。

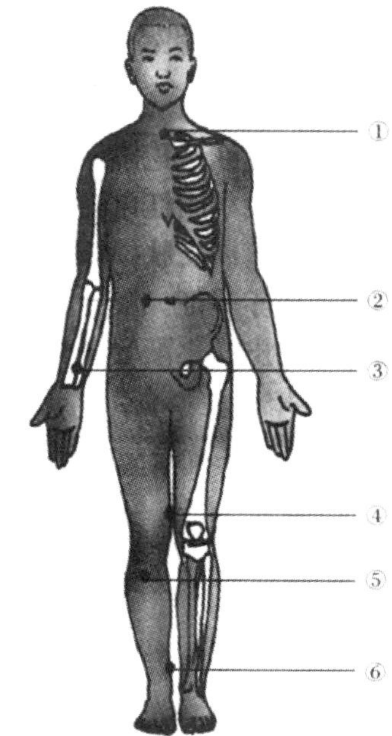

①天突
②天枢
③内关
④血海
⑤足三里
⑥三阴交

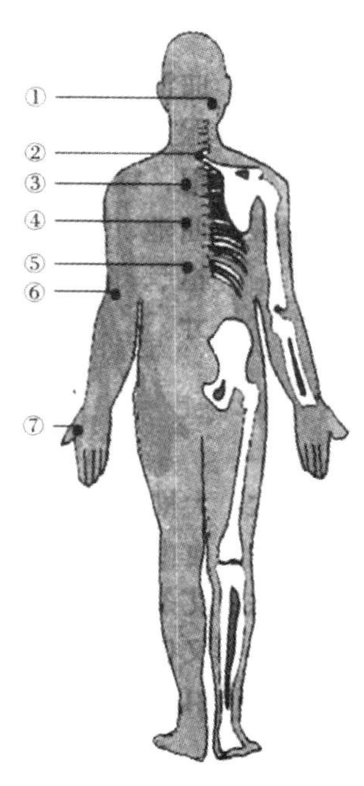

①风池
②大椎
③肺俞
④膈俞
⑤脾俞
⑥曲池
⑦合谷

六十六、湿疹

病症

周身或胸背、腰腹四肢都出现红色疙瘩，或皮肤潮红而有集簇或散发性粟米大小的红色丘疹或丘疹水泡，瘙痒，抓破流黄水，或皮肤损坏溃烂；常伴有心烦、口渴、便干尿赤等证。慢性的经常反复发作，绵绵不愈，日久皮肤逐渐增厚，皮纹增粗，出现鳞屑，苔藓样改变。

针

主穴　曲池、血海、阴陵泉、肺俞。

配穴　湿热加内庭；血虚加足三里；便秘加支沟；腹泻加天枢，痒甚加郄门。

方法　曲池、阴陵泉、足三里直刺 1.5 寸，血海、支沟、天枢、郄门直刺 1.2 寸；肺俞斜刺 1 寸；内庭斜刺 0.2 寸。

灸

见 574 页。

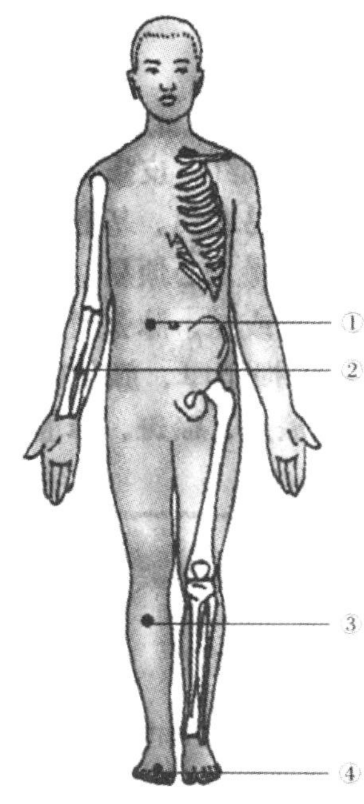

①天枢
②郄门
③足三里
④内庭

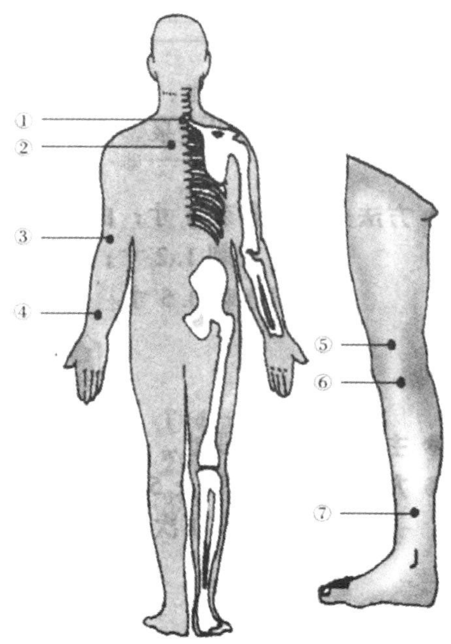

①大椎
②肺俞
③曲池
④支沟
⑤血海
⑥阴陵泉
⑦三阴交

六十七、牛皮癣

病症

皮疹发生及发展迅速，皮肤潮红，皮疹多呈对称性点滴状，鳞屑较多，表层易剥离，基底有点状出血，瘙痒，并伴有口舌干燥，心烦易怒，大便干结，小便黄赤，舌红苔黄或腻，脉弦滑或数。病程日久则皮疹色淡，皮损肥厚，颜色暗红，经久不退，舌质紫黯或见瘀点、瘀斑，脉涩或细缓。

针

主穴　风池、曲池、血海、三阴交。

配穴　湿热加阴陵泉、内庭；血虚加膈俞、足三里；痒甚加神门。

方法　风池斜刺 1 寸；曲池，阴陵泉直刺 1.5 寸；血海、三阴交直刺 1.2 寸；内庭斜刺 0.2 寸；膈俞斜刺 1 寸；神门直刺 0.5 寸。

灸

见 574 页。

①神门
②血海
③阴陵泉
④足三里
⑤三阴交
⑥内庭

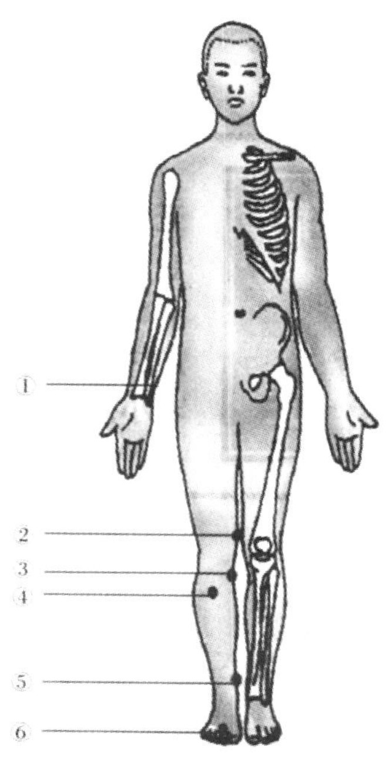

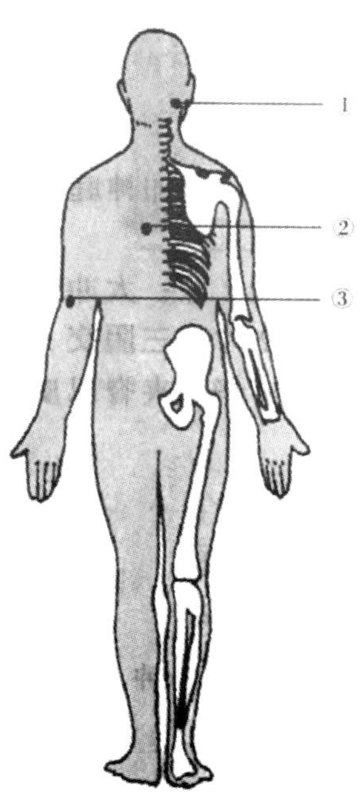

①风池
②膈俞
③曲池

六十八、带状疱疹

病症

初起皮肤发热灼痛，或伴有轻度发热、疲乏无力，食欲不振；继则皮肤潮红，出现绿豆或黄豆大小的簇集成群水疱，累累如串珠，聚集一处或数处，排列成带状、疱液初起透明，五至六天后转为浑浊，轻者仅皮肤刺痛，无典型水疱，重者小疱变成大疱或血疱，疼痛剧烈，后期（二至三周）疱疹逐渐干燥，结痂，最后痂退掉而愈。

针

主穴　大椎、曲池、阴陵泉、太冲、夹脊。

配穴　热甚加内庭、侠溪；湿甚加三阴交；痛甚加神庭、内关。

方法　大椎点刺出血；曲池，阴陵泉直刺 1.2 寸；太冲向上斜刺 1 寸；内庭、侠溪向上斜刺 0.2 寸；三阴交、内关直刺 1 寸；神庭向前平刺 0.5 寸；华佗夹脊以皮肤针叩刺。

灸

见 575 页蛇串疮。

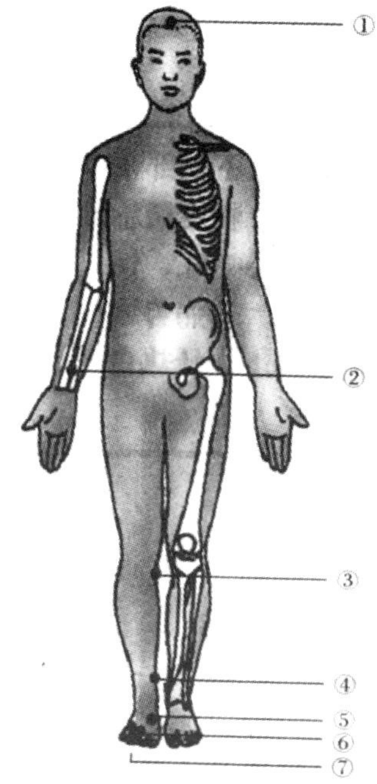

①神庭
②内关
③阴陵泉
④三阴交
⑤太冲
⑥内庭
⑦侠溪

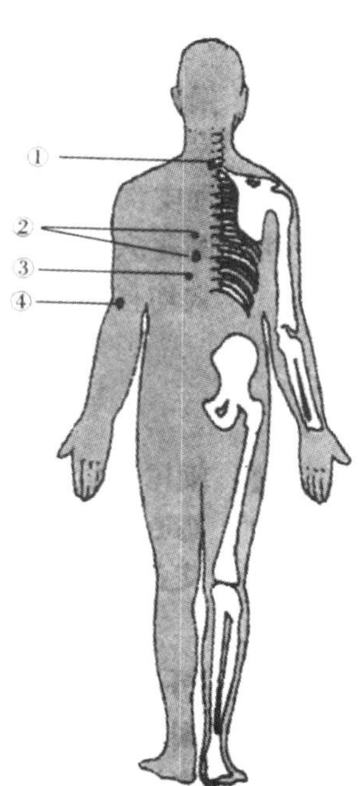

①大椎
②夹脊
③肝俞
④曲池

六十九、肠痈

病症

初起脘脐部作痛，旋即移至右下腹部，以手按之则疼痛加剧，痛处固定不移，腹皮微急，右腿屈而难伸，并有发热恶寒、恶心呕吐、便秘尿黄、苔薄黄而腻、脉数有力等证。若痛势剧烈，腹皮拘急拒按，局部或可触及肿块，壮热自汗，脉象洪数，则为重证。

针

主穴　阑尾穴、天枢、曲池、内庭。

配穴　发热加合谷、外关；呕吐加内关；腹胀加中脘；便秘加支沟。

方法　阑尾穴、曲池直刺1.5寸，内庭斜刺0.3寸；其余各穴均直刺1.2寸；强刺激，留针30～60分钟。

灸

见575页。

附　耳针

穴位　阑尾、大肠、交感、神门、肾上腺。

方法　毫针刺，间歇捻针，留针1～2小时。

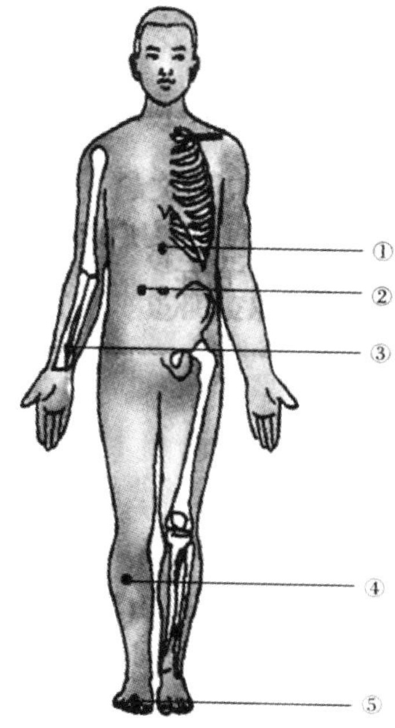

①中脘
②天枢
③内关
④阑尾穴
⑤内庭

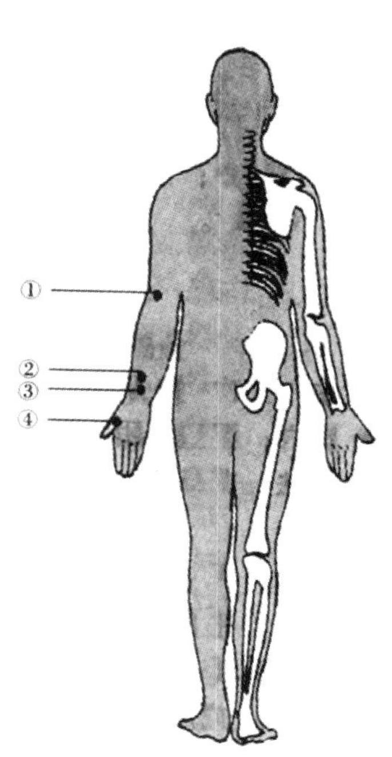

①曲池
②支沟
③外关
④合谷

七十、痔疮

病症

自觉肛门处有异物感，实为痔核突起，出血，但血量不等，其颜色鲜红或暗红，疼痛或不痛，严重时可致局部肿胀、糜烂、坏死。

针

主穴　长强、承山、二白、百会、孔最。

配穴　湿热加二间；气虚加关元。

方法　长强针尖向上，与骶骨平行刺入 1 寸，承山直刺 1.5 寸；二白、关元、孔最直刺 1.2 寸；二间直刺 0.3 寸。

灸

见 575 页。

附　耳针

穴位　肛门、直肠、肺、肾上腺、缘中、膈。

方法　毫针刺，以肛门穴为主，多捻转，留针 20～30 分钟，或用耳穴贴压法，以肛门穴为主，沿耳轮内外缘肛门穴处对应贴压。

①百会
②孔最
③二白
④关元
⑤阴陵泉

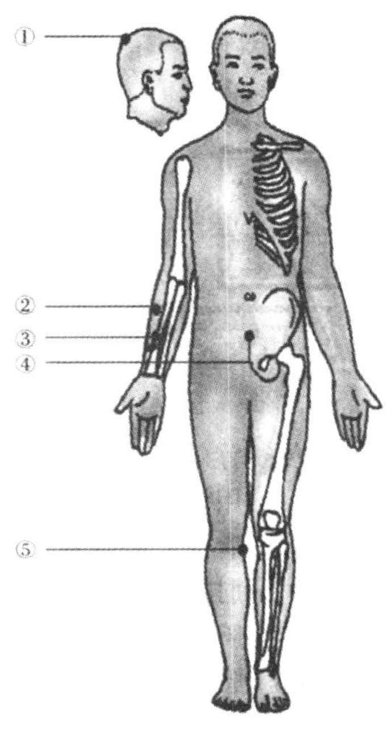

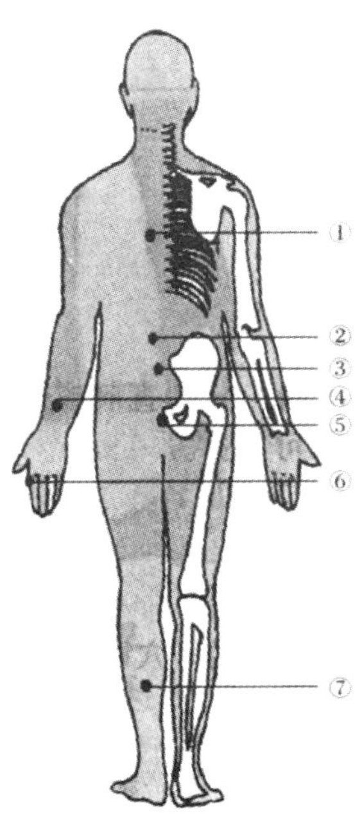

①膈俞
②大肠俞
③次髎
④支沟
⑤长强
⑥二间
⑦承山

七十一、扭伤

病症

临床表现为受伤部位肿胀、疼痛，关节活动障碍等。

针

主穴　针刺扭伤，以受伤局部取穴为主，以阳经穴为主，毫针刺用泻法，有新近瘀肿者，局部点刺出血后，加拔火罐。

肩部：阳陵泉、肩髃、肩髎、肩贞。

肘部：曲池、小海、天井。

腕部：阳溪、阳池、阳谷、外关。

腰部：肾俞、腰阳关、委中。

膝部：阳陵泉、膝眼、血海。

内踝：太溪、照海、商丘、三阴交。

外踝：昆仑、申脉、丘墟、悬钟。

方法　根据穴位所在部位肌肉丰厚的不同，分别直刺或斜刺 1.5 寸至 0.8 寸。日久不愈者局部可加灸。

附　耳针

穴位　相应部位、皮质下、神门、枕、肾上腺。

方法　毫针中强刺激，留针 20～30 分钟，或用耳穴贴压法。

①肩髃 ⑪腰阳关
②肩髎 ⑫居髎
③肩贞 ⑬外关
④命门 ⑭阳溪
⑤肾俞 ⑮阳池
⑥天井 ⑯阳谷
⑦曲池 ⑰环跳
⑧小海 ⑱秩边
⑨手三里 ⑲腰俞
⑩大肠俞 ⑳委中

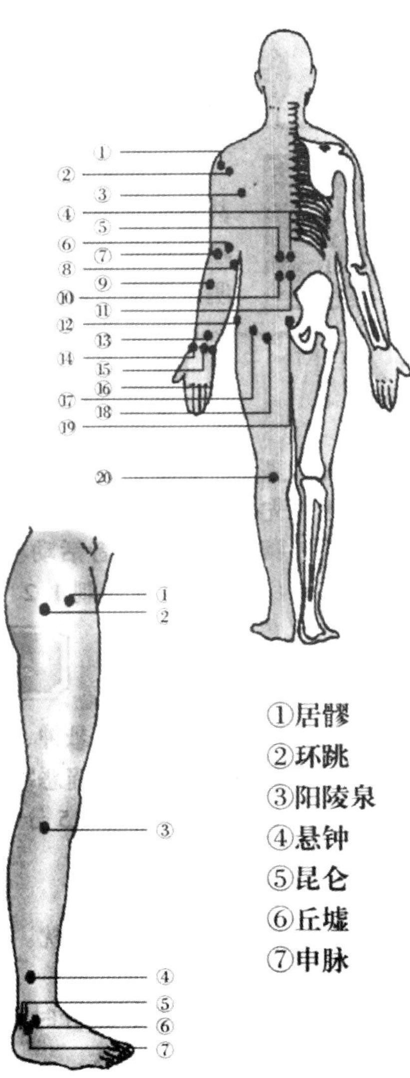

①居髎
②环跳
③阳陵泉
④悬钟
⑤昆仑
⑥丘墟
⑦申脉

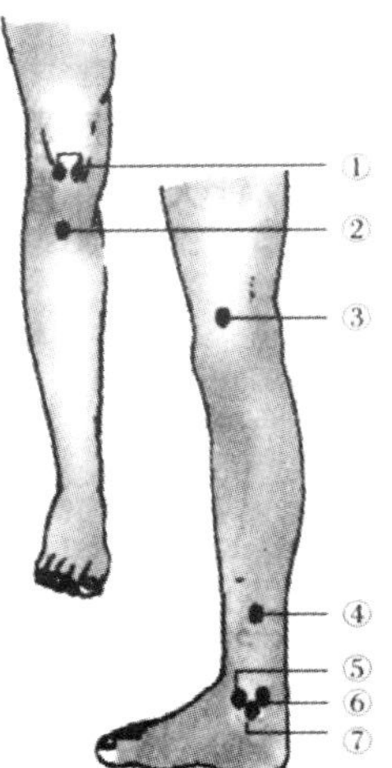

①膝眼 ④三阴交
②足三里 ⑤商丘
③血海 ⑥太溪
⑦照海

七十二、落枕

病症

多在早晨起床后，一侧项背发生牵拉疼痛，甚则向同侧肩部及上臂扩散，头向一侧歪斜，颈项活动受到限制，并常在一侧颈肩部或肩胛间有明显压痛点和肌肉痉挛现象。

针

主穴　悬钟、后溪、天柱、大椎。

方法　先针悬钟，直刺1.2寸；后溪直刺0.5寸；强刺激，频捻转，让患者活动项部。20分钟后，针天柱，直刺1.2寸；大椎斜刺1.2寸。

灸

见576页。

附　耳针

主穴　颈、颈椎、神门、枕。

配穴　肝、脾。

方法　毫针强刺激，捻针时嘱病人徐徐转动颈项，留针20～30分钟，日1次。

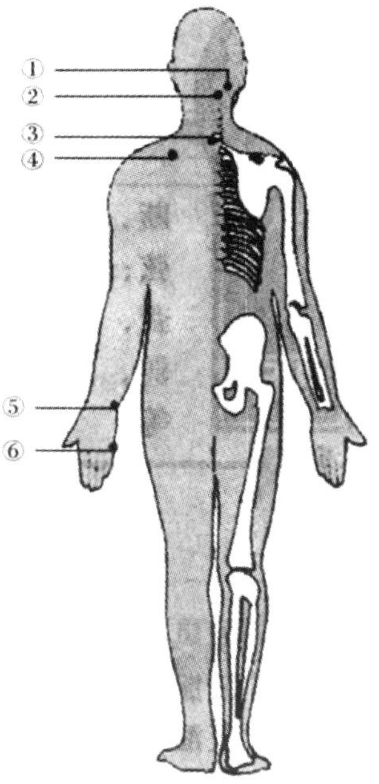

①风池
②天柱
③大椎
④肩外俞
⑤养老
⑥后溪

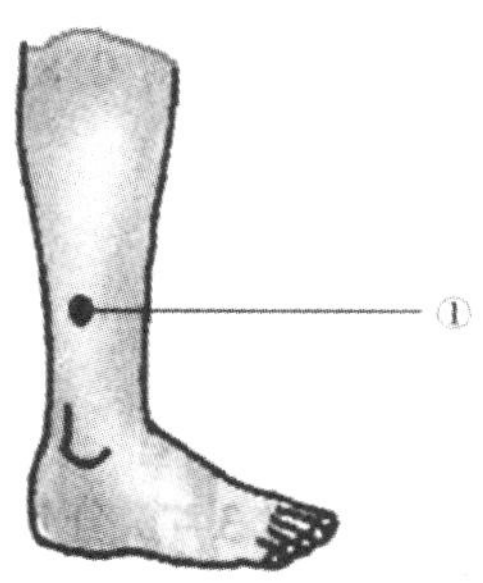

①悬钟

七十三、耳鸣、耳聋

病症

实证者，暴病耳聋，或耳中觉胀，鸣声不断，按之不减，兼见面赤口干，烦躁易怒，脉弦；或兼见寒热头痛，脉浮等。虚证者，久病耳聋，或耳鸣时作时止，过劳则加剧，按之鸣声减弱，多兼有头昏、腰酸、遗精、带下、脉虚细等。

针

主穴 翳风、听宫、听会、耳门。

配穴 肝胆火盛加液门、中渚、侠溪；肾虚加肾俞、太溪、复溜。

方法 翳风向前斜刺 0.5 寸；听宫、听会、耳门直刺 0.5 寸；液门、侠溪斜刺 0.2 寸；中渚直刺 0.8 寸；肾俞、太溪、复溜直刺 1.2 寸。

灸

见 576 页。

附 耳针

方法 耳尖放血数滴，毫针刺内耳、外耳、枕、肾、三焦、颞，留针 20～30 分钟。

①耳门
②听宫
③听会
④翳风
⑤复溜
⑥太溪
⑦侠溪
⑧行间

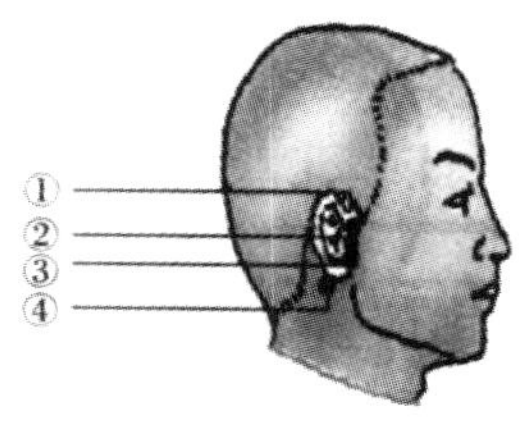

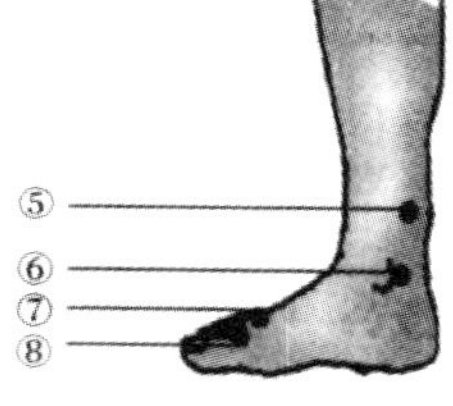

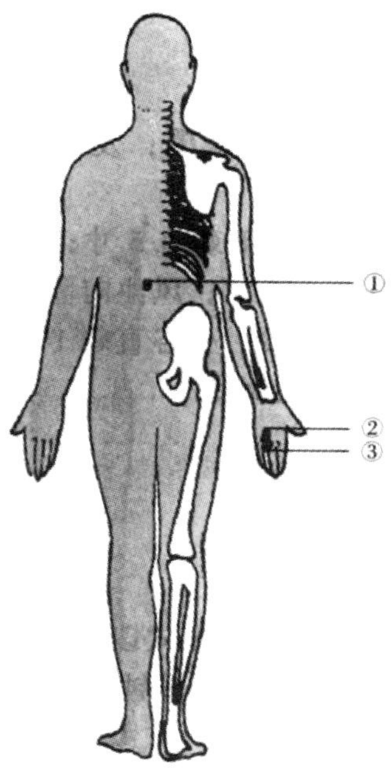

①肾俞
②中渚
③液门

七十四、聤耳

病症

耳内流脓。如果是肝胆湿热，则起病迅速，耳痛剧烈，耳鸣耳聋，头目疼痛，或兼有发热、口苦、咽干、便秘、尿黄等证；如果是脾肾虚弱，则耳内流脓日久，时发时止，脓液或黏稠或稀如蛋清，耳鸣耳聋，或兼有身体倦怠、纳呆食少、腹胀便稀不成形等证。

针

主穴　听会、翳风、丘墟、足三里。

配穴　实证加耳门、风池、外关；虚证加太溪；发热加合谷、曲池。

方法　听会、耳门直刺 0.5 寸，翳风向前斜刺 0.5 寸；丘墟直刺 0.5 ~0.8 寸；足三里直刺 1.5 寸；风池向鼻尖方向斜刺 0.8 ~1 寸，不可深刺；外关、合谷直刺 1 寸；曲池直刺 1.5 寸；太溪直刺 0.5 ~1 寸。

附　耳穴贴压

主穴　内耳、外耳、肾上腺。

配穴　耳尖、颞、皮质下。

方法　取穴消毒后，先在耳尖放血 2 ~3 滴，余穴以王不留行籽按压，每天按揉 2 ~3 次，每次 2 ~3 分钟，2 ~3 天后取下。

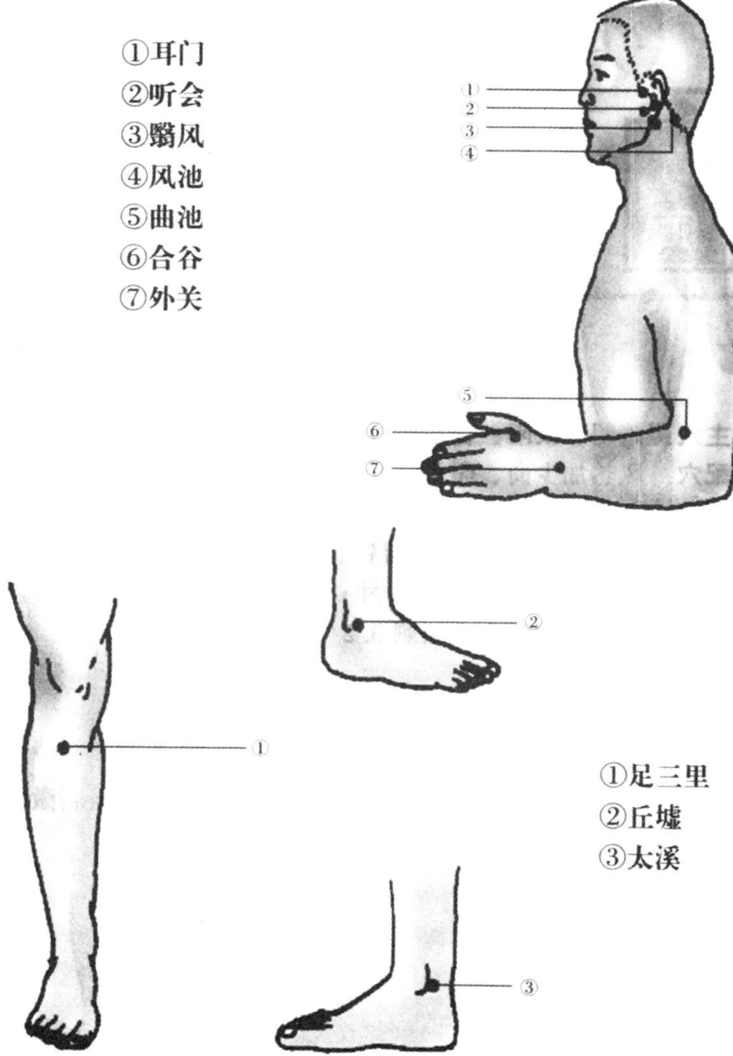
①耳门
②听会
③翳风
④风池
⑤曲池
⑥合谷
⑦外关
①
②
③
④
⑤
⑥
⑦
①
②
③
①足三里
②丘墟
③太溪

七十五、目赤肿痛

病症

目赤肿痛，畏光，流泪，眼涩难开。或兼有头痛，发热，脉浮数；或兼有口苦，烦热，脉弦数。

针

主穴 睛明、太阳、合谷、行间。

配穴 风热加少商、印堂；肝胆火胜加侠溪、液门。

方法 少商、印堂点刺出血；睛明以30号毫针直刺1寸，不提插、不捻传、不留针，得气后即出针，然后按压2分钟；太阳直刺0.5寸；合谷直刺1.2寸；行间，侠溪、液门均向上斜刺0.2寸。

附 耳针

穴位 眼、目1、目2、耳尖、肝。

方法 以上诸穴以毫针点刺出血数滴，或用毫针强刺激，留针20～30分钟。

①上星
②太阳
③印堂
④睛明
⑤少商
⑥太冲
⑦侠溪
⑧行间

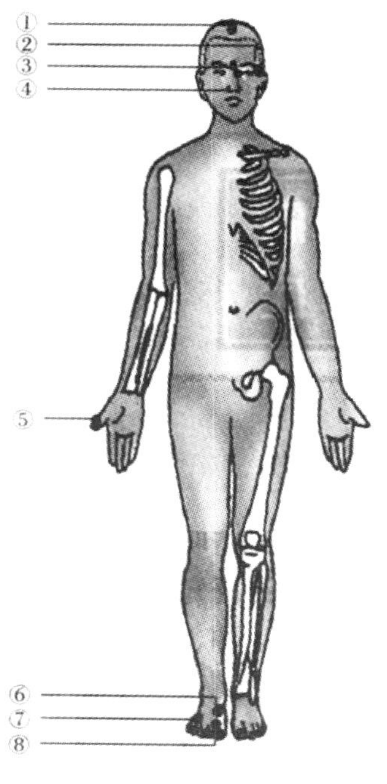

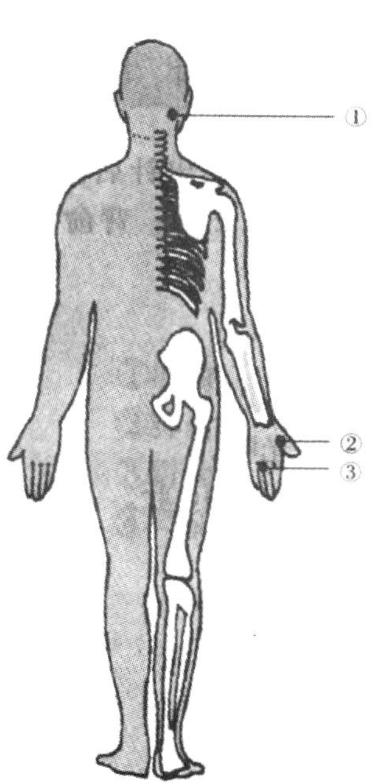

①风池
②合谷
③液门

七十六、夜盲

病症

视力白天正常，傍晚则变模糊不清。常伴有头晕头痛、耳鸣、眼睛干涩、健忘少寐、腰膝酸软等证。

针

主穴　睛明、承泣、瞳子髎、丝竹空。

配穴　肝肾虚加肝俞、肾俞；脾虚加脾俞、胃俞；肝郁加太冲、光明。

方法　睛明、承泣毫针轻刺约 1 寸，不留针，出针后按压 2 分钟；丝竹空透瞳子髎；光明直刺 1.2 寸；背俞穴及太冲均斜刺 1 寸。

灸

见 577 页。

附　耳穴贴压

主穴　眼、目 1、目 2、肝、肾、脾。

配穴　耳尖、神门、皮质下。

方法　耳穴贴压以上诸穴。

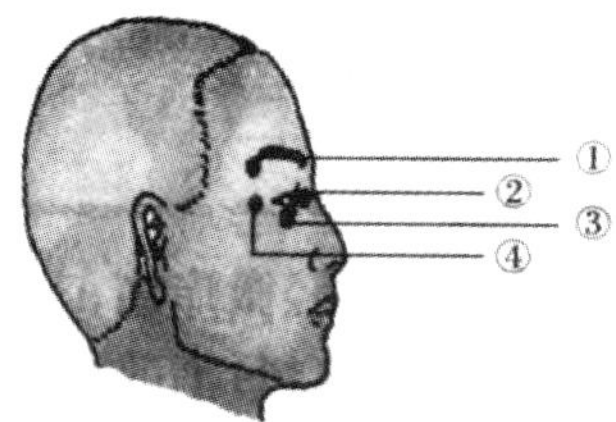

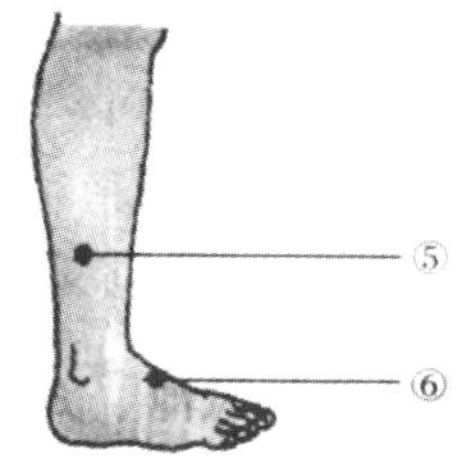

①丝竹空
②睛明
③承泣
④瞳子髎
⑤光明
⑥太冲

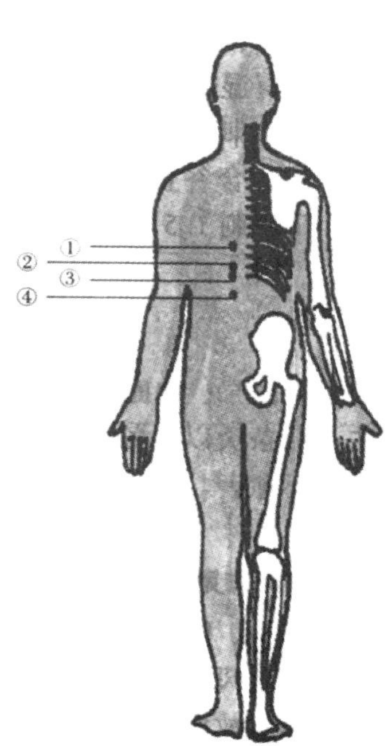

①肝俞
②脾俞
③胃俞
④肾俞

七十七、针眼

病症

初起眼睑部位生一小结，局部轻微痒痛，继则红肿热痛而拒按，轻者数月内可自行消散，较重者经三至四个月后出现脓点，溃破排脓后始愈，如严重时可致整个眼睑部位漫肿，紫胀剧痛。

针

主穴　攒竹、承泣、四白、合谷、行间。

配穴　脾胃湿热加阴陵泉、内庭；外感风热加风池、太阳。

方法　承泣刺 1 寸不留针；攒竹平刺 0. 8 寸；四白斜刺 0. 5 寸；合谷直刺 1. 2 寸；行间、内庭斜刺 0. 2 寸；阴陵泉直刺 1. 5 寸；风池斜刺 1. 2 寸；太阳直刺 0. 5 寸。

灸

见 577 页。

附　耳穴贴压

主穴　耳尖、脾、眼、目 2。

配穴　肝、风溪、神门。

方法　耳尖放血数滴，用王不留行按压其他各穴。

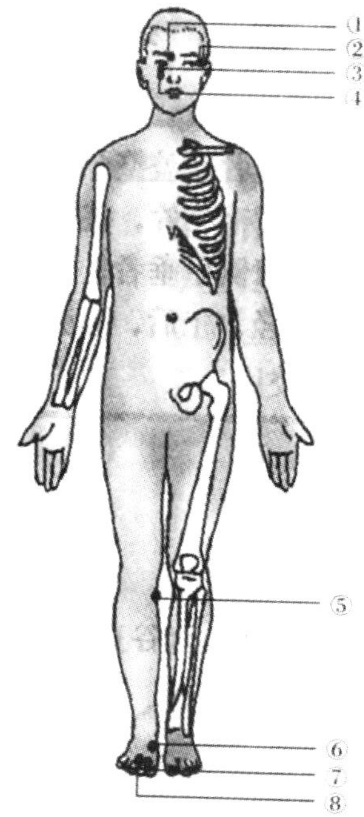

①攒竹
②太阳
③承泣
④四白
⑤阴陵泉
⑥太冲
⑦行间
⑧内庭

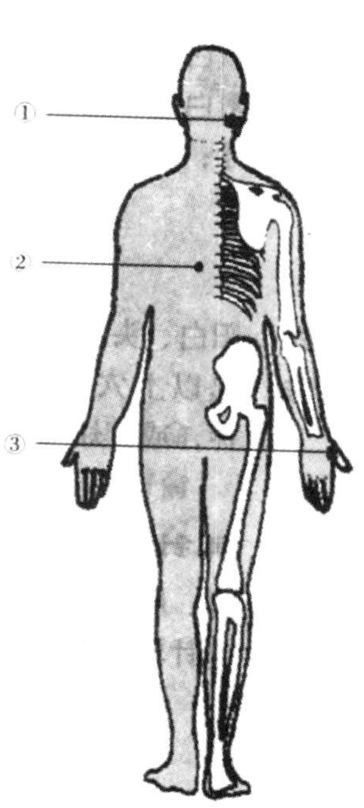

①风池
②肝俞
③合谷

七十八、眼睑下垂

病症

轻者上眼睑下垂半掩瞳孔，重者遮盖整个黑睛，无力睁开。日久额皮皱褶，眉毛高耸，甚则需用手指拈起上眼胞才能视物。双侧下垂者，每有仰头视物的姿态，亦有晨起较轻，午后、疲劳或连续眨眼而下垂加重。

针

主穴　阳白、鱼腰、攒竹、丝竹空、合谷、足三里。

方法　阳白透鱼腰；攒竹、丝竹空平刺 0.5 寸；合谷直刺 1.2 寸；足三里直刺 1.5 寸。

灸

见 578 页。

附　耳针

穴位　脾、肝、眼、目 2、交感、皮质下。

方法　毫针弱刺激，留针 20～30 分钟，或用耳穴贴压法。

①头临泣
②阳白
③鱼腰
④攒竹
⑤丝竹空
⑥足三里
⑦三阴交

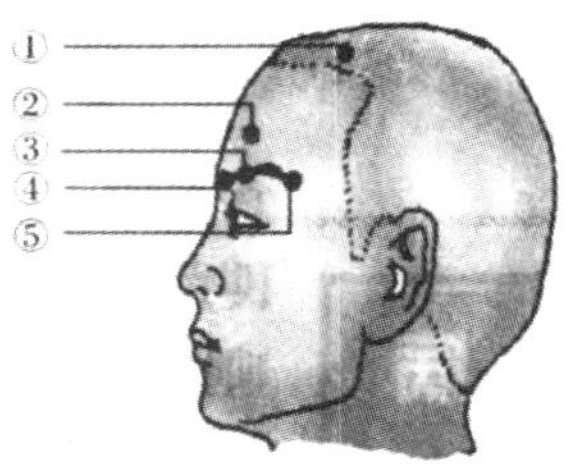

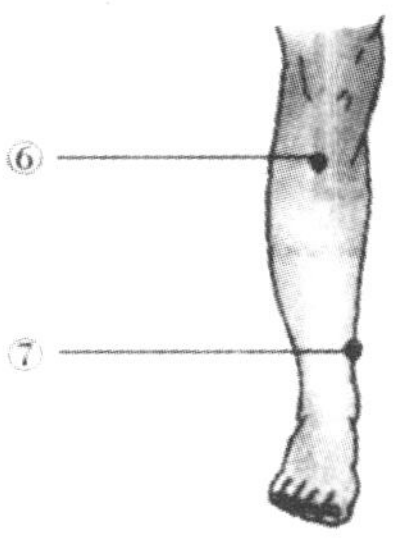

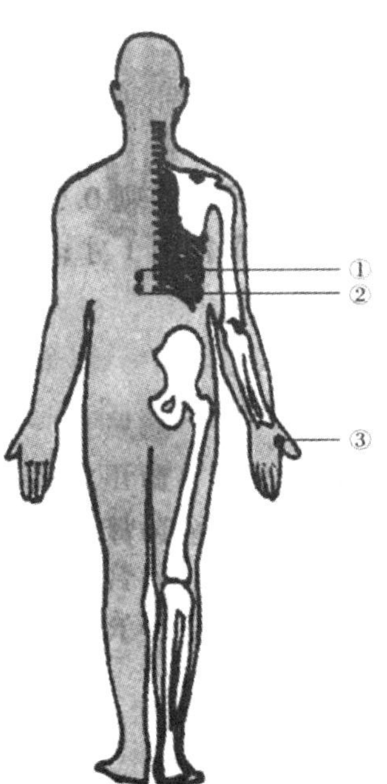

①脾俞
②胃俞
③合谷

七十九、近视

病症

就近处视物尚清楚，远处望去却模糊，久视则目眯隐胀而痛，干涩不适，伴有头晕耳鸣，腰膝酸软，脉沉细，舌质淡红少苔。如为先天所致，则望远朦胧，阅近较清晰。但久视亦昏，伴见有双影，兼见面色不华、畏寒肢冷、腰膝酸软、舌淡苔白、脉沉缓等证。

针

主穴　睛明、攒竹、丝竹空、四白、太阳、风池、光明、肝俞。

配穴　脾胃虚加足三里；肾虚加肾俞。

方法　睛明直刺1寸，不留针；攒竹、四白平刺0.5寸；太阳直刺0.5寸；风池、肝俞、肾俞斜刺1寸；光明、足三里直刺1.5寸。也可以指按压。

灸

见578页。

附　耳穴贴压

穴位　耳尖、肝、脾、肾、眼、目2。

方法　耳穴贴压法贴压各穴

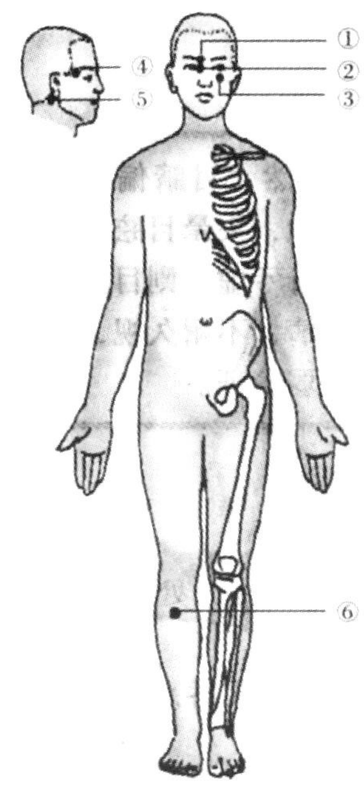

①攒竹
②睛明
③四白
④太阳
⑤翳明
⑥足三里

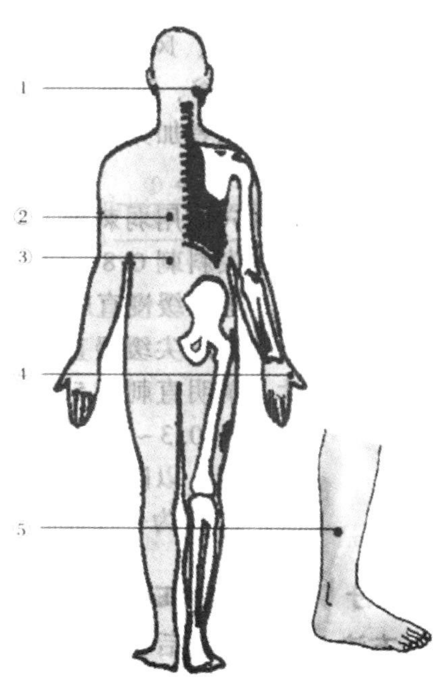

①风池
②肝俞
③肾俞
④合谷
⑤光明

八十、斜视

病症

如为风痰阻络，则发病骤然，目睛偏斜一方，并兼有恶心呕吐、步履不稳、头晕目眩、舌苔白腻、脉弦滑等证；如为脾肾亏虚，则目睛偏斜且逐渐加重，并伴有视物不清、不耐久视、神情呆木、体倦乏力、舌淡脉细弱等证。

针

主穴 内斜视：风池、合谷、球后、瞳子髎；外斜视：风池、合谷、睛明。

配穴 内斜视者加太阳；外斜视者加四白；头昏恶心者加印堂、内关。

方法 眼区穴位用弱刺激，其余各穴用中等强度刺激。风池向鼻尖斜刺0.8～1寸，不可深刺；合谷、内关直刺1寸；球后缓慢直刺0.5～1寸，此穴针刺时轻压眼球向上，向眶尖缓慢直刺，不提插；瞳子髎平刺0.3～0.5寸；睛明直刺0.5～1寸，不提插，不捻转；太阳、印堂平刺0.3～0.5寸；四白直刺0.3～0.5寸，此穴不可深刺，以防伤眼球。上穴留针15～20分钟，隔日1次，20次为1疗程。

附　耳穴贴压

方法 耳穴消毒后，以王不留行籽按揉眼、目1、目2，每天2～3次，每次2～3分钟，3天后取下。

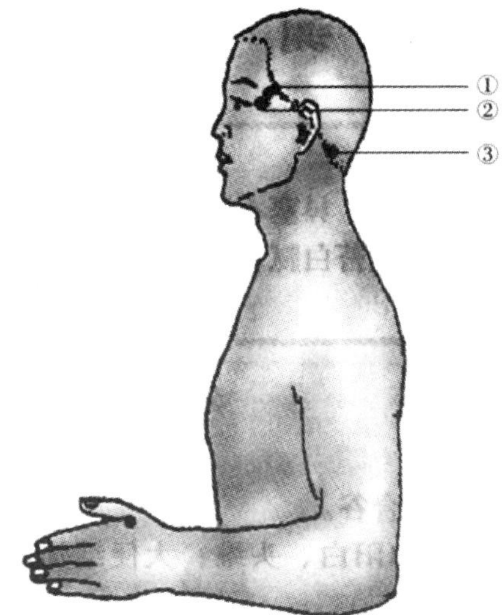

①太阳
②瞳子髎
③风池

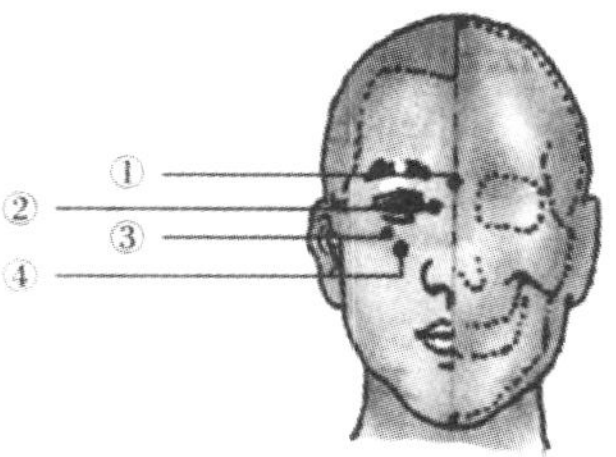

①印堂
②睛明
③球后
④四白
⑤内关

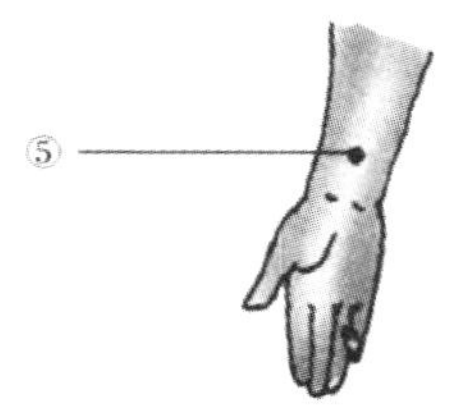

八十一、鼻渊

病症

时流浊涕，色黄腥秽，鼻塞不闻香臭，或兼有咳嗽、头额隐痛、舌红苔白腻、脉数等证。

针

主穴　迎香、印堂、上星、风池、合谷。

配穴　眉棱骨痛加攒竹；前头痛加阳白、头维；大便结加支沟。

方法　迎香向上斜刺 0.5 寸；印堂、上星、攒竹、阳白、头维均平刺 0.5 寸；风池斜刺 1 寸；合谷直刺 1.2 寸；支沟直刺 1.5 寸。

附　耳针

穴位　内鼻、肺、肾上腺、风溪、外耳。

方法　毫针刺，留针 20～30 分钟，或用耳穴贴压法。

①阳白
②上星
③印堂
④头维
⑤攒竹
⑥风池
⑦迎香
⑧列缺

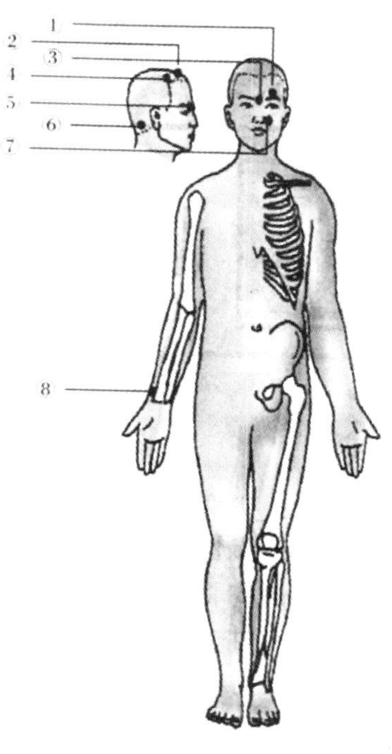

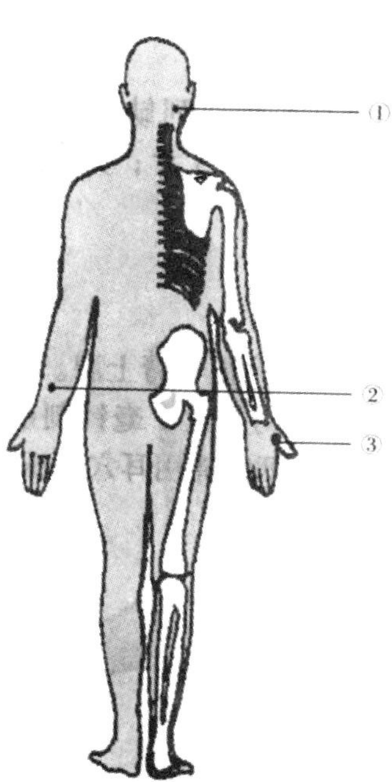

①风池
②支沟
③合谷

八十二、咽喉肿痛

病症

咽喉红肿疼痛，局部灼热，进食吞咽不利，伴有咳嗽、口渴、便秘等；如为阴虚者，则咽喉稍见红肿，疼痛较轻，或吞咽时感觉痛楚，微有热象，入夜则见症较重。

针

主穴：少商、鱼际、列缺、尺泽。

配穴　慢性咽喉痛加照海、太溪。

方法　少商点刺出血；鱼际直刺 0.5 寸；列缺向上斜刺 1 寸；尺泽直刺 1.2 寸；照海直刺 0.5 寸；太溪直刺 1 寸。

附　耳针

穴位　耳尖、扁桃体、咽喉、内分泌、风溪、肾上腺。

方法　急性咽喉肿痛耳尖、扁桃体点刺出血，毫针刺余穴，留针 30 分钟，间歇捻转。慢性咽喉痛用耳穴贴压法。

①尺泽
②列缺
③鱼际
④少商

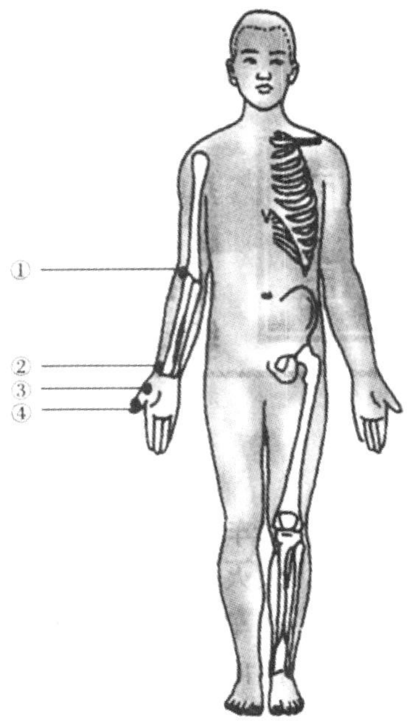

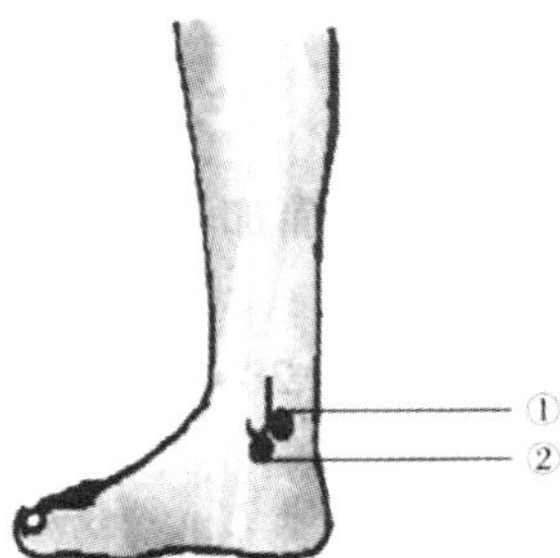

①太溪
②照海

八十三、牙痛

病症

牙痛剧烈，或呈阵发性，遇冷痛减，受风或热则痛势增剧，头痛，口渴欲饮，口臭，舌苔黄腻，脉洪数；抑或牙齿隐隐作痛，时作时息，牙齿松动，头晕眼花，腰膝酸痛，口干不欲饮，舌红无苔或少苔，脉细数。

针

主穴　颊车、下关、合谷、内庭。

配穴　风火加液门、风池；阴虚加太溪、复溜。

方法　颊车、下关直刺0.5寸；合谷直刺1.2寸；内庭、液门向上斜刺0.2寸；风池斜刺1寸；太溪、复溜直刺1.2寸。

附　耳针

主穴　牙、口、三焦、神门、风溪。

配穴　上牙痛加胃；下牙痛加大肠。胃火痛加耳尖；虚火痛加肾。

方法　耳尖点刺出血，毫针刺余穴，留针20～30分钟，或用耳压贴穴法。

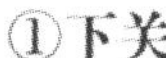

①下关
②颊车
③复溜
④太溪
⑤内庭

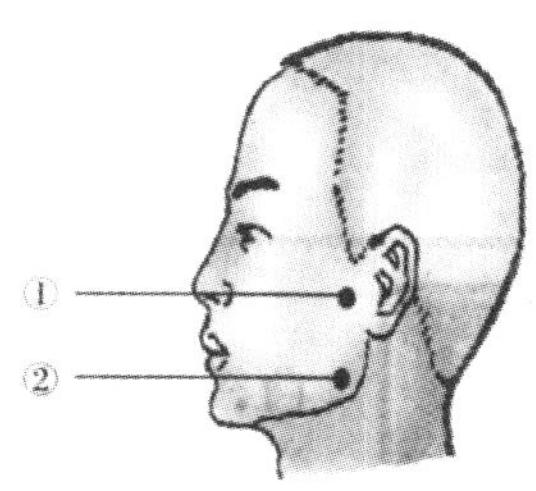

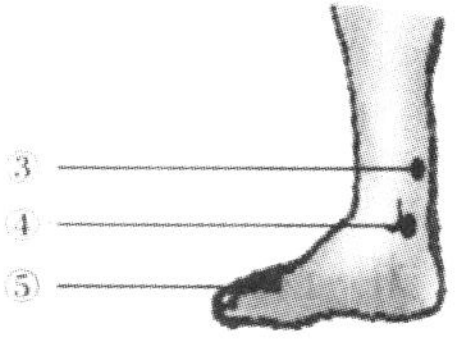

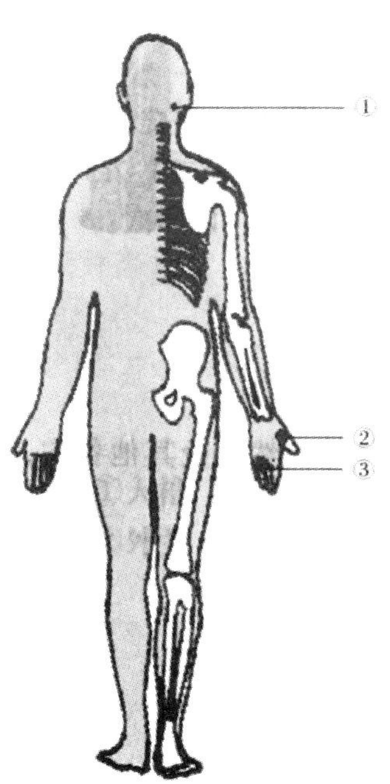

①风池
②合谷
③液门

八十四、冻伤

病症

手足、鼻尖、面颊等部受冻，初起皮肤苍白，麻冷感觉，继则成肿、青紫，形成瘀斑，自觉灼热，痒痛，有时出现大小不等的水疱，如果水疱破损，无感染则逐渐干枯，结成黑痂，不久脱落可愈；如有水疱破损并受感染，则局部糜烂或溃疡。

针

主穴　相应部位、大椎、外关、足三里、三阴交。

方法　患处周围进行点刺，再用艾条灸患部 10～15 分钟，其余各穴毫针强刺激，留针 30 分钟，日 1 次。

灸

见 579 页。

附　耳针

穴位　相应部位、肺、脾、心、交感、皮质下。

方法　毫针刺，留针 30 分钟，或用耳穴贴压法。

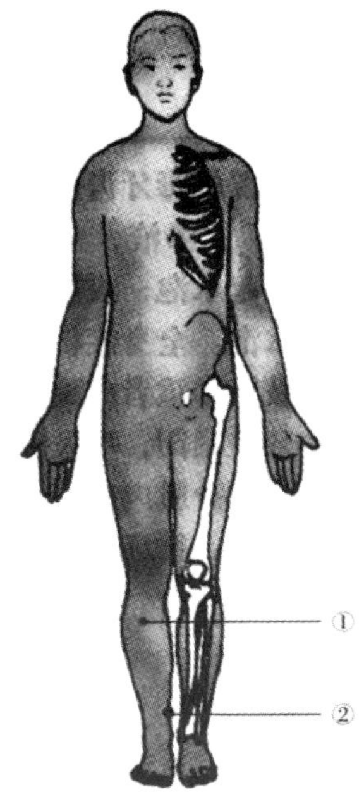

①足三里
②三阴交

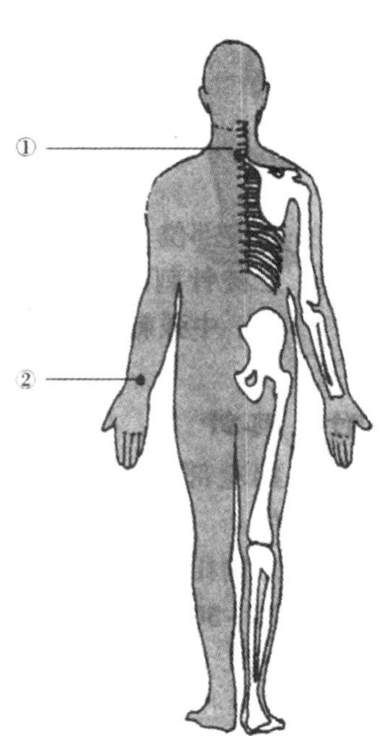

①大椎
②外关

八十五、毒蛇咬伤

病症

局部症状：患处有较粗大而深的毒牙齿痕毒蛇咬伤后，或局部不红不肿，无渗液，痛感轻，麻木；或伤口剧痛、肿胀、起水泡；或伤口中心麻木，周围有红肿热痛和水泡。全身症状：轻者头昏头痛，出汗，胸闷，肢软；重者或瞳孔散大，视力模糊，语言不清，牙关紧闭，呼吸困难，昏迷，脉弱；或寒战发热，全身肌肉疼痛，皮下或内脏出血，甚者中毒性休克，循环衰竭。

针

主穴　相应部位、大椎、百会、曲池、三阴交、血海。

方法　三棱针刺破伤口处，以火罐拔吸，然后毫针刺以上各穴，中强刺激，留针20分钟。

附　耳针

穴位　相应部位、神门、肾上腺、风溪、内分泌、枕、交感。

方法　点刺相应部位，使出血，然后用毫针浅刺其余各穴，留针20~30分钟。

①大椎
②曲池

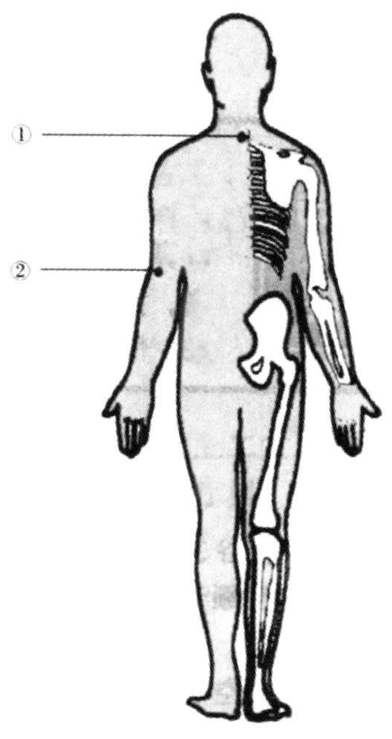

①百会
②血海
③三阴交

八十六、面部色斑

病症

面部色斑，其色黄褐或深褐，斑片大小不等，且形状不规则，边界清楚，常分布于颧颊、口鼻周围，一般无任何自觉症状。间或有胸胁胀痛，经血不调，脉弦缓或弦滑；抑或有腹胀纳呆、气短肢乏、头晕耳鸣、腰膝酸软等证。

针

主穴　合谷、足三里、三阴交。

配穴　前额部色斑加阳白、印堂、头维；颧颊部色斑加四白、下关、颊车、大迎；颞及眼角部色斑加太阳、丝竹空、瞳子髎；鼻部色斑加迎香、素髎；下颌部色斑加承浆。

方法　色斑部位及附近经穴宜浅刺或平刺，采用轻刺激或提插手法。合谷直刺0.8～1.2寸；足三里直刺1.5寸；三阴交直刺1寸。以上穴均平补平泻，且留针15～30分钟。隔一或两日1次，10次为1疗程。

主穴　三阴交、足三里、太冲。

配穴　阴陵泉、行间、肝俞、脾俞。

方法　三阴交直刺1寸；足三里直刺1.5寸；太冲直刺0.5寸。以上穴可平补平泻，留针20分钟左右。日1次，10次为1疗程，疗程间隔5～7天。此用于肝脾不和之面部色斑症。

主穴　中脘、足三里、三阴交。

配穴　脾俞、上脘、下脘。

方法　中脘直刺0.5～1寸；足三里直刺1.5寸；三阴交直刺1寸。上穴用补法，留针20分钟左右，可加温和灸法。每日1次，10次为1疗程，疗程间隔5～7天。此用于劳伤脾胃之面部色斑症。

主穴　太溪、三阴交。

配穴　肾俞、阴陵泉。

方法　太溪直刺0.5寸；三阴交直刺1寸。上二穴用补法，可配合温和灸。每日1次，1周为1疗程。疗程间隔3～5天。此用于肾虚不足之面部色斑症。

附　耳穴贴压

主穴　面颊、肺、脾、肝、肾、内分泌。

配穴　神门、肾上腺、内生殖器。

方法　局部穴位消毒后，王不留行籽按压，每天按揉2～3次，每次2～3分钟，3天后取下。

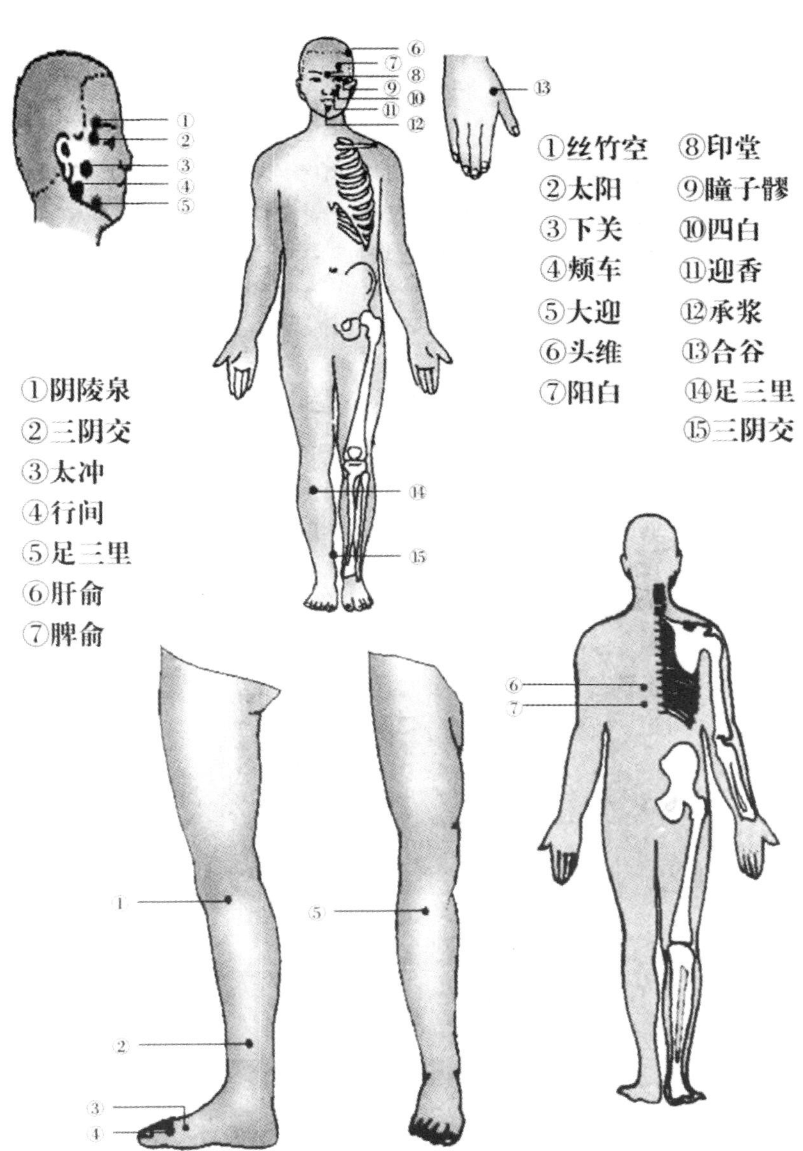
①丝竹空 ⑧印堂
②太阳 ⑨瞳子髎
③下关 ⑩四白
④颊车 ⑪迎香
⑤大迎 ⑫承浆
⑥头维 ⑬合谷
⑦阳白 ⑭足三里
⑮三阴交
①阴陵泉
②三阴交
③太冲
④行间
⑤足三里
⑥肝俞
⑦脾俞

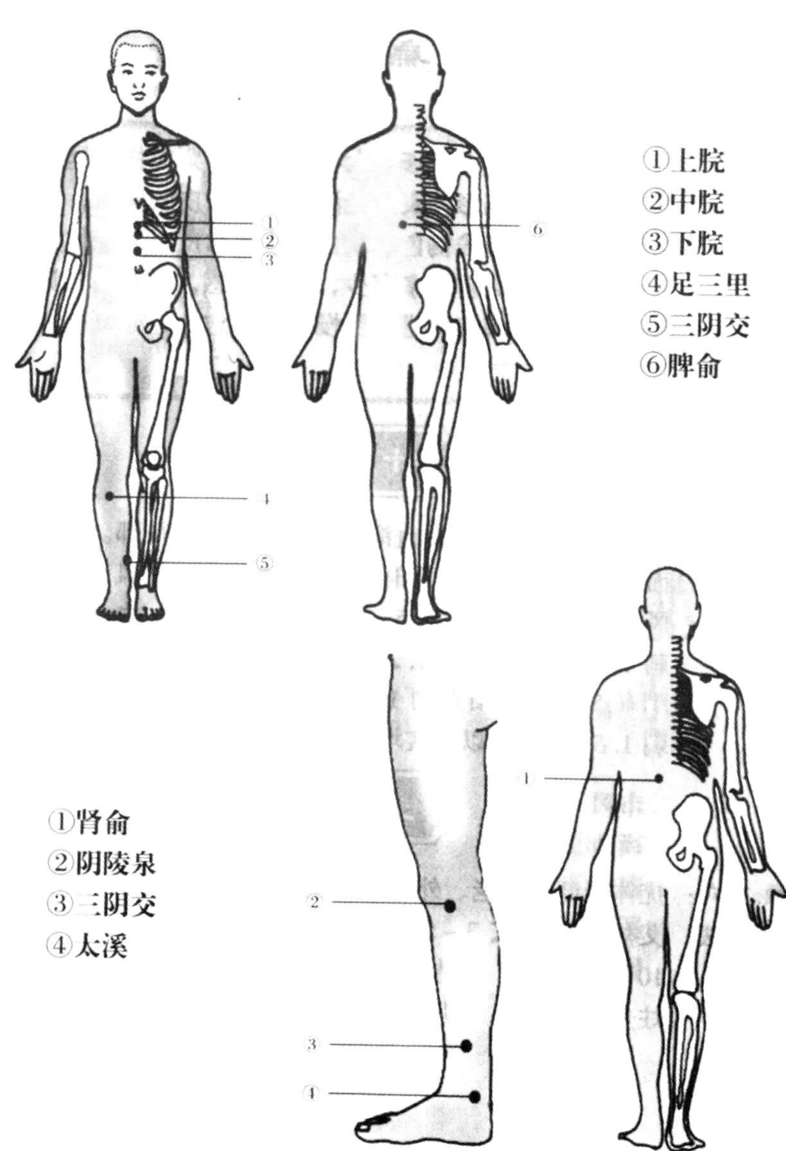
①上脘
②中脘
③下脘
④足三里
⑤三阴交
⑥脾俞
①肾俞
②阴陵泉
③三阴交
④太溪

八十七、扁平疣

病症

皮肤扁平丘疹，大小如针尖至粟粒样，呈圆形或不规则形，表面光滑，略高出皮肤表面，触之较硬，呈浅褐色、灰白色或正常皮色，疣体大小不等，数目有多有少，略有痒感，无其他自觉症状。本病病程进展缓慢，有自愈性，亦可有复发现象。

针

主穴　风池、曲池、合谷、血海、行间、侠溪、局部。

配穴　面部多发者加太阳、阳白；疣体色红瘙痒加风市。

方法　风池向鼻尖方向刺 0.5～1 寸；曲池直刺 1 寸；合谷直刺 1 寸；血海直刺 1.2 寸；行间直刺 0.5 寸；侠溪直刺 0.5 寸；太阳直刺 1 寸；阳白直刺 0.5 寸；风市直刺 1.5～2 寸。以上穴均用泻法。

灸

见 580 页。

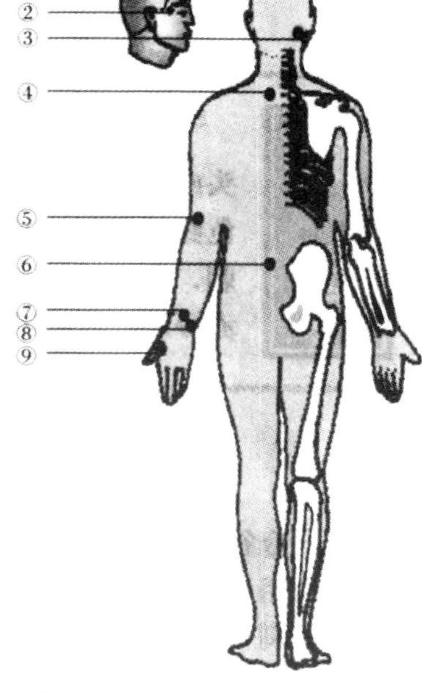

①阳白
②太阳
③风池
④大杼
⑤曲池
⑥关元俞
⑦外关
⑧养老
⑨合谷

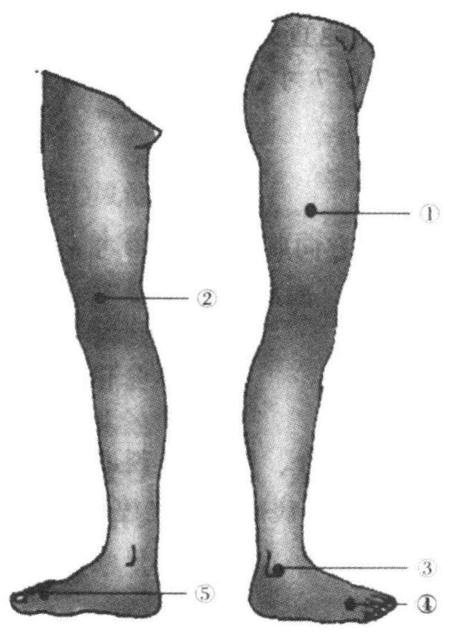

①风市
②血海
③丘墟
④侠溪
⑤行间

八十八、痤疮

病症

颜面、前额、颧部、下巴等处可见散在性针头或米粒大小的皮疹，重者亦可见于胸背部，其色红或稍红，皮疹顶端有黑头，挤压时可出粉刺，有时还可见脓头。常伴有口渴引饮、便结尿赤等证。舌质黯红或有瘀斑，脉沉细或涩。

针

主穴　合谷、曲池、足三里、肺俞。

方法　用泻法，合谷直刺 1 寸；曲池直刺 1.5 寸；足三里直刺 1.2 寸；肺俞斜刺 0.5 ~0.7 寸。此用于肺胃蕴热之痤疮症。

主穴　风池、地机、太冲、血海。

方法　用平补平泻法，风池向鼻尖方向刺 0.5 ~0.8 寸；地机直刺 1 寸；太冲直刺 0.5 寸；血海直刺 1.2 寸。此用于气血瘀滞之痤疮症。

主穴　丰隆、膈俞、肝俞、大椎。

方法　用泻法，丰隆直刺 1 寸；膈俞、肝俞斜刺 0.5 ~0.7 寸；大椎向下斜刺 1 寸。此用于痰瘀结聚之痤疮症。

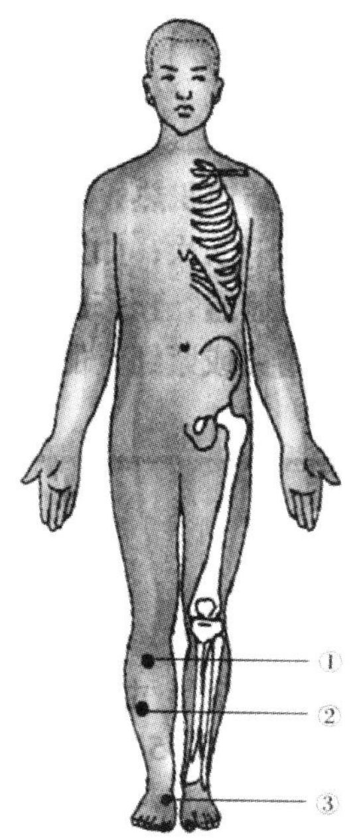

①足三里
②丰隆
③太冲

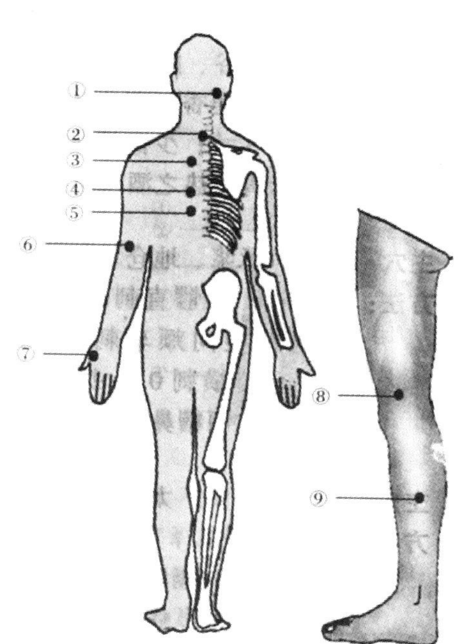

①风池
②大椎
③肺俞
④膈俞
⑤肝俞
⑥曲池
⑦合谷
⑧血海
⑨地机

八十九、酒糟鼻

病症

鼻尖及鼻翼部发红充血。如为肺胃积热，则其皮肤光亮，鼻部油腻，赤热，口干欲饮；如为血热壅聚，则鼻部颜色深红，血丝显露，丘疹脓疮；如为血瘀凝滞，则鼻部颜色暗红或紫红，肥厚增大，增生如瘤。

针

主穴　迎香、合谷、曲池、少商、内庭。

方法　用泻法，迎香斜刺 0.3～0.5 寸；合谷直刺 1 寸；曲池直刺 1.5 寸；少商浅刺 0.1 寸；内庭直刺 0.5 寸。此用于肺胃积热之酒糟鼻症。

主穴　素髎、承浆、地仓、颧髎、印堂。

方法　用泻法，素髎直刺 0.3 寸；承浆斜刺 0.3 寸；地仓横刺，针尖向颊车刺 1～1.5 寸；颧骨直刺 0.5～0.8 寸；印堂横刺 0.5 寸。素髎也可点刺出血。此用于血热壅聚之酒糟鼻症。

主穴　曲泽、血海、太冲、膈俞、肝俞。

方法　用泻法，曲泽直刺 0.7 寸；血海直刺 1.2 寸；太冲直刺 0.7 寸；膈俞、肝俞斜刺 0.5～0.7 寸。此用于血瘀凝滞之酒糟鼻症。

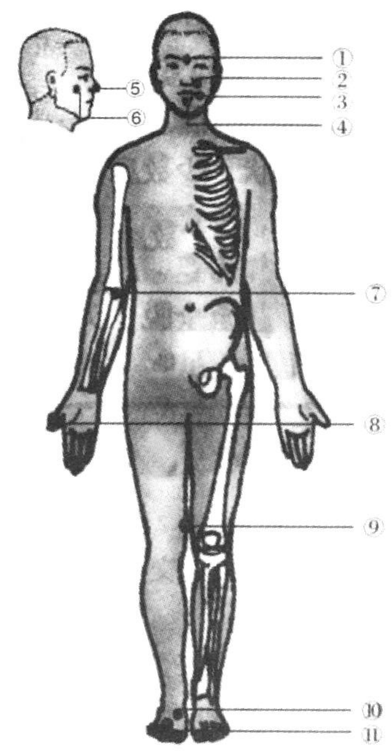

①印堂
②迎香
③地仓
④承浆
⑤素髎
⑥颧髎
⑦曲泽
⑧少商
⑨血海
⑩太冲
⑪内庭

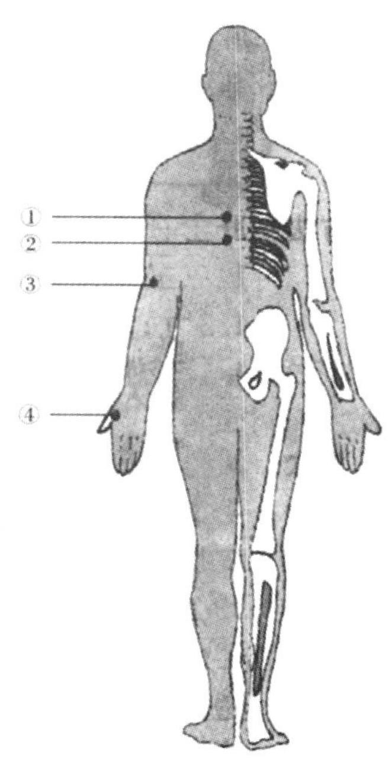

①膈俞
②肝俞
③曲池
④合谷

九十、脱发

病症

如为虚引起，则脱发呈稀疏状，少数患者亦可呈片状脱落，毛发枯槁无光泽，神疲乏力，腰膝酸软，舌红少苔，脉沉无力；如为实引起，则脱发可呈稀疏状，也可呈片状，甚至全脱，头皮灼热瘙痒，舌红苔黄，脉弦滑数。

针

主穴　肝俞、脾俞、肾俞、足三里、太溪、三阴交、脱发局部。

配穴　心悸失眠加神门；头晕耳鸣加百会；月经不调加关元。

方法　肝俞、脾俞斜刺0.5～0.8寸；肾俞直刺0.5～1寸；足三里直刺1.5寸；太溪直刺1寸；三阴交直刺1～1.5寸。上穴均用补法。背俞穴可灸，脱发局部可用七星针轻叩或加灸法。此用于虚证之脱发。

主穴　风池、膈俞、血海、太冲、外关、脱发局部。

配穴　头痛睡眠差加太阳、神门；头皮瘙痒加大椎；胸中烦闷加膻中、内关。

方法　均用泻法，风池向鼻尖斜刺0.8～1寸；膈俞斜刺0.5～0.8寸；血海直刺1.5寸；太冲直刺1寸；内关透外关，从内关直刺1～1.5寸；脱发处用三棱针散刺出血或七星针重叩。此用于实证之脱发症。

①百会
②太阳
③膻中
④关元
⑤内关
⑥神门
⑦血海
⑧足三里
⑨三阴交
⑩太冲

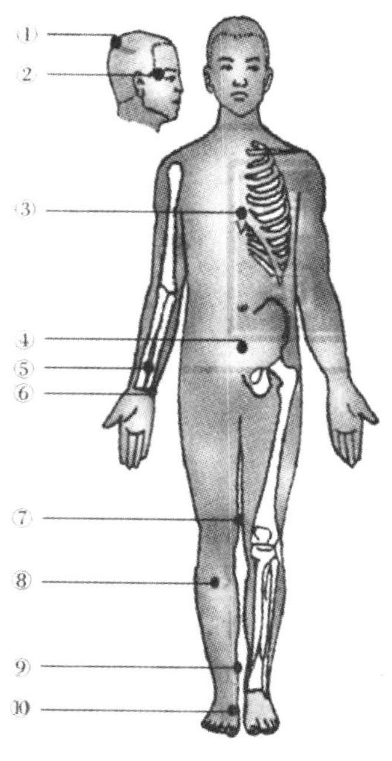

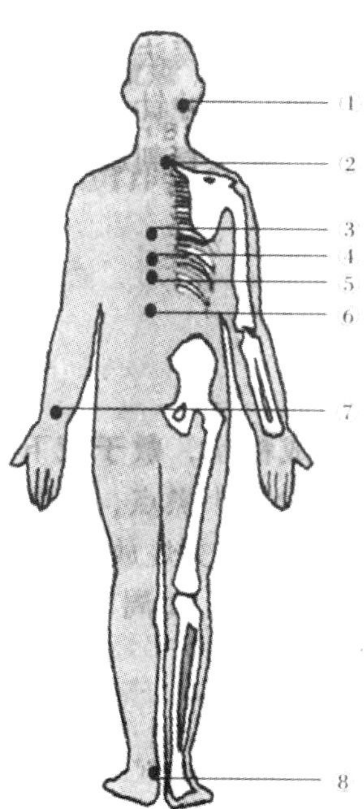

①风池
②大椎
③膈俞
④肝俞
⑤脾俞
⑥肾俞
⑦外关
⑧太溪

九十一、狐臭

病症

腋下汗出，汗液带有特殊臭气，甚至在乳晕、脐、腹股沟、阴部等处也可产生臭秽之气味。

针

主穴　行间、少冲、极泉。

方法　双侧穴位同时进针，均用捻转结合提插泻法。间隙留针，每日 1 次。行间穴斜刺 0.8 寸；少冲针尖斜向上方进针，使针感上传，刺 0.1 寸；极泉直刺或向上斜刺 0.5～1.2 寸。

灸

见 580 页。

附　耳穴贴压

方法　用王不留行籽按压腋、内分泌、脾、肾上腺，每天 2～3 次，每次 2～3 分钟，3 天后取下。

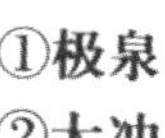
①极泉
②太冲
③行间

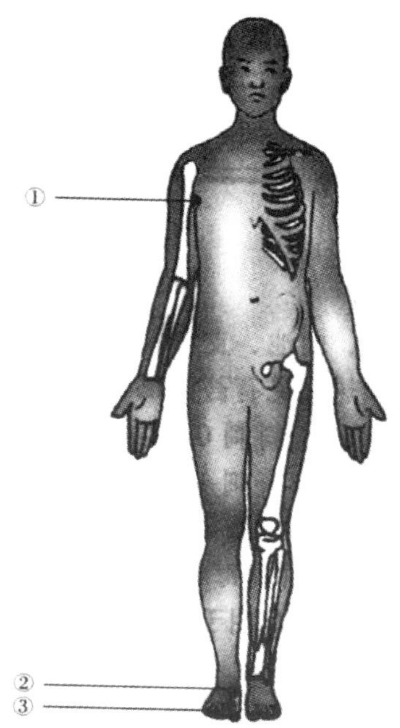
①
②
③

九十二、肥胖

病症

形体肥胖，肌肉松弛，嗜睡倦怠，动则气短，口淡食少，或乳房肥大，腰酸腿软，女子月经不调，量少，男子阳痿早泄，舌淡而胖，脉缓弱或濡细。

针

主穴　内庭、曲池、支沟、大横。

配穴　兼湿热而见有苔黄腻、脉滑数者加阴陵泉、三阴交。

方法　内庭向上斜刺0.5寸；曲池直刺1.5寸；支沟直刺1寸；大横直刺1.2寸。得气之后用泻法。阴陵泉直刺1寸；三阴交直刺1.2寸；得气后平补平泻。以上均留针20分钟，每日或隔日1次，10次为1疗程，疗程间隔3天。此用于胃中蕴热型肥胖症。

主穴　脾俞、章门、阴陵泉、水分、天枢。

配穴　自幼肥胖加肾俞、三阴交；动则气短加内关。

方法　脾俞向脊柱方向斜刺0.5~0.8寸；章门直刺1寸；得气后用补法。阴陵泉直刺1寸；水分直刺1.5寸；天枢直刺1~1.5寸；得气后平补平泻。肾俞直刺0.8~1.2寸；三阴交直刺1.2寸；内关直刺1寸左右。此用脾虚湿滞型肥胖症。

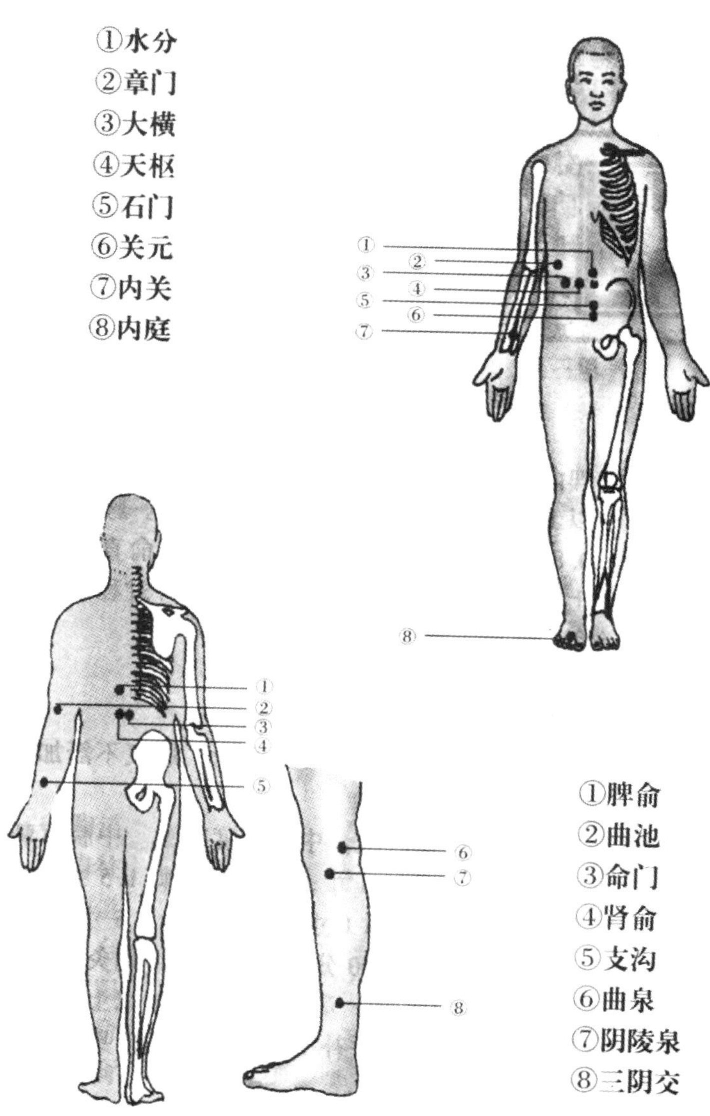
①水分
②章门
③大横
④天枢
⑤石门
⑥关元
⑦内关
⑧内庭
①脾俞
②曲池
③命门
④肾俞
⑤支沟
⑥曲泉
⑦阴陵泉
⑧三阴交

九十三、消瘦

病症

形体消瘦，甚至骨瘦如柴，面色萎黄，肌肤粗而少光泽，食欲一般化或差，舌淡苔白或黄，脉细弱。

针

主穴　脾俞、胃俞、肾俞、大肠俞。

方法　以上诸穴均用补法，中等强度刺激。脾俞、胃俞直刺 0.8 ~ 1.2 寸；肾俞直刺 1 寸；大肠俞直刺 1.2 寸。以上均留针 15 ~ 20 分钟左右，在留针过程中可加艾条温灸。此用于脾胃虚弱型消瘦症。

主穴　中脘、足三里、脾俞、天枢。

配穴　肾虚不足加照海、气海、肾俞；肝气不舒加期门、章门、肝俞。

方法　以上诸穴均用补法，中等强度刺激。中脘直刺 1 ~ 1.5 寸；脾俞斜刺 0.8 寸；足三里直刺 1.5 寸，天枢直刺 1.5 寸；肾俞直刺 1 寸；气海直刺 1.5 寸；照海直刺 1 寸。以上均留针 20 分钟左右，并可加灸。期门斜刺或平刺 0.5 ~ 0.8 寸；章门直刺 1 寸。以上二穴用泻法。肝俞斜刺 0.8 寸，用平补平泻法。此用于身体虚弱之形体消瘦症。

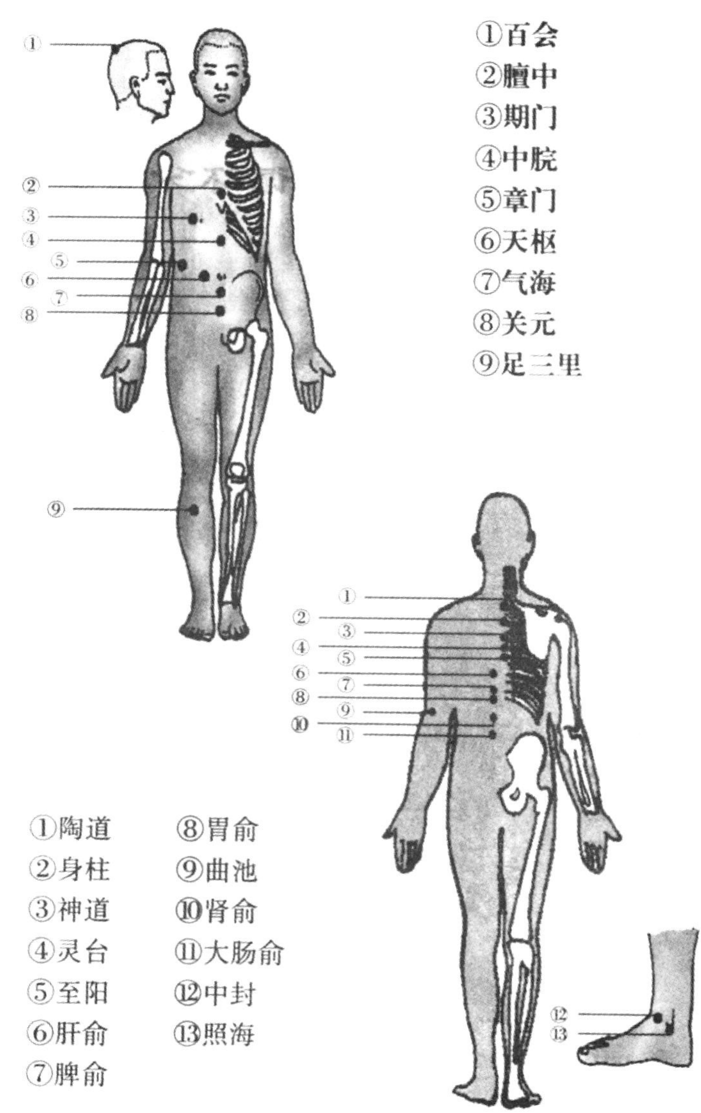
①百会
②膻中
③期门
④中脘
⑤章门
⑥天枢
⑦气海
⑧关元
⑨足三里
①陶道
②身柱
③神道
④灵台
⑤至阳
⑥肝俞
⑦脾俞
⑧胃俞
⑨曲池
⑩肾俞
⑪大肠俞
⑫中封
⑬照海

第七章　穴敷疗法

第一节　穴敷疗法简介

一、穴敷疗法的概念

穴敷疗法是将药物涂抹或贴敷在人体相应的经穴部位，以刺激穴位，通过经络的传输、脏腑的相互作用，而达到治疗疾病的目的，是中医的一种独特外治疗法。

二、穴敷疗法的起源和发展

穴敷疗法是一种较为古老的药物外治疗法，广泛地流行于民间。

其最早的文献记载，见于长沙马王堆出土的《五十二病方》，书中有外敷、浴法、熏法等多种外治疗法的记载，文字“蚖……以蓟印其中颠”，这里的“蚖”，是指一种毒蛇，意即被毒蛇咬伤；“蓟”，音“芥”，意即芥子泥；“中颠”，头顶正中部，意指百会穴。文中之意释为：用芥子泥贴敷百会穴，使局部皮肤发红发泡，以治疗毒蛇咬伤证。这是典型的穴敷外治疗法的明文叙述。经典著作《黄帝内经》也不乏关于外治疗法的记载，其“外者外治”之经典语言，不断指导着后世外治疗法的发展。汉代《伤寒杂病论》，晋代《肘后备急方》，唐代《千金要方》《千金翼方》《外台秘要》，宋代《太平圣惠方》，元代《世医得效方》，明代《本草纲目》《普济方》，清代《医宗金鉴》《张氏医通》等都有相关的文字叙述及丰富的治疗内外诸疾外治方药的记载。如晋代葛洪《肘后备急方》有“治疟疾寒多热少，或但寒不热，临发时，以醋和附子末涂背上”，“乌头研末，以鳖血调敷，待正，则即揭去”。清代有一部外治法之集大成著作，那就是吴师机《理瀹骈文》，其中收载了大量的穴位贴敷治疗方法。

吴师机说：“外治之理，即内治之理，外治之药，亦即内治之药，所异者法耳。”意思是说，内治、外治，在理、方、药这三方面均相同，只是使用的方法不同罢了。对于前人的方剂，吴氏认为都可以照方用于外治，或只择其一二味药而用之，或于经验中另选单方用之，如果遇到疑难之证，尚“可以自抒其见，不致恐失人情而成坐视”。

新中国成立以来，全国各地运用穴敷疗法治疗各种疾病的经验极其丰富，治疗范围日趋广泛。已发展到用于内科、外科、妇产科、儿科、五官科等各科疾病之中，而且越来越显示出它特有的生命力。

我们有理由相信，随着各种医疗方法的不断运用和发展，穴敷疗法也将以它独特的治病优势而越来越受到广大医疗工作者和人民群众的喜爱和欢迎，广为流传，被大力运用。

三、穴敷疗法的作用机制

穴敷疗法的作用机制，源于人体的脏腑经络理论。

（1）脏腑经络，内外一体，腧穴隶属脏腑经络，为脏腑经络之气出入、汇集之处。人体有病，可以内外反映，同样，药物治疗也可以内外应用。穴敷疗法就是依据这一原理，将药物贴敷在人体体表的某一，或某几个相应的经穴上，使这些药物通过对穴位的刺激作用和对经络的调节作用，使人体内外阴阳平衡、升降协调、脏腑和谐、气机通利。人体内在的生理功能正常，正气充实，则邪气无由所生、所居，故疾病去，人体安康。

（2）药物具有不同的性味归经和治疗作用。当某一脏腑或经脉部位发生病变时，可以通过所属的外在经穴给予药物敷贴，不同性味的药物之气，一方面，通过其渗透作用，深入皮肤肌理；另一方面，通过其经络的传导作用，使归经之药物直达所属之脏腑，从而达到以药气调脏气的目的，疾病去，则人体安康。

总之，穴敷疗法治病的作用机制，就是以不同性味、不同归经、不同疗效的药物作用于不同经穴部位上，使药物和穴位发生共同作用，而达到去疾除病之疗效。

四、穴敷疗法的独特优势

穴敷疗法的运用，从古至今，已有上千年的历史，具有它独特的治疗优势：①方法简单，操作易行。用药物外用敷贴，即可治疗疾病。②选药广泛，适应证广。在众多的药物中，可以选择最适宜的药，用于内、外、妇、儿、五官等各类病证。③疗效显著，经济实用。用简单的药物外贴，即可达到治疗各种疾病的效果，价廉而具实效。④药用安全，少有不良反应。有选择性地运用药物外敷，可以减少药物对人体的毒副作用，安全、可靠地达到治病目的。

五、穴敷疗法的运用原则

穴敷疗法治病的原则，亦同于内治疗法，具体而言：

（1）坚持“辨证论治”原则。临症时，医者通过“四诊”合参，运用“八纲”辨证，对所治之病进行分析、综合、归纳，给予正确的药物治疗。

（2）遵守“三因治宜”原则。同内治法一样，穴敷疗法也要遵循“因人制宜，因地制宜，因时制宜”原则。不同患者、不同地域、不同时间，都要有不同的治疗原则和治疗药物。

（3）病分先重缓急。治疗疾病，要分先重缓急，病孰重，病孰轻；病孰主，病孰次，本着先重后缓、先主后次的原则，给予用药治疗。

（4）随证立法处方。根据病情的具体情况，选择正确的药物和适当的剂型给予敷贴穴位。不同的病情采用不同的药物、不同的剂型和不同的使用方法，可以达到“外治要求其本”的治疗原则。

六、穴敷疗法应用时的注意事项

穴敷疗法虽具有安全实效等独特优势，但治疗疾病毕竟是用药而行，故临床应用当注意几点：

（1）穴敷前，要询问病史，对于皮肤过敏，局部急、慢性湿疹及其他皮肤病的患者，用药时，要小心谨慎，或暂不宜施用此疗法。

（2）敷贴时，要选准穴位或应用的经穴部位，给予75%乙醇消毒，方可用药。

（3）对于久病体弱、孕妇或患有严重疾病之人，用药不可过量，以防意外。

（4）小儿用穴敷时，注意防护，用药时间不可过久，以免药入口或伤害娇嫩的皮肤。

（5）尽可能选用少有刺激性，或有毒副作用的药物敷贴，以免引起局部或全身变故，发生不良后果。

（6）敷贴时，一般要在药物上覆盖纱布或塑料布或油纸，用胶布固定，勿使药物移动或脱落经穴之外。

第二节　病证治疗

一、感冒

处方　白芥子、薄荷各适量，鸡蛋两个

穴位　神阙、大椎、涌泉

方法　将白芥子、薄荷研细，取鸡蛋清调药，敷贴神阙、大椎及涌泉穴。此治风寒感冒。

处方　淡豆豉30g，连翘15g，薄荷9g，葱白适量

穴位　风池、大椎

方法　将前三味药混合研细过筛，用药20g，加入葱白适量，捣融如膏，敷贴风池、大椎穴，再以冷水滴药膏上，覆以纱布。此治风热感冒。

处方　白矾、小麦面粉各适量

穴位　涌泉

方法　将白矾研为细末，与小麦面粉混合，再研细，用醋或开水调

成膏状，敷贴涌泉穴。

二、咳嗽

处方　瓜蒌大者1枚，贝母50g，青黛15g，蜂蜜120g

穴位　肺俞、大杼、后溪

方法　先将贝母、青黛混合碾为细末，再放连籽、皮的瓜蒌捣融，放蜂蜜入锅内加热，炼去浮沫，入以上三味药，调和如膏状，分别摊贴在肺俞、大杼和后溪穴上，盖以纱布，用胶布固定。每日或隔日换药1次。此用于干咳、久咳、热咳等证。

处方　白芥子18g，吴茱萸18g，麻黄6g，白凤仙花全草1株

穴位　肺俞、膻中、涌泉

方法　前三味药研细末，凤仙花捣融，用酒共调匀，敷贴在肺俞、膻中、涌泉穴处，外用纱布扎紧及胶布固定。此用于寒咳。

处方　胡椒、麻黄各6g，白芥子3g

穴位　肺俞、涌泉

方法　三味药共研细末，用热水调敷肺俞、涌泉穴。

三、哮喘

处方　老姜9g，麻黄4.5g

穴位　膏肓、大杼

方法　二味煎取浓汁，再用浓汁熬膏，将药膏摊在狗皮膏上，敷贴背部膏肓、大杼穴。

处方　白矾30g，面粉、醋各适量

穴位　足心

方法　将上三味和匀做成小饼状，敷贴患者两足心，布包一昼夜。

处方　白芥子45g，半夏9g，轻粉6g

穴位　天突、肺俞

方法　三味药共研细末，取少量，用蜂蜜调敷天突、肺俞穴。

处方　金沸草50g，代赭石50g，米醋适量

穴位　风门、定喘、膻中、上脘

方法　二药混合粉碎为末，过筛，加醋调如糊状，分别涂敷于风门、定喘、膻中、上脘等穴处。1日3～5次。

四、中暑

处方　鹅不食草适量

穴位　鼻孔

方法　上一味，晒干，研为细末，装入磁瓶内，用蜡封口备用。每用时，取药末约0.5g，放入鼻孔中。此治感冒暑湿证。

处方　田螺3枚，青盐1g

穴位　脐下

方法　田螺捣烂，入青盐，摊成膏，敷于脐下1寸处。此治暑证二便不通。

处方　硫黄、硝石各15g，明矾、雄黄、滑石各8g

穴位　神阙、天枢、气海、关元

方法　上五味，共研为细末，用面粉50g，加水掺药末调如糊状，分别涂敷神阙、天枢、气海、关元等穴。干后另换，一日不间断用之。

五、呕吐

处方　吴茱萸（炒）30g，生姜1块，香葱10余根

穴位　脐腹

方法　上三味，共捣成饼，蒸热敷贴在脐腹处。

处方　白矾、面粉各适量

穴位　涌泉

方法　白矾研细末，加面粉适量，用醋或开水调成膏状，敷贴于涌泉穴。此治热性呕吐。

处方　大黄、丁香、甘草各等分

穴位　神阙、胃俞、中脘

方法　上药混合粉碎为末，过筛。取药末 30g，撒布在 3 张黑膏药中间，分别敷贴在所选穴位神阙、胃俞、中脘。1 日换药 1 次。

六、呃逆

处方　皂角末 10g

穴位　鼻孔

方法　上一味，用一纸筒取少许药末，放入鼻孔中，得嚏即止。此治突呃不止证。

处方　姜汁、蜂蜜各等量，丁香 10g

穴位　中脘、阴都

方法　上三味，共捣如膏，取之敷于中脘、阴都穴。1 日换药 1 次。此治久呃不止证。

处方　乌附子、小茴香、广木香、羌活、干姜、母丁香、食盐各等分

穴位　中脘、胃俞、阴都

方法　上药共研为细末，过筛。取药末 15g，撒在 $5cm^2$ 胶布中间，共制作 3 张药贴，分别敷贴于中脘、胃俞、阴都穴位上，上盖净布，用麦麸炒热，布包，轮换熨敷三穴。

七、泄泻

处方　吴茱萸 10g，白胡椒 5g，苍术 10g

穴位　神阙

方法　上三味，共研为细末，用醋调和成糊状，涂敷于脐部神阙穴，8 小时后洗掉，1 日 1 次。

处方　丁香 2g，肉桂 1g

穴位　神阙

方法　上二味，共研为细末，以水调和，做成黄豆大药丸，放在肚脐神阙穴上，外贴普通膏药固定。

处方　五倍子（炒黄）、干姜各 10g，吴茱萸、公丁香各 5g

穴位　神阙

方法　上药共研细末，每次取 10g，用温白酒调成软面团状，做成直径约 5cm 的药饼，放在脐部神阙穴上，以纱布固定。晚敷晨揭，每日换药 1 次，连续用 1 ~8 次。

八、痢疾

处方　吴茱萸 6g，胡椒适量

穴位　神阙、涌泉

方法　上药研为细末，醋调成膏状，敷神阙及双足涌泉穴。

处方　雄黄、巴豆仁、蓖麻子仁、朱砂、麝香或冰片各等分

穴位　印堂

方法　先把雄黄、朱砂、麝香或冰片研为细末，再和巴豆仁、蓖麻子仁共捣，制成药饼，取蚕豆大一块敷贴印堂穴，局部出现红晕时去掉。1 日 2 ~3 次。

处方　巴豆（去壳）3 粒，绿豆 7 粒，胡椒 10 粒，红枣（去核）1 枚

穴位　神阙、脾俞

方法　将上四味捣融成膏。取药膏 1/2，分别敷贴神阙、脾俞穴，以胶布固定。1 日换药 1 次，2 ~3 次可见效。

九、便秘

处方　大黄末10g，芒硝40g

穴位　脐部

方法　上二味，用适量黄酒调和，涂敷于脐部，外用纱布覆盖，用胶布固定，再用热水袋热熨10分钟左右。

处方　白矾末20g

穴位　脐部周围

方法　上一味，先作一纸捻，围在脐周，将白矾末放于其中，用冷水慢慢淋湿白矾末。

处方　葱白（连须）10g，生姜10g，淡豆豉10g，食盐5g

穴位　脐部

方法　上四味，共捣烂如泥，制成饼状，烤热，乘热敷于脐部，外用纱布固定。

十、眩晕

处方　嫩茶叶60g

穴位　鼻孔

方法　上一味，研为极细末。每用时，以一纸筒取少许药末，放入鼻孔中。1日数次。

处方　吴茱萸100g，龙胆草50g，土硫黄20g，朱砂15g，明矾30g，小蓟根汁适量

穴位　神阙、涌泉

方法　先将前五味药研为细末，过筛，加入小蓟根汁，调和成糊，敷于神阙、涌泉穴位。每穴用10～15g药糊，以纱布固定。2日换药1次，1日为1疗程。

十一、痢病

处方　生地、玄参、麦冬各15g，枣仁（炒）18g，清阳膏药适量

穴位　肚脐、胃脘部

方法　上四味，共研为细末，储瓶备用。将膏药熔化，加入药末适量，搅匀，涂摊于纱布上，贴敷肚脐、胃脘处，用胶布固定。每3日换药1次，5次为1疗程。

处方　醋芫花10g，胆南星、雄黄各3g，白胡椒挥发油0.05mL

穴位　脐孔

方法　前三味，共研为细末，加入白胡椒挥发油拌匀。取药0.15g填入脐孔中，用胶布固定。

处方　吴茱萸60g

穴位　脐窝

方法　上药研细末，填脐窝。3日换药1次，5次为1疗程。

十二、失眠健忘

处方　吴茱萸9g，米醋适量

穴位　涌泉

方法　吴茱萸捣烂，用米醋调成糊状，敷贴双足涌泉穴，24小时后取下。

处方　酸枣仁适量

穴位　耳神门、皮质下、心、肾、脑点

方法　用开水将酸枣仁浸泡去外皮，分成两半，以酸枣平面贴在直径约10mm的圆形胶布中心备用。选耳穴，每次1~2个，将药贴压于穴上，并按揉1~2分钟，每日数次按揉。3~5日换药1次，4次为1疗程。

十三、惊悸怔忡

处方　蜜蜡适量

穴位　手心

方法　将蜜蜡熔化，趁热贴手心，冷即易，仍贴两手心处。亦可配贴足心（心脏、涌泉处）。此治风毒惊悸证。

处方　菟丝藤15g，草鞋灰半只

穴位　心窝

方法　上二味，共研细末，用鸡蛋清调敷心窝处。此治心慌身倦症。

处方　吴茱萸、川芎各半

穴位　神阙

方法　上二味，各半研细末，用醋调敷神阙穴。

十四、汗证

处方　何首乌适量

穴位　神阙

方法　上药研为细末，用水调成膏状，贴敷神阙穴，用纱布固定。此用于自汗证。

处方　五倍子、郁金各等分，蜂蜜适量

穴位　灵墟

方法　上二味药混合粉碎为末，过筛，加入蜂蜜调成膏状，敷于灵墟穴，盖上纱布，用胶布固定。1日换药1次。此治自汗证。

处方　五倍子（蜜炙）、枯矾各等分，人乳适量

穴位　肾俞

方法　上二味药混合研细末，过筛，加入人乳调和成膏，取10～

15g 药膏，敷于肾俞穴，盖以纱布，用胶布固定。1 日换药 1 次。此用于盗汗证。

十五、肺痈

处方　杏仁 30g，玄参 15g，蛇蜕、蜂房、乱发各 7.5g，大黄 9g，皂角刺 9g，麻油 200g，黄丹 95g

穴位　脐部

方法　上九味，除麻油、黄丹外，其余各药共装于一布袋中，封口，放入麻油中煎熬，待油煎至滴水成珠时，捞出药袋，下黄丹收膏，摊成膏药。每用时取膏药 1 张，贴于脐部。

处方　金银花 120g，玄参、麦冬、瓜蒌仁、桔梗各 15g，百部 10g，贝母、天花粉、当归各 9g，蒲公英 50g，苍术、生甘草各 15g，皂角刺 9g

穴位　胸部、肺俞、阿是穴

方法　上药共研细末，用鲜马齿苋汁调和成膏状。每用时，取膏药适量，贴敷于胸部、双侧肺俞、阿是穴之压痛点上，外以纱布覆盖，用胶布固定。每日换药 1 次。

十六、吐衄

处方　陈醋 1 杯，黄土 60g

穴位　阴囊

方法　上二味，先将黄土研为细末，再用陈醋调成糊状，敷阴囊上，干后即换掉。此治吐血证。

处方　大蒜 2 个

穴位　足心

方法　大蒜 2 个，捣为泥，敷贴双足心，4 小时敷 1 次，连续敷贴。此治吐血。

处方　白及15g

穴位　印堂

方法　上一味，研为细末，用冷水调和，涂敷两眉之间印堂穴，以纱布覆盖，用胶布固定。此治鼻衄证。注意：治疗期间忌喝酒。

十七、黄疸

处方　鲜毛茛叶适量

穴位　手臂相应穴（列缺等）

方法　上药捣烂，揉成丸，如黄豆大，敷于手臂相应穴位，夜即起泡，用针刺破，放出黄水。

处方　桃仁、杏仁各30g，栀子、桑枝各15g

穴位　神阙

方法　上药共研为末，加醋适量，调成糊状，敷神阙穴。每2日换药1次。

处方　苍术60g，陈皮45g，厚朴45g，甘草20g

穴位　神阙

方法　上四味，共研为细末，用醋调和，做成饼状，敷于神阙穴处，外用纱布固定。

十八、水肿

处方　针砂、猪苓、生地龙各9g，甘遂10g

穴位　脐部

方法　上四味，先将针砂加食醋煮数沸，取出炒干，再同猪苓、地龙共研为细末，用葱汁调和，做成饼状，贴敷脐部，外用纱布固定。1日换药2次。

处方　田螺10g，大蒜10g，车前草10g

穴位　脐部

方法　上三味，共捣烂如泥，做成饼状，覆盖于脐部，外用纱布固定。

处方　轻粉6g，巴豆仁12g，生硫黄3g

穴位　脐部

方法　上三味，共研为细末，用水调和，做成饼状。用时先以一块干净布铺盖于脐部，再将药饼放在布上，外用纱布固定。待泻下3～5次时，取下药饼。

十九、积聚

处方　巴豆仁、干姜、良姜、白芥子、硫黄、甘遂、槟榔各10g，花椒30g

穴位　手掌心

方法　上八味，除花椒外，其余各药共研为细末，再同米饭拌和，做成中指头大药丸。每用时，先以花椒煎水洗手，再取麻油涂于手心中，手握药丸一粒，稍时即现泄泻，若想止泻，可用冷水洗手。

处方　阿魏9g，蜈蚣（去头足）1条，杏仁7个，葱头（连须）3个

穴位　痞块痛处

方法　上药共捣烂如泥状，敷于痞块痛处

处方　铁棒锤1g，天南星0.6g

穴位　脐部

方法　上药研末，摊布膏药上，敷贴脐部。

二十、淋证

处方　田螺16个，轻粉3g

穴位　脐部

方法　上二味，将田螺养在一小盆清水中，待田螺吐出泥，澄清，

倒出清水，取沉淀在盆底的泥同轻粉调和，涂敷脐部，外用纱布固定。此用于热淋。

处方　生葱白 3～5 茎，生白盐少许

穴位　神阙、小肠俞、膀胱俞

方法　上二味，共捣烂如膏。取药膏如枣大一块，放胶布中间，贴敷神阙、小肠俞和膀胱俞穴，1 穴 1 张。1 日换药 1 次。此用于石淋。

处方　莴苣菜 1 握，黄柏 100g

穴位　神阙、小肠俞、膀胱俞

方法　将莴苣拭去泥土，与黄柏混合，捣烂如膏。取药膏如枣大一块，放于 6～8cm^2 胶布中间，贴敷神阙、小肠俞、膀胱俞穴，每穴 1 张。1 日换药 1 次。

二十一、癃闭

处方　大蒜头 5 个，大麻子 50 粒

穴位　足心

方法　将上二味，共捣烂如泥。每晚取药泥敷涂双足心，次日晨去掉，晚上再涂敷，至小便通利为止。

处方　独头大蒜 1 个，山栀子 6g，食盐 60g

穴位　脐部、阴囊

方法　共捣为末，加清水调和，敷于脐部，若小便不通，再加敷阴囊部位。

处方　甘遂 15g，甘草 10g，生姜 3g，葱白适量

穴位　神阙

方法　先将甘遂研细末，另将甘草煎煮取汁，再将葱、姜捣烂如泥膏。用时将甘遂末 5g 撒布在神阙穴内，用葱姜泥敷在上面，盖以纱布、用胶布固定后，饮服甘草汤。

二十二、消渴

处方　鲜苎麻根、棕榈子（经霜、陈者）各100g，路边青50g

穴位　肚脐

方法　先将鲜苎麻根捣烂，经霜棕榈子、路边青研为细末，三药混合，加温开水适量调和成膏状。每用时，取药膏5～10g敷贴在肚脐中，外用纱布覆盖，用胶布固定。每日换药1次。

处方　当归、牛脾、冰片各10g，芒硝6g，赤芍20g，蜈蚣20条

穴位　膈俞、足三里

配穴　多饮者加承浆、肺俞；多食者加丰隆、中脘；多尿者加气海、关元。

方法　上六味，共研为细末，加牛胆汁适量，水泛为丸如白芥子大小。每用时，取丸药1粒，放置穴位上，外用胶布固定。2～3日换药1次。

二十三、遗精

处方　硫黄、丁香、胡椒、杏仁各10g，麝香少许，红枣肉20g

穴位　脐中

方法　上六味，共捣研如泥，做成黄豆大药丸若干粒。每用时，取一丸放在脐中，外贴红缎或纱布固定。

处方　五倍子（炙）15g，煅龙骨15g

穴位　脐中

方法　共研末，唾液调糊为丸，如龙眼核大。用时纳于脐中，外以布扎。3日1换，久用有效。

处方　甘遂、甘草各3g，膏药1张

穴位　脐眼

方法　共研细末，拌匀。用时将药末放在脐眼上，再将膏药固定在

药末上。2 日 1 换。

二十四、阳痿

处方　急性子 15g，阿片 3g，蟾酥 3g，元寸香 0.5g，葱白适量

穴位　曲骨、阴茎头

方法　前三味研为细末，加入元寸香，再研细末，滴水入药，和成丸药，将葱白捣烂包裹丸药，外用湿纸再包，置炭火中煨 3～5 分钟，取出换纸，再包再煨，反复多次，去纸、葱外裹物，再将丸药制成绿豆大小丸子。每睡前取三粒小丸，用酒化开，敷于曲骨穴和阴茎头部位。每晚 1 次用之。

处方　大附子 45g，五味子、黄芪（炙）、硫黄各 6g，穿山甲 2 片，元寸香 0.3g，白酒 250mL

穴位　脐眼

方法　除元寸香外，将五味子等药共捣研细，再将附子挖空，纳药末入内，加白酒用微火煮附子至酒干，后捣附子如膏泥。每用时将元寸香放在脐眼内，再取附子膏泥盖其上方，以纱布包好，用胶布固定，3 日后取下。10 日用药 1 次。

二十五、疝气

处方　白附子 1 个，川楝子 30g，广木香 15g，吴茱萸 20g，小茴香 15g，桂枝 15g

穴位　神阙

方法　诸药混合共研细末，过筛。取药末 15g，用黄酒调匀，放置于神阙穴，上覆盖纱布，用胶布固定。1 日或隔日换药 1 次。

处方　草乌、栀子各 15g

穴位　太阳

方法　上二味，共研为细末，用葱汁调和，敷于两侧太阳穴处，外用普通膏药固定。

处方　蓖麻子仁7粒，面粉适量

穴位　涌泉

方法　上二味，混合捣如膏状。每用时，取药膏敷贴涌泉穴，左病贴右侧穴，右病贴左侧穴，盖纱布，用胶布固定。1日换药2次。

二十六、中风

处方　南星、薄荷、皂角、细辛、半夏各5g

穴位　鼻孔

方法　上五味，共研为细末。每用时，以一纸筒，取药末少许，放入患者鼻孔中。

处方　延胡索（煅）6g，牙皂14枚，青黛1.5g，麝香少许

穴位　鼻孔、心口

方法　上四味，共研为细末，用清水调和，做成枣核大小药丸。每用时，水磨一丸，滴入鼻孔中，或涂敷在心口处。

处方　蜥蜴6g，海蛤3g，乌头（炮裂，去皮脐）15g

穴位　足心

方法　上三味，共捣研为细末，加适量面粉，以清水调和，分做成2丸。取葱白两根，从中分开，将丸药放其中，分置于两足心，外用纱布固定。

处方　穿山甲6g，大川乌头30g，红海蛤60g，葱汁适量

穴位　涌泉、肩髃、阳陵、曲池

方法　上前三味药，研为细末，过筛，每用1.5g药末，加入葱汁适量，制成一个约五分硬币大小的圆饼，照样多制作几个。取药饼随左右瘫痪，寻取肩髃、阳陵、曲池、涌泉穴位敷贴，固定之。再取沸水一盆，放至温热适度时，将敷贴药饼一边的足浸入水内，待身麻汗出，揭去药饼。每3日贴洗1次。注意：用药时避风。此治中风瘫痪、半身不遂症。

二十七、面瘫

处方　皂角（去皮）1500g

穴位　地仓、颊车

方法　上药研末，用陈醋调成膏状，敷贴面部穴位地仓、颊车，左侧病患贴右边穴，右侧病患敷左边穴。药干燥后换掉再敷。

处方　白芥子适量，蜂蜜适量

穴位　太阳、下关、地仓

方法　上药研细为末，用蜂蜜调膏，敷太阳、下关、地仓穴。局部有烧灼感去药。1 日 1 ~2 次。

处方　巴豆 7 粒，麝香 1g，蓖麻子 3 粒

穴位　手心

方法　上三味，研为细末。每用时，取细末敷手心，用盛热水的杯子熨之。左病用右穴，右病用左穴。

二十八、头痛

处方　葱白、薄荷各等分

穴位　太阳、眉心

方法　用开水泡上药，后贴于双侧太阳穴及眉心处。此用于风热感冒头痛症。

处方　生姜、雄黄末少许

穴位　太阳

方法　将生姜切成片，撒上雄黄末，用两片合为一，外裹纸蘸湿，于火上煨热，去掉外纸后，分贴在双侧太阳穴上。

处方　川芎、芒硝各 10g

穴位　鼻孔

方法　上二味，共研为细末。每用时，以一纸筒，取少许药末，放入患者鼻孔中。此治偏、正头痛。

二十九、胸痹

处方　丹参、三七、檀香各12g，乳香、没药、桃仁、红花、王不留行、血竭各6g，郁金、莪术各9g，冰片2g

穴位　左心俞、心前区

方法　上十二味，共研为细末，以水或醋调敷，或制成膏药，敷贴在左心俞和心前区穴上。每周换药1次。

处方　丹参、川芎各适量

穴位　①心俞、巨阙、内关、上巨虚；②厥阴俞、中脘、间使、足三里。

配穴　偏于气滞者加肺俞、气海；偏于血瘀者加膻中、膈俞；偏于寒凝者加关元、命门、中极；偏于痰浊壅盛者加太白、丰隆。

方法　将中药丹参、川芎各适量，制成粟粒大小的药丸2粒，贴在7mm×7mm的二氧化锌橡皮膏上。每用时，将膏药贴于所选穴位上，隔日贴药1次。

三十、胁痛

处方　生香附30g，独活、麻黄、僵蚕、生山甲、川郁金、生杭芍、乳香、没药、五加皮各18g，小青皮、透骨草、续断各24g，姜黄、抚芎各15g，宣木瓜、当归各30g

穴位　肩井、肺俞

方法　上十七味药，用香油炸至枯黄，去渣，入黄丹令其老嫩合宜为膏。每用时，以药膏兑麝香1.5g，撒在膏药中，贴于肩井、肺俞穴。此治肝郁气滞之胸胁胀痛症。

处方　白芥子、吴茱萸各等分

穴位　京门

方法　上二味药，共研为末，加水调如糊状，涂布京门穴上。干后另换，1 日数次。

三十一、腹痛

处方　葱白（连须）7 个，胡椒适量，枯矾 6g

穴位　脐部

方法　上三味，共捣烂，用乳汁调和，做成饼状，敷在脐部，外用纱布固定。此治寒积腹痛。

处方　老生姜 60g，豆豉 15g，葱头（连须）3 根

穴位　脐中

方法　上三味，共杵成药饼，烤微热，贴脐中，布扎 12 小时。此用于便秘腹痛者。

处方　川楝肉 30g

穴位　肛门

方法　上一味，用酒浸泡 1 小时左右，取出，用干净纱布包裹，塞入肛门内。此治虫积腹痛。

三十二、胃痛

处方　生川乌、生草乌各 10g，白芷、白及各 12g

穴位　下脘至鸠尾

方法　上四味，研为细末，加适量面粉和成药饼，敷贴于下脘穴至鸠尾穴之间。

处方　川椒 15g，干姜、附片、檀香、苍术各 10g，姜汁适量

穴位　中脘、脾俞、胃俞

方法　诸药混合粉碎为末，过筛，用姜汁调和如膏状，分别敷贴于中脘、脾俞、胃俞等穴，盖上纱布，用胶布固定。1 日换药 1 次。

处方　川楝子、延胡索各30g，川芎、白芷各20g，细辛10g

穴位　脐部

方法　上五味，共研为细末。每用时，取药末5g，用醋调和成糊状，敷于脐部。1日换药1次，7日为1疗程。

三十三、腰痛

处方　生川乌15g，食盐少许

穴位　肾俞、腰眼

方法　上二味，混合捣融成膏，敷摊于肾俞、腰眼上，覆盖上纱布，用胶布固定。1日换药1次。

处方　当归50g，红花30g，乳香20g，没药20g，川牛膝15g，醋300mL

穴位　腰眼

方法　诸药放入醋内，浸泡4小时，于锅内加热数十沸。用时将纱布入醋内浸透，趁热浸渍腰眼处，若凉冷再换。1日1次，1次4～6小时。

处方　生姜500g，水胶30g

穴位　脐眼

方法　上二味，共煎成膏，厚纸摊贴脐眼处。

三十四、痹证

处方　吴茱萸16g，大蒜1头

穴位　足心

方法　上二味，共捣烂，取药包患侧足心。1日1次。

处方　吴茱萸300g，黄酒适量

穴位　外膝眼、阳陵泉、风市、环跳、肾俞、腰眼

方法　将前味药粉碎为末，过筛，取药末加酒拌匀，放锅内加温炒

热，搅成糊状，趁热摊于数块青布上，分别敷贴于外膝眼、阳陵泉、风市、环跳等穴，冷却后再换。如腰痛加贴肾俞、腰眼穴。

处方　生姜300g，水胶30g

穴位　腰眼

方法　上二味，同煎成膏，摊于厚纸，敷贴腰眼穴。

三十五、痿证

处方　川乌、草乌各等分，当归、熟地各30g，白芷15g，鹅不食草30g，肉桂、血竭各15g，田七7g，铅丹90g

穴位　上肢：肩髃、肩髎、曲池、合谷、阳溪

下肢：髀关、环跳、足三里、阳陵泉、解溪

方法　将鹅不食草等后五味药，共研为细末，备用。以桐油500mL煎煮川乌等前五味药，去渣，再煎至滴水成珠，加入药末，调匀成膏状。每用药时，先以药酒揉擦患部肢体，后取药膏适量，敷贴各穴，上盖纱布，用胶布固定。3～5日换药1次。长期坚持用药。此用于小儿麻痹后遗症。

三十六、疟疾

处方　桃仁半斤，独蒜1粒

穴位　内关

方法　上二味，先将桃仁置于内关穴上，再将独蒜捣烂，做成饼状，盖在桃仁片上，外用纱布固定。

处方　常山、草果、丁香各5g，白酒200mL

穴位　鼻孔

方法　上四味，将常山、草果、丁香放入酒中煎煮数沸，后倒入杯中，乘热熏鼻孔。

处方　新鲜毛茛叶30g

穴位　寸口

方法　上一味，揉烂，敷贴于寸口处，外用纱布固定，一夜后起疱，去药，用消毒纱布包扎好。

三十七、坐骨神经痛

处方　毛茛全草60～120g

穴位　环跳、风市、委中、承山、昆仑

方法　上药洗净切碎，捣烂外敷穴位。每次选2～3穴，各穴可交替使用。敷药1～4小时后，局部有烧灼感时即取下。用药后1～2日局部红肿疼痛，2日后发生水疱，疼痛加剧，应将水疱挑破，涂龙胆紫。

处方　马钱子、乳香、没药、麻黄各250g

穴位　阿是穴

方法　上四味，共研为细末，加蜂蜜调成膏状。每用时，取膏药适量敷于痛点阿是穴，外用纱布包扎固定。

处方　草乌（炒）、干姜（煨）各6份，赤芍（炒）、白芷、天南星（煨）各2份，肉桂1份

穴位　环跳、殷门、承山、委中

方法　上六味，共研为细末，装瓶备用。每用时，取药末50g，以酒适量，加水调成膏状，炒热敷贴于患侧穴位上，外用纱布覆盖，用胶布固定。每日换药1次。

三十八、三叉神经痛

处方　地龙、全蝎、细辛、蜈蚣各等分

穴位　太阳

方法　上四味，共研为细末，装瓶备用。每用时，取药末适量，加活血药酒适量调成糊状，敷于患侧太阳穴，外用纱布包扎固定。每日换药1次，连用5～7日。

处方　马钱子、川乌、草乌、乳香、没药各等分

穴位　太阳、下关、颊车或阿是穴

方法　上五味，共研为细末，装瓶备用。每用时，取药末适量，以黄酒或醋调成膏状，敷贴在穴位上，外用纱布覆盖，并以胶布固定。每日换药 1 次。

三十九、肩凝

处方　葱、蒜、姜各取自然汁 300mL，飞箩面 60g，牛皮胶 120g，凤仙花汁 120mL，米醋 300mL

穴位　肩髃、肩髎、曲池

方法　将葱、蒜、姜汁与醋混合，锅内加热，煮熬至浓，加入牛皮胶溶化，再加飞箩面搅匀，略熬成膏，取 $8cm^2$ 胶布数块，将膏摊贴中间，分别敷贴肩髃、肩髎、曲池穴。1 日换贴 1 次。

处方　络石藤 1000g，全蝎 20g，地鳖虫 20g，桑寄生 200g，独活 20g，当归 40g，肉桂 20g，乌附片 20g，干姜 15g，乳香 30g，没药 30g，冰片 6g，桑枝 1 握

穴位　肩髃、天宗、曲池

方法　上药除络石藤、当归、桑枝外，余药混合略炒并加入冰片混合，共研为末，过筛。再将络石藤、当归、桑枝加水煎取头汁和二汁，去渣熬浓离火，加入诸药末调和成膏。取 $5\sim8cm^2$ 胶布数块，将药膏摊其中间，分别敷贴在肩髃、天宗、曲池穴。1 日换药贴 1 次。

四十、骨痹

处方　乳香、没药、肉桂、川乌、草乌、川椒各 500g，细辛 100g，威灵仙 200g，麝香 6g，冰片少许

穴位　大椎、肩井、肩髎

方法　威灵仙加水煎煮，前后共煮 3 次，取煎液浓缩成稠膏状，低温烘干，研细末；余药共研为细末。将二者混合拌匀，储瓶备用。每用时，取药末少许，撒布在 3cm × 4cm 的胶布上，贴各穴。每周换药 2

次，持续用之。

处方　附片50g，干姜5g，蟾酥1g，麝香2g

穴位　大椎、大杼、风池、肩井

方法　上四味，共研细末，以食醋适量调匀成糊状，取药糊适量，贴敷各穴，上盖纱布，用胶布固定。每日1次，10次为1疗程。

四十一、月经不调

处方　乳香、没药、白芍、川牛膝、丹参、山楂、广木香、红花各15g，冰片1g，姜汁适量

穴位　神阙、子宫

方法　除冰片外，诸药粉碎为末，过筛备用。每用时取药末30g，用姜汁适量，调糊涂敷神阙、子宫穴，上盖纱布，用胶布固定。3日换药1次。

处方　乳香、没药、血竭、沉香、丁香各15g，青盐、五灵脂、两头尖各18g，元寸香1g

穴位　神阙

方法　诸药除元寸香另研外，余者混合粉碎为末，过筛。先取元寸香0.2g，放神阙穴内，再取药末15g，撒布元寸香上面，盖以槐皮，槐皮上预先钻一小孔，穴周围用面糊圈住，将艾炷置于其上点燃，灸之。1日1次。

四十二、痛经

处方　白芷、五灵脂、青盐各6g

穴位　脐部

方法　上三味，共研细末，取药末3g放于脐上，上盖生姜一片，用艾炷灸。2日1次。

处方　食盐（研末）300g，生姜120g，葱头1握

穴位　阿是穴

方法　上三味，先将姜、葱洗净，后共炒热，温熨腹部痛处阿是穴。

处方　青盐150g

穴位　小腹

方法　将盐炒热，用布包好，温熨小腹部位，后再包扎于小腹上。

四十三、经闭

处方　红花50g，食醋200mL

穴位　鼻孔

方法　上二味，一同煎煮，趁热熏蒸患者鼻孔。

处方　半夏15g

穴位　鼻孔

方法　上一味，研为细末。每用时，以一纸筒，取少许药末，放入患者鼻孔中。

处方　白胡椒、黄丹、火硝各9g

穴位　肚脐

方法　上二味，共研细面，做成三饼，净肚脐，将饼敷贴其上，用手按熨，连续使用2~3次。

四十四、崩漏

处方　蚕沙、灶心土、牛皮胶各15g

穴位　脐下

方法　上三味，共研为细末，以烧酒调和，做成饼状，置于脐下，外用纱布固定。

处方　蓖麻叶1张

穴位　头顶

方法　上药捣烂，包在患者头顶上。1日换药1次，可止血。

处方　艾叶适量

穴位　隐白

方法　上药捣烂，加热，敷贴隐白穴。1日换药1次。左右穴同时使用，也可交替使用。

四十五、白带过多

处方　鸡冠花（醋炙）、红花（酒炒）、荷叶灰、白术、茯苓、陈壁土、车前子各3g

穴位　脐部

方法　上七味，共研为细末，用烧酒或米汤调和，敷于脐部，外用纱布覆盖，用胶布固定。

处方　附子尖、乌头尖、南星、朱砂各7.5g，雄黄、丁香各4.5g，干姜3g，樟脑、冰片各0.3g，麝香少许

穴位　腰部

方法　上十味，共研为末，以蜂蜜调和，做成黄豆大药丸备用。每用时，取一丸，用姜汁化开，以手蘸药摩擦患者腰部，至发热，后将剩余的药敷贴于腰部，外用纱布固定。

四十六、妊娠恶阻

处方　①公丁香、陈皮、半夏各3g；②半夏、干姜、胡椒各3g

穴位　肚脐、涌泉

方法　上2组方药各共研为细末，装瓶。每用时，取药末适量，方①用鲜生姜煎浓汁，调为糊状，外敷肚脐中；方②用清水调成糊状，外敷双足涌泉穴。两方敷贴，均以纱布覆盖、用胶布固定。每日换药1次，3天为1疗程。

处方　苏叶（或鲜橘叶）、生姜各适量

穴位　涌泉

方法　上药，共捣烂如泥，加鸡蛋清适量调匀，敷于双足涌泉穴。每日换药1次。

四十七、胎位不正

处方　蓖麻125g

穴位　足心、耳叉

方法　将上药捣烂成四份，分包两足心及两耳叉。此治胎儿横位难产证。

处方　鲜生姜适量

穴位　至阴

方法　上一味，捣成泥状，用生姜泥分别敷贴双侧至阴穴，外用塑料薄膜包裹。每日贴1次，可连续用2~3日。

四十八、滞产

处方　生龟板60g，当归、川芎各30g，发灰15g，蝉蜕7个，蛇蜕（烧灰）1条

穴位　神阙、关元

方法　上六味，混合研细末，过筛，以葱汁、麻油各半适量，和药末调如糊状。每用时，取药敷涂神阙、关元穴，外用纱布固定。闭目静卧待生产。

处方　蓖麻子（去壳）7粒，朱砂1.5g

穴位　脐腹

方法　上二味，共捣研成膏，摊在一张如杯口大小的圆形油纸上，并敷贴在脐与小腹之间，外用纱布固定。胎儿娩出后随即揭掉。

处方　乌梅1粒，巴豆仁3粒，胡椒7粒

穴位　脐下

方法　上三味，共捣研为细末，用酒或醋调和，涂敷在产妇脐下。

四十九、胞衣不下

处方　蓖麻子（去壳）3 粒，牛蒡子 1g

穴位　口部

方法　上二味，共捣研为细末，以醋调和，涂敷于产妇口部，用纸贴上。

处方　伏龙肝 50g，甘草 15g，醋适量

穴位　神阙、关元

方法　先将伏龙肝研为细末，以醋调如糊状，另将甘草煎汤备用。取药糊敷贴神阙、关元穴，盖以纱布，用胶布固定，再热饮甘草汤。

处方　皂荚 15g

穴位　鼻孔

方法　上一味，研细末。每用时，以一纸筒，取药末少许，放入患者鼻孔中，得嚏，胞衣即下。

五十、乳痈

处方　生半夏 10g

穴位　鼻孔

方法　上一味，研细末。每用时，以一纸筒，取药末少许，放入患乳对侧的鼻孔中。

处方　生南星 1 粒

穴位　鼻孔

方法　上一味，捣烂，用细纱布包裹成花生米大小的药栓，塞入一侧鼻孔中，当鼻内有热辣感时即取出，塞入另一侧鼻孔中。

处方　新鲜蛇莓草1小握

穴位　鼻孔

方法　上一味，捣烂，捏成鼻孔大小的长圆形小团若干粒。每用时，取1粒，塞入患乳对侧的鼻孔中，2～3小时换药1次，3日为1疗程。

五十一、乳缺

处方　芒硝适量

穴位　乳房

方法　上药研细末，取约20g装入布袋中备用。每用时，将药袋贴敷乳房上，湿则另换药袋，交替使用。连敷数日，至乳回为止。

处方　麦芽、芒硝各等分

穴位　乳房

方法　上二味，共研为细末，装入布袋中备用。每用时，将药袋贴敷乳房上，湿则另换1药袋，交替使用。

五十二、产后恶露不下

处方　当归、川芎、党参、黄芪、白术、熟地、茯神、枣仁、柏子仁各30g，半夏、陈皮、麦冬、甘草各15g，桃仁、红花、炮姜各6g，麻油500g，黄丹240g

穴位　心口

方法　上十八味，除麻油、黄丹外，其余各药共装在一个布袋中，封口，放入麻油中煎熬，待油煎至滴水成珠时，捞出药袋，下黄丹收膏，摊成膏药。每用时，取膏药一张，掺少许朱砂末，贴敷心口处。

处方　百草霜9g

穴位　脐上

方法　上一味，用热烧酒调匀，涂敷脐上。

五十三、产后腹痛

处方　吴茱萸12g，栀子仁10g，桃仁、沉香各3g

穴位　阿是穴

方法　上四味，共研为细末，装瓶备用。每用时，取药末适量，用白酒或米醋调为糊状，敷于腹部阿是穴，上盖以纱布，用胶布固定。

处方　当归、桂枝、牛膝各20g，生姜、川芎、桃仁、乳香、延胡索各10g

穴位　关元、气海、中极

方法　上八味，共捣研为细末，或装瓶，或用水煎取汁。每用时，取药末适量。用凡士林调成膏状，敷贴于穴上，盖上纱布，用胶布固定。或取用药汁适量，湿敷于穴上。

五十四、产后血晕

处方　生半夏30g

穴位　鼻孔

方法　上一味，研为细末，用冷水调和，做成黄豆大小的药丸。每用时，取一丸，塞入产妇鼻孔中。

处方　蓖麻仁30粒，冰片1g，附子15g，荆芥穗（炒）9g，小蓟30g，红糖30g，皂角末适量

穴位　鼻腔、神阙

方法　前三味，共捣烂如糊状，取药敷神阙穴，用皂角末吹入鼻腔令嚏，再将荆芥穗、小蓟、红糖，水煎浓汁服下。

处方　瓜蒂、藜芦、雄黄、明矾各5g

穴位　鼻孔

方法　上四味，共研为细末。每用时，以一纸筒，取药末少许，放入产妇鼻孔中。

五十五、产后发热

处方　桂枝50g，竹叶、白薇、山栀子、黄连各15g，赤芍、黄芩、丹参各20g

穴位　涌泉、肚脐

方法　上八味，共研为粗末，分装在2个纱布袋内，略洒白酒，放锅内蒸半小时备用。锅内取药放置至温热适度，敷时，先在穴位表皮涂上香油，再敷上药物。每日换药1次。此用于血瘀型产后发热。

处方　老鹳草20g，伸筋草、透骨草各30g

穴位　涌泉、八髎、阿是穴

方法　上三味，共捣烂，加食盐炒热备用。取药泥，趁热将药敷于双侧涌泉、八髎及阿是穴，上盖纱布，用胶布固定。每日换药1次。此用于风湿型产后发热。

五十六、不孕症

处方　延胡索、五加皮、乳香、白芍、杜仲各10g，菟丝子、川芎、女贞子各20g

穴位　关元、三阴交

方法　上八味，共研为细末，用凡士林适量将药末调成膏状。取药膏适量，敷贴关元、双侧三阴交穴。每3日换药1次。

处方　食盐、川椒、熟附子各15g，生姜5~10片，艾炷21壮

穴位　脐窝孔

方法　先研细食盐，待用；次将川椒、附子共研末，装瓶备用。取食盐细末15~30g填脐窝，艾炷置其上，点燃灸7壮，去食盐，再以川椒、附子末填脐孔中，以姜片覆盖之，再用艾炷置于姜片上灸之，连续灸14壮。每日1次，7次为1疗程。

五十七、小儿惊风

处方　天南星1个，全蝎1条

穴位　囟门

方法　上二味，共研为细末，用患儿父、母唾液调和成膏状，敷涂于患儿囟门上。抽搐止则停用。若抽搐未止，则继续敷涂。此用于小儿急惊风。

处方　老蚯蚓1条，麝香少许

穴位　肚脐

方法　上二味，先将蚯蚓中间切断，取跳动的一段，加入麝香一同捣烂，敷于肚脐部位，外用纱布固定。此治小儿急惊风。

处方　胡椒、栀子各7粒，葱白7根

穴位　心窝

方法　上三味，共捣研烂，加细面，以鸡蛋清调和成泥状，摊在布上，贴于心窝处。此治小儿慢惊风。

五十八、小儿泄泻

处方　五倍子、吴茱萸、公丁香、灵磁石、白芥子各等分，冰片或麝香少许

穴位　足三里、天枢、中脘、关元

配穴　吐乳加内关；发热加大椎；久泻加脾俞、肾俞、大肠俞

方法　前五味，共研极细末，加冰片或麝香少许，用油膏调成黄豆大药丸。取药丸贴敷穴位，盖以伤湿膏。1日换药1次，5次为1疗程。

处方　枯矾50g，白面20g，米醋适量

穴位　神阙、涌泉、止泻穴

方法　将枯矾研为细末，加入米醋、白面，混合搅拌调匀，使成稠糊状。每用时，取药糊分别涂敷神阙、双足涌泉及止泻穴，盖以纱布，

用胶布固定。1 日换药 3 ~5 次。

五十九、小儿积滞

处方 胡椒、公丁香各等量

穴位 肚脐

方法 上二味，研细末，以水调和成饼，贴敷肚脐，24 小时更换 1 次。

处方 白矾、松香、樟脑、朱砂各等量

穴位 脐上

方法 上四味，研细末，收贮。每用时，以水溶成膏状，取膏如黄豆大，置脐上，再以伤湿膏药盖其上，1 ~2 日后取下。

处方 吴茱萸 2.5 ~3g

穴位 脐部

方法 上一味，研细末，以食醋 5 ~6mL 调成糊状，加温至约 40℃，摊在 2 层约 0.5cm 厚的方纱布上，敷脐部，以胶布固定。12 小时更换 1 次。

六十、小儿疳证

处方 蓖麻子仁 1 ~2 粒，杏仁 1 粒，朱砂少许

穴位 印堂

方法 上二味，共研为细末，敷贴印堂穴。1 ~3 日去掉，留下粟米大的小水泡。

处方 栀子、桃仁、芒硝、大黄各等分

穴位 神阙

方法 上四味，共研为末，加面粉适量，鸡蛋清调成膏，敷神阙穴。

处方　生香附、生半夏各4.5g

穴位　涌泉

方法　上二味，共研末，用鸡蛋清调匀，以布包扎于双足心涌泉穴。

六十一、小儿顿咳

处方　百部、麻黄、白及、黄连、甘草各60g，芦根150g

穴位　气户、库房、风门、肺俞、身柱

方法　麻油熬上药，枯后去渣，黄丹收膏。敷药前，可先在相关穴位以火罐吸拔，取下火罐后用药膏交替敷贴气户、库房、风门、肺俞、身柱等穴。每次取1～2穴用之。

处方　麻黄适量

穴位　肺俞

方法　麻黄研绒，取其筛下之灰，加酒适量炒热，敷于背部肺俞穴。

处方　阿魏6g，膏药1张

穴位　天突

方法　将阿魏放膏药上，敷贴天突穴。

六十二、小儿疝气

处方　川楝子10g，茴香15g

穴位　脐下

方法　上二味，共研为细末，用烧酒调和，敷于脐下，外用纱布覆盖，用胶布固定。

处方　川楝子、吴茱萸、小茴香各等分，面粉适量

穴位　神阙、气海、中极

方法　诸药混合粉碎为细末，过筛，加入面粉和适量温开水，调和

成膏。每用时，取药膏如枣大三块，分别敷贴在神阙、气海、中极穴，盖以纱布，用胶布固定。1 日换药 1 次。

处方　酢浆草、鹅不食草各 16g

穴位　脐眼

方法　上二味，加热饭 16g，共捣烂如泥，取药包裹脐眼。每日换药 2 次。

六十三、小儿发热

处方　水粉 30g，酿酒小曲 10 枚

穴位　胃口及手心、足心

方法　以鸡蛋清调水粉，略稀，涂小儿胃口及两手心。复以酒曲研烂，用热酒和做二饼，贴两足心，用布扎之。

处方　生石膏 60g，山栀子、蒲公英各 30g

穴位　大椎、曲池、合谷

方法　上三味，共研为细末，用猪胆汁调成膏状。每用时，取药膏适量，敷于穴上，盖上纱布，并用胶布固定。每次敷 8 小时，每日贴药 2 次。

六十四、小儿夜啼

处方　朱砂 10g

穴位　心窝及手、足心

方法　上味，研为细末，以清水调和，涂敷于心窝及手、足心。

处方　灯花 7 枚，硼砂 2g，朱砂 1g

穴位　口唇

方法　上三味，共研为细末，用蜂蜜调和，涂敷于患儿口唇上。

处方　陈茶叶适量

穴位　脐上

方法　将茶叶嚼烂后，捏成小饼状，敷贴在患儿脐上，外用棉花盖上扎好，10 分钟后即可停止。

六十五、小儿尿床

处方　五倍子 30g

穴位　脐部

方法　上味药，研为细末，用唾液调和，分做成六块药饼。临睡前取药饼一块置于脐部，外用纱布固定。

处方　麻黄 10g，肉桂 5g，益智仁 5g

穴位　肚脐

方法　上三味，共研为细末，备用。每用时，取药末 3g，用食醋调和，做成饼状，外用胶布固定。36 小时后取下，间隔 6 小时后再贴上，连用 3 次后，改为每周 1 次，5 次为 1 疗程。

六十六、小儿痄腮

处方　吴茱萸 15g，大黄、胡黄连、南星各 6g

穴位　涌泉

方法　上四味药，研细为末，用醋调成糊状，敷双足涌泉穴

处方　吴茱萸 9g，虎杖 5g，紫花地丁 6g，胆南星 3g

穴位　涌泉

方法　上药共研细，备用。治疗时取药 6 ~ 15g，加醋适量调成糊状，敷双足涌泉穴，上盖纱布，并用胶布固定。

六十七、小儿鹅口疮、口疮

处方　吴茱萸 1.5 ~ 4.5g，米醋适量

穴位　涌泉

方法　将吴茱萸研末，用温热米醋调匀，每晚用布包敷双足涌泉穴

1 次，连用 3 次。此用于鹅口疮证。

处方　细辛 3g

穴位　肚脐

方法　上一味，研细末，取药置肚脐内，平肚脐为度，用胶布覆盖固定，2 日后去掉。1 日换药 1 次。此用于鹅口疮证。

处方　生南星、生大黄各 5g

穴位　足心

方法　上二味，研细末，取药末用米醋调和，敷涂双足心处。此治白口疮。

处方　生附子末适量

穴位　足心

方法　上一味，用醋、面调和成膏，敷足心，男左女右，1 日换 1 次。此治口疮日久不愈。

六十八、小儿虫病

处方　生香附 15g，皂荚子 2 个，食盐 30g

穴位　阿是穴

方法　前二味，研细末，与食盐拌匀，入锅内炒热，候出香味，再加食醋调匀，用布包好，备用。取药包趁热敷痛处阿是穴，冷却后如前法再炒再敷，连续使用至痛止。此治小儿蛔虫证。

处方　雄黄 30g

穴位　肚脐

方法　上一味，研细末，调入鸡蛋清 2 枚，在碗内拌匀，用清油煎成薄饼，备用。待饼温热适度时，贴敷肚脐上，外用纱布包好。此治小儿蛔虫证。

处方　苦参适量

穴位　肛门

方法　上一味，研细末，用凡士林调匀涂敷肛门处。此治小儿蛲虫证。

六十九、丹毒

处方　硝石、白面各 10g

穴位　足心

方法　上二味，共研为细末，用井水调和成糊状。临睡时涂于足心，外以纱布覆盖，用胶布固定。

处方　大黄、黄柏、黄连各 10g

穴位　头顶百会、心口及足心

方法　上三味，共研为细末，用猪胆汁调和，涂敷头顶百会、心口及足心，外以纱布覆盖，用胶布固定。

处方　五倍子粉 1500g，黑醋 3000mL，蜜糖 500g，冰片适量

穴位　阿是穴

方法　将黑醋与蜜糖入砂锅煮沸，徐徐加入五倍子粉，搅拌，熬成药膏，加入冰片和匀，备用。将药贴敷患部阿是穴处。每日换药 1 次。

七十、疔疮

处方　木芙蓉花叶、天仙子各 3 份，连钱草 1 份

穴位　阿是穴

方法　上三味，分研细末，过 100 目筛，混合均匀，灭菌后备用。每用时，取药末适量，以温开水调成糊状，均匀抹于纱布上，贴敷患部阿是穴。每日换药 1 次。

处方　苍耳子虫 100 条

穴位　阿是穴

方法　将苍耳子虫先入麻油内浸泡，用时取出，捣烂。以碘酊、乙醇消毒患部及周围处，取药适量敷于患部阿是穴及疔疮头上，外以纱布覆盖，用胶布固定。每日换药 1 次。

七十一、风疹

处方　银柴胡、胡黄连、防风、浮萍、乌梅、甘草各等分

穴位　脐窝

方法　上六味，共研为细末，过筛，装瓶密封备用。每用时，取药末适量，填满脐窝，用手压实，盖上纱布，以胶布固定。每日换药 1 次，10 日为 1 疗程。

处方　苦参 30g，氯苯那敏（扑尔敏）30 片，防风 15g

穴位　脐窝

方法　上三味，分研为细末，分装瓶内，密封备用。每用时，各取上药三分之一，混合均匀，填入脐窝，以纱布覆盖，用胶布固定，每日换药 1 次，10 日为 1 疗程。

七十二、湿疹

处方　苍术、黄柏、青黛、滑石、龙骨各 30g，冰片、轻粉各 10g

穴位　阿是穴

方法　上七味，共研为细末，装瓶备用。每用时，取药末适量，用凡士林调为糊状，涂敷患部阿是穴。每日换药 1 次，10 日为 1 疗程。

处方　白芷、白及、白枯矾、黄柏、硫黄各 25g

穴位　阿是穴

方法　上五味，共研为细末，装瓶备用。若湿疹未流水或未溃烂，取药末以麻油调成糊状，涂敷患部阿是穴处；若湿疹已流水或溃烂，取药末直接撒于患部阿是穴处。每日换药 1 次，病甚者可每日换药 2 次。

七十三、牛皮癣

处方　乌梅、大枣各75g，黄芪25g，防风、白术、紫丹参各20g，斑蝥20只

穴位　肺俞、心俞、足三里、血海、大椎

方法　初伏前将乌梅、大枣浸入陈酒中，余药共研为细末，过80目筛备用。每用时，取药末适量，用乌枣酒调为糊状，做成5分硬币大小的药饼，贴敷在各穴位上，外用胶布固定，3小时后揭去药贴。于初、中、末伏第1天各治疗1次，第二年继续治疗。

处方　煅石膏、轻粉各30g，青黛、黄柏各9g

穴位　阿是穴

方法　上四味，共研为细末，取药末适量撒敷患部阿是穴处。每日换药1次。

七十四、蛇串疮

处方　地榆30g，紫草18g

穴位　阿是穴

方法　上二味，共研为细末，以凡士林调匀成膏状。取药膏涂于纱布上，贴敷患部阿是穴。每日换药1次。

处方　侧柏叶、大黄各60g，黄柏、薄荷、泽兰各30g

穴位　阿是穴

方法　上五味，共研为细末，备用。每用时，取药末30g，加冷开水或蜂蜜适量调匀，敷于患部阿是穴。每日换药1～2次。

处方　雄黄15g，冰片9g

穴位　阿是穴

方法　上二味，共研为极细末，过筛，装瓶备用。每用时，先用温开水洗患部，后取药末适量，以冷开水调匀成膏状，涂敷患部阿是穴

处。每日换药 2 ~3 次，连续用药 3 日。

七十五、肠痈

处方　大黄 200g，冰片 10g

穴位　右下腹

方法　将大黄烘干研细末，加入冰片搅匀，用米醋调和，再加入面粉少许以增黏性。取药外敷在右下腹部包块处，覆盖纱布，用胶布固定。每日或隔日换药 1 次。此用于肠痈脓肿证。

处方　生大蒜 120g，大黄 120g，芒硝 30g

穴位　阿是穴

方法　先将生大蒜、芒硝捣成糊状，用双层纱布包裹，压成饼状；再将大黄研末，用米醋 60mL 调成糊状。用时，先取药饼，敷于右下腹阿是穴，2 小时后去掉，用温水洗净局部；再取大黄糊敷于同处，8 小时后去掉。若去药后 12 ~48 小时症状不减，可再行贴敷。此用于急性肠痈证。

七十六、痔疮

处方　芒硝 30g，冰片 10g，猪胆汁适量，白矾 10g

穴位　肛门

方法　将芒硝、白矾、冰片共研为细末，以猪胆汁调和成糊膏状，外敷肛门痔疮处，用纱布覆盖，用胶布固定。每日早、晚各敷 1 次。

处方　①蝉蜕 15g，冰片 12g，麻油 30g；②金银花 20g，木鳖子（捣研）12g，甘草 12g

穴位　肛门

方法　将①方蝉蜕用微火焙焦成性，研末，入冰片同研成极细末，用麻油调制成油膏。每晚临睡前，先用②方煎汤，趁热熏洗肛门患部 4 周，然后用棉签蘸油膏涂敷痔核上。连用 5 ~7 日。注意：忌食辛辣、鱼虾等物。

七十七、扭伤

处方　大黄粉、生姜汁各适量

穴位　阿是穴

方法　上二味，混合调匀成膏状，备用。每用时，将药膏平摊在扭伤处阿是穴，覆盖油纸或塑料薄膜以保持湿润，再用纱布、胶布等固定。敷12～24小时，若未愈者，再敷之。

处方　生栀子20g，明乳香15g，生大黄、核桃仁各6g

穴位　阿是穴

方法　上四味，共研为细末，备用。用时取药末适量，新伤用鸡蛋清调敷，陈旧伤（超1日者）用陈酒调敷，均敷于伤处阿是穴，外覆盖不吸水纸或塑料薄膜，12小时后取下。陈旧伤可连续敷用。

七十八、落枕

处方　葱白、生姜各适量

穴位　阿是穴

方法　上二味，共捣烂，炒热，用布包裹药泥，敷熨患处阿是穴。每日2～3次。

处方　白芥子15g

穴位　阿是穴、天柱、肩井、悬钟、后溪

方法　上一味，研细末，装瓶备用。取药末3g，用黄酒调成糊状，贴敷各穴，以纱布盖上，用胶布固定，3小时去掉。每3～4日贴1次。

处方　鲜蓖麻叶适量

穴位　阿是穴

方法　上一味，捣烂如泥膏，贴敷患部阿是穴，上盖塑料布或油纸，用胶布固定。每日贴敷1次。

七十九、耳鸣、耳聋

处方　松香15g，巴豆（去壳，研细）20粒

穴位　鼻孔

方法　上二味，先将松香放入铁锅中熔化，再下巴豆，拌匀，取出研为细末，用葱汁调和，做成莲子大药丸，以细白布包裹，置户外一宿，取回，塞于聋耳一侧鼻孔中；若两耳患疾，将药丸交替塞入两鼻孔中。

处方　皂荚（去皮、弦、子）5条

穴位　鼻内

方法　上一味，先用蜜炙，捶碎，放入水中揉成浓汁，去渣，煎熬成膏。每用时，取膏药少许，涂于鼻内。口中咬一根筷子，待涎流尽为止。

八十、聤耳

处方　紫草1~3枝，冰片少许，人奶适量

穴位　两耳

方法　前二味捣烂研细，加人奶适量调和，置锅上蒸熟。每用时，将药奶滴入耳中。

处方　小麦面50g

穴位　耳前后

方法　上一味，用醋煎沸，打成糨糊。每晚临睡前涂搽耳前耳后（耳上不涂搽），外用纱布覆盖，用胶布固定。早晨起床后洗掉，至晚上再涂搽。

处方　冰片1g，朱砂0.3g，玄明粉、硼砂各1g

穴位　耳腔

方法　上四味，共研为极细末，装瓶备用。每用时，先用棉签将患

耳中的脓液擦干，若脓液过多，可用过氧化氢（双氧水）洗耳，然后取药末少许，均匀地喷撒入耳腔。可连续用药至病愈。

八十一、目赤肿痛

处方　鲤鱼胆 5 枚，黄连末 15g

穴位　目眦

方法　上二味，和匀，入蜂蜜少许，装瓶，放置锅上蒸熟。每用时，敷贴两目眦。

处方　决明子

穴位　太阳

方法　上一味，炒，研细末，以茶调敷太阳穴，干则易之。

处方　乳香、没药、雄黄、芒硝、黄连各 5g

穴位　鼻孔

方法　上五味，共研为细末。每用时，以一纸筒，取少许药末，放入患者鼻孔中。

八十二、夜盲

处方　细辛、川芎、薄荷、蔓荆子各 5g

穴位　鼻孔

方法　上四味，共研为细末。每用时，以一纸筒，取药末少许，放入患者鼻孔中。

处方　川芎、白芷、细辛、龙脑叶、猪牙皂角子各 5g

穴位　鼻孔

方法　上五味，共研为细末。每用时，以一纸筒，取药末少许，放入患者鼻孔中。

处方　芒硝 60g，没药、乳香各 15g

穴位　鼻孔

方法　上三味，共研为细末。每用时，以一纸筒，取药末少许，放入患者鼻孔中。

八十三、针眼

处方　生南星9g，生地黄不拘多少

穴位　太阳

方法　上二味，共捣研如膏。敷贴双侧太阳穴，外用纱布覆盖，用胶布固定。

处方　野芹菜（去根叶）1把

穴位　手腕

方法　上一味，捣烂，敷贴于两手腕上，外用纱布覆盖，用胶布固定。

处方　黄连9g，麻油适量

穴位　阿是穴

方法　上一味，研细末，用麻油适量调匀成膏状。用药时，取药膏涂布于纱布上，贴敷患部阿是穴。每日贴敷3次。

八十四、近视

处方　生地黄120g，天冬、菊花各60g，枳壳90g

穴位　太阳

方法　上四味，共研为细末，以白蜜调和成膏状。用药时，取药膏适量，贴敷双侧太阳穴，盖上纱布，以胶布固定。晚上贴敷，次晨取下。每日1次贴敷。

处方　明矾6g，黄连、冰片各0.6g，鲜生姜适量

穴位　太阳、光明

方法　前三味，共研末，鲜姜捣烂，以水或蜂蜜调诸药成膏状。取

药膏适量，贴敷双侧太阳、光明穴。每日敷药1次。

八十五、斜视

处方　松香1.5g，乳香0.75g，朱砂0.75g，铜绿0.75g，蓖麻仁适量

穴位　太阳

方法　上五味，共捣研成膏状，摊于油纸上，敷贴在双侧太阳穴，左侧斜视贴右侧，右侧斜视贴左侧，瞳正即去。

八十六、鼻渊

处方　独头大蒜2粒

穴位　足心

方法　上一味，去皮，切成薄片，贴于两足心，外用纱布固定。

处方　香附10g，荜茇10g，独头大蒜1粒

穴位　囟门

方法　上三味，共捣烂如泥，做成饼状，贴敷在脑囟门上，外用纱布固定。

处方　黄木香花50g

穴位　头顶百会

方法　上一味，敷于头顶百会处，外用纱布固定。

八十七、鼻衄

处方　川芎、辛夷各30g，细辛2g，木通15g

穴位　鼻中

方法　上四味，共研末。用药时，取药末少许，用棉裹药塞鼻中，湿则易之。

处方　香附、荜茇各等分，大蒜适量

穴位　囟门

方法　上三味，捣烂，做成饼状。取药饼贴敷囟门处，并用艾条隔药饼悬灸。

处方　斑蝥适量

穴位　印堂

方法　上一味，去足翅，研末，装瓶备用。用药时，取生药末少许，以水或蜂蜜调匀成糊状，敷印堂穴，上盖纱布，用胶布固定。24小时揭去。

八十八、喉蛾

处方　冰片5g，全蝎10g，菜油2mL

穴位　外廉泉

方法　前二味，共研末，调入菜油拌匀，制成5分硬币大小的药饼，贴敷外廉泉处，24小时换药。

处方　吴茱萸12g

穴位　涌泉

方法　上一味，研为末，用食醋调成糊状，贴敷双足涌泉穴。每日换药。

处方　灯笼草30g

穴位　喉外

方法　上一味，作2剂药用，其一为散剂研末，其二为煎剂，加水煎煮取汁。外用散剂时，用酒调药末，敷喉外；内服煎剂时，每日服1剂，分2次服用。

八十九、咽喉肿痛

处方　绿豆粉30g

穴位　颈项

方法　用鸡蛋清调绿豆粉成膏糊状，敷贴在双侧颈项处。每日用药1次。

处方　吴茱萸30g，生附子6g

穴位　涌泉

方法　上二味，共研细末，用面粉少量混匀，以米醋调为糊状，制成两个药饼。取药饼，微蒸热，贴敷双足心涌泉穴上，用纱布覆盖，胶布裹之。每日换药1次。

处方　谷精草、土牛膝各30g

穴位　鼻孔

方法　上二味，共捣烂取汁，滴于患者双侧鼻孔中，得吐即愈。

九十、牙痛

处方　苍盐（炒）12g，青黛1.5g

穴位　鼻孔

方法　上二味，共研为细末。每用时，以一纸筒，取少许药末，放入牙痛一侧的鼻孔中。

处方　全蝎21个，五倍子15g，蝼蛄6个

穴位　太阳

方法　上三味，共研为细末，用葱汁调和成膏，摊在纸上，贴敷在牙痛一侧的太阳穴上。

处方　生附子20g

穴位　足心

方法　上一味，研细末，用唾液调和，涂敷于两足心。

九十一、鸡眼

处方　鸦胆子仁10粒

穴位　阿是穴

方法　将鸦胆子仁捣烂如泥，备用。用药时，先用温热水泡脚，后剪去鸡眼上的硬皮，涂少许药泥于胶布上，贴敷在患部阿是穴上，外固定之。5~7日换药1次。

九十二、冻伤

处方　萝卜1个，麻油适量

穴位　阿是穴

方法　在萝卜中间挖一个圆洞，将麻油倒入洞孔中，再将萝卜放在木炭火中烧，待麻油开滚后，即倒出麻油备用。用治时，用无菌棉球蘸热萝卜油涂敷患处阿是穴。每日2~3次。

处方　煅明矾30g，干姜（炒黄）30g，马勃15g

穴位　阿是穴

方法　上三味，共研为细末。用药时，先用温开水将患部洗净、拭干，取药末适量，敷于患部阿是穴，外盖纱布，用胶布固定。每2日换药1次。

九十三、烧烫伤

处方　大黄、地榆、黄柏各等分

穴位　患处

方法　先将地榆、黄柏加油熬煮，后加入大黄，待药熬成焦黄色，去渣待冷将纱布浸泡其中。用药时，取浸泡药油之纱布，包敷患处。

处方　紫草25g，黄连末10g，蜂蜡50g，豆油500mL

穴位　患处

方法　将豆油熬开，放入紫草，焦后去渣，入蜂蜡，熔化后入黄连末搅匀。取药适量，涂敷患处。每日1次。

九十四、毒蛇咬伤

处方　雄黄、蜈蚣各25g，鲜苍耳草50g

穴位　伤口

方法　前二味，研细末，鲜苍耳草捣烂如泥，与药末拌匀成膏状。用药时，先用凉开水冲洗创面，再以三棱针挑破伤口，旋即取药膏涂敷伤口处，使毒液向外流出。

处方　藤黄、雄黄各50g，蟾酥15g，细辛、白芷各30g，生附子20g，蜈蚣20条

穴位　伤口

方法　上七味，共研为细末，以白酒适量调药末成膏糊状。用药时，先以水净创面，后取药膏外涂伤口及四周。每日数次用之。

九十五、雀斑

处方　①白附子、白芷、白丁香、山柰、硼砂各15g，石膏、滑石各21g，冰片10g；②白僵蚕、丹参、防风各30g

穴位　阿是穴

方法　①方八味药，共研为极细末，装瓶备用。②方各药，加水煎煮，取药汤待温。用药时，先以药汤洗面，后取药末少许，以凉开水调成糊膏状，以掌均匀涂敷面部各阿是穴处。

处方　皂角、浮萍、乌梅肉、甜樱桃枝各50g

穴位　面部

方法　上四味药，加水500mL煎煮，去渣取汁待温，后以药汁洗擦、涂敷面部患处。早晚各1次用之。

九十六、面部色斑

处方　白及、白芷各6g，白蔹4.5g，白附子6g，白丁香4.5g，密陀僧3g

穴位　患部

方法　上六味，共研为细末，装瓶备用。每晚用时，先净患部，再取药末少许，以鸡蛋清或白蜜调成膏状，涂敷患部，次晨洗去。

处方　滑石、白芷各 30g，白附子 15g，绿豆粉 240g

穴位　面部

方法　上四味，共研为极细末，装瓶备用。每晚用时，先洗面部，再取药末数克涂搽面部。

处方　白附子、白术、白芷、白及各 15g，白薇 10g，白僵蚕 20g

穴位　面部

方法　上六味，共研为极细末。每晚用时，先洗面，以鸡蛋清调药末少许，涂抹面部，次晨洗掉。

九十七、扁平疣

处方　生半夏、斑蝥各等分

穴位　患部

方法　上二味，共研末，用 10% 盐酸调成糊状。将扁平疣体消毒。用消毒过的小梅花针叩击疣体顶部，使微出血，再将药贴敷疣体顶端患部，以纱布盖之，用胶布固定。每日换药 1 次。

处方　大蒜适量

穴位　患部

方法　将大蒜捣烂成泥糊状，用时，先将疣体顶部剪破，使出血，再取蒜泥敷贴其患部，用纱布盖上，用胶布固定。注意：操作时消毒。

处方　冰片 3g，鲜荸荠 12g

穴位　患部

方法　将干净荸荠与冰片共捣研如泥状，备用。先用热水洗净患部，再取药泥涂敷患部，以纱布盖之，用胶布固定。每日换药 1 次。

九十八、痤疮

处方　黄芩、黄柏、红花、硫黄各等分

穴位　患处

方法　上四味，共研为细末，装瓶备用。用药时，取药末适量，以清水调为糊状，涂敷患处，上盖纱布，以胶布固定。每日换药 2～3 次。

处方　杭白芷 60g，白附子 40g

穴位　患处、肚脐、手心、足心涌泉

方法　上二味，共研细末，过 100 目筛，装瓶备用。用药时，取药末适量，用茶叶水调为糊状，先将局部皮肤洗净，再将药敷于患部及各经穴处。晚敷晨去。15 日为 1 疗程。

处方　大蒜、葱白各适量

穴位　患部

方法　上二味，捣烂如泥膏状，用药泥涂敷患部，以纱布覆盖，用胶布固定。每日用 1 次。

九十九、酒糟鼻

处方　大黄、硫黄各等分，大枫子仁、冰片各适量

穴位　鼻上

方法　上四味，捣研成糊状，外敷鼻上。每日 3 次。

处方　大枫子仁、生杏仁、铅粉、水银各 10g

穴位　患处

方法　先将水银用铅粉一起火煅，并研为细末，再与大枫子仁、生杏仁共捣烂，加去膜猪板油同捣杵为糊状，装瓶备用。取药糊少许涂敷患处，每日 3 次。

一〇〇、狐臭

处方　佩兰叶 9g，滑石 12g，枯矾 6g

穴位　腋窝

方法　上二味，共研末。用药时，将药末敷于腋窝中，用绷带包扎之。3 日换药 1 次。

处方　滑石 70g，炉甘石 15g，密陀僧 10g，冰片 5g

穴位　腋窝

方法　上四味，共研细末，装瓶备用。每用时，先洗浴，后取药末适量，外涂擦腋窝处。每日用之。

处方　公丁香 18g，红升丹 27g，石膏 45g

穴位　腋窝

方法　上三味，共研末，装瓶备用。用药前，先洗浴，后将药末涂敷腋窝中。常用之。

一〇一、脱发

处方　零陵草 30g，辛夷 15g，山柰、白芷各 9g，玫瑰花 15g，檀香 18g，大黄、甘草各 12g，细辛、公丁香各 9g

穴位　阿是穴

方法　上十味，共研细末，装瓶备用。取药末适量，用苏合油适量调匀成糊状，涂脱发区域阿是穴处。若治白发涂其发上，每日 1～3 次。

处方　芫花、红花、制川乌、制草乌、细辛、川椒各 3g

穴位　阿是穴

方法　上六味，共研为细末，放入适量 75% 乙醇溶液或白酒中，浸泡 1 周左右，过滤取汁，备用。每用时，用棉签蘸药液涂擦患部阿是穴处，擦至头皮发红为度。每日 1～2 次，1 个月为 1 疗程。

一〇二、肥胖

处方　番泻叶5g，干荷叶100g，泽泻、山楂各30g

穴位　肚脐

方法　上四味，共研为末，备用。每用时，取药末15～20g，以红茶水调和成膏糊状，敷贴在肚脐上，外用纱布覆盖，用胶布固定。每日换药1次。

处方　佩兰20g，白芷、苍术各15g，独活、木香各10g，花椒、艾叶各5g，桂枝12g

穴位　神阙

方法　上药加清水适量煎3次，3次煎液合并浓缩，烘干，研细末，装入小布袋内，封口备用。用时取药袋敷神阙穴上，外用绷带包扎固定。

一〇三、烟瘾

处方　丁香、肉桂、谷氨酸钠各等分

穴位　甜味

方法　上三味，共研末，装瓶备用。每用时，取药末0.5～1g，用凡士林调成膏状，或加少许白酒做成药饼，贴敷于合谷穴压痛明显侧的甜味穴（在腕背桡侧横穴上约0.7寸处），外用胶布固定。24小时后取下。

第三节　穴敷疗法常用药物

白芥子

性味归经　辛，温。归肺经。

功效　豁痰利气，祛痰散结。

薄　荷

性味归经　辛，凉。归肺、肝经。

功效　疏风解热，清利头目，透疹辟秽。

淡豆豉

性味归经　辛、甘，微苦、寒或微温。归肺、胃经。

功效　解表，除烦。

连　翘

性味归经　苦，微寒。归心经。

功效　清热解毒，消痈散结。

明　矾

性味归经　酸，寒。归脾经。

功效　收敛燥湿，止血止泻，祛痰解毒。

瓜　蒌

性味归经　苦，寒。归肺、胃、大肠经。

功效　宽中散结，清热化痰。

贝　母

性味归经　川贝母：苦、甘，微寒；浙贝母：苦，寒。归心、肺经。

功效　止咳化痰，清热散结。

青　黛

性味归经　咸，寒。归肝经。

功效　清热解毒，凉血消斑。

皂荚

性味归经　辛，温。有小毒。归肺、大肠经。

功效　祛痰，开窍。

吴茱萸

性味归经　辛、苦，大热。有小毒。归脾、胃、肝、肾经。

功效　温中止痛，理气止呕。

麻黄

性味归经　辛，微苦，温。归肺、膀胱经。

功效　解表发汗，宣肺平喘，利水消肿。

胡椒

性味归经　辛，热。归胃、大肠经。

功效　温中散寒。

半夏

性味归经　辛，温。有毒。归脾、胃经。

功效　降逆止呕，燥湿祛痰，宽中消痞，下气散结。

轻粉

性味归经　辛，寒。燥热有毒。

功效　杀虫攻毒（外用）；逐水通便（内服）。

金沸草

性味归经　咸，温。归肺、大肠经。

功效　散风寒，化痰饮，消肿毒。

代赭石

性味归经　苦，寒。归肝、心经。

功效　镇逆平肝，清热止血。

皂角刺

性味归经　辛，温。归肝、胃经。

功效　消肿排脓，治风杀虫。

硫　黄

性味归经　酸，温。有毒。归肾、大肠经。

功效　散痈杀虫（外用）；补火助阳（内服）。

雄　黄

性味归经　辛，温。有毒。归胃经。

功效　解疮毒，杀虫。

滑　石

性味归经　甘，寒。归胃、膀胱经。

功效　利水通淋，清热解暑。

大　黄

性味归经　苦，寒。归脾、胃、大肠、心包、肝经。

功效　攻积导滞，泻火凉血，逐瘀通经。

丁　香

性味归经　辛，温。归肺、胃、脾、肾经。

功效　温中降逆，温肾助阳。

甘　草

性味归经　甘，平。归十二经。

功效　补脾益气，清热解毒，润肺止咳，调和诸药。

附　子

性味归经　大辛，大热。有毒。归心、脾、肾经。

功效　回阳补火，温中止痛，散寒燥湿。

小茴香

性味归经　辛，温。归肝、肾、脾、胃经。

功效　理气止痛，调中和胃。

木　香

性味归经　辛、苦，温。归脾、大肠经。

功效　行气止痛。

羌　活

性味归经　辛、苦，温。归膀胱、肝经。

功效　解表散寒，通痹止痛。

苍　术

性味归经　辛、苦，温。归脾、胃经。

功效　燥湿健脾，祛风散湿。

肉　桂

性味归经　辛、甘，大热。归肝、肾、脾经。

功效　温中，补阳，散寒止痛。

五倍子

性味归经　酸，寒。归肺、肾、大肠经。

功效　敛肺降火，涩肠止泻，敛汗止血。

巴　豆

性味归经　辛，热。有大毒。归胃、大肠经。

功效　泻下去积，逐水退肿。

蓖麻子

性味归经　甘、辛，平。有小毒。

功效　消积导滞（内服）；疗疮祛毒（外用）。

麝　香

性味归经　辛，温。归心、脾经。

功效　开窍辟秽，活血散结，催生下胎。

冰　片

性味归经　辛、苦，微寒。归心、脾、肺经。

功效　芳香开窍（内服）；散热止痛（外用）。

芒　硝

性味归经　辛、咸、苦，大寒。归胃、大肠、三焦经。

功效　泻热导滞，润燥软坚。

龙胆草

性味归经　苦，寒。归肝经。

功效　清利肝胆湿热。

朱　砂

性味归经　甘，微寒。归心经。
功效　镇心安神，解毒防腐。

小　蓟

性味归经　甘，凉。归肝经。
功效　凉血，止血。

酸枣仁

性味归经　甘、酸，平。归心、脾、肝、胆经。
功效　养肝，宁心，安神，敛汗。

川　芎

性味归经　辛，温。归肝、胆经。
功效　活血行气，祛风止痛。

何首乌

性味归经　苦、涩，微温。归肝、肾经。
功效　补肝肾，益精血（熟）；通大便，解疮毒（生）。

郁　金

性味归经　辛、苦，凉。归心、肺、肝经。
功效　行气解郁，凉血破瘀。

杏　仁

性味归经　苦杏仁：苦，温，有小毒；甜杏仁：甘，平，无毒。
功效　止咳定喘，润肠通便。

玄　参

性味归经　甘、苦，寒。归肺、胃、肾经。

功效　养阴生津，泻火解毒。

蛇　蜕

性味归经　甘、辛、咸，平。有毒。归肝经。

功效　止咳治痉，通利小便。

金银花

性味归经　甘，寒。归肺、胃、心经。

功效　清热解毒。

麦　冬

性味归经　甘、微苦，微寒。归心、肺、胃经。

功效　养阴清热，润肺止咳。

桔　梗

性味归经　苦、辛，平。归肺经。

功效　开提肺气，祛痰排脓。

百　部

性味归经　甘、苦，微温。归肺经。

功效　润肺止咳，灭虱杀虫。

天花粉

性味归经　甘、微苦，微寒。归肺、胃经。

功效　清肺润燥，养胃生津。

当　归

性味归经　甘、辛，温。归肝、心、脾经。

功效　补血和血，调经止痛，润肠通便。

蒲公英

性味归经　苦、甘，寒。归肝、胃经。

功效　清热解毒，消痈散结。

白　及

性味归经　苦、甘、涩，微寒。归肝、肺、胃经。

功效　收敛止血，消肿生肌。

鲜毛茛叶

性味归经　辛，温。有毒。

功效　消痈散肿，疗疮止疟。

桃　仁

性味归经　苦，平。归心、肝、大肠经。

功效　破血去瘀，润燥滑肠。

栀　子

性味归经　苦，寒。归心、肝、肺、胃经。

功效　泻火除烦，泄热利湿。

桑　枝

性味归经　苦，平。归肝经。

功效　清热，祛风，通络。

陈　皮

性味归经　苦、辛，温。归脾、肺经。

功效　行气健脾，燥湿化痰，降逆止呕，消痈散肿。

厚　朴

性味归经　苦、辛，温。归脾、胃、肺、大肠经。

功效　化湿导滞，行气平喘。

猪　苓

性味归经　甘，平。归肾、膀胱经。

功效　利水渗湿。

地　龙

性味归经　咸，寒。归胃、肾、肝经。

功效　清热止痉，舒筋活络，清热利尿。

甘　遂

性味归经　苦，寒。有毒。归脾、肺、大肠经。

功效　泻火逐饮，消肿散结。

车前子

性味归经　甘，寒。归肝、肾、小肠、肺经。

功效　利水，通淋，止泻。

槟　榔

性味归经　辛、苦，温。归胃、大肠经。

功效　杀虫消积，利气行水。

阿　魏

性味归经　辛、苦，温。归脾、胃经。
功效　消痞去积，散癥破瘕。

蜈　蚣

性味归经　辛，温。有毒。归肝经。
功效　止痉挛，解疮毒、蛇毒。

天南星

性味归经　苦、辛，温。有毒。归肺、肝、脾经。
功效　燥湿祛痰，祛风解痉。

黄　柏

性味归经　苦，寒。归肾、膀胱、大肠经。
功效　清热燥湿，泻火解毒。

火麻仁

性味归经　甘，平。归脾、胃、大肠经。
功效　润燥滑肠，滋养补虚。

棕　榈

性味归经　苦、涩，平。归肺、肝、大肠经。
功效　收涩止血。

赤芍药

性味归经　苦，微寒。归肝经。
功效　凉血活血，消痈散肿。

龙　骨

性味归经　甘、涩，平。归心、肝、肾经。
功效　平肝潜阳，镇惊固涩。

蟾　酥

性味归经　甘、辛，温。有毒。归胃经。
功效　攻毒散肿，通窍止痛。

五味子

性味归经　酸，温。归肺、肾经。
功效　敛肺滋肾，涩精止泻，生津敛汗。

黄　芪

性味归经　甘，微温。归脾、肺经。
功效　补气升阳，固表止汗，托毒排脓，利水退肿。

穿山甲

性味归经　咸，微寒。归肝、胃经。
功效　通经下乳，消肿排脓。

川楝子

性味归经　苦，寒。有小毒。归肝、胃、小肠经。
功效　清肝火，除温热，杀虫止痛。

桂　枝

性味归经　辛、甘，温。归心、肺、膀胱经。
功效　发汗解肌，温经通阳。

乌　药

性味归经　辛，温。归脾、肺、肾、膀胱经。

功效　顺气降逆，散寒止痛。

细　辛

性味归经　辛，温。归肺、肾经。

功效　发表散寒，温肺祛痰，祛风止痛。

海蛤壳

性味归经　苦、咸，平。归肺、肾经。

功效　清热化痰，软坚散结。

乌　头

性味归经　辛，温。有大毒。归肝经。

功效　祛风除湿，温经止痛。

丹　参

性味归经　苦，微寒。归心、心包经。

功效　调经活血，消肿止痛，清热通窍，除烦安神。

檀　香

性味归经　辛，温。归脾、胃、肺经。

功效　理气散寒，止痛开胃。

乳　香

性味归经　辛、苦，温。归心、肝经。

功效　活血，定痛，伸筋（内服、外用）；消肿，止痛，生肌（外用）。

没　药

性味归经　苦，平。归肝经。

功效　散瘀定痛（内服）；消肿，止痛，生肌（外用）。

红　花

性味归经　辛，温。归心、肝经。

功效　活血通经，祛瘀止痛。

王不留行

性味归经　苦，平。归肝、胃经。

功效　行血调经，下乳消肿。

血　竭

性味归经　甘、咸，平。归心包、肝经。

功效　行瘀止痛，敛疮生肌。

莪　术

性味归经　苦、辛，温。归肝、脾经。

功效　行气破血，消积止痛。

香　附

性味归经　辛、微苦，平。归肝、三焦经。

功效　理气解郁，调经止痛。

独　活

性味归经　辛、苦，微温。归肝、膀胱经。

功效　祛风胜湿止痛。

白僵蚕

性味归经　咸、辛，平。归肝、肺经。

功效　祛风，解痉，散结。

五加皮

性味归经　辛，温。归肝、肾经。

功效　散风湿，强筋骨。

青　皮

性味归经　苦、辛，温。归肝、脾经。

功效　疏肝破气，散积化滞。

续　断

性味归经　苦，微温。归肝、肾经。

功效　补肝肾，续筋骨，止崩漏。

姜　黄

性味归经　苦、辛，温。归脾、肝经。

功效　破血行气，通经止痛。

宣木瓜

性味归经　酸，温。归肝、脾经。

功效　舒筋活络，和胃化湿。

白　芷

性味归经　辛，温。归肺、胃经。

功效　发表祛风，消肿止痛。

牛　膝

性味归经　酸，平。归肝、肾经。

功效　破血通经，消癥下胎，通利关节，引血下行（生用）；补肝肾，强腰膝（熟用）。

熟地黄

性味归经　甘，微温。归心、肝、肾经。

功效　补血，滋阴。

铅　丹

性味归经　辛，微寒。有毒。归脾、肝经。

功效　拔毒生肌（外用）；坠痰截疟（内服）。

常　山

性味归经　苦、辛，微寒。有小毒。归肺、肝经。

功效　截疟，涌吐痰涎。

草　果

性味归经　辛辣，温。归脾、胃经。

功效　祛浊湿，辟秽除瘴气。

马钱子

性味归经　苦，寒。有毒。归肝、脾经。

功效　散血热，消肿，止痛。

络石藤

性味归经　苦，微寒。归心、肝经。

功效　祛风通络，凉血消痈。

地鳖虫

性味归经　微咸，寒。有小毒。
功效　通经催乳，镇痛散瘀。

桑寄生

性味归经　苦，平。归肝、肾经。
功效　补肝肾，除风湿，强筋骨，益血安胎。

白　芍

性味归经　苦、酸，微寒。归肝经。
功效　柔肝止痛，养血敛阴，平抑肝阳。

山　楂

性味归经　酸、甘，微温。归脾、胃、肝经。
功效　消食积，散瘀滞。

沉　香

性味归经　辛、苦，温。归脾、胃、肾经。
功效　降气，温中，暖肾。

五灵脂

性味归经　咸，温。归肝经。
功效　通利血脉，散瘀止痛。

蚕　沙

性味归经　甘、辛，温。归肝、脾、胃经。
功效　燥湿祛风。

艾　叶

性味归经　苦、辛，温。归脾、肝、肾经。

功效　散寒除湿，温经止血。

鸡冠花

性味归经　甘，凉。归肝、肾经。

功效　凉血止血。

荷　叶

性味归经　苦，平。归肝、脾、胃经。

功效　清热解暑，升发清阳。

白　术

性味归经　苦、甘，温。归脾、胃经。

功效　补脾益气，燥湿利水，固表止汗。

茯　苓

性味归经　甘，平。归心、肺、脾、胃、肾经。

功效　白茯苓：利水渗湿，健脾补中，宁心安神；赤茯苓：分利湿热。

樟　脑

性味归经　辛，热。有毒。归心经。

功效　除湿杀虫，温散止痛（外用）；开窍辟秽（内服）。

紫苏叶

性味归经　辛，温。归脾、肺经。

功效　解表镇咳，健胃利尿。

龟　板

性味归经　咸，平。归肾、心、肝经。
功效　滋阴潜阳，益肾健骨。

蝉　蜕

性味归经　甘，寒。归肺、肝经。
功效　散风热，透疹，退翳，解痉。

乌　梅

性味归经　酸，平。归肝、脾、肺、大肠经。
功效　敛肺，涩肠，生津，安蛔。

牛蒡子

性味归经　辛、苦，寒。归肺、胃经。
功效　疏风散热，利咽散结，解毒透疹。

伏龙肝

性味归经　辛，微温。归脾、胃经。
功效　温中和胃，止血止呕。

麦　芽

性味归经　甘，平。归脾、胃经。
功效　消食和中，退乳。

党　参

性味归经　甘，平。归脾、肺经。
功效　补中益气。

茯　神

性味归经　甘、淡，平。归心、脾经。
功效　宁心安神。

柏子仁

性味归经　甘，平。归心、肝、肾经。
功效　养心安神，润肠通便。

百草霜

性味归经　辛，温。归肺、胃、大肠经。
功效　止血，止泻。

延胡索（玄胡）

性味归经　辛、苦，温。归肝、脾经。
功效　活血，利气，止痛。

荆芥穗

性味归经　辛，温。归肺、肝经。
功效　祛风，解表。

瓜　蒂

性味归经　苦，寒。有小毒。归胃经。
功效　涌吐风热痰涎、宿食。

藜　芦

性味归经　辛、苦，寒。有剧毒。归肺、胃经。
功效　涌吐风痰，杀虫。

竹　叶

性味归经　辛、淡、甘，寒。归心、胃经。

功效　清热除烦。

白　薇

性味归经　苦，寒。归肝、胃经。

功效　清热凉血。

黄　连

性味归经　苦，寒。归心、肝、胆、胃、大肠经。

功效　清热燥湿，清心除烦，泻火解毒。

伸筋草

性味归经　苦、辛，温。归肝、脾、肾经。

功效　祛风散寒，除湿消肿，舒筋活血。

芦根

性味归经　甘，寒。归肺、胃经。

功效　清肺胃热，止呕除烦。

酢浆草

性味归经　酸，寒。

功效　解热，止渴，利尿杀虫（内服）；疗疮祛毒（外用）。

鹅不食草（天胡荽）

性味归经　辛、苦，寒。

功效　清热，利尿，消肿，解毒。

石　膏

性味归经　辛、甘，大寒。归胃、肺经。

功效　清热泻火，除烦止渴。

硼　砂

性味归经　甘、咸，凉。归肺、胃经。

功效　解毒防腐（外用）；清热消痰（内服）。

益智仁

性味归经　辛，温。归脾、肾经。

功效　补肾固精，缩小便，温脾止泻，摄涎唾。

胡黄连

性味归经　苦，寒。归肝、胃、大肠经。

功效　清热燥湿，除蒸消疳。

虎　杖

性味归经　苦，平。归肝、胆、肺经。

功效　祛风，利湿，破瘀，通经。

紫花地丁

性味归经　苦、辛，寒。归心经。

功效　清热解毒，消散痈肿。

胆南星

性味归经　苦，凉。归肺、脾、肝经。

功效　化痰息风定惊（内服）；消肿定痛（外用）。

苦　参

性味归经　苦，寒。归肝、小肠、大肠、胃经。

功效　清热除湿，祛风杀虫，利水利尿。

苍耳子

性味归经　甘、苦，温。归肺经。

功效　发汗通窍，散风祛湿。

银柴胡

性味归经　甘，微寒。归肝、胃经。

功效　退骨蒸，消疳热。

防　风

性味归经　辛、甘，微温。归膀胱、肝、脾经。

功效　祛风胜湿。

浮　萍

性味归经　辛，寒。归肺经。

功效　发汗解表，行水消肿。

斑　蝥

性味归经　辛，寒。有毒。

功效　攻毒蚀疮（外用）；破血散结（内服）。

地　榆

性味归经　苦、酸，微寒。归肝、大肠经。

功效　凉血止血，收敛泻火。

紫　草

性味归经　甘，寒。归心、肝经，

功效　凉血活血，解毒透疹。

侧柏叶

性味归经　苦、涩，微寒。归肺、肝、大肠经。

功效　凉血，止血。

泽　兰

性味归经　苦、辛，微温。归脾、肝经。

功效　活血，通经，行水。

木鳖子

性味归经　苦、微甘，温。有毒。归肝、脾、胃经。

功效　消肿散结，祛毒。

玄明粉

性味归经　辛、咸，寒。归胃、大肠经。

功效　泻热，润燥，软坚。

决明子

性味归经　甘、苦、咸，微寒。归肝、胆经。

功效　清肝明目。

生地黄

性味归经　甘，寒。归心、肝、肾经。

功效　清热凉血、养阴生津。

天门冬

性味归经　甘、苦，大寒。归肺、肾经。
功效　养阴清热，润燥生津。

菊　花

性味归经　甘、苦，微寒。归肺、肝经。
功效　疏风除热，解毒，养肝明目。

枳　壳

性味归经　苦，微寒。归脾、胃经。
功效　行气消痰，散积消痞。

荜　茇

性味归经　辛，热。归胃、大肠经。
功效　温中散寒。

石菖蒲

性味归经　辛，温。归心、肝经。
功效　芳香开窍，和中辟浊。

谷精草

性味归经　甘，平。归肝、胃经。
功效　疏散风热，明目退翳。

鸦胆子

性味归经　苦，寒。归大肠、肝经。
功效　清热解毒，抗疟治痢。

马　勃

性味归经　辛，平。归肺经。

功效　散邪消肿，清利咽喉。

白　蔹

性味归经　苦，微寒。归心、胃经。

功效　清热解毒，消痈散肿。

密陀僧

性味归经　辛、咸。有小毒。

功效　收敛止血，祛痰镇惊。

荸　荠

性味归经　甘，微寒、滑。归肺、胃、大肠经。

功效　清热生津，明目退翳。

大枫子仁

性味归经　辛，热。有毒。归肝、脾、肾经。

功效　祛风燥湿，攻毒杀虫。

佩　兰

性味归经　辛，平。归脾经。

功效　醒脾化湿，清暑辟浊。

炉甘石

性味归经　甘，平。归胃经。

功效　明目去翳，敛湿生肌。

玫瑰花

性味归经　甘、微苦，温。归肝、脾经。

功效　理气解郁，和血散瘀。

芫　花

性味归经　辛，温。有毒。归肺、脾、大肠经。

功效　泻水逐饮，杀虫，疗疮毒。

番泻叶

性味归经　甘、苦，大寒。归大肠经。

功效　泻热导滞。

泽　泻

性味归经　甘，寒。归肾、膀胱经。

功效　利水渗湿泄热。

肉　桂

性味归经　辛、甘，大热。归肝、肾、脾经。

功效　温中补阳，散寒止痛。

威灵仙

性味归经　辛，温。归膀胱经。

功效　祛风除湿，通络止痛。

杜　仲

性味归经　甘，温。归肝、肾经。

功效　补肝肾，壮筋骨，安胎。

菟丝子

性味归经　辛、甘，平。归肝、肾经。

功效　补肝肾，益精髓。

女贞子

性味归经　甘、苦，微寒。归肝、肾经。

功效　补肝明目，养心安神。

木　通

性味归经　苦，寒。归心、小肠、膀胱经。

功效　降火利水，通经下乳。

灯笼草

性味归经　甘、淡，微寒。

功效　清热，行气，止痛，消肿。

山　柰

性味归经　辛，温。

功效　芳香健胃，辟瘴除秽。

蝼蛄（土狗）

性味归经　咸，寒。

功效　逐水利尿。

麻　仁

性味归经　甘、淡。

功效　润肠通便，利尿杀虫。

木芙蓉

性味归经　微辛，平。

功效　消肿解毒，排脓止痛。

连钱草

性味归经　苦，寒。

功效　解热、镇咳，止血，止泻，利尿。

针　砂

性味归经　辛，平。有毒。

功效　去积聚，消水肿。

第八章 耳穴贴压法

第一节 耳穴贴压法简介

一、耳穴贴压法的概念

耳穴贴压法，就是在耳郭表面上，用王不留行等药籽贴压经穴，使之产生连续性的刺激作用，从而达到治疗疾病目的的一种疗法。这是一种极为简便易行、安全可靠、疗效显著、适应证广而又花费较少、适合于广大群众尤其是妇幼老人的治疗方法，为耳穴诊治法之一。

二、耳穴诊治法的起源和发展

耳穴诊治法起源较早，最早的相关文字记载见在长沙马土堆出土的《阴阳十一脉灸经》，其提到了与人体上肢、眼、颊、咽喉相联系的“耳脉”。《黄帝内经》时期，有耳穴名称的记载，如《素问·气穴论》有“耳中多喜闻二穴”，《灵枢·厥病》有“耳聋无所闻取耳中”，《灵枢·根结》有“少阳根于窍阴，结于窗笼，窗笼者，耳中也”；有对耳与各经脉关系的记述，如《灵枢·邪气藏府病形》云“十二经脉，三百六十五络，其气血皆上于面走空窍……其精阳之气，上走于目而为睛，其别气走于耳而为听”；有对人体生理和病理反应于耳郭的描述，如《灵枢·脉度》曰“肾气通于耳，肾和则耳能闻五音矣”，《灵枢·本藏》云“耳高者，肾高；耳后陷者，肾下；耳坚者，肾坚；耳薄不坚者肾脆”；有对耳穴治疗疾病的记载，如《灵枢》“耳聋无闻，取耳中……”；有对耳穴治疗方法的记载，如《灵枢》“邪在肝，则两胁中痛……脐善掣……取耳间青脉，以去其掣”等，不一而足。继《黄帝内经》之后，后世有些医书诸如《难经》《中藏经》《备急千金要方》《肘后备急方》《世医得效方》《苏沈良方》《洗冤集录》《针灸甲乙经》《针灸资生经》《针灸大成》等，都有详细的关于耳穴诊治的基本理论和具体使用方法。

新中国成立以后，随着针灸学科的迅速发展，耳穴诊治法作为针灸学科的一个分支，也得到了广泛的重视，各地中医院校都开设了耳穴诊治课程、开展了该学科教育；先后出版了有关的专门著作；有些医学及针灸杂志也刊登了耳穴诊治疾病的文章。这些亦说明了耳穴诊治法在中医治疗学中具有的一定地位。

耳穴诊治法，在国外也颇受重视，流行于世界上许多的国家和地区。

由于耳穴诊治疾病疗效显著，因而越来越受到各界人士的欢迎和喜爱。

三、耳穴贴压法的理论基础

耳穴贴压法基于人体的脏腑经络理论。

（1）耳与经络的关系　经络是人体运行气血的通道，它沟通着人体的内外、表里、上下，联系着人体的脏腑器官、五官九窍、四肢百骸及皮肉筋骨脉，使之成为一个有机的整体。耳穴贴压法正是以耳郭经穴为点，通过经络系统及其传导作用，来实现治疗疾病目的的。耳与经络有密切的关系，经络气血上通于耳部，主司着耳的听觉功能，如《灵枢·邪气藏府病形》记载：“十二经脉，三百六十五络，其气血皆上注于面而走空窍。其精阳之气上走于目而为睛。其别气走于耳而为听。”而其中，耳与手足三阳经的关系最为密切，《灵枢》中记载十二经脉在耳部的分布为“小肠手太阳之脉，其支者……却入耳中”，“三焦手少阳之脉……其支脉，从耳后入耳中，出走耳前”，“胆足少阳之脉……其支者，从耳后入耳中，出走耳前”，“手阳明之别……入耳，合于宗脉”，“胃足阳明之脉……上耳前”，“膀胱足太阳之脉……其支者，从巅至耳上角”。还有，足阳明之筋、足少阳之筋、手太阳之筋、手少阳之筋都与耳有密切的联系：手足三阴经是通过它的别支（经别）合于阳经而和耳部相通的。如《素问·缪刺论》载："手足少阴、太阴、足阳明之络，此五皆会于耳中。"以上经文说明十二经脉直接或间接与耳有联系。故《灵枢·口问》载："耳者，宗脉之所聚也。"

（2）耳与脏腑的联系　耳与人体的五脏六腑有着密切的联系，而其中，肾与耳关系至为密切，经文有"耳者，肾之官也"，"肾气通于耳，肾和则耳能闻五音矣"，"南方赤色，入通于心，开窍于耳，藏精于心"，"脾……其不及。则令人九窍不通"，"头痛、耳鸣，九窍不利。肠胃之所生也"，"肝病者……目䀮䀮无所见……虚者耳无所闻……气逆则头痛，耳聋不聪"，"髓海不足，则脑转耳鸣"，"肺主声……令耳闻声"，"心在窍为耳……心气通于舌，非窍也，其通于窍者，寄见于耳，荣华于耳"，"肺气虚则气少……是以耳聋"。后世在前代的基础上，更进一步地从人体的生理和病理角度出发，分析并总结性地提出了"耳珠属肾，耳轮属脾，耳上轮属心，耳皮肉属肺，耳背玉楼属肝"之耳与五脏的生理联系和五脏精气不足致耳失聪的病理反应。

临床上，当脏腑经络发生病变时，常常可以通过耳穴诊断出病在何脏或病在何经，并以此来确定治疗方案。

四、耳穴贴压法的作用机制

耳穴贴压法，其作用机制亦是根据耳与人体脏腑经络的内在联系、耳穴的基本功用、药物的治疗作用及药籽的压迫刺激等实现的。

前面已论述到了人体的耳部与人体的脏腑经络有着密切的关系，其脏腑之精气、经络之经气都可上达于耳部，使耳主司其功能作用；耳之反应点亦可反映内在脏腑经络之正常与否；应用药籽贴压耳部经穴，通过药籽的压迫刺激皮表，通过经络的传输作用，内达于脏腑器官，以调理脏腑气血、平衡人体阴阳、通达上下内外，从而补虚泻实，扶正祛邪，使机体产生自然的抗病能力，而使人体健康无病。

五、耳穴贴压法的优势及特点

耳穴贴压法有独特的优势和特点：其一，治病范围广，疗效显著。

根据相关资料报道，临床经验证明，耳穴贴压法能治疗包括内科、外科、妇科、儿科及五官皮肤科在内的各科疾病，治疗病证可达200余种，且见效迅速，疗效显著。耳穴贴压，不仅能治病，而且能防病，运用它，可以预防很多可能发生的疾病。其二，运用方便，操作简单。耳穴贴压法，使用的工具简单，有镊子、胶布、药籽、消毒棉球，这是治疗和预防疾病的全部用具，可以随身携带。由于它不受时间、空间的限制，而又作用于人体耳部，故随时随地都可运用，操作起来非常简单。其三，经济安全，便于推广。由于耳穴贴压法使用的工具仅仅是药籽、胶布、棉球、镊子，设备非常简单价廉，又由于耳穴贴压法是一种无深入人体皮肉的、只作用于耳部的外治疗法，不良反应少，经济安全而具实效，故而符合广大群众的愿望，也易受到欢迎和被接受，便于推广运用。其四，可作为药治、体针之补充疗法。有很多疾病在应用药物内治或体针外治时，亦可再添用耳穴贴压治疗，以增强其治病力量，达到预期之疗效。

六、耳穴贴压法的操作

1. 材料准备

常用的药物种子有王不留行籽、绿豆、赤小豆、急性子、白芥子、莱菔子，还有六神丸等；胶布、小刀、镊子各一把；装药籽的特制有机玻璃板1～3块；75%乙醇，2.5%碘酒。

（1）将常用的药物种子，用沸水洗2分钟，洗净后取出晒干，装于瓶中备用。

（2）将胶布剪成0.5cm×0.5cm的小方块，将王不留行药籽或其他药籽贴附在胶布中央，逐块排列在玻璃培养皿中，供治疗时取用。

（3）选用0.5cm厚的有机玻璃板，加工成14cm×14cm的大小，然后再划割成0.5cm×0.5cm的小方格。每一划线深约1mm，于每一小方格的中央钻0.8mm深、直径1.5mm之球形小凹。将王不留行籽或其他药籽铺满各小凹中，再用与玻璃板同样大小的胶布，贴在有机玻璃板上面，用小刀按划线的大小分割开。治疗时，可直接用镊子夹取供使用。

2. 操作方法

在耳郭上先寻找阳性点，结合临床症状进行分析辨证、选穴。然后将耳郭用75%乙醇消毒，左手托住耳郭，右手用止血钳将粘有药籽的胶布取下，对准穴位贴压。

贴压后，用手指轻压穴位1~2分钟。每次选3~5穴，必要时取双耳穴进行贴压。3~5日换1次，5次为1疗程，每疗程间休息1周。

七、耳穴贴压法的适应证及注意事项

1. 适应证

耳穴贴压法适应证广泛，如前所述，适用于内、外、妇、儿及皮肤五官科等各种疾病的治疗，并能预防保健，还能减肥、戒烟和美容。

2. 注意事项

耳穴贴压时要逐渐在穴位处施加压力，注意刺激强度。一般一次贴压一耳，保留3~5日，嘱患者每日自行按摩2~3次，或3~5次，每次1~2分钟，轻按压，勿搓揉，以免破皮伤耳。然后换贴另一耳郭。

夏天因易出汗，贴压穴位不宜过多，时间不宜过长，以防胶布潮湿或皮肤感染。个别患者可能对胶布过敏，局部出现粟粒样丘疹，伴有痒感，可以将胶布取下，休息3~5日后再贴。必要时加贴肾上腺穴，或服氯苯那敏（扑尔敏）。耳郭有炎症和冻疮者不宜用贴压治疗。

孕妇耳穴贴压要轻刺激。

第二节　病证治疗

一、感冒

主穴　风溪、肺、三焦、内鼻、口、咽喉、肾上腺

配穴　头痛加太阳、额；咳嗽加气管；流泪、流涕加过敏区；发热加耳尖、屏尖。

方法　选穴3~5个，用药籽贴压各耳穴，每次用手指轻按相关穴位1~2分钟。3日换药贴1次，3~5次为1疗程。用5分毫针浅刺耳尖、屏尖放血治疗。

附　药物外用

连须葱白、生姜、淡豆豉各10g，白盐5g。将四味药捣烂如泥，做成饼状，烤热贴于脐部，外用纱布固定。

二、咳嗽

主穴　肺、脾、气管、肾、交感

方法　用王不留行药籽贴压各耳穴处，轻压1～2分钟，每日多次以手揉按各穴1～2分钟以刺激之。隔3日换药贴1次，5次为1疗程，每疗程间隔1周左右。

三、哮喘

主穴　肺、气管、喘点、神门、皮质下、交感

配穴　阳虚加肾、内分泌；阴虚加心、肾；气虚加脾、胃。

方法　选穴3～5个，用药籽贴压耳穴上，以手指轻按穴位1～2分钟。隔3日或5日换药贴1次，5次为1疗程。

主穴　交感、耳神门、皮质下、平喘、肺

方法　用王不留行籽贴压耳穴上，轻轻按揉1～2分钟。隔3日或5日换药贴，5次为1疗程，疗程间隔1周左右。

四、中暑

主穴　心、脾、肝、肾、枕、神经、脑干、皮质下、肾上腺、耳尖

方法　选穴3～5个。先以三棱针点刺人中、耳尖放血少许，再用药籽贴压所选之耳穴，轻压按揉1～2分钟，日行多次。

五、呕吐

主穴　胃、肝、膈、脾、三焦、交感、皮质下、枕

方法　每次选3～5穴，用王不留行药籽贴压各耳穴，并用手指轻按穴位1～2分钟。隔3～5日换贴1次，5次为1疗程。

主穴　胃、脾、肝、膈、三焦、食道、枕、皮质下、交感、脑干、耳神门、晕点

方法　选穴4～6个，以药籽贴压所选耳穴上，轻压1～2分钟，1日多次轻压之。3～5日换药贴1次，5次为1疗程。此用于神经性呕吐。

六、呃逆

主穴　膈、胃、肝、脾、交感、皮质下、耳神门、耳迷根

配穴　便秘加大肠或便秘点；虚证加脾。

方法　每次选3～5穴，用王不留行药籽贴压各耳穴，揉按1～2分钟，强刺激主穴膈和耳迷根。每3～5日换药贴1次，5次为1疗程。

主穴　膈、耳神门

配穴　中风呃逆加脑干。

方法　以王不留行药籽贴压耳穴，每日轻轻按揉1～2分钟，日多次行之。3～5日换药贴1次，5次为1疗程。

七、泄泻

主穴　大肠、直肠、脾、胃、交感

配穴　腹胀加腹；湿热加三焦；肾虚加肾。

方法　选穴3～5个，用王不留行药籽贴压各耳穴，轻压1～2分钟，隔3日或每5日换药贴1次。

主穴　大肠、小肠、直肠、脾、枕、神门

配穴　耳尖、肾、皮质下、风溪

方法　每次选穴3～5个，用王不留行药籽贴压，以手轻按压1～2分钟。两耳交替使用，每3～5日换1次，5次为1疗程。

八、痢疾

主穴　大肠、小肠、心、三焦

方法　用王不留行药籽贴压耳穴处，按揉多次，每次1～2分钟。隔3日换药贴1次，5次为1疗程。

主穴　大肠、小肠、腹、结肠、脾、肺、交感、耳神门、三焦

方法　选穴3～5个，以药籽贴压耳穴上，轻压各穴1～2分钟，1日轻压3～4次。3日换药贴1次。

附　药物外用

细辛、肥皂荚各3g，葱15g，大田螺1个。将四味药捣烂如泥，做成饼状，贴于脐部，外用纱布覆盖、胶布固定。

九、便秘

主穴　大肠、直肠下段、皮质下、便秘点

配穴　肺、结肠、腹、脾

方法　选穴3～5个，用药籽贴压耳穴上，以手按压穴位1～2分钟。3～5日换药贴1次，5次为1疗程，疗程间隔1周左右。

主穴　便秘区、交感

配穴　燥热者加耳尖；气结者加肝；阴寒固冷加脾、肾；气血虚少加心、肺。

方法　可用王不留行药籽贴压耳穴。燥热者加耳尖，用毫针浅刺放血。双耳交替使用。

主穴　大肠、便秘点、脾、直肠下段

配穴　热秘加耳尖、肾上腺、热点；气秘加肝、交感；虚者加胃、脾、小肠；冷秘加胃、肾上腺。

方法　选穴3～5个，用药籽贴压并以手指轻压之。3～5日换药贴1次，5次为1疗程，疗程间隔1周左右。

十、眩晕

主穴　肝、脾、枕、心

配穴　肝阳上亢者加降压沟；气血两虚者加胃、内分泌、皮质下、心、额；痰浊中阻者加脾、胃、贲门、枕、额、脑干。

方法　每次选3～5穴，用药籽贴压耳穴上，手指按压刺激1～2分钟。3～5日换药贴1次，5次为1疗程。疗程间隔1周左右。

主穴　内耳、晕点、肝、肾

方法　用王不留行药籽贴压耳穴。贴压1～5次。此治梅尼埃病之眩晕。

主穴　①内耳、神门、晕点、枕；②内耳、肾、内分泌、胆、胰

方法　用王不留行药籽贴压第1组耳穴，治急性眩晕证；贴压第2组耳穴，治疗慢性眩晕证。

十一、痫病

主穴　心、肾、枕、顶、脑干、脑点、晕点、皮质下、交感、枕小、神经点、兴奋点、肾上腺

方法　选穴4～6个，发作前后可先用针刺治疗，后用药籽贴压所选耳穴，轻压1～2分钟。每3～5日换贴1次，5次为1疗程。疗程间隔1周左右。

十二、失眠健忘

主穴　心、脾、耳神门、皮质下、枕、神经衰弱点、耳尖

配穴　痰热内扰而有食滞者加胃、内分泌、胰胆；肝郁化火者加肝、胆，并用毫针浅刺耳尖放血；心脾两虚者加心、脾、肾。

方法　每次选3～5穴，用王不留行等药籽贴压耳穴上，强刺激之，每次1～2分钟，每3～5日换药贴1次，5次为1疗程。两耳可交替治疗。

主穴　心、肾、失眠点

配穴　心肾不交加脑点、耳神门；心虚胆怯加肝、胆、脾、脑干。

方法　用王不留行药籽贴压主耳穴上，随症选用相关耳穴贴压。3～5日换1次，5次为1疗程，疗程间隔1周左右。

十三、惊悸怔忡

主穴　心、小肠、皮质下、交感、耳神门、支点、胆

配穴　血虚加脾、胃、内分泌；下肢浮肿加膀胱、肾；瘀血阻络加肾上腺。

方法　每次选3～5穴，用药籽贴压耳穴，并用手指轻按穴位1～2分钟。3～5日换药贴1次，5次为1疗程。两耳交替治疗。

主穴　心、耳神门、交感点

方法　用王不留行药籽贴压耳穴，每日按揉1～2分钟，反复多次。5次为1疗程，每疗程间隔1周左右。坚持2～3疗程治疗。

十四、汗证

主穴　心、交感、缘中、皮质下、神门、枕、肾、下肢端

方法　每次选3～5穴，用药籽贴压耳穴，用手指轻压穴位1～2分钟。3～5日换药贴1次，5次为1疗程，疗程间隔1周左右。

主穴　心、肾、内分泌、肺、脾、皮质下

方法　以药籽贴压耳穴，轻压1～2分钟，每日按压10余次。隔日换药贴1次。每次贴药时，配合拔罐背俞穴，或心俞、肺俞，或脾俞、肾俞。此用于汗证属心肾亏虚型。

附　药物外用

五倍子30g。将药研为细末，以食醋适量调和，分别做成3个药饼。每日临睡前取一药饼，贴置于脐部，外用纱布固定。次晨取下。

十五、衄血

主穴　内鼻、肺、肾上腺、额

方法　用王不留行或莱菔子、白芥子等药籽贴压耳穴，用手指轻按

各穴位 1 ~2 分钟。3 ~5 日换药贴 1 次，5 次为 1 疗程，疗程间隔 1 周左右。双耳交替或同时治疗。

附　药物外用

独头大蒜 2 粒。将蒜捣烂成泥，取药泥适量，左鼻流血敷右足心，右鼻流血敷左足心。

十六、黄疸

主穴　角窝三点、屏间切迹四点、舟耳一线、耳轮角下缘一线、对耳轮下脚一缘一线、耳背三点、耳根三点

方法　用王不留行药籽贴压两耳各部。轻按揉 1 ~2 分钟。隔 3 ~5 日换药 1 次，5 次为 1 疗程。

主穴　肝、胆、脾、三焦

配穴　胃、胰、内分泌、耳神门、交感

方法　用王不留行药籽贴压所选耳穴。隔 3 ~5 日贴 1 次。治疗 1 ~2 日。此治急性黄疸。

主穴　肝、胆、胰、脾、胃、角窝中、三焦、耳中

方法　选穴 3 ~5 个，以王不留行药籽贴压耳穴。每 3 ~5 日换贴 1 次，5 次为 1 疗程。

十七、水肿

主穴　肺、脾、肾、三焦、尿道、内分泌、相应部位

配穴　小肠、膀胱、腹水点

方法　选穴 3 ~5 个用药籽贴压耳穴，并以手指按压穴位 1 ~2 分钟。隔 3 日或每 5 日换药贴 1 次，5 次为 1 疗程，疗程间隔 1 周左右。

附　药物外用

大蒜瓣 3 个，蝼蛄 5 个。将二味药捣烂为泥。取药泥适量敷贴于肚脐中。

十八、淋证

主穴　膀胱、尿道、三焦、肾、神门、内分泌、艇中

方法　每次选3~5穴，用药籽贴压耳穴，用手指按压穴位1~2分钟。隔3~5日换药贴1次，5次为1疗程。

主穴　肾、膀胱、肺、交感

配穴　耳神门、皮质下；血尿或小便淋漓不尽加三焦、肾上腺、外生殖器、尿道；精神不振加口、脾、胃。

方法　每次选3~5穴，用王不留行药籽贴压耳穴。每日按压3次，每次1~2分钟。隔3~5日换药贴1次，5次为1疗程，每疗程间隔1周左右。

十九、癃闭

主穴　膀胱、肾、三焦、尿道、内分泌

方法　用药籽贴压耳，并用手指按压穴位1~2分钟。隔3~5日换药贴1次，5次为1疗程，每疗程间隔1周左右。

主穴　肾、输尿管、膀胱、交感、脑、皮质下

方法　两耳同时取穴，用王不留行药籽贴压，轻压1~2分钟，3日更换1次。

二十、消渴

主穴　胰腺点、内分泌、丘脑、缘中、皮质下、三焦、耳迷根

配穴　渴甚加渴点、口；饥渴配饥点；尿多配膀胱、尿道；皮肤瘙痒加风溪。

方法　每次取3~5穴，用药籽贴压耳穴，用手指按压1~2分钟。3~5日换药贴1次，5次为1疗程，每疗程间隔1周左右。

主穴　胰、胆、肝、肾、缘中、屏间、交感、下屏间、三焦、渴

点、饥点

方法　每选3～5穴，用王不留行药籽贴压其上，每天轻按数次。3～5日换药贴1次，5次为1疗程，疗程间隔1周左右。两耳交替使用。

二十一、遗精

主穴　精宫、内分泌、心、肾、神门、皮质下

方法　选穴3～5个，用药籽贴压耳穴，用手指轻按穴位1～2分钟。3～5日换药贴1次，5次为1疗程。每疗程间休息1周左右。

主穴　心、肾、神门、缘中、皮质下、内分泌、生殖器

配穴　垂前、神经衰弱区

方法　选穴3～5个，用药籽贴压耳穴，轻压1～2分钟。2～3日换贴1次，5次为1疗程，每疗程间隔1周左右。

二十二、阳痿

主穴　外生殖器、睾丸、内生殖器、兴奋点、缘中、额

配穴　肝、肾、耳神门

方法　每次选穴3～5个，用药籽贴压耳穴，用手指轻按穴位1～2分钟。3～5日换药贴1次，5次为1疗程，每疗程间休息1周。

主穴　肾、皮质下、外生殖器

方法　用王不留行药籽贴压耳穴，并按揉1～2分钟。两耳交替贴压，3～5日换1次，5次为1疗程，每疗程间隔1周左右。

二十三、疝气

主穴　外生殖器、小肠、肝、交感、神门

方法　用药籽贴压耳穴，用手指轻按穴位1～2分钟。3～5日换药贴1次，5次为1疗程，每疗程间隔1周左右。

二十四、中风

主穴　晕点、脑点、枕、交感、降压沟、脑干、神经点、皮质下、口、舌

方法　每次选穴4~6个，用王不留行药籽贴压，并轻压按揉每穴1~2分钟，1日数次按揉之。隔3~5日换贴1次，5次为1疗程。每次疗程间隔1周左右。

二十五、面瘫

主穴　胃、三焦、口、面颊区、脑干、皮质下、肾上腺、耳孔区

配穴　面部抽动加肝、肾、脾、神门。

方法　每次选穴4~6个，用药籽贴压耳穴，以强刺激按压1~2分钟。3~5日换药贴1次，5次为1疗程，每疗程间隔1周左右。长期治疗。

主穴　肝、肺、大肠、口、眼、面颊区

方法　用王不留行药籽贴压所选耳穴，并轻轻按揉贴压处1~2分钟。3~5日换1次，5次为1疗程。每疗程间隔1周左右。

二十六、头痛

主穴　额、颞、枕、太阳、皮质下、脑点、相应部位

配穴　肝阳头痛加肝阳、胰胆；肾虚及气血两虚加肾、脾、肝、内分泌；头痛属痰阻者加脾、胃、艇中；头痛属瘀血者加交感、肾上腺、枕小神经。耳尖可用5分毫针浅刺放血。

方法　选穴3~5个，用药籽贴压耳穴，每天按揉多次，每次1~2分钟强刺激。隔3~5日换药贴1次，5次为1疗程。

主穴　肝、胆、额、太阳

方法　于穴区敏感处贴压药籽，每日压5~6次，每次5~10分钟。隔日换籽，双耳交替使用。此用于偏头痛。

主穴　胆、肝、心脾、肾、太阳、额

方法　于穴区敏感处贴压药籽，每日压5～6次，每次1～2分钟。隔日换籽，双耳交替使用。此治偏头痛。

二十七、胸痹

主穴　心、胸、小肠、交感、皮质下

方法　用药籽贴压耳穴，以手指按压穴位1～2分钟，强刺激。3～5日换药贴1次，5次为1疗程。

主穴　心

配穴　肺、肝、肾、耳神门

方法　用王不留行药籽贴压主耳穴及配耳穴。3～5日换药贴1次，5次为1疗程。常贴压。

二十八、胁痛

主穴　胸、肝、胆、三焦、神门、枕、交感

方法　用药籽贴压耳穴上强刺激。隔3～5日换药贴1次，5次为1疗程，疗程间隔1周左右。

二十九、胃痛

主穴　十二指肠、胃、脾、皮质下、神门、肝、交感、内分泌、口、肾、胰腺、艇中

配穴　寒邪犯胃加口、皮质下；饮食停滞加胰腺、皮质下；肝胃蕴热加艇中、脾；脾胃虚寒加口、脾、胃。

方法　每次选穴3～5个，用药籽贴压耳穴，并用手按压1～2分钟以强刺激。隔3～5日换药贴1次，5次为1疗程，进行多个疗程治疗。

主穴　胃、脾、十二指肠、交感、内分泌

方法　用王不留行药籽贴压，1周更换另一侧耳穴，连续4周为1疗程。

三十、腹痛

主穴　大肠、小肠、腹、脾、胃、交感

配穴　艇中、神门、枕

方法　选穴4～6个，用药籽贴压耳穴，以手指按压穴位1～2分钟。隔3～5日换药贴1次，5次为1疗程。

附　药物外用

生葱60g，生白萝卜80g。将二味炒半熟，趁热布包，敷于腹部。

三十一、腰痛

主穴　腰、腰脊、肾、神门、皮质下

配穴　气滞血瘀者加相应部位及脾、肾、皮质下；虚证加肝、膀胱、小肠。

方法　选穴3～5个，用药籽贴压选用的耳穴，以手按压1～2分钟，刺激之。急性腰扭伤者每日或隔日换药1次，虚证者可3～5日换药贴1次，两耳可交替治疗。

主穴　腰肌区、耳神门

配穴　肝、脾

方法　用药籽贴压耳穴，并轻压按揉1～2分钟。3～5日换药贴1次，5次为1疗程。

三十二、痹证

主穴　膝

配穴　痛痹加肝、肾；着痹加脾、三焦、肘。

方法　用药籽贴压各耳穴，经常按揉1～2分钟，强刺激之。每3～5日换药贴1次，5次为1疗程，以多个疗程治疗，每个疗程间隔1周左右。

三十三、痿证

主穴　肺、耳神门、皮质下、颈椎、胸椎、腰骶椎

方法　以药籽贴压各耳穴，并轻压按揉每穴 1～2 分钟，每日数次揉之。隔 1 周换药贴 1 次，5 次为 1 疗程，每次疗程间隔 1 周。此用于小儿痿证属肺热型。

附　药食调理

炒苍术、炒黄柏各等分。将药共研细末备用。每用时，取药末 10g，捣生姜取汁，以姜汁冲服药末。

三十四、疟疾

主穴　肝、胆、脾、肾、皮质下、内分泌

方法　用王不留行药籽贴压耳穴，揉按 1～2 分钟，每次选 3～5 穴，发作前后都可使用。

主穴　心、肝、脾、颈椎、三焦、皮质下、肾上腺

方法　选穴 3～5 个，以药籽贴压耳穴，轻压 1～2 分钟，1 日数次按压。隔日或 3 日换药贴 1 次。发作前后都可使用。

三十五、坐骨神经痛

主穴　坐骨神经点、耳神门、腰、臀

配穴　大腿后侧疼痛者加膀胱；大腿外侧疼痛者加胆；肾虚者加肾。

方法　用药籽贴压耳穴，以手指按压穴位 1～2 分钟，强刺激。每 3～5 日换药贴 1 次，5 次为 1 疗程。

主穴　坐骨神经点

方法　取对侧坐骨神经点，用王不留行药籽贴压其上，并轻点按揉多次，每隔 2 小时 1 次，1 周后取下药贴。

三十六、三叉神经痛

主穴　皮质下、额、目 1、目 2

方法　用王不留行药籽贴压耳穴，单侧痛先贴压患侧，交替贴压，双侧痛贴压双侧。隔 3～5 日换药贴 1 次，5 次为 1 疗程，每疗程间隔 1 周左右。

主穴　相应部位（眼、上下颌、上下颚、额）、耳神门、脑干、枕

配穴　大肠、外鼻、外耳

方法　选穴 3～5 个，用药籽贴压，以手轻压按揉 1～2 分钟。两耳亦可交替使用。3～5 日换药贴 1 次，5 次为 1 疗程。

三十七、漏肩风

主穴　相应部位、脾、肾、神门

配穴　肾上腺、内分泌、耳尖

方法　用王不留行药籽贴压肩颈、肩臂等相应部位，前后对称贴压。3 日换药贴 1 次，5 次为 1 疗程，每疗程间隔 1 周左右。双耳交替治疗。

主穴　肩、肩关节、锁骨、耳神门、相应部位

配穴　肝、脾

方法　用药籽贴压耳穴，以手轻轻按压 1～2 分钟。3～5 日换贴 1 次，5 次为 1 疗程。双侧交替使用。

三十八、骨痹

主穴　肝、肾、颈项

方法　以王不留行药籽贴压各耳穴，以手按揉 1～2 分钟。每 3～5 日换 1 次，连续 5～10 次贴压。

主穴　脑点、颈椎、枕、耳神门、肝、肾

配穴 肩臂酸困加锁骨、肩关节；手指麻木加腕、指。

方法 选穴3～5个，用王不留行药籽贴压所选耳穴，以手按揉每穴1～2分钟。3～5日换1次，5～10次为1疗程。

主穴 颈椎、肝、脾、耳神门、皮质下

方法 用王不留行药籽贴压各耳穴，以手按揉1～2分钟。3～5日换药贴1次，持续贴压。

三十九、月经不调

主穴 肝、肾、心、脾、耳神门、内分泌、子宫、卵巢、交感、皮质下

方法 每次选3～5穴，用药籽贴压耳穴，轻压1～2分钟，每日数次压之。隔周换药贴1次，5次为1疗程，疗程间隔1周左右。

附 药食调理

益母草10g，红糖15g。将二味加水煎数沸，去渣取汁，温服。1日2次，连服3日。

四十、痛经

主穴 子宫、内分泌、肾

配穴 血瘀气滞者加三焦、交感、皮质下、心；气血虚弱者加肺、脾、内分泌、血液点。

方法 选穴3～5个，用药籽贴压耳穴，轻压1～2分钟，刺激之。隔3～5日换药贴1次，5次为1疗程。

主穴 子宫、卵巢、附件、肾上腺、内分泌、肝、脾、肾

配穴 腰痛点

方法 用王不留行药籽贴压所选耳穴，以手轻轻按揉各穴1～2分钟，每日按揉2～3次，以耳部发热为佳。3～5日换药贴1次，5次为1疗程。

四十一、经闭

主穴　子宫、卵巢、缘中、内分泌、肝、脾、肾

配穴　肝肾不足加肝、肾、三焦；气血两虚加心、脾、血液点；气滞血瘀加交感、脑点、皮质下。

方法　每次选穴3~5个，用药籽贴压耳穴，轻压1~2分钟，刺激之。隔3~5日换药贴1次，5次为1疗程。

四十二、崩漏

主穴　子宫、内分泌、卵巢、脑点

配穴　血热者加耳神门、脾、膈、子宫；血瘀者加子宫、内分泌、肝、脾、肺、血液点、三焦。

方法　选穴3~5个，用药籽贴压耳穴，轻压1~2分钟，刺激之。隔3日换药贴1次。血瘀者宜先在耳背静脉处用毫针浅刺放血，后以药籽按压耳穴。

四十三、白带过多

主穴　耳尖、宫颈、内分泌、三焦、肾上腺、脾、卵巢

配穴　脾虚下肢浮肿者加小肠、腹水点；肝郁湿热下注者加肝、胆、耳神门、肾上腺；腹坠胀者加腹、艇中；肾虚腰酸痛者加腰骶椎、腰痛点、肾、膀胱。

方法　每次选3~5穴，用药籽贴压耳穴，轻压1~2分钟。隔3~5日换药贴1次，5次为1疗程。

附　药物外用

枯矾30g，杏仁10g。先去杏仁皮尖，后将二味药捣研，炼蜜为丸如枣核大。临睡时置药于阴道中，待其自行融化。

四十四、妊娠恶阻

主穴　脾、胃、肝、三焦、神门

方法　用药籽贴压耳穴，以手指轻按穴位1~2分钟。隔3~5日换

药贴1次，5~10次为1疗程。

主穴　胃、肝、耳中、交感、皮质下

配穴　内分泌、耳神门、脾

方法　选穴3~5个，药籽贴压，手指轻按，每穴1~2分钟。3~5日换药贴1次，5次为1疗程，疗程间隔1周左右。两耳交替使用。

四十五、胎位不正

主穴　子宫

配穴　内分泌、神门、交感、肾

方法　用王不留行药籽贴压耳穴，轻轻揉按2~3分钟。隔日或每日1次，至胎正为止。

主穴　子宫、交感、皮质下、肝、腹、脾、肾

方法　用王不留行药籽贴压耳穴，每日按压3次，每次2~3分钟。2~4日更换药贴1次，5次为1疗程，疗程间隔3~5天。两耳轮换使用。

主穴　子宫、转胎

方法　两耳左取子宫穴，右取转胎穴，用王不留行药籽贴压，并每日自行按压数次，每次2~3分钟。

四十六、滞产

主穴　子宫、内分泌、皮质下、膀胱、肾

方法　用药籽贴在耳穴，每穴轻轻揉按2~3分钟，每日多次按揉，至顺产。

主穴　内生殖器（子宫）、肝、肾、脾

配穴　心腹、缘中

方法　药籽贴压耳穴，并以手指轻压揉捏，每穴1~2分钟，短时

间内可按揉多次。两耳同时使用。

四十七、胞衣不下

主穴　子宫、内分泌、皮质下、肝、脾、肾

方法　用药籽贴压耳穴，以手按揉、刺激穴位 2 ~3 分钟，至胞衣下。

四十八、乳痈

主穴　乳腺、内分泌、肾上腺、胸

配穴　热盛者加胃、脑垂体、肝。

方法　用 5 分毫针浅刺耳尖放血后，再用药籽贴压耳穴，按压 1 ~2 分钟，刺激之。每 3 ~5 日换药贴 1 次，5 次为 1 疗程。

四十九、乳缺

主穴　胸、脾、肝、胃、内分泌

方法　用药籽贴压耳穴，以手轻揉按压 2 ~3 分钟。隔 3 ~5 日换药贴 1 次，5 次为 1 疗程。

主穴　乳腺、内分泌、缘中

配穴　肝、脾、胃、肾

方法　用药籽贴压各耳穴，并以手指轻揉按压，每穴 1 ~2 分钟。3 ~5 日换药贴 1 次，5 次为 1 疗程。两耳交替使用。

五十、产后恶露不下

主穴　子宫、神门、交感、内分泌、肝、脾、肾

方法　用药籽贴压耳穴，以手指按压各穴 1 ~2 分钟，每日多次按压，以刺激之。隔 3 ~5 日换药贴 1 次，5 次为 1 疗程。

五十一、产后血晕

主穴　心、神门、肝、交感、子宫、皮质下、缘中

方法　选3～5穴，用药籽贴压耳穴，以手指按压穴位1～2分钟，以刺激之。隔3～5日换药贴1次，5～10次为1疗程。

五十二、产后发热

主穴　子宫、内分泌、风溪、肾上腺、耳尖、交感

方法　首先以5分毫针浅刺耳尖放血数滴，然后用药籽贴压耳穴，并按压1～2分钟。隔3～5日换药贴1次，5～10次为1疗程。

附　药食调理

荆芥穗（炒焦）15g，薄荷8g。先用水煎荆芥穗一二沸，再加薄荷微煎，去渣取汁，温服。

五十三、不孕症

主穴　子宫、卵巢、内生殖器、内分泌、肾

方法　用王不留行药籽贴压各耳穴，轻压按揉，每穴1～2分钟，每日按压数次。隔日贴1次。可配合体针拔罐治疗，针刺合谷、三阴交、归来、太冲穴，拔罐气海、关元穴。坚持疗程治疗。此用于脾肾不足型不孕症。

五十四、小儿惊风

主穴　肝、肾、心、皮质下、内分泌、耳神门

配穴　食少纳差加脾、胃。

方法　每次选穴2～3个，用小儿惊风丸加麝香少许，贴压各耳穴上，轻按揉每穴1～2分钟，每日按压数次。隔1周换穴换药贴。双耳交替使用。

主穴　脑点、心、耳神门、神经点、皮质下

方法　以药籽贴压各耳穴，轻按揉，每穴1～2分钟，1日数次按揉。隔3～5日换贴1次。双耳交替使用。此用于小儿夜惊。

五十五、小儿泄泻

主穴　胃、大肠、小肠、脾、肾

方法　用王不留行药籽贴压各耳穴，以手指轻轻按揉，每穴1~2分钟，每日2~3次。隔3日换药贴1次。

主穴　神门、盆腔、交感、肝、脾、胃、大肠、小肠

方法　每次选3~5穴，用王不留行药籽贴压，每日按压3~5次，每次1~2分钟。隔3~5日换贴1次。

主穴　胃、大肠、小肠、胰、胆

配穴　烦躁不安加耳神门；呕恶加交感。

方法　选穴3~5个，用王不留行药籽贴压，每日按压3~5次，每次1~2分钟。

五十六、小儿积滞

主穴　脾、胃、膈

配穴　艇中、大肠、腹、皮质下

方法　用王不留行药籽贴压各耳穴，每日揉按1~2次。3~5日或隔周换药贴1次，5~10次为1疗程。

附　药物外用

干姜、小茴香各15g，川椒12g。将药共研细末，装入4寸见方的纱布袋里，放在肚脐上，再敷上热水袋。

五十七、小儿疳证

主穴　脾、胃、大肠、皮质下、内分泌

方法　用药籽贴压耳穴，以手指按压穴位1~2分钟，较强刺激之。隔3~5日换药贴1次，5次为1疗程，疗程间隔1周左右。

附　药物外用

滑石3g，蟾酥1g，干胭脂0.3g。将药共研末，以一纸筒取药末少

许，放入患儿鼻孔中。

五十八、小儿顿咳

主穴　支气管、肺、耳神门、交感

配穴　初咳期加大肠、耳尖、屏尖；痉咳期加皮质下、肾上腺、大肠；恢复期加脾、肝。

方法　以药籽贴压各耳穴，并轻压每穴 1 ~ 2 分钟，1 日数次。用三棱针点刺身柱穴放血，加拔火罐 5 ~ 10 分钟。隔日治疗 1 次。

附　药食调理

薏米 10g，山药 10g，竹叶 30 片，梨 2 片。四味以水煎数沸，去渣取汁，作茶饮服。

五十九、小儿发热

主穴　耳尖、肾上腺、风溪、内分泌、肺、胃

方法　先用 5 分毫针浅刺耳尖放血数滴，后用药籽贴压各耳穴，按压 1 ~ 2 分钟。隔 3 ~ 5 日换药贴 1 次，5 次为 1 疗程。

附　药物外用

绿豆粉 20g。用鸡蛋清将绿豆粉调匀成糊状，涂敷在患儿两足心处，外用纱布固定。

六十、小儿疝气

主穴　外生殖器、小肠、交感、神门、肝

方法　用药籽贴压各耳穴，轻按 1 ~ 2 分钟。每 3 ~ 5 日换药贴 1 次，5 次为 1 疗程。

六十一、小儿夜啼

主穴　神门、缘中、交感、皮质下、心、肝、脾

方法　用药籽贴压耳穴，并轻压 1 ~ 2 分钟。隔 3 ~ 5 日换药贴 1 次，5 次为 1 疗程。两耳可交替治疗。

附　药物外用

朱砂0.5g，五倍子1.5g，陈细茶适量。将前二味药研细末，陈细茶嚼烂，二者混合，加水少许，捏成小饼，敷在肚脐，包扎固定。

六十二、小儿尿床

主穴　膀胱、肾、膈、脑点、枕、皮质下、尿道、脾、三焦、交感

方法　选穴3～5个，用药籽贴压耳穴，以手按揉1～2分钟，以刺激之。每3～5日换药贴1次，5次为1疗程，疗程间隔1周左右。

主穴　肾、膀胱、内分泌、耳神门、兴奋点

配穴　嗜睡加兴奋点；渴而喜饮加渴点；尿频、便秘加大肠。

方法　选穴3～5个，用王不留行药籽贴压，并随证加减。

主穴　肾、膀胱、脾、肺、皮质下、缘中、耳中、额、腰骶椎

方法　每次选3～5穴，用王不留行药籽贴压。5次为1疗程。

六十三、小儿痄腮

主穴　耳尖、腮腺、面颊区、神门、风溪、耳轮（4、5、6）、皮质下、肺、对屏尖

配穴　病在少阳经者加三焦；病在阳明经者加胃。

方法　选3～5穴，用药籽贴压耳穴，以手按揉1～2分钟，较强刺激之。每3～5日换药贴1次。用5分毫针浅刺耳尖、对屏尖放血。

主穴　双侧腮腺、单侧耳尖、内分泌、耳神门

方法　王不留行药籽贴压，每日按压4～5次，每次1～2分钟。5次为1疗程。

主穴　对屏尖、面颊、肾上腺、耳神门

配穴　耳尖、腮腺、耳背静脉

方法　用王不留行药籽贴压耳穴。若点刺可用毫针针刺耳尖、腮腺

及耳背静脉处放血。

六十四、小儿鹅口疮、口疮

主穴　耳尖、口、舌、心、肾、内分泌、肾上腺、风溪

方法　用药籽贴压耳穴，以手指按压 1～2 分钟，以刺激之。每 3～5日换药贴 1 次，5 次为 1 疗程，疗程间隔 1 周左右。

六十五、小儿虫病

主穴　大肠、胃、胆、交感、皮质下、腹

方法　用药籽贴压耳穴，并按揉 1～2 分钟，刺激之。每 3～5 日换药贴 1 次，5 次为 1 疗程，疗程间隔 1 周左右。

六十六、丹毒

主穴　脾、内分泌、耳神门、肾上腺

方法　用 5 分毫针在相应部位或耳尖放血，再用王不留行药籽贴压各耳穴处，每穴按揉 2～3 次，每次 3～5 分钟，2～3 日后取下。

附　药物外用

马头兰不拘多少。将药捣绞取汁，用鸡毛蘸药汁涂擦患处，干则易之。

六十七、疔疮

主穴　耳神门、肾上腺、皮质下、耳尖、枕、相应部位

方法　先针刺泻肺俞穴，留针 10～15 分钟，后以药籽贴压各耳穴，并轻按揉，每穴 1～2 分钟，1 日 2～3 次按压。隔 3～5 日换贴 1 次。或耳尖针刺放血。两耳交替使用。

附　药物外用

苍耳蠹虫 3 条。将药烧存性，研细末，用香油调匀，涂疔上。

六十八、风疹

主穴　耳尖、风溪、肾上腺、内分泌、肺、脾、耳神门、荨麻疹

点、枕、相应部位

配穴　痒甚心烦者加心、耳神门、膈；便秘者加大肠、便秘点、直肠下端、皮质下；气血虚弱者加肝、脾、内分泌。

方法　先用5分毫针点刺耳尖放血。选穴3～5个，用药籽贴压各耳穴，强刺激。隔3～5日换药贴1次。

主穴　荨麻疹区、肺、脾、肾上腺、皮质下、耳神门、内分泌

方法　用王不留行药籽贴压。每日轻轻按揉3～5次，每次1～2分钟。

六十九、湿疹

主穴　肾、三焦、子宫、外生殖器

方法　用王不留行药籽贴压各耳穴，并以手指轻按穴位1～2分钟。隔3～5日换药贴1次，5次为1疗程。

主穴　相应部位、肺、脾、风溪、肾上腺、内分泌

配穴　心、小肠、膈、枕、耳神门

方法　选穴3～5个，用药籽贴压，并以手指轻按1～2分钟。3～5日换药贴1次，5～10次为1疗程，疗程间隔3～5日。两耳交替使用。

七十、牛皮癣

主穴　耳尖、耳神门、皮质下、肾上腺、相应部位

配穴　肺、大肠、脾、膈

方法　选穴3～5个，用药籽贴压，并以手指轻揉按压1～2分钟。3～5日换药贴1次，5次为1疗程，疗程间隔1周左右。两耳交替或同时治疗。

附　药物外用

泽漆不拘多少。将药折断，断处流出乳白色汁液，取汁液涂擦患处。

七十一、蛇串疮

主穴　肺、脾、心、神门、交感

配穴　湿邪偏盛者加皮质下、胃；气滞血瘀者加心、肝、相应部位；热邪偏盛者加胆、相应部位。

方法　选穴3～5个，用药籽贴压各耳穴，并按揉1～2分钟，以强刺激之。隔3～5日换药贴1次，5次为1疗程。

附　药物外用

黄连末、黄柏末、熟石膏末各15g，冰片1.5g。将药共研和匀，用凉开水调和，涂于疮面上。

七十二、肠痈

主穴　阑尾、大肠、小肠、交感、神门、肾上腺

配穴　口、耳迷根、耳舟。高热者加耳尖、耳轮；大便秘结者加便秘点、三焦、胃。

方法　选3～5穴，用王不留行药籽贴压耳穴，按压2～3分钟，强刺激之。3～5日换药贴1次，或隔周1次。可用5分毫针浅刺耳尖放血。

主穴　阑尾、大肠、小肠、交感、腹

配穴　耳神门、枕、内分泌

方法　选穴3～5个，用药籽贴压，手指轻按，每穴1～2分钟。3～5日换药贴1次，5次为1疗程。

七十三、痔疮

主穴　肛门、直肠、大肠、肺、肾上腺、缘中、膈、痔核点

方法　用药籽贴压各耳穴，按揉1～2分钟。并以肛门穴为主沿耳轮内外缘肛门穴对应处贴压。

主穴　直肠、肛门、痔核点

方法　以三棱针先点刺上耳穴放血 3～5 滴，第 2 日用王不留行药籽贴压其上，并按压 1～2 分钟。隔 3～5 日再行之。

主穴　肛瘘

配穴　肛裂加肛门、心、肺；混合痔加痔核点、直肠下段、心；气虚加耳神门、肾上腺；血虚加耳神门、皮质下、内分泌；虚实夹杂加交感、耳神门。

方法　用王不留行药籽贴压主耳穴，再随证选用相关配穴贴压，每小时按压 1 次，每次 1～2 分钟，以加强刺激。持续 1～2 日或数日。此治痔漏术后疼痛。

七十四、扭伤

主穴　相应部位、皮质下、神门、枕、肾上肾、耳尖

方法　用药籽贴压各耳穴，每日多次按揉，每次 1～2 分钟，强刺激之。隔 3～5 日换药贴 1 次。可用毫针浅刺耳尖放血。

主穴　耳神门、皮质下、腰骶椎、相应敏感点

方法　用王不留行药籽贴压，隔 3～5 日换药贴 1 次。此治急性腰扭伤。

主穴　耳神门、肾、腰痛点、腰骶椎

方法　用王不留行药籽贴压各耳穴，每日按揉 2～3 次。3～5 日换贴 1 次。此治急性腰扭伤。

七十五、落枕

主穴　颈、颈椎、神门、枕、肩

配穴　肝、脾

方法　用药籽贴压各耳穴，以手指按揉，每穴 2～3 分钟，强刺激之。每 3～5 日换药贴 1 次，5 次为 1 疗程。

主穴　相应部位（颈、颈椎）、耳神门

配穴　左右受限者加肝、胆；前后受限者加膀胱、小肠。

方法　用药籽贴压耳穴，并以手指轻压按揉，每穴1～2分钟。3～5日换药贴1次，5次为1疗程。

七十六、耳鸣、耳聋

主穴　内耳、外耳、枕、肾、三焦、颞、肝

配穴　口苦、胸闷者加胆、耳尖。

方法　每次选3～5穴，用药籽贴压耳穴，以手指轻轻按揉，每穴1～2分钟。3～5日换药贴1次，5次为1疗程，疗程间隔1周左右。可用毫针浅刺耳尖放血。

主穴　肾上腺、垂体前叶

配穴　高音耳鸣加内耳、颞叶；低音耳鸣加中耳腔、咽鼓管。

方法　用王不留行药籽贴压，每日自行按揉3～5次，每次1～2分钟。5次为1疗程。治耳鸣证。

主穴　内耳、脑干、额叶、语言中枢、毛细血管、肾

方法　用药籽贴压耳穴。每穴每日按压数次，每次1～2分钟。3～5日换贴1次。治耳鸣、耳聋证。

七十七、聤耳

主穴　内耳、外耳、肾上腺

配穴　耳尖、颞、皮质下

方法　先用5分毫针在消毒过的耳尖处点刺放血，后用药籽贴压各耳穴，每日按揉2～3次，每次1～2分钟。2～3日后取下药贴。

主穴　内耳、外耳、肾上腺、肝、肾

配穴　耳尖、目、皮质下、颞

方法　选穴3～5个，用药籽贴压，并手指轻按，每穴1～2分钟。

每次取一侧耳穴，两耳交替用。3 日换贴 1 次，5 次为 1 疗程。若有热者，可耳尖针刺放血。

附　药物外用

龙骨 3g，梅片少许。将药共研为极细末，以一羽毛管取药末少许，吹入患耳中。若耳内有痒感，可于上方中加枯矾少许。

七十八、目赤肿痛

主穴　眼、目 1、目 2、耳尖、肝

配穴　热感者加肺、枕；风热者加心、肺。

方法　先消毒耳尖，用毫针浅刺放血数滴，后用王不留行药籽贴压各耳穴，按揉 1 ~ 2 分钟，强刺激之。隔 3 ~ 5 日换药贴 1 次，5 次为 1 疗程。

附　药物外用

黄柏 3g，人乳 5mL。将黄柏研为极细末，用人乳浸，取汁点眼。1 日数次。

七十九、夜盲

主穴　眼、目 1、目 2、肝、肾、脾

方法　用王不留行药籽贴压各耳穴，常以手指轻按揉之，每穴 1 ~ 2 分钟。3 ~ 5 日换药贴 1 次，5 次为 1 疗程，疗程间隔 1 周左右。

附　药食调理

公羊肝 1 个，谷精草末 120g。令羊肝不沾水，以竹刀破开，纳入谷精草末，置瓦罐中煮熟。不拘时，空腹服食，以愈为度。

八十、针眼

主穴　耳尖、眼、目 2、脾

配穴　肝、风溪、神门

方法　先用毫针浅刺耳尖放血数滴，后用药籽贴压各耳穴，并以手轻按揉之，每穴 1 ~ 2 分钟，每日多次按揉之。3 ~ 5 日换药贴 1 次，5 次为 1 疗程。

主穴　耳神门、肝、肾、眼、皮质下、心、目1、目2、耳尖

方法　用王不留行药籽贴压。贴压1~2次或2~3次即有疗效。可以毫针浅刺耳尖放血。两耳交替使用。

主穴　目1、目2、眼、皮质下、耳郭压痛点

方法　用王留行药籽贴压耳穴，每日数次按揉之，每穴1~2分钟，以加强刺激。可用毫针浅刺耳尖放血。3~5日换药贴1次，5次为1疗程。

八十一、眼睑下垂

主穴　肝、脾、眼、目2、交感、皮质下

方法　用王不留行药籽贴压各耳穴，轻按揉之，每穴1~2分钟，弱刺激之。3~5日换药贴1次，5次为1疗程，疗程间隔1周左右。

附　药物外用

五倍子适量，蜂蜜适量。将五倍子研末过筛，用蜂蜜调匀，涂敷患处。每日数次涂敷。

八十二、近视

主穴　耳尖、肝、脾、肾、眼、目2、目1

配穴　心阳虚者加心、神门；肝肾两虚者加肝、肾。

方法　每次选3~5穴用王不留行药籽贴压耳穴，每日多次按揉之，每次1~2分钟。3~5日换药贴1次，5次为1疗程，疗程间隔1周左右。

主穴　①近视1、肝、皮质下；②近视2、眼、肾

方法　两组穴位交替使用，用王不留行药籽贴压，每日多次按揉，每次1~2分钟，常刺激耳穴。

主穴　耳穴敏感点

方法　将王不留行籽、麝香、冰片、夜明砂、蚕沙、石菖蒲等制成

药籽丸，贴压耳部敏感点。每日按揉数次以刺激穴位。5 次为 1 疗程。

八十三、斜视

主穴　眼、目 1、目 2

方法　各耳穴消毒后，用王不留行药籽贴压耳穴，每日按揉 2～3 次，每次 1～2 分钟，3 日后取下。

八十四、鼻渊

主穴　内鼻、肺、肾上腺、风溪、外耳、内分泌、胆

配穴　风热者加肝、脑点；风寒者加脾、大肠、内分泌。

方法　用药籽贴压所选用的 3～5 穴，以手按揉，每日 1～2 次，隔 3～5 日换药贴 1 次，5 次为 1 疗程。常治疗。

主穴　内鼻、外鼻、风溪、肺、内分泌、膈

配穴　脾、肾、肾上腺

方法　选穴 3～5 个，药籽贴压，手指轻按 1～2 分钟。3～5 日换 1 次，5 次为 1 疗程。

八十五、鼻鼽

主穴　内鼻、外鼻、肺、肾上腺

方法　用胶布将王不留行药籽贴压在耳穴，患者可自行按压，每日多次。

主穴　内鼻、外鼻、肺、过敏点、胰胆、耳迷根

方法　用王不留行药籽贴压耳穴，每日按压数次，每次 1～2 分钟。

主穴　肺、内鼻、外鼻、耳神门

配穴　内分泌、肾上腺、咽喉、耳、口、眼

方法　用药籽贴在耳穴上，每日按揉 5～6 次，两耳交替贴压。3～5 日换药贴 1 次，4 次为 1 疗程。

八十六、喉蛾

主穴　咽喉、内鼻、肺

方法　用王不留行药籽贴压，每日按压 5 ~6 次，每次 1 ~2 分钟，强刺激之。3 ~5 日换药贴 1 次。

主穴　咽喉、下屏尖、脑

配穴　肺阴不足加肺、对屏尖；肾阴亏损加肾、耳神门；胃腑积热加胃、脾。

方法　耳穴贴压。用王不留行药籽贴压主耳穴，随证加贴相关耳穴，每日多次按压，强刺激。3 ~5 日换药贴 1 次。

八十七、咽喉肿痛

主穴　耳尖、扁桃体、咽喉、内分泌、风溪、肾上腺

方法　急性咽喉肿痛者可用消毒过的毫针点刺耳尖、扁桃体放血，余穴用药籽贴压按揉。慢性咽喉肿痛者亦可用药籽贴压各穴。

八十八、牙痛

主穴　牙、口、三焦、神门、风溪

配穴　上牙痛加胃；下牙痛加大肠；胃火牙痛加耳尖；虚火牙痛加肾。

方法　耳尖点刺放血，余穴用药籽贴压，每 3 日或隔 5 日换药贴 1 次，5 次为 1 疗程。

主穴　口、屏尖、上颌或下颌、牙、耳神门

配穴　胃、大肠、肾

方法　选穴 3 ~5 个，用药籽贴压，手指轻按 1 ~2 分钟。毫针浅刺屏尖放血。每 3 日换药 1 次，5 次为 1 疗程。

八十九、冻伤

主穴　相应部位、肺、脾、心、交感、皮质下

方法　用王不留行药籽贴压各穴，以手指按揉1～2分钟，以刺激之。3日换药贴1次，5次为1疗程。

附　药物外用

茄根7～8枝。将药劈碎，每晚临睡前，煎水熏洗患部。每晚1次，连续用2～3次。

九十、面部色斑

主穴　肾、脾、胃、肝

配穴　子宫、内分泌、卵巢、相应部位

方法　每选穴3～5个，用王不留行药籽贴压耳穴处，常用手指按揉，每穴1～2分钟，以刺激之。每3～5日或隔周换药贴1次，5次为1疗程。

主穴　相应部位、肺、肾上腺、内分泌、肝、肾、缘中

配穴　内生殖器、脾、胃

方法　先以毫针点刺相应部位放血，再选3～5个耳穴，以药籽贴压，手指轻按每穴1～2分钟。3日换1次，5次为1疗程。两耳交替使用。

九十一、痤疮

主穴　肺、内分泌、肾上腺、心、耳尖、相应部位

配穴　脾胃湿热加脾、胃、大肠、便秘点、皮质下；冲任不调加子宫、肾、卵巢。

方法　用毫针点刺耳尖及相应部位放血，余者每次选3～5穴，用药籽贴压耳穴，常刺激之。两耳交替治疗，5次为1疗程。

主穴　双侧耳部肺穴

配穴　耳神门、交感、内分泌、皮质下

方法　用王不留行药籽贴压。5次为1疗程，4个疗程即可见效。

主穴　内分泌、激素、皮质下、肺、心、胃

方法　用王不留行药籽贴压耳穴。3～5日换药贴1次，5次为1疗程。

九十二、扁平疣

主穴　相应部位、肺、大肠、风溪、皮质下、内分泌

配穴　肝、耳神门

方法　选穴3～5个，用药籽贴压、手指轻按1～2分钟。每次一侧耳取穴，两耳交替或同时使用。3～5日换药贴1次，5次为1疗程。

主穴　耳尖、相应部位、肝、肺、耳神门

配穴　内分泌、肾上腺、脾、风溪

方法　先以毫针点刺耳尖放血，再选3～5个耳穴，以药籽贴压、手指轻按每穴1～2分钟。3～5日换药贴1次，5次为1疗程。两耳交替或同时治疗。

九十三、酒糟鼻

主穴　外鼻、肺、三焦、结节内、内分泌

方法　用王不留行药籽贴各耳穴，以手按揉1～2分钟，每日多次按之，强刺激。3～5日换药贴1次，5次为1疗程。坚持多疗程治疗。

主穴　耳尖、外鼻区、肺、胃

配穴　脾、内分泌、肾上腺

方法　先以三棱针或毫针点刺耳尖放血，再用药籽贴压各耳穴，按揉1～2分钟。3～5日换药贴1次，5次为1疗程，疗程间隔1周。

九十四、狐臭

主穴　腋、脾、肾上腺、内分泌

方法　用王不留行药籽贴压各穴，每日按揉2~3次，每次2~3分钟，3日后取下。

附　药物外用

胡粉、藿香、鸡舌香、青木香各60g。将药研为细末，以细布包裹，纳于腋下。

九十五、脱发（斑秃）

主穴　相应部位、肺、脾、肾、内分泌、肾上腺、皮质下

配穴　大肠、肝、胆、膀胱

方法　在脱发相应部位以针点刺放血，耳穴选3~5个，用药籽贴压，手指轻按每穴1~2分钟。3日治疗1次，5次为1疗程，疗程之间可休息1周。既可两耳交替使用，亦可两耳同时使用。

附　药物外用

黑芝麻梗、柳树枝各等分。将药以水煎数沸，去渣取汁，洗头。

九十六、肥胖

主穴　脾、胃、口、食道、肾上腺

配穴　头晕、头痛加脑、交感；气短多汗加心、耳神门；便秘加大肠、便秘点；抑郁加肝、胆；阳痿、月经不调加肾、内分泌。

方法　每次选3~5穴，用药籽贴压耳穴，经常按揉每穴1~2分钟，强刺激。3~5日换贴1次，5次为1疗程，疗程间隔1周，可多个疗程治疗。

主穴　肺、脾、胃、肾、大肠、三焦、耳神门、内分泌

方法　耳穴常规消毒后，用王不留行药籽贴压所选的耳穴，每日可定期按压几次，每次2~3分钟，餐前按压。两耳可交替贴压。

九十七、烟瘾

主穴　肺、口、耳神门、皮质下

配穴　胃、肝、肾、内分泌

方法　选穴3～5个，用药籽贴压、手指轻按每穴1～2分钟，每日数次按压。3日换药贴1次，5次为1疗程，疗程间隔1周左右。

主穴　肺、胃、耳神门、内分泌、耳部敏感点

配穴　肝、皮质下、口

方法　选穴3～5个，用药籽贴压，以手轻揉按压每穴1～2分钟，每日多次按揉。3～5日换药贴1次，5次为1疗程，疗程间隔1周左右。

第三节　耳穴简介及常用药物

一、耳郭的形态及解剖名称

耳郭为外耳的一部分，以弹性软骨为支架，并附以韧带、脂肪、结缔组织及退化的肌肉等结构。外覆皮下组织和皮肤。其真皮无乳头层，皮下组织极薄，血管位置表浅，皮肤与软骨紧密相贴。耳垂位于耳郭下方，没有软骨，只含结缔组织和脂肪。耳郭的肌肉包括附着于耳软骨之间的耳内肌和附着于耳郭和颅骨之间的耳外肌，一般没有明显的作用。

（一）耳郭前方表面解剖名称（见图）

（1）耳轮——耳郭外缘向前卷曲的部分。

（2）耳轮结节——耳轮外上方稍肥厚的结节状突起，又称达尔文结节。

（3）耳轮尾——耳轮下缘与耳垂交界处。

（4）耳轮脚——耳轮深入到耳腔的横行突起。

（5）对耳轮——与耳轮相对的平行隆起处。

（6）对耳轮上脚——对耳轮向上分支。

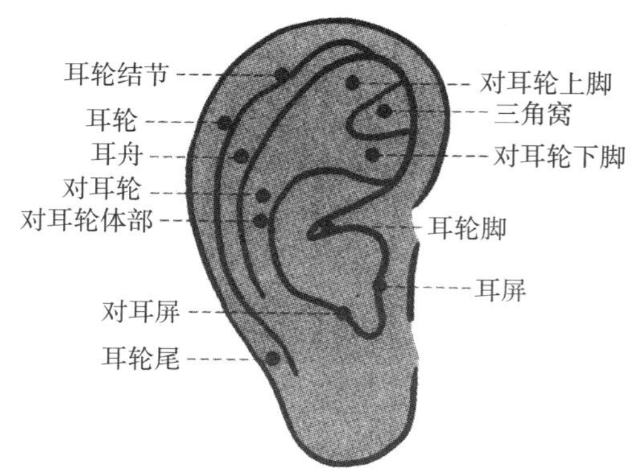

耳郭前方表面解剖名称

（7）对耳轮下脚——对耳轮向下分支。

（8）三角窝——对耳轮上、下脚之间构成的三角形凹窝。

（9）耳舟——耳轮和对耳轮之间的凹沟。

（10）耳屏——耳轮前面的瓣状突起，又称耳珠。

（11）对耳屏——耳垂上部与耳屏相对的隆起。

（12）屏上切迹——耳屏上缘与耳轮脚之间的凹陷。

（13）耳间切迹——耳屏与对耳屏之间的凹陷。

（14）轮屏切迹——对耳屏与对耳轮之间的凹陷。

（15）耳甲腔——耳轮脚以下的耳甲部。

（16）耳甲艇——耳轮脚以上的耳甲部。

（17）耳垂——耳郭最下边的皮垂，内无软骨。

（18）耳甲——是由对耳屏、弧形的对耳轮体部及对耳轮下脚下缘围成的凹窝。

（二）耳郭后方表面解剖名称

耳郭背面的解剖有三个面、四个沟、四个隆起。

1. 三个面

（1）耳轮背面——耳轮外缘是向前卷曲的，故此面多向前方。

（2）耳轮尾背面——耳舟隆起与耳垂背面之间的平坦部分。

（3）耳垂背面——耳垂背面的平坦部分。

2. 四个沟

（1）对耳轮沟——对耳轮上脚和对耳轮体部背面的凹沟。

（2）对耳轮下脚沟——对耳轮下脚的背面，是一条从内上略向外下走行的凹沟，又称耳后上沟。

（3）耳轮脚沟——耳轮脚的背面。

（4）对耳屏沟——对耳屏背面的凹陷。

3. 四个隆起

（1）耳舟后隆起——耳舟的背面。

（2）三角窝隆起——三角窝的背面，即对耳轮沟与对耳轮下脚沟之间。

（3）耳甲艇后隆起——耳甲艇背面之隆起。

（4）耳甲腔后隆起——耳甲腔背面之隆起。

二、耳穴的分布定位及其主治

耳穴的数目很多，常用者有100余穴，我们在中国针灸学会受世界卫生组织西太区委托而制订的《耳穴国际标准化方案（草案）》提出的92穴基础上，再结合19个经验穴列表如下：

（一）常用耳郭穴位（表1）

表1 常用耳郭穴位的分布定位及主治

解剖名称	耳穴名称	曾用名	定位	主治举例
耳轮脚及耳轮	耳中	膈	耳轮角	呃逆、外科皮肤病、黄疸
	直肠	直肠下段	耳轮起始部近屏上切迹处	便秘、脱肛、痔痢
	尿道		与耳轮下脚下缘同水平的耳轮处	遗尿、癃闭、尿频
	外生殖器		与对耳轮下脚上缘同水平的耳轮处	外阴湿疹、瘙痒、阳痿
	耳尖前	痔核点	与对耳轮上脚下缘同水平的耳轮处	痔疮、脱肛
	耳尖		耳轮顶端	眼疾、发热、外科皮肤病
	结节	肝阳1、肝阳2	耳轮结节处	胁肋痛、纳差

续表

解剖名称	耳穴名称	曾用名	定　　位	主治举例
耳轮脚及耳轮	轮 1		自耳轮结节下缘至耳垂下缘中点划为五等分共六穴，由上而下依次为轮 1、轮 2、轮 3、轮 4、轮 5、轮 6	肿毒、发热、感冒
	轮 2	扁桃体 2、扁桃体 3		
	轮 3			
	轮 4			
	轮 5			
	轮 6			
耳舟	指		耳舟顶端	指痛、扭挫伤、脉痹
	结节内	过敏区、荨麻疹点	指与腕两穴之间	风团疹块
	腕		将指与锁骨之间的耳舟部分为五等分共六个穴，自上而下，第 2 ~ 5 穴分别为腕、肘、肩、肩关节	腕痛
	肘			肘痛
	肩			肩痛、落枕
	肩关节			肩痛、落枕
	锁骨		与轮屏切迹同水平的耳舟部	漏肩风、落枕、无脉症
对耳轮上角	趾		对耳轮上脚的外上角	指（趾）痛
	跟		对耳轮上脚的内上角	足跟痛
	踝	踝关节	跟、膝两穴之中部	踝扭挫伤、踝痛
	膝	膝关节	对耳轮上脚的中部	鹤膝风、膝扭伤
	髋	髋关节	对耳轮上脚的下 1/3 处	髋痛
对耳轮下脚	臀		对耳轮下脚的外 1/3 处	下肢痛、痹证（坐骨神经痛）
	坐骨神经		对耳轮下脚的中 1/3 处	下肢痛、痹证（坐骨神经痛）
	下脚端	交感	对耳轮下脚的末端	胃脘不舒、嗳气吞酸
对耳轮	颈椎		轮屏切迹至对耳轮上、下脚分叉处分为五等分，下 1/5 为颈椎、中 2/5 为胸椎、上 2/5 为腰骶椎	颈、肩痛
	胸椎			肩、背痛
	腰骶椎			髋骶痛、遗尿
	颈		颈椎穴内侧近耳腔缘	落枕
	胸		胸椎穴内侧近耳腔缘	胸胁痛、蛇串疮
	腹		腰骶椎穴内侧近耳腔缘	泄泻、便秘、痛经

续表

解剖名称	耳穴名称	曾用名	定　位	主治举例
三角窝	耳神门		对耳轮上、下脚分叉处稍上	不寐、各类痛疾、小腹疼痛、浊淋、妇科病、阳痿、遗精、高血压病
	盆腔		对耳轮上、下脚分叉处稍下	
	内生殖器	子宫、精宫、天癸	三角窝底之中部凹陷处	
	角窝上	降压点	三角窝内上方	
耳屏	外耳	耳	屏上切迹近耳轮部	耳鸣、耳聩
	外鼻		耳屏正中	鼻疾患
	屏尖	珠顶	耳屏上部隆起的尖端	发热肿毒、牙痛
	下屏尖	肾上腺	耳屏下部隆起的尖端	痒肿、发热、出血
	咽喉		耳屏内侧面的上 1/2 处	咽痒痛、失喑、梅核气
	内鼻		耳屏内侧面的下 1/2 处	鼻渊、感冒
对耳屏	对屏尖	平喘、腮腺	对耳屏的尖端	哮喘、痄腮
	缘中	脑点	对屏尖与轮屏切迹中点间	失眠、遗尿
	枕		对耳屏外侧的后上方	头晕头痛、癫痫、抽搐
	颞	太阳	对耳屏外侧的中部	偏头痛、眼痛
	额		对耳屏外侧的前下方	前头痛、眩晕
	脑		对耳屏内侧面上 1/2	失眠、遗尿
	皮质下		对耳屏内侧面下 1/2	纳呆、失眠多梦
耳轮脚周围	口		外耳道口后上方	口疮、牙痛
	食道		耳轮脚下方中 1/3	胸痛、吞咽不利
	贲门		耳轮脚下方外 1/3	恶心、呕吐
	胃		耳轮脚消失处周围	胃脘疼痛、恶心呕吐、纳呆
	十二指肠		耳轮脚上方外 1/3	胃脘痛（十二指肠溃疡）
	小肠		耳轮脚上方中 1/3	心悸、泻痢
	阑尾		大、小肠两穴之间	肠痈（阑尾炎）
	大肠		耳轮脚上方之内 1/3	腹泻、便秘
耳甲艇	肝		耳甲艇的外下方	胁肋巅顶痛、头晕、目疾
	胰胆		肝、肾两穴之间	飧泄、胁肋痛、黄疸

续表

解剖名称	耳穴名称	曾用名	定位	主治举例
耳甲艇	肾		对耳轮上、下脚分叉处下方	腰痛、耳鸣、耳聩、失眠、多梦
	输尿管		肾与膀胱两穴之间	淋证
	膀胱		对耳轮下脚的前下方	癃闭、尿频
	艇角	前列腺	耳甲艇内上角	淋证、阳痿
	艇中	脐周	耳甲艇中央	腹胀、腹痛
耳甲腔	心		耳甲腔中心凹陷处	胸闷气短、脉痹心悸
	肺		耳甲腔中心凹陷处周围	咳喘、鼻病
	气管		外耳道口与心穴之间	咽痛、咳喘
	脾		耳甲腔的外上方	飧泄、腹胀、纳呆、崩漏
	屏间	内分泌	耳甲腔底部屏间切迹内	瘿瘤、消渴、月经不调
	三焦		耳甲腔底部屏间切迹上方	浮肿、便秘、消渴
耳垂	目1		屏间切迹前下方	眼疾
	目2		屏间切迹后下方	眼疾
	切迹下	升压点	屏间切迹下方	低血压
	牙		从屏间切迹软骨下缘至舌垂下缘划三条等距水平线，再在第二水平线上引两条垂直等分线，由内向外、由上而下将耳垂分为九个区。1区为牙，2区为舌，3区为颌，4区垂前，5区为眼，6区为内耳，5、6区交界线周围为颊，8区为扁桃体	牙痛、牙疾
	舌			口疮、舌痛
	颌			牙痛、面痛
	垂前			失眠
	眼			眼疾
	内耳			耳鸣、耳聩
	颊			面瘫、痄腮
	扁桃体			乳蛾
耳背	上耳根	郁中、脊髓1	耳根最上缘	面痛、面瘫
	中耳根	耳迷根	耳背与乳突交界的根部耳轮脚对应处	头痛、鼻塞、蛔虫症
	下耳根	郁中、脊髓2	耳垂与面颊交界下缘	面痛、面瘫
耳背	耳背沟	降压沟	对耳轮上、下脚及对耳轮的耳郭背面呈“Y”形凹沟部分	高血压病

续表

解剖名称	耳穴名称	曾用名	定　　位	主治举例
	耳背心		耳背上部	心悸、失眠、多梦
	耳背脾		耳背中部	胃痛、消化不良、食欲不振
	耳背肝		耳背中部外侧	胆囊炎、胆石症、胁痛
	耳背肺		耳背中部内侧	哮喘、皮肤瘙痒症
	耳背肾		耳背下部	头痛头晕、神经衰弱

（二）耳郭经验参考穴（表2）

表2　耳郭经验穴分布定位及主治

解剖名称	耳穴名称	曾用名	定　　位	主治举例
耳轮	感冒		对耳轮上脚上缘的微前方，耳轮的边缘部	感冒
	肿瘤特异区2	特异区2	耳轮边缘的中上段	肿瘤
耳舟	荨麻疹区		腕与肘两穴之间的一个区域	荨麻疹、牛皮癣
	风湿线		从锁骨穴到肘穴的一条线	风湿痛、肩周炎
对耳轮	热穴		腰痛点与腹穴之间，腰痛点穴外下方	疼痛发热、无脉症、腰扭伤
	晕点		颈与平喘两穴连线的中点	心悸、眩晕
	腹外		对耳轮外侧平肾穴	结石症
	止痛点		颈与枕两穴连线的中央	镇痛
三角窝	便秘点		三角窝下缘，对耳轮下脚中段上缘，坐骨神经穴上方	便秘
	喘点		子宫穴外侧	气短、哮喘
	头晕穴		三角窝上缘，神门与降压点两穴之间	眩晕、失眠、多梦
耳甲腔	牙痛奇穴		内分泌、三焦、内鼻三穴的中间，在此区域内寻找敏感点	牙痛
耳屏	渴点		屏尖与外鼻两穴中点偏上处	上焦淫邪、消渴
耳屏	饥点		在肾上腺与外鼻两穴的中点偏下处	饥饿、脾胃不和、泻泄
	防近点		屏间切迹内侧0.2cm，皮质下与内分泌两穴之间	视物不清
	鼻眼净		渴点与饥点两穴之中点，外鼻穴内侧	眼鼻之疾

续表

解剖名称	耳穴名称	曾用名	定　　位	主治举例
耳垂	肿瘤特异区 1	特异区 1	轮 4 至轮 6 之间的一条弧线	肿瘤
外耳道口	聤宫		外耳道上前缘入耳道 2 分处	耳鸣、耳聋、耳痛、颈项强痛
耳轮脚后沟	阳维		珠形隆起外侧，耳轮脚后沟上下分支分叉处，耳迷根穴的外下方	耳聋耳鸣、聤耳

三、耳穴示意图

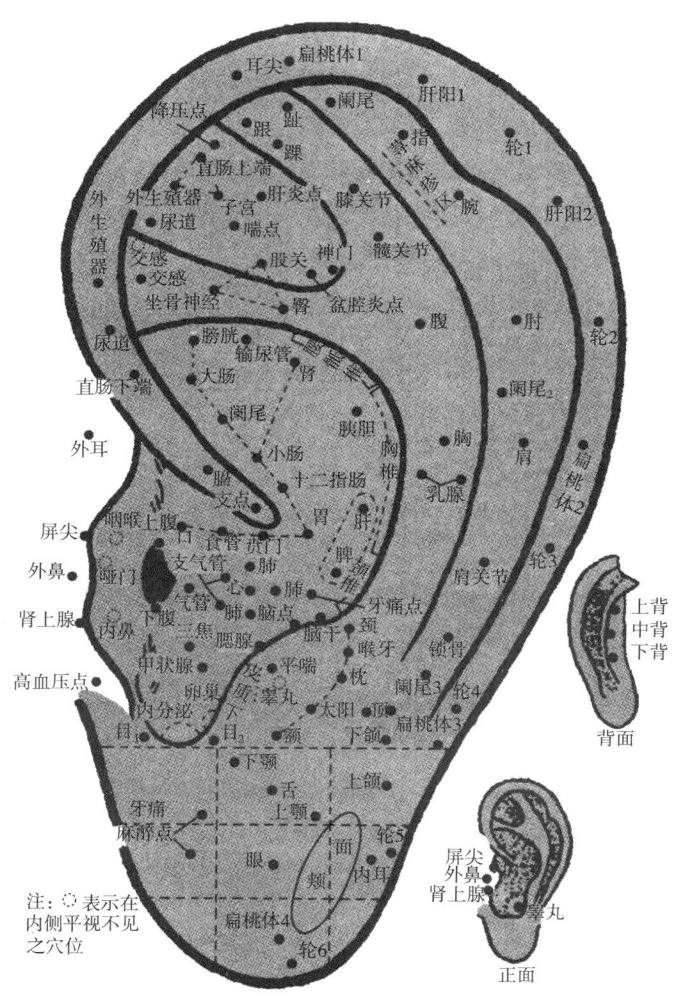

耳穴示意图

四、耳穴的功能分类，常用耳穴的定位、主治和配方

（一）耳穴的功能分类归纳（表3）

表3　耳穴的功能分类归纳

功　能	耳　　穴
宣肺解表	肺、肾上腺、内分泌、神门、额、耳尖、屏尖、轮1～6
止咳平喘	气管、平喘、神门、肺、胸、交感、结节、内分泌、肾上腺、口、肾、耳尖
养血安神	神门、枕、皮质下、心、肝、胰胆、垂前、交感、缘中、角窝上、切迹下、耳背沟、耳尖
祛风止痒	肺、神门、肝、脾、枕、心、结节、内分泌、耳中、皮质下、相应部位
降逆止呃	贲门、胃、枕、皮质下、神门、交感、肝、耳中
健脾和胃	脾、小肠、胰胆、内分泌、皮质下、胃、十二指肠、艇中、大肠、肝、脾、三焦、食管结节、皮质下
行气活血	交感、心、肝、皮质下、热穴、脾、三焦、内分泌、肺
疏肝利胆	胆、三焦、内分泌、交感、肝、胰胆
补肾固涩	内生殖器、神门、脾、三焦、内分泌、肾、肝、外生殖器、睾丸、盆腔、耳尖前
通调二便	肾、脾、肺、三焦、内分泌、艇中、膀胱、缘中、尿道、枕、大肠、皮质下、腹、直肠、神门、便秘点、脑、艇角
通经镇痛	神门、交感、颈椎、胸椎、腰、骶椎、颈、胸、颞、额、指、腕、肘、肩、肩关节、锁骨、趾跟、踝、膝、髋、臀、坐骨神经、牙、舌、颌、颊、上耳根、下耳根
理气利咽	口、肺、脾、内分泌、扁桃体
养血明目	耳尖、肾、肝、眼、目1、目2、枕、心、脾
滋阴益聪	外耳、内耳、胆、三焦、肾
通利鼻窍	内鼻、外鼻、中耳根、肺、肾上腺、额
清热解毒	屏尖、肾上腺、阑尾、交感、神门、轮1～6、心、肺、三焦、肝、胆、耳尖
醒脑开窍	脑、额、心、肝、肾、鼻、眼、耳尖
理气排石	胰胆、肝、腹、交感、输尿管、膀胱、肾、三焦、耳尖

（二）常用耳穴的定位、主治和配方（表4）

表4　常用耳穴的定位、主治和配方

耳　穴	定　位	功能及主治	治疗方法
心	耳甲腔中心凹陷处	①宁心安神。主治不寐、多梦、胡言乱语、神昏颠倒、精神失常。②能疏通经脉，活血止痛。主治胸痛、胸闷、气短、心悸脉痹、脉律失常。③有清心火、化瘀行滞之功。主治心火上炎所致之口疮、舌烂，中风偏瘫，舌强不语，气血不足所致之面色苍白晦暗，心血瘀阻所致之面色青紫。④有清心热降火热、养血安神、补肾益精之功。主治赤痢，心肾不交所致之多梦、遗精、阳痿等症	针约3分钟；灸约5分钟；贴压药籽约5日换1次；贴压药膏约5日换1次；贴压磁珠丸约5日换1次；按摩约5分钟；激光照射约5分钟；药物穴位注射等。①不寐，配耳神门、脾、肾；②心慌、气短，配脑、耳神门、肾上腺；③胸痛，配肝、胃、耳神门；④中风不语，配脑、肝、脾、舌；⑤口疮，配脾、肾、三焦、耳神门、口、舌；⑥脱骨疽，配脾、肾、耳神门及相应部位
肺	耳甲腔内，在心穴上下周围	①养肺气，通血脉。主治脉痹、心悸、气短、无脉症。②宣肺平喘，除痰止咳。主治咳嗽、喘息。③疏风解表，通鼻开窍。主治外感风寒、鼻渊、鼻衄、鼻不闻香臭、鼻不通气。④清泻腑实，利湿导滞。主治泄泻	同心穴。①喘息，配对屏尖、气管、肾、脾、耳神门；②咳嗽，配对屏尖、气管、脾、肾；③外感风寒，配外鼻；④鼻衄，配内鼻、肝；⑤泄泻，配大肠、脾、小肠
肝	耳甲艇的外下方，胃的后上方	①养肝益血，祛风除痰，疏筋止痉。主治头晕、目眩、中风偏瘫、月经不调、经闭、舌麻、肢麻、手足痉挛、抽搐等。②疏肝理气，通经止痛。主治肝区痛、胁肋痛、胃脘痛、绿风内障、蛇串疮。③补肾养肝，活血明目。主治眼疾、云雾移睛、眼底出血。④疏肝利胆。肝胆疾患所致之目黄、胁肋痛等	同心穴。①中风偏瘫，配耳神门、心、肾、脑、相应部位；②月经不调，配耳神门、心、脾、肾、内分泌；③肝郁胃脘痛，配胃、三焦、耳神门；④眼疾，配心、脾、肾、眼、目1、目2

续表

耳穴	定位	功能及主治	治疗方法
脾	耳甲腔的外上方，胃的后下方	①健脾生肌。主治纳差、肌痹、四肢痿证。②健脾益血。主治月经不调、月经量少、出血疾病等。③健脾利湿。主治腹胀、便溏、着痹。④补中益气。主治久泻、脱肛、子宫脱垂。⑤清热利湿。主治口疮、唇烂。⑥健脾和胃。主治纳差、胃脘痛等症	同心穴。①纳差，配胃；②月经不调，配肝、肾、子宫；③脱肛，配直肠、三焦；④子宫脱垂，配胃、内分泌、子宫；⑤久泻，配胃、大肠、小肠、肾；⑥着痹，配肝、肾、三焦、相应部位；⑦口疮，配舌、心、肾
肾	对耳轮上、下脚分叉处下方，在耳甲艇内	①补肾固精，滋阴壮阳。主治阳痿，遗精，不育症，肾阳不足所致不寐、青盲、头昏、目眩。②补肾健脑，益髓增骨。主治不寐、健忘、脱骨疽、牙齿松动、尿少、浮肿等。③补肾益肺，补气平喘。主治肾不纳气作喘。④补肾聪耳，滋水生发。⑤调理膀胱。主治遗尿、癃闭、五更泻、耳鸣、耳聋、斑秃	同心穴。①阳痿及不育症，配脾、肝、心、子宫；②不寐，配耳神门、内分泌、心、脾；③脱骨疽，配肝、脾、心、耳神门、内分泌；④水肿，配心、脾、内分泌、三焦、相应部位；⑤肾虚喘，配平喘、气管、肺；⑥耳鸣，配肝、脑、内耳；⑦斑秃，配肝、脾、脑；⑧青盲，配眼、肝、脾、心、耳神门
小肠	耳轮角上方中 1/3 处，与食道穴相对	①主消化吸收，分清泌浊，清热利湿，通便止泻。主治赤痢、尿赤、尿痛。②清热止痛。主治口舌生疮	同心穴。①赤痢，配大肠、心、三焦；②口疮，配心、舌、脾、肾
大肠	耳轮角上方之内 1/3 处，与口穴相对	①清热洁腑，通便止泻。主治泄泻、便秘。②有止咳平喘之功。兼治咳嗽、喘息	同心穴。①泄泻，配脾、肾、小肠；②便秘，配小肠、肾、三焦；③咳喘，配肺、气管、平喘穴
胆	肝、肾两穴之间	疏肝利胆，理气止痛。主治胁痛、偏头痛、胆结石、目黄、蛇串疮、疟疾	同心穴。①胁肋痛，配三焦、肝；②偏头痛，配相应部位、太阳穴（颞）；③胆结石，配肝、三焦、交感、大肠；④蛇串疮，配心、肝、肺、三焦；⑤疟疾，配肝、脾、皮质下、内分泌
胃	耳轮脚消失处周围	健脾和胃，补中益气，疏肝理气，和胃降逆。主治纳差、胃脘痛、恶心、呕吐、呃逆、癫狂	同心穴。①纳差，配脾；②胃脘痛，配肝、脾、耳神门；③恶心、呕吐，配肝、脾、三焦；④呃逆，配肝、脾、交感；⑤癫狂，配肝、脾、脑、耳神门

续表

耳 穴	定 位	功能及主治	治疗方法
膀胱	对耳轮下脚的前下方，大肠穴上方	调理膀胱湿热，补肾益气。主治癃闭、尿急、尿频、遗尿、石淋	同心穴。①癃闭，配肾、三焦、内分泌；②遗尿，配肾、脾、三焦、交感；③石淋，配肾、尿道、三焦
三焦	耳甲腔底部屏间印迹上方	理气止痛，补心养肺，健脾益胃，补肾利水，滋水止渴。主治胁肋痛、消渴、癃闭、遗尿、水肿等证	同心穴。①胁肋痛，配胆、肝、相应部位；②消渴，配心、肺、脾、胃、肾、膀胱；④水肿，配肾、脾、尿道
耳尖	耳尖上，卷耳尖上是穴，耳轮顶端	活血止痛。主治感冒发热、暴发火眼、眼生翳膜、痄腮、针眼	三棱针点刺放血2～3滴；灯心草灸1壮；艾条灸3～5分钟。①暴发火眼（目赤肿痛），配心、肺；②眼生翳膜，配肝、胆；③痄腮，配三焦、肺；④感冒发热，配肺、三焦
耳尖前（痔核点）	与对耳轮上脚下缘同水平的耳轮处	通经活络，消肿止痛。主治痔疮	针、灸、按摩、贴压药籽。痔疮，配大肠
结节（肝阳1、2）	耳轮结节处	舒肝利胆。主治肝区痛	同心穴。肝区痛，配肝、胆、脾、胃
耳轮（共6点）	自耳轮结节下缘至耳垂下缘中点划为五等分共6点。由上而下分别为轮1～6	清热解毒，活血止痛。主治乳蛾、喉痹、头痛、眩晕	针、灸、放血、贴压、按摩。①乳蛾，配肺、三焦、耳尖；②头痛，配降压沟、肝、胆
结节内（过敏点、荨麻疹点）	指、腕两穴之间	祛风止痒，养血安神。主治风疹块、痒疹	同心穴。①风疹块，配心、脾、耳神门、相应部位；②痒疹，配耳神门、相应部位
膝（膝关节）	对耳轮上脚的中部	疏通经络，祛风止痛。主治痹证、膝关节肿痛	同心穴。①痛痹，配肝、肾；②着痹，配脾、三焦、肘
坐骨神经点	对耳轮下脚中1/3处	治坐骨神经痛验穴。疏通经络，活血止痛。主治腿疼、下肢偏瘫	同心穴。①下肢痛，配胆、三焦、膝；②下肢偏瘫，配脑、三焦、心、肝、肾

续表

耳穴	定位	功能及主治	治疗方法
下肢端（交感）	对耳轮下脚的末端	治自主神经功能紊乱验穴。疏经理气，活血止痛，养血安神，舒肝利胆，通淋排石。主治肝区痛、胆结石、石淋、脱骨疽、胸痹、脉痹、心悸、自汗、盗汗、眼疾、胸腹手术耳针麻醉、抑制胃酸	同心穴。①肝区痛，配肝、胆、三焦；②胆结石，配肝、胆、三焦；③石淋，配肾、膀胱、输尿管；④脱骨疽，配心、肾、脾；⑤心悸，配心、耳神门；⑥心缓，配心、脾、内分泌、肾；⑦胸腹手术，配耳神门、胃、相应部位
耳神门	对耳轮上、下脚分叉处稍上方	镇静止痛、安神止痉验穴。有养血安神、平肝息风、祛痰止咳、活血止痛之功。主治不寐、脏躁、咳喘、痫病、高血压、麻醉	同心穴。①不寐，配心、肾、脾、脑；②脏躁，配心、肝、三焦、交感；③喘咳，配肺、平喘、脾；④痫病，配肝、心、脾；⑤高血压，配肝、心、肾、降压沟
内生殖器（子宫、精宫、天癸）	三角窝底之中部凹陷处	治妇科病和不育症验穴。调理冲任，温经止痛，补肾养肝，健脾利湿。主治月经不调、痛经、带下、闭经、崩漏、不育症、睾丸抽痛	同心穴。①月经不调、经闭，配肝、脾、肾、交感；②带下，配脾、内分泌；③不育症，配肝、脾、肾；④睾丸抽痛，配肝、肾、耳神门
角窝上（降压点）	三角窝内上方	降压验穴。补肾调肝，养血安神，祛风止痛。主治头痛、眩晕、高血压	同心穴。①头痛眩晕，配肝、肾、耳神门、脑；②高血压，配降压沟、肝、肾、心、耳神门
对屏尖（平喘、腮腺）	对耳屏的尖端	治喘息及痄腮验穴。宣肺止咳，理气平喘，清热解毒。主治喘息、咳嗽、痄腮	同心穴。①咳喘，配肺、脾、肾、交感；②痄腮，配耳尖放血或用灯心草灸
下屏尖（肾上腺）	耳屏下部隆起的尖端	调节肾上腺和肾上腺皮质激素功能验穴。清热解毒，活血化瘀，醒脑开窍，止咳平喘，祛风止痒。主治感冒伤风、行痹、昏厥、脉痹、喘咳发热、风疹块	同心穴。①伤风感冒，配肺、三焦、耳尖放血；②脱骨疽，配肝、心、肾、耳神门；③喘息，配平喘、肺、脾、肾；④风疹块，配心、肾、交感、相应部位
皮质下	对耳屏内侧下 1/2	调节大脑皮质兴奋和抑制验穴。醒脑开窍，补中益气，活血。主治昏厥、内脏下垂	同心穴。①昏厥，配耳神门、交感、心、肾；②内脏下垂，配脾、胃、肾、交感
缘中（脑点）	对屏尖与轮屏切迹的中点之间	治脑垂体功能障碍验穴。有健脾补肾、调理冲任之功。主治健忘、月经过多、尿崩	同心穴。①月经过多，配子宫、脾、肝、肾；②尿崩，配肾、交感、三焦、脾；③健忘，配肝、肾、脾

续表

耳　穴	定　位	功能及主治	治疗方法
屏间（内分泌）	耳甲腔底部屏间切迹内	调节内分泌紊乱各种病症验穴。调理冲任，补肾健脾，滋阴壮阳。主治月经不调、不育症、阳痿、痹证、纳差、疟疾、风疹块	同心穴。①月经不调，配子宫、脾、肝、肾；②不育症、阳痿，配肾、脾、肝、子宫；③痹证，配肝、脾、肾、三焦、相应部位；④疟疾，配肾上腺、肝、肾、皮质下
耳中（膈）	耳轮脚	治膈肌痉挛验穴。降逆止呃，止咳定喘，养脏止血。主治呃逆、咳喘、内脏出血、崩漏、鼻衄	同心穴。①呃逆，配肝、胃、耳神门、三焦；②咳喘，配肺、平喘、胃；③出血，配肝、内分泌、肾、子宫
直肠（直肠下段）	耳轮起始部，近屏上切迹处	治痔疮、脱肛验穴。活血消肿，补中提肛，清热利湿。主治内、外痔，脱肛，痢疾引起的下坠、便秘	同心穴。①内、外痔，配大肠、肺、皮质下；②脱肛，配脾、胃、脑、大肠；③痢疾下坠，配大肠、小肠；④便秘，配大肠、艇中、腹
尿道	与对耳轮下脚下缘同水平的耳轮处	治尿道疾患验穴。清热利湿。主治尿急、尿频、癃闭、石淋	同心穴。①尿急、尿频，配膀胱、三焦、肾；②癃闭，配膀胱、三焦、内分泌；③石淋，配膀胱、三焦、内分泌、肾
外生殖器	与对耳轮下脚上缘同水平的耳轮处	治疗外生殖器病症验穴。清热利湿，补肾止痒。主治阴部肿痛、湿疹、阳痿	同心穴。①阴部肿痛、湿疹，配肾、三焦、子宫；②阳痿，配肾、肝、耳神门
外鼻	耳屏正中	治鼻疖、酒渣鼻验穴。清热解表。主治鼻疖、酒渣鼻	同心穴。①鼻疖，配肺、三焦；②酒渣鼻，配肺、三焦、结节内
内鼻	耳屏内侧面的下1/2处	治鼻疾及外感验穴。清热解表，通经开窍。主治鼻渊、鼻衄、伤风感冒	同心穴。①鼻渊，配肺、大肠；②伤风感冒，配肺、肾上腺
口	外耳道口后上方	治面瘫、口疮验穴。温通经络，祛风散寒，活血止痛。主治面瘫、口疮	同心穴。①面瘫，配胃、大肠；②口疮，配心、脾、肾、三焦
食道	耳轮脚下方中1/2处	治吞咽困难验穴。有通利食管、增进食欲、开胸顺气之功。主治吞咽困难、食管痛	同心穴。①吞咽困难，配胃、三焦；②食管痛，配胃、脾、肝、三焦
十二指肠	耳轮脚上方的外1/3处，与贲门穴相对	治十二指肠溃疡验穴。理气和胃，活血止痛。主治胃脘痛	同心穴。胃脘痛，配胃、肝、脾、三焦、耳神门

续表

耳穴	定位	功能及主治	治疗方法
阑尾	大、小肠两穴之间	治肠痈（阑尾炎）验穴。清热解毒，活血止痛。主治肠痈（阑尾炎）	同心穴。与大肠、肺、交感配治肠痈
颊	5、6区交界线周围	治疗面部病症验穴。有温经络、祛风邪、镇痛之功。主治面瘫、面痛、痄腮、痤疮	同心穴。①面瘫，配胃、口、大肠、肝、脾；②面痛，配胃、肝、胆；③痄腮，配耳尖、三焦、胆；④面颊疖肿及痤疮，配内分泌、肺、外鼻
眼	5区	治疗眼疾验穴。清头明目，养血益精。主治目赤肿痛、针眼、眼生翳膜、视瞻昏渺、近视眼等	同心穴，可放血。①目赤肿痛，配肺、肝、耳尖放血；②针眼，配肝、胃、耳尖放血；③眼生翳膜，配肝、胆、耳尖放血；④青盲，配肝、肾、胆、脾、耳神门；⑤近视，配肝、肾、脾
耳背沟（降压沟）	对耳轮上、下脚及对耳轮的耳郭背面呈“Y”形凹沟部分	降血压验穴。清头降压，补肾调肝，养血安神。主治高血压	三棱针放血，贴压药籽、磁珠；与肝、肾、耳神门、心配治疗高血压病
目1、目2	屏间切迹前下方为目1，后下方为目2	清头明目，养血益精。主治目赤肿痛、针眼、目翳、青盲、视物不清、近视等眼疾	治法、配方同眼
颈椎、胸椎、腰骶椎	轮屏切迹至对耳轮上、下脚分叉处分五等分，下1/5为颈椎，中2/5为胸椎，上2/5为腰骶椎	治颈椎、胸椎、腰骶椎病症验穴。疏通督脉，活血镇痛。主治骨痹、颈、胸、腰骶部疼痛	同心穴。①颈椎病，配心、肝、三焦、耳神门；②胸椎痛，配心、三焦、肝、耳神门；③腰骶椎痛，配肾、大肠、三焦、耳神门
耳孔区（是古代灸穴）	耳道孔中	治口眼歪斜验穴。祛风散寒，温经通络。主治口眼歪斜、面瘫	灸4~20壮。治面瘫与颊、胃、脾、肝配可提高疗效

五、常用药物籽的功用

王不留行

王不留行为石竹科植物麦蓝菜的干燥成熟种子。产于我国辽宁、黑龙江、河北、山东、山西、湖北等省。

性味　苦，平。

归经　入肝、肾二经。

功效　通乳消肿，行血调经。

主治　乳汁不通、闭经、乳痛、疖肿、疼痛等病症。

主要化学成分　种子含王不留行皂苷、糖类。

按　本品是耳穴贴压常用药物之一。其色黑，表面光滑，大小适宜，来源广泛，有补益肾气之功。

用此药作耳穴贴压治疗各种病症。

绿豆

绿豆为豆科菜类植物，种子入药。我国各地均产。

性味　甘，寒。

归经　入心、胃二经。

功效　清热解毒，祛暑止渴。

主治　预防中暑，暑热烦渴，疮疖肿毒。

按　本品是耳穴贴压常用药籽之一。其质硬色绿，表面光滑，来源广泛，有调肝祛风、养心通络、祛暑解毒之功，故用于耳穴贴压治疗各种病症。

莱菔子

莱菔子又名萝卜子，来源于十字花科草本植物，种子入药。各地均产。

性味　辛，平。

归经　入脾、胃、肺三经。

功效　下气定喘，化痰消食。

主治　胸腹胀满，食积气滞作痛，痰喘咳嗽，下痢后重。

据以上作用，又取其质硬、表面光滑、来源广等优点，故作为耳穴贴压的常用药之一，治疗腹胀、纳差、咳喘、下痢后重等病症。

白芥子

白芥子为十字花科植物，产于我国四川、山西等地，南欧、亚洲各地均产。

性味　辛，温。

归经　入肺经。

功效　豁痰利气，散结止痛。

主治　咳嗽，胸胁支满，寒痰壅滞，痹证，痰滞经络。

按　李时珍用其利气豁痰、除寒暖中、散肿止痛，治咳喘反胃、痹木脚气、筋骨腰节诸痛。因本药质硬、表面光滑、药源广，故亦为耳穴贴压常用药之一。

急性子

急性子为凤仙科凤仙药草属植物，种子入药。全国各地均有栽培。

性味　微苦，温。

归经　入心、肝二经。

功效　活血通经，软坚散积。

主治　经闭，月经不调，难产，骨鲠咽喉，肿块积聚，泄泻，痢疾。

其药质硬、表面光滑、药源广，故也是耳穴贴压常用药之一。

第九章　各种病证的临床表现

感　冒

病症：恶寒，头痛，鼻塞，流清涕，周身酸楚疼痛，咳嗽吐稀痰，无汗，脉浮紧，舌苔薄白；或发热汗出，微恶风寒，头痛，咳嗽吐稠痰，咽喉痛痒，口中干燥作渴，脉浮数，舌苔薄、微黄。

咳　嗽

病症：以咳嗽为主。如外感引起的咳嗽则兼有表证；如内伤引起的咳嗽则兼有相关脏腑失调的病变证候。咳嗽吐痰，咽喉作痒，头痛寒热，脉浮，苔薄；或咳嗽吐痰，胸脘痞闷，纳呆食少，脉濡滑，苔白腻；或咳嗽胸胁引痛，面赤咽干，苔黄少津，脉弦数。

哮　喘

病症：呼吸急促，胸闷气粗，喉中有哮鸣声，喘息不得平卧；甚则张口抬肩。如风寒引起的兼见痰多清稀色白，形寒肢冷；风热引起的兼见咳吐黄稠痰，发热汗出，口渴，小便黄；如病久体虚引起的，则气短乏力，神疲劳倦，乏力气喘，脉弱。

中　暑

病症：头晕头痛，身热汗出，胸闷烦躁，口渴，恶心呕吐，身体倦怠，神疲乏力；甚至高热神昏，心慌，抽搐，汗出气短，面色苍白，两眼发黑，忽然昏倒。

呕 吐

病症：胃寒呕吐，吐清水稀涎，畏寒喜暖，苔白脉迟；胃热呕吐，呕吐物酸苦味臭，口中秽气，口渴喜冷饮；食积呕吐，脘腹胀满疼痛，嗳气吞酸食臭，大便干而多矢气，苔厚腻，脉滑实。

呃 逆

病症：胸闷气逆上冲，喉间呃呃连声，声短而频，不能自控，甚则妨碍说话、咀嚼、呼吸、睡眠等，其呃声或疏或密，间歇没有定时。

泄 泻

病症：腹痛，肠鸣，腹泻，大便稀薄，甚至如水样。或恶寒发热，头痛鼻塞；或腹痛即泻，泻后痛减，泻下粪臭便腐；或大便时泻时止，反复发作，胸闷纳差；或黎明腹泻，泻后痛减，四肢不温，舌淡苔白，脉沉细等。

痢 疾

病症：腹部疼痛，痢下里急后重，下痢赤白脓血；或肛门灼热，小便短赤，口渴心烦，身体寒热；或痢下黏稀白冻，下腹隐痛，胸脘痞闷，神疲肢冷，舌淡，脉细弱；或高热神昏，烦躁不安，甚则昏迷抽搐；或下痢时发时止，发作时便下脓血，里急后重，消瘦，乏力，舌淡，苔腻，脉弱。

便 秘

病症：大便数次减少，数日方行一次，排便时困难，难以排出。如属热壅，则身热口渴，脉滑，苔黄；如属气郁，则胁腹胀满或疼痛，嗳气频作，脉弦，苔腻；如属气血虚，则面色唇爪皖白无华，头眩，心悸，脉弱，舌淡；如属寒凝，则腹中冷痛，喜暖，脉沉迟，苔白润。

眩　晕

病症：头晕旋转，两目昏黑，泛泛欲吐，甚者倒地，兼耳鸣耳聋，恶心呕吐，汗出身倦，肢体震颤。如兼肢体乏力，面色㿠白，心悸倦怠，为气血不足；如兼腰酸脚软，舌红脉弦，又因情志而发作，为肝阳上亢；如兼胸脘痞闷，食欲不振，呕吐纳差，苔腻脉滑，为痰浊中阻。

痫　病

痫病，又称癫痫。病症：痫，突然发作昏厥，抽搐，胸闷，呈不定时发病；癫，精神恍惚，神情呆痴，语言错乱不清。两者长期持续不愈。

失眠健忘

病症：不睡或少睡，睡时难以成眠，甚至通宵达旦。其因不同而各有兼证：或多梦易惊，健忘汗出；或头晕耳鸣，腰酸，舌红，脉细数；或善惊易怒，心悸多梦；或性情急躁烦乱，头晕头痛；或脘闷嗳气，腹部胀满，苔腻脉浮等。

惊悸怔忡

病症：心中悸动，时发时止，善惊易恐，坐卧不安，多梦易醒。或面色无华，头晕目眩；或心烦少寐，头昏耳鸣；或胸腹痞闷，神疲乏力，形寒肢冷；或心绪烦躁不宁，恍惚多梦等。

汗　证

病症：自汗，汗出恶风，身体酸楚，寒热。或面色㿠白，畏寒肢冷，动则汗出甚；或蒸蒸汗出，口渴喜饮，面赤心烦，大便干结。盗汗，睡时汗出，醒时汗止，心悸少寐，面色无华。或潮热盗汗，虚烦少寐，五心烦热，舌红少苔，脉细数。

肺 痈

病症：咳嗽吐腥臭稠痰，甚者咳吐脓血，胸中疼痛，呼吸不利，口鼻干燥，口渴喜饮，烦躁，小便黄赤，舌红苔黄，脉滑数。

吐 衄

病症：口中或鼻中出血，或发热咳嗽；或口渴，烦热便秘；或口苦胁痛，烦躁易怒；或面色皖白，神疲乏力，头晕，心悸，耳鸣等。

黄 疸

病症：目黄，身黄，小便黄赤。若湿热黄疸，则面色鲜明，发热，口渴，小便短少，腹胀便秘，舌红，脉滑数；若寒湿黄疸，则面色晦暗，神疲乏力，食少便溏，畏寒肢冷，脘腹痞胀，舌淡，脉沉迟无力。

水 肿

病症：初起面目微肿，或足跗微肿，继则肿及四肢甚或全身，皮肤光泽，按之没指，小便短少。如属阳证，多为急性发作，兼寒热咳喘，胸闷，或身体困重倦怠；如属阴证，则发病多由渐而始，兼面色苍白，不思饮食，腰酸楚，脚寒肢冷神疲，舌淡，苔白，脉沉。

积 聚

病症：腹内胀满，按之有结块，或痛或不痛。或胸胁胀痛，情志不遂，易悲易忧；或脘腹胀痞，纳呆，便秘；或时有寒热，面黯消瘦，身体乏力。

淋 证

病症：排尿时茎中涩痛，淋沥不尽。或见少腹胀满，点滴难下，甚或忽然腰痛，有兼尿中带血；或尿中时挟带砂石；或小便浑浊，黏稠如膏；亦有不耐劳累，遇劳则发作者。

癃　闭

病症：小便涓滴不利，或点滴全无。少腹急痛，或胀或不胀；或面色皖白，神气怯弱；或烦热口渴，舌红，苔黄，脉数。

消　渴

病症：口渴引饮，多食消瘦，小便频数而量多，舌红，苔黄，脉数。或大便干结，头昏乏力，腰膝酸软。

遗　精

病症：梦中遗精，夜寐不安，阳强易举。或头目眩晕，心悸，耳鸣，腰酸，精神不振等。滑精则不拘昼夜，动念常有精液滑出，形体瘦弱，脉象细软。

阳　痿

病症：阴茎萎软无力，不能勃起或勃而不坚。头晕目眩，面色皖白，神疲乏力，腰膝酸软，脉象细弱。

疝　气

病症：少腹痛引睾丸，或睾丸、阴囊肿大胀痛。如为寒疝，则阴囊冷痛，睾丸坚硬拘急控引少腹；如为湿热疝，则阴囊肿热，睾丸胀痛；如为狐疝，则少腹“气冲”部与阴囊牵连胀痛，立则下坠，卧则入腹，久之则阴囊偏大。

中　风

病症：中经络，突然口眼歪斜，肢体麻木，语言不利，口角流涎，甚则出现半身不遂，兼见身体寒热，舌苔薄白，脉象弦细或浮数。中脏腑，突然昏仆，神志不清，半身不遂，舌强语涩，口眼歪斜。如见神志昏迷，牙关紧闭，两手握固，面赤气粗，喉中痰鸣，二便闭塞，舌苔黄腻，脉弦滑而数，是为中风闭证；如见目合口张，鼻鼾息微，手撒遗尿，四肢厥冷，汗出，脉象细微，则为中风脱证。

面　瘫

病症：睡眠醒来时，突然一侧面部麻木松弛，不能作蹙额、皱眉、露齿、鼓颊等动作。口角向健侧歪斜，漱口漏水，患侧额纹消失，鼻唇沟平坦，眼睑闭合不全，迎风流泪，少数患者初起时有耳后、耳下及面部疼痛。

头　痛

病症：头痛。或发时痛势阵作，如锥如刺，痛有定处，甚则头皮肿起成块；或两侧头痛，目眩，心烦善怒，口苦面赤，脉弦数；或痛势绵绵，头目昏重，神疲乏力，面色无华，畏寒喜暖，脉细弱。临床上以疼痛部位不同，将头痛分为前头痛、后头痛、头顶痛、偏头痛、全头痛。

胸　痹

病症：胸闷如窒，呼吸不畅，咳嗽喘息，心悸，甚则胸痛彻背，背痛彻心，喘息不能平卧，面色苍白，自汗出，四肢逆冷，舌淡苔白，脉象沉细。

胁　痛

病症：一侧或两侧胁肋疼痛。或疼痛攻窜不定，每因情志因素而发，胸闷，食少，嗳气，脉弦。或胁痛，口苦，胸脘痞闷，纳呆，恶心，呕吐，便黄，苔黄腻，脉弦数；或胁痛如刺，痛处不移，入夜更甚，胁下或见症块，舌紫暗，脉沉涩；或两胁引痛，劳累而发，口干，心中烦热，头晕目眩，舌红少苔，脉弦细。

胃　痛

病症：胃脘疼痛。或突然发作疼痛，身体寒热，局部喜暖怕冷，口淡不渴，苔白；或胃中隐隐作痛，呕恶，泛吐清水，喜暖喜按，手足不温，神疲乏力，脉虚软。如肝气犯胃，则胃脘疼痛胀满，牵引两胁下，嗳气频频，呕逆酸苦，苔薄白，脉象沉弦。

腹　痛

病症：腹部疼痛、胀满、拒按，厌食，嗳腐吞酸；或腹部痞痛，痛势急暴，畏寒怕冷，大便溏薄，四肢不温；或腹痛绵绵，时发时止，痛时喜温喜按，神疲乏力，舌淡苔薄白，脉沉细。

腰　痛

病症：腰部一侧或两侧疼痛。如外感寒湿者，则腰部冷痛重着，转侧不利，遇气候变化、阴雨寒冷则发病加重；如血瘀气滞、腰肌劳损者，则疼痛固定不移，痛如针刺，轻者俯仰不便，重者因痛剧而不能转侧，痛处不可触摸；如肾虚腰痛，则腰部酸软空虚，隐隐作痛，绵绵不已，腿膝乏力，劳累后则更甚，卧则减轻，有的可伴有神疲乏力倦怠，面色㿠白，手足不温，精冷等症，有的可伴有心烦失眠，口燥咽干，手足心热，尿黄，舌红，苔黄，脉数等症。

痹　证

病症：风寒湿痹，肢体关节酸痛，活动则疼痛加剧，或部分肌肉酸重麻木，迁延日久，可致肢体拘急，甚则各部大小关节肿大。如风气偏重，则疼痛呈游走性；如寒气偏重，则局部痛甚而冷，得热可减；如湿气偏重，则肢体沉重酸痛。风湿热痹，关节疼痛，痛处有灼热感，或见红肿，痛不可触近，得冷则舒缓，关节活动障碍，并兼有发热，口渴，烦闷不安，舌苔黄燥，脉象滑数等症。

痿　证

病症：四肢肌肉弛缓无力，运动障碍，甚则全无，肌肉日渐消瘦，日久不已则肌肉萎缩不用。如为肺热阴伤，则有发热，咳嗽，心烦，口渴，小便短赤；如为湿热蕴蒸，则有身体发热重，胸闷，小便混浊，苔黄腻，脉濡数；如为肝肾不足，则有腰脊酸软无力，遗精早泄，头晕目眩，舌苔红，脉细数。

疟　疾

病症：寒热往来，汗出而息，休作有时。病之初，呵欠乏力，毛孔粟起，旋即寒战鼓颔，肢体酸楚，继而内外皆热，体若燔炭，头痛如裂，面赤唇红，口渴引饮，得汗则热退身凉。舌苔白腻，其脉寒战时弦紧，发热时滑数。间时而作，有一日一发、二日一发、三日一发的。如果久疟不愈，左胁下可出现痞块，按之作痛或不痛，叫作疟母。

坐骨神经痛

病症：臀部、大腿后侧、小腿后外侧及足部发生烧灼样，或针刺样疼痛，活动则加重。如属原发性坐骨神经痛，则呈急性或亚急性发作，沿坐骨神经有放射痛和明显的压痛点，起病数日最剧烈，经数周或数月渐渐缓解，常因感受外邪而诱发。如属继发性坐骨神经痛，除原发病外，咳嗽、喷嚏、排便等均可使疼痛加剧，腰椎旁有压痛及叩击痛，腰部活动障碍，活动时下肢有放射性疼痛感。

三叉神经痛

病症：疼痛突然发作，以面颊上下颌部为主见，病发时间短暂，数秒钟或数分钟后缓解，一段时间后又可复发作，并常因触及面部的某一点而诱发，疼痛时呈阵发性闪电样剧痛，其痛如刀割、针刺、火灼，可伴有疼痛侧面部肌肉抽搐、流泪、流涕及流涎等现象。

肩　凝

病症：外感风寒者，肩部散漫疼痛，昼轻夜重，动则疼痛加剧，活动受限，局部畏寒，得温痛减，舌淡苔白，脉浮弦或浮紧；经脉失养者，肩痛日久，肩部筋经、肌肉失养、挛缩而软短，举臂不及头，后旋不及背，酸痛乏力，局部畏寒，得温则减，受寒则剧，舌淡苔白，脉细。

骨 痹

病症：轻者头、颈、肩臂麻木疼痛；重者肢体酸软无力，甚至大小便失禁，瘫痪。此即通常所说的颈椎病。

月经不调

病症：月经或先期或后期或先后不定期。先期者，即月经提前而至，甚至经行一月二次，经色鲜红而紫，伴有烦热、口干渴而喜冷饮，舌红苔黄脉数；后期者，即月经推迟未潮，甚至四五十天一次，经色暗淡，畏寒喜暖，小腹发凉，舌淡苔白，脉迟弱；先后不定期者，即月经来潮无固定期限，经量或多或少，经色或紫或淡，体质虚弱，面色萎黄，舌淡，脉象细涩。

痛 经

病症：实证，行经不畅，少腹疼痛：血瘀者，腹痛拒按，经色紫红而夹有血块，下血块后痛即缓解，脉象沉涩，舌质紫黯；气滞者，胀甚于痛，或胀连胸胁，胸闷泛恶，脉象弦。虚证，月经净后腹痛，痛势绵绵不休，少腹柔软、喜温喜按，经量减少，并每伴有腰酸肢倦、纳呆、心悸、头晕、舌淡、脉弱等症。

经 闭

病症：如果血枯经闭，则经量逐渐减少，终乃闭止，并兼有纳呆食少、大便稀溏、面色唇爪色泽不荣、头晕心悸、精神疲倦、舌淡脉细涩；如果血滞经闭，则月经闭止，少腹作胀作痛，并伴有烦热、口渴、胸闷等症，重症时则腹部出现癥瘕，大便干结，肌肤甲错，舌质紫黯或有瘀点，脉沉弦而涩。

崩 漏

病症：崩中漏下。初起血量多，颜色紫红，血浓稠而夹有瘀块，腹痛拒按，便秘，口干作渴，是为实热者；血色鲜红，头晕耳鸣，心悸失眠，午后潮热，是为阴虚者；病久漏下，血色淡或晦暗，少腹冷痛，面色㿠白，神疲乏力，倦怠嗜卧，胃纳减少，是为气虚者；漏久不止，或崩血过多，出现昏厥，面色苍白，冷汗淋漓，呼吸急促，四肢逆冷，脉微欲绝，是为阳虚者。

白带过多

病症：带下量多，色白气腥，质稠无臭，绵绵不断，伴有腰膝酸重无力、神疲乏力、头晕肢软、食欲不振、便溏腹冷，舌淡苔白或腻或白滑，脉象缓弱或沉迟。

妊娠恶阻

病症：脾胃虚弱者，妊娠四五十天左右，始觉脘腹痞胀，呕恶不食或食入即吐，四肢倦怠，思睡懒言，舌质淡或边有齿印，苔白，脉缓滑而无力；肝胃不和者，呕吐苦水或酸水，脘闷胀痛，嗳气叹息，精神抑郁，舌淡苔白，脉弦滑。

胎位不正

病症：胎位异于胞宫的正常位置，如臀位、横位等：原因有多种，中医认为气血阻滞，肾阳受损是导致胎位不正的主要原因。

滞　产

病症：孕妇临产时浆水已下，阵痛减弱，胎儿却不能娩出，并伴有精神疲倦，脉象沉细，甚或散乱。

胞衣不下

病症：如果是气虚，产后胞衣不下，少腹微胀，按之不痛，有块不坚，阴道流血量多，色淡，并伴有面色㿠白、头晕心悸、神疲气短、畏寒喜暖，舌淡苔薄白，脉虚弱。如果是血瘀，产后胞衣不下，小腹疼痛，拒按，按之有块而硬，恶露甚少，色黯红，面色紫暗，舌质黯红，脉沉弦或沉涩。

乳　缺

病症：乳少甚至全无，乳汁清稀，乳房柔软而无胀痛感，面色唇爪无华，心悸气短，纳少便溏，舌淡红，脉细弱；或乳汁不行，乳房胀硬而痛，胸胁胀满，食欲减退，大便干结，小便短赤，舌苔薄黄，脉弦或弦数。

乳　痈

病症：乳房结块，红、肿、热、痛，症重时则腐烂化脓外溃。本病往往发生在产后哺乳期间，尤以初产妇为多见。

产后恶露不下

病症："恶露"，是指产妇分娩后，由阴道排出的余血和浊液。临床上常见有气滞和血瘀两种。产后恶露不下，或下亦甚少，小腹胀痛，胸胁胀满，舌淡苔薄白，脉弦，是为气滞；产后恶露甚少或不下，色紫黯，小腹疼痛拒按，痛处有块，舌紫黯，脉涩，是为血瘀。

产后腹痛

病症：产后小腹隐隐作痛，腹软而喜按，恶露量少色淡，头晕耳鸣，大便干燥，舌淡苔薄，脉虚细；或产后小腹疼痛拒按；或得热稍减，恶露量少，涩滞不畅，色紫黯而有块；或胸胁胀痛，面色青白，四肢不温，舌质黯，苔白滑，脉沉紧或弦涩。

产后血晕

病症：产后阴道出血量多，人突然昏晕，面色苍白，心悸，愦闷不适，昏不知人，甚则四肢厥冷，冷汗淋漓，舌淡无苔，脉微欲绝或浮大而虚。

产后发热

病症：产后身体发热。或发热恶寒，小腹疼痛拒按，恶露有臭气；

或寒热时作，恶露量少或不下，小腹疼痛拒按；或恶寒发热，肢体疼痛，咳嗽流涕；或产后失血过多，微热自汗，头晕目眩，心悸失眠等。

不孕症

病症：不孕症指夫妻同居2年以上，双方生育能力正常，而未能怀孕者。或月经不调，经量少色暗淡，体虚乏力，小腹不温；或经行不畅，少腹胁肋胀痛；或经中有血块，少腹疼痛拒按，舌黯有瘀斑。

小儿惊风

病症：急惊风，初起壮热面赤，摇头弄舌，咬牙龂齿，睡中惊悸，手足乱动，烦躁不宁；继则神志昏迷，两目直视，牙关紧闭，角弓反张，四肢抽搐、颤动，或阵发或持续不已；或呼吸急促，便秘尿赤，脉浮数紧弦，指纹青紫相兼。慢惊风，面黄肌瘦，精神委顿，肢体倦怠，呼吸气缓，口鼻气冷，不思饮食，囟门低陷，昏睡露睛，四肢厥冷，或有吐逆，尿清便溏，或完谷不化，时有颈项强直，手足抽搐，脉沉迟无力，舌淡苔白，指纹青淡。

小儿泄泻

病症：腹痛泄泻，便黄气臭，或泻下急迫如注，口渴，有热，小便短少；或便下稀溏色淡，臭气轻轻或为腥气，腹痛喜温喜按；前者为有热，后者为有寒。如果伤食而泻，则腹胀腹痛，泻后痛胀减轻，口臭纳呆，大便腐秽酸臭状如败卵；如果脾胃虚弱而致泄泻，则为久泻不愈，大便清稀如水样，并伴有不消化食谷、面黄肌瘦、精神不佳等现象。

小儿积滞

病症：伤乳者，呕吐乳片，口中有乳酸味，不欲吮乳，烦躁不安，腹痛哭啼，时作时止，腮红赤，苔白厚，指纹紫滞；伤食者，呕吐酸馊食物残渣，脘腹胀痛拒按，烦躁，纳呆厌食，大便臭秽，脉弦滑；脾虚者，兼见面色萎黄，纳呆不欲食，便溏稀薄，腹满喜温喜按，舌淡苔白而厚腻，脉象细弱，指纹青淡。

小儿疳证

病症：发病缓慢，初起身微发热，或午后潮热，喜食香咸、酸味等物，口干腹膨，便泻秽臭，尿如米泔，烦躁不安，啼哭，不思饮食；继则积滞内停，肚大脐突，面色萎黄，形体消瘦，肌肤甲错，毛发稀疏；久延则见神疲肢软，面色㿠白，气虚乏力等症。

小儿顿咳

病症：初咳时期，症似外感，常有咳嗽，流涕，微热，后外感证消失，而咳嗽逐日加重；痉咳时期，咳嗽频频阵作，咳后有回吼声，反复不已，入夜尤甚，痰多而黏，吐后阵咳暂止；末咳时期，咳嗽次数减少，且持续时期缩短，咳嗽无力，气短声怯，咳痰清稀而少，面色淡白，纳食减少，舌淡，脉虚弱。

小儿发热

病症：小儿身体发热。或恶寒头痛，鼻塞流涕，咳嗽胸闷，吐痰，咽干，口渴喜饮，苔薄脉浮；或发热少气，肢体无力倦怠；或发热，午后、夜间加重，消瘦，盗汗，颧红，头晕；或发热腹胀满，嗳腐吐酸，纳差，苔腻等。

小儿疝气

病症：睾丸、阴囊肿胀疼痛，以及小腹牵引作痛，甚则痛剧难忍；或寒热，苔黄白，脉弦或沉细。

小儿夜啼

病症：小儿睡喜伏卧，入夜则曲腰啼哭，四肢不温，食少便溏，面色青白，唇舌淡而舌苔白，脉象沉细，指纹青红；或睡喜仰卧，见灯火则啼哭愈甚，烦躁不安，小便短赤，面唇红赤，舌红，苔白，脉数，指纹青紫；或小儿时受惊骇恐惧，睡中时作惊惕，紧偎母怀；或夜间脉来弦急而数。

小儿尿床

病症：睡梦中尿床，轻者数夜一次，重者一夜数次，醒后方始察觉。常伴有面色㿠白，精神疲软，四肢无力，纳差消瘦等症。

小儿痄腮

病症：发热，以耳垂为中心出现弥漫性肿胀疼痛，甚则肿处拒按，咀嚼困难，口渴烦躁，伴有寒热头痛、倦怠无力，舌红苔黄，脉浮数等症。

小儿鹅口疮、口疮

病症：鹅口疮，口腔内出现白屑，逐渐蔓延，白屑互为堆积，状为凝乳块，随擦随生，不易清除，伴有烦躁不安、啼哭不休，甚则妨碍饮食，吞咽困难，呼吸不利。口疮、唇舌或颊内、齿龈等处黏膜有大小不等、数目不一的黄白色或白色溃烂点，兼有发热、颧红、烦躁、小便短赤，舌红苔黄，脉数等症。

小儿虫病

病症：脐腹周围疼痛，时作时止，食欲不振，恶心呕吐，口角流涎，面黄不泽，消瘦，睡中龂齿，鼻孔作痒；或饮食异常，夜间睡眠不安，肛门周围及会阴部瘙痒，大便时排出虫体。

丹　毒

病症：发病迅速突然，患处皮肤焮红灼热疼痛，按之更甚，局部边缘清楚而稍突起，很快向四周蔓延，中间由鲜红转为暗红，经数天后脱屑而愈；或起水疱，破烂流水，疼痛作痒；亦有烦渴身热，便秘，小便短赤等，甚至见壮热、呕吐、神昏谵语、痉厥等邪毒内攻之症。

疔　疮

病症：初起状如粟粒，颜色或黄或紫，或起水泡、脓疮，根结坚硬如钉，自觉麻、痒而疼痛微，继则红肿灼热，肿势蔓延，疼痛增剧，多有寒热，甚则壮热烦躁，呕吐，神志昏愦。

风　疹

病症：发热迅速突然，身上突现疹块，数十分钟或数小时后自行消退，或退后又发，发时皮肤瘙痒异常，局部成块成片，可伴有呼吸困难、腹痛等症状。

湿　疹

病症：周身或胸背、腰腹、四肢都出现红色疙瘩，或皮肤潮红而有集簇或散发性粟米大小的红色丘疹或丘疹水疱，瘙痒，抓破流黄水，或皮肤损坏溃烂；常伴有心烦、口渴、便干、尿赤等症。慢性者经常反复发作，绵绵不愈，日久皮肤逐渐增厚，皮纹增粗，出现鳞屑、苔藓样改变。

牛皮癣

病症：皮疹发生发展迅速，皮肤潮红，皮疹多呈对称性点滴状，鳞屑较多，表层易剥离，基底有点状出血，瘙痒，并伴有口舌干燥、心烦易怒、大便干结、小便黄赤，舌红苔黄或腻，脉弦滑或数。病程日久则皮疹色淡，皮损肥厚，颜色暗红，经久不退，舌质紫黯或见瘀点、瘀斑，脉涩或细缓。

蛇串疮

蛇串疮，即西医学之带状疱疹。病症：初起皮肤发热灼痛，或伴有轻度发热、疲乏无力、食欲不振；继则皮肤潮红，出现绿豆或黄豆大小簇集成群的水疱，累累如串珠，聚集一处或数处，排列成带状。疱液初起透明，五六天后转为浑浊：轻者仅皮肤刺痛，无典型水疱；重者小疱变成大疱或血疱，疼痛剧烈，后期（两三周），疱、疹逐渐干燥，结痂，最后痂退掉而愈。

肠 痈

病症：初起脘脐部作痛，旋即移至右下腹部，以手按之则疼痛加剧，痛处固定不移，腹皮微急，右腿屈而难伸，并有发热恶寒、恶心呕吐、便秘尿黄、苔薄黄而腻、脉数有力等证。若痛势剧烈，腹皮拘急拒按，局部或可触及肿块，壮热自汗，脉象洪数，则为重证。

痔 疮

病症：自觉肛门处有异物感，实为痔核突起，出血，但血量不等，其颜色鲜红或暗红，疼痛或不痛，严重时可致局部肿胀、糜烂、坏死。

扭 伤

病症：受伤部位肿胀、疼痛，关节活动障碍等。

落 枕

病症：多在早晨起床后，一侧项背发生牵拉疼痛，甚则向同侧肩部及上臂扩散，头向一侧歪斜，颈项活动受到限制，并常在一侧颈肩部或肩胛间有明显压痛点和肌肉痉挛现象。

目赤肿痛

病症：目赤肿痛，畏光，流泪，眼涩难开。或兼有头痛、发热，脉浮数症；或兼有口苦、烦热、脉弦数症。

耳鸣耳聋

病症：实证者，暴病耳聋，或耳中觉胀，鸣声不断，按之不减，兼见面赤口干，烦躁易怒，脉弦；或兼见寒热头痛，脉浮等。虚证者，久病耳聋，或耳鸣时作时止，过劳则加剧，按之鸣声减弱，多兼有头昏、腰酸、遗精、带下、脉虚细等。

聤　耳

病症：聤耳，亦称脓耳，即耳内流脓。如果是肝胆湿热，则起病迅速，耳痛剧烈，耳鸣耳聋，头目疼痛，或兼有发热、口苦、咽干、便秘、尿黄等症；如果是脾胃虚弱，则耳内流脓日久，时发时止，脓液或黏稠或稀如蛋清，耳鸣耳聋，或兼有身体倦怠、纳呆食少、腹胀便溏等症。

夜　盲

病症：视力白天正常，夜晚则模糊不清。常伴有头晕头痛、耳鸣、眼睛干涩、健忘少寐、腰膝酸软等症。

针　眼

病症：初起眼睑部位生一小结，局部轻微痒痛，继则红肿热痛而拒按，轻者数月内可自行消散，较重者经三四个月后出现脓点，溃破排脓后始愈，如严重时可致整个眼睑部位漫肿，紫胀剧痛。

眼睑下垂

病症：轻者上眼睑下垂半掩瞳孔，重者遮盖整个黑睛，无力睁开。日久额皮皱褶，眉毛高耸，甚则须用手指拈起上眼胞才能视物。双侧下垂者，每有仰头视物的姿态，亦有晨起较轻，午后、疲劳或连续眨眼而下垂加重。

近　视

病症：近处视物尚清楚，远处望去却模糊，久视则目珠隐胀而痛，干涩不适，伴有头晕耳鸣，腰膝酸软，脉沉细，舌质淡红少苔。如为先天所致，则望远朦胧，阅近较清晰，但久视亦昏，伴见有双影，兼见面色不华，畏寒肢冷，腰膝酸软，舌淡苔白，脉沉缓。

斜　视

病症：如为风痰阻络，则发病骤然，目睛偏斜一方，并兼有恶心呕吐，步履不稳，头晕目眩，舌苔白腻，脉弦滑等；如为脾肾亏虚，则目睛偏斜且逐渐加重，并伴有视物不清，不耐久视，神情呆木，体倦乏力，舌淡，脉细弱。

鼻　渊

病症：时流浊涕，色黄腥秽，鼻塞不闻香臭，或兼有咳嗽，头额隐痛，舌红苔白腻，脉数。

鼻　鼽

病症：突然发作喷嚏、鼻痒、鼻流清涕、鼻塞等一系列鼻过敏现象，并呈反复发作型。

乳蛾（喉蛾）

病症：畏寒发热，吞咽疼痛，病初一侧发作，继则两侧，可见扁桃体红肿，周围充血，脉数舌红。

咽喉肿痛

病症：咽喉红肿疼痛，局部灼热，食物时吞咽不利，伴有咳嗽，口渴，便秘等；如为阴虚者，则咽喉稍见红肿，疼痛较轻，或吞咽时感觉痛楚，微有热象，入夜则见症较重。

牙　痛

病症：牙痛剧烈，或呈阵发性，遇冷痛减，受风或热则痛势剧增，头痛，口渴欲饮，口臭，舌苔黄腻，脉洪数；抑或牙齿隐隐作痛，时作时息，牙齿松动，头晕眼花，腰膝酸痛，口干不欲饮，舌红无苔或少苔，脉细数。

鸡 眼

病症：鸡眼为豌豆大小，颜色微黄，呈圆锥形角质增生，其基底部向外略高出皮面部，质地坚实，表面光滑有皮纹，尖端向内压迫真皮乳头层，可引起疼痛，若疼痛厉害，可妨碍步行走路。

冻 伤

病症：手足、鼻尖、面颊等部位受冻，初起皮肤苍白，麻冷感觉，继则成肿、青紫，形成瘀斑，自觉灼热、痒痛，有时出现大小不等的水疱，如果水疱破损，无感染则逐渐干枯，结成黑痂，不久脱落可愈；如果水疱破损并受感染，则局部糜烂或溃疡。

烧烫伤

病症：一度为红斑性表皮损伤，烧烫伤部位发红、干燥、无水泡、疼痛、感觉过敏；二度为水泡性真皮损伤，烧烫伤部位起水泡、疼痛；三度为焦痂性全层皮肤或皮下、肌肉、骨骼损伤，烧烫伤部位先起水泡、干燥、白色或焦枯，早期皮下水损不痛（无痛感）。

毒蛇咬伤

病症：局部病症，患处有较粗大而深的毒牙齿痕。毒蛇咬伤后，或局部不红不肿，无渗液，痛感轻，麻木；或伤口剧痛，肿胀，起水泡；或伤口中心麻木，周围红肿热痛、有水疱。全身症状，轻者头昏头痛，出汗，胸闷，肢软；重者或瞳孔散大，视力模糊，语言不清，牙关紧闭，呼吸困难，昏迷，脉弱，或寒战发热，全身肌肉酸痛，皮下或内脏出血，甚者中毒性休克，循环衰竭。

面部色斑

病症：其色黄褐或深褐，斑片大小不等，且形状不规则，边界清楚，常分布于颧颊、口鼻周围，一般无任何自觉症状。间或有胸胁胀痛，经血不调，脉弦缓或弦滑；抑或有腹胀纳呆、气短肢乏、头晕耳鸣、腰膝酸软等症。

雀　斑

病症：鼻面部及颈项、肩背、手背等处皮肤有黄褐色斑点，并呈对称性分布，斑点疏密不一、多少不等。斑点表面光滑，边界清晰整齐，呈圆形或椭圆形，日晒后可使其颜色加深，常伴有胸胁胀满，舌红，苔黄，脉数。

狐　臭

病症：腋下汗出，汗液带有特殊臭气，甚至在乳晕、脐腹、股沟、阴部等处也可产生臭秽之气味。

扁平疣

病症：皮肤起扁平丘疹，大小如针尖至粟粒样，呈圆形或不规则形，表面光滑，略高出皮肤表面，触之较硬，呈浅褐色、灰白色或正常皮色，疣体大小不等，数目有多有少，略有痒感，无其他自觉症状。本病病程进展缓慢，有自愈性，亦可有复发现象。

痤　疮

病症：颜面、前额、颧部、下巴等处可见散在性针头或米粒大小的皮疹，重者亦可见于胸背部，其色红或稍红，皮疹顶端有黑头，挤压时可出粉刺，有时还可见脓头。常伴有口渴引饮、便结尿赤等症。日久或经年不退，其色暗红或紫暗，舌质黯红或有瘀斑，脉沉细或涩。

酒渣鼻

病症：鼻尖从鼻翼部发红充血。如为肺胃积热，则其皮肤光亮，鼻部油腻、赤热，口干渴饮；如为血热壅聚，则鼻部颜色深红，血丝显露，丘疹脓疮；如为血瘀凝滞，则鼻部颜色暗红或紫红，肥厚增大，增生如瘤。

脱发（斑秃）

病症：如属虚，则脱发呈稀疏状，少数患者亦可呈片状脱落，毛发枯槁无光泽，神疲乏力，腰膝酸软，舌红少苔，脉沉无力；如属实，则脱发可呈稀疏状，也可呈片状，甚至全脱，头皮灼热瘙痒，舌红苔黄，脉弦滑数。

肥　胖

病症：形体肥胖，肌肉松弛，嗜睡倦怠，动则气短，口淡食少，或乳房肥大，腰酸腿软，女子月经不调，量少，男子阳痿早泄，舌淡而胖，脉缓弱或濡细。

第十章 常用腧穴和主治病症

第一节 人体十四经脉循环分布示意图

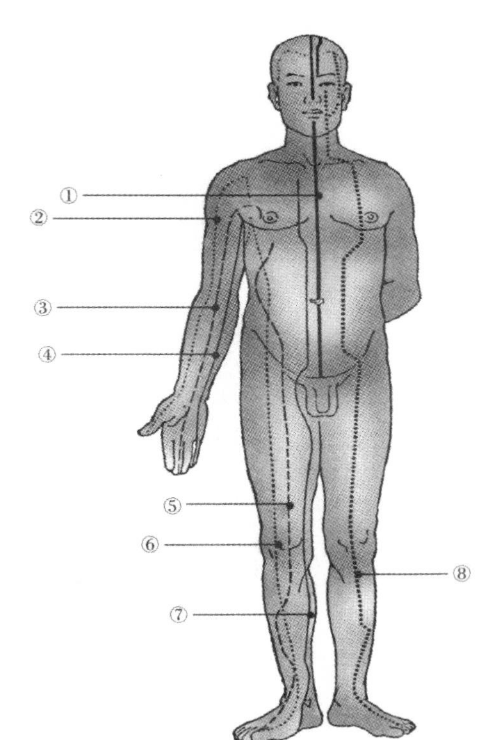

①任 脉
②手太阴经
③手厥阴经
④手少阴经
⑤足厥阴经
⑥足太阴经
⑦足少阴经
⑧足阳明经

图例 粗线为阳经，细线为阴经 ——手足太阳、少阴经
----手足少阳、厥阴经 ……手足阳明、太阴经

（一）前面

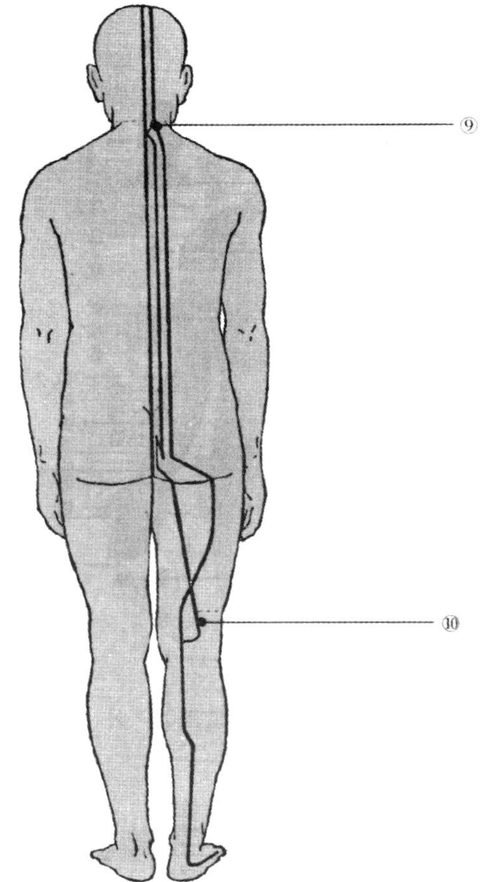

⑨督　脉
⑩足太阳经

（二）后面

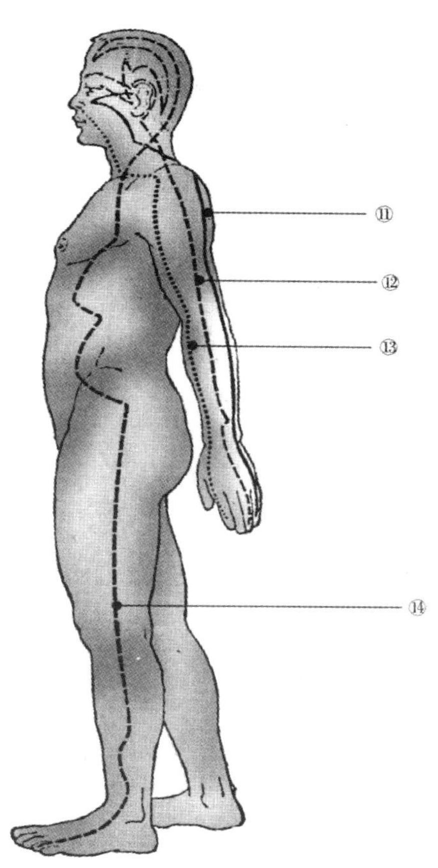

⑪手太阳经
⑫手少阳经
⑬手阳明经
⑭足少阳经

（三）侧面

第二节 人体全身常用腧穴示意图

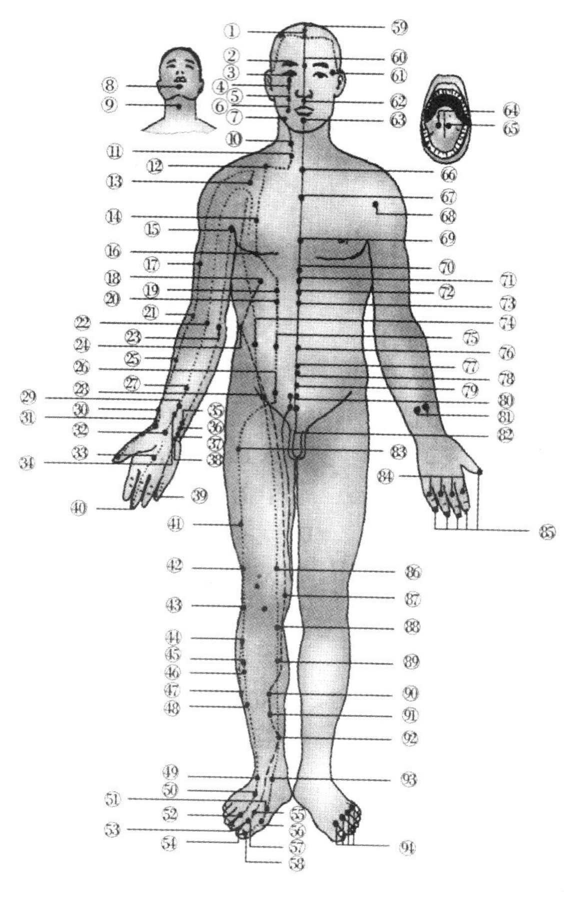

（一）前面

①神庭
②鱼腰
③承泣
④四白
⑤巨髎
⑥地仓
⑦大迎
⑧承浆
⑨廉泉
⑩人迎
⑪水突
⑫缺盆
⑬中府
⑭膺窗
⑮极泉
⑯步廊
⑰侠白
⑱期门
⑲承满
⑳梁门
㉑尺泽
㉒曲泽
㉓少海
㉔章门
㉕孔最
㉖归来
㉗郄门
㉘冲门
㉙间使
㉚列缺
㉛太渊
㉜大陵
㉝劳宫
㉞内关
㉟灵道
㊱通里
㊲阴郄
㊳神门
㊴少冲
㊵中冲
㊶伏兔
㊷梁丘
㊸犊鼻
㊹足三里
㊺阑尾
㊻上巨虚
㊼丰隆
㊽下巨虚
㊾解溪
㊿冲阳
51公孙
52内庭
53厉兑
54大敦
55太冲
56太白
57行间
58隐白
59上星
60印堂
61太阳
62人中
63承浆
64玉液
65金津
66天突
67华盖
68肩内陵
69膻中
70鸠尾
71巨阙
72上脘
73中脘
74大横
75天枢
76神厥
77气海
78石门
79关元
80中极
81二白
82曲骨
83髀关
84四缝
85十宣
86血海
87曲泉
88阴陵泉
89地机
90中都
91蠡沟
92三阴交
93商丘
94八风

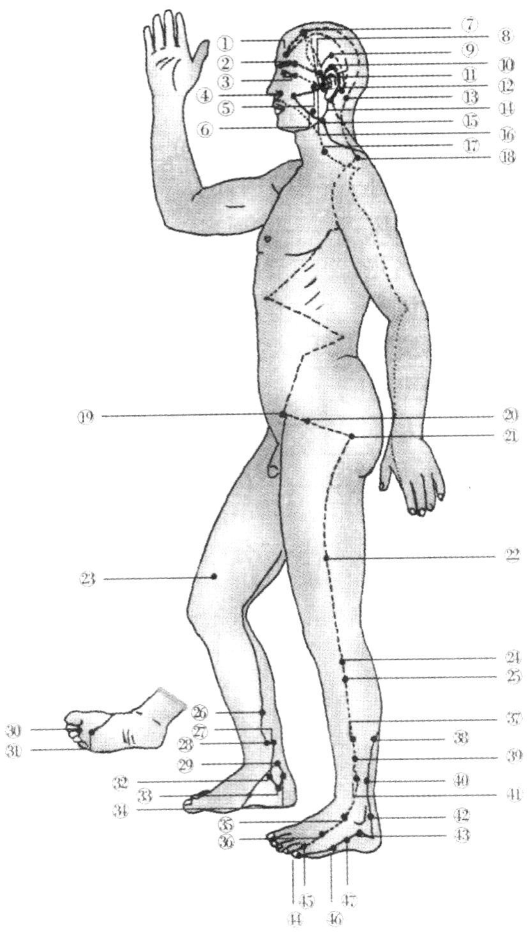

（二）侧面

①阳白 ②丝竹空 ③颧髎 ④迎香 ⑤下关 ⑥颊车 ⑦头临泣 ⑧和髎 ⑨率谷 ⑩角孙 ⑪耳门 ⑫完髎

⑬风池 ⑭翳风 ⑮天容 ⑯听宫 ⑰天鼎 ⑱肩井 ⑲维道 ⑳居体 ㉑环跳 ㉒风市 ㉓百虫窝 ㉔阳陵泉

㉕胆囊穴 ㉖筑宾 ㉗复溜 ㉘交信 ㉙太溪 ㉚里内庭 ㉛涌泉 ㉜照海 ㉝水泉 ㉞大钟 ㉟丘墟 ㊱足临泣

㊲外丘 ㊳飞扬 ㊴光明 ㊵跗阳 ㊶悬钟 ㊷昆仑 ㊸申脉 ㊹至阴 ㊺侠溪 ㊻京骨 ㊼金门

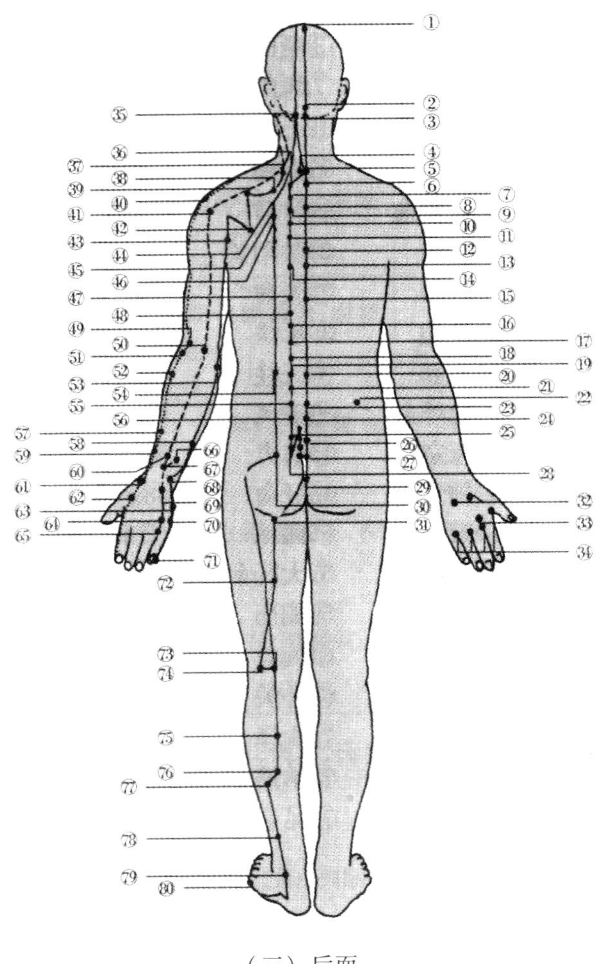
①
②
③
④
⑤
⑥
⑦
⑧
⑨
⑩
⑪
⑫
⑬
⑭
⑮
⑯
⑰
⑱
⑲
⑳
㉑
㉒
㉓
㉔
㉕
㉖
㉗
㉘
㉙
㉚
㉛
㉜
㉝
㉞
㉟
㊱
㊲
㊳
㊴
㊵
㊶
㊷
㊸
㊹
㊺
㊻
㊼
㊽
㊾
㊿

（三）后面

①百会
②风府
③哑门
④定喘
⑤大椎
⑥陶道
⑦风门
⑧身柱
⑨肺俞
⑩厥阴俞
⑪心俞
⑫灵台
⑬至阳
⑭膈俞
⑮筋缩
⑯脾俞
⑰胃俞
⑱三焦俞
⑲肾俞
⑳命门
㉑气海俞
㉒腰眼
㉓腰阳关
㉔十七椎
㉕膀胱俞
㉖八体
㉗腰俞
㉘中膂俞
㉙长强
㉚秩边
㉛承扶
㉜腰痛穴
㉝落枕
㉞八邪
㉟天柱
㊱大杼
㊲肩中俞
㊳肩外俞
㊴秉风
㊵肩髃
㊶肩髎
㊷天宗
㊸肩贞
㊹魄户
㊺膏肓
㊻神堂
㊼肝俞
㊽胆俞
㊾肘体
㊿天井
51曲池
52手三里
53小海
54志室
55大肠俞
56关元俞
57温溜
58支正
59偏历
60支沟
61阳溪
62合谷
63腕骨
64中渚
65液门
66会宗
67外关
68养老
69阳池
70后溪
71少泽
72殷门
73委中
74委阳
75承筋
76承山
77飞扬
78附阳
79昆仑
80至阴

第三节 人体十四经脉循行及腧穴

各经腧穴治疗本经的经络病和经属脏腑器官的疾病。如肺经腧穴，能治喉、胸、肺的疾病；大肠经腧穴，能治头、面、口、眼、喉和发热、咳喘病；胃经腧穴，能治头、面、鼻、咽、齿、胃、肠和发热病；脾经腧穴，能治脾胃病；心经腧穴，能治胸、心和神志病；小肠经腧穴，能治头、项、眼、耳和发热病；膀胱经腧穴，能治头、项、腰、背、膀胱和发热病；肾经腧穴，能治生殖、泌尿系和咽喉病；心包络经腧穴，能治胸、心、胃和神志病；三焦经腧穴，能治头、眼、胸、胁和发热病；胆经腧穴，能治头、眼、耳、胁和发热病；肝经腧穴，能治胸、胁、肝的疾病。

总之，头面躯干的穴位，主治是以分部为主；四肢，尤其是肘、膝以下的穴位，是以分经为主。

1. 手太阴肺经（表5和图）

表5　手太阴肺经主要腧穴

腧　穴	位　置	主　治
中府	平第1肋间隙，距中线6寸，腋动脉搏动内下方	咳嗽，气喘，胸中烦满，胸痛，肩背痛，腹胀，呕逆，喉痹，浮肿
云门	中线旁开6寸，锁骨外端下方凹陷中	咳嗽，气喘，胸痛，肩背痛，胸中烦热
天府	腋前皱襞上端下3寸，肱二头肌桡侧缘	气喘，鼻衄，吐血，瘿气，上臂内侧痛
侠白	天府下1寸，肱二头肌桡侧缘	咳嗽，气短，干呕，烦满，心痛，上臂内侧痛
尺泽	肘横纹上肱二头肌腱桡侧缘	咳嗽，气喘，咯血，潮热，咽喉肿痛，舌干，胸部胀满、吐泻，小儿惊风，肘臂挛痛，乳痈
孔最	尺泽与太渊连线上距太渊7寸	咳嗽，气喘，咽喉肿痛，失音，热病无汗，头痛，肘臂挛痛，痔疮
列缺	桡骨茎突上方腕横纹上1.5寸	咳嗽，气喘，咽喉痛，掌中热，半身不遂，口眼歪斜，偏正头痛，项强，惊痫，溺血，小便热，阴茎痛，牙痛

续表

腧　穴	位　置	主　治
经渠	腕横纹上1寸，桡骨茎突内侧与桡动脉之间陷中	咳嗽，气喘，喉痹，胸部胀满，掌中热，胸背痛
太渊	腕横纹上桡动脉桡侧陷中	咳嗽，气喘，咳血，呕血，烦满，胸背痛，掌中热，缺盆中痛，喉痹，腹胀，嗳气，呕吐，无脉症，手腕无力疼痛
鱼际	第1掌骨中点赤白肉际	咳嗽，咳血，失音，喉痹，咽干，身热，乳痈，肘挛，掌心热
少商	拇指桡侧甲角0.1寸	喉痹，咳嗽，气喘，重舌，鼻衄，心下满，中风昏迷，癫，狂，中暑呕吐，热病，小儿惊风，指腕挛急

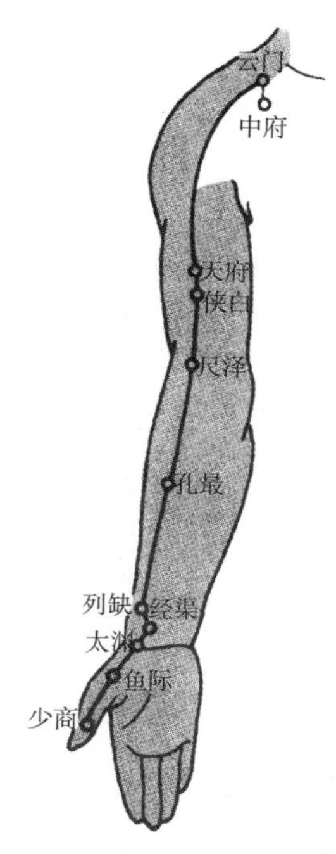

手太阴肺经

2. 手阳明大肠经（表6和图）

表6 手阳明大肠经主要腧穴

腧 穴	位 置	主 治
商阳	食指桡侧支甲角0.1寸	咽喉肿痛，颐颔肿，下齿痛，耳聋，耳鸣，青盲，热病汗不出，昏厥，中风昏迷，喘咳，肩痛引缺盆
二间	第2掌指关节前缘桡侧赤白肉际处	喉痹，颔肿，鼻衄，目痛，目黄，大便脓血，齿痛口干，口眼歪斜，身热，嗜睡，肩背痛振寒
三间	第2掌指关节后缘桡侧，第2掌骨小头上方	目痛，齿痛，咽喉肿痛，手指及手背肿痛，鼻衄，唇焦口干，嗜睡，腹满，肠鸣洞泄
合谷	第1、2掌骨之间，第2掌骨桡侧中点	头痛，眩晕，目赤肿痛，鼻衄，鼻渊，齿痛，耳聋，面肿，疔疮，咽喉肿痛，失音，牙关紧闭，口眼歪斜，痄腮，指挛，臂痛，半身不遂，发热恶寒，无汗，多汗，咳嗽，经闭，滞产，胃痛，腹痛，便秘，痢疾，小儿惊风，隐疹，疥疮，疟疾
阳溪	腕背桡侧拇指跷起时当拇长伸肌与拇短伸肌腱之间	头痛，耳聋，耳鸣，咽喉肿痛，龋齿痛，目赤，目翳，热病心烦，臂腕痛，癫，狂，痫证
偏历	阳溪与曲池连线上阳溪上3寸	鼻衄，目赤，耳聋，耳鸣，口眼歪斜，喉痛，癫疾，水肿，肩膊肘腕酸痛
温溜	阳溪与曲池连线上阳溪上5寸	头痛，面肿，鼻衄，口舌肿痛，咽喉肿痛，肩背酸痛，肠鸣腹痛，癫，狂，吐舌
下廉	阳溪与曲池连线上曲池下4寸	头风，眩晕，目痛，肘臂痛，腹痛，食物不化，乳痈
上廉	阳溪与曲池连线上曲池下3寸	头痛，偏瘫，手臂肩膊酸痛麻木，腹痛，肠鸣，泄泻
手三里	阳溪与曲池连线上曲池下2寸	腹胀，吐泻，齿痛，失音，颊肿，瘰疬，偏瘫，手臂麻痛，肘挛不伸，眼目诸疾
曲池	屈肘肘横纹桡侧端凹陷，约尺泽与肱骨外上髁连线中点	热病，咽喉肿痛，手臂肿痛，上肢不遂，手肘无力，月经不调，瘰疬，疮，疥，隐疹，丹毒，腹痛吐泻，痢疾，齿痛，目赤痛，目不明，高血压，胸中烦满，瘛疭，癫，狂，疟疾，善惊

续表

腧　穴	位　置	主　治
肘髎	曲池外上方1寸肱骨边缘	肘臂痛，拘挛，麻木，嗜卧
手五里	曲池与肩髃连线上曲池上3寸	肘臂挛急疼痛，瘰疬，咳嗽吐血，嗜卧身黄，疟疾
臂臑	肱骨外侧三角肌下端，肩髃与曲池连线曲池上7寸	瘰疬，颈项拘急，肩臂疼痛，目疾
肩髃	肩峰与肱骨大结节之间，上臂平举，肩峰前下方向凹陷处	肩臂疼痛，手臂挛急，肩中热，半身不遂，风热隐疹，瘰疬诸瘿
巨骨	锁骨肩峰端与肩胛冈之间凹陷中	肩背手臂疼痛，不得屈伸，瘰疬，瘿气，惊痫吐血
天鼎	扶突直下1寸，胸锁乳突肌后缘	咽喉肿痛，暴喑，气梗，瘿气，瘰疬
扶突	喉结旁开3寸，胸锁乳突肌胸骨头与锁骨头之间	咳嗽，气喘，咽喉肿痛，暴喑，瘿气，瘰疬
禾髎	鼻孔外缘直下平水沟处	鼻疮息肉，鼻衄，鼻塞，鼻流清涕，口歪，口噤不开
迎香	鼻翼外缘中点旁开鼻唇沟中	鼻塞，不闻香臭，鼻衄，鼻渊，口眼歪斜，面痒，面浮肿，鼻息肉

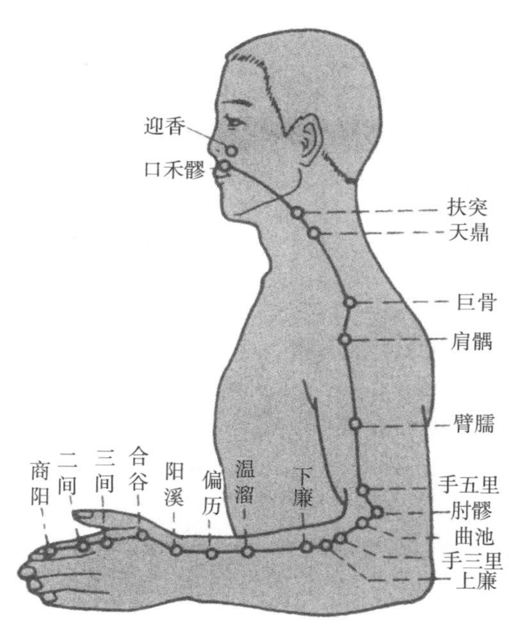

手阳明大肠经

3. 足阳明胃经（表7和图）

表7　足阳明胃经主要腧穴

腧　穴	位　置	主　治
承泣	正坐直视，瞳孔下0.7寸，眼球与眶下缘之间	眼睑瞤动，目赤肿痛，迎风流泪，夜盲，口眼歪斜
四白	正坐，承泣直下眶下孔处	目赤痛痒，目翳，眼睑瞤动，迎风流泪，头面疼痛，口眼歪斜，眩晕
巨髎	目正视，瞳孔直下与鼻翼下缘平齐处	口眼歪斜，眼睑瞤动，鼻衄，齿痛，唇颊肿，目翳
地仓	目正视，瞳孔直下，口角水平交界处，约口角旁0.4寸	唇缓不收，眼睑瞤动，口角歪斜，齿痛颊肿，流涎
大迎	下颌角前下1.3寸，咬肌附着部的前缘，闭口鼓气时，下颌角中前下方沟形凹陷中	牙关紧闭，口歪，颊肿，齿痛面肿，牙关脱臼，口唇瞤动，瘰疬，颈痛
颊车	下颌角前上方1横指凹陷中，上下牙咬紧时，在隆起的咬肌高点处	口眼歪斜，颊肿，齿痛，牙关紧闭，失音，颈项强痛
下关	闭口取穴，颧弓下缘凹陷处，下颌骨髁状突前方	齿痛，面痛，耳鸣，聤耳，牙关开合不利，口眼歪斜，眩晕
头维	额角鬓发前缘直上入发际0.5寸，距神庭4.5寸	眼痛，头痛，目眩，迎风流泪，眼睑瞤动，视物不明
人迎	胸锁乳突肌前缘平喉结处，距喉结1.5寸	胸满喘息，咽喉肿痛，头痛，高血压，瘰疬，瘿气，饮食难下
水突	胸锁乳突肌前缘，人迎与气舍之间	咳逆上气，喘息不得卧，咽喉肿痛，肩肿，呃逆，瘿瘤，瘰疬
气舍	胸锁乳突肌的胸骨头与锁骨头之间，锁骨内侧端上缘	咽喉肿痛，喘息，呃逆，瘿瘤，瘰疬，颈项强痛，肩肿
缺盆	锁骨上窝正中，乳中线直上	咳嗽气喘，咽喉肿痛，缺盆中痛，瘰疬
气户	乳中线上，锁骨中点下缘	气喘，咳嗽，胸胁胀满，吐血，呃逆，胸背胁肋疼痛
库房	乳中线上，第1肋间	咳嗽，气逆，咳唾脓血，胸胁胀痛
屋翳	乳中线上，第2肋间	咳嗽，气喘，唾脓血痰，胸胁胀痛，乳痈，皮肤疼痛，瘛疭，身肿
膺窗	乳中线上，第3肋间	咳嗽，气喘，胸胁胀痛，乳痈
乳中	乳头正中央	
乳根	乳中线上，第5肋间，乳头直下	咳喘，胸闷胸痛，乳痈，乳汁少，噎膈，生产难

续表

腧　穴	位　置	主　治
不容	脐上6寸，正中线旁外2寸	腹胀，呕吐，胃痛，食欲不振，喘咳，呕血，心痛，胸背胁痛
承满	脐上5寸，正中线旁开2寸	胃痛，呕吐，腹胀，肠鸣，食欲不振，喘逆，吐血，胁下坚痛
梁门	脐上4寸，正中线旁开2寸	胃痛，呕吐，食欲不振，大便溏
关门	脐上3寸，正中线旁开2寸	腹痛，腹胀，肠鸣泄泻，食欲不振，水肿，遗尿
太乙	脐上2寸，正中线旁开2寸	癫狂，心烦不宁，胃痛，消化不良
滑肉门	脐上1寸，正中线旁开2寸	癫狂，呕吐，胃痛
天枢	脐旁2寸	绕脐腹痛，呕吐，腹胀，肠鸣，癥瘕，痢疾，泄泻，便秘，肠痈，痛经，月经不调，热甚狂言，疝气，水肿
外陵	脐下1寸，正中线旁开2寸	腹痛，疝气，月经痛，心如悬引脐腹痛
大巨	脐下2寸，正中线旁开2寸	小腹胀满，小便不利，疝气，遗精，早泄，惊悸不眠，偏枯
水道	脐下3寸，正中线旁开2寸	小腹胀满，疝气，痛经，小便不利
归来	脐下4寸，正中线旁开2寸	少腹疼痛，经闭，阴挺，白带，疝气，茎中痛
气冲	脐下5寸，正中线旁开2寸	外阴肿痛，腹痛，疝气，月经不调，不孕，胎产诸疾，阳痿，阴茎中痛
髀关	髂前上棘与髌骨外缘连线上，平臀横纹	髀股痿痹，足麻不仁，腰腿疼痛，筋急不得屈伸
伏兔	髂前上棘与髌骨外上缘的连线上，膝髌上缘上6寸	腰胯疼痛，腿膝寒冷，麻痹，脚气，疝气，腹胀
阴市	髂前上棘与髌骨外上缘的连线上，髌骨外上缘上3寸	腿膝麻痹，酸痛，屈伸不利，下肢不遂，腰痛，寒疝，腹胀腹痛
梁丘	髂前上棘与髌骨外上缘的连线上，髌骨外上缘上2寸	胃痛，膝肿，下肢不遂，乳痈
犊鼻	屈膝，髌骨下方，髌韧带外侧凹陷中	膝关节痛，脚气
足三里	犊鼻下3寸，胫骨前嵴外侧1横指	胃痛，呕吐，腹胀，肠鸣，消化不良，泄泻，便秘，痢疾，疳疾，喘咳痰多，乳痈，头晕，耳鸣，心悸，气短，癫狂，妄笑，中风，脚气，水肿，膝胫酸痛，鼻疾，产妇血晕

续表

腧穴	位置	主治
上巨虚	犊鼻下6寸，胫骨前嵴外侧1横指	肠中切痛，痢疾，肠鸣，腹胀，便秘，泄泻，肠痈，中风瘫痪，脚气
条口	犊鼻下8寸，胫骨前嵴外侧1横指	小腿冷痛，麻痹，脘腹疼痛，跗肿，转筋，肩臂痛
下巨虚	犊鼻下9寸，胫骨前嵴外侧约1横指	小腹痛，腰脊痛引睾丸，乳痈，下肢痿痹，泄泻，大便脓血
丰隆	犊鼻与解溪中点，条口穴后方1横指，胫骨前嵴外侧2横指	痰多，哮喘，咳嗽，胸疼，头痛，头晕，咽喉肿痛，大便难，癫狂，善笑，痫证，下肢痿痹，肿痛
解溪	足背与小腿横纹中，拇长伸肌腱与趾长伸肌腱之间	头面浮肿，面赤，目赤，头痛，眩晕，腹胀，便秘，下肢痿痹，癫疾，胃热谵语，眉棱骨痛
冲阳	足背部，足背动脉搏动处，陷谷上3寸	胃痛腹胀，不嗜食，口眼歪斜，面肿齿痛，足痿无力，脚背红肿，善惊狂疾
陷谷	第2、3跖趾关节后方	面目浮肿，水肿，肠鸣腹痛，足背肿痛
内庭	第2、3趾缝间的纹头处	齿痛，口歪，喉痹，鼻衄，腹痛，腹胀，泄泻，痢疾，足背肿痛，热病
厉兑	第2趾外侧距爪甲角0.1寸	面肿，口歪，齿痛，鼻衄，鼻流黄涕，胸腹胀满，足胫寒冷，热病，梦魇，癫狂

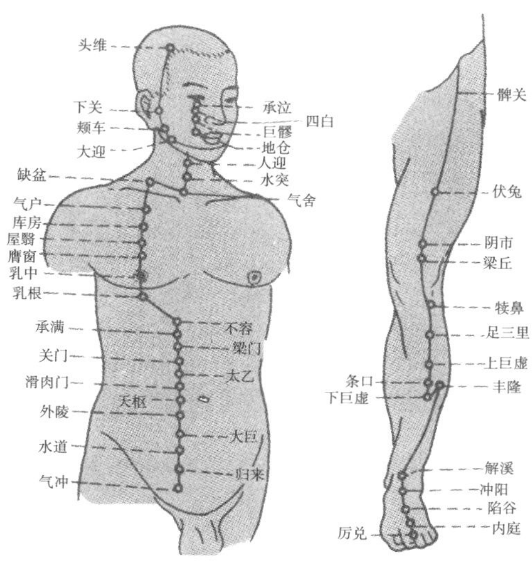

足阳明胃经

4. 足太阴脾经（表8和图）

表8 足太阴脾经主要腧穴

腧 穴	位 置	主 治
隐白	指内侧去甲角0.1寸	腹胀，暴泄，善呕，烦心善悲，梦魇，胸痛，心痛，胸满，咳吐，喘息，慢惊风，昏厥，月经过时不止，崩漏，吐血，衄血，尿血，便血，癫狂，多梦，尸厥
大都	指内侧，第1跖趾关节前下方赤白肉际处	腹胀，胃痛、食不化，呕逆，泄泻，便秘，热病无汗，体重肢肿，厥心痛，不得卧，心烦
太白	第1跖趾关节后缘，赤白肉际处	胃痛，腹胀，腹痛，肠鸣，呕吐，泄泻，痢疾，便秘，痔漏，脚气，饥不欲食，善噫食不化，心痛脉缓，胸胁胀痛，体重节痛，痿证
公孙	第1跖骨基底前下缘，赤白肉际处	胃痛，呕吐，饮食不化，肠鸣腹胀，腹痛，痢疾，泄泻，多饮，霍乱，水肿，烦心失眠，发狂妄言，嗜卧，肠风下血，脚气
商丘	内踝前下方凹陷处	腹胀，肠鸣，泄泻，便秘，食不化，舌本强痛，黄疸，怠惰嗜卧，癫狂，善笑，梦魇，不乐好太息，咳嗽，小儿痫瘈，痔疾，足踝痛
三阴交	内踝高点上3寸，胫骨内后缘	脾胃虚弱，肠鸣腹胀，飧泄，消化不良，月经不调，崩漏，赤白带下，阴挺，经闭，癥瘕，难产，产后血晕，恶露不行，梦遗，遗精，阳痿，阴茎痛，疝气，水肿，小便不利，睾丸缩腹，遗尿，足痿痹痛，脚气，失眠，神经性皮炎，湿疹，荨麻疹，高血压
漏谷	内踝高点上6寸，阴陵泉与三阴交连线上	腹胀，肠鸣，偏坠，腿膝厥冷，麻痹不仁，足踝肿痛，小便不利
地机	阴陵泉下3寸，当阴陵泉与三阴交连线上	腹胀，腹痛，食欲不振，泻泄，痢疾，月经不调，痛经，遗精，女子癥瘕，腰痛不可俯仰，小便不利，水肿
阴陵泉	胫骨内侧髁下缘凹陷处	腹胀，喘逆，水肿，黄疸，暴泄，小便不利或失禁，阴茎痛，妇人阴痛，遗精，膝痛
血海	屈膝，髌骨内上缘上2寸，股四头肌内侧头的隆起处	月经不调，痛经，经闭，崩漏，股内侧痛，皮肤湿疹，隐疹，湿疮，瘙痒，丹毒，小便淋涩，气逆腹胀
箕门	血海穴上6寸，缝匠肌内侧	小便不通，遗溺，腹股沟肿痛，五淋
冲门	耻骨联合上缘中点旁开3.5寸，腹股沟外端上缘，股动脉外侧	腹痛，疝气，痔痛，小便不利，胎气上冲

续表

腧　穴	位　置	主　治
府舍	冲门上0.7寸，任脉旁开4寸	腹痛，疝气，腹满积聚，霍乱吐泄
腹结	府舍上3寸，任脉旁开4寸（脐下1.3寸）	绕脐腹痛，疝气，腹寒泄泻
大横	神阙穴旁开4寸	虚寒泻痢，大便秘结，小腹痛
腹哀	脐中上3寸，任脉旁开4寸	绕脐痛，消化不良，便秘，痢疾
食窦	中庭穴（任脉）旁开6寸，第5肋间隙中	胸胁胀痛，腹胀肠鸣，反胃，食已即吐，嗳气，水肿
天溪	任脉旁开6寸，平第4肋间隙中	胸部疼痛，咳嗽，乳痈，乳汁少
胸乡	任脉旁开6寸，第3肋间隙中	胸胁胀痛，胸引背痛不得卧
周荣	任脉旁开6寸，第2肋间隙中	胸胁胀满，咳嗽，气喘，胁肋痛，食不下
大包	侧卧举臂，腋中线上第6肋间隙中	胸胁痛，气喘，全身疼痛，四肢无力

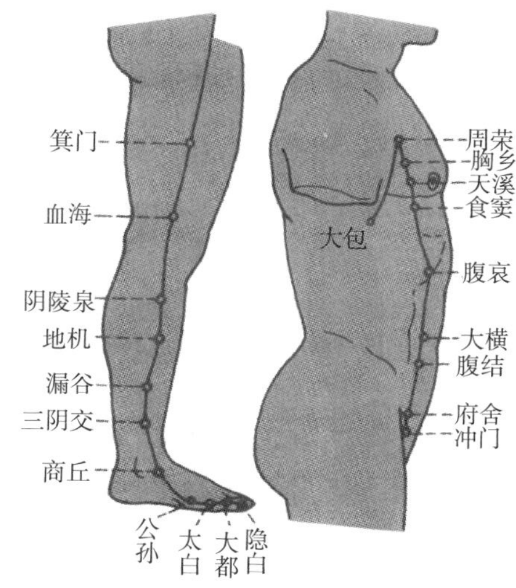

足太阴脾经

5. 手少阴心经（表9和图）

表9　手少阴心经主要腧穴

腧　穴	位　置	主　治
极泉	腋窝中，腋动脉搏动处	心痛，胸闷，心悸，气短，心悲不乐，干呕，胁肋疼痛，咽干烦渴，目黄，瘰疬，肘臂冷痛，四肢不举
青灵	少海与极泉连线少海上3寸，肱二头肌内侧缘	目黄，头痛，振寒，胁痛，肩臂痛
少海	屈肘，在肘横纹尺侧头陷中	心痛，臂麻，手颤，健忘，暴喑，手挛，腋胁痛，瘰疬，颈痛，癫狂善笑，痫证，头痛，目眩，齿龋痛
灵道	尺侧腕屈肌腱桡侧缘腕横纹上1.5寸	心悸怔忡，心痛，悲恐，善笑，暴喑，舌强不语，腕臂挛急，足跗上痛，头昏目眩
通里	尺侧腕屈肌腱桡侧缘腕横纹上1寸	暴喑，舌强不语，心悸怔忡，悲恐畏人，头痛目眩，妇人经血过多，崩漏，肩臑肘臂内后侧痛
阴郄	尺侧腕肌腱桡侧缘腕横纹上0.5寸	心痛，惊恐，心悸，骨蒸盗汗，吐血，衄血，失语
神门	尺侧腕屈肌腱桡侧缘腕横纹上	心痛，心烦，恍惚，健忘失眠，惊悸怔忡，痴呆悲哭，癫狂痫证，目黄胁痛，掌中热，呕血，吐血，大便脓血，头痛眩晕，咽干不嗜食，失音，喘逆上气
少府	第4、5掌指关节后方	心悸，胸痛，痈疡，阴痒，阴挺，阴痛，小便不利，遗尿，手小指拘挛，掌中热，善笑，悲恐善惊
少冲	小指桡侧去甲角0.1寸	心悸，心痛，胸胁痛，癫狂，热病，中风昏迷，大便脓血，吐血，臑臂内侧后廉痛

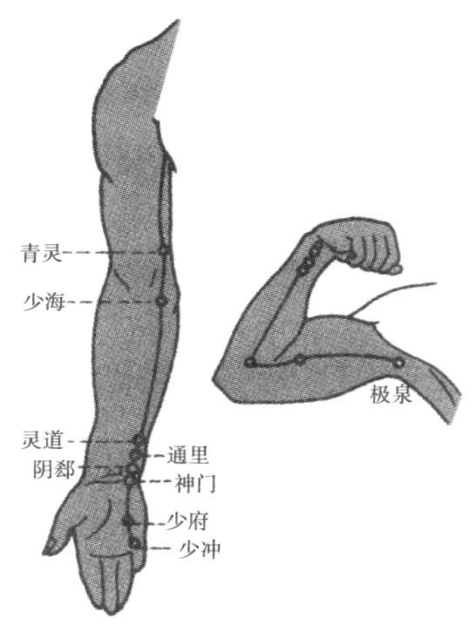

手少阴心经

6. 手太阳小肠经（表10和图）

表10　手太阳小肠经主要腧穴

腧　穴	位　置	主　治
少泽	小指尺侧去指甲角0.1寸	热病，中风昏迷，乳汁少，乳痈，咽喉肿痛，目翳，疟疾，头痛，耳聋，耳鸣，肩臂外后侧疼痛
前谷	第5掌指关节前尺侧，握拳时，当掌指关节前之横纹头赤白肉际	热病汗不出，疟疾，癫犴痫证，耳鸣，目痛，目翳，头项急痛，颊肿，鼻塞，咽喉肿痛，产后无乳，臂痛，肘挛，手指麻木
后溪	第5掌指关节尺侧后方，第5掌骨小头后缘，赤白肉际处	头项强痛，耳聋，目赤目翳，肘臂及手指挛急，热病，疟疾，癫狂痫证，盗汗，目眩，目眦烂，疥疮
腕骨	第5掌骨尺侧上方，腕前方，三角骨的前缘，赤白肉际处	头痛，项强，耳鸣，目翳，指挛臂痛，黄疸，热病汗不出，疟疾，胁痛，颈项颔肿，消渴，目流冷泪，惊风，瘛疭
阳谷	三角骨后缘，赤白肉际上，豌豆骨与尺骨茎突之间	颈颔肿，臂外侧痛，手腕痛，热病无汗，头眩，目赤肿痛，癫狂妄言，胁痛项肿，疥疮生疣，痔漏，耳聋，耳鸣，齿痛
养老	掌心向下时，在尺骨茎突的高点处，当屈肘掌心向胸时，转手骨开，穴在尺骨茎突的桡侧骨缝中	目视不明，肩背肘臂痛，急性腰痛

续表

腧 穴	位 置	主 治
支正	腕上5寸，当阳谷与小海的连线上	项强，肘挛，手指痛，热病，头痛，目眩，癫狂，易惊，好笑善忘，惊恐悲愁，消渴，疥疮生疣
小海	屈肘，当尺骨鹰嘴与肱骨内上髁之间	颊肿，颈项肩臂外后侧痛，头痛目眩，耳聋，耳鸣，癫狂痫证，疡肿
肩贞	肩关节后下方，当上臂内收时，在腋后纹头上1寸处	肩胛痛，手臂痛麻，不能举，缺盆中痛，瘰疬，耳鸣耳聋
臑俞	正坐，上臂内收，从肩贞直上，肩胛冈下缘取穴	肩臂酸痛无力，肩肿，颈项瘰疬
天宗	正坐，冈下窝中，约在肩胛冈下缘与肩胛下角之间的上1/3折点处	肩胛疼痛，肘臂外后侧痛，颊颔肿痛，气喘，乳痈
秉风	正坐，在肩胛冈上窝中点，天宗穴直上，举臂有凹陷处	肩胛疼痛不举，上肢酸痛
曲垣	在肩胛冈内上端凹陷处，约当臑俞与第2胸椎棘突连线的中点	肩胛拘挛疼痛
肩外俞	正坐，在第1胸椎棘突下陶道旁开3寸	肩背酸痛，颈项强急，上肢冷痛
肩中俞	正坐，在第7颈椎棘突下，大椎旁开2寸	咳嗽，气喘，肩背疼痛，唾血，寒热，目视不明
天窗	正坐，胸锁乳突肌后缘，平甲状软骨	耳聋，耳鸣，咽喉肿痛，颈项强痛，暴喑不能言，颊肿痛，颈瘿，隐疹，癫狂，中风
天容	正坐，胸锁乳突肌前缘的凹陷中，平下颌角	耳聋，耳鸣，咽喉肿痛，咽中如梗，颊肿，瘿气，头项痈肿，呕逆吐沫
颧髎	正坐平视，目外眦直下，颧骨下缘凹陷处	口眼歪斜，眼睑瞤动，齿痛，颊肿，目赤，目黄，面赤，唇肿
听宫	耳屏与下颌关节之间，微张口呈凹陷处	耳聋，耳鸣，聤耳，失音，癫疾，痫证，齿痛

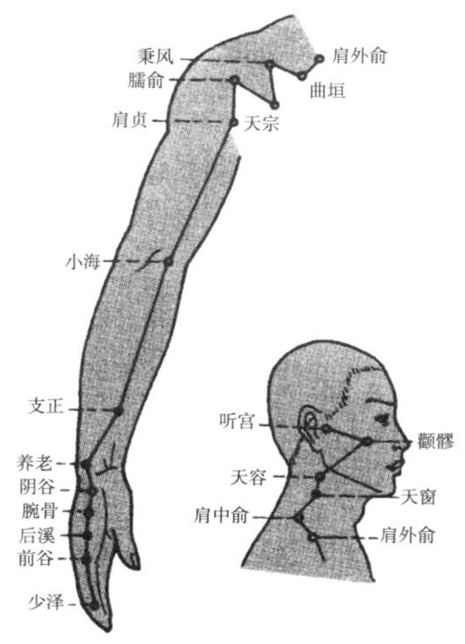

手太阳小肠经

7. 足太阳膀胱经（表11和图）

表11　足太阳膀胱经主要腧穴

腧　穴	位　置	主　治
睛明	目内眦外上方陷中	目赤肿痛，憎寒头痛，目眩，迎风流泪，内眦痒痛，胬肉攀睛，目翳，目视不明，近视，夜盲，色盲
攒竹	眉毛内侧端，眶上切迹处	头痛，眉棱骨痛，目眩，目视不明，目赤肿痛，迎风流泪，近视，眼睑瞤动，面瘫
眉冲	眉头直上入发际0.5寸	痫证，头痛，眩晕，目视不明，鼻塞
曲差	神庭旁1.5寸，入发际0.5寸	头痛，目眩，目痛，目视不明，鼻塞，鼻衄
五处	曲差直上，入发际1寸	头痛，目眩，目视不明，痫证，小儿惊风
承光	中线旁开1.5寸，入前发际2.5寸	头痛，目眩，呕吐烦心，目视不明，鼻塞多涕，热病无汗
通天	中线旁开1.5寸，入前发际4寸	头痛，头重，眩晕，口歪，鼻塞多清涕，鼻衄，鼻疮，鼻渊，鼻窒，颈项转侧难，瘿气

续表

腧穴	位置	主治
络却	中线旁开 1.5 寸，入前发际 5.5 寸	眩晕，耳鸣，鼻塞，口歪，癫狂，痫证，目视不明，项肿，瘿瘤
玉枕	枕外隆突上缘旁开 1.3 寸	头痛，恶风寒，呕吐，不能远视，目痛，鼻塞
天柱	后正中线旁开 1.3 寸，后发际上 0.5 寸	头痛，项强，眩晕，目赤肿痛，鼻塞，不知香臭，咽肿，肩背痛，足不任身
大杼	T_1 棘突下旁开 1.5 寸	咳嗽，发热，鼻塞，头痛，喉痹，肩胛酸痛，颈项强急
风门	T_2 棘突下旁开 1.5 寸	伤风咳嗽，发热头痛，目眩，多涕，鼻塞，项强，胸背痛，发背痈疽，胸中热，身热
肺俞	T_3 棘突下旁开 1.5 寸	咳嗽，气喘，胸满，腰脊痛，吐血，喉痹，骨蒸，潮热，盗汗
厥阴俞	T_4 棘突下旁开 1.5 寸	心痛，心悸，胸闷，咳嗽，呕吐
心俞	T_5 棘突下旁开 1.5 寸	癫狂，痫证，惊悸，失眠，心悸，健忘，心烦，咳嗽，吐血，梦遗，心痛，胸引背痛
督俞	T_6 棘突下旁开 1.5 寸	心痛，腹痛，腹胀，肠鸣，呃逆
膈俞	T_7 棘突下旁开 1.5 寸	胃脘胀痛，呕吐，呃逆，饮食不下，气喘，咳嗽，吐血，潮热，盗汗，背痛，脊强
肝俞	T_8 棘突下旁开 1.5 寸	黄疸，胁痛，吐血，衄血，目赤，目视不明，眩晕，夜盲，癫狂，痫证，脊背痛
胆俞	T_{10} 棘突下旁开 1.5 寸	黄疸，口苦，舌干，咽痛，呕吐，胁痛，饮食不下，肺痨，潮热，腋下肿
脾俞	T_{11} 棘突下旁开 1.5 寸	胁痛，腹胀，黄疸，呕吐，泄泻，痢疾，便血，完谷不化，水肿，背痛
胃俞	T_{12} 棘突下旁开 1.5 寸	胸胁痛，胃脘痛，腹胀，翻胃，呕吐，肠鸣，完谷不化
三焦俞	L_1 棘突下旁开 1.5 寸	腹胀，肠鸣，完谷不化，呕吐，腹泻，痢疾，小便不利，水肿，肩背拘急，腰脊强痛
肾俞	L_2 棘突下旁开 1.5 寸	遗精，阳痿，遗尿，小便频数，月经不调，白带，腰膝酸痛，目昏，耳鸣，耳聋，小便不利，水肿，洞泄不化，喘咳少气

续表

腧 穴	位 置	主 治
气海俞	L_3 棘突下旁开1.5寸	腰痛，腿膝不利，痛经，痔漏
大肠俞	L_4 棘突下旁开1.5寸	腹痛，腹胀，肠鸣，泄泻，便秘，痢疾，腰脊疼痛
关元俞	L_5 棘突下旁开1.5寸	腹胀，泄泻，小便不利，遗尿，消渴，腰痛
小肠俞	平第1骶后孔，后正中线旁开1.5寸	遗精，遗尿，尿血，白带，小腹胀痛，泄泻，痢疾，痔疾，疝气，腰腿痛
膀胱俞	平第2骶后孔，后正中线旁开1.5寸	小便赤涩，遗精，遗尿，腹痛泄泻，便秘，腰脊强痛，膝足寒冷无力，女子瘕聚，阴部肿痛生疮，淋浊
中膂俞	平第3骶后孔，后正中线旁开1.5寸	痢疾，疝气，腰脊强痛，消渴
白环俞	平第4骶后孔，后正中线旁开1.5寸	白带，疝气，遗精，月经不调，腰腿痛
上髎	第1骶后孔	腰痛，月经不调，阴挺，带下，遗精，阳痿，大小便不利
次髎	第2骶后孔	腰痛，月经不调，赤白带下，痛经，疝气，小便赤淋，腰以下至足不仁
中髎	第3骶后孔	月经不调，赤白带下，腰痛，小便不利，便秘
下髎	第4骶后孔	小腹痛，肠鸣，泄泻，便秘，小便不利，腰痛
会阳	尾骨下端旁开0.5寸	带下，阳痿，痢疾，泄泻，便血，痔疾
承扶	臀横纹正中	痔疾，腰骶臀股部疼痛
殷门	承扶与委中连线上承扶下6寸	腰脊强痛，不可俯仰，大腿疼痛
浮郄	腘窝上1寸，股二头肌腱内侧	臀股麻木，腘筋挛急
委阳	腘横纹外侧端，股二头肌腱内缘	腰脊强痛，小腹胀满，小便不利，腿足拘挛疼痛，痿厥不仁
委中	腘横纹中央	腰痛，髋关节屈伸不利，腘筋挛急，下肢痿痹，中风昏迷，半身不遂，腹痛，吐泻，疟疾，癫疾反折，衄血不止，遗尿，小便难，自汗，盗汗，丹毒，疔疮发背
附分	T_2 棘突下，正中线旁开3寸	肩背拘急，颈项强痛，肘臂麻木不仁
魄户	T_3 棘突下，正中线旁开3寸	肺痨，咳嗽，气喘，项强，肩背痛

续表

腧穴	位置	主治
膏肓俞	T_4 棘突下，正中线旁开3寸	肺痨，咳嗽，气喘，吐血，盗汗，健忘，遗精，完谷不化，肩胛背痛
神堂	T_5 棘突下，正中线旁开3寸	咳嗽，气喘，胸腹满，肩痛，脊背急强
譩譆	T_6 棘突下，正中线旁开3寸	咳嗽，气喘，肩背痛，季胁引少腹痛，目眩，鼻衄，疟疾，热病汗不出
膈关	T_7 棘突下，正中线旁开3寸	饮食不下，呕吐，嗳气，胸中噎闷，脊背强痛
魂门	T_9 棘突下，正中线旁开3寸	胸胁胀痛，背痛，饮食不下，呕吐，肠鸣泄泻
阳纲	T_{10} 棘突下，正中线旁开3寸	肠鸣，腹痛，泄泻，黄疸，消渴
意舍	T_{11} 棘突下，正中线旁开3寸	腹胀，肠鸣，泄泻，呕吐，饮食不下
胃仓	T_{12} 棘突下，正中线旁开3寸	腹胀，胃脘痛，水肿，小儿食积，脊背痛
肓门	L_1 棘突下，正中线旁开3寸	上腹痛，痞块，便秘，妇人乳疾
志室	L_2 棘突下，正中线旁开3寸	遗精，阳痿，阴痛下肿，小便淋沥，水肿，腰脊强痛
胞肓	平第2骶后孔，正中线旁开3寸	肠鸣，腹胀，腰脊痛，大小便不利，阴肿
秩边	骶管裂孔旁开3寸	腰骶痛，下肢痿痹，大小便不利，阴痛，痔疾
合阳	腘横纹下2寸，委中与承山连线上	腰脊痛引腹，下肢酸痛，麻痹，崩漏，疝痛
承筋	合阳与承山之间，腓肠肌腹中央	小腿痛，膝酸重，腰背拘急，痔疾，霍乱转筋
承山	腓肠肌肌腹下，伸小腿时，肌腹下出现交角处	腰背病，腿痛转筋，痔疾，便秘，脚气，鼻衄，癫疾，疝气，腹痛
飞扬	承山穴外下方，昆仑穴上7寸	头痛，目眩，鼻塞，鼻衄，腰背痛，腿软无力，癫狂
跗阳	足外踝后方，昆仑直上3寸	头重，头痛，腰腿痛，下肢瘫痪，外踝红肿
昆仑	跟腱与外踝之间凹陷处	头痛，项强，目眩，鼻衄，疟疾，肩背拘急，腰痛，脚跟痛，小儿痫证，难产
仆参	外踝后下方，昆仑直下，当跟骨凹陷处赤白肉际	下肢痿弱，足跟痛，霍乱转筋，癫痫，脚气膝肿

续表

腧穴	位置	主治
申脉	外踝正下方凹陷中	痫证，癫狂，头痛，眩晕，失眠，腰痛，足胫寒，不能久立坐，目赤痛，项强
金门	申脉前下方，骰骨外侧凹陷中	癫痫，小儿惊风，腰痛，外踝痛，下肢痹痛
京骨	足跗外侧，第5跖骨粗隆下，赤白肉际	癫痫，头痛，目翳，项强，腰腿疼，膝痛脚挛
束骨	足跗外侧，第5跖骨小头后下方，赤白肉际	癫狂，头痛，项强，目眩，腰背痛，下肢后侧痛
足通谷	第5跖趾关节前下方凹陷处赤白肉际	头痛，项痛，目眩，鼻衄，癫狂
至阴	足小趾外侧，距指甲角0.1寸	头痛，鼻塞，鼻衄，目痛，足下热，胞衣不下，胎位不正，难产

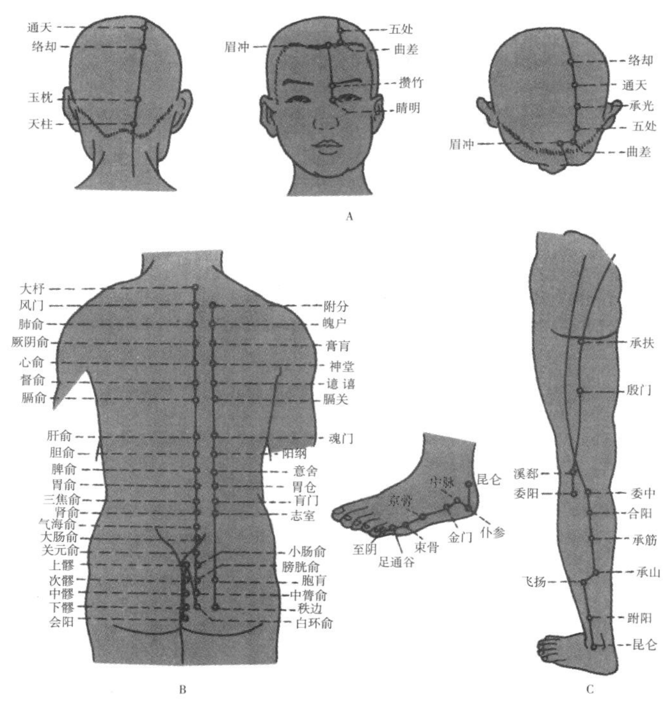

足太阳膀胱经

8. 足少阴肾经（表12和图）

表12　足少阴肾经主要腧穴

腧　穴	位　置	主　治
涌泉	足心前1/3的凹陷中	头顶痛，头晕，眼花，咽喉痛，舌干，失音，小便不利，大便难，小儿惊风，足心热，癫疾，霍乱转筋，昏厥
然谷	舟骨粗隆下缘凹陷中	月经不调，阴挺，阴痒，白浊，遗精，阳痿，小便不利，泄泻，胸胁胀痛，咯血，小儿脐风，口噤不开，消渴，黄疸，下肢痿痹，足跗痛
太溪	足内踝与跟腱之间的凹陷中	头痛目眩，咽喉肿痛，齿痛，耳聋，耳鸣，咳嗽，气喘，胸痛咯血，消渴，月经不调，失眠，健忘，遗精，阳痿，小便频数，腰脊痛，下肢厥冷，内踝肿痛
大钟	太溪下0.5寸，当跟腱附着部的内侧凹陷中	咳血，气喘，腰脊强痛，痴呆，嗜卧，足跟痛，二便不利，月经不调
水泉	太溪直下方1寸，当跟骨结节之内侧前上部凹陷中	月经不调，痛经，阴挺，小便不利，目昏花，腹痛
照海	内踝正下缘凹陷中	咽喉干痛，痫证，失眠，嗜卧，惊恐不宁，目赤肿痛，月经不调，痛经，赤白带下，阴挺，阴痒，疝气，小便频数，不寐，脚气
复溜	太溪上2寸，当跟腱之前缘	泄泻，肠鸣，水肿，腹胀，腿肿，足痿，盗汗，脉微细时无，身热无汗，腰脊强痛
交信	太溪上2寸，当复溜与胫骨内侧面后缘之间	月经不调，崩漏，阴挺，泄泻，大便难，睾丸肿痛，五淋，疝气，阴痒，泻痢赤白
筑宾	太溪上5寸，太溪与阴谷的连线上，约当腓肠肌内侧肌腹下端	癫狂，痫证，呕吐涎沫，疝痛，小儿脐疝，小腿内侧痛
阴谷	当腘窝内侧，和委中相平，在半腱肌腱和半膜肌腱之间，屈膝取穴	阳痿，疝痛，月经不调，崩漏，小便难，阴中痛，癫狂，膝股内侧痛
横骨	耻骨联合上际，当曲骨穴旁开0.5寸	阴部痛，少腹痛，遗精，阳痿，遗尿，小便不通，疝气
大赫	横骨上1寸，中极旁开0.5寸	阴部痛，子宫脱垂，遗精，带下，月经不调，痛经，不妊，泄泻，痢疾
气穴	横骨上2寸，关元穴旁开0.5寸	月经不调，白带，小便不通，泄泻，痢疾，腰脊痛，阳痿

续表

腧　穴	位　置	主　治
四满	横骨上3寸，石门旁开0.5寸	月经不调，崩漏，带下，不孕，产后恶露不净，小腹痛，遗精，遗尿，疝气，便秘，水肿
中注	横骨上4寸，阴交旁开0.5寸	月经不调，腰腹疼痛，大便燥结，泄泻，痢疾
肓俞	神阙旁0.5寸	腹痛绕脐，呕吐，腹胀，痢疾，泄泻，便秘，疝气，月经不调，腰脊痛
商曲	肓俞上2寸，下脘旁开0.5寸	腹痛，泄泻，便秘，腹中积聚
石关	肓俞上3寸，建里旁开0.5寸	呕吐，腹痛，便秘，产后腹痛，妇人不孕
阴都	肓俞上4寸，中脘旁开0.5寸	腹胀，肠鸣，腹痛，便秘，妇人不孕，胸胁痛，疟疾
腹通谷	肓俞上5寸，上脘旁开0.5寸	腹痛，腹胀，呕吐，心痛，心悸，胸痛，暴喑
幽门	肓俞上6寸，巨阙旁开0.5寸	腹痛，呕吐，善哕，消化不良，泄泻，痢疾
步廊	第5肋间，中庭穴旁开2寸	胸痛，咳嗽，气喘，呕吐，不嗜食，乳痈
神封	第4肋间，膻中穴旁开2寸	咳嗽，气喘，胸胁支满，呕吐，不嗜食，乳痈
灵墟	第3肋间，任脉旁开2寸	咳嗽，气喘，痰多，胸胁胀痛，呕吐，乳痈
神藏	第2肋间，任脉旁开2寸	咳嗽，气喘，胸痛，烦满，不嗜食
彧中	第1肋间，任脉旁开2寸	咳嗽，气喘，痰壅，胸胁胀满，不嗜食
俞府	锁骨下缘，任脉旁开2寸	咳嗽，气喘，胸痛，呕吐，不嗜食

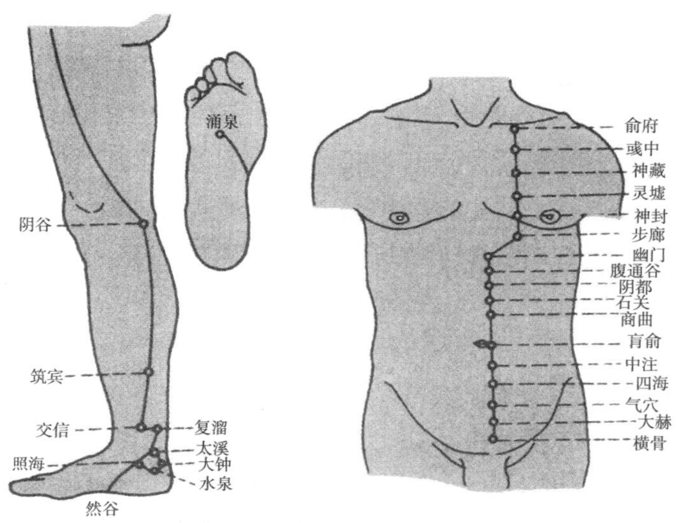

足少阴肾经

9. 手厥阴心包经（表13和图）

表13　手厥阴心包经主要腧穴

腧　穴	位　置	主　治
天池	第4肋间，乳头外1寸	胸闷，心烦，咳嗽，痰多，气喘，胸痛，腋下肿痛，瘰疬，疟疾，乳痈
天泉	腋纹头下2寸，肱二头肌长短头之间	心痛，胸胁胀满，咳嗽，胸背及上臂内侧痛
曲泽	肘横纹上肱二头肌腱尺侧缘	心痛，善惊，心悸，胃痛，呕吐，转筋，热病，烦躁，肘臂痛，上肢颤动，咳嗽
郄门	掌长肌腱与桡侧腕屈肌腱之间腕横纹上5寸	心痛，心悸，胸痛，心烦，咳血，呕血，衄血，疔疮，癫疾
间使	掌长肌腱与桡侧腕屈肌腱之间腕横纹上3寸	心痛，心悸，胃痛，呕吐，热病，烦躁，疟疾，癫狂，痫证，腋肿，肘挛，臂痛
内关	掌长肌腱与桡侧腕屈肌腱之间腕横纹上2寸	心痛，心悸，胸痛，胃痛，呕吐，呃逆，失眠，癫狂，痫证，郁证眩晕，中风，偏瘫，哮喘，偏头痛，热病，产后血晕，肘臂挛痛

续表

腧穴	位置	主治
大陵	掌长肌腱与桡侧腕屈肌腱之间腕横纹上	心痛，心悸，胃痛，呕吐，惊悸，癫狂，痫证，胸胁痛，腕关节疼痛，喜笑悲恐
劳宫	掌心横纹第3掌骨桡侧，屈指中指尖下	中风昏迷，中暑，心痛，癫狂，痫证，口疮，口臭，口中烂
中冲	中指尖端中央	中风昏迷，舌强不语，中暑，昏厥，小儿惊风，热病，舌下肿痛

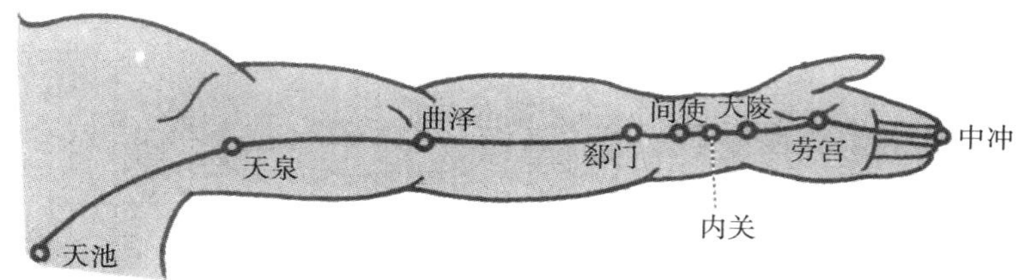

手厥阴心包经

10. 手少阳三焦经（表14和图）

表14 手少阳三焦经主要腧穴

腧穴	位置	主治
关冲	无名指尺侧去爪甲0.1寸	头痛，目赤，耳聋，耳鸣，喉痹，舌强，热病，心烦
液门	第4、5指指缝间，指掌关节前凹陷中	头痛，目赤，耳痛，耳鸣，耳聋，喉痹，疟疾，手臂痛
中渚	第4、5掌指关节后的掌骨间，当液门后1寸，握拳取穴	头痛，目眩，目赤，目痛，耳聋，耳鸣，喉痹，肩背肘臂疼痛，手指不能屈伸，脊膂痛，热病
阳池	伏掌，手背横纹上，当指总伸肌腱尺侧凹陷中	腕痛，肩臂痛，耳聋，疟疾，消渴，口干，喉痹
外关	阳池上2寸，当桡尺骨之间	热病，头痛，颊痛，耳聋，耳鸣，目赤肿痛，胁痛，肩背痛，肘臂屈伸不利，手指疼痛，手颤
支沟	阳池穴上3寸，桡尺骨之间	暴喑，耳聋，耳鸣，肩背酸痛，胁肋痛，呕吐，便秘，热病

续表

腧　穴	位　置	主　治
会宗	阳池穴上 3 寸，支沟穴尺侧，尺骨桡侧缘	耳聋，痫证，上肢肌肤痛
三阳络	阳池穴上 4 寸，桡尺两骨之间	暴喑，耳聋，手臂痛，龋齿痛
四渎	肘尖下方 5 寸，桡尺骨之间	暴喑，暴聋，齿痛，呼吸气短，咽阻如梗，前臂痛
天井	尺骨鹰嘴后上方，屈肘呈凹陷处	偏头痛，胁肋颈项肩臂痛，耳聋，瘰疬，瘿气，癫痫
清冷渊	天井穴上 1 寸，屈肘取穴	头痛，目黄，肩臂痛不能举
消泺	尺骨鹰嘴与肩髎穴的连线上，当臑会与清冷渊中点	头痛，颈项强痛，臂痛，齿痛，癫疾
臑会	尺骨鹰嘴与肩髎穴连线上，肩髎穴直下 3 寸	肩臂痛，瘿气，瘰疬，目疾，肩胛肿痛
肩髎	肩峰后下际，上臂外展平举，于肩髃穴后寸许凹陷中	臂痛，肩重不能举
天髎	肩井穴与曲垣穴连线的中点，当肩胛骨上角处	肩臂痛，颈项强痛，胸中烦满
天牖	乳突后下部，胸锁乳突肌后缘，在天容穴与天柱穴的平行线上	头晕，头痛，面肿，目昏，暴聋，项强
翳风	耳垂后方，下颌角与乳突之间凹陷中	耳鸣，耳聋，口眼歪斜，牙关紧闭，颊肿，瘰疬
瘈脉	乳突中央，当翳风穴与角孙穴沿耳翼连线的下 1/3 折点处	头痛，耳聋，耳鸣，小儿惊痫，呕吐，泻痢
颅息	耳后，当翳风穴与角孙穴沿耳翼连线的上 1/3 折点处	头痛，耳鸣，小儿惊痫，呕吐涎沫
角孙	折耳在耳尖近端，耳尖直上入发际处	耳部肿痛，目赤肿痛，目翳，齿痛，唇燥，项强，头痛
耳门	耳屏上切迹前方，下颌骨髁状突后缘凹陷中，张口取穴	耳聋，耳鸣，聤耳，齿痛，颈颔痛，唇吻强
和髎	在耳门前上方，平耳郭根前，鬓发后缘，当颞浅动脉后缘	头重痛，耳鸣，牙关拘急，颔肿，鼻准肿痛，口歪
丝竹空	眉毛外端凹陷处	头痛，目眩，目赤痛，眼睑瞤动，齿痛，癫痫

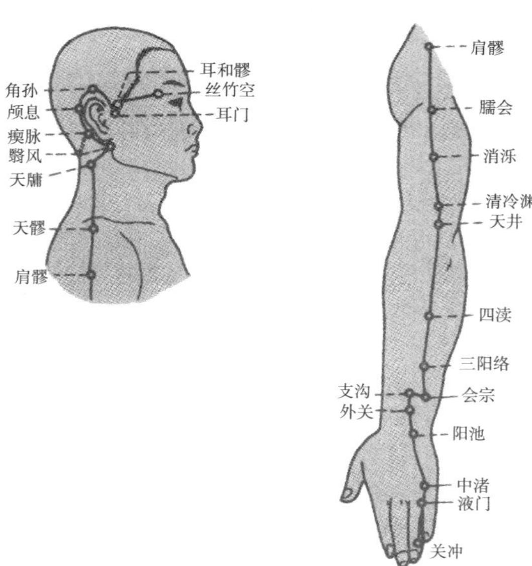

手少阳三焦经

11. 足少阳胆经（表15和图）

表15　足少阳胆经主要腧穴

腧　穴	位　置	主　治
瞳子髎	目外眦外侧，眶骨外侧缘凹陷中	头痛，目赤，目痛，怕光，迎风流泪，远视不明，内障，目翳
听会	耳屏间切迹前，听宫直下，下颌骨髁状突后缘，张口有空处	耳鸣，耳聋，聤耳流脓，齿痛，下颌脱臼，口眼歪斜，面痛，头痛
上关	耳前，颧骨弓上缘，下关穴直上方	头痛，耳鸣，耳聋，聤耳，口眼歪斜，面痛，齿痛，惊痫，瘛疭
颔厌	鬓发中，当头维与曲鬓连线的上1/4与下3/4的交点处	头痛，眩晕，目外眦痛，齿痛，耳鸣，惊痫，瘛疭
悬颅	头维与曲鬓之间，沿鬓发弧形连线之中点	偏头痛，面肿，目外眦痛，齿痛
悬厘	鬓角之上际，当悬颅与曲鬓之中点	偏头痛，面肿，目外眦痛，耳鸣，上齿痛
曲鬓	耳前上方入鬓发内，约当角孙前1横指	偏头痛，颔颊肿，牙关紧闭，呕吐，齿痛，目赤肿痛，项强不得顾

续表

腧穴	位置	主治
率谷	耳郭尖上方，角孙穴之上，入发际1.5寸	头痛，眩晕，呕吐，小儿惊风
天冲	耳郭根后上方，入发际2寸，率谷穴后约0.5寸	头痛，齿龈肿痛，癫痫，惊恐，瘿气
浮白	耳后乳突后上方，当天冲与头窍阴的弧形连线的中点	头痛，颈项强痛，耳鸣，耳聋，齿痛，瘰疬，瘿气，臂痛不举，足痿不行
头窍阴	乳突后上方，当浮白与完骨的连线上	头痛，眩晕，颈项强痛，胸胁痛，口苦，耳鸣，耳聋，耳痛
完骨	乳突后下方凹陷中	头痛，颈项强痛，颊肿，喉痹，龋齿，口眼歪斜，癫痫，疟疾
本神	前发际内0.5寸，正中线旁开3寸	头痛，目眩，癫痫，小儿惊风，颈项强痛，胸胁痛，半身不遂
阳白	前额，眉毛中点上1寸	头痛，目眩，目痛，外眦疼痛，眼睑瞤动，雀目
头临泣	前额，阳白穴直上入发际0.5寸，于神庭与头维之间	头痛，目眩，目赤痛，流泪，目翳，鼻塞，鼻渊，耳聋，小儿惊痫，热病
目窗	头临泣后1寸，当头临泣与风池穴的连线上	头痛，目眩，目赤肿痛，远视，近视，面浮肿，上齿龋肿，小儿惊痫
正营	目窗后1寸，头临泣与风池的连线上	头痛，头晕，目眩，唇吻强急，齿痛
承灵	正营后1.5寸，头临泣与风池的连线上	头痛，眩晕，目痛，鼻渊，鼻衄，鼻窒，多涕
脑空	风池穴直上，脑户穴相平处	头痛，颈项强痛，目眩，目赤肿痛，鼻塞，耳聋，癫痫，惊悸，热病
风池	胸锁乳突肌与斜方肌上端之间的凹陷中，入发际1寸	头痛，眩晕，颈项强痛，目赤痛，目泪出，鼻渊，鼻衄，耳聋，气闭，中风，口眼歪斜，疟疾，热病，感冒，瘿气
肩井	大椎与肩峰连线的中点	肩背痹痛，手臂不举，颈项强痛，乳痈，中风，瘰疬，难产，诸虚百损
渊腋	侧卧，当腋中线上，于第4肋间隙，举臂取穴	胸满，胁痛，腋下肿，臂痛不举
辄筋	渊腋前1寸，当第4肋间隙，侧卧取穴	胸胁痛，喘息，呕吐，吞酸，腋肿，肩臂痛
日月	乳头下方，第7肋间隙处	胁肋疼痛胀满，呕吐，吞酸，呃逆，黄疸

续表

腧穴	位置	主治
京门	侧卧，于侧腹部，当12肋骨游离端下际	肠鸣，泄泻，腹胀，腰胯痛
带脉	侧卧，在第11肋骨游离端直下与脐相平处	月经不调，赤白带下，疝气，腰胯痛
五枢	仰卧，在腹侧髂前上棘之前0.5寸，约平脐下3寸处	阴挺，赤白带下，月经不调，疝气，少腹痛，便秘，腰胯痛
维道	五枢穴前下0.5寸	腰胯痛，少腹痛，阴挺，疝气，带下，月经不调，水肿
居髎	髂前上棘与股骨大转子之最高点连线的中点处	腰腿痹痛，瘫痪，足痿，疝气
环跳	侧卧屈股，在股骨大转子最高点与骶骨裂孔的连线上，外1/3与中1/3的交点处	腰胯疼痛，半身不遂，下肢痿痹，遍身风疹，挫闪腰痛，膝踝肿痛不能转侧
风市	大腿外侧，腘横纹上7寸，股外侧肌与股二头肌之间，当直立垂手时，中指止点处	中风半身不遂，下肢痿痹麻木，遍身瘙痒，脚气
中渎	大腿外侧，腘横纹上5寸，当股外侧肌与股二头肌之间	下肢痿痹麻木，半身不遂
膝阳关	阳陵泉直上，股骨外上髁上方的凹陷中	膝髌肿痛，腘筋挛急，小腿麻木
阳陵泉	腓骨小头前下方凹陷中	半身不遂，下肢痿痹麻木，膝肿痛，脚气，胁肋痛，口苦，呕吐，黄疸，小儿惊风，破伤风
阳交	外踝尖上7寸，腓骨后缘	胸胁胀满疼痛，面肿，惊狂，癫疾，瘛疭，膝股痛，下肢痿痹
外丘	外踝尖上7寸，与阳交相平，于腓骨前缘	颈项强痛，胸胁痛，狂犬伤毒不出，下肢痿痹，癫疾，小儿龟胸
光明	外踝尖直上5寸，当胫骨前缘，趾长伸肌和腓骨短肌之间	目痛，夜盲，乳胀痛，膝痛，下肢痿痹，颊肿
阳辅	外踝尖上4寸，微向前，当腓骨前缘	偏头痛，目外眦痛，缺盆中痛，腋下肿，瘰疬，胸胁下肢外侧痛，疟疾，半身不遂
悬钟	外踝尖上3寸，当腓骨后缘与腓骨长短肌腱之间凹陷处	半身不遂，颈项强痛，胸腹胀满，胁肋疼痛，膝腿痛，脚气，腋下肿
丘墟	外踝前下缘，当趾长伸肌腱的外侧凹陷中	颈项痛，腋下肿，胸胁痛，下肢痿痹，外踝肿痛，疟疾，疝气，目赤肿痛，目生翳膜，中风偏瘫

续表

腧穴	位置	主治
足临泣	第4、5跖骨结合部的前方凹陷中，当小趾介肌腱的外侧	头痛，目外眦痛，目眩，乳痈，瘰疬，胁肋痛，疟疾，中风偏瘫，痹痛不仁，足跗肿痛
地五会	第4、5跖骨间，当小趾伸肌腱的内侧缘	头痛，目赤痛，耳鸣，耳聋，胸满，胁痛，腋肿，乳痈，胻肿，跗肿
侠溪	第4、5趾缝间，当趾蹼缘的上方纹头处	头痛，眩晕，惊悸，耳鸣，耳聋，目外眦赤痛，颊肿，胸胁痛，膝股痛，胻酸，足跗肿痛，疟疾
足窍阴	第4趾外侧，距甲角0.1寸许	偏头痛，目眩，目赤肿痛，耳聋，耳鸣，喉痹，胸胁痛，足跗肿痛，多梦，热病

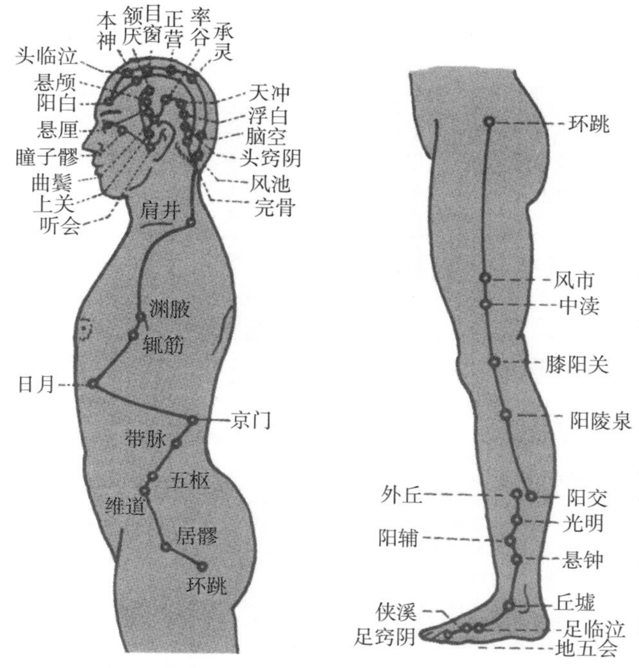

足少阳胆经

12. 足厥阴肝经（表16和图）

表16 足厥阴肝经主要腧穴

腧穴	位置	主治
大敦	足趾外侧去甲角0.1寸	疝气，缩阴，阴中痛，月经不调，血崩，尿血，癃闭，遗尿，淋疾，癫狂，痫证，少腹痛
行间	足第1、2趾纹头处	月经过多，闭经，痛经，白带，阴中痛，遗尿，淋疾，疝气，胸胁满痛，呃逆，咳嗽
太冲	足第1、2跖骨结合部前凹陷中	头痛，眩晕，疝气，月经不调，癃闭，遗尿，小儿惊风，癫狂，痫证，胁痛，腹胀，黄疸，呕逆，咽痛嗌干，目赤肿痛，膝股内侧痛，足跗肿，下肢痿痹
中封	内踝前方，在商丘与解溪两穴之间	疝气，阴茎痛，遗精，小便不利，黄疸，胸腹胀满，腰痛，足冷，内踝肿痛
蠡沟	内踝尖上5寸，胫骨内侧面中央	月经不调，赤白带下，阴挺，阴痒，疝气，小便不利，睾丸肿痛，小腹满，腰背拘急不可仰俯，胫部酸痛
中都	内踝尖上7寸，胫骨内侧面中央	胁痛，腹胀，泄泻，疝气，小腹痛，崩漏，恶露不尽
膝关	胫骨内髁后下方，阴陵泉后1寸	膝膑肿痛，寒湿走注，历节风痛，下肢痿痹
曲泉	膝关节内侧横纹头上方，半腱半膜肌止端之前上方	月经不调，痛经，白带，阴挺，阴痒，产后腹痛，遗精，阳痿，疝气，小便不利，头痛，目眩，癫狂，膝膑肿痛，下肢痿痹
阴包	股骨内上髁上4寸，股内肌与缝匠肌之间	月经不调，遗尿，小便不利，腰骶痛引小腹
足五里	气冲穴直下3寸，内收长肌之外侧处	少腹胀痛，小便不利，阴挺，睾丸肿痛，嗜卧，四肢倦怠，颈疬
阴廉	气冲穴直下2寸，内收长肌之外侧处	月经不调，赤白带下，少腹疼痛，股内侧痛，下肢挛急
急脉	耻骨联合下缘中点旁开2.5寸，股静脉之内侧	疝气，阴挺，阴茎痛，少腹痛，股内侧痛
章门	第11浮肋游离端之下	腹痛，腹胀，肠鸣，泄泻，呕吐，神疲肢倦，身瞤动，胸胁痛，黄疸，痞块，小儿疳积，腰脊痛
期门	锁骨中线第6肋间	胸胁胀满疼痛，呕吐，呃逆，吞酸，腹胀，泄泻，饥不欲食，胸中热，咳喘，奔豚，疟疾，伤寒热入血室

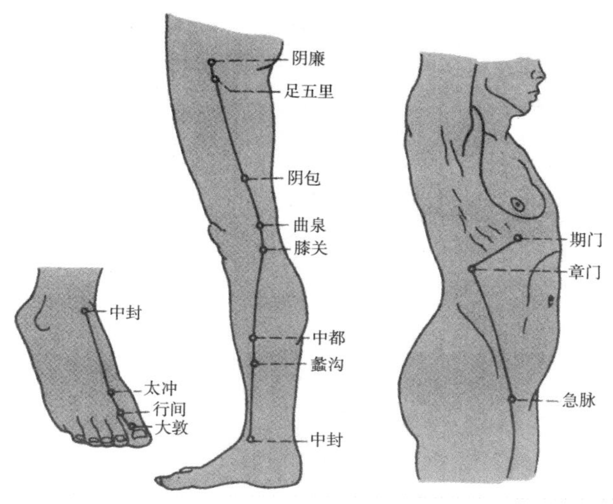

足厥阴肝经

13. 任脉（表 17 和图）

表 17　任脉主要腧穴

腧　穴	位　置	主　治
会阴	肛门与阴囊（或大阴唇后联合）连线中点	溺水窒息，昏迷，癫狂，惊痫，小便难，遗尿，阴痛，阴痒，阴部汗湿，脱肛，阴挺，疝气，痔疾，遗精，月经不调
曲骨	前正中线耻骨联合上缘凹陷中	少腹胀满，小便淋沥，遗尿，疝气，遗精，阳痿，阴囊湿痒，月经不调，赤白带下，痛经
中极	前正中线脐下 4 寸	小便不利，遗尿不禁，阳痿，早泄，遗精，白浊，疝气偏坠，积聚疼痛，月经不调，阴痛，阴痒，带下，崩漏，阴挺，产后恶露不止，胞衣不下，水肿
关元	前正中线脐下 3 寸	中风脱证，虚劳冷惫，羸瘦无力，少腹疼痛，霍乱吐泻，痢疾，脱肛，疝气，便血，溺血，小便不利，尿频，尿闭，遗精，白浊，阳痿，早泄，月经不调，经闭，经痛，赤白带下，阴挺，崩漏，阴门瘙痒，恶露不止，胞衣不下，消渴，眩晕

续表

腧穴	位置	主治
石门	前正中线脐下 2 寸	腹胀，泄利，绕脐疼痛，奔豚疝气，水肿，小便不利，遗精，阳痿，经闭，带下，崩漏，产后恶露不止
气海	前正中线脐下 1.5 寸	绕脐腹痛，水肿鼓胀，脘腹胀满，水谷不化，大便不通，泻痢不禁，癃淋，遗尿，遗精，阳痿，疝气，月经不调，痛经，经闭，崩漏，带下，阴挺，产后恶露不止，胞衣不下，脏气虚惫，形体羸瘦，四肢乏力
阴交	前正中线脐下 1 寸	绕脐冷痛，腹满水肿，泄泻，疝气，阴痒，小便不利，奔豚，血崩，带下，产后恶露不止，小儿陷囟，腰膝拘挛
神阙	脐中	中风虚脱，四肢厥冷，尸厥，风痫，形惫体乏，绕脐腹痛，水肿鼓胀，脱肛，泄利，便秘，小便不禁，五淋，妇女不孕
水分	前正中线脐上 1 寸	腹痛，腹胀，肠鸣，泄泻，反胃，水肿，小儿陷囟，腰背强急
下脘	前正中线脐上 2 寸	脘痛，腹胀，呕吐，呃逆，食谷不化，肠鸣，泄泻，痞块，虚肿
建里	前正中线脐上 3 寸	胃脘疼痛，腹胀，呕吐，食欲不振，肠中切痛，水肿
中脘	前正中线脐上 4 寸	胃脘痛，腹胀，呕吐，呃逆，反胃，吞酸，纳呆，食不化，疳积，臌胀，黄疸，肠鸣，泄利，便秘，便血，胁下坚痛，虚劳吐血，哮喘，头痛，失眠，惊悸，怔忡，脏躁，癫狂，痫证，尸厥，惊风，产后血晕
上脘	前正中线脐上 5 寸	胃脘疼痛，腹胀，呕吐，呃逆，纳呆，食不化，黄疸，泄利，虚劳吐血，咳嗽痰多，癫痫
巨阙	前正中线脐上 6 寸	胸痛，心痛，心烦，惊悸，尸厥，癫狂，痫证，健忘，胸满气短，咳逆上气，腹胀暴痛，呕吐，呃逆，噎膈，吞酸，黄疸，泄利
鸠尾	前正中线脐上 7 寸	心痛，心悸，心烦，癫痫，惊狂，胸中满痛，咳嗽气喘，呕吐，呃逆，反胃，胃痛
中庭	前正中线胸骨体下缘	胸腹胀满，噎膈，呕吐，心痛，梅核气
膻中	前正中线两乳头连线中点	咳嗽，气喘，咯唾脓血，胸痹心痛，心悸，心烦，产妇少乳，噎膈，臌胀
玉堂	前正中线平第 3 肋间	膺胸疼痛，咳嗽，气短，喘息，喉痹咽肿，呕吐寒痰，两乳肿痛

续表

腧穴	位置	主治
紫宫	前正中线平第2肋间	咳嗽，气喘，胸胁支满，胸痛，喉痹，吐血，呕吐，饮食不下
华盖	前正中线平第1肋间	咳嗽，气喘，胸痛，胁肋痛，喉痹，咽肿
璇玑	前正中线，胸骨柄中点	咳嗽，气喘，胸满痛，喉痹咽肿，胃中有积
天突	胸骨上窝正中	咳嗽，哮喘，胸中气逆，咯唾脓血，咽喉肿痛，舌下急，暴喑，瘿气，噎膈，梅核气
廉泉	喉结上方舌骨下缘凹陷	舌下肿痛，舌根急缩，舌纵涎出，舌强，中风失语，舌干口燥，口舌生疮，暴喑，喉痹，聋哑，咳嗽，哮喘，消渴，食不下
承浆	颏唇沟正中凹陷中	口眼歪斜，唇紧，面肿，齿痛，齿衄，龈肿，流涎，口舌生疮，暴喑不言，消渴嗜饮，小便不禁，癫痫

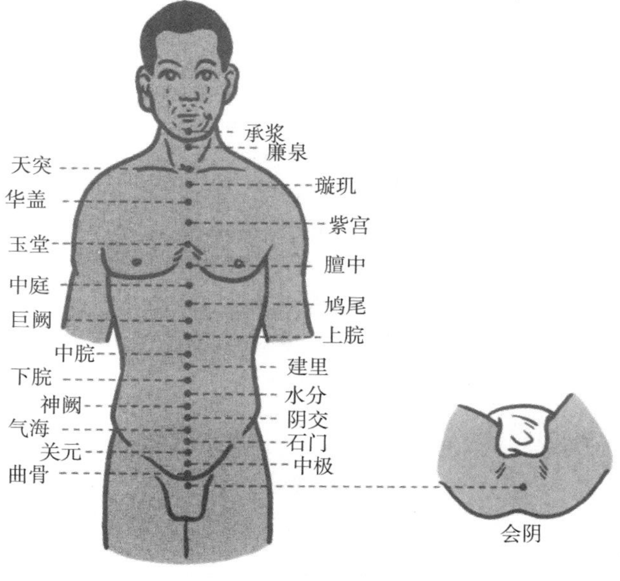

任脉

14. 督脉（表18和图）

表18　督脉主要腧穴

腧　穴	位　置	主　治
长强	尾骨尖端与肛门连线之中点	泄泻，痢疾，便秘，便血，痔疾，癫狂，痫证，瘛疭，脊强反折，癃淋，阴部湿痒，腰脊尾骶部疼痛
腰俞	骶管裂孔中央	腰脊强痛，腹泻，便秘，痔疾，脱肛，便血，癫痫，淋浊，月经不调，下肢痿痹
腰阳关	L_4、L_5 之间	腰骶疼痛，下肢痿痹，月经不调，赤白带下，遗精，阳痿，便血
命门	L_2、L_3 之间	虚损腰痛，脊强反折，遗尿，尿频，泄泻，遗精，白浊，阳痿，早泄，赤白带下，胎屡坠，五劳七伤，头晕耳鸣，癫痫，惊恐，手足逆冷
悬枢	L_1、L_2 之间	腰脊强痛，腹胀，腹痛，完谷不化，泄泻，痢疾
脊中	T_{11}、T_{12}之间	腰脊强痛，黄疸，腹泻，痢疾，小儿疳积，痔疾，脱肛，便血，癫痫
中枢	T_{10}、T_{11}之间	黄疸，呕吐，腹满，胃痛，食欲不振，腰背痛
筋缩	T_9、T_{10}之间	癫狂，惊痫，抽搐，脊强，背痛，胃痛，黄疸，四肢不收，筋挛拘急
至阳	T_7、T_8 之间	胸胁胀痛，腹痛黄疸，咳嗽气喘，腰背疼痛，脊强，身热
灵台	T_6、T_7 之间	咳嗽，气喘，项强，背痛，身热，疔疮
神道	T_5、T_6 之间	心痛，惊悸，怔忡，失眠健忘，中风不语，癫痫，瘛疭，腰脊强，肩背痛，咳嗽，气喘
身柱	T_3、T_4 之间	身热头痛，咳嗽，气喘，惊厥，癫狂痫证，腰脊强痛，疔疮发背
陶道	T_1、T_2 之间	头痛项强，恶寒发热，咳嗽，气喘，骨蒸潮热，胸痛，脊背酸痛，疟疾，癫狂，角弓反张
大椎	C_7、T_1 之间	热病，疟疾，咳嗽，喘逆，骨蒸潮热，项强，肩背痛，腰脊强，角弓反张，小儿惊风，癫狂，痫证，五劳虚损，七伤乏力，中暑，霍乱，呕吐，黄疸，风疹
哑门	后正中线入发际上 0.5 寸	舌缓不语，音哑，头重，头痛，颈项强急，脊强反折，中风尸厥，癫狂，痫证，癔症，衄血，重舌，呕吐

续表

腧穴	位置	主治
风府	后正中线入发际上1寸	癫狂，痫证，癔症，中风不语，悲恐惊悸，半身不遂，眩晕，颈项强痛，咽喉肿痛，目痛，鼻衄
脑户	后正中线枕骨粗隆上缘凹陷处	头重，头痛，面赤，目黄，眩晕，面痛，音哑，项强，癫狂痫证，舌本出血，瘿瘤
强间	后正中线发际上4寸	头痛，目眩，颈项强痛，癫狂痫证，烦心，失眠，口歪
后顶	前后发际连线中点向后0.5寸	头痛，眩晕，项强，癫狂，痫证，烦心，失眠
百会	后发际向上7寸	头痛，眩晕，惊悸，健忘，尸厥，中风不语，癫狂，痫证，癔症，瘛疭，耳鸣，鼻塞，脱肛，痔疾，阴挺，泄泻
前顶	头部中线入前发际3.5寸	癫痫，头晕，目眩，头顶痛，鼻渊，目赤肿痛，小儿惊风
囟会	头部中线入前发际2寸	头痛，目眩，面赤暴肿，鼻渊，鼻衄，鼻痔，鼻痈，癫痫，嗜睡，小儿惊风
上星	头部中线入前发际1寸	头痛，眩晕，目赤肿痛，迎风流泪，面赤肿，鼻渊，鼻衄，鼻痔，鼻痈，癫狂，痫证，小儿惊风，疟疾，热病
神庭	头部中线入前发际0.5寸	头痛，眩晕，目赤肿痛，泪出，目翳，雀目，鼻渊，鼻衄，癫狂，痫证，角弓反张
素髎	鼻尖	鼻塞，鼻衄，鼻流清涕，鼻中息肉，鼻渊，酒渣鼻，惊厥，昏迷，新生儿窒息
水沟	人中沟上中1/3交点处	昏迷，晕厥，暑病，癫狂，痫证，急慢惊风，鼻塞，鼻衄，风水面肿，歪僻，齿痛，牙关紧闭，黄疸，消渴，霍乱，瘟疫，脊膂强痛，挫闪腰疼
兑端	人中沟下端与红唇相交处	昏迷，晕厥，癫狂，癔症，口歪唇动，消渴嗜饮，口疮臭秽，齿痛，口噤，鼻塞
龈交	上唇系带与齿龈相交处	齿龈肿痛，口歪口噤，口臭，齿衄，鼻渊，面赤颊肿，唇吻强急，面部疮癣，两腮生疮，癫狂，项强

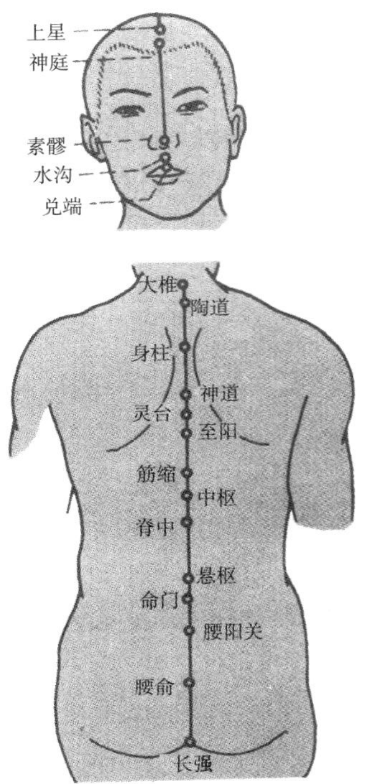
上星
神庭
素髎
水沟
兑端
大椎
陶道
身柱
神道
灵台
至阳
筋缩
中枢
脊中
悬枢
命门
腰阳关
腰俞
长强

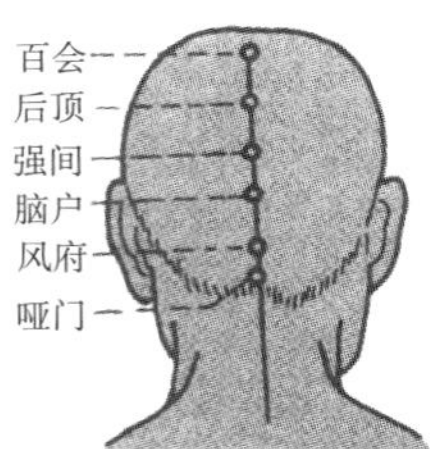
百会
后顶
强间
脑户
风府
哑门

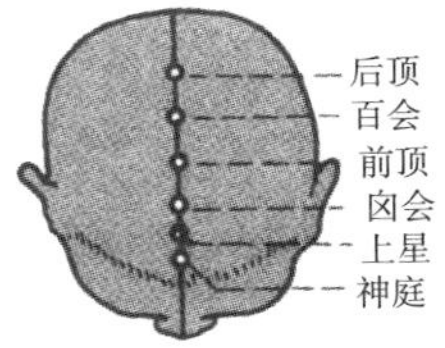
后顶
百会
前顶
囟会
上星
神庭

督脉